Prof. Ulrike Arens-Azevêdo, Renate Pletschen, Georg Schneider

Ernährungslehre

zeitgemäß · praxisnah

13. Auflage

Bestellnummer 92401N

Bildungsverlag EINS
westermann

Die in diesem Produkt gemachten Angaben zu Unternehmen (Namen, Internet- und E-Mail-Adressen, Handelsregistereintragungen, Bankverbindungen, Steuer-, Telefon- und Faxnummern und alle weiteren Angaben) sind i. d. R. fiktiv, d. h., sie stehen in keinem Zusammenhang mit einem real existierenden Unternehmen in der dargestellten oder einer ähnlichen Form. Dies gilt auch für alle Kunden, Lieferanten und sonstigen Geschäftspartner der Unternehmen wie z. B. Kreditinstitute, Versicherungsunternehmen und andere Dienstleistungsunternehmen. Ausschließlich zum Zwecke der Authentizität werden die Namen real existierender Unternehmen und z. B. im Fall von Kreditinstituten auch deren IBANs und BICs verwendet.

Die in diesem Werk aufgeführten Internetadressen sind auf dem Stand zum Zeitpunkt der Drucklegung. Die ständige Aktualität der Adressen kann vonseiten des Verlages nicht gewährleistet werden. Darüber hinaus übernimmt der Verlag keine Verantwortung für die Inhalte dieser Seiten.

service@bv-1.de
www.bildungsverlag1.de

Bildungsverlag EINS GmbH
Ettore-Bugatti-Straße 6-14, 51149 Köln

ISBN 978-3-427-**92401**-2

westermann *GRUPPE*

Vorwort zu dieser Ernährungslehre

Ernährungslehre ist weiterhin ein Thema, das in der Bevölkerung auf immer größeres Interesse stößt. In den Medien werden regelmäßig aktuelle Erkenntnisse und Trends aufgegriffen, um sie einem breiten Publikum zugänglich und verständlich zu machen. Dabei werden Sachverhalte vielfach gekürzt, zum Teil missverständlich, einseitig gefärbt oder sogar falsch dargestellt.

Wir, das Autorenteam der überarbeiteten 13. Neuauflage der Ernährungslehre–zeitgemäß–praxisnah, sind deshalb weiterhin bestrebt, den zeitgemäßen Wissensstand der Ernährungslehre so aufzubereiten, dass eine praxisnahe Umsetzung im Alltag möglich ist. Von besonderer Bedeutung waren uns dabei nicht nur fachwissenschaftliche ernährungsphysiologische und technologische Inhalte, sondern auch aktuelle Erkenntnisse und Aktionsprogramme im Bereich der Wechselwirkungen von Ernährung, Bewegung und Gesundheit. Dazu gehören auch Informationen zur gegenwärtigen Ernährungssituation in Deutschland, zu durch Lebensmittel übertragbaren Krankheitsrisiken, was z.B. BSE, Vogelgrippe oder Noroviren anbelangt, zu Fragen der Hygiene und aktuellen Schadstoffproblematik, zum Forschungsgebiet der Nutrigenomik und Nanotechnologie sowie zur Diskussion über die grüne Gentechnik und eine nachhaltige Ernährungspolitik in einer globalisierten Welt.

In der 13. Neuauflage sind die bisherigen und neu bearbeiteten Themen mit ihren jeweiligen Inhalten unter ganzheitlichen Gesichtspunkten zugeordnet worden und strukturiert auf einem aktualisierten Seitenlayout jeweils auf einem Aufschlag bzw. mehreren Doppelseiten übersichtlich, verständlich und durch Grafiken und Abbildungen ergänzt ansprechend dargestellt.

Folgende Informations- und Strukturierungselemente, teilweise mit einem charakteristischen Piktogramm gekennzeichnet, werden im Buch verwendet:

- **Texte** mit Leitfunktion sind Grundlage der fachlichen Informationen.
- **Abbildungen** von Fotos, Zeichnungen, Tabellen und Grafiken ergänzen die Texte visuell. Sie regen dazu an, die Inhalte problemorientiert und exemplarisch zu erarbeiten. Sie schaffen einen Bezug zum Rohstoff oder zum Produkt Lebensmittel, sorgen für Anschaulichkeit und unterstützen das Verständnis.
- **Lernaufgaben**, dem jeweiligen Thema zugeordnet, sind so konzipiert, dass sie das selbst organisierte Lernen und das problemorientierte Erarbeiten und Lösen von Aufgaben im Team ermöglichen und unterstützen. Dabei wird großer Wert auf die Anwendung und Einübung verschiedener Lerntechniken gelegt.
- **Exkurse** bieten die Möglichkeit, Inhalte zu erweitern oder einen aktuellen Bezug herzustellen.
- **Praktikums-Seiten** stellen Versuche vor, die mit einfachen Mitteln durchgeführt werden können.
- **Überblicks-Seiten** fassen die wichtigsten Aspekte und Fakten eines Themas nochmals strukturiert zusammen.
- **Internet-Hinweise** erleichtern das Auffinden ergänzender Inhalte zum jeweils angesprochenen Thema.
- **Merkzettel** heben grundlegende Inhalte einprägsam hervor.

Dieses Buch will den unterschiedlichen individuellen Kenntnis- und Lernvoraussetzungen sowie den verschiedenen Zielsetzungen und Interessen der Leser sowie modernen Unterrichtsmethoden Rechnung tragen. Es kann in vielen Schularten zur problemorientierten Vermittlung guter Ernährungskenntnisse eingesetzt werden. Hinweise und Vorschläge zur kontinuierlichen Verbesserung des Werkes sind willkommen.

Das Autorenteam: Ulrike Arens-Azevêdo,
Renate Pletschen, Georg Schneider

Inhaltsverzeichnis

Inhaltsverzeichnis

Inhaltsverzeichnis

Stoffwechsel – ein komplexes Geschehen

Ernährung – nicht über einen Kamm zu scheren

Krank durch Ernährung?

Inhaltsverzeichnis

Ernährung – Grundpfeiler der Gesundheit

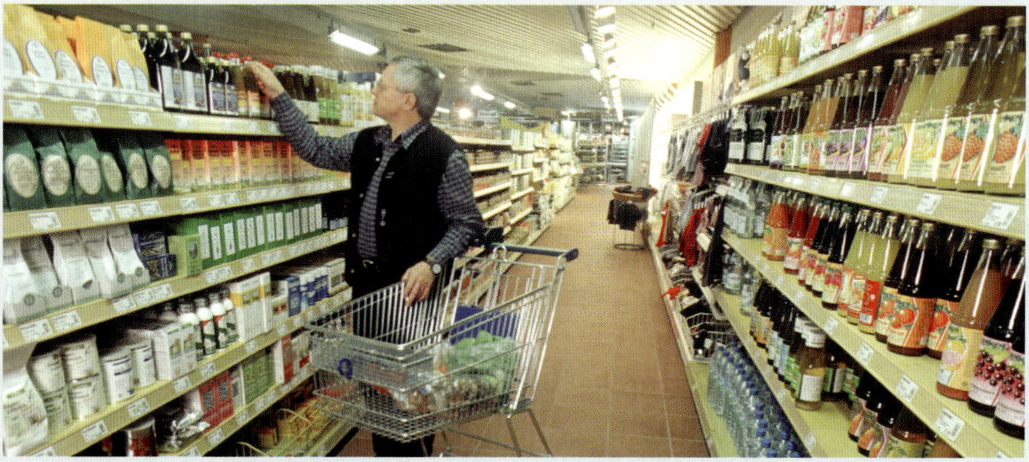

Eine ausgewogene, vollwertige Ernährung ist der Grundpfeiler für die gesunde körperliche und geistige Entwicklung eines jeden Menschen. Sie ist eine wichtige Voraussetzung für das Wohlbefinden und die Leistungsfähigkeit. Sie kann helfen, Krankheiten zu verhindern oder selbstheilend wirken. Auch für Eigenschaften wie Schlanksein, Sportlichkeit, Kraft, Ausdauer, Beweglichkeit, Schönheit und gepflegtes Aussehen ist die Ernährung von Bedeutung. Ebenso wird sie mit Gefühlen wie Lebensfreude, Geselligkeit, Festtagsstimmung und mit religiösen Bräuchen in Verbindung gebracht. Ernährungsgewohnheiten sind kulturabhängig und werden durch frühkindliche Erfahrungen und modische Trends geprägt. Die Vielfalt unseres Lebensmittelangebotes wächst ständig. Nahrungsmittel, hergestellt nach neuesten technologischen Methoden, mit speziell auf bestimmte Zielgruppen abgestimmten Nährstoffrelationen, neuen Geschmackskompositionen und mit Zusätzen vielversprechender, gesundheitlich positiv wirkender Substanzen, werben um die Gunst des Verbrauchers. Dieser sieht sich beim Einkauf einer fast unüberschaubaren Anzahl von Produkten gegenüber, aus deren Vielfalt er wählen muss. Ihm begegnen Begriffe wie „Novel Food, Food Design“, „Functional Food“, „pro- und präbiotische Produkte“.

Im Ringen um Marktanteile warten die Lebensmittelproduzenten mit der Umsetzung immer neuer Ideen kreativ auf und der Handel liefert sich einen erbitterten Kampf über Dumpingpreise. Der Verbraucher ist an dieser Entwicklung durch sein Kaufverhalten aktiv beteiligt.

Bei einer solchen Preispolitik schrecken manche Menschen nicht davor zurück, in ihrem Profitstreben nach Gewinnmaximierung die Gesundheit des Verbrauchers auf's Spiel zu setzen oder ihn massiv zu täuschen. So werden die Konsumenten immer wieder durch Lebensmittelskandale aufgeschreckt. Vor dem Hintergrund der schwierigen Rückverfolgbarkeit mancher Zutaten werden längst nicht alle Vergehen auch aufgedeckt.

Als Reaktion auf diese unerfreuliche Seite des Ernährungsthemas nimmt die Zahl derer zu, die auf die bessere Qualität von Bioprodukten vertrauen. Außerdem kommen Verbraucher auf den Händler ihres Vertrauens zurück und rufen nach verstärkten staatlichen Kontrollen sowie härteren Gesetzen und Strafen, wenn auch häufig nur zeitweilig nach einem akuten Lebensmittelskandal.

Um als mündiger Bürger und Verbraucher im Dschungel des Lebensmittelmarktes sachgerechte Kaufentscheidungen treffen zu können, bedarf es in erster Linie guter Kenntnisse im Bereich der Ernährung. Es reicht nicht aus, nur nach Aussehen und Geschmack eines Lebensmittels zu gehen – nach dem Motto: „Hauptsache, es schmeckt!"

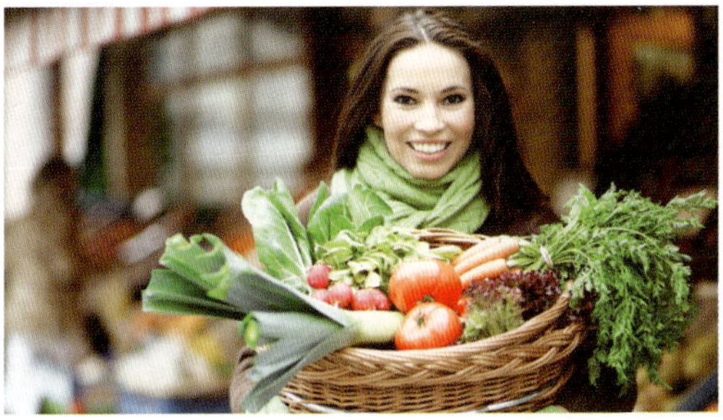

Die Konsumenten erwarten auch, dass der Gesetzgeber die nötigen Rahmenbedingungen auf nationaler und internationaler Ebene schafft, die dafür Sorge tragen, dass Lebensmittel mit einwandfreier Qualität auf den Markt kommen und der Verbraucher vor Irreführung, Täuschung und Übervorteilung geschützt wird.
Diesen berechtigten Forderungen wird zunehmend mehr Rechnung getragen, indem vor allem auf EU-Ebene Verordnungen und Richtlinien – meist mit Übergangsfristen – in Kraft treten, die zu einer Harmonisierung des gemeinsamen Wirtschaftsraumes führen. So verlieren nationale gesetzliche Vorschriften ihre Geltung. 2011 wurde von der EU die **Lebensmittelinformationsverordnung (LMIV)** VO EU Nr. 1169/2011 verabschiedet, die einheitliche Regelungen zur Kennzeichnung von Lebensmitteln enthält und seit Ende 2014 für alle EU-Mitgliedstaaten verpflichtend ist. Der Verbraucher kann somit mehr Sicherheit beim Lebensmitteleinkauf erwarten. Angaben zum Energie-, Fett-, gesättigte Fettsäuren-, Kohlenhydrat-, Zucker-, Eiweiß- und Salzgehalt („Big 7") in 100 g bzw. 100 ml eines Lebensmittels müssen tabellarisch und gut lesbar auf der Verpackung angegeben werden. Es herrscht auch Informationspflicht über das Vorkommen möglicher Allergene. Ebenso müssen Lebensmittelimitate wie z. B. Klebefleisch besser gekennzeichnet sein.
Die **Health Claims Verordnung** (VO EG Nr. 1924/2006) dient ebenso dem Gesundheits- und Verbraucherschutz in der EU. Nach dem Grundsatz „Was nicht erlaubt ist, ist verboten" dürfen Hersteller auf den Verpackungen ihrer Produkte nur mit nährwert- und gesundheitsbezogenen Angaben werben, wenn sie nach wissenschaftlich fundierter Prüfung von der europäischen Behörde für Lebensmittelsicherheit **(EFSA)** in einer Liste ausdrücklich zugelassen sind. Bislang gelang es nicht, gemeinsame Nährwertprofile zu entwickeln. Hierbei geht es um die Festlegung von Voraussetzungen, die Lebensmittel erfüllen müssen, um überhaupt nährwert- und gesundheitsbezogene Angaben tragen zu dürfen. Damit soll verhindert werden, dass Lebensmittel mit der Angabe beworben werden, dass sie z. B. sehr reich an Vitamin C sind, obwohl sie gleichzeitig sehr viel Zucker enthalten, der sich ungünstig auf die Gesundheit auswirken könnte.
Die Globalisierung birgt im Bereich der Produktion und des Handels von Lebensmitteln Chancen und Risiken.
Die Initiative **„Klarheit und Wahrheit"** des Bundesministeriums für Ernährung und Landwirtschaft (BMEL) will einen besseren Dialog zwischen Verbrauchern und Unternehmen im Sinne eines partnerschaftlichen Vertrauensverhältnisses erreichen. Internetportale wie z. B. Lebensmittelwarnung.de und Lebensmittelklarheit.de wollen die Rechte des Verbrauchers stärken, damit er die fast unerschöpflichen Möglichkeiten beruhigt nutzen kann, Gaumenfreuden zu genießen. Aber Vorsicht! – Es gilt: „Man ist, was man isst!"

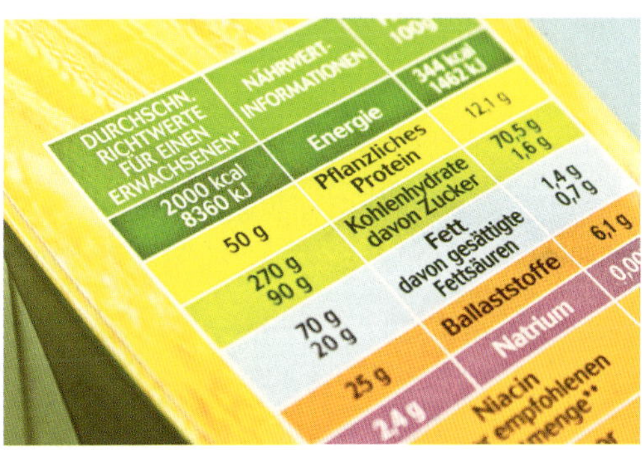

Internethinweis:

http://eur-lex.europa.eu/LexUriServ/LexUriServ.do?uri=OJ:L:2011:304:0018:0063:de:PDF, abgerufen am 18.04.2017

1 Geschmack ist nicht alles

Geschmack, Aussehen, Werbeaussagen und Preisgestaltung beeinflussen maßgebend den persönlichen Kaufentscheid für ein bestimmtes Lebensmittel. Gesundheitliche Aspekte spielen abhängig vom jeweiligen Käuferkreis eine unterschiedlich wichtige Rolle.
Zur persönlichen Beurteilung eines Lebensmittels ziehen viele Verbraucher zunächst sensorische Kriterien wie Geschmack, Geruch, Farbe und Konsistenz, d. h. Beschaffenheit des Produktes, heran. Doch Lebensmittelqualität ist weit mehr als das, was wir mit unseren Sinnen beurteilen können.

Vielfach überfordert fühlen sich Menschen bei der Beurteilung der Ernährungsqualität. Dies liegt an der allgemeinen Unsicherheit und am ungenügenden Wissen in der Beantwortung von Ernährungsfragen, obwohl es an Fachinformationen in Zeitschriften und Broschüren von Krankenkassen, Verbraucherverbänden, der Deutschen Gesellschaft für Ernährung (DGE) und staatlicher Institutionen nicht mangelt. Auch Rundfunk, Fernsehen und das Internet nehmen sich in vielfältiger Weise der Ernährungsaufklärung an. Zu begrüßen ist, dass Verantwortliche auch in Kitas und Schulen die Bedeutung der Ernährung vermehrt ernst nehmen und auf die Zielgruppe abgestimmt Projekte durchführen.

Um die Ernährungsqualität eines Produktes beurteilen zu können, müssen wir wissen,

- welche Nähr- und Ballaststoffe es enthält,
- welchen Energiegehalt (kJ) es hat,
- welche Zusatzstoffe darin vorkommen und
- wie frisch und wie lange haltbar es ist.

Selbstverständlich müssen Lebensmittel möglichst frei sein von Schadstoffen und Pestiziden; zumindest dürfen gesetzlich festgelegte Grenzwerte nicht überschritten werden.

Die Qualitätsbeurteilung eines Lebensmittels hängt von vielen Kriterien ab. Es spielen dabei Gesichtspunkte eine Rolle, die einem Lebensmittel aus unterschiedlichen Fragestellungen heraus einen Wert zumessen. Dazu zählen eben nicht nur der Genusswert, sondern auch Kriterien wie der Gesundheitswert, der Eignungswert, der ökologische, ökonomische und psychologische Wert eines Lebensmittels sowie weitere spezifische Werte.
Erst die Summe aller wertgebenden Eigenschaften und Merkmale kann umfassend über die Qualität eines Lebensmittels Auskunft geben.

Lernaufgaben:

Eine sensorische Lebensmittelbeurteilung in Kleingruppen durchführen, Informationen zu anderen üblichen Übungen, z. B. Prüfung unterschiedlicher Konzentrationen, einholen und über weitere mögliche Qualitätskriterien diskutieren

Wer Lebensmittel sensorisch prüfen und ihre Qualität beurteilen will, muss sich darin üben. Die äußere Beschaffenheit, die Farbe und Festigkeit eines Produktes sind recht leicht zu beurteilen. Schwieriger ist es, den Geschmack und Geruch zu prüfen und zu bewerten. Verschiedene Übungen schärfen mit der Zeit die dazu notwendigen Sinne. Bei der vorgestellten **Dreiecksprüfung** empfiehlt es sich, mit deutlich unterscheidbaren Lebensmittelproben zu beginnen. Es kommt darauf an, z. B. zwei gleiche Brot- bzw. Käsesorten von einer anderen dritten Brot- bzw. Käseprobe mit verbundenen Augen zu unterscheiden. Die zu testenden Proben, mit A, B und C bezeichnet, werden in Dreiecksform angeordnet.

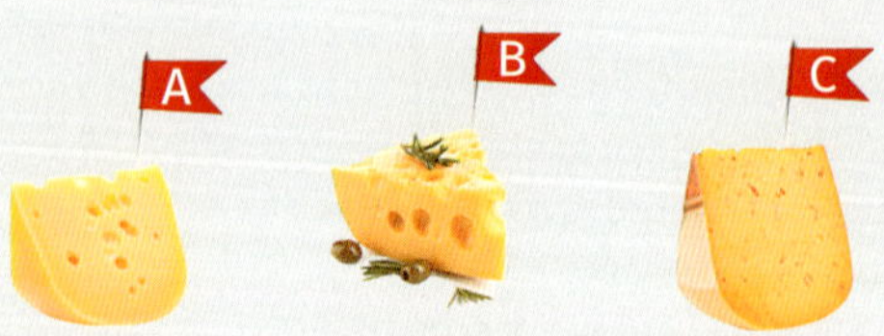

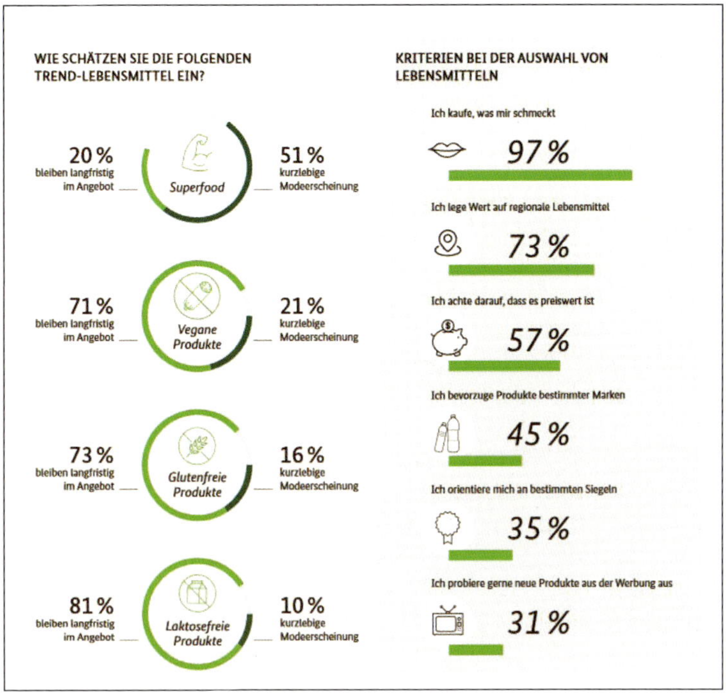

Bundesministerium für Ernährung und Landwirtschaft (BMEL), Ernährungsreport 2017

Genusswert
Aussehen, Geruch, Geschmack, Konsistenz

Gesundheitswert
- Gehalt an Nährstoffen, Energie, sekundären Pflanzenstoffen, Ballaststoffen, Schadstoffen, Keimen
- Bekömmlichkeit, Sättigungsgrad

Lebensmittelqualität

Eignungswert
(Nutz- oder Gebrauchswert) aus der Sicht des Verbrauchers: Haltbarkeit, Preis, Rezeptur des Gerichts, Zeitaufwand für Einkauf und Zubereitung

Ökonomischer Wert
(Markt- oder Handelswert) Unterschiedlich aus der Sicht von Erzeugern, Händlern und Verbrauchern

Psychologischer Wert
Werbung, Image, Gruppenzugehörigkeitsgefühl, Verknüpfung mit erlebten Situationen

Ökologischer Wert
Ökobilanz (u. a. saisonaler und regionaler Anbau, Transportwege, Verpackung, Energieverbrauch und Umweltbelastung während der Lebensmittelproduktion)

Lernaufgaben:

1. Informieren Sie sich über die auf S. 127 abgebildeten deutschen Apfelsorten und erweitern Sie Ihre Recherche auf ein Apfelangebot aus dem Ausland.
2. Stellen Sie konkrete Qualitätskriterien zusammen, die Ihren Kaufentscheid für eine bestimmte Apfelsorte bzw. ein Produkt aus Äpfeln bestimmen würden.

2 Lebensmittel – was steckt in ihnen?

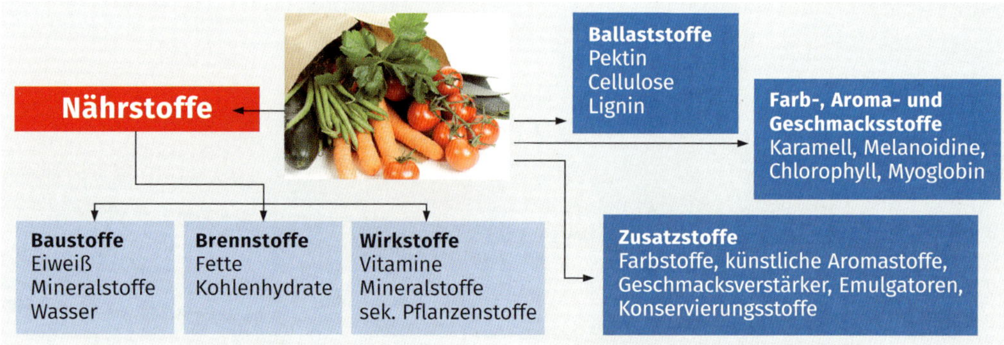

Wer Lebensmittel isst, denkt nicht unbedingt darüber nach, welche Substanzen genau unter diesen Begriff fallen. Doch um Unklarheiten und Missbrauch zu vermeiden, ist eine gesetzlich festgelegte Begriffsdefinition wichtig. Diese findet man in der EG-Verordnung Nr. 178/2002 im Artikel 2. Zu den Lebensmitteln zählt demnach das Trinkwasser ebenso wie alle koch- und tischfertigen Speisen, deren Rohstoffe und Zwischenerzeugnisse. Lebensmittel sind Träger verschiedenster Inhaltsstoffe mit sehr unterschiedlichen Aufgaben und Wirkungen. Zur Gruppe der **Nährstoffe** gehören wichtige, lebensnotwendige Bestandteile der Lebensmittel, die in diesen in ganz unterschiedlichen Mengen und Relationen vorkommen. Kohlenhydrate, Fette und Eiweiße werden **energieliefernde Nährstoffe** genannt, weil sie dem Körper die zum Leben notwendige Energie liefern. Auch Alkohol enthält beträchtliche Energiemengen. Beim Abbau dieser Nährstoffe wird Energie in verschiedenen Formen frei, zum größten Teil als Wärme, die der Erhaltung der Körpertemperatur dient. Kohlenhydrate, Fette und Eiweiß ermöglichen auch den Aufbau von Körpersubstanz, denn im Körper müssen abgestorbene Zellen ständig ersetzt werden. In der Wachstumsphase von Kindern und Jugendlichen muss darüber hinaus die Zellzahl noch beträchtlich zunehmen.

Maßgeblich unterstützt wird diese Tätigkeit durch **nicht energieliefernde Nährstoffe**. Dazu gehören Vitamine und Mineralstoffe als Wirk- und Reglerstoffe des Stoffwechsels sowie Wasser als lebensnotwendiger Baustoff. Immerhin besteht der Körper eines Menschen alters- und geschlechtsabhängig zu 50–70 % aus Wasser. Zur Gruppe der **Ballaststoffe** zählen Verbindungen, die für uns Menschen aufgrund fehlender Enzyme unverdaulich sind und deshalb keine Energie oder, nach bakteriellem Abbau, nur sehr geringe Energiemengen liefern. Die Bedeutung liegt aufgrund ihres Quellvermögens in ihrer verdauungsfördernden Wirkung. Sie tragen wahrscheinlich auch dazu bei, Störungen und Erkrankungen des Dickdarmes, wie z. B. Entzündungen oder Krebs, zu vermeiden.

Definition von „Lebensmittel" nach EG-Verordnung Nr. 178/2002 in Artikel 2

„Im Sinne dieser Verordnung sind Lebensmittel alle Stoffe oder Erzeugnisse, die dazu bestimmt sind oder von denen nach vernünftigem Ermessen erwartet werden kann, dass sie in verarbeitetem, teilweise verarbeitetem oder unverarbeitetem Zustand von Menschen aufgenommen werden. Zu Lebensmitteln zählen auch Getränke, Kaugummi sowie alle Stoffe – einschließlich Wasser – die dem Lebensmittel bei seiner Herstellung oder Ver- oder Bearbeitung absichtlich zugesetzt werden."

Farb-, Aroma- und Geschmacksstoffe sind natürliche Bestandteile der Lebensmittel. Beispiele dafür sind das zusammengesetzte Eiweißmolekül Myoglobin als rötlicher, den Sauerstoff transportierenden Farbstoff des Muskelfleisches und das Chlorophyll als grünes photosyntheseaktives Pigment von Pflanzen. Während des Backprozesses, z. B. von Brot, entstehen das braunschwarze Karamell sowie weitere wichtige Farb-, Geschmacks- und Aromastoffe. Hierzu zählen die Melanoidine, die aus einer chemischen Reaktion zwischen höhermolekularen Kohlenhydraten und Aminosäuren, den Bausteinen der Eiweiße, hervorgehen. Zu den **Zusatzstoffen** gehören alle Stoffe, die einem Lebensmittel zugesetzt werden, um ganz bestimmte Ziele zu erreichen, wie z. B. längere Haltbarkeit, veränderte Konsistenz und Farbe sowie Schutz vor oxidativen Einflüssen. Zusatzstoffe dürfen EU-weit nur nach ihrer Zulassung durch die Europäische Behörde für Lebensmittelsicherheit (EFSA) verwendet werden.

Lernaufgaben:

1. Diskutieren Sie in der Gruppe Kriterien, nach denen den einzelnen Lebensmitteln ihr Platz auf den Seiten der Lebensmittelpyramide zugewiesen worden ist.
2. Vergleichen und bewerten Sie Ihre eigene übliche Lebensmittelauswahl.
3. Sprechen Sie in der Gruppe über die 10 Regeln der DGE (siehe S. 17).

Dreidimensionale DGE-Lebensmittelpyramide

Die Dreidimensionale Lebensmittelpyramide der Deutschen Gesellschaft für Ernährung e. V. (DGE) veranschaulicht die Prinzipien einer vollwertigen Ernährung. Auf der Unterseite der Pyramide ist der DGE-Ernährungskreis abgebildet. Er teilt das reichhaltige Lebensmittelangebot in sieben Gruppen ein und erleichtert so die tägliche Lebensmittelauswahl. Je größer ein Kreissegment ist, desto größere Mengen sollten täglich aus der Gruppe verzehrt werden. Lebensmittel aus kleinen Segmenten sollten sparsam verwendet werden.

Die Seitenflächen der Dreidimensionalen DGE-Lebensmittelpyramide geben durch die räumliche Anordnung der Lebensmittel die zusätzliche Information, welche Lebensmittel innerhalb der jeweiligen Gruppen zu bevorzugen sind: Lebensmittel an der Basis der Pyramidenseite gelten als besonders empfehlenswert, Lebensmittel in der Spitze als weniger empfehlenswert.

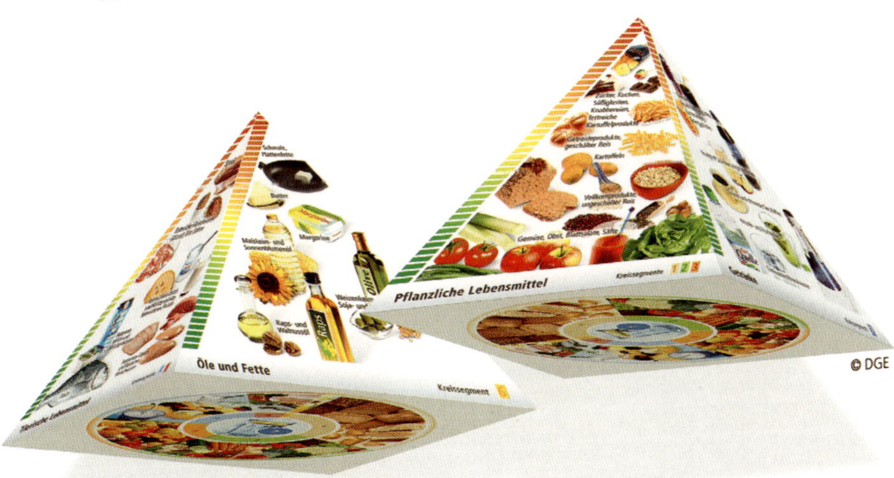

Dreidimensionale DGE-Lebensmittelpyramide, Copyright: Deutsche Gesellschaft für Ernährung, Bonn

Internethinweis:
www.dge.de,
www.bzfe.de

3 Lebensmittelpyramide und Nährstoffaufnahme

Die Lebensmittelpyramide eignet sich sehr gut, Empfehlungen für die Menge und Art des täglichen Lebensmittelverbrauchs zu veranschaulichen, um so eine insgesamt vollwertige und bedarfsorientierte Ernährung anzustreben. Auch sogenannte „Ernährungskreise" sind im Gebrauch. Untersuchungen haben allerdings gezeigt, dass die Aussagekraft einer Lebensmittelpyramide beim Verbraucher eine gute Wirkung zeigt, da sie offenbar schnell verständlich Ernährungsinformationen transportieren kann. Aus diesem Grunde wird sie gern in der Ernährungsberatung eingesetzt.

Die hier abgebildete auseinandergefaltete dreidimensionale Lebensmittelpyramide der Deutschen Gesellschaft für Ernährung (DGE) in Zusammenarbeit mit dem aid Infodienst und dem Bundesverbraucherministerium integriert auf ihrer Bodenfläche einen Lebensmittelkreis, um dessen Mittelpunkt mit den Getränken als Basis der Ernährung alle anderen Lebensmittelgruppen in charakteristischer Segmentgröße den empfohlenen Mengen (quantitativer Aspekt) entsprechend abgebildet sind.

Auf den Seitenflächen sind die Getränke, Öle und Fette, sowie die pflanzlichen und tierischen Lebensmittel als die vier übergeordneten Gruppen nach dem Prinzip einer Ampelkennzeichnung (qualitativer Aspekt) dargestellt. Kriterien wie z. B. Energie- und Nährstoffdichte oder der Gehalt an unerwünschten Begleitstoffen sind Gesichtspunkte, nach denen den einzelnen Lebensmitteln ihr Platz innerhalb der Pyramidenseiten zugewiesen wurde. Bei der hier verwendeten Lebensmittelpyramide handelt es sich um ein wissenschaftlich abgesichertes Modell, mit dessen Hilfe aktuelle Ernährungsempfehlungen zeitgemäß und praxisnah umgesetzt werden können. Die von den grünen Seitenlinien eingeschlossenen Lebensmittel auf allen vier Pyramidenseiten sind aus ernährungsphysiologischer Sicht besonders empfehlenswert, d. h., sie sollten regelmäßig in den eigenen Speiseplan aufgenommen werden. Damit wird gewährleistet, dass alle wichtigen Nährstoffe wie Ballaststoffe, Vitamine, Mineralstoffe, sekundäre Pflanzenstoffe, unentbehrliche Amino- und Fettsäuren in ausreichender Menge zugeführt werden. Lebensmittel, die im Bereich der gelben und vor allem der roten Seitenlinien liegen, sollten nicht zu häufig verzehrt werden, da sie z. B. einen hohen Gehalt an Zucker oder Fett aufweisen, was sich auf längere Sicht betrachtet negativ auf z. B. die Energiebilanz oder bestimmte Blutparameter auswirken könnte.

Internethinweis:
www.dge.de

Verteilung der Nährstoffaufnahme über den Tag

Die Verteilung der Nährstoffaufnahme hat Einfluss auf die Leistungsfähigkeit und das Wohlbefinden des Menschen, wobei eine Altersabhängigkeit durchaus gegeben ist. Zeitlich und qualitativ sinnvoll gewählte Zwischenmahlzeiten können einer Leistungsminderung entgegenwirken. Wichtig ist, dass die täglich erwünschte Energie- und Nährstoffaufnahme, von kleinen Schwankungen abgesehen, eingehalten wird.

Beispiele möglicher Zwischenmahlzeiten

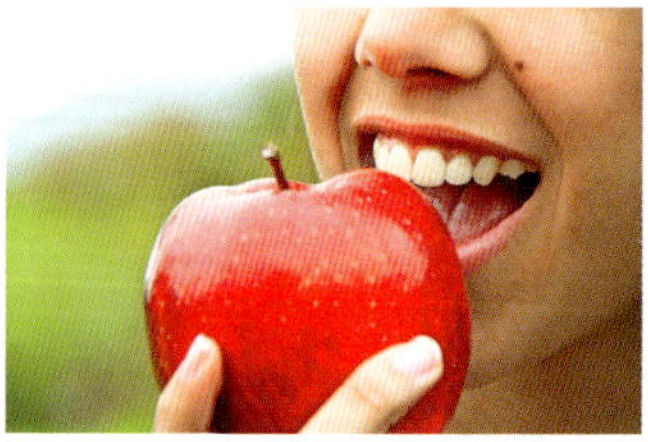

1 mittelgroßer Apfel (125 g enthalten 260 kJ)

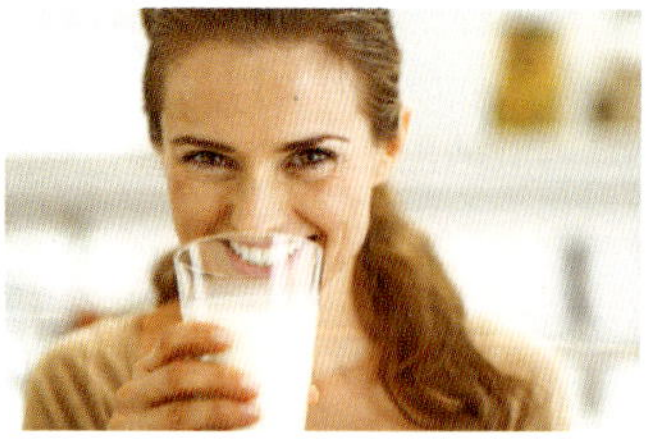

1 Glas Trinkmilch (200 ml enthalten 540 kJ)

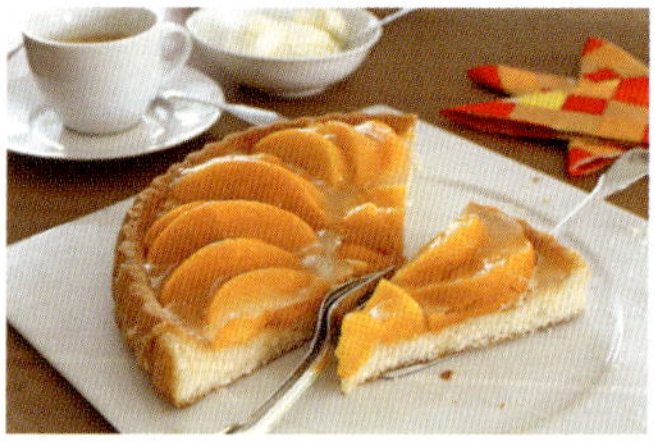

1 Stück Obsttorte (enthält 840 kJ)

DGE-Ernährungskreis

Der Ernährungskreis der Deutschen Gesellschaft für Ernährung e. V. (DGE) dient als Wegweiser für eine vollwertige Ernährung. Er teilt das reichhaltige Lebensmittelangebot in sieben Gruppen ein und erleichtert so die tägliche Lebensmittelauswahl. Je größer ein Kreissegment ist, desto größere Mengen sollten täglich aus der Gruppe verzehrt werden. Lebensmittel aus kleinen Segmenten sollten sparsam verwendet werden. Für eine abwechslungsreiche Ernährung sollte die Lebensmittelvielfalt der einzelnen Gruppen genutzt werden.

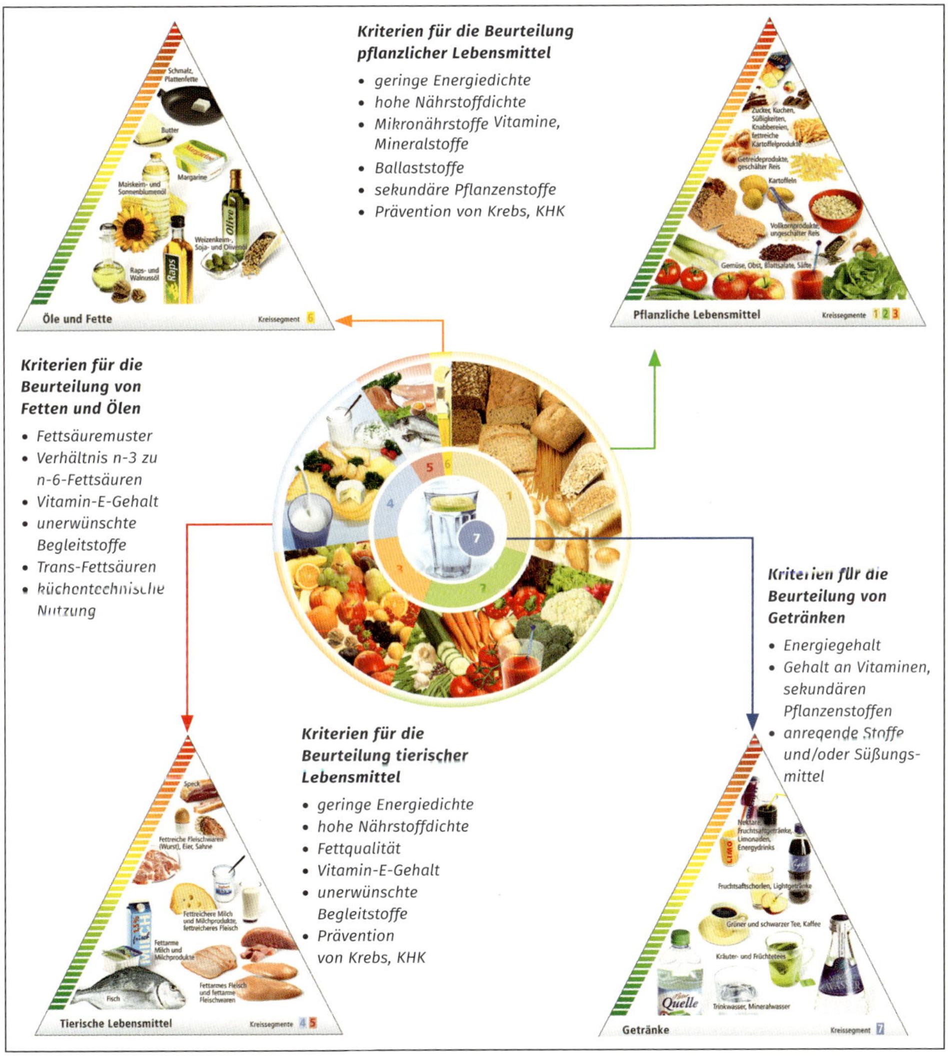

DGE-Ernährungskreis® und Seitenflächen der Dreidimensionalen DGE-Lebensmittelpyramide, Copyright: Deutsche Gesellschaft für Ernährung, Bonn

Internethinweis:

Arbeitsblätter dazu unter: www.dge-medienservice.de/fileuploader/download/download/?d=0&file=custom%2Fupload%2FFile-1469015023.pdf. abgerufen am 18.04.2017

4 Fit und gesund – Traum und Wirklichkeit

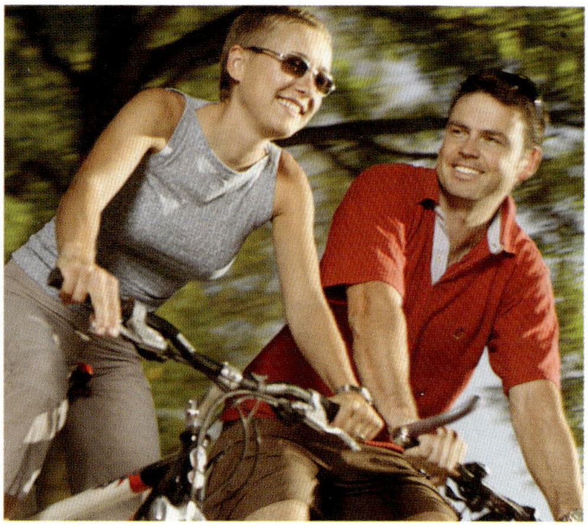

Fit durch gesunde Ernährung und Sport

Fit und leistungsfähig sind wir nur, wenn unsere Nahrung alle notwendigen Nährstoffe in ausreichender Menge und im richtigen Verhältnis zueinander enthält. Ebenso wichtig ist eine regelmäßige körperliche Aktivität. Für alle Lebensvorgänge braucht unser Körper Energie, die wir ihm mit der Nahrung zuführen müssen. Jede Bewegung, die vom Gehirn auf nervösem Wege und mithilfe spezieller Botenstoffe, den Hormonen, gesteuert wird, benötigt Energie. Aber selbst bei völliger Ruhe wird für die Funktion der inneren Organe, also z. B. für den Blutkreislauf, die Verdauung und den Stoffwechsel, Energie verbraucht. Mehr als Zweidrittel der zugeführten Energie wird in Wärme umgesetzt und dient zur Regelung der Körpertemperatur.

Ernährungsverhalten Ein sich wandelndes Lebensmittelangebot geht einher mit einem sich ändernden Ernährungsverhalten der Bürger. Dies wiederum kann sich auf deren Gesundheitszustand auswirken, da auch die Art und Menge der Nährstoffaufnahme verändert sein kann. Der Ernährungsbericht von 2016, der sich weiterhin u. a. auf die Ergebnisse der nationalen Verzehrsstudie II stützt, beschreibt, dass sozial schlechter gestellte und bildungsfernere Personen größere Ernährungsdefizite haben. Männer ernähren sich meist schlechter als Frauen, ältere Menschen vielfach schlechter als junge Menschen. Ernährungsmitbedingte Erkrankungen wie starkes Übergewicht, Diabetes Typ 2 und Herz-Kreislauf-Erkrankungen sind weiter auf dem Vormarsch mit vielfältigen Folgen für die Betroffenen selbst und die Gesellschaft allgemein.

Internethinweis:
www.bmel.de/SharedDocs/Downloads/Ernaehrung/NVS_ErgebnisberichtTeil2.pdf;jsessionid=4E7352F5B9A8696462ECE40A777390D6.1_cid358? abgerufen am 18.04.2017
www.mri.bund.de/de/institute/ernaehrungsverhalten/forschungsprojekte/nvsii/

Auftraggeber: Bundesministerium für Ernährung, Landwirtschaft und Verbraucherschutz (BMELV), jetzt Bundesministerium für Ernährung und Landwirtschaft (BMEL)
Planung, Koordination und Auswertung: Max Rubner-Institut
Teilnehmer: bundesweit 20.000 deutschsprachige Bürger zwischen 14 und 80 Jahren aus 500 repräsentativen Gemeinden
Dauer der Feldphase: Nov. 2005–Jan. 2007 neue NVS (Nationale Verzehrsstudie) III, Laufzeit 2015 - 2023
Ausgangssituation:
- ein ständig erweitertes Lebensmittelangebot,
- sich ändernde gesellschaftliche Bedingungen,
- verändertes Arbeits-, Freizeit-, Konsum- und Ernährungsverhalten der Bevölkerung.

Ziele: Erfassung von Daten über den Ernährungsstatus und die Verzehrgewohnheiten der deutschen Bevölkerung als Grundlage für:
- gesundheits- und ernährungspolitische Entscheidungen,
- staatliche Maßnahmen zum besseren Schutz der Verbraucher vor gesundheitlichen Schäden bei Lebensmittelskandalen,
- die Schaffung der methodischen Voraussetzungen eines Ernährungsmonitorings, d. h. der fortlaufenden Erhebung von Verzehrdaten, um zeitliche Veränderungen der Ernährungssituation der deutschen Bevölkerung regelmäßig zu überprüfen,
- die Feststellung von spezifischen Ernährungssituationen im Hinblick auf saisonale, regionale und strukturelle Unterschiede.

Nationale Verzehrsstudie II

Obwohl die durchschnittliche Lebenserwartung der deutschen Bevölkerung in den letzten Jahren weiter angestiegen ist, ist die weiterhin hohe Zahl an Übergewichtigen quer durch alle Altersklassen alarmierend. Diese besorgniserregende Tatsache hat die politisch Verantwortlichen in Zusammenarbeit mit verschiedenen Organisationen dazu veranlasst, nationale Aktionspläne wie „Fit statt fett“ oder „IN FORM“ ins Leben zu rufen. Aber auch auf europäischer und internationaler Ebene wird die Problematik von Übergewicht, Bewegungsmangel und Fehlernährung sehr ernst genommen. Alle Programme haben zum Ziel, die Bevölkerung zu mehr Bewegung und zu einer gesünderen Ernährungsweise anzuhalten sowie die Informationen auf Lebensmitteln verständlicher zu machen und flächendeckend noch umfangreicher ab dem Kindergartenalter über Ernährungsfragen aufzuklären.

IN FORM
Deutschlands Initiative für gesunde Ernährung und mehr Bewegung

Mögliche Ursachen	Mögliche Folgeerscheinungen
Zu viel Süßes	Karies, Übergewicht
Überernährung	Diabetes, Übergewicht, Fettsucht, Gicht
Hoher Anteil an gesättigten Fettsäuren	Arteriosklerose, Herzinfarkt, Gehirnschlag, Gallensteine
Zu viel Alkohol	Leberzirrhose, Pankreatitis, Alkoholismus
Über- bzw. Unterversorgung mit bestimmten Wirkstoffen	Bluthochdruck, Blutarmut, Kropfbildung, Osteoporose
Zu wenig Ballaststoffe	Verstopfung, Divertikulitis, möglicherweise Darmkrebs

Ausgewählte Ursachen ernährungsmitbedingter Krankheiten

Wenn auch noch nicht alle Fragen nach den genauen ursächlichen Zusammenhängen zwischen Ernährung und Gesundheit geklärt sind, so gilt es allgemein als unbestritten, dass die gesundheitlichen Folgen von Über-, Mangel- bzw. Fehlernährung vielfältig sind. Die Lebensqualität der Betroffenen wird zum Teil erheblich eingeschränkt und die Folgekosten für die notwendigen Behandlungen sind beträchtlich.

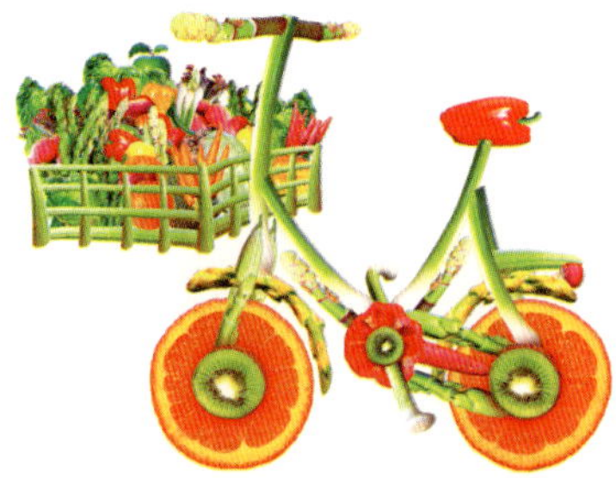

Vollwertig essen und trinken nach den 10 Regeln der DGE

„Vollwertig essen und trinken hält gesund, fördert Leistung und Wohlbefinden.“

1. Lebensmittelvielfalt genießen
2. Gemüse und Obst - nimm „5 am Tag“
3. Vollkorn wählen
4. Mit tierischen Lebensmitteln die Auswahl ergänzen
5. Gesundheitsfördernde Fette nutzen
6. Zucker und Salz einsparen
7. Am besten Wasser trinken
8. Schonend zubereiten
9. Achtsam essen und genießen
10. Auf das Gewicht achten und in Bewegung bleiben

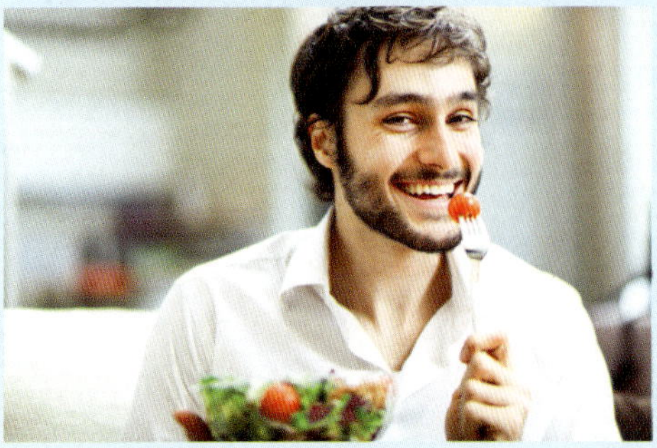

5 Lebensmittelrecht – Macht des Verbrauchers?

EU-Lebensmittelrecht – Vorrang vor nationalem Recht. Im Rahmen der Vereinheitlichung des Binnenmarktes und des Verbraucherschutzes in der Europäischen Union hat die Bundesrepublik Deutschland hoheitliche Befugnisse auf die EU übertragen. Seitdem stellt das europäische Recht die „oberste Ebene" dar und hat Vorrang vor deutschem Recht. Der Deutsche Bundestag darf keine Rechtsvorschriften verabschieden, die dem europäischen Recht widersprechen. Das gilt für **Verordnungen**, wie z. B. zur Lebensmittelkennzeichnung, die auf europäischer Ebene von Parlament und Rat erlassen wurden. Sie sind in den Mitgliedstaaten unmittelbar gültig und als Verordnungen insgesamt rechtsverbindlich. **Richtlinien**, die auf europäischer Ebene verabschiedet wurden, sind nur in Hinblick auf die festgelegten Ziele verbindlich. Die Mitgliedstaaten der EU sind verpflichtet, diese Richtlinien in nationales Recht umzusetzen. In Deutschland sind Rechtsvorschriften in **Gesetzen und Verordnungen geregelt. Das wichtigste Gesetz** im deutschen Lebensmittelrecht ist das vom Deutschen Bundestag verabschiedete **Lebensmittel- und Futtermittelgesetzbuch** (LFGB). **Verordnungen** sind genauso rechtsverbindlich wie Gesetze. Sie können aber schneller und einfacher erlassen werden, müssen aber von einem Gesetz oder einer EU-Richtlinie vorgesehen sein.

In Europa gilt seit 2006 ein einheitliches Lebensmittelrecht nach dem Grundsatz „vom Acker bis zum Teller". Danach gelten die Hygienevorschriften auch für die Erzeugung von Lebensmitteln, für alle Stufen der Herstellung, Lagerung und Vermarktung in allen Unternehmen, die gewerbsmäßig Lebensmittel herstellen, behandeln und in den Verkehr bringen – also für die Lebensmittelindustrie, Speditionen, Groß- und Einzelhandel, Gastronomie und Gemeinschaftsverpflegung.

Europäische Union	BR Deutschland und die anderen Mitgliedstaaten der EU	
Europäisches Parlament und Europäischer Rat verabschieden verbindliche Verordnungen und Richtlinien als in den Mitgliedstaaten unmittelbar wirksame Rechtsvorschriften	**Nationale Parlamente und Regierungen** sorgen dafür, dass EU-Vorschriften in nationales Recht um und verabschieden in ihrem Mitgliedstaat geltendes Recht	**Behörden der Bundesländer und Staatsanwaltschaften** überwachen die Einhaltung der Vorschriften
Verordnung (EG) Nr. 1829/2003 für „genetisch veränderte Lebensmittel und Futtermittel" **Verordnung** (EG) Nr. 852/2004 über Lebensmittelhygiene **Verordnung** (EG) Nr. 853/2004 über Spezifische Hygienevorschriften für Lebensmittel tierischen Ursprungs (u. a. Hackfleisch) **Verordnung** (EG) Nr. 882/2004 über Kontrollen zur Überprüfung der Einhaltung des Lebensmittel- und Futtermittelrechts **Verordnung** (EG) Nr. 854/2004 über besondere Verfahrensvorschriften für die amtliche Lebensmittelüberwachung	**Verordnungen und Richtlinien der EU** Von der EU verabschiedete Verordnungen sind als solche in den Mitgliedsstaaten gültiges Recht. Richtlinien sind nur bezüglich der festgelegten Ziele verbindlich und müssen von den Mitgliedstaaten in nationales Recht umgesetzt werden. Die EU hat die ursprünglich geltende Kennzeichnungsrichtlinie durch die Lebensmittelinformations-Verordnung – LMIV ersetzt. Danach sind bei vorverpackten Lebensmitteln zwölf Angaben verpflichtend vorgeschrieben: *LM-Bezeichnung, Zutatenverzeichnis, Allergenkennzeichnung, Mengen best. Zutaten, Nettofüllmenge, Mindesthaltbarkeits- o. Verbrauchsdatum, Anweisungen für Aufbewahrung o. Verwendung, Name und Anschrift des Unternehmers, wo vorgeschrieben Ursprungsland o. Herkunftsort, Gebrauchsanleitung, Alkoholgehalt in Vol. % und Nährwertdeklaration.*	**Lebensmittelkontrolle** In Deutschland wird die Lebensmittelhygiene in den Bundesländern jeweils von den zuständigen Ämtern überwacht. Rechtsgrundlage dafür ist die „Allgemeine Verwaltungsvorschrift [...] zur Durchführung der amtlichen Überwachung der Einhaltung der Vorschriften des Lebensmittelrechts, des Rechts der tierischen Nebenprodukte, des Weinrechts, des Futtermittelrechts und des Tabakrechts" Die Kontrollen erstrecken sich auf die Überwachung aller Stufen der Lebensmittelherstellung, der Lagerung, der Beförderung und des Verkaufs der Produkte. Grundlage sind die EU-Verordnungen über besondere Verfahrensvorschriften für die amtliche Lebensmittelüberwachung und zur Sicherstellung angemessener Lebensmittel- und Futtermittelkontrollen.
Verordnung (EG) Nr. 1924/2006 über nährwert- und gesundheitsbezogene Angaben über Lebensmittel **Verordnung** (EG) Nr. 1169/2011 betreffend die Information der Verbraucher über Lebensmittel (gültig seit dem 13.Dezember 2014)	**Lebensmittelrecht in der BR Deutschland** Lebensmittelrechtliche Gesetzesvorschriften verabschiedet der Bundestag mit Zustimmung des Bundesrates. Das Lebensmittel-- und Futtermittelgesetzbuch – LFGB, das in der ursprünglichen Fassung bereits am 7. September 2005 in Kraft getreten ist, dient als Bundesgesetz der Umsetzung der Richtlinie 2008/112/EG des Europäischen Parlaments und des Rates vom Dez. 2008.	**Verfolgung bei Zuwiderhandeln** durch Ordnungsbehörden und Staatsanwaltschaften Wer Lebensmittel so herstellt oder behandelt, dass sie die Gesundheit derjenigen schädigen, die sie verzehren, kann mit Freiheitsstrafen bis zu drei Jahren und mit Geldstrafen bis 100.000 € geahndet werden. Ordnungswidrigkeiten werden durch Verwarnungen oder Bußgeldbescheide geahndet.

Lebensmittelüberwachung ist in Deutschland Sache der Bundesländer. Aufgaben der Landesministerien als oberste Aufsichtsbehörden:

- Treffen von Grundsatzentscheidungen,
- Entwicklung von Untersuchungsprogrammen,
- Koordination der Überwachungsämter.

Die Überwachung der Lebensmittelbetriebe ist in den einzelnen Bundesländern unterschiedlich geregelt; meist überwachen Polizeibehörden und staatliche Veterinärämter. Nach dem Jahresbericht für 2012 haben die amtlichen Lebensmittelkontrolleure in der Bundesrepublik Deutschland fast 1,2 Mio. Inspektionen in rund 530 000 Betrieben durchgeführt. Das waren mehr als die Hälfte aller Betriebe in der Bundesrepublik Deutschland, die Lebensmittel herstellen, bearbeiten oder verkaufen. Bei fast 140 000 Betrieben wurden Verstöße festgestellt. Die meisten betrafen die Betriebshygiene, an zweiter Stelle stand das Hygienemanagement, z.B. das Führen von Reinigungsplänen, gefolgt von Mängeln bei der Lebensmittelkennzeichnung. Von den etwa 400 000 genommenen Proben wurden 50 000 beanstandet.

Das **Verbraucherinformationsgesetz (VIG)**, das 2012 novelliert wurde, soll dazu beitragen, dass Behörden die Verbraucher schneller und umfassender informieren. Schwerwiegende Verstöße gegen Hygienevorschriften müssen veröffentlicht werden. Dadurch geraten z.B. Hygieneverstöße in der Gastronomie ins Licht der Öffentlichkeit. Verstoßen Hersteller von Lebensmitteln oder Futtermitteln gegen das Gesetz oder halten sie Hygienevorschriften nicht ein, werden sie im Internet öffentlich bekannt gemacht. Voraussetzung ist allerdings, dass ein Bußgeld von mindestens 350 Euro zu erwarten ist und die Betriebe angehört wurden.

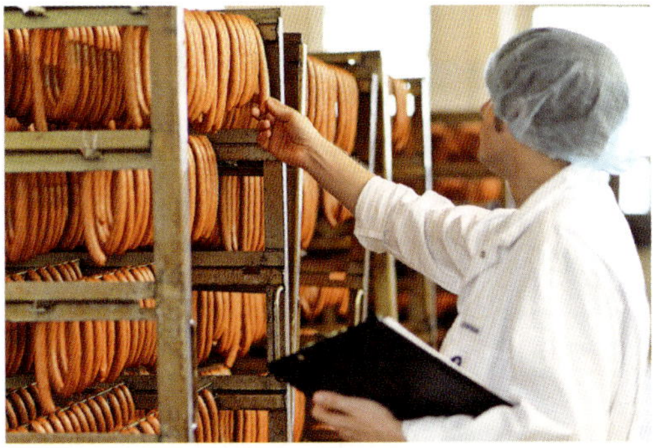

Lebensmittelkontrolleure im Kühlraum

Lebensmittelkontrolle. Die EU-Vorschriften sehen Kontrollen vor. Dazu besuchen Amtstierärzte und Lebensmittelkontrolleure die Betriebe meist unangemeldet und beurteilen die hygienischen Verhältnisse sowie Aussehen und Geruch der Produkte mit Augen und Geruchssinn. Zur genaueren Kontrolle nehmen sie unverdächtige Stichproben und bei Beschwerden von Verbrauchern oder bei einem bestimmten Verdacht Verdachtsproben, die in einem Untersuchungsamt von Lebensmittelchemikern, Tierärzten und Ärzten wissenschaftlich untersucht werden. Bei Missständen veranlassen sie die erforderlichen Maßnahmen.

Aufgaben der Lebensmitteluntersuchungsämter

- Prüfung von Lebensmitteln auf
- Nährstoffzusammensetzung eines Lebensmittels, z. B. der Fettgehalt,
- gesundheitliche Unbedenklichkeit,
- Verbrauchertäuschung durch nachgemachte Eigenschaften,
- Verfälschung durch unzulässige Zusätze
- Vorschriftsmäßigkeit der Kennzeichnung

Lernaufgabe:

Einen Lebensmittelkontrolleur als Experten befragen

Wie gehen wir vor?

1. Experten suchen und Termin vereinbaren.
2. Themen sammeln und Fragen formulieren.
3. Die Expertenbefragung vorbereiten:
   - Schulleitung informieren
   - Experten einladen, Schwerpunkte klären
   - Gesprächsleitung festlegen
   - zwei Protokollführer bestimmen
   - Raum vorbereiten
4. Ablauf der Befragung:
   - Begrüßung des Experten
   - kurze Vorstellungsrunde
   - Fragen der Klasse an den Experten Durch Kürzungen im Text, auch in den Kästen, erledigt. Hoffentlich reicht es aus. Die Antworten (Protokoll) auswerten.

Kohlenhydrate – Genuss ohne Reue?

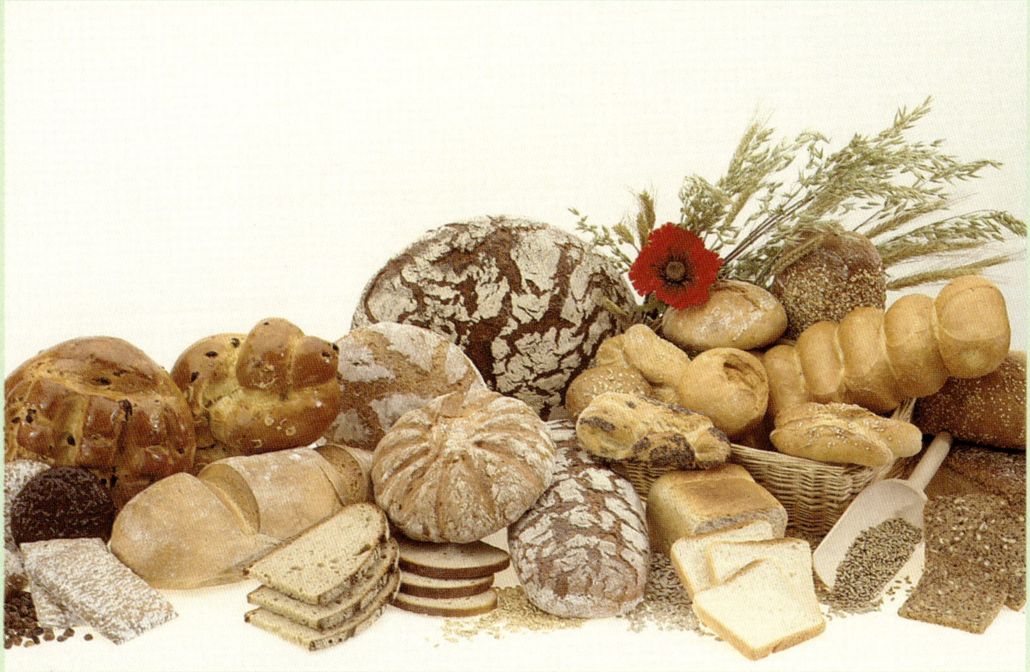

Brotsorten

In der Bäckerei duftet es nach frischem Brot und Backwaren. Die Vielfalt ist beeindruckend, manchmal weiß der Kunde nicht so recht, wofür er sich entscheiden soll. Aber auch bei Pizza und Pasta oder beim Reis ist die Sortenvielfalt riesengroß.

Lernaufgaben:

Finden Sie heraus, was Ihre Mitschülerinnen und Mitschüler zum Frühstück am liebsten essen.

Tipp

1. Damit Sie den Fragebogen leicht auswerten können, sollten Sie sich vorab mögliche Antworten überlegen. Sie können dann einen Fragebogen entwerfen, der ausschließlich geschlossene Fragen enthält.

   Ideal ist es, wenn die Fragen auf einer Seite untergebracht werden können.
2. Geben Sie zum Ausfüllen des Fragebogens maximal 10 Minuten Zeit und tragen Sie anschließend die Ergebnisse zusammen.
3. Stellen Sie die Ergebnisse grafisch dar und präsentieren Sie entsprechende Folien vor Ihrer Klasse.
4. Fertigen Sie zwei Folien zum Verzehr kohlenhydratreicher Lebensmittel an. Welche Rückschlüsse könnten Sie hieraus ziehen?

1 Süßigkeiten – so beliebt – und doch so unerwünscht!

Kaum eine andere Branche hat sich in den vergangenen Jahren so viel einfallen lassen wie die Süßwarenindustrie. Obwohl Zucker kein gesundheitsförderliches Produkt ist, will der Wunsch nach süßem Geschmack bei Klein und Groß befriedigt werden.

Die angeborene Vorliebe für süßen Geschmack lässt uns immer wieder auf diese Lebensmittelgruppe zugreifen. Dabei weist kaum eine Lebensmittelgruppe so unterschiedliche Gehalte an Zucker auf. Zwischen einer Standardlimonade und einer „Limo light" liegen Welten!

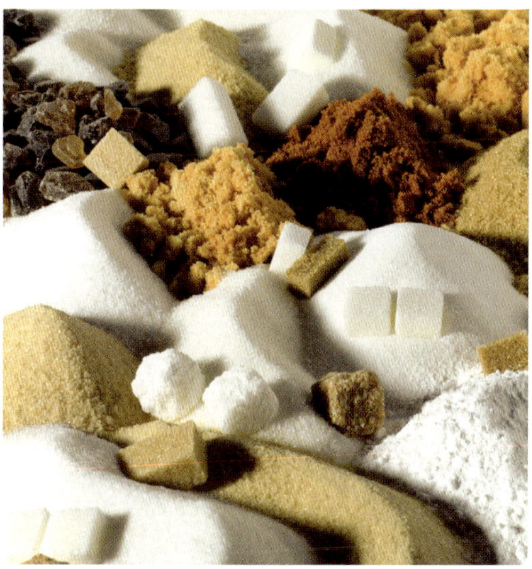

Zuckersorten

Aber nicht nur Zucker schmeckt süß. Es gibt inzwischen eine ganze Reihe von Substanzen, die in vielen Lebensmitteln Zucker längst ersetzt haben.

Hierzu gehören die Süßstoffe und die Zuckeralkohole. Diese Varianten werden industriell hergestellten Lebensmitteln zugesetzt und auf diese Weise der Energiegehalt der Produkte deutlich gesenkt.

Wer zu Hause oder in der Gemeinschaftsverpflegung Speisen zubereitet, wird im Regelfall nur auf Zucker zurückgreifen. Auch in Backwaren wird im Wesentlichen Zucker verwendet.

Lernaufgaben:

1. Machen Sie eine Erkundung im Supermarkt. Tragen Sie alle Lebensmittel zusammen, die Zucker enthalten, und fertigen Sie eine Collage an. Notieren Sie sich von den Etiketten der Lebensmittel alle Begriffe, die den Zuckern zugeordnet werden können, also auch Glucose, Fructose, Gluosesirup und Ähnliches mehr. Präsentieren Sie Ihre Collage vor der Klasse. Versuchen Sie hierbei, die Lebensmittel nach Gruppen zu ordnen.
2. Fertigen Sie nach dem unten aufgeführten Rezept einen Birnenkuchen mit Mohn an. Berechnen Sie den Energie- und Kohlenhydratgehalt eines Tortenstücks. (Sie sollten von 12 Tortenstücken ausgehen.) Bewerten Sie den Gehalt an Zucker pro Stück.

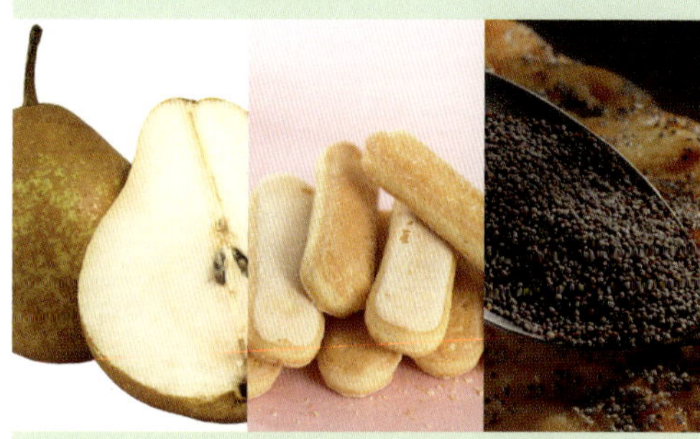

Birnenkuchen mit Mohn

Birnenkuchen mit Mohn
Springform (26 cm Ø)
100 g Mohnmasse
60 g zerbröselte Löffelbiskuits
Saft von 2 Zitronen
1,5 kg Birnen
150 g Marzipanmasse
200 ml Milch
Margarine zum Einfetten
250 g Margarine
250 g Zucker
4 Eier
Salz
500 g Mehl
1 Päckchen Backpulver
Backpapier für die Springform

2 Kohlenhydrate – die bunte Vielfalt

Viele Lebensmittel enthalten Kohlenhydrate in unterschiedlicher Zusammensetzung. Kohlenhydratreich sind Brot und Backwaren, Teigwaren und Reis. Aber auch Gemüse und Obst enthalten zum Teil beachtliche Mengen.
In tierischen Lebensmitteln finden sich in der Regel nur Spuren von Kohlenhydraten, Ausnahme sind Milch und Milchprodukte sowie Leber.
Je nach chemischem Aufbau wird zwischen Monosacchariden (Einfachzuckern), Disacchariden (Zweifachzuckern) und Polysacchariden (Mehrfachzuckern) unterschieden.
Kohlenhydrate liefern dem Körper bei ihrer Verbrennung 17 kJ je Gramm.

Glucose ist in der Natur am weitesten verbreitet und sowohl in Disacchariden als auch in den Polysacchariden zu finden.
Glucose ist süß, sehr gut wasserlöslich und von Hefe zu Alkohol vergärbar. Im Blut befindet sich Glucose in gelöster Form. Der Blutzuckerspiegel liegt beim gesunden Erwachsenen bei 70 bis 120 mg je 100 ml Blut.
Einige Organe können ausschließlich Glucose zur Energiegewinnung verwerten. Hierzu gehören die roten Blutkörperchen. Aber auch Nerven- und Hirnzellen bevorzugen zur Energiegewinnung Glucose.

Fructose gehört ebenfalls zu den Monosacchariden. Ihr chemischer Aufbau unterscheidet sich von dem der Glucose. Ihr glykämischer Index liegt nur bei 22 und sie wird unabhängig vom Insulin im Körper abgebaut. Siehe hierzu auch Kapitel „glykämischer Index" auf Seite 47.
Fructose ist süßer als Glucose und alle anderen Zucker. Auch sie ist gut wasserlöslich und mit Hefe zu Alkohol vergärbar.
Wie Glucose kommt sie vor allen Dingen in Früchten vor, in besonders hohen Mengen in Trauben.

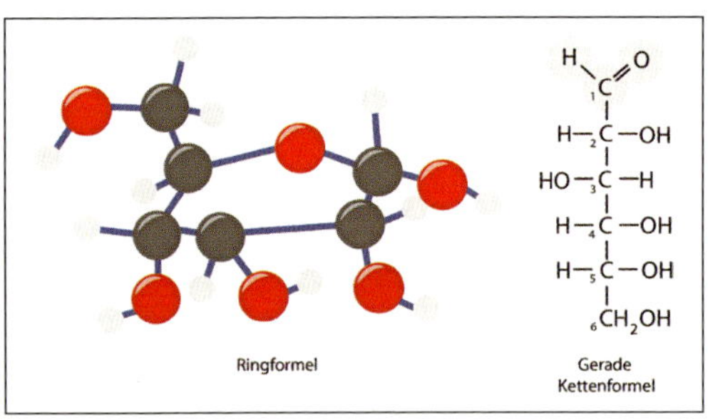

Chemischer Aufbau der Glucose

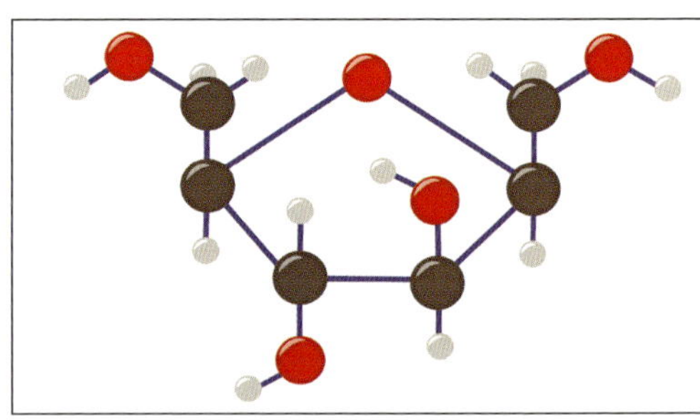

Chemischer Aufbau der Fructose

Lernaufgaben:

1. Versuchen Sie herauszufinden, inwieweit der Aufbau der Fructose sich von dem der Glucose unterscheidet.
2. Informieren Sie sich über das Internet, inwieweit Fructose einen anderen Stoffwechselweg geht als Glucose.
3. Recherchieren Sie, wie Kohlenhydrate in der Pflanze gebildet werden.

Disaccharide entstehen, wenn zwei Moleküle Monosaccharide verbunden werden. Dabei spaltet sich jeweils ein Molekül Wasser ab.

In Lebensmitteln ist die **Saccharose** am häufigsten anzutreffen. Sie besteht aus einem Molekül Glucose und einem Molekül Fructose. Streng genommen müsste man hierbei von einem Glucoserest und einem Fructoserest sprechen, da beide Moleküle nicht mehr vollständig sind.
Saccharose ist süß, leicht löslich in Wasser und mit Hefe zu Alkohol vergärbar. In Lebensmitteln verleiht Saccharose nicht nur den charakteristischen Geschmack; typische Bräunungsreaktionen, die bei Brot oder Backwaren erwünscht sind, sind auch nur bei Anwesenheit von Zucker zu erzielen.

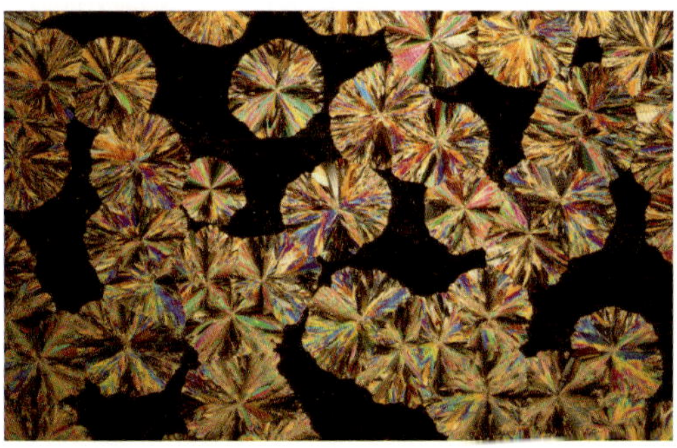

Saccharose

Maltose ist ein Disaccharid, das aus zwei Glucoseresten besteht. Maltose findet sich als Abbauprodukt von Stärke in keimendem Getreide. Keimende Gerste, Ausgangsprodukt für die Bierherstellung wird als „Malz“ bezeichnet.

Lactose besteht aus einem Glucose- und einem Galactoserest. Lactose ist das charakteristische Disaccharid von Milch und Milchprodukten. Lactose ist praktisch nicht süß und löst sich nur schlecht in Wasser. Für den Säugling ist Lactose in den ersten Monaten das einzige Kohlenhydrat und scheint den Aufbau der Darmflora positiv zu beeinflussen.

Polysaccharide bestehen aus einer Vielzahl von Glucoseresten. In der Natur wird die **Stärke** als Speicherstoff aufgebaut. Sie schmeckt nicht mehr süß und ist nicht wasserlöslich. Kartoffeln und Getreide, zum Teil auch die Hülsenfrüchte, enthalten Stärke. In Getreide ist der Stärkegehalt allerdings sehr viel höher als in Kartoffeln. In diesen beträgt er etwa 16 %, in Getreide im Durchschnitt 70 %. Mehrere tausend Glucosereste sind im Stärkekorn miteinander vernetzt. Stärke setzt sich aus zwei Fraktionen zusammen: dem Amylopektin, das nur kolloidal löslich ist und der Amylose, die sich in heißem Wasser löst. Stärke liegt in den meisten Lebensmitteln in Form spezifischer Körner vor. Unter dem Mikroskop kann man deshalb gut erkennen, um welches Produkt es sich handelt.

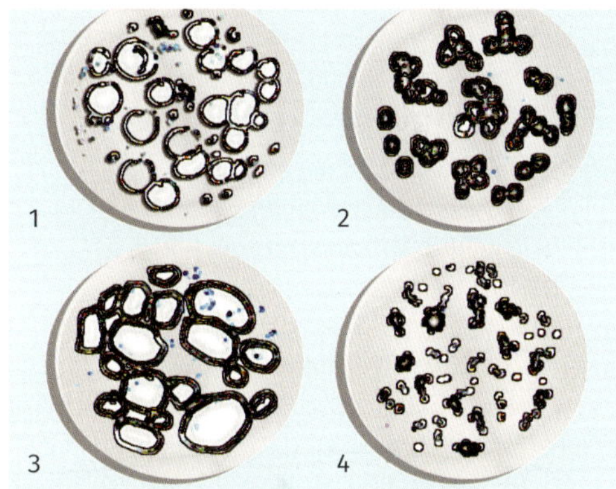

Schematische Darstellung Stärkekörner, 400 fache Vergrößerung: 1. Weizen, 2. Mais, 3. Kartoffel, 4. Reis

Auch **Cellulose** zählt zu den Polysacchariden. In diesem Kohlenhydrat sind bis zu 10 000 Glucosereste miteinander verbunden. Bei der Glucose handelt es sich allerdings um eine andere chemische Form als z. B. bei der Stärke. Die Ketten der Cellulose sind außerordentlich fest; Verdauungsenzyme können sie beispielsweise nicht aufspalten.

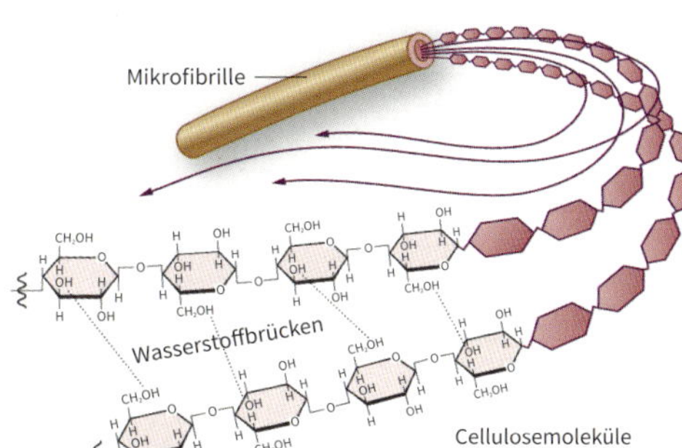

Feste Molekülstruktur bei Cellulose

Exkurs:

Stärke ist von großer technologischer Bedeutung

Stärke ist nicht nur für die Lebensmittelindustrie von großer Bedeutung. 2015 wurden in Europa ungefähr 22 Millionen Tonnen Stärke verarbeitet, davon in Deutschland 4,7 Millionen.

40 % hiervon entfielen auf den Non-Food-Bereich wie Papier-, Wellpappe-, chemische und Fermentationsindustrie, 60 % auf den Lebensmittelbereich, darunter 19 % Süßwaren und 41 % Lebensmittelstärke und modifizierte Stärke.

In der Lebensmittelindustrie wird Stärke vielfach verändert. So bedarf es besonderer Stärkesorten, um Soßen anzudicken, die anschließend in Tiefkühlmenüs eingesetzt werden sollen.

Überwiegend wird Stärke aus Kartoffeln, Reis oder Mais gewonnen. Besonders Maisstärke wird häufig zum Andicken von Puddings, Cremes und Flammeris verwendet.

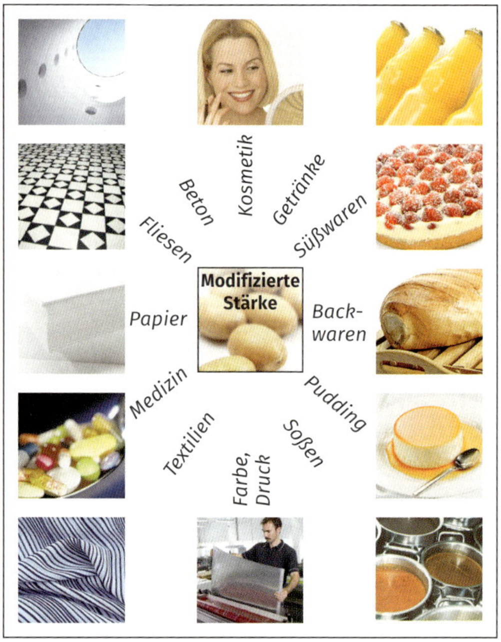

Stärke findet vielseitige Verwendung.

Pektine bestehen aus galactoseähnlichen Molekülen. Wie Cellulose sind Pektine nicht in Wasser löslich und von den Verdauungsenzymen nicht aufspaltbar.
Pektine kommen in der Natur in vielen Früchten vor. Sie besitzen eine hervorragende Quellfähigkeit. Pektine werden gern zur Herstellung von Gelees und Marmeladen eingesetzt.

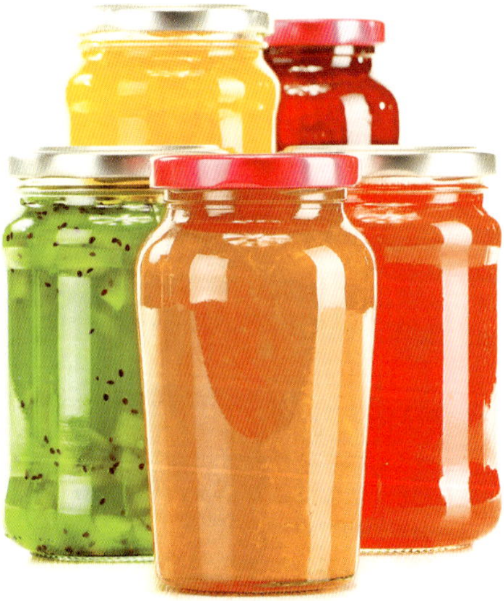

Marmeladen mit einem hohen Pektingehalt halten länger.

Glykogen ist im Muskel und der Leber vorhanden. Es ist ähnlich aufgebaut wie Amylopektin, allerdings sind die Ketten noch viel stärker verzweigt. Die Anzahl der Glucosereste kann mehr als 100 000 betragen. Glykogen ist im Körper die einzige Speicherform von Kohlenhydraten. Die Energiereserve ist insgesamt begrenzt. Mit 300 bis 400 g reicht sie gerade einmal für einen Tag.

Dextrine sind Abbauprodukte der Stärke. Sie weisen weniger Glucosereste auf. Dextrine bilden sich bei der Verdauung von Stärke, bei Einwirkung von Säuren und bei vielen Backvorgängen, wenn die Temperaturen entsprechend hoch sind.

Lernaufgabe:

Beim Kochen von Kartoffeln bildet sich ein weißer Schaum am Topfrand. Informieren Sie sich, woraus dieser besteht.

Stellen Sie mehrere Rezepte zur Herstellung von Marmeladen zusammen. Überlegen Sie, warum Sie bei Johannisbeeren gänzlich ohne Pektine auskommen. Ganz ohne Zucker kommen Marmeladen und Gelees aber nicht aus. Überlegen Sie, welche Bedeutung Zucker in diesen Produkten hat.

Überblick: Kohlenhydrate

Monosaccharide	**Fructose**	**α-Glucose**	**β-Glucose**	**Galactose**
	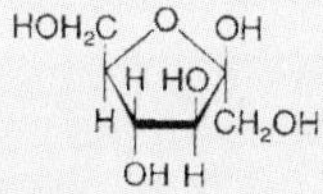	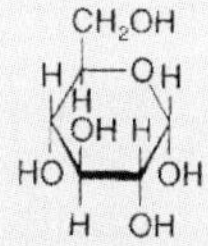	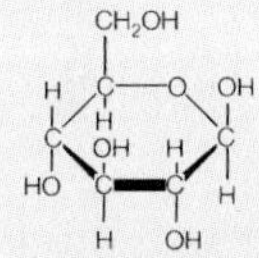	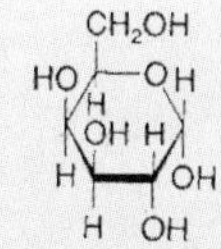
Vorkommen, Bedeutung	Vorkommen in freier Form in süßen Früchten; in Pollenkörnern einiger Pflanzen und im Honig; Bestandteil von Saccharose und vom Polysaccharid Inulin; dient als Süßungsmittel	Wichtigstes Monosaccharid; Vorkommen in freier Form in süßen Früchten, im Honig und als Blutzucker; Bestandteil von Maltose, Saccharose und Polysacchariden	Vorkommen in gebundener Form; Monomer von Cellulose; Bestandteil im Milchzucker und der Cellulose	Vorkommen in der Milch, Bestandteil von Milchzucker
Disaccharide	**Saccharose**	**Maltose**	**Cellobiose**	**Lactose**
	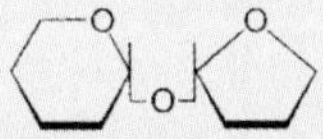	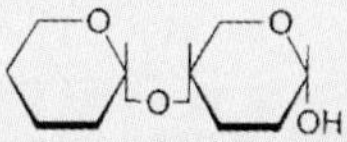	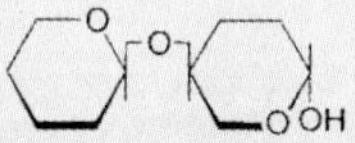	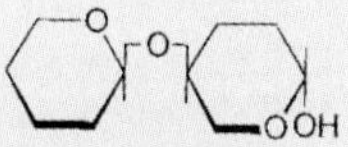
Vorkommen, Bedeutung	Reservestoff in Pflanzen wie Zuckerrohr, Zuckerrüben. Verwendung als Süßungsmittel	Vorkommen bei der Spaltung von Stärke, z. B. im Mund oder bei der Keimung der Gerste zur Bierherstellung	Abbauprodukt der Cellulosespaltung, z. B. bei Pilzen oder durch Mikroorganismen bei Wiederkäuern	Bedeutendstes Kohlenhydrat in der Milch der Säugetiere (Mensch 6–8 %, Rind 4–5 %); wichtiges Nährsubstrat für Pilze bei der Penicillinherstellung
Polysaccharide	**Amylose**	**Amylopektin**	**Glykogen**	**Cellulose**
	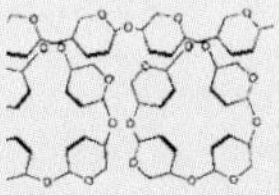	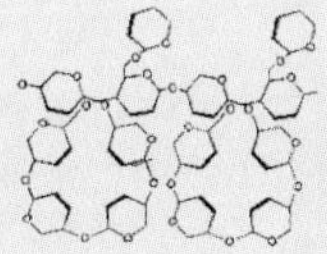	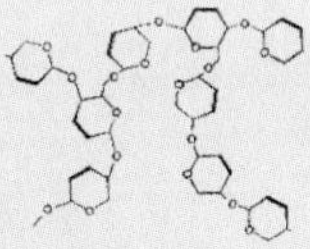	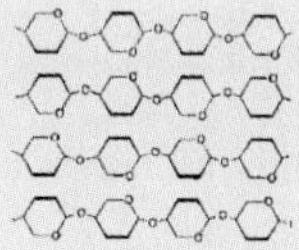
Vorkommen, Bedeutung	Reservestoff in Pflanzen; wichtigste Kohlenhy-dratquelle für den Menschen; kommt zu 20–30 % im Gemisch mit Amylopektin in natürlicher Stärke vor	Wie bei Amylose; kommt zu 70–80 % im Gemisch mit Amylose in der natürlichen Stärke vor	Reservestoff in der Leber, im Muskel und anderen Körperzellen; dem Amylopektin ähnlich, jedoch noch stärker verzweigt	Mit anderen Stoffen zusammen als Gerüstsubstanz für Zellwände der Pflanzen; reine Cellulose in Zellwänden der Baumwollhaare
	250–500 Monomere	> 2 000 Monomere	> 100 000 Monomere	> 10 000 Monomere

Praktikum: Nachweis von Kohlenhydraten (Teil 1)

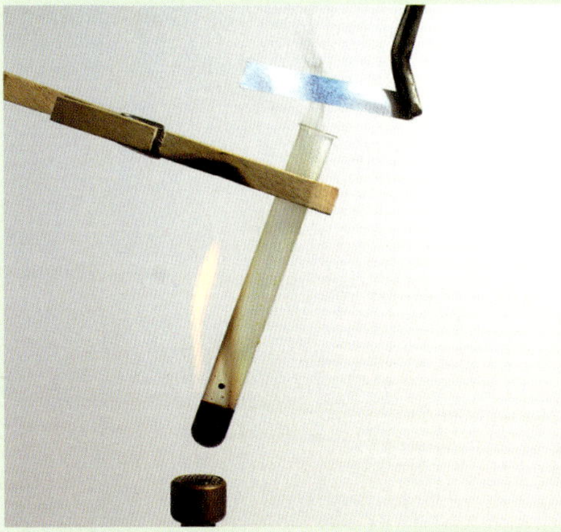

Nachweis der Elemente

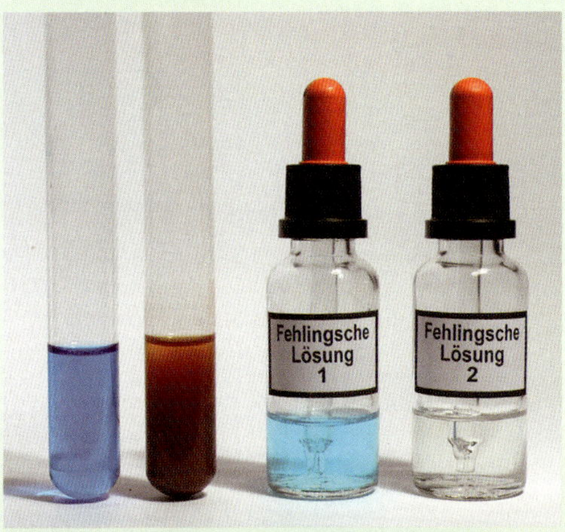

Nachweis von Glucose mit Fehlingscher Probe

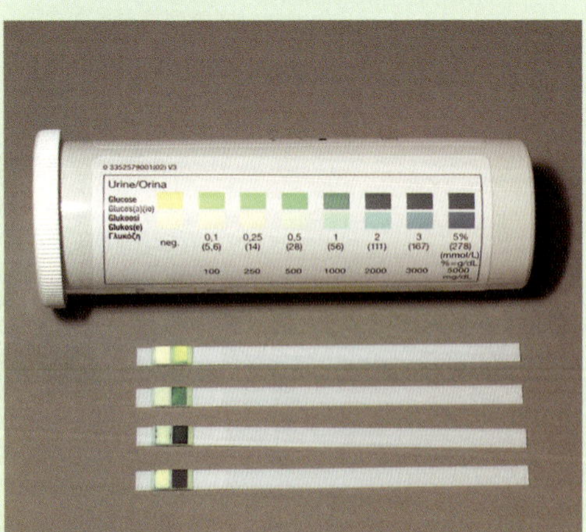

Wie viel Glucose ist in Lebensmitteln?

Versuch 1: Nachweis chemischer Elemente

Reagenzien: Saccharose, Filterstreifen mit Cobalt (II)-chlorid getränkt und dann getrocknet

Hinweis: Der Filterstreifen verfärbt sich rosa, wo ihn Wasserdampf oder Wasser berührt.

Durchführung: Geben Sie ein wenig Saccharose in ein Reagenzglas und erhitzen Sie sie, bis sie verkohlt. Halten Sie den Filterstreifen in die frei werdenden Gase.

Beobachtung: Betrachten Sie den Rückstand im Reagenzglas und achten Sie darauf, ob und wenn ja, wie sich der Filterstreifen verändert hat.

Ergebnis: Überlegen Sie, auf welches chemische Element der Rückstand im Reagenzglas hindeutet. Auf welche Elemente weist die Veränderung des Filterstreifens hin?

Versuch 2: Nachweis von Kohlenhydraten mit Fehlingscher Lösung

Reagenzien: Glucose, Fructose, Saccharose, Maltose, Laktose, Fehlingsche Lösung I und II

Hinweis: Bestimmte Zucker können mit Fehlingscher Lösung I und II nachgewiesen werden.

Durchführung: Geben Sie etwas von den Kohlenhydraten jeweils in ein Reagenzglas, lösen es in destilliertem Wasser. Fügen Sie jeweils 1 ml Fehling I und II hinzu und erhitzen Sie die Reagenzgläser langsam. Tragen Sie dabei unbedingt eine Schutzbrille!

Beobachtung: Stellen Sie fest, ob und wenn ja, wie sich die Farbe der Proben verändert.

Ergebnis: Legen Sie eine Tabelle an, in die Sie die Ergebnisse eintragen. Welche der Kohlenhydrate können mit Fehlingscher Lösung nachgewiesen werden?

Versuch 3: Nachweis von Glucose

Reagenzien: Glucose, Banane, Mehl, Zwiebelsaft, Glucoseteststäbchen

Hinweis: Mit den Teststäbchen kann festgestellt werden, ob ein Lebensmittel Glucose enthält. Sie dienen auch zum Glucosenachweis im Harn.

Durchführung: Halten Sie jeweils ein Glucosestäbchen in die Proben.

Beobachtung: Betrachten Sie die Teststäbchen und vergleichen Sie die Farbveränderung mit dem Aufdruck auf der Verpackung.

Ergebnis: Legen Sie eine Tabelle an, in die Sie die Ergebnisse eintragen. Welche der untersuchten Lebensmittel enthalten Glucose?

Praktikum: Nachweis von Kohlenhydraten (Teil 2)

Versuch 4: Nachweis von Stärke

Reagenzien: Jodkaliumjodidlösung, Kartoffel

Hinweis: Jodkaliumjodidlösung dient zum Stärkenachweis.

Durchführung: Tropfen Sie mit einer Pipette Jodkaliumjodidlösung auf die Schnittfläche der Kartoffel.

Beobachtung: Stellen Sie fest, wie sich die Schnittfläche verändert.

Ergebnis: Machen Sie sich klar, wie Stärke in Lebensmitteln nachgewiesen werden kann und woran die Anwesenheit von Stärke zu erkennen ist.

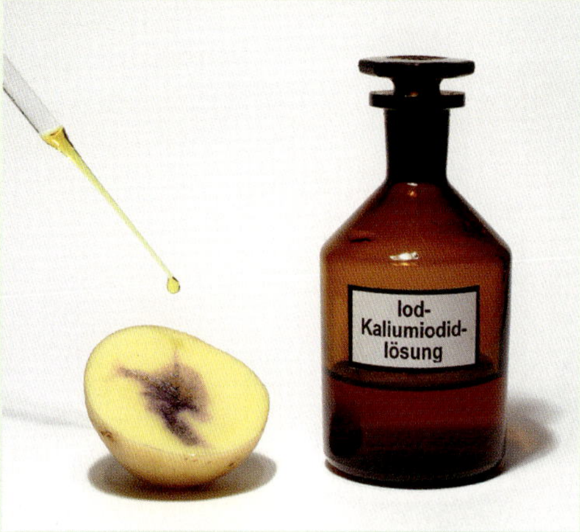

Nachweis von Stärke

Versuch 5: Einfluss von Säure auf Stärke

Reagenzien: Stärke, Zitronensaft, Jodkaliumjodidlösung

Durchführung: Verrühren Sie etwas Stärke in einem Becherglas in kaltem Wasser, fügen Sie Zitronensaft hinzu und kochen Sie es 15 Minuten. Prüfen Sie mit Jodkaliumjodidlösung.

Beobachtung: Schauen Sie sich an, ob und wenn ja, wie sich die Farbe verändert.

Ergebnis: Ziehen Sie Schlussfolgerungen aus dem Ergebnis. Welchen Einfluss hat Säure auf Stärke?

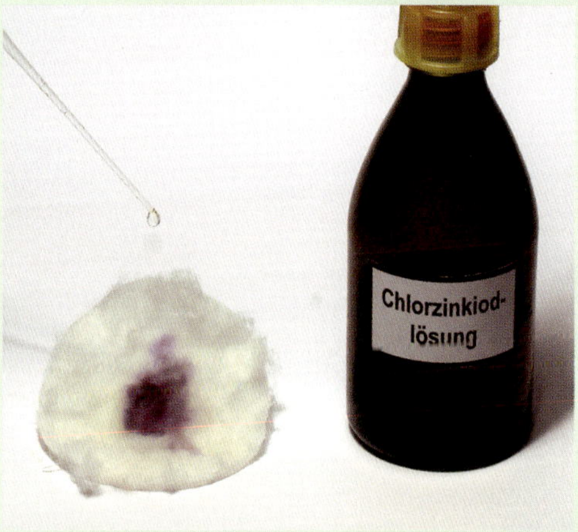

Nachweis von Cellulose

Versuch 6: Nachweis von Cellulose

Reagenzien: Chlorzinkjodlösung (Zinkchlorid, Kaliumjodid, Jod), Proben von Weizenkleie, Vollkornmehl, Watte und Filterpapier

Hinweis: Cellulose kann mit Chlorzinkjodlösung nachgewiesen werden.

Durchführung: Betupfen Sie die vier Proben mit Chlorzinkjodlösung.

Beobachtung: Schauen Sie sich an, ob und wenn ja, welche Farbveränderung eingetreten ist.

Ergebnis: Ziehen Sie Schlussfolgerungen. In welchen der Proben ist Cellulose enthalten?

Versuch 7: Absorptionsvermögen von Ballaststoffen

Reagenzien: Ballaststoffe aus Weizenkleie, Tinte

Durchführung: Schwemmen Sie Weizenkleie in reichlich Wasser auf und fügen Sie etwas Tinte hinzu. Lassen Sie das ganze Gemisch ca. 30 Minuten stehen und filtrieren Sie es anschließend.

Beobachtung: Schauen Sie sich das Filtrat an und beschreiben Sie Ihre Beobachtung.

Ergebnis: Ziehen Sie aus Ihrer Beobachtung Schlussfolgerungen. Was haben die Ballaststoffe aus der Kleie bewirkt?

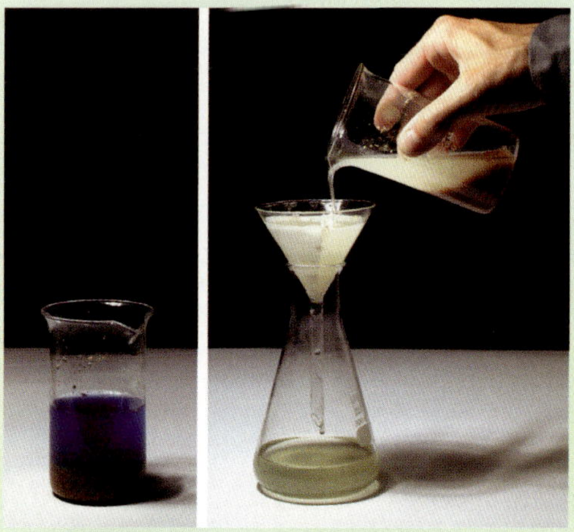
Adsorptionsvermögen von Ballaststoffen

3 Ballaststoffe – gar kein Ballast!

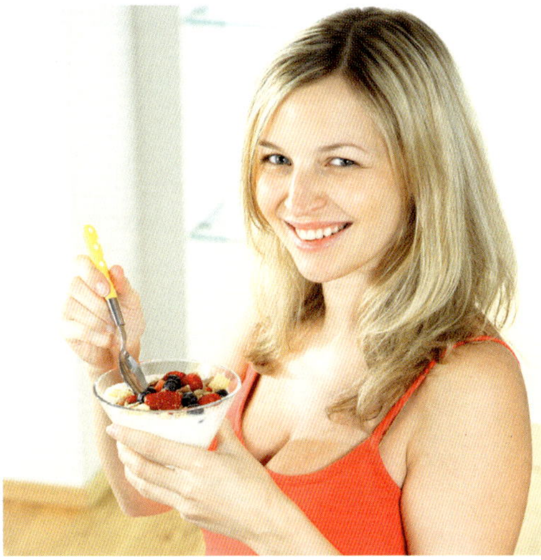

Müsli mit Früchten – ideal zum Frühstück

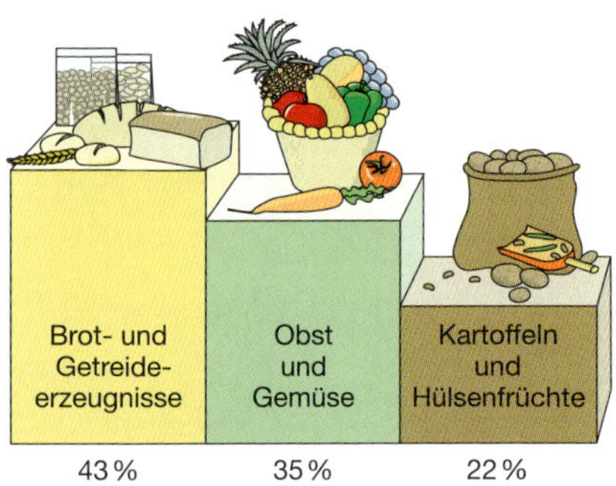

Anteil am Ballaststoffverzehr
Quelle: vgl. Nationale Verzehrsstudie II, 2008, S. 96

Lernaufgabe:

Suchen Sie in einschlägigen Kochbüchern unterschiedliche Müslirezepte zusammen und stellen Sie drei verschiedene Müslis her.
Vergleichen Sie die Rezepte und bewerten Sie den Zuckergehalt.
Kaufen Sie im Supermarkt eine Müslipackung und vergleichen Sie die Zutatenliste mit denen Ihrer Rezepturen.
Stellen Sie mit verschiedenen Körnern und getrocknetem Obst Müslimischungen zusammen und vergleichen Sie die Preise mit einem fertigen Standardmüsli. Wählen Sie in Ihrer Klasse die beste Mischung aus und testen Sie sie sensorisch.

Ballaststoffe werden chemisch den Kohlenhydraten zugeordnet. Neben Cellulose und Hemicellulose gehören zu dieser Gruppe auch Lignin, Pektine, Agar-Agar, Alginate und Guar. Sie befinden sich überwiegend in den Pflanzen als Stütz- und Strukturelement.
Der Begriff „Ballaststoffe“ ist historisch zu erklären, da zunächst nur bekannt war, dass die menschlichen Verdauungsenzyme die genannten Substanzen nicht aufschließen können. Deshalb galt es auch als sehr fortschrittlich, Schalen und Keimling von den Getreidekörnern zu entfernen und Auszugsmehl zu gewinnen.
Erst später wurde erkannt, dass Ballaststoffe überaus wichtige Aufgaben im menschlichen Körper übernehmen. Ballaststoffe wirken der Entstehung einer Reihe von Erkrankungen entgegen: Obstipation, Dickdarmkrebs, Gallensteinen, Übergewicht, Hypercholesterinämie, Diabetes und Arteriosklerose. Ballaststoffreiche Lebensmittel müssen gut gekaut werden und fördern so die Ausschüttung von Verdauungsenzymen.
Eine große Füllmenge an Ballaststoffen im Magen bewirkt ein Sättigungsgefühl. Gleichzeitig wird die gesamte Darmbewegung (Darmperistaltik) verstärkt. Insgesamt wird die Verweildauer der Nahrung im Darm verkürzt und Verstopfung so verhindert. Ballaststoffe lagern in erheblichem Umfang Wasser an; dadurch wird die Stuhlbeschaffenheit weich und plastisch.

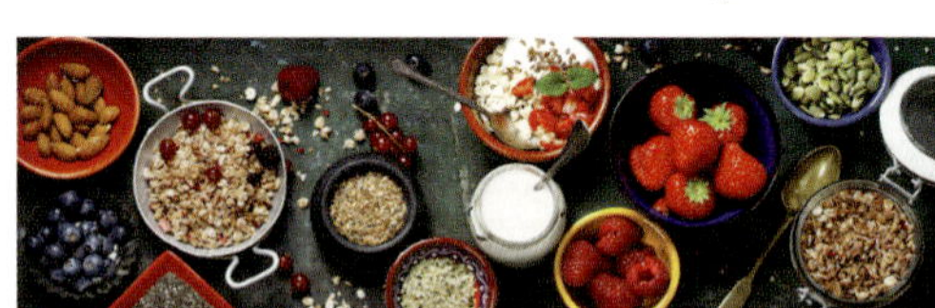

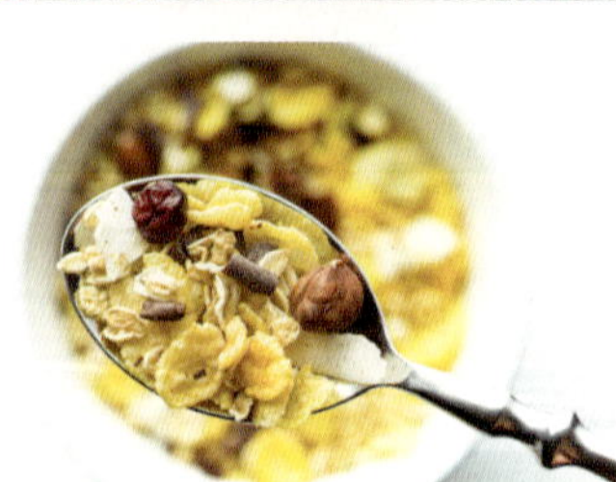

Müslimischungen

Ballaststoffe können auch Schadstoffe an sich binden. Hierdurch kann die Aufnahme von Schwermetallen über die Nahrung verringert werden.

Ballaststoffe beeinflussen den Cholesterolspiegel im Blut, da sie nur über eine vermehrte Gallensäureproduktion ausgeschieden werden können. Die Gallensäuren selbst werden zuvor aus Cholesterol gebildet. Besonders wirkungsvoll in dieser Hinsicht sind die in zahlreichen Obstsorten vorhandenen Pektine. Ballaststoffreiche Lebensmittel führen schneller zur Sättigung und verhindern so indirekt die Ausbildung von Übergewicht. Da diese Lebensmittelgruppe auch gleichzeitig immer vitamin- und mineralstoffreich ist, stellt sie eine wertvolle Grundlage unserer täglichen Ernährung dar. Pro Tag sollten 30 g Ballaststoffe (Getreideanteil 15 g) mit der Nahrung aufgenommen werden.

Die Häufigkeit von Verstopfung – Obstipation – nimmt mit dem Alter zu. Bei den über Sechzigjährigen geht man von mehr als 34 % aus, die an dieser Krankheit leiden.

Ausschlaggebend sind neben einem geringen Anteil an Ballaststoffen in der Nahrung auch eine überwiegend sitzende Tätigkeit und wenig Bewegung.

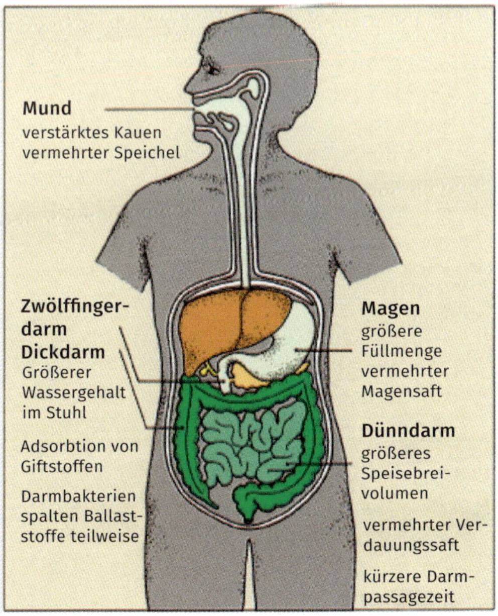

Ballaststoffe im Verdauungstrakt

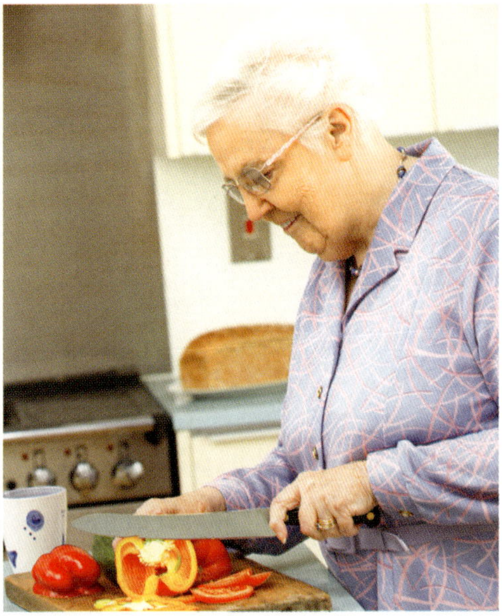

Obstipation nimmt mit dem Alter zu.

Lernaufgabe:

Ein Kriterium für die Einordnung der pflanzlichen Lebensmittel auf der DGE-Pyramide ist ihr Anteil an Ballaststoffen. Recherchieren Sie in einer Nährwerttabelle, wie hoch der Ballaststoffanteil bei Tomaten, Äpfeln oder Kopfsalat ist und vergleichen Sie diesen mit dem von Vollkornbrot oder Müsli.

Welche Lebensmittel haben einen höheren Gehalt?

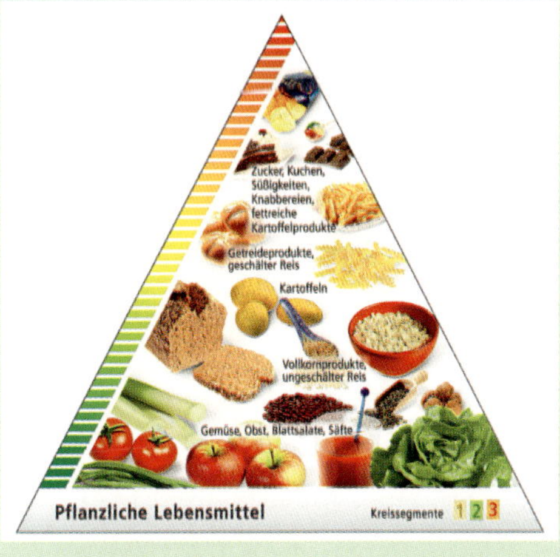

Seitenfläche der Dreidimensionalen DGE-Lebensmittelpyramide, Copyright: Deutsche Gesellschaft für Ernährung, Bonn

4 Getreide – vielseitig verwendet

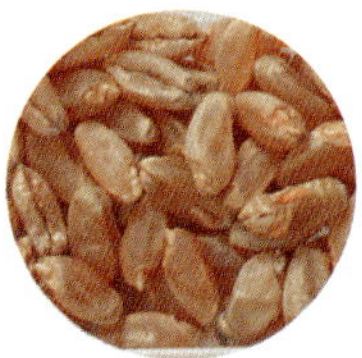
Weizen

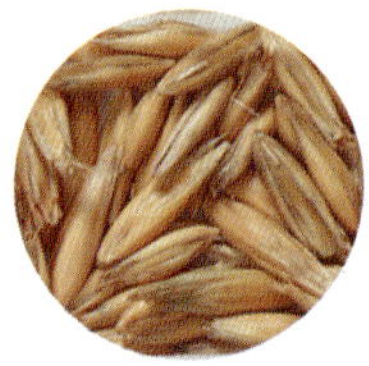
Hafer

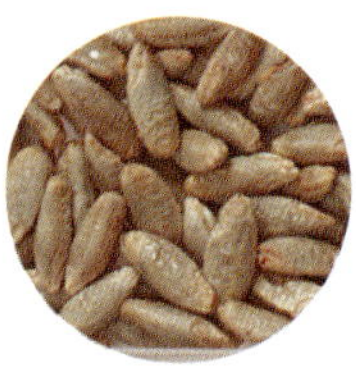
Roggen

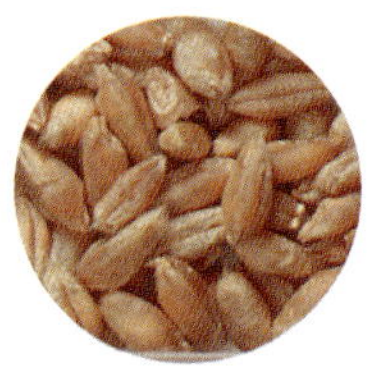
Triticale

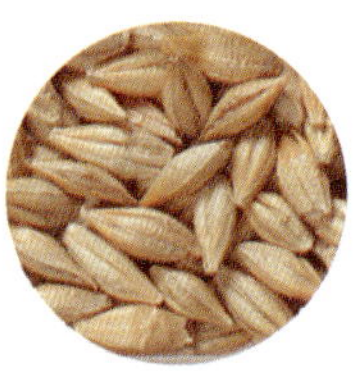
Gerste

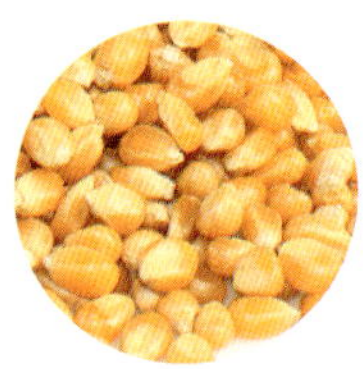
Mais

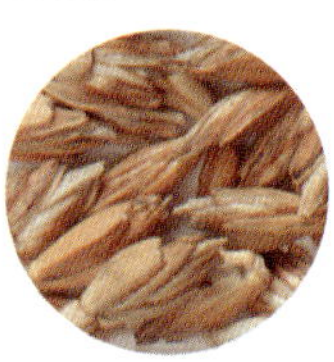
Kamut

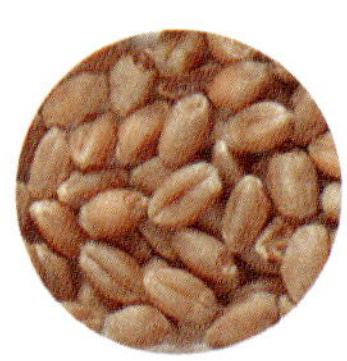
Dinkel

Es gibt zahlreiche Getreidesorten, aus denen Mehl und andere Mahlprodukte hergestellt werden können. Hierzu gehören Weizen, Roggen, Gerste, Hafer, Hirse, Mais und Reis.
Quinoa und Buchweizen gehören streng botanisch nicht zum Getreide. Die Körner werden aber ähnlich verwendet, auch ihre Zusammensetzung ist vergleichbar.
In Deutschland werden für Brot und Backwaren in erster Linie Weizen und Roggen eingesetzt. Weltweit steht Weizen beim Anbau an erster Stelle, gefolgt von Reis und Mais.
Erstaunlich: Nur etwa die Hälfte der Gesamtproduktion geht in die Lebensmittelherstellung, der andere Teil steht zur Tierfütterung bzw. Herstellung alkoholischer Getränke zur Verfügung.

Getreide- und Stärkeerzeugnisse, die nicht zu Brot und Backwaren verarbeitet werden, zählen zu den Nährmitteln.

Kleines Nährmittellexikon

Grieß: Die Körner von Weizen, Mais oder Hirse werden von Schalen befreit und fein, mittel oder grob vermahlen. Grieß wird zu Brei, Suppen, Aufläufen, Klößen und Teigwaren verarbeitet.
Grütze: Die Körner von Hafer, Gerste, Roggen, Buchweizen oder Hirse werden geschält und grob zerschnitten. Grütze wird verwendet für Suppen, Süßspeisen und Wurst.
Graupen: Gersten- oder Weizenkörner werden geschält und geschliffen. Graupen werden hauptsächlich für Suppen verwendet.
Flocken: Diese werden durch Schälen, Dämpfen, Pressen und Rösten von Hafer, Weizen, Roggen, Gerste, Reis oder Mais (Cornflakes) gewonnen. Sie werden roh oder gekocht in Müsli, Suppe, Brei oder Gebäck verzehrt. Schmelzflocken oder Instant-Flocken werden aus dem gemahlenen Haferkorn hergestellt. Die zarten Flöckchen lösen sich auch in kalter Flüssigkeit sofort auf.
Stärke: Dieses Produkt wird aus Mais, Weizen, Kartoffeln oder Reis durch Nassvermahlung und Ausschwemmen gewonnen. Stärke dient als Bindemittel für Soßen und Flammeris.
Grünkern ist das unreif geerntete, von Spelzen befreite Korn des Spelzweizens oder Dinkel. Der Eiweißgehalt ist mit 12 % sehr hoch.

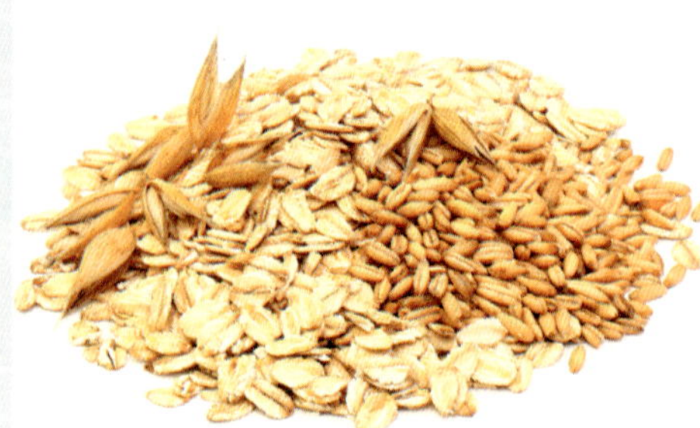
Getreideflocken

Lernaufgabe:

Ein Projekt

Für die Schule soll eine Ausstellung über Getreide aufgebaut werden. Gezeigt werden sollen die Verbreitung von Getreide, die unterschiedlichen Pflanzen und ihr Anbau sowie die ernährungsphysiologische Bedeutung von Getreide und Getreideprodukten.
Entwickeln Sie zunächst eine Mindmap und überlegen Sie, welche Aspekte Sie bei der Ausstellung berücksichtigen müssen.
Überlegen Sie dann gemeinsam, wo Sie sich Informationen beschaffen können und wo die Ausstellung aufgebaut werden soll.
Bilden Sie dann kleine Arbeitsgruppen. Jede ist für eine Getreidesorte verantwortlich.
Machen Sie gemeinsam einen Zeitplan und klären Sie mit dem Lehrpersonal, wann und wo Sie die Ausstellung aufbauen können.

Tipp

Die großen Getreidemühlen halten gutes Informationsmaterial bereit, auch im Internet finden Sie vielfältige Quellen.

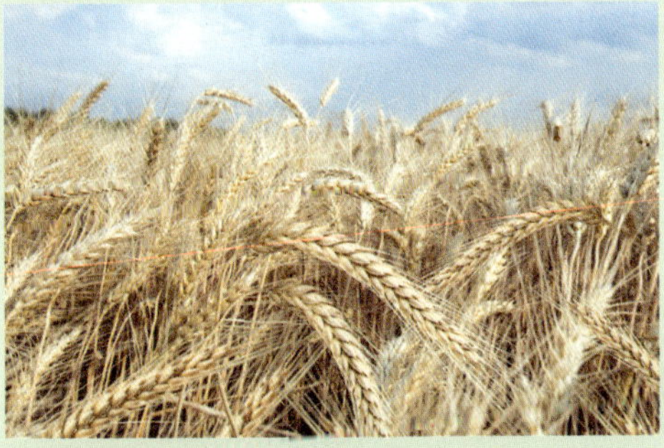

Weizenfeld

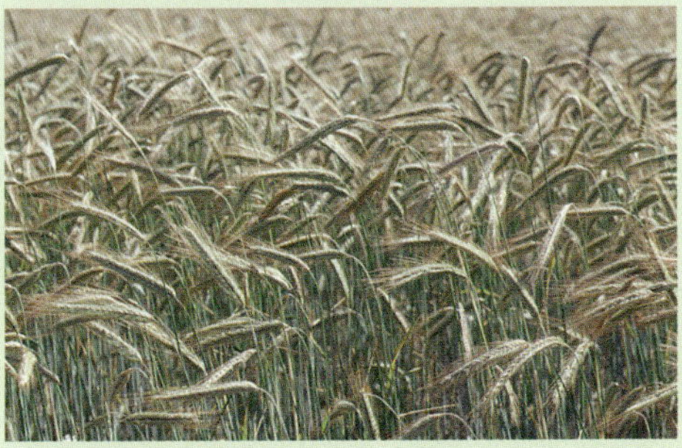

Roggenfeld

Exkurs:

Der Aufbau des Getreidekorns ist bei allen Getreidearten gleich. Das Korn besteht aus **Mehlkörper, Keim** und **Schalen.** Den eiweiß- und stärkehaltigen Mehlkörper im Innern und den Keim am stumpfen Ende des Kornes umschließt die äußere Schale in mehreren Schichten. Sie besteht aus unverdaulicher Cellulose (Kleie). In den Schichten darunter lagern verschiedene Mineralstoffe, insbesondere Eisen.

Zwischen Mehlkörper und Schale liegt die **Aleuronschicht**, die vorwiegend Eiweiß, aber auch Vitamine und Mineralstoffe enthält.

Der Mehlkörper mit seinem großen Stärkeanteil ist ein Energiereservoir für den Keimling. Dieser ist reich an Eiweiß, Fett, Mineralstoffen und vor allem an den Vitaminen Thiamin (B1) und E. Das Fett des Keimlings wird allerdings leicht ranzig. Daher wird der wertvolle Keimling für die Mehlherstellung meist entfernt. Nur im Vollkornmehl bleibt er erhalten.

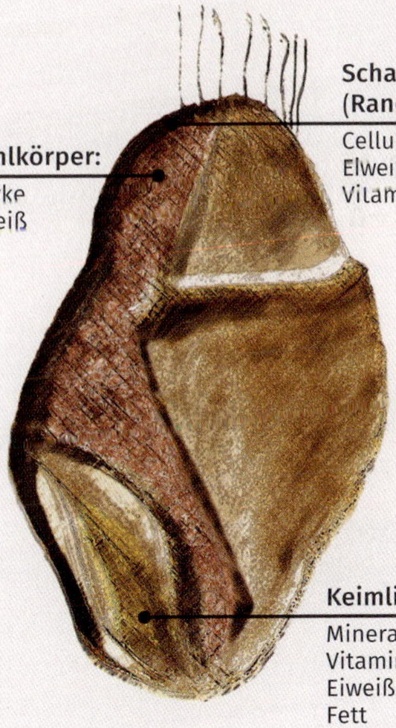

Getreidekorn – schematisch

Lernaufgabe: *Was sind eigentlich Bulgur, Quinoa, Amaranth und Coscous? Recherchieren Sie im Internet und suchen Sie Speisen aus, in denen die genannten Nährmittel verwendet werden können.*

Vermahlung von Getreide. Sie erfolgt in mehreren Arbeitsgängen:

Reinigung: Das Getreide wird zunächst von groben Verunreinigungen befreit, dann gewaschen und getrocknet.
Mahlen: In der Regel wird der Keimling abgetrennt, weil er die Lagerfähigkeit des Mehles verringert. Dann wird das Getreide gemahlen.
Sichten: Die Mahlprodukte werden durch Siebe nach Feinheit unterteilt. Beim Weizen unterscheidet man Schrot, Grieß, Dunst und als feinstes Produkt Mehl.

Unabhängig vom Feinheitsgrad kann das Mehl unterschiedlich stark ausgemahlen werden. Werden viele Schalenanteile abgetrennt, ist der Ausmahlungsgrad gering – es entstehen Auszugsmehle. Bleiben Schalenanteile erhalten, so ist der Ausmahlungsgrad hoch, es entstehen Vollkornmehle.

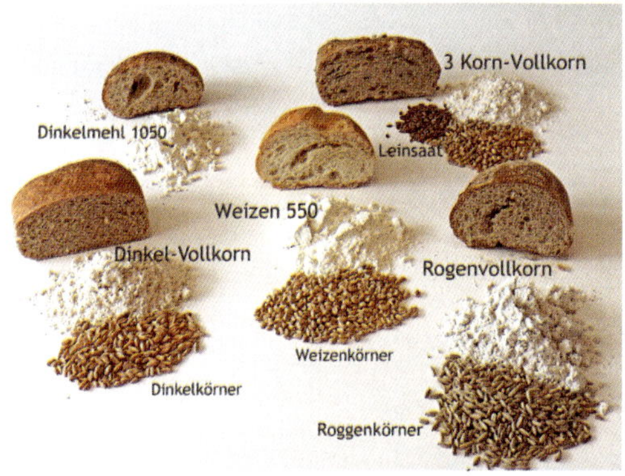

Unterschiedliche Mehltypen

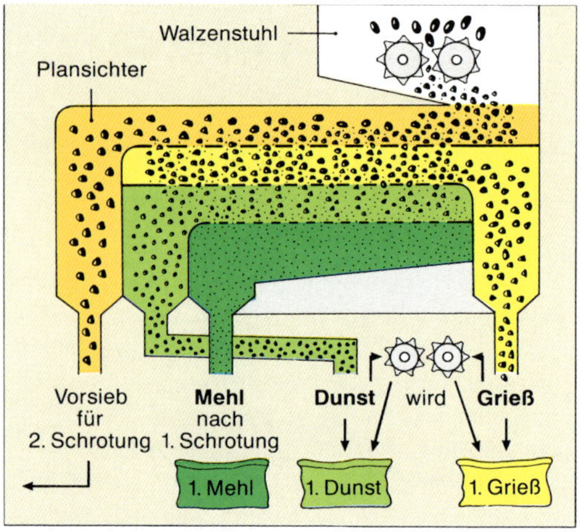

Mahlprodukte

Die **Mehltype** gibt an, wie viel mg Mineralstoffe (Asche) in 100 g Mehltrockensubstanz enthalten sind. Die Asche bleibt zurück, wenn Mehl verbrannt wird. Aus dem Gewicht der Rückstände ergeben sich die **Typenzahlen** der Mehle.

- Hoch ausgemahlene Mehle enthalten relativ viel Kleie und sind an einer dunkleren Farbe erkennbar (80 bis 90 g Mehl aus 100 g Getreide).
- Niedrig ausgemahlene Mehle enthalten sehr wenig Kleie. Es sind sehr weiße Mehle; man nennt sie Auszugsmehle (50 bis 60 g Mehl aus 100 g Getreide).
- Vollkornmehle enthalten alle Bestandteile der Getreidekörner.

Je höher der Ausmahlungsgad, desto höher der Gehalt an Eiweiß, Fett, Mineralstoffen und Ballaststoffen sowie Vitaminen.

Mahlerzeugnis	Eiweißstoffe in g	Fette in g	Kohlenhydrate in g	Energie in kJ
Roggenmehl Type 997	8,0	1,1	74,6	1 458
Roggenbackschrot Type 1800	15,4	1,4	61,6	1 320
Weizenmehl Type 550	10,9	1,1	72,6	1 473
Weizenmehl Type 1050	11,6	1,8	68,4	1 461
Weizenbackschrot Type 1700	11,7	2,0	60,4	1 371

Mittlerer Nährwert von Mehltypen je 100 g[1]

Lernaufgaben:

1. Finden Sie heraus, welche Inhaltsstoffe in den Mehltypen auf dem Foto enthalten sind.
2. Recherchieren Sie, wie viele und welche Mehltypen es beim Weizenmehl, welche es beim Roggenmehl gibt.
3. Wie hängen Ausmahlungsgrad und Nährstoffgehalt zusammen?
4. Informieren Sie sich, warum feine Backwaren meistens mit Auszugsmehl hergestellt werden.

[1] *Quelle: Bundeslebensmittelschlüssel (BLS), www.blsdb.de*

Ernährungsphysiologische Bewertung von Mehl.

Die wichtigsten Bestandteile des Mehles sind Stärke und Cellulose. Je höher der Stärkeanteil eines Getreideproduktes ist, desto niedriger ist sein Ballaststoffgehalt – und umgekehrt.

Vollkornmehle sind wegen ihrer Schalenanteile nicht nur ballaststoffreicher, sondern auch wirkstoffreicher, da die Mineralstoffe und Vitamine vorwiegend im Keimling und in den Schalen vorkommen. Die wichtigsten Mineralstoffe sind Eisen, Magnesium, Kalium und Phosphor sowie die Vitamine Thiamin (Vitamin B_1), Niacin und Vitamin E.

Vollkornmehle sind auch eiweißreicher als Auszugsmehle, weil der Keimling mitvermahlen wurde. Ernährungsphysiologisch betrachtet ist das Mehleiweiß jedoch nicht so vollwertig. Es kann nur zu ca. 37 % ausgenutzt werden. Mit anderen Eiweißträgern wie z. B. Ei, Milch, Fleisch usw. kombiniert, lässt es sich gut aufwerten. Vollkornmehle sättigen aufgrund ihres erhöhten Ballaststoffgehaltes mehr als Auszugsmehle und sind zudem bezogen auf 100 g etwas energieärmer.

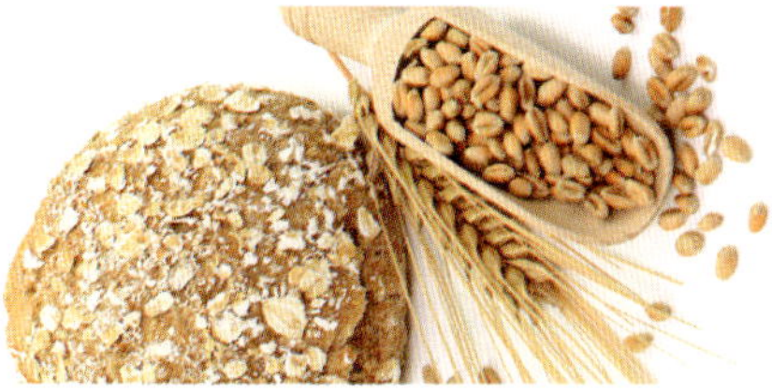

Vollkornbrötchen

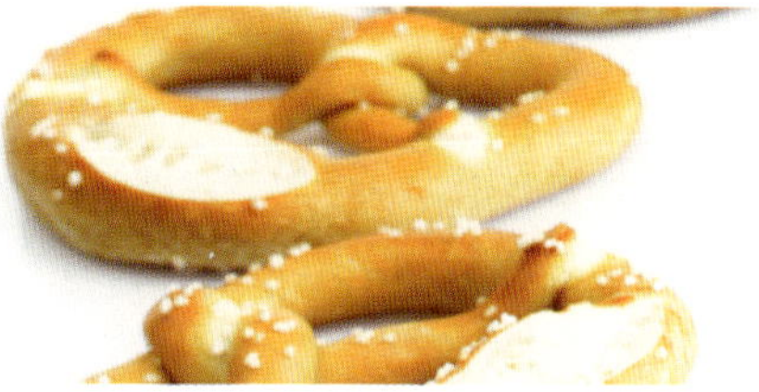

Laugenbrezel

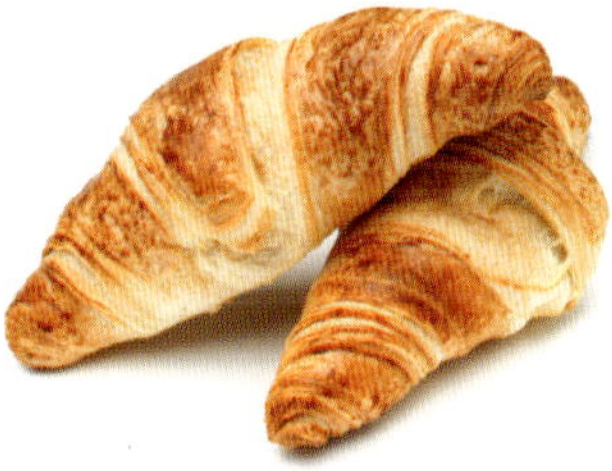

Croissants – meistens mit Auszugsmehl hergestellt

Getreidesorte	Type	Ausmahlungsgrad
Weizen	405	40 %
	550	69 %
	812	77 %
	1050	85 %
Weizenbackschrot	1700	90 %
Weizenvollkornmehl	(ohne Type)	100 %
Roggen	815	70 %
	997	75 %
	1150	80 %
	1370	85 %
Roggenbackschrot	1800	90 %
Roggenvollkornmehl	(ohne Type)	100 %

Mehltype und Ausmahlungsgrad[1]

Einkauf und Lagerung

Die gängigsten Weizenmehle sind die der Typen 405 und 550. In letzter Zeit erobern sich aber die Mehltypen 1050 und 1700 bei ernährungsbewussten Menschen einen immer größeren Marktanteil. Roggenmehl wird vorwiegend als Type 1150 angeboten. Als Backschrot ist die Type 1800 gängig.

Sowohl Weizen- als auch Roggenmehle werden als Instantmehle angeboten. Sie stauben und klumpen nicht, sind aber teurer als normales Mehl. Für Brot und Kleingebäck werden sogenannte „Fertigmehle“ angeboten. Sie enthalten neben dem Mehl sämtliche haltbaren Backzutaten oder einen Teil davon, wie zum Beispiel Zucker, Gewürze, Aroma, Triebmittel, Ei- und Milchpulver.

Mehle sollten kühl, dunkel und trocken aufbewahrt werden. Auszugsmehle sind sehr lange haltbar, Vollkornmehle nur begrenzt.

Aufgrund des Fettgehaltes des Keimlings können Vollkornmehle und Schrote schnell ranzig werden.

Mehle niedriger Typenzahl lassen sich leichter verarbeiten als Mehle mit hoher Typenzahl. Letztere erfordern in der Regel größere Flüssigkeitsmengen und ein sorgfältiges Durchkneten, damit der Teig nach dem Backen nicht trocken und krümelig wird. Da Vollkornmehle wertvoller sind als Auszugsmehle, sollten sie öfter eingesetzt werden. Praktisch sämtliche Teige und Massen lassen sich mit Mehlen hoher Typenzahlen herstellen. Weniger geeignet sind sie allerdings für Teige, die wenig Flüssigkeit und viel Fett enthalten wie Mürbeteig.

---

1 *Typenbezeichnung entspricht der DIN Norm 10355*

4.1 Brot – ein Grundnahrungsmittel

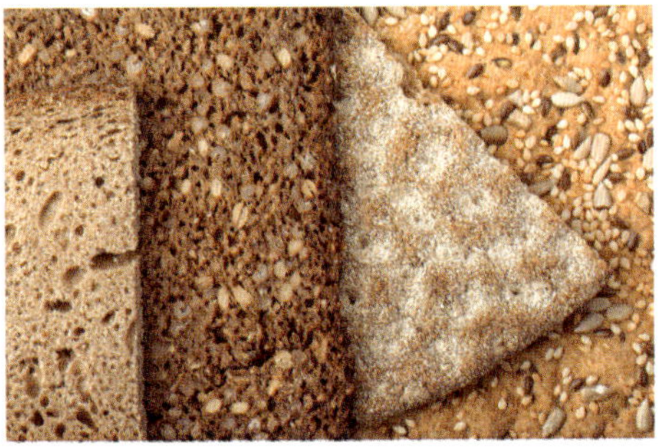
Brotsorten

Ernährungsphysiologische Bedeutung

Brot ist ein bedeutendes Grundnahrungsmittel. Es erfüllt drei wichtige Funktionen:

- Brot liefert Energie.
- Vollkornbrot ist Träger lebensnotwendiger Vitamine und Mineralstoffe.
- Vollkornbrot ist reich an Ballaststoffen und fördert somit die Verdauung.

Der Nährwert des Brotes ist abhängig vom Mehl, Backverfahren und den Teigzusätzen.

Der ernährungsphysiologische Wert des Vollkornbrotes ergibt sich in erster Linie aus dem relativ hohen Gehalt an Vitaminen und Mineralstoffen. Besonders wertvoll sind einige Brote im Hinblick auf die Versorgung mit den Vitaminen der B-Gruppe, insbesondere mit Vitamin Thiamin (B1).

Die wesentlichen Mineralstoffe des Vollkornbrotes sind Kalium, Eisen, Phosphor und Magnesium. Eine zusätzliche Anreicherung erfolgt durch die Zugabe von Wasser, Salz, Hefe bzw. Sauerteig und eventuell durch Milcherzeugnisse.

Lernaufgabe:

Finden Sie heraus, welche Brotsorten bei den Verbrauchern besonders beliebt sind.
Informieren Sie sich über sogenannte „Spezialbrote" und darüber, ob das Brot Gluten enthält. Recherchieren Sie, welche Getreidesorten ein an Zöliakie Erkrankter verzehren darf.

Teigbereitung für Brot

Brot ist eine Backware, die vorwiegend aus Brotgetreidemehl hergestellt wird. Dabei kann das Brotgetreidemehl durch andere Getreidemahlerzeugnisse teilweise oder gänzlich ausgetauscht werden.

Bei der Teigbereitung wird das Mehl mit Flüssigkeit (Wasser und/oder Trinkmilch) versetzt und unter Zusatz von Speisesalz angeteigt. Die Lockerung erfolgt mit Hefe oder Sauerteig. Das Teigstück wird geformt und anschließend gebacken.

Sauerteig enthält ein Gemisch aus Milchsäurebakterien und Hefe. Er wird vorzugsweise bei Roggenbroten verwendet, da der Säuregehalt eine bessere Aufschließung des Klebers im Roggenmehl bewirkt. Die klassische Sauerteigführung läuft in drei Stufen ab, hierbei wird bei Temperaturen zwischen 25 °C und 30 °C dem Teig immer wieder Mehl und Wasser zugemengt. Diese zeitaufwendige Methode wird in Großbäckereien durch den Einsatz von Teigsäuerungsmitteln abgekürzt.

Der Geschmack des Brotes ist abhängig vom Verhältnis des Weizen- und Roggenanteils und von der jeweiligen Lockerungsart. Je nach Brottyp sind auch die Backzeit und die Backtemperatur unterschiedlich. Besondere Brotsorten wie Pumpernickel werden in speziellen Dampfkammern bei mäßiger Hitze hergestellt. Der Garprozess dauert hierbei besonders lange; eine Kruste bildet sich nicht.

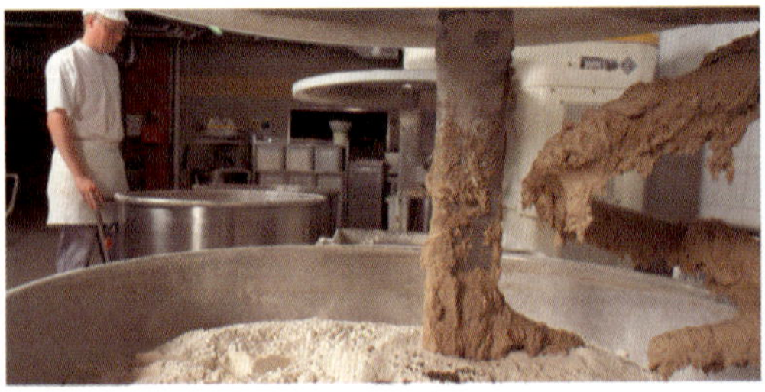
Teigmaschine in einer Bäckerei

In der Bundesrepublik verzehren wir im Durchschnitt 87 kg Brot pro Kopf und Jahr. Das sind etwa täglich vier bis fünf Scheiben Brot bzw. Brötchen.

4.2 Pizza und Pasta – nicht nur Italiener lieben sie

Sie haben längst die Restaurants der ganzen Welt erobert: Pizza und Pasta sind in allen Altersklassen beliebt.
Schätzungsweise 600 verschiedene Sorten von Pasta sind im Handel. Wesentliche Unterschiede sind in der Verwendung von Ei, Gemüsepulvern und Getreidesorten zu sehen. Auch die Formenvielfalt ist beeindruckend. Überwiegend wird Hartweizengrieß verwendet, der lediglich mit Wasser und Salz versetzt bei hohem Druck durch verschiedene Matrizen geformt oder gestanzt und anschließend schonend getrocknet wird.

Teigwaren sind fettarm, enthalten gleichzeitig ähnlich hohe Mengen an Kohlenhydraten wie Reis. Bunte Nudeln werden mit Paprika, Rote Betesaft oder Spinat gefärbt. Auch schwarze Nudeln sind im Handel. Sie werden mit getrockneter Tinte des Tintenfisches gefärbt.

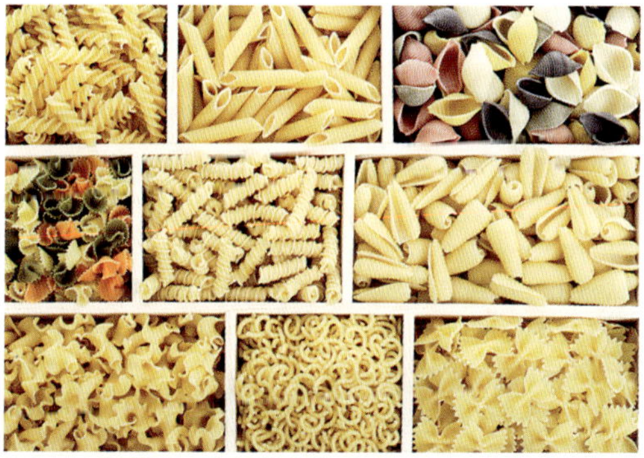

Unerschöpfliche Vielfalt bei Teigwaren

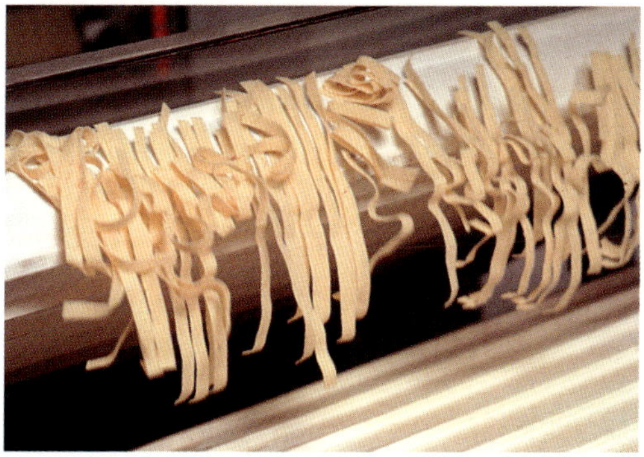

Bandnudeln werden als Meterware hergestellt.

Auch Pizzen sind ideal, wenn es darum geht, die Kohlenhydratspeicher aufzufüllen. Hier kann es aber durchaus passieren, dass der Belag schwergewichtig ausfällt, und die positive Bilanz des Teigbodens insgesamt weniger günstig einzuschätzen ist. Die Grundform der Pizza ist die Pizza Margherita mit einem dünnen Belag aus Tomatensauce, Tomaten, Mozzarella und Basilikum.

Lernaufgabe:

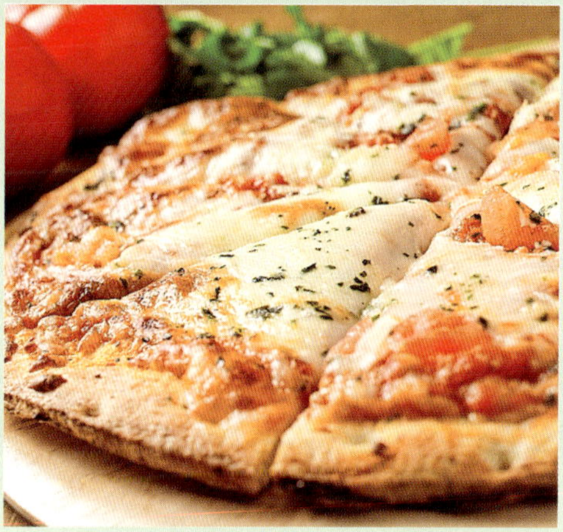

Auf dem Sommerschulfest soll es italienische Gerichte geben.
Sie haben die Aufgabe, die Gerichte auszusuchen, den Einkauf und die Zubereitung zu planen und die Kosten zu kalkulieren.
Arbeiten Sie in kleinen Gruppen zu zweit oder dritt und wählen Sie zunächst geeignete Gerichte aus.
Berechnen Sie auch den Nährstoffgehalt der geplanten Speisen und vergleichen Sie die Ergebnisse mit den D-A-CH-Referenzwerten für die Mittagsmahlzeit bei Kindern und Jugendlichen. Die Werte finden Sie in den DGE-Qualitätsstandards für die Verpflegung in Schulen und Tageseinrichtungen für Kinder.
Stellen Sie einen Arbeitsplan auf und legen Sie fest, wer für welches Gericht verantwortlich ist. Wenn Sie Pastagerichte ausgewählt haben, überlegen Sie, was Sie hierbei besonders beachten müssen.

5 Reis – ein Grundnahrungsmittel für viele Menschen

Das Rispengras Reis, das bis zu 2 m hoch ragen kann, gehört ebenfalls zu den Getreidepflanzen. Reis kann im Trockenanbau und im Nassanbau gewonnen werden. Im Nassanbau müssen die Felder während der Reifezeit von 100 bis 250 Tagen unter Wasser stehen. Nach der Reife wird das Reisgras mit den fruchttragenden Rispen geschnitten oder gemäht und in der Sonne bzw. in Heißlufttrommeln getrocknet. Anschließend werden die Rispen in einer Mühle gedroschen; die 4 bis 8 mm langen Reiskörner fallen, noch von der Strohhülse umschlossen, heraus. Dieser Reis heißt Paddyreis. Er ist in diesem Zustand ungenießbar. Die harten Strohhülsen müssen noch entfernt werden. Dann ist die bräunliche bis rote Samenschale, die noch den Keim enthält, sichtbar. In dieser Form heißt er dann Cargoreis. So wird er in der Regel importiert und in den Einfuhrländern weiterverarbeitet.
Es folgt das Schleifen, bei dem das „Silberhäutchen" samt Keim – je nach Verfahren – teilweise abgeschliffen wird.

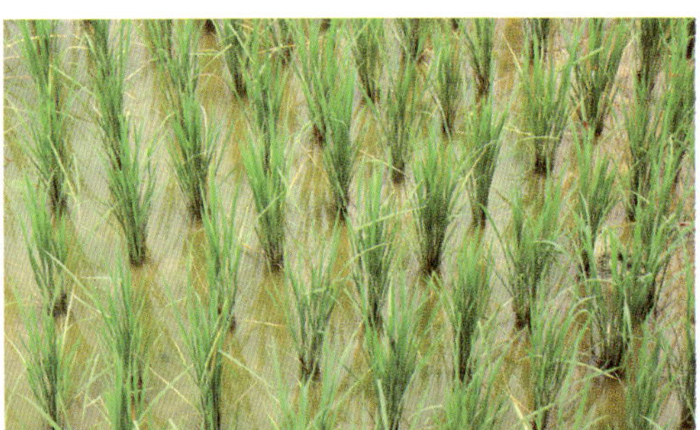

Reisfeld

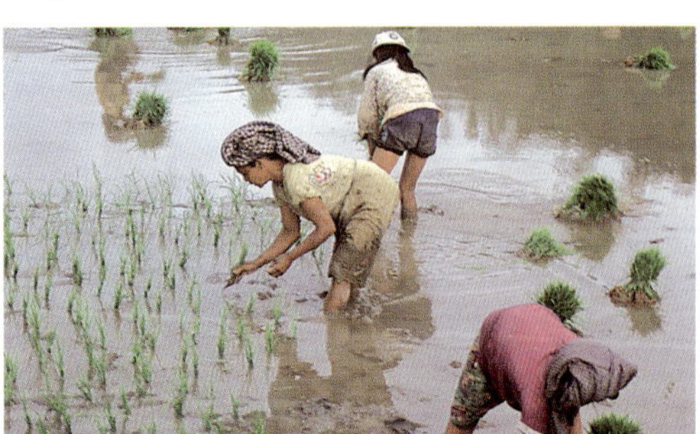

Reisernte

Reis wird in erster Linie nach der Form und Größe des Kornes unterschieden:
Langkornreis hat lange, schlanke Körner und besitzt einen trockenen, glasigen Kern. Er wird auch als „Patnareis" bezeichnet und eignet sich wegen seiner körnigen Kocheigenschaften als Beilage und Einlage für Reissuppen.
Rundkornreis ist kalkig-weiß, der Kern weich und klebrig. Das Kochwasser wird milchig, weil die Körner viel Stärke abgeben. Rundkornreis wird auch als Milchreis bezeichnet, weil er sich besonders gut für Milchreisgerichte und Süßspeisen eignet.
Wildreis hat tannennadelähnliche dunkelbraune Samen, die ausgeprägt nussartig schmecken. Er wird in den USA angebaut.

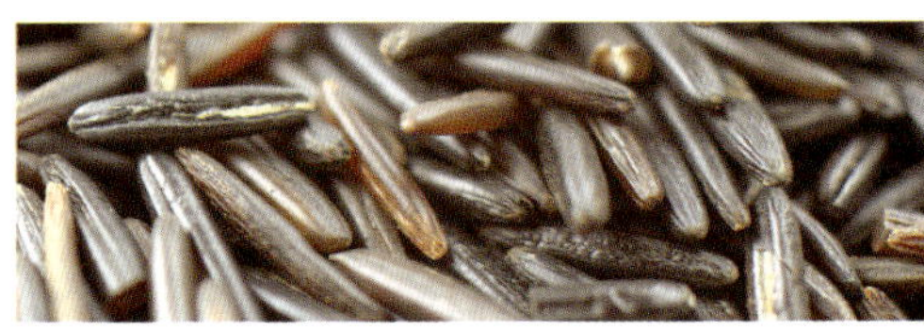

Wildreis

Ernährungsphysiologische Bedeutung
Einem Großteil der Weltbevölkerung dient Reis als Grundnahrungsmittel. Er ist reich an Eiweiß, Kohlenhydraten, Mineralstoffen und Vitaminen. Nicht zuletzt wegen seiner leichten Verdaulichkeit ist der Reis vielseitig einsetzbar. Charakteristisch ist der hohe Gehalt an Kalium, das entwässernd wirkt.
Reis wird empfohlen bei Nierenerkrankungen, Bluthochdruck, Herz- und Kreislauferkrankungen sowie Magen- und Darmstörungen.

Lernaufgabe:

Entwerfen Sie eine Informationsbroschüre zu Reis und Reissorten.
Gehen Sie hierbei insbesondere auf den ernährungsphysiologischen Wert von Reis ein.
Vergleichen Sie die unterschiedlichen Garzeiten und nehmen Sie Empfehlungen auf, wie Reis am besten gegart werden sollte.

Lagerung

Reis muss trocken gelagert werden, da er stark die Feuchtigkeit anzieht. Allerdings darf man ihn auch nicht luftdicht abschließen, weil er sonst mit der Zeit muffig wird. Gläser und Dosen sind zur Aufbewahrung also ungeeignet. Am besten lässt man ihn in den Tüten, in denen er im Handel in der Regel angeboten wird. Weißer Reis hält sich auf diese Weise länger als zwei Jahre. Naturreis (Vollkornreis) hält sich nicht so lange, da er noch die Samenschale mit Keim enthält. Der fetthaltige Keim wird mit der Zeit ranzig. Naturreis sollte nicht länger als drei Monate gelagert werden.

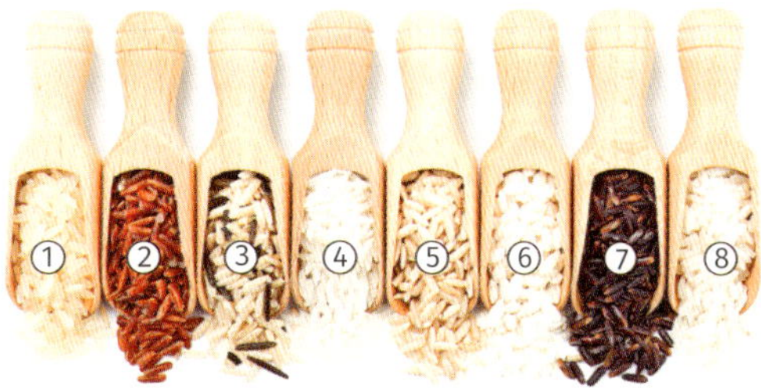

1. Parboiled Langkornreis
2. Roter Reis
3. Gemischter Reis
4. Basmatireis
5. Naturreis
6. Milchreis
7. Wildreis
8. Jasminreis

Exkurs: Das Parboiling-Verfahren

Beim Schälen des Reises gehen wertvolle Vitamine und Mineralstoffe verloren, die sich in den Randschichten des Kornes, dem Silberhäutchen und dem Keimling befinden.

Durch das Parboiling-Verfahren enthält das Reiskorn noch 80 % der ursprünglich vorhandenen Nährstoffe.

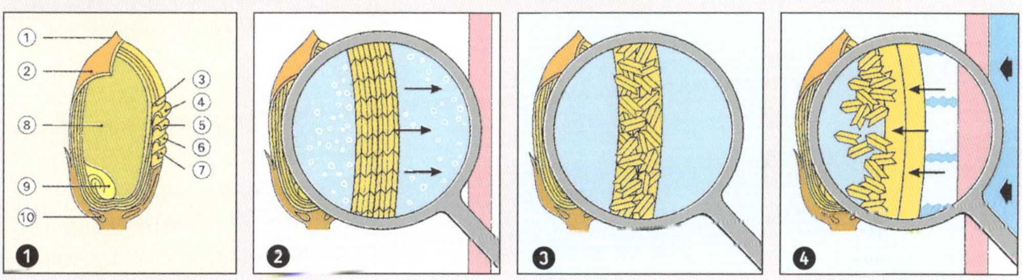

❶ 1 = Bart, 2 = Hülse, 3 bis 7 = Silberhaut in verschiedenen Schichten, 8 = stärkehaltiger Kern, 9 = Keimling, 10 = Halmansatz

❷ Nachdem der Reis gründlich gereinigt wurde, wird dem Reiskorn in einem Vakuumbehälter die Luft entzogen.

❸ In heißem Wasser werden lösliche Vitamine und Mineralstoffe gelöst.

❹ Die gelösten Vitamine und Mineralstoffe werden anschließend durch Druck tief in das Innere des Reiskornes gepresst.

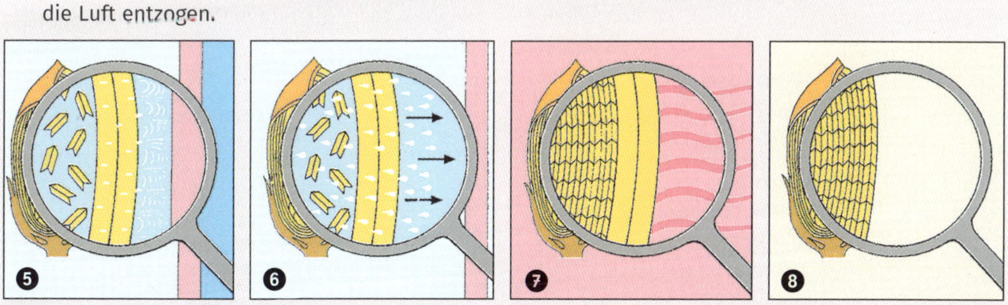

❺ Das Wasser wird abgelassen. Mit heißem Dampfdruck werden Vitamine und Mineralstoffe „versiegelt".

❻ Durch Unterdruck wird dem Reiskorn die überschüssige Feuchtigkeit entzogen.

❼ In heißer Luft wird der Reis getrocknet, dabei erhärtet die Oberflächenstärke.

❽ Erst jetzt wird die Silberhaut entfernt. Roh wie gekocht sieht der Reis leicht gelblich aus.

6 Kartoffeln – als Beilage besonders beliebt

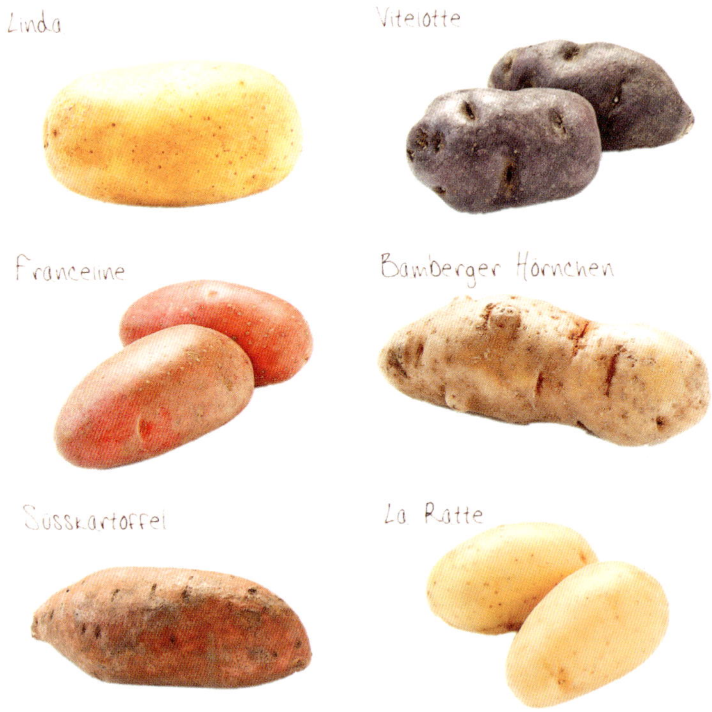

Kartoffelsorten

Ob gekocht, gebacken oder gebraten, gestampft, verrührt oder geschnippelt – die Kartoffel wird in vielen Ländern gern zur Mittagsmahlzeit verzehrt. Kartoffeln liefern neben Kohlenhydraten (Stärke) auch Eiweiß und viele Vitamine und Mineralstoffe. Zwar ist der Eiweißgehalt der Kartoffel mengenmäßig unbedeutend; unter den pflanzlichen Eiweißstoffen ist das Kartoffeleiweiß jedoch mit am hochwertigsten. Es enthält viele unentbehrliche Aminosäuren, vor allem Lysin.

Besonders wertvoll ist der Wirkstoffgehalt. 100 g Kartoffeln enthalten etwa 10 bis 25 mg Vitamin C. 200 g Kartoffeln reichen also bei richtiger Zubereitung aus, rund ein Viertel des täglichen Vitamin-C-Bedarfs zu decken. Daneben enthält die Kartoffel auch Vitamine der B-Gruppe und in geringen Mengen Carotin. Wertvoll ist auch der hohe Gehalt an Kalium, Magnesium, Mangan und Phosphor.

200 g Kartoffeln täglich decken z. B. 35 % des täglichen Kalium- und 20 % des täglichen Magnesiumbedarfs.

Ganz entscheidend für die ernährungsphysiologische Bewertung ist die Art der Zubereitung. Beim Garen im Dampfdrucktopf oder beim Kochen ist der Vitamin-C-Verlust höher als bei gedünsteten oder gedämpften Kartoffeln. Temperaturen über 100 °C vergrößern die Reaktionsgeschwindigkeit und damit auch den Vitaminverlust.

Wichtige Regeln für die Zubereitung

- In der Schale gekochte Kartoffeln (Pellkartoffeln) verlieren weniger Wirkstoffe.
- Geschälte Kartoffeln nur kurz und unzerschnitten in kaltem Wasser waschen. Kartoffeln erst kurz vor dem Kochen zerschneiden.
- Kartoffeln dünsten oder dämpfen. Wenig Wasser verwenden und Garzeit kurz halten.
- Langes Warmhalten vermeiden, möglichst sofort nach dem Kochen verzehren.

Einkauf und Lagerung

Zurzeit werden im Handel ungefähr 130 Kartoffelsorten angeboten. Wichtige Unterscheidungsmerkmale sind Reifezeitpunkt und Kocheigenschaften. Man unterscheidet: Speisefrühkartoffeln, vor dem 10. August geerntet, und Speisekartoffeln, nach dem 10. August geerntet. Bei den Speisekartoffeln wiederum unterscheidet man drei Kochtypen:

- **Festkochend.** Sie zeichnen sich durch festes, kerniges Fleisch aus, das eine glatte feuchte Schnittfläche zeigt und beim Kochen seine Struktur behält. Diese Kartoffeln eignen sich für Kartoffelsalat, feine Bratkartoffeln, Salz- und Pellkartoffeln.
- **Vorwiegend festkochend.** Sie entwickeln beim Kochen eine mittlere Festigkeit. Daher sind sie am besten als Beilage für Gerichte mit Soße und Dip, ebenfalls als Salz- oder Bratkartoffeln bzw. Pellkartoffeln geeignet.
- **Mehligkochend.** Sie zeichnen sich durch einen höheren Gehalt an ausgereifter Stärke aus. Daher findet man sie meist bei später reifenden Sorten. Diese Kartoffeln eignen sich für Kartoffelbrei, Kartoffelklöße, Kartoffelpuffer und Eintöpfe.

Lernaufgabe:

Diskutieren Sie in Ihrer Klasse das Für und Wider des Einsatzes von industriell vorgefertigten Kartoffelprodukten.

Legen Sie hierzu eine Tabelle an und schreiben Sie Argumente für und gegen den Einsatz jeweils in eine getrennte Spalte.

Informieren Sie sich hierzu auch über die Preise, die Ergiebigkeit des Produktes und die Zeit, die aufgewendet werden muss, um die jeweilige Speise herzustellen.

Vergleichen Sie die Nährstoffe der Produkte mit denen frischer Kartoffeln.

Fassen Sie die Diskussionsergebnisse als Empfehlung für einen Gemeinschaftsverpflegungsbetrieb zusammen.

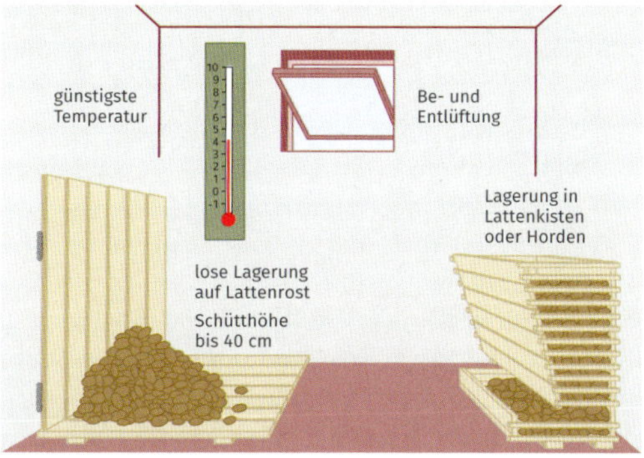

Kartoffellagerung in Keller- und Vorratsräumen

Kartoffeln werden je nach Qualität in Güteklasse „I“ oder „Extra“ eingeordnet. Sie müssen sortenrein, unbeschädigt, sauber und frei sein von Erde und losen Keimen sowie von fremdem Geruch und Geschmack.

Regeln für die Lagerung

- Kartoffeln gut belüften. Das erreicht man dadurch, dass die Kartoffeln auf Lattenrosten oder in Horden gelagert werden, bei denen ein Luftzutritt von allen Seiten möglich ist. Kartoffeln sollten niemals auf Folien gelagert werden und auch nicht höher als 40 cm aufgeschichtet sein. Sie fangen sonst an zu schwitzen und faulen dann.
- Kartoffeln kühl lagern. Die beste Lagertemperatur liegt bei 4 °C bis 6 °C. Bei höheren Temperaturen treten vermehrt Wasserverluste auf; die Kartoffel wird runzlig und beginnt eventuell zu keimen. Bei niedrigeren Temperaturen dagegen wandelt sich die Stärke in Zucker um, und die Kartoffeln schmecken süß.
- Lichteinwirkung vermeiden. Durch Licht können sich grüne Stellen bilden, die das gesundheitsschädliche Solanin, das Gift der Nachtschattengewächse, enthalten. Solche Verfärbungen müssen vor der Zubereitung großzügig weggeschnitten werden.

Selbst bei sachgemäßer Lagerung der Kartoffel ist ein Nährstoffverlust nicht zu vermeiden. Er ist allerdings bei Beachtung aller Regeln gering. Kartoffelprodukte müssen ebenfalls trocken und lichtgeschützt gelagert werden.

Preußen führt die Kartoffeln ein

In Deutschland wurden die ersten Kartoffeln im Jahre 1621 angepflanzt. Sie waren zunächst wegen der hübschen Blüte und des üppigen Laubes begehrte Zier- und Gartenpflanzen. Um die Knollen kümmerte sich damals jedoch noch niemand.
Erst Friedrich der Große erkannte in der Mitte des 18. Jahrhunderts ihren Wert als Nahrungsmittel. Allerdings hatten zu seinem Leidwesen weder die Bauern besondere Neigung zum Kartoffelanbau, noch die Städter zum Kartoffelverzehr. Der Alte Fritz wäre nicht der Alte Fritz gewesen, wenn er nicht auch für diesen Fall eine List parat gehabt hätte. Er ließ vor den Toren Berlins Kartoffelfelder anlegen und diese – zum Schein – von Soldaten bewachen. Diese List brachte den gewünschten Erfolg.
Die Bauern, die auf den Feldern eine Kostbarkeit vermuten mussten, schlichen nachts herbei und stahlen die Knollen. Die Städter dagegen brachte der König durch einen reinen Werbefeldzug auf den Geschmack: Er ließ sich in vielen Städten seines Reiches, die er besuchte, öffentlich den Tisch decken und verzehrte Kartoffeln. Der Bann war schnell gebrochen, die Kartoffel wurde fortan vom Volk akzeptiert.

Pressenotiz

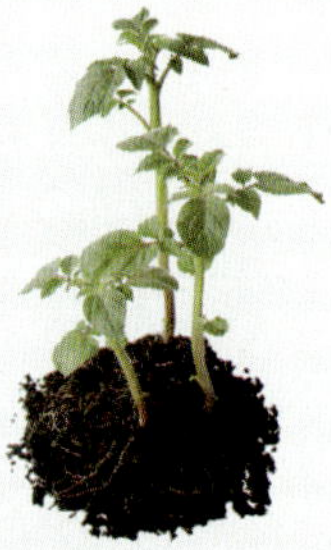

Kartoffelpflanze

Häufiger als Pell- oder Salzkartoffeln werden Kartoffelprodukte verzehrt. Besonders beliebt sind Pommes frites, Bratkartoffeln, Rösti oder Kartoffelchips.
Dabei löste 2003 die Nachricht schwedischer Forscher bei den Verbrauchern größtes Unbehagen aus, als **Acrylamid** in all diesen Produkten entdeckt wurde. Acrylamid bildet sich, wenn kohlenhydratreiche Lebensmittel stark erhitzt werden. Der Stoff wird beim Backen, Rösten und Braten als Nebenprodukt gebildet.

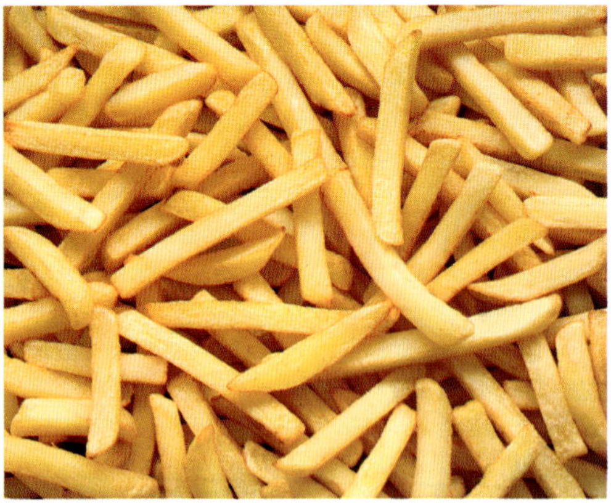

Pommes frites

Im Tierversuch hat sich gezeigt, dass Acrylamid das Erbgut schädigen und Krebs auslösen kann. Grenzwerte wurden für Acrylamid nicht festgelegt, weil bei dieser Stoffgruppe davon ausgegangen werden muss, dass jede Menge ein gesundheitliches Risiko darstellt. Die Mengen, die in den Lebensmitteln gebildet werden, sind stark davon abhängig, wie hoch die Temperatur war, bei der die Pommes frittiert bzw. die Chips gebacken wurden.

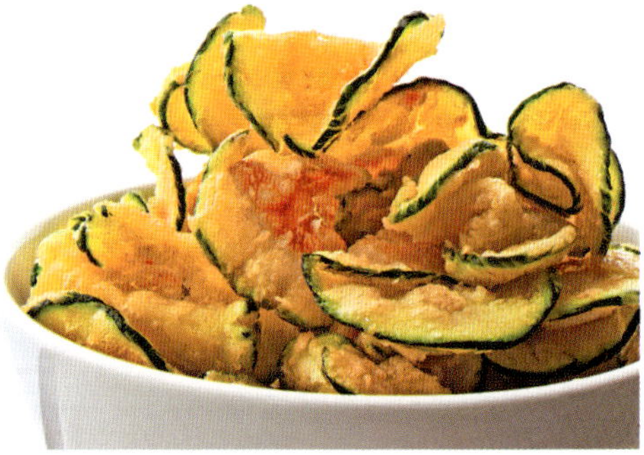

Eine Alternative zu Kartoffelchips

Lernaufgabe:

Informieren Sie sich beim Bundesinstitut für Risikobewertung – BfR – in Berlin, wie hoch die derzeit gefundenen Acrylamidwerte sind.
Beziehen Sie in Ihre Recherche auch Toastbrot, Kuchen und Knäckebrot mit ein.
Versuchen Sie sich ein Bild zu machen, wie hoch das Gefährdungspotenzial ist.
Entwickeln Sie Empfehlungen, die bei der Zubereitung von Bratkartoffeln leicht umgesetzt werden können.

7 Zucker – auch gesund?

Unter dem Begriff „Zucker“ wird Saccharose verstanden, aber auch Glucose und Fructose und aus ihnen hergestellte Sirupe werden hierzu gerechnet. Saccharose wird aus Zuckerrohr bzw. Zuckerrüben gewonnen. Der aus Zuckerrohr gewonnene Rohrzucker ist chemisch betrachtet mit dem Rübenzucker identisch.

Ernährungsphysiologische Bedeutung

Der hohe Zuckerkonsum wird von Ernährungswissenschaftlern mit Besorgnis betrachtet. Als reines und sehr rasch resorbierbares Kohlenhydrat ist der Zucker zwar schneller Energiespender, ein erhöhter Zuckerkonsum ist aber zweifellos nicht gesundheitsfördernd. So führt ein hoher Zuckerverbrauch, verbunden mit mangelnder Zahnpflege, unausweichlich zu Karies und bei Überschreiten der Energiezufuhr auch zu Übergewicht.

Einkauf und Lagerung

Zucker kommt in zwei Qualitäten in den Handel: als **„Raffinade“** und als **„Weißzucker“** oder kurz „Zucker“. Weißzucker ist die einfachere Sorte, weniger weiß und mit einem relativ hohen Aschegehalt. Raffinade ist ein Zucker mit höchster Reinheit und bester Qualität.

- Zucker sollte man dem Verwendungszweck entsprechend einkaufen und Preisunterschiede zwischen verschiedenen Feinheiten der Raffinade ausnutzen.

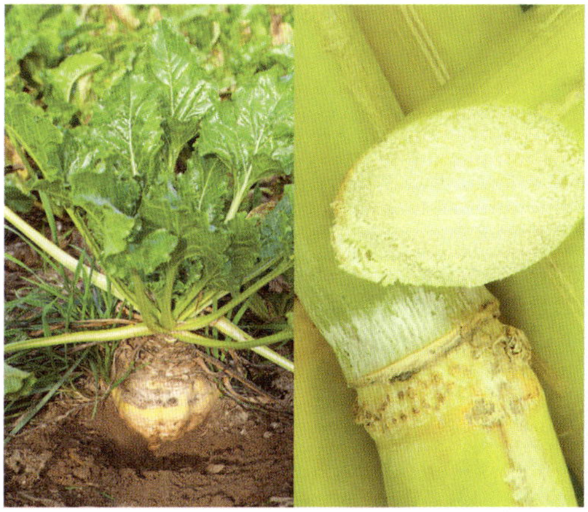

Zuckerrübe und Zuckerrohr

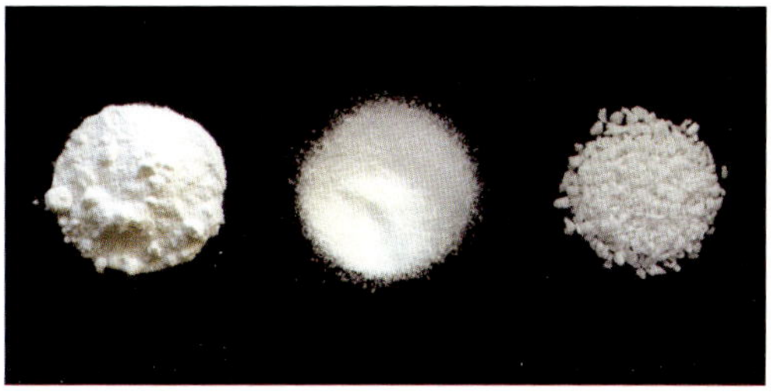

Ausgewählte Zuckerarten: Puderzucker, Haushaltszucker, Hagelzucker

- Trocken gelagert ist Zucker gut haltbar.
- Bei längerer Lagerung von Zucker empfiehlt sich eine Aufbewahrung in Gläsern oder Blechdosen, da der Zucker die Eigenschaft hat, Wasser anzuziehen.

Kleines Zuckerlexikon

Würfelzucker: Er wird aus angefeuchteter Raffinade gepresst und eignet sich besonders zum Süßen von Getränken.

Puderzucker ist sehr fein gemahlener Zucker, der zur Herstellung von Glasuren und zum Bestäuben von Gebäck und Süßspeisen verwendet wird.

Hagelzucker: Hierbei handelt es sich um hagelkörnigen Zucker aus granulierter Raffinade. Er dient vorwiegend zum Bestreuen von Gebäck und Fruchtdesserts.

Vanillinzucker ist ein Gemisch aus Zucker und dem Aromastoff Vanillin.

Gelierzucker besteht aus Raffinade, die mit Obstpektinen und Zitronen- oder Weinsäure angereichert ist. Er geliert in kürzester Zeit und süßt zugleich. Dadurch bleiben Vitamine, Farbe und Aroma der zu Marmelade und Gelees verarbeiteten Früchte erhalten.

Kandis gibt es in Weiß und Braun. Beide Sorten entstehen durch langsame Kristallisation aus reinen Zuckerlösungen. Brauner Kandis erhält seine Farbe durch Karamellisationsprodukte, die beim Erhitzen des Zuckers entstehen. Kandis ist ein beliebtes Süßungsmittel für Tee und Punschgetränke.

7.1 Zur Herstellung von Zucker

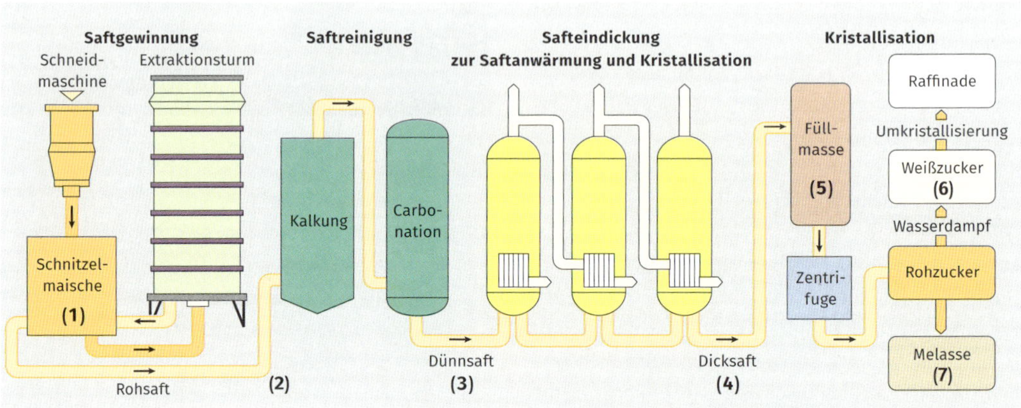

Die Rübenschnitzel (1) werden mit 70 °C heißem Wasser extrahiert. Dabei werden 99 % des Zuckers herausgelöst. Der schwarzgraue Rohsaft (2) enthält neben Zucker anorganische Stoffe wie Phosphate und organische Verbindungen wie Zitronensäure, Oxalsäure, Apfelsäure, Eiweißstoffe und Melanin.

Die Reinigung des Rohsaftes erfolgt in mehreren Stufen. Nach zweimaligem Filtrieren bleibt der klare, hellgelbe Dünnsaft (3) zurück, der etwa 14 % Zucker enthält. In einer mehrstufigen Verdampfungsanlage wird der Dünnsaft auf einen Zuckergehalt von 65 % bis 70 % eingedickt. Der Dicksaft (4) wird weiter eingedampft, bis sich die ersten Zuckerkristalle bilden.

Meist wird mit Puderzucker „geimpft“, um die Kristallisation einzuleiten. Man erhält die Füllmasse (5), die aus etwa 45 % Zuckerkristallen und 55 % Zuckersirup besteht. Die Kristalle werden durch Zentrifugieren abgetrennt. Der so gewonnene Rohzucker ist durch anhaftende Sirupreste gelblich. Sie werden mit heißem Wasserdampf entfernt, und man erhält so Weißzucker (6). Der Zuckersirup (7), Melasse, wird z. B. zur Herstellung von Hefe und Alkohol verwendet.

Die im Haushalt gebräuchliche Raffinade ist ein besonders reiner Zucker, den man durch Umkristallisieren von Weißzucker gewinnt.

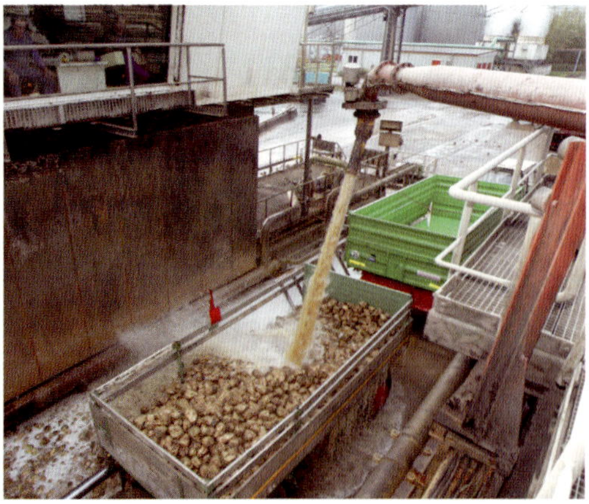

Reinigung und Schnitzelerzeugung

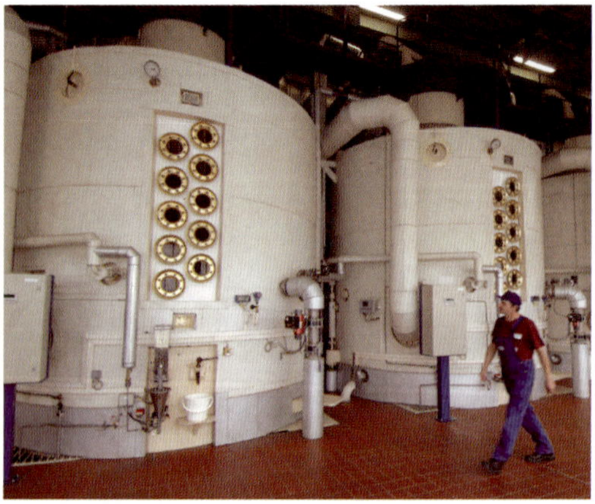

Verdampfstation

Entwicklung des Zuckerkonsums. Die Gewinnung des Zuckers aus der Runkelrübe begann als Massenproduktion Anfang des vorigen Jahrhunderts. In der Zeit davor musste Zucker aus tropischen Ländern eingeführt werden und fand als Luxusgut nur in Herrschaftshäusern Verwendung. Mit Beginn der Massenproduktion wurde der Zucker auch der breiten Volksmasse zugänglich.

Akademiedirektor **Achard**, der Rüben mit höherem Zuckergehalt züchtete, errichtete 1801 in Schlesien die erste Rübenzuckerfabrik der Welt, in der täglich aus 5 000 Kilogramm Rüben 200 kg Rohzucker gewonnen wurden. Im Jahr 2013/2014 wurden in der Bundesrepublik pro Kopf und Jahr 31,3 kg Zucker konsumiert.

Aktuell wird der Zucker in folgenden Lebensmitteln verwendet:

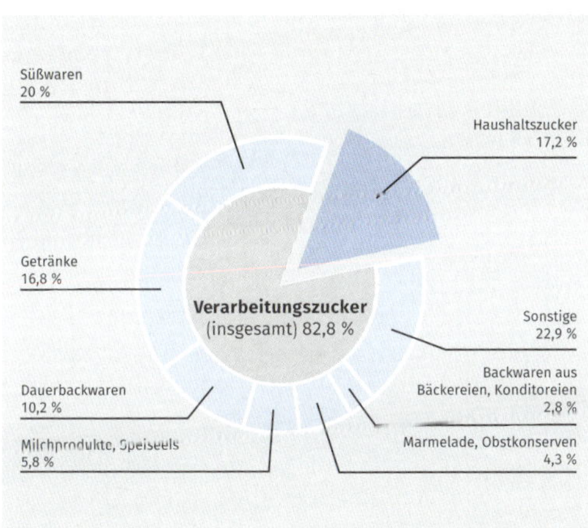

Verwendung von Zucker

Lernaufgabe:

Informieren Sie sich im 13. DGE Ernährungsbericht von 2016 in Kapitel 1, wie hoch aktuell der Verbrauch von ausgewählten Süßwaren ist.

Bewerten Sie diese Mengen.

7.2 Honig – eine gesunde Alternative?

In der Vollwerternährung wird Honig als gesunde Alternative zum Zucker angesehen, da die Gewinnung deutlich einfacher ist und kaum Ressourcen verbraucht. Veganer lehnen dagegen den Verzehr von Honig ab.

Hinsichtlich der Zusammensetzung gibt es kaum Unterschiede zum Haushaltszucker. Allerdings: Honig ist deutlich süßer und hierdurch sind beim Süßen auch nur geringere Mengen notwendig.

Honig besteht überwiegend aus einem Gemisch von Glucose und Fructose, „Invertzucker" genannt.

Außerdem sind noch Spuren zahlreicher anderer Kohlenhydrate enthalten sowie Spuren von Mineralstoffen und Vitaminen.

Der glykämische Index ist mit 91 hoch. Aufgrund seiner klebrigen Konsistenz fördert Honig aber eher die Entstehung von Karies als vergleichbare Süßwaren. Honig zählt zu den naturbelassenen Lebensmitteln. Die Menge an Wirkstoffen ist jedoch so gering, dass sie für die tägliche Bedarfsdeckung praktisch kaum von Bedeutung ist.

Honig ist unter Gesundheitsaspekten keine echte Alternative zu Zucker.

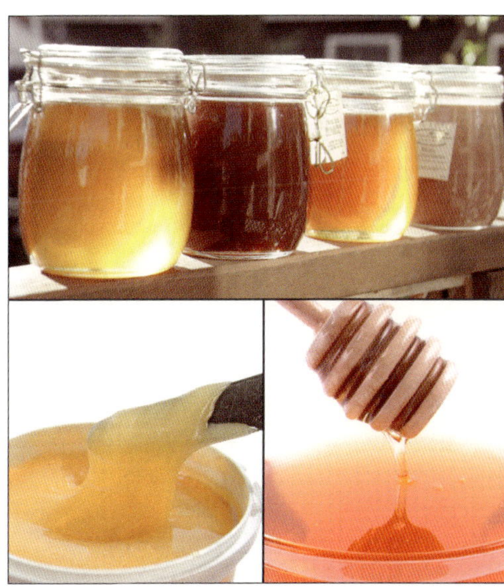

Honigsorten

7.3 Süßstoffe und Zuckeralkohole

Exkurs: Karies

Die Karieshäufigkeit ist in den letzten Jahren dank Fluoridprophylaxe und regelmäßigem Zähneputzen von klein an deutlich zurückgegangen. So konnte die 5. repräsentative Studie zur Zahngesundheit zeigen, dass acht von zehn Zwölfjährigen vollkommen kariesfrei sind. Ursache von Karies ist neben mangelnder Mundhygiene vor allem der Verzehr von Mono- und Disacchariden. Der Zahnbelag, die Plaque, besteht aus Bakterien, die den Zucker begierig aufnehmen und zu Säuren abbauen. Diese Säuren greifen den Zahnschmelz an und dringen schließlich auch in tiefere Schichten. Es entstehen Löcher in den Zähnen.
Ein Stück Schokolade oder ein einzelnes Bonbon führt noch nicht zu Karies, wenn eine gründliche Zahnreinigung erfolgt und der Körper ausreichend mit Fluorid und Calcium versorgt ist.
Mit Fluoridtabletten im ersten Lebensjahr wird versucht, die Karieshäufigkeit im späteren Alter zu verringern. Darüber hinaus wird im Handel Jodsalz angeboten, das gleichzeitig auch Fluorid enthält. Die Prophylaxe scheint zumindest bei den jüngeren Kindern zu greifen, denn die Karieshäufigkeit im Alter der Einschulung ist deutlich zurückgegangen.

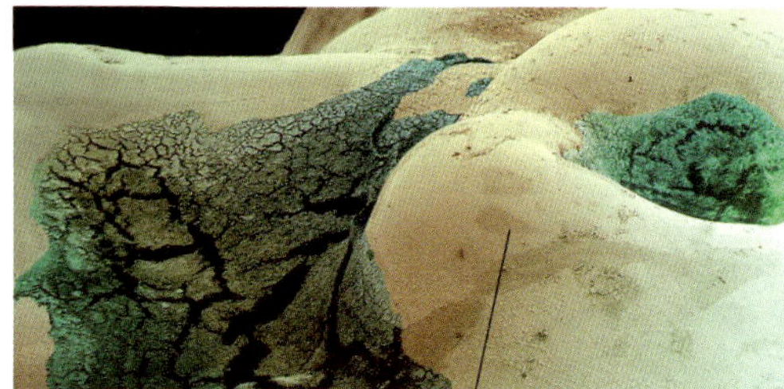

Kariöse Oberfläche

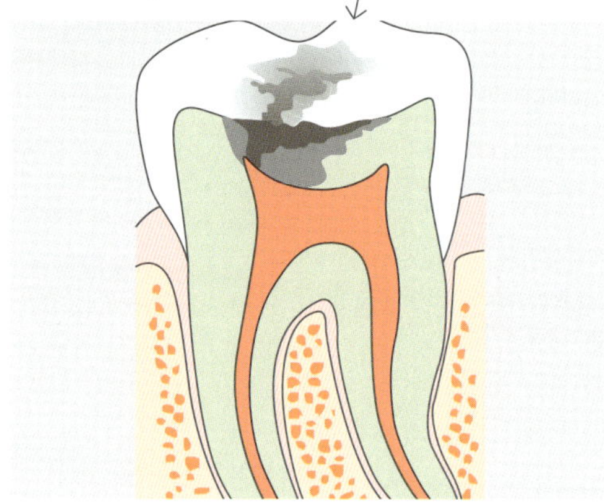

Veränderungen bei Ausbildung von Karies

Schon früh wurde von der Industrie versucht, süß schmeckende Produkte mit anderen Substanzen als Zucker herzustellen. Üblich sind heute zwei Stoffgruppen:

- **Süßstoffe,**
- **Zuckeralkohole.**

Süßstoffe enthalten keine Energie, sie wirken auch nicht kariogen. In der Europäischen Union sind zurzeit folgende Süßstoffe zugelassen:

- Saccharin (E 954),
- Cyclamat (E 952),
- Acesulfam (E 950),
- Aspartam (E 951),
- Thaumatin (E 957),
- Neohesperidin (E 959),
- Sucralose (E 955),
- Aspartam-Acesulfamsalz (E 962).
- Steviolglycosid,
- Neotam.

Die meisten der Süßstoffe werden synthetisch gewonnen. Thaumatin stammt aus einer westafrikanischen Frucht, Neohesperidin aus der Schale von Zitrusfrüchten. Steviolglycosid wird auf Basis der Stevia-Pflanze gewonnen. Neotam ist eine neuartige Mischung von Aspartam und Dimethylbutyraldehyd. Neotam wurde 2010, Steviolglycosid 2011 in der EU zugelassen.
Im Handel befinden sich Mischungen aus Cyclamat und Saccharin. Saccharin hat allein einen unangenehmen bitteren Nachgeschmack. Aspartam ist ein Süßstoff, der auf der Grundlage einer Aminosäure entwickelt wurde. Diese Aminosäure – das Phenylalanin – ist Bestandteil vieler Nahrungsproteine und kann im Körper abgebaut werden. Im Unterschied zu den anderen Süßstoffen entsteht dabei in geringem Umfang Energie. Lebensmittel, die diesen Süßstoff enthalten, müssen mit einem Warnhinweis versehen werden, da bei Menschen mit einer angeborenen Stoffwechselkrankheit, der Phenylketonurie, sonst schwerste Krankheitserscheinungen ausgelöst würden.

Aspartam wird häufig in Kombination mit Acesulfam angeboten. Aspartam ist etwa 200-mal süßer als Zucker, aber weder koch- noch backgeeignet. Deshalb wurde inzwischen der neue Süßstoff Aspartam-Acesulfamsalz entwickelt, der hervorragend wasserlöslich ist und sich auch gut zum Backen eignet. Auch dieser Süßstoff muss den entsprechenden Warnhinweis tragen.
In der Vergangenheit waren die Süßstoffe Saccharin und Cyclamat heftig umstritten, da sie im Verdacht standen, Krebs hervorzurufen. Dieser Verdacht wurde jedoch in zahlreichen Untersuchungen nicht bestätigt. Um aber dennoch jegliches gesundheitliches Risiko auszuschließen, hat die Weltgesundheitsorganisation (WHO) Höchstmengen für den täglichen Verbrauch festgelegt. Mit der Zulassung der neuen Süßstoffe wurde darüber hinaus die Verwendung von Cyclamat eingeschränkt.
Die Süßkraft der Süßstoffe wird als ein Vielfaches von Saccharose angegeben.

Süßstoff	Süßkraft	Löslichkeit	Einsatzmöglichkeiten
Cyclamat	30- bis 50-mal	gut	hitzebeständig
Saccharin	300- bis 500-mal	gut	hitzebeständig, bitterer Beigeschmack
Aspartam	200-mal	gut	nicht hitzebeständig
Acesulfam	130- bis 200-mal	gut	hitzebeständig
Neotam	13 000-mal	gut	hitzebeständig
Neohesperidin	400- bis 600-mal	gut	hitzebeständig, bitterer Beigeschmack
Sucralose	600-mal	gut	hitzebeständig
Thaumatin	2 000- bis 3 000-mal	gut	hitzebeständig
Steviolglycosid	300- bis 450-mal	gut	hitzebeständig, bitterer Beigeschmack

Eigenschaften der Süßstoffe[1]

Stevia wird auch als Süßkraut bezeichnet. Wegen des ausgeprägten Süßgeschmacks ist Stevia in Ländern wie Brasilien oder Mexiko schon seit vielen Jahren gebräuchlich. In der EU war der Weg zur Zulassung beschwerlich; auch

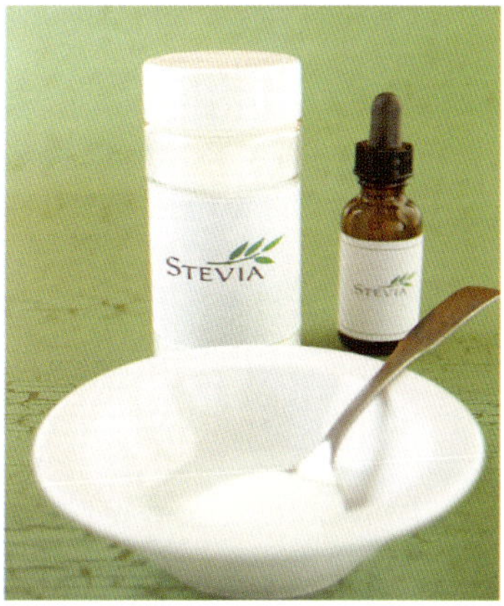

Süßstoff für Kaffee oder Tee

in der neuen Gesetzgebung wurde eine Höchstmenge von 4 mg/kg Körpermasse festgesetzt. Steviolglycosid ist nicht kariogen, schmeckt aber unangenehm süß und muss immer mit anderen Süßstoffen kombiniert werden. Während der Süßstoff zugelassen ist, gilt dies nicht für das Stevia-Kraut in Lebensmitteln.
Zuckeralkohole enthalten im Gegensatz zu den Süßstoffen Energie. Dabei liefert 1 g Zuckeralkohol im Durchschnitt 10 kJ. Lebensmittel, die Zuckeralkohole enthalten, sind deshalb auch nicht so energiearm wie diejenigen, die den Zucker ausschließlich durch Süßstoffe ersetzt haben. Die Stoffgruppe erhielt ihren Namen, da sie aus Glucose bzw. Fructose hergestellt wird. Zu den Zuckeralkoholen zählen: Sorbitol, Xylitol und Mannitol sowie Erythritol. Der Abbau von Zuckeralkoholen erfolgt weitgehend unabhängig vom Insulin. Sorbitol wird zurzeit am häufigsten verwendet. Er ist leicht wasserlöslich, angenehm süß im Geschmack und koch- und backgeeignet. Xylitol wird inzwischen verstärkt in Kaugummis eingesetzt, da mehrere Studien auf einen Zahn schützenden Effekt von Xylitol hinweisen.

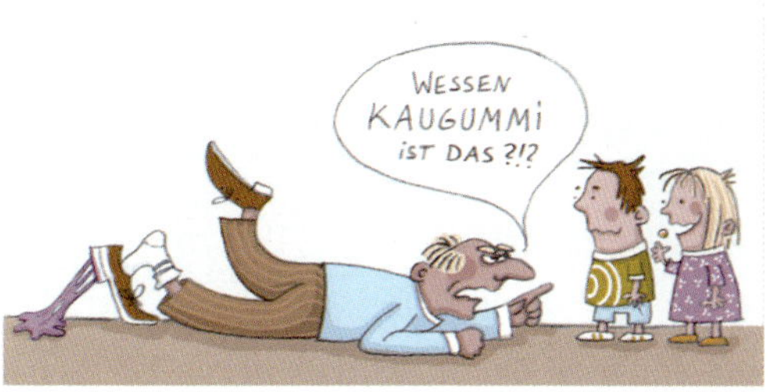

Kaugummis sind bei Kindern und Jugendlichen sehr beliebt.

[1] *Quelle: Verband der Süßstoffindustrie*

Die Zuckeralkohole haben bei einer Menge von 40 bis 50 g eine abführende Wirkung (Ausnahme: Erythritol). Aus diesem Grunde müssen alle Lebensmittel einen entsprechenden Warnhinweis tragen. Dies ist weniger bei Kaugummi von Bedeutung, da die Mengen hier einfach zu gering sind, als bei Bonbons, von denen oft beachtliche Mengen verzehrt werden können.

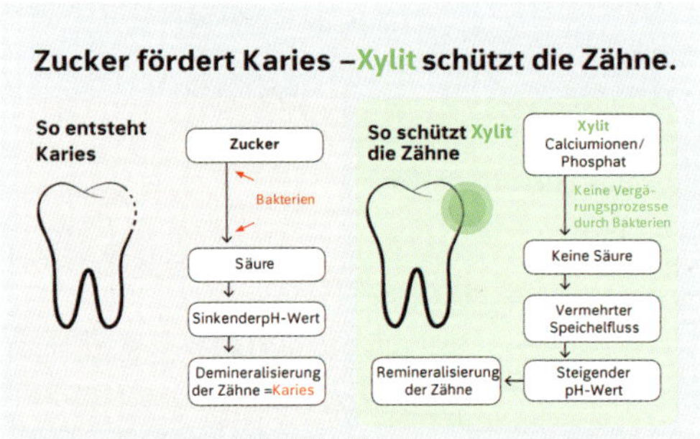

Zahngesunder Zucker: So schützt Xylit vor Karies (Quelle: www.xucker.de)

Lernaufgabe:

Stellen Sie eine Auswahl von Kaugummis und Bonbons zusammen. Werten Sie die entsprechenden Etiketten bzw. Verpackungsaufschriften aus. Überlegen Sie, ob der Ersatz von Zucker in Süßigkeiten sinnvoll ist.

Mehrere Hersteller von Schokoküssen haben inzwischen eine zuckerfreie Variante in den Handel gebracht. Dabei ist der Zucker durch Zuckeralkohole ersetzt worden.

Informieren Sie sich über die Zusammensetzung von Schokoküssen. Wie sinnvoll ist es aus Ihrer Sicht, eine zuckerfreie Variante anzubieten? Testen Sie beide Sorten.

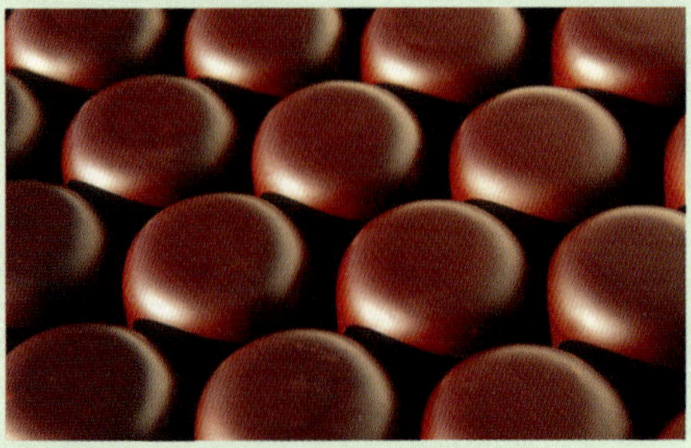

Schokoküsse

Exkurs: Energy Drinks

„... wirkt stimulierend und belebend“. So lautet eine typische Werbeaussage. Und das sind die Inhaltsstoffe: Wasser, Zucker, Getränkegrundstoff mit Zitronensäure, Taurin, Koffein, Zuckercouleur, Niacin, Pantothensäure, Folsäure, Pyridoxin. Der Energiegehalt liegt bei 191 kJ je 100 ml, der Kohlenhydratgehalt bei 11 g.

„... belebt Geist und Körper“. So heißt es in einer anderen Werbung. Hier sind die folgenden Zutaten angegeben: Taurin, Glucuronolacton, Koffein, Accharose, Glucose, Inosit, Niacin, Pantothensäure, Pyridoxin, Cobalamine, Zitronensäure, Zuckercouleur, Aroma.
Der Energiegehalt liegt bei 398 kJ je 250 ml, der Kohlenhydratgehalt bei 26,5 g.

Typisch bei den Zutaten sind das breite Spektrum von Vitaminen der B-Gruppe und das Vorhandensein von Zucker in Form von Saccharose und Glucose. Fast allen Getränken wird Koffein beigefügt.

Und das bewirken die Substanzen:
Vitamine der B-Gruppe verbessern nach Angabe der Hersteller die Stoffwechselabläufe. Taurin, zum freien Aminosäurenpool gezählt, ist beteiligt am Abbau von Gallensäuren, wirkt stabilisierend auf die Zellmembranen und wirkt möglicherweise antioxidativ.

Koffein wirkt stimulierend und anregend auf das Zentralnervensystem. Die verwendeten Mengen liegen unter denen einer Tasse Kaffee.

Inosit(ol) ist ein Zuckeralkohol, der bei der Ratte Vitamincharakter aufweist, beim Menschen ist eine besondere Wirkung unbekannt.

Glucuronolacton ist eine Hilfs- und Gerüstsubstanz, die in der Lebensmittelindustrie ähnlich wie Pektin verwendet wird.

Lernaufgabe:

Führen Sie eine Befragung in Ihrer Klasse durch. Welche Getränke werden von Ihnen am liebsten getrunken?
Informieren Sie sich über die jeweiligen Inhaltsstoffe und bewerten Sie die Hitliste der beliebtesten Getränke. Informieren Sie sich über die Risikobewertung von Energy Drinks beim BfR unter: http://www.bfr.bund.de.

8 Der glykämische Index

Der glykämische Index ist inzwischen zu einer bedeutenden Größe geworden. Früher interessierte er mehr oder weniger nur die Diabetiker, aber seit Glyx Diät, Low Carb Diät, South Beach Diät und Logi Methode versprechen, dass die Ernährung auf der Basis dieses Index am schnellsten zur Gewichtsreduktion führt, wird er auch in Zeitungen und Zeitschriften häufig aufgeführt.

Was misst der glykämische Index?

Der Index beschreibt den Einfluss eines kohlenhydrathaltigen Lebensmittels auf den Blutzuckerspiegel. Verglichen wird der Wert, der nach der Aufnahme des Lebensmittels gemessen wird mit dem Anstieg des Blutzuckers nach Aufnahme von 50 g Glucose. Sie bildet also den sogenannten „Referenzwert“.

Wer im Internet recherchiert, findet für etliche Lebensmittel entsprechende Tabellen, oftmals aber mit unterschiedlichen Werten.

Der Grund hierfür ist, dass es hinsichtlich des Blutzuckeranstiegs individuelle Unterschiede gibt, die Versuchspersonen reagieren zum Teil sehr unterschiedlich. Auch die chemische Zusammensetzung der Kohlenhydrate ist als Maßstab nur begrenzt geeignet, denn sie sagt nur wenig über die Größenordnung des Indexes aus. So haben Kartoffeln, die als Kohlenhydrat Stärke enthalten, einen gleich hohen glykämischen Index wie Saccharose.

Lebensmittel	GI
Glucose	100
Gekochte Möhren	81
Popcorn, Cornflakes	85
Salzkartoffeln	70
Saccharose	70
Vollkornbrot	50
Orangen, Äpfel	39
Wildreis	40
Rohe Möhren	39
Brokkoli, Rotkohl	15

Glykämischer Index unterschiedlicher Lebensmittel[1]

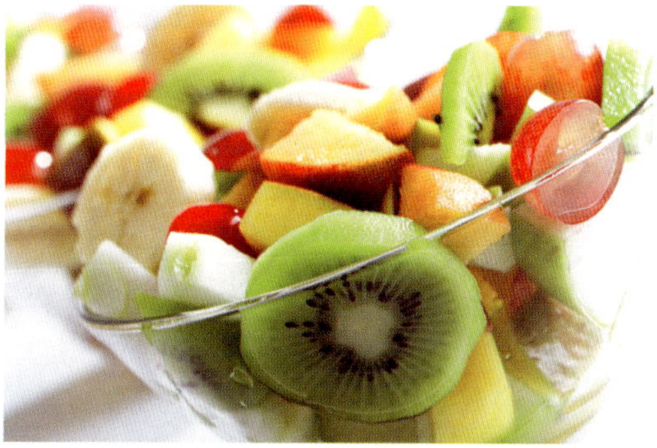

Nicht alle Fruchtsorten haben einen hohen glykämischen Index

Obwohl Früchte Monosaccharide enthalten, haben die meisten einen niedrigen, glykämischen Index.

Was beeinflusst den glykämischen Index?

- gekocht oder roh
- Zeitpunkt der Nahrungsaufnahme (morgens ist der Blutzuckeranstieg höher)
- zerkleinert oder nicht zerkleinert
- Fettgehalt, Eiweiß und Ballaststoffe
- Tannine, Phytate
- in geringem Maße auch die Art der Kohlenhydrate

Lernaufgaben:

Stellen Sie eine Mittagsmahlzeit zusammen, die einen geringen glykämischen Index aufweist.

1. Informieren Sie sich auf Seite 244, welcher Zusammenhang zwischen Blutzuckeranstieg und Insulinausschüttung besteht und versuchen Sie zu erläutern, warum die Hoffnung besteht, dass ein geringer GI in einer Mahlzeit schneller zum Wunschgewicht führt.
2. Informieren Sie sich im Internet über die glykämische Last – GL. Diskutieren Sie in Ihrer Klasse Vor- und Nachteile der glykämischen Last. Bewerten Sie beide Kenngrößen.
3. Ist es Ihrer Meinung nach wichtig, dass ein Diabetiker die Höhe des glykämischen Index von Lebensmitteln kennt? Begründen Sie Ihre Antwort.

---

[1] *Quelle: DGE Stellungnahme, Glykämischer Index, Glykämische Last, Ernährungs Umschau 1/2013, S. 28*

9 Kohlenhydrate – Farbe durch Hitze

Die meisten Kohlenhydrate haben die Eigenschaft, beim Erhitzen ihre Farbe zu ändern. Je nach Höhe der Temperatur färben sie sich gelb bis braun. Das lässt sich durch Erhitzen von Haushaltszucker bei unterschiedlichen Hitzegraden darstellen.

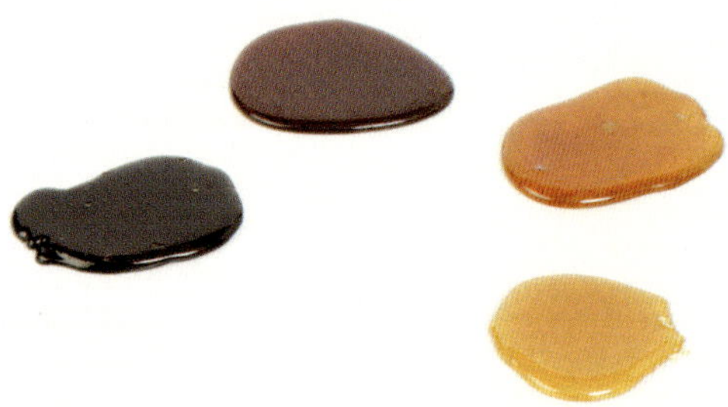

Saccharose: Abhängigkeit der Bräunung von der Temperatur

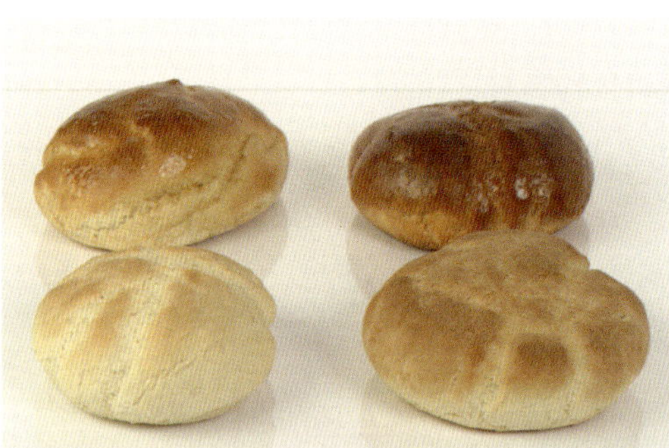

Hefeteiggebäck: Abhängigkeit der Bräunung vom Zuckeranteil

Temperatur (°C)	Vorgänge in der Kruste
110 bis 140	Aus Stärke entstehen Dextrine, zunächst gelb, dann hellbraun.
140	Lösliche Kohlenhydrate beginnen zu karamellisieren.
130 bis 150	Melanoidine werden gebildet, Röstaroma entsteht.
150 bis 200	Röstbitterstoffe bilden sich.

Vorgänge beim Backen in der Kruste

Bräunungsvermögen. Beim Backen entstehen aus der Stärke des Mehls unter dem Hitzeeinfluss Röststoffe und die Gebäckkruste wird braun. Kohlenhydrate haben die Fähigkeit, durch Hitze zu bräunen, sodass die Kruste mit zunehmender Backtemperatur immer dunkler wird. Stärke setzt sich aus ca. 1 000 Glucosebausteinen zusammen. Aus ihr entstehen ab 120 °C als Spaltprodukte Dextrine, die mit steigender Temperatur immer dunkler werden. Dextrine enthalten mehr als 10 Glucosereste. Sie entstehen auch beim enzymatischen Abbau von Stärke.

Einfluss der Temperatur. Zwischen 140 °C und 180 °C färben sich die Dextrine in der Gebäckkruste von anfangs hellbraun in dunkelbraun. Neben der Farbe hat das Erhitzen auch Auswirkungen auf das Aroma. Bei 170 °C entsteht ein heller Karamell, der noch süß, aber bereits angenehm herb schmeckt. Je höher die Temperatur steigt, desto dunkler und bitterer wird dann der Karamell.

Karamellisierung ist der Vorgang, bei dem der Zucker unter Temperatureinfluss gebundenes Wasser abgibt, ein typisches Aroma annimmt und zudem seine Farbe verändert, weil die entstehenden Stoffe eine andere Lichtbrechung haben.
Das typische Karamellaroma bewirken
- die beim Erhitzen entstehenden Furane,
- das bittere Caramelan und
- Spuren von Essig- und Ameisensäure.

Karamell wird bei der industriellen Nahrungsmittelherstellung, bei der Zubereitung von Speisen sowie bei der Herstellung von Speiseeis und Creme in vielfältiger Weise verwendet. Es dient zudem als natürlicher Farbstoff und wird auch als „Zuckercouleur“ bezeichnet. Zur Farb- und zur Aromabildung in der Kruste trägt noch ein weiterer Vorgang bei. Bei ihm reagieren Kohlenhydrate mit Eiweißstoffen, Peptiden und z. T. mit Aminosäuren. Er wird als „Maillard-Reaktion“ bezeichnet.

Praktikum:

Die Süßkraft von Kohlenhydraten ermitteln

Materialien: Fuctose, Glucose, Saccharose, Maltose, Lactose, Stärke

Durchführung: Verkosten Sie mit der Saccharose beginnend je eine Messerspitze der genannten Kohlenhydrate und ordnen Sie sie nach ihrer Süßkraft. Vergleichen Sie Ihr Ergebnis mit dem der anderen. Spülen Sie, um den Geschmack möglichst gut wahrnehmen zu können, zwischen den Proben den Mund mit Wasser aus.

Ergebnis: Vergleichen Sie Ihr Ergebnis mit der in der Grafik rechts dargestellten Süßkraft.
Halten Sie Ihr Ergebnis in einem Merksatz fest.

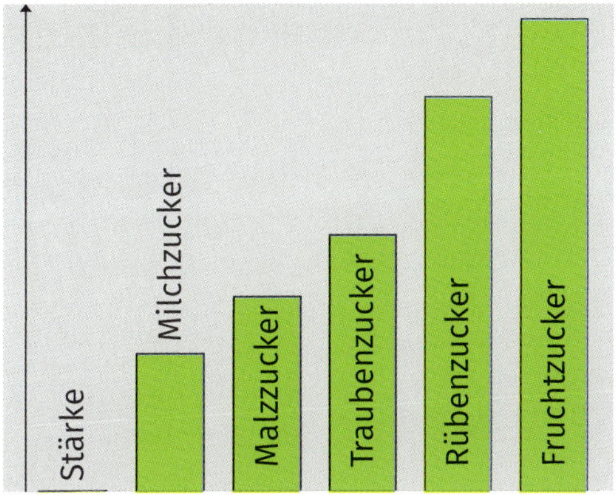

Süßkraft der Kohlenhydrate

Exkurs: Die Maillard-Reaktion – eine besondere Bräunungsreaktion

Beim Backen kommt es in der Kruste neben der Karamellisierung löslicher Kohlenhydrate und der Bildung brauner Dextrine noch zu einer anderen Bräunungsreaktion, die nach ihrem Entdecker, dem französischen Chemiker und Physiker Louis Camille Maillard (1878 bis 1936), **Maillard-Reaktion** genannt wird und seit 1912 bekannt ist. Es handelt sich um eine ganze Reihe sehr komplizierter, miteinander zusammenhängender Reaktionen, die bis heute noch längst nicht in allen Einzelheiten aufgeklärt sind.

Die Wärmeenergie bewirkt, dass die Eiweißstoffe, im Teig, z. B. das Klebereiweiß, zum Teil in ihre Bausteine, die Aminosäuren, und in Peptide gespalten werden. In der Kruste reagieren diese Spaltprodukte und auch die Eiweißstoffe selbst unter dem Einfluss der Temperatur – mit löslichen Kohlenhydraten. Dabei entstehen

- Aromastoffe, die den Duft ergeben,
- Verbindungen auf Kohlenstoffbasis, die den typischen Bratengeschmack hervorrufen,
- braune Farbstoffe, sogenannte „Melanoidine“, die bei der Karamellisierung der Oberflächenproteine entstehen, und außerdem
- eine Vielzahl weiterer Stoffe, die der Kruste Aroma und Geschmack verleihen.

An der Maillard-Reaktion sind zahlreiche Verbindungen beteiligt, darunter Stoffe, die in verschwindend geringen Anteilen für den späteren Geschmack eine bedeutende Rolle spielen. Darüber hinaus schützt sie in Maßen vor Verderb. Die Maillard-Reaktion spielt bei der Herstellung ganz unterschiedlicher Nahrungs- und Genussmittel eine Rolle. Sie ist für die Lebensmittelverarbeitung und die Speisenzubereitung von großer Bedeutung, denn sie beeinflusst Farbe, Aroma und Geschmack beim

- Backen von Brot und Kuchen,
- Braten von Fleisch und Fleischprodukten,
- Rösten von Kaffee,
- Grillen pflanzlicher und tierischer Lebensmittel und beim
- Mälzen der Braugerste.

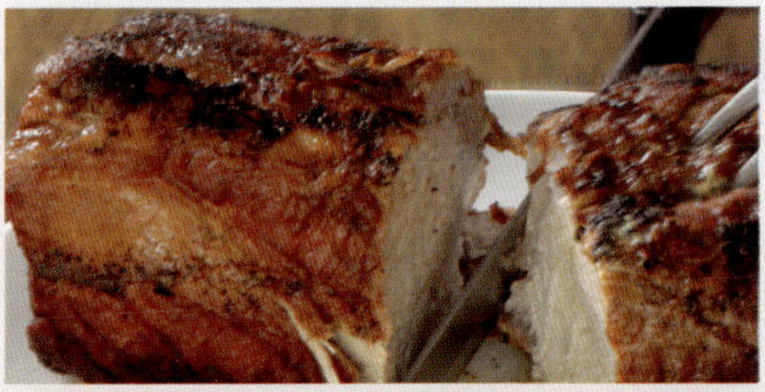

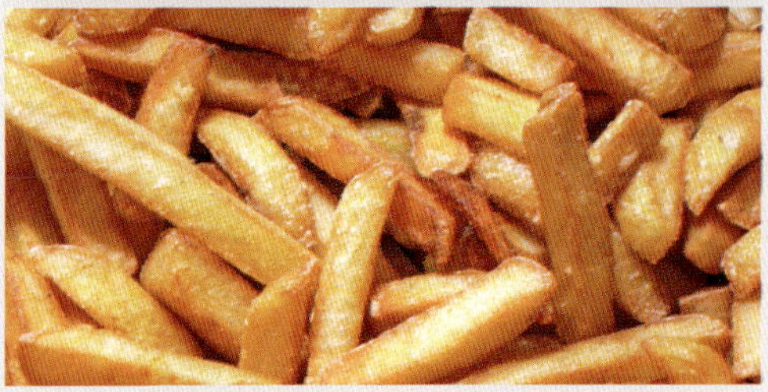

Durch Maillard-Reaktion entstandene Krusten

10 Stärke kann verkleistern

Während Stärke fast wasserunlöslich ist, löst sich die Glucose, der Baustein der Stärke, sehr gut in Wasser.
Stärke kommt in den meisten pflanzlichen Lebensmitteln in Stärkekörnern vor. Chemisch besteht sie aus zwei Komponenten, dem schlecht wasserlöslichen **Amylopektin** und der in heißem Wasser löslichen **Amylose**. Das Amylopektin befindet sich in Form netzartig miteinander verflochtener Glucoseketten in den Randschichten des Stärkekorns, die Amylose als spiralförmig gewundene, unverzweigte Glucoseketten im Inneren. Amylopektin macht mit 70–80 % den weitaus größeren Anteil aus und hat dadurch auch den größeren Einfluss auf die Wasserlöslichkeit.

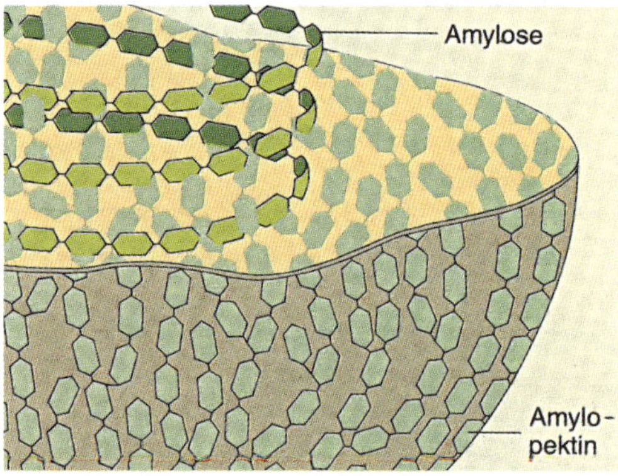

Schnitte durch ein Stärkekorn, schematisch

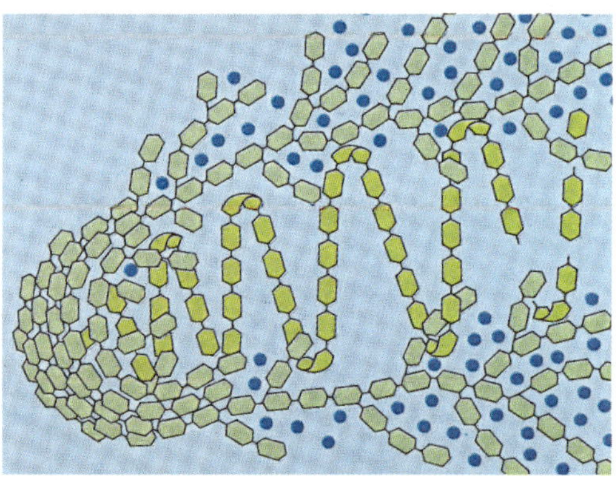
Stärkekorn während der Quellung

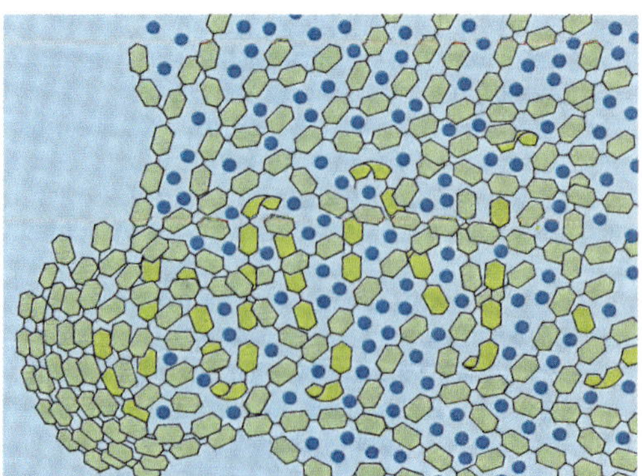
Stärkekorn während der Verkleisterung

Quellung der Stärke. Bei einer Temperatur zwischen 40 °C und 60 °C vergrößert sich das Volumen des Stärkekorns um ein Vielfaches. Höhere Wasseraufnahmefähigkeit ist die Folge. Dieser Prozess wird als „Quellung" bezeichnet.

Vorgänge beim feuchten Erhitzen der Stärke. Bei Temperaturen ab etwa 60 °C wird die Hülle der Stärkekörner zunehmend wasserdurchlässig, sodass Wasser in das Innere des Korns eindringen und die dort liegende Amylose benetzen kann. Die Amylosemoleküle nehmen das eindringende heiße Wasser an ihrer Oberfläche auf und dehnen sich dabei immer mehr aus. Schließlich reißt die Hülle des Stärkekorns auf, die Stärkekörner platzen und vergrößern ihr Volumen. Die sich dehnenden Stärkemoleküle treten zum Teil aus dem Gefüge heraus und vermischen sich mit den benachbarten Körnchen.

Auflösung der Struktur. Steigt die Temperatur bis ca. 80 °C weiter an, wird die Struktur noch mehr aufgelöst. Wassermoleküle gelangen zunehmend in die sich bildenden Zwischenräume und werden dort festgehalten. Auf diese Weise bildet sich eine homogene, zähflüssige Lösung. Es entsteht eine kleistrige Masse, der Stärkekleister. Der fortgeschrittene Zustand der Quellung wird als **Verkleisterung** bezeichnet. Beim Abkühlen erstarrt der Stärkekleister zu einem Gel, das beim Erhitzen wieder den Sollzustand annimmt.

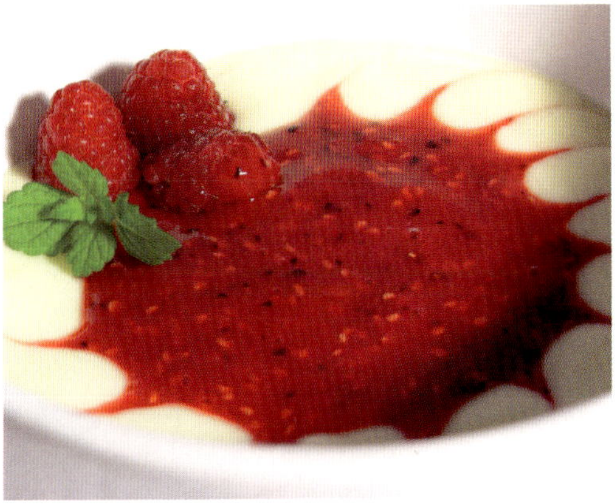

Flammeri mit Fruchtsoße als Beispiel für Produkte mit verkleisterter Stärke

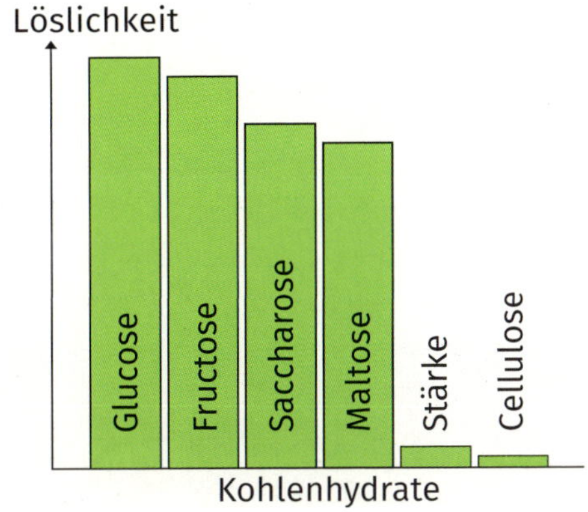

Wasserlöslichkeit einiger Kohlenhydrate

Werden verkleisterte Lebensmittel längere Zeit gelagert, tritt ein Teil des eingelagerten Wassers wieder aus, d. h., die Stärke entquillt. Das Wasser setzt sich an der Gebäckoberfläche ab und verdunstet. Auf diesem Vorgang beruht das sogenannte **Altbackenwerden** von Gebäck. Durch erneutes Erhitzen lässt sich Gebäck wieder knusprig machen.

Der Prozess des Altbackenwerdens kann durch Tiefkühlen verhindert werden. Gebäck sollte jedoch nie im Kühlschrank aufbewahrt werden, denn bei Temperaturen um 0 °C läuft das Altbackenwerden am schnellsten ab.

Heutzutage werden Brot und Gebäck meist im Verkaufslokal gebacken, um sie immer frisch vorrätig zu haben. Dazu wird der Teig normal hergestellt, vorgegärt und dann tiefgefroren, damit er so gelagert werden kann. Im Verkaufsladen wird das Gebäck dann erst kurz vor dem Verkauf gebacken.

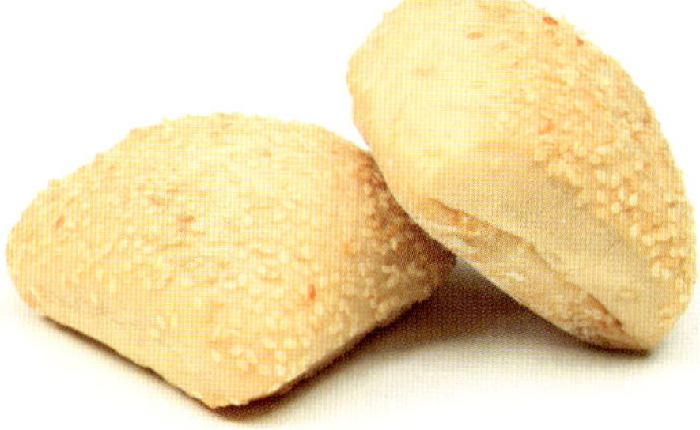

Brötchen zum Fertigbacken

Vorgebackene Backwaren, die in Lebensmittelmärkten angeboten werden, sind nur zu 1/3 gebacken und werden dann gasdicht verpackt. Erst im Haushalt werden sie dann fertig gebacken.

Praktikum:

Die Verkleisterung der Stärke überprüfen
Materialien: Weizenstärke, Wasser

Durchführung: Verrühren Sie 40 g Weizenstärke in 100 ml Wasser und erhitzen Sie diese Aufschlämmung im Wasserbad unter ständigem Rühren. Kontrollieren Sie den Temperaturanstieg mit einem Thermometer.

Beobachtung: Beobachten Sie, bei welchen Temperaturen die Aufschlämmung sich in Konsistenz und Farbe verändert. Halten Sie Ihre Beobachtungen in einem Protokoll fest:

55 °C:

60 °C:

80 °C:

Ergebnis:

Erarbeiten Sie mithilfe des Textes auf dieser Seite die einzelnen Schritte, die zur Stärkeverkleisterung führen.

Wiederholen Sie diesen Versuch, indem Sie anstelle von kaltem Wasser warmes Wasser verwenden. Ziehen sie daraus Schlussfolgerungen.

Fett – Energie pur

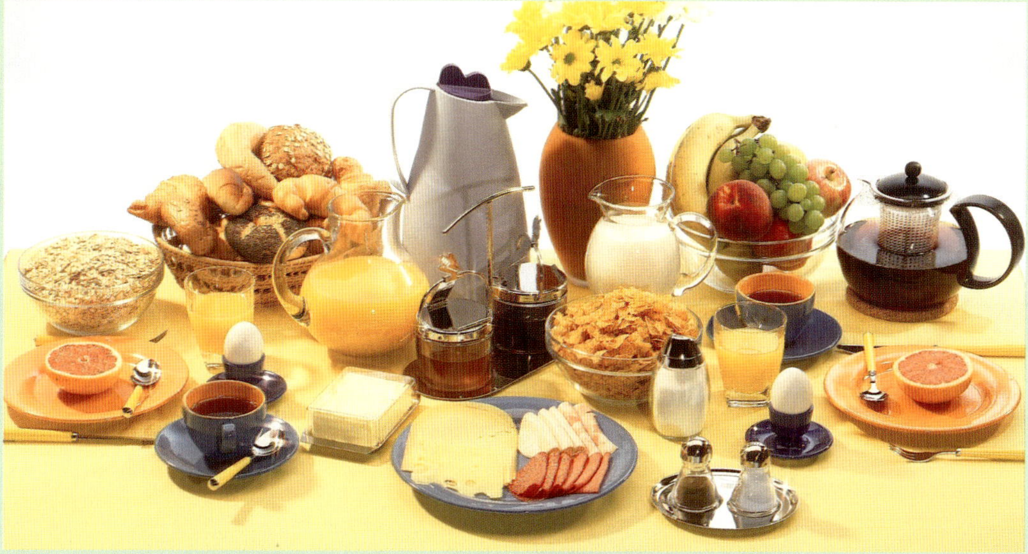

Eine Frühstücksauswahl, die Appetit macht!

Bis zu 40 % der Nahrungsenergie nehmen die Bundesbürger in Form von Fett zu sich. Vor allem der Verzehr versteckter Fette in Lebensmitteln ist für die hohe Fettaufnahme verantwortlich.

Fett ist aber nicht gleich Fett. So ist nicht so sehr die Menge, sondern vor allem die Zusammensetzung von entscheidender Bedeutung.

Denn je nachdem, welche Fettsäuren sich im Fett befinden, wird das Fett unterschiedlich beurteilt. Mehrfach ungesättigte Fettsäuren sind essenziell, sie müssen mit der Nahrung zugeführt werden. Ein hoher Anteil an mehrfach ungesättigten Fettsäuren weist auf eine gute Fettqualität hin.

Fette sind für den Menschen wichtige Energiespender. Beim Abbau liefern sie pro Gramm 37 kJ, also etwa doppelt soviel Energie wie beim Abbau der Kohlenhydrate entsteht. Fette stellen für den Körper auch einen Energiespeicher dar, dieser befindet sich vornehmlich im Unterhautfettgewebe.

Das Fettgewebe schützt auch empfindliche Organe wie Niere oder Augapfel vor Druck und Stoß. Fette sind Träger der fettlöslichen Vitamine A, D, E und K. Diese können nur bei gleichzeitiger Anwesenheit von Fett im Darm aufgenommen werden.

Exkurs: Historisches

Vermutet wird, dass Butter als Lebensmittel durch Zufall entstand. Hirten und Bauern haben Milch in Gefäßen und ohne Kühlung auf längeren Reisen über Land geschleppt. Dabei hat sich vermutlich durch das Schütteln und Schlagen Butter gebildet. Schon vor etwa 3000 Jahren wird Butter im Alten Testament erwähnt: „Wenn man Milch stößt, so macht man Butter daraus."

Im Mittelalter war Butter ein Privileg der Reichen und wurde als letzter Gang eines Festmahls oder als Dessert gereicht.

Der berühmte Meisterkoch Carême (um 1800) hat Butter erstmalig zum Verfeinern von Soßen und Speisen verwendet.

Bis weit in das 19. Jahrhundert hinein war die Butterherstellung Schwerarbeit. Man füllte die Milch in breite Gefäße, wartete ab, bis sie aufrahmte, und schöpfte dann den Rahm ab.

Das Milchfett wurde so lange in einem Fass gestampft, bis die Buttermilch abfloss und Butter entstand.

Die Erfindung der Zentrifuge erleichterte die Arbeit erheblich. Erst im 20. Jahrhundert wurde die Butter für breite Bevölkerungsschichten erschwinglich.

Lernaufgabe:

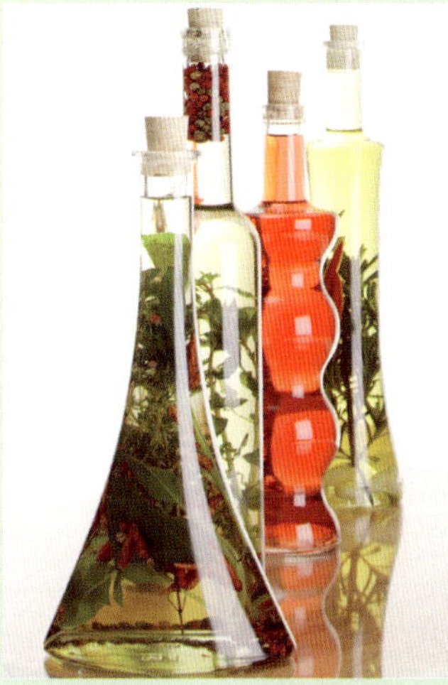

Speiseöle

Zur Herstellung der Speisen in der Betriebskantine der Firma Schmidt soll das beste Öl ausgewählt werden. Sie haben den Auftrag, unterschiedliche Handelsöle miteinander zu vergleichen, diese ernährungsphysiologisch zu bewerten und jeweils ein geeignetes Öl für die Herstellung von Salaten und ein geeignetes Öl für die Verwendung zum Kochen und Braten vorzuschlagen.

Ihre Entscheidung sollen Sie in einer Kurzpräsentation mit max. 6 Folien den Verantwortlichen näherbringen. Sammeln Sie zunächst Informationen über Öle und ihre Fettsäurenzusammensetzung.

Informieren Sie sich anschließend über die ernährungsphysiologische Bewertung der Fettsäuren. Treffen Sie auf dieser Basis Ihre Entscheidungen.

Tipp

Machen Sie sich mit einem geeigneten Softwareprogramm für Präsentationen vertraut.
Berücksichtigen Sie, dass die Folien übersichtlich gestaltet werden und möglichst wenig Text enthalten sollten. Überlegen Sie, wie Sie Ihre Aussagen durch geeignete Bilder veranschaulichen können.

Es bietet sich an, auf den Folien Bildmaterial zu verwenden. Sie finden einschlägige Darstellungen unter *www.dge.de* und *www.bzfe.de*.

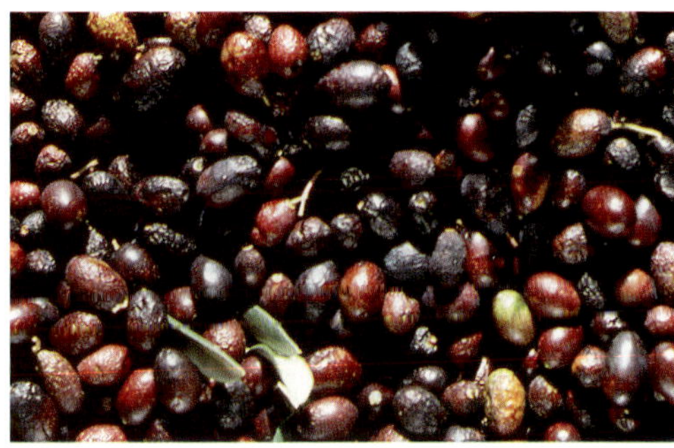

Reife Oliven

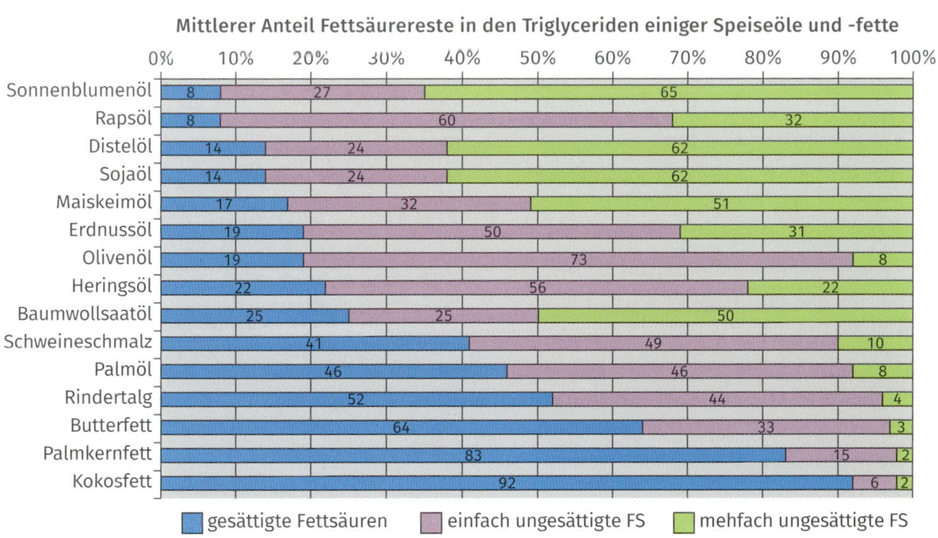

Fettsäurenzusammensetzung unterschiedlicher Fette

1 Nahrungsfette chemisch

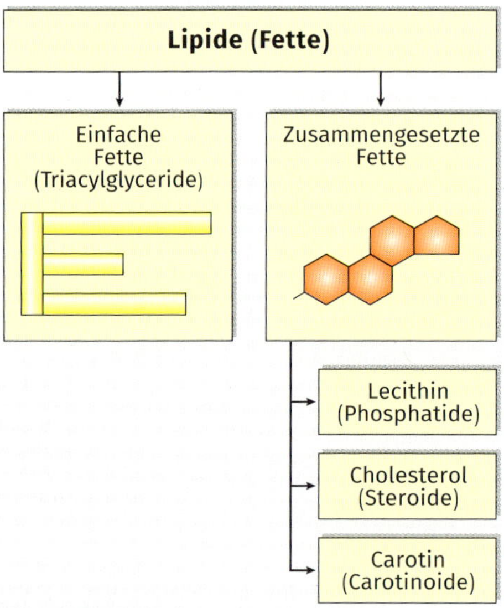

Einteilung der Fette

Der Nährstoff Fett wird in zwei verschiedene Gruppen unterteilt, die sich im chemischen Aufbau erheblich voneinander unterscheiden.

So sind die einfachen Fette durch die Verbindung eines Alkohols mit Säuren gekennzeichnet, während die zusammengesetzten (komplexen) Fette zum Teil komplizierte Ringstrukturen aufweisen.

Die Nahrungsfette werden auch als **Triacylglyzeride** bezeichnet. Der Name leitet sich von der Zusammensetzung des Moleküls ab. Es besteht jeweils aus einem Glyzerinrest, der mit drei Fettsäureresten (Acylreste) unterschiedlicher Kettenlänge verbunden ist. Glyzerin gehört zur Gruppe der Alkohole, die Fettsäuren zur Gruppe der Carbonsäuren.

Charakteristisch für Alkohole ist die Hydroxylgruppe –OH–, für Carbonsäuren die Carboxylgruppe – COOH.

Eine Verbindung von Alkohol und Säuren unter Abspaltung eines Moleküls Wasser bezeichnet man als Veresterung. Das Triacylglyzerid ist also ein Ester. Dieser ist nicht in Wasser löslich, wohl aber in allen Fettlösungsmitteln wie Benzin, Tetrachlormethan etc.

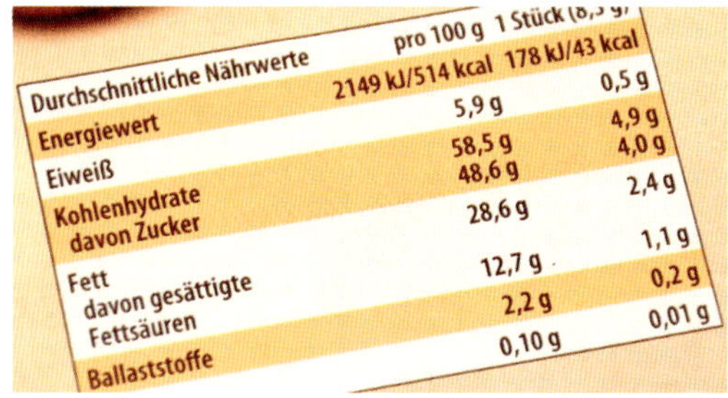

Unsere Nahrungsfette sind immer Gemische unterschiedlicher Triacylglyzeride, in denen verschiedene Fettsäuren gebunden sind. Entsprechend ändern sich auch die physikalisch chemischen Eigenschaften der Fette sowie ihre ernährungsphysiologische Beurteilung.

In einem Fettmolekül können unterschiedliche Fettsäuren gebunden sein. Die Art der Fettsäuren wirkt sich auf die Konsistenz des Fettes aus.

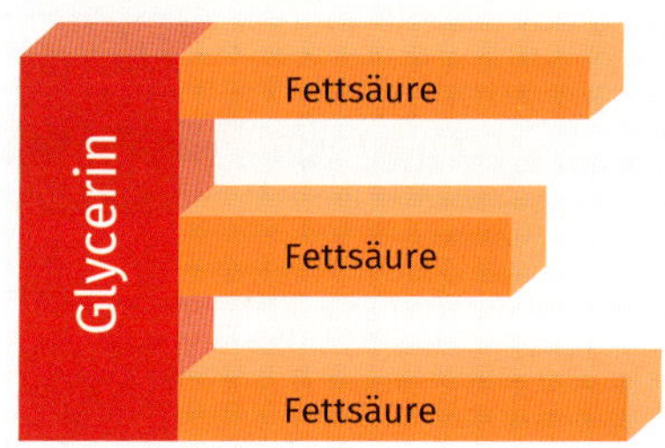

Triacylglyzerid – vereinfachte Darstellung

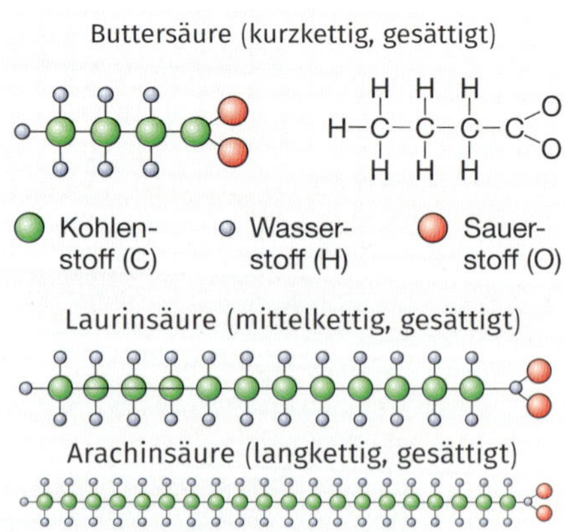

Aufbau gesättigter Fettsäuren

In der Abbildung stehen die grünen Kugeln für Kohlenstoff, die blauen für Wasserstoff und die roten am Ende des Moleküls für Sauerstoff.

1.1 Mehrfach ungesättigte Fettsäuren – die Stellung der Doppelbindung macht's

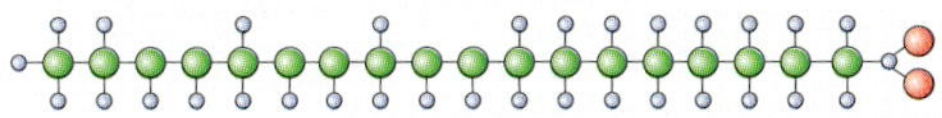

Linolensäure

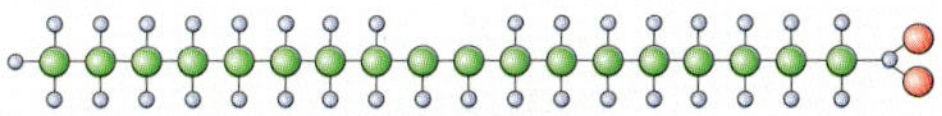

Ölsäure

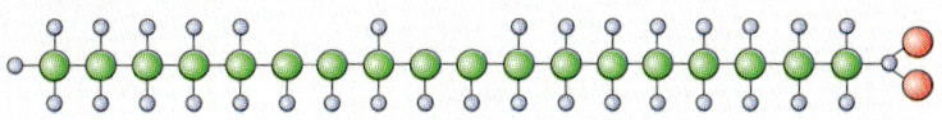

Linolsäure

Je nach Kettenlänge wird zwischen kurzkettigen, mittelkettigen und langkettigen Fettsäuren unterschieden. Die Länge der Kette wirkt sich auf die Wasserlöslichkeit aus: Kurzkettige Fettsäuren wie die Buttersäure sind in Wasser löslich, mittelkettige nur schwer; langkettige Fettsäuren sind gar nicht mehr in Wasser löslich. Wasserlösliche Fettsäuren sind leicht verdaulich. Die in der Natur vorkommenden Fettsäuren haben im Regelfall eine gerade Anzahl an C-Atomen.

Kurzkettige Fettsäuren haben 4 bis 6 C-Atome im Molekül. Die häufigste kurzkettige Fettsäure ist die Buttersäure. Sie kommt vor allem im Milchfett vor.
Mittelkettige Fettsäuren besitzen 8 bis 14 C-Atome. Häufigste mittelkettige Fettsäure ist die Caprylsäure. Sie befindet sich vor allem im Kokosfett. Mittelkettige Fettsäuren werden häufig eingesetzt bei Leber- und Gallenerkrankungen.
Langkettige Fettsäuren haben 14 bis 20 C-Atome. Zu den langkettigen Fettsäuren gehören Palmitin- und Stearinsäure. Sie kommen praktisch in allen fettreichen Lebensmitteln vor. Langkettige Fettsäuren sind nur in Fettlösungsmitteln wie Benzin löslich.
Fettsäuren, die in der Kohlenstoffkette Doppelbindungen aufweisen, bezeichnet man als ungesättigte Fettsäuren. Je nach Anzahl der Doppelbindungen wird zwischen einfach ungesättigt (eine Doppelbindung) und mehrfach ungesättigt (zwei und mehr Doppelbindungen) unterschieden.

Alle für die Ernährung wichtigen ungesättigten Fettsäuren sind langkettig. Je kürzer die Fettsäurenreste oder je höher die Anzahl der Doppelbindungen, desto niedriger liegt der Schmelzbereich eines Fettes.

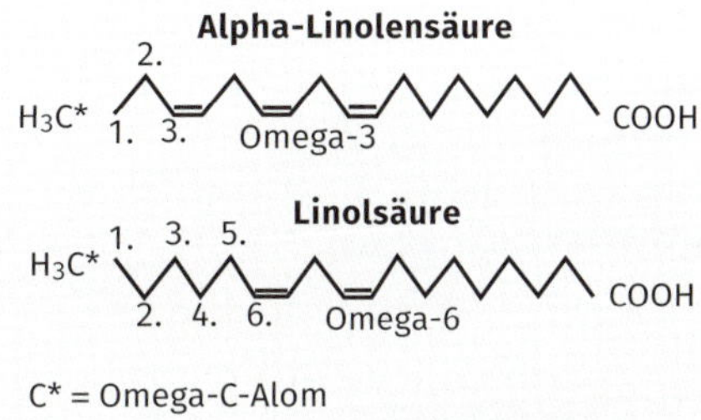

Aufbau von Omega-3- und Omega-6-Fettsäuren im Vergleich

Die Verdaulichkeit eines Fettes hängt auch davon ab, ob das Fett in emulgierter Form vorliegt.
Je nachdem, an welchem Kohlenstoffatom die erste Doppelbindung auftritt, wird zwischen Omega-3-Fettsäuren und Omega-6-Fettsäuren unterschieden. Diese Unterscheidung mag vielleicht auf den ersten Blick nicht so wichtig sein, wir wissen aber inzwischen, dass hiervon auch die ernährungsphysiologische Bewertung abhängig ist.
Ein Beispiel: Ungesättigte Fettsäuren wirken senkend auf den Serum-Cholesterolspiegel. Omega-3-Fettsäuren senken darüber hinaus die Triglyzeride im Plasma, den Blutdruck und wirken antithrombotisch. Zu den Omega-3-Fettsäuren zählen neben der Alpha-Linolensäure auch die Eicosapentaensäure, eine langkettige Fettsäure mit 5 Doppelbindungen. Sie kommt vor allem in Lachs und Makrelen vor.

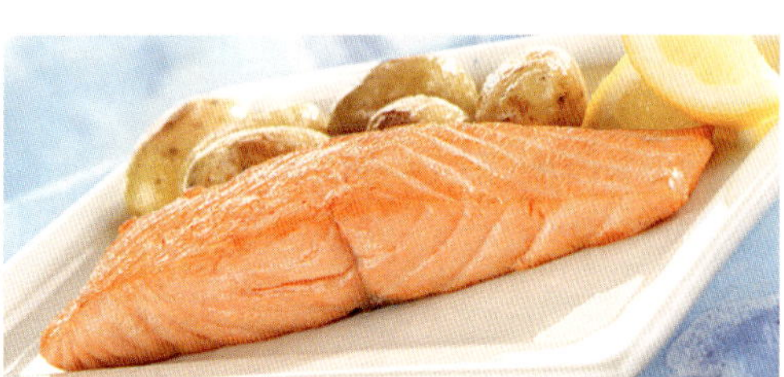

Eine Portion Lachs (120 g) liefert 800 mg Eicosapentaensäure. (Quelle: BLS, Version 3)

Je nachdem, wie die Wasserstoffatome an den Doppelbindungen räumlich gelagert sind, wird zwischen einer Cis-Form und einer Trans-Form unterschieden. Die Cis-Formen kommen üblicherweise in natürlichen Fetten vor. Trans-Formen entstehen bei der Verarbeitung, z. B. bei der Fetthärtung. Trans-Fettsäuren führen zu einer Erhöhung des Serumcholesterolspiegels und der Triacylglyzeride im Blut.

Komplexe Lipide. Zu dieser Gruppe gehört **Lecithin.** Im chemischen Aufbau ähnelt es noch sehr stark den Triacylglyzeriden. Charakteristisch sind im Molekül ein fettfreundlicher und ein wasserfreundlicher Pol. Dieser typische Auf-

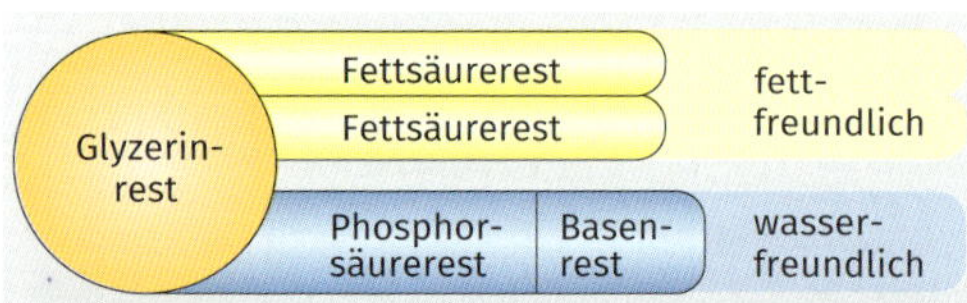

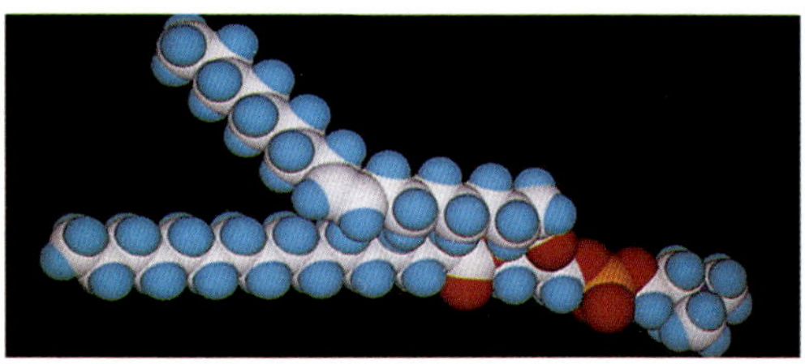

Aufbau von Lecithin

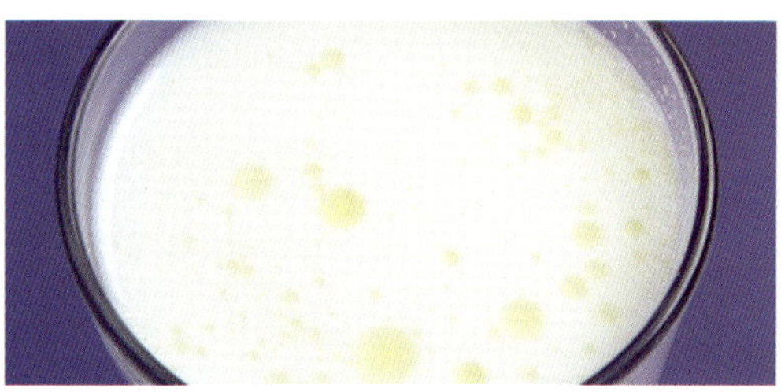

Natürliche Milchfettemulsion bei nicht homogenisierter Milch

bau ermöglicht es, Fette in wässrigen Lösungen in fein verteilter Form zu halten. In Lebensmitteln findet Lecithin breite Verwendung als Emulgator. Es wird hierfür überwiegend aus Sojabohnen hergestellt.

Bei Milch liegt eine Fett-in-Wasser-Emulsion vor, bei Butter und Margarine eine Wasser-in-Fett-Emulsion. Im menschlichen Körper ist Lecithin notwendig für den Aufbau der Zellmembranen. Besonders große Mengen finden sich in Gehirn- und Nervenzellen, aber auch im Knochenmark und in der Leber. Lecithin kann der Mensch in ausreichenden Mengen selbst bilden, er ist also

Exkurs: Fettersatzstoffe

Da viele Menschen übergewichtig sind, wurde eine ganze Reihe von Fettersatzprodukten entwickelt. Der Zusatz von Fett in Lebensmitteln bewirkt immer eine Veränderung der Konsistenz. Durch Fett werden Produkte zum Beispiel sämig und streichfähig. Joghurts, Cremes, Mayonnaisen und Streichfette können durch den Ersatz von Fett erheblich in ihrem Energiegehalt gesenkt werden.

Die Lebensmittelindustrie setzt hierbei auf Gemische aus Milch- und Eiprotein, aber auch auf Stärke als Ausgangsprodukt.

Der Trick beim Eiweiß: Eiweißkonzentrate werden in winzige Partikel zerstäubt. Bei einer Größenordnung von 0,1 µm bis 3 µm entsteht auf der Zunge ein cremiges Gefühl.

Auf der Basis von Eiweiß liefern die Substanzen je Gramm lediglich 4,2 kJ, auf der Basis von Stärke 16,8 kJ. Das ist also deutlich weniger, als wenn entsprechende Mengen an Fett zugegeben würden.

auf die Zufuhr über Lebensmittel nicht angewiesen. Lecithin kommt sowohl in pflanzlichen als auch tierischen Lebensmitteln vor.

1.2 Fette ohne Energie – Olestra

In den USA sind Fette zugelassen, die praktisch keinerlei Energie mehr liefern. Chemisch gesehen handelt es sich hierbei um sehr große Moleküle. Sie nennen sich Saccharosepolyester. Dabei ist die Saccharose in der Mitte des Moleküls mit fünf bis acht Fettsäuren verestert.

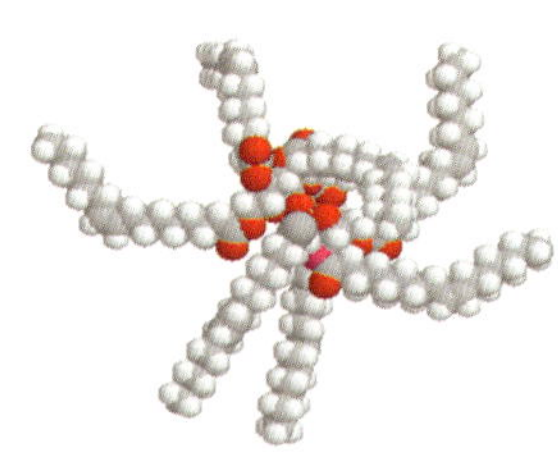

Das Molekül Olestra

Der Trick: Das Molekül ist so groß, dass es im Verdauungstrakt nicht mehr resorbiert werden kann. Eine Zulassung in Europa ist bislang nicht erfolgt, da die Darmpassage erheblich beschleunigt werden kann und auch negative Auswirkungen auf die Resorption von fettlöslichen Vitaminen befürchtet werden. In den USA sind vor allem Chips, die in Olestra gebacken werden, im Handel zu finden.

2 Cholesterol – ein besonderes Problem?

Der chemische Aufbau von Cholesterol unterscheidet sich vollständig von dem der Triacylglyzeride.
Die Kohlenstoffketten sind nicht wie bei den Fettsäuren lang gestreckt, sondern schließen sich zu Ringen zusammen.

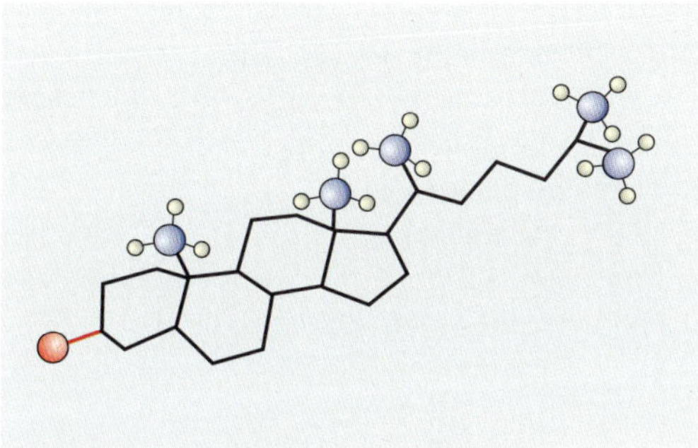

Chemischer Aufbau des Cholesterols

Im Körper ist Cholesterol ähnlich wie Lecithin am Aufbau der Zellmembranen beteiligt. Es bildet darüber hinaus den Grundbaustein für die Synthese von Sexual- und Nebennierenhormonen.
Mithilfe des Sonnenlichts wird Cholesterol in der Haut zu Vitamin D umgebaut.
Cholesterol kann der Körper in ausreichenden Mengen selbst bilden. Nehmen wir Cholesterol aus der Nahrung auf, so wird die Eigensynthese entsprechend gemindert.
Cholesterol kommt in Verbindung mit anderen Fetten nur in tierischen Lebensmitteln vor. In Fischen ist der mittlere Gehalt meist gering, eine Ausnahme bilden Schalen- und Krustentiere.
Mehrfach ungesättigte Fettsäuren sowie die Ölsäure wirken senkend auf den Serumcholesterolspiegel. Ähnliches gilt für die Aufnahme von Ballaststoffen. Größere Mengen bewirken eine entsprechende Ausschüttung von Gallensäuren im Darm. Gallensäuren werden aus Cholesterol gebildet; aus diesem Grunde kommt es zu einer Senkung.
Ein hoher Cholesterolspiegel im Blut wird als Risikofaktor bei der Entstehung von Herz- und Kreislauf-Erkrankungen eingestuft, die Aufnahme mit der Nahrung spielt dagegen kaum eine Rolle.

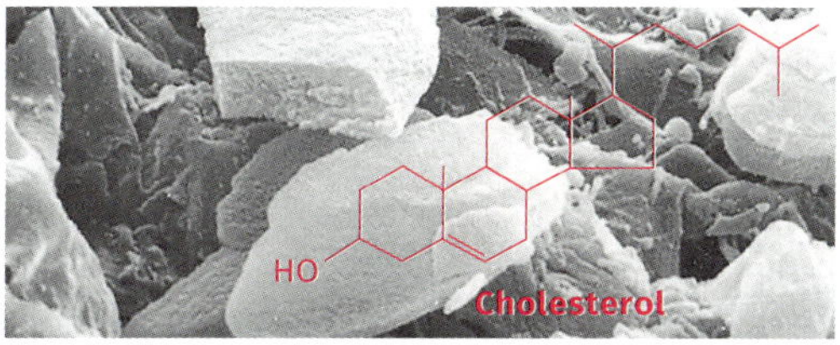

Arterioskleröse Ablagerungen

Ein namhafter Margarinehersteller hat seit einiger Zeit ein Produkt im Handel, das einen ausgewiesenen „Health Claim“ besitzt.
Die gesundheitsbezogene Werbung bezieht sich darauf, dass der regelmäßige Verzehr der Margarine die Senkung eines erhöhten Cholesterolsspiegels zur Folge habe. Erreicht wird dies durch den Zusatz von Pflanzensterinen, die aus Soja gewonnen werden und in einem komplizierten Prozess der Margarine beigefügt werden. Das Streichfett ist im Vergleich zu anderen Margarinesorten deutlich teurer.

Lebensmittel		Cholesterol
1 Ei,	Gew. Klasse M	260 mg
30 g	Butter	72 mg
150 g	Kabeljau	45 mg
100 g	Muscheln	150 mg
200 ml	Milch	24 mg
30 g	Edamer Käse	29 mg
100 g	Brathähnchen	75 mg
100 g	Schweinefleisch	70 mg
100 g	Rinderleber	250 mg
80 g	Bratwurst	80 mg

Cholesterolgehalt von Lebensmitteln

Lernaufgabe:

Informieren Sie sich über die aktuelle europäische Gesetzgebung zu den Health Claims. Informieren Sie sich beim Bundesinstitut für Risikobewertung (BfR), ob die Werbung für die Margarine gerechtfertigt ist. Informieren Sie sich, ob auf der Verpackung Warnhinweise deutlich sichtbar sind.

3 Lipoproteine – der Transport von Fett im Blut

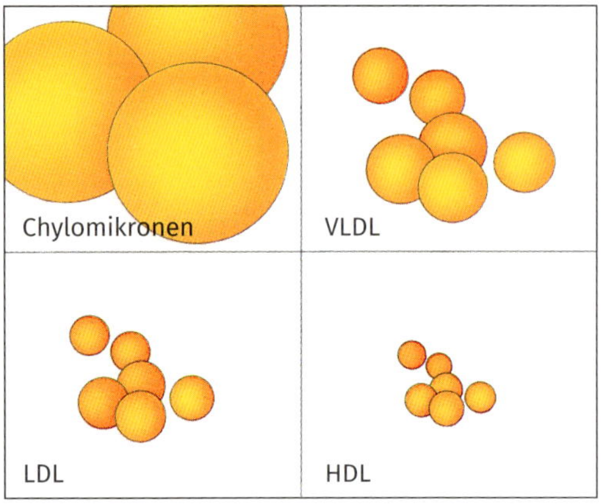

Größenvergleich der Lipoproteine

Triacylglyzeride sind nicht in Wasser löslich; sie müssen deshalb an Eiweiß gebunden werden, um im Blut transportiert werden zu können. Je nach ihrer spezifischen Zusammensetzung sind die Lipoproteine unterschiedlich groß. Sie unterscheiden sich auch hinsichtlich ihrer Dichte.

LD-Lipoproteine

LD steht für low density = geringe Dichte. Diese Fraktion transportiert den höchsten Anteil an Cholesterol. Die Menge der LD-Lipoproteine im Blut ist von besonderer Bedeutung, da sie ab einer bestimmten Höhe einen hohen Cholesterolspiegel kennzeichnen. Sie werden auch als negative Fettfraktion eingestuft, da sie bewirken, dass sich Cholesterol in den Arterien ablagert.

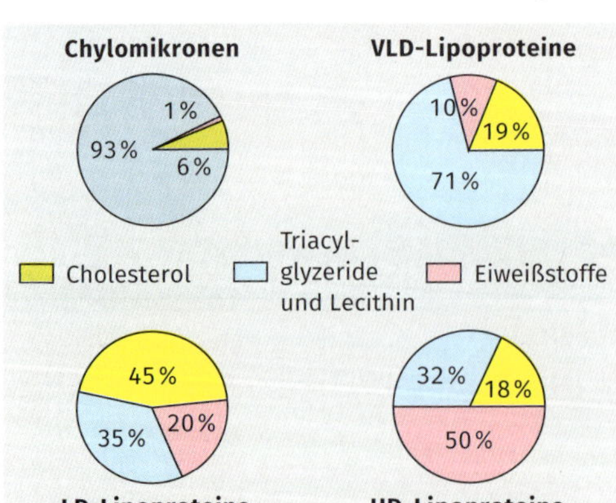

Zusammmensetzung der Lipoproteine im Blut

HD-Lipoproteine

HD steht für high density = hohe Dichte. HD-Lipoproteine enthalten zwar auch Cholesterol, aber überwiegend Eiweiß. Sie werden als positive Fraktion bezeichnet, da sie das Cholesterol aus den Blutgefäßen wieder abtransportieren können.

Der Cholesterolspiegel im Blut sollte beim Erwachsenen 200 bis 220 mg je 100 ml Blut nicht überschreiten. Ein 50-jähriger Mann mit einem Cholesterolspiegel von 280 mg hat demnach ein erhöhtes Herzinfarktrisiko. Der Cholesterolspiegel im Blut ist jedoch nur ein Risikofaktor von vielen, wie die unten stehende Grafik verdeutlicht.

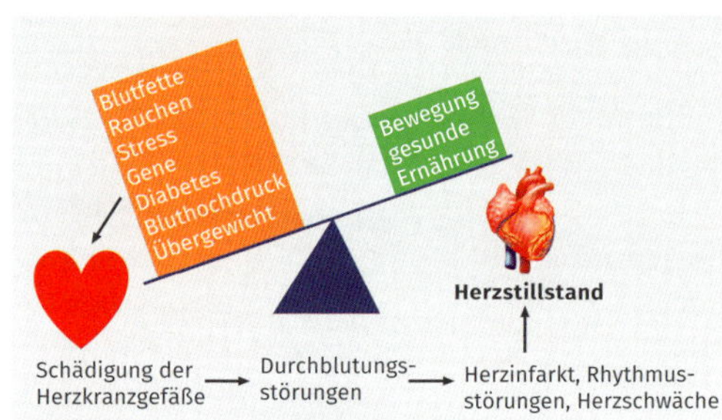

Ursachen für Herzkrankheiten

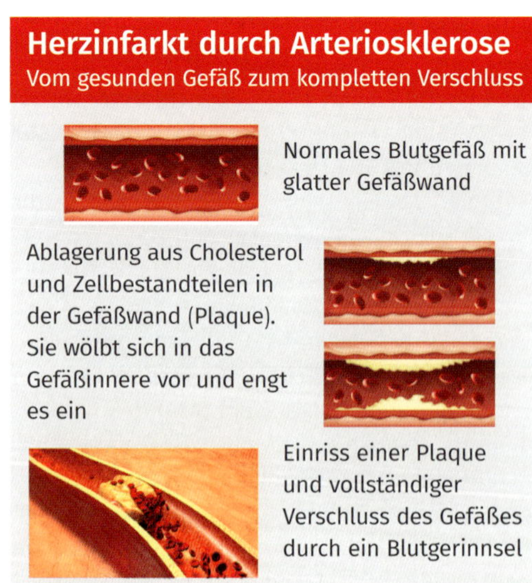

4 Empfehlungen zur Fettaufnahme

Fett sollte in einer ausgewogenen Ernährung zwischen 25 und 35 % der Gesamtenergieaufnahme ausmachen. Je nach körperlicher Arbeit sind dies beim Erwachsenen zwischen 70 und 90 g Fett. Günstig ist es, wenn sich die Fettzufuhr folgendermaßen verteilt:

1/3 Fett aus versteckten Fetten in Fleisch, Wurst oder Käse,
1/3 Fett als Streichfett in Form von Butter oder Margarine,
1/3 Fett als Koch und Bratfett, dies sollten vor allem hochwertige Pflanzenöle sein.

Bezogen auf die Zusammensetzung der Fettsäuren ergibt sich folgende Faustregel:
Mehrfach ungesättigte Fettsäuren sollten 7 % der Nahrungsenergie liefern, während die langkettigen gesättigten Fettsäuren 10 % der Nahrungsenergie nicht überschreiten sollten. Einfach ungesättigte Fettsäuren wie die Ölsäure können mehr als 10 % der Gesamtenergie zugeführt werden.

Das Verhältnis von Omega-3-Fettsäuren zu Omega-6-Fettsäuren sollte 1:5 betragen. Fette, die diesen Anforderungen entsprechen, sind insbesondere Rapsöl und Walnussöl, aber auch Olivenöl kommt diesem Verhältnis noch sehr nahe.

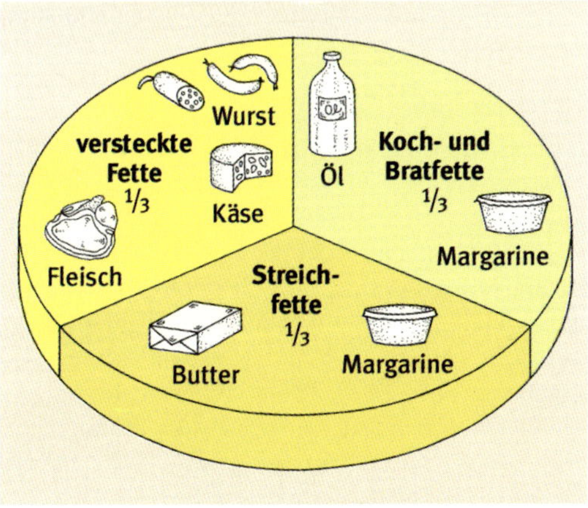

Bedarfsdeckung durch Nahrungsmittel

Die nationale Verzehrstudie II hat ergeben, dass Männer im Durchschnitt 102 g und Frauen 74 g Fett pro Tag verzehren. Dabei sind vor allem die gesättigten langkettigen Fettsäuren vertreten. Das Fett stammt nämlich überwiegend aus Fleisch- und Wurstwaren sowie Milch und Milchprodukten. Aber auch Schokoladenerzeugnisse und Knabberartikel liefern einen beachtlichen Anteil. Wesentlich ist, die Menge an Fett insgesamt zu reduzieren und verstärkt auf die Fettqualität zu achten.

Lernaufgaben:

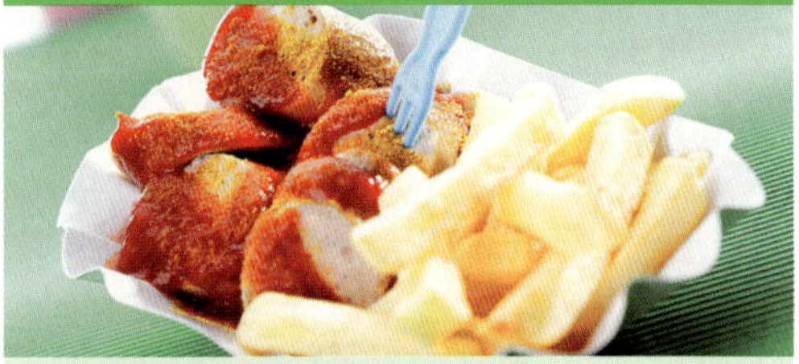

Currywurst mit Pommes frites gehört unter Jugendlichen zum beliebten Imbiss. Warum ist das so?

1. Berechnen Sie hierzu zunächst den Energie- und Nährstoffgehalt dieser Mahlzeit.
2. Setzen Sie sich anschließend in Kleingruppen zusammen und entwickeln Sie Alternativen für einen gemüsebasierten Snack.
3. Wählen Sie geeignete Rezepturen als Zwischenmahlzeiten aus, stellen Sie diese Mahlzeiten her und testen Sie sie sensorisch.

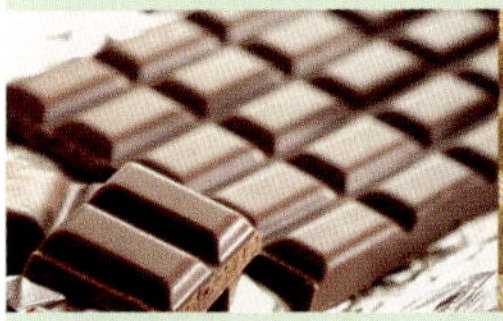

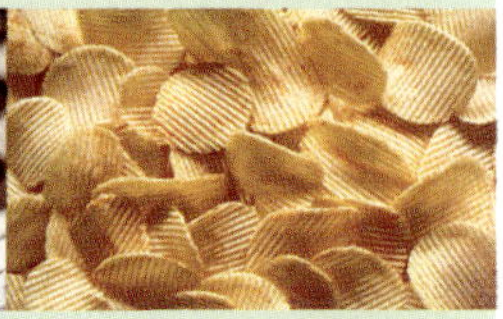

4. Gerade die leckeren Sachen für zwischendurch haben es in sich. Informieren Sie sich über den Fettgehalt von 100 g Schokolade und 100 g Kartoffelchips.

Praktikum: Untersuchung von Fetten (Teil 1)

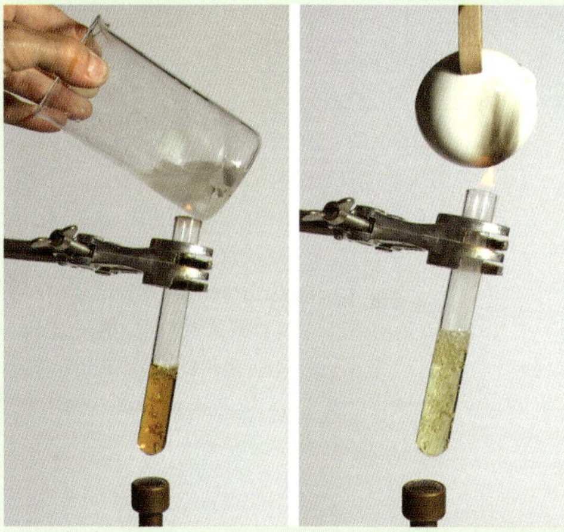

Chemische Zusammensetzung von Fetten

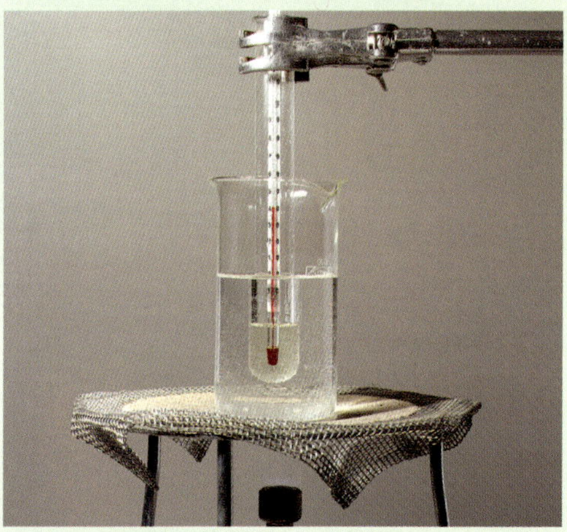

Bestimmung der Schmelztemperatur

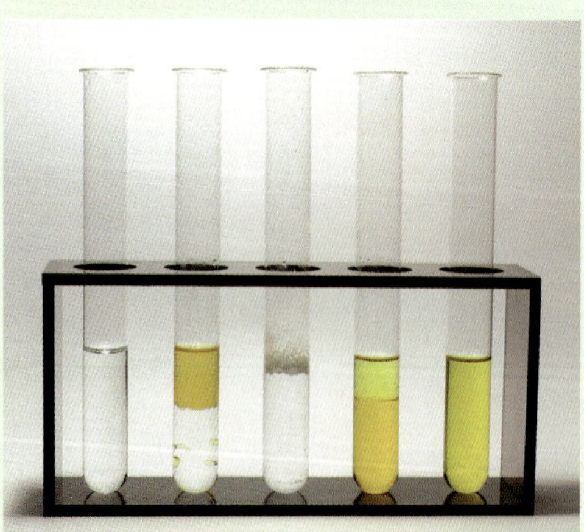

Bestimmung der Löslichkeit

Versuch 1: Chemische Zusammensetzung von Fetten

Reagenzien: Olivenöl, Eis

Durchführung: Erhitzen Sie am Stativ in einem Reagenzglas 5 ml Olivenöl bis zum Sieden. Halten Sie in die Flamme, die aus dem Öl aufsteigt, einen Porzellantiegel. Halten Sie danach den Boden eines Becherglases, das mit Eis gefüllt ist, in die Ölflamme.

Beobachtung: Betrachten Sie das Äußere des Porzellantiegels und des Becherglases und beschreiben Sie, was Sie sehen.

Ergebnis: Überlegen Sie, auf welche chemischen Elemente die Niederschläge auf dem Tiegel und auf dem Becherglas hindeuten können. Bedenken Sie, dass Wasser selbst aus zwei Elementen besteht.

Versuch 2: Schmelztemperatur von Fetten

Reagenzien: Butter, Margarine, Schweineschmalz, Kokosfett

Durchführung: Füllen Sie kleinere Mengen der vier Fette in je ein Reagenzglas und erhitzen Sie sie im Wasserbad bis zum Schmelzen. Messen Sie die Temperatur mit einem Thermometer und notieren Sie sie.

Beobachtung: Betrachten Sie die Fette während des Erhitzens genau und beschreiben Sie die Unterschiede zwischen den Fetten.

Ergebnis: Überlegen Sie, wie Ihre Beobachtungen zu erklären sind. Worauf führen Sie die Unterschiede zwischen den Fetten zurück? Beziehen Sie in Ihre Überlegungen insbesondere die Zusammensetzung der Fette ein. Welcher Fettbestandteil ist für den Schmelzpunkt verantwortlich?

Versuch 3: Löslichkeit von Fetten

Reagenzien: Glyzerin, Öl, Palmitinsäure, Wasser, Ethanol, Benzin

Durchführung: Mischen Sie Glyzerin, Öl und Palmitinsäure jeweils mit Wasser, Ethanol und Benzin in Reagenzgläsern und schütteln Sie die einzelnen Mischungen danach kräftig.

Beobachtung: Betrachten Sie die Mischungen genau und stellen Sie fest, in welchen Fällen sich die Stoffe gelöst haben und wo nicht.

Ergebnis: Legen Sie sich eine Tabelle an, in die Sie die Ergebnisse eintragen. Welcher der Stoffe ist in Wasser löslich, welcher in Ethanol, welcher in Benzin?

Praktikum: Untersuchung von Fetten (Teil 2)

Versuch 4: Nachweis ungesättigter Fettsäuren

Reagenzien: Verschiedene Fette, Bayers Reagenz
Durchführung: Geben Sie eine kleine Menge eines Fettes in ein Reagenzglas, erhitzen Sie sie schwach und fügen Sie dann je 2 ml Bayers Reagenz dazu.
Beobachtung: Betrachten Sie die Reagenzgläser. Tragen Sie Ihre Beobachtungen in eine Tabelle ein.
Ergebnis: Versuchen Sie, Unterschiede zwischen den Fetten zu erklären. Beziehen Sie in Ihre Überlegungen insbesondere die Zusammensetzung der Fette ein.

Versuch 5: Emulsionen mit Fett

Reagenzien: Fett, Öl, Milch, Eigelb, Seifenlösung, Gallensaft
Durchführung: Geben Sie je 3 g Fett in zwei große mit A und B gekennzeichnete Reagenzgläser, schmelzen Sie es im Wasserbad, fügen je 1 ml Öl hinzu und schütteln Sie das Ganze.
Geben Sie zur Probe A 2 ml Wasser und zur Probe B 1 ml Milch und 1 ml Eigelb.
Schütteln Sie die Proben kräftig und kühlen Sie sie dann in kaltem Wasser ab.
Beobachtung: Betrachten Sie die Proben, nachdem sie 15 Minuten abgekühlt sind. Vergleichen Sie die Proben miteinander und beschreiben Sie genau, was Sie sehen.
Ergebnis: Versuchen Sie, sich die Unterschiede zwischen den Proben zu erklären. Überlegen Sie, wie das Eigelb, die Seifenlösung bzw. der Gallensaft jeweils wohl gewirkt haben. Informieren Sie sich darüber, welche ihrer Inhaltsstoffe jeweils für das Ergebnis verantwortlich sind.
Hinweis: Führen Sie den Versuch auch mit 2 ml Seifenlösung und mit 1 ml Wasser plus 1 ml Gallensaft durch.

Versuch 6: Emulsion durch Lecithin

Reagenzien: Olivenöl, destilliertes Wasser, Lecithin, alkoholische Sudan-III-Lösung
Durchführung: Geben Sie 5 ml dest. Wasser, etwas Olivenöl und etwas Lecithin in ein Reagenzglas. Schütteln Sie das Ganze, fügen Sie dann einige Tropfen der Sudan-III-Lösung hinzu und schütteln noch einmal kräftig.
Beobachtung: Betrachten Sie die Mischung nach dem letzten Schütteln und beschreiben Sie, was Sie sehen.
Ergebnis: Wie erklären Sie sich Ihre Beobachtung? Welchen Vorgang macht der rote Farbstoff sichtbar?

Versuch 7: Ranzigwerden von Fetten

Reagenzien: Frische Butter, ranzige Butter, Kaliumjodidstärkelösung, 95%iger Alkohol, Lackmuspapier
Durchführung: Kennzeichnen Sie vier kleine Erlenmeyerkolben mit A, B, C und D. Geben Sie in Kolben A ranzige Butter und in Kolben B frische Butter.
Fügen Sie jeweils Kaliumjodidstärkelösung hinzu, bringen Sie das Ganze zum Sieden und kühlen Sie es sofort wieder ab.
Geben Sie in Kolben C ranzige Butter und in Kolben D frische Butter.
Fügen Sie jeweils 95%igen Alkohol hinzu. Setzen Sie dann Wasser zu und prüfen Sie beide Lösungen mit blauem Lackmuspapier.
Beobachtung: Betrachten Sie die vier Proben in den Kolben. Achten Sie auf Farbveränderungen. Legen Sie eine Tabelle an und halten Sie Ihre Beobachtungen darin fest.
Hinweis: Wenn Fette ranzig werden, spalten sie sich in Glyzerin und freie Fettsäuren. Ranzigkeit entsteht entweder unter Einfluss von Sauerstoff, Licht oder Wärme oder durch mikrobiellen Verderb. Ungesättigte freie Fettsäuren verändern sich weiter und bilden Peroxide.
Ergebnis: Versuchen Sie, sich Ihre Beobachtungen zu erklären. Worauf führen Sie die Farbveränderungen in den Proben A und C zurück? Was dürfte den Farbumschlag des Lackmuspapiers bei Probe A bewirkt haben?

Versuch 8: Herstellung von Margarine

Reagenzien: Palmin, Speiseöl, Milch, Eigelb
Durchführung: Lassen Sie das Palmin in einem 100-ml-Becherglas über einer kleinen Flamme schmelzen. Fügen Sie dann 1 Esslöffel Öl, 1 Teelöffel Milch und 1 Teelöffel Eigelb hinzu. Stellen Sie das Becherglas in eine Schüssel mit Eiswasser und rühren Sie den Inhalt so lange kräftig mit einem Glasstab um, bis eine streichfähige Masse entstanden ist.
Beobachtung: Fügen Sie dem entstandenen Produkt eine Prise Salz zu und verkosten Sie es. Beschreiben Sie seinen Geschmack und seine Färbung.

5 Fette und Öle in Maßen genießen!

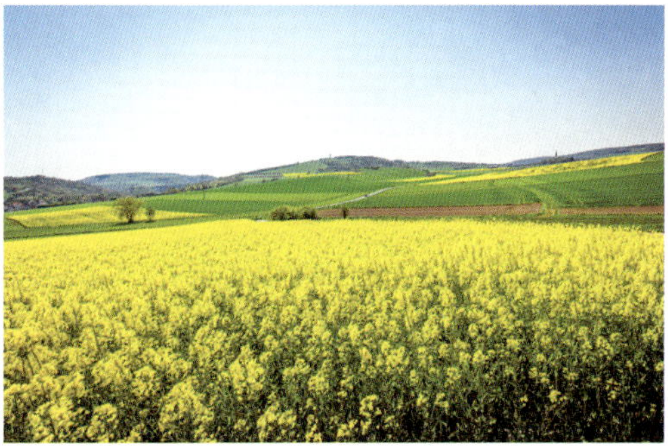

Blühendes Rapsfeld

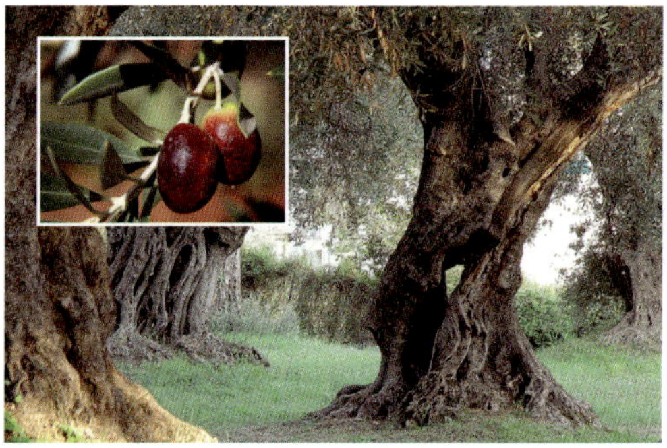

Alter Olivenbaum

Viele Früchte und Samen eignen sich zur Gewinnung von Öl. Dabei gibt es je nach Land unterschiedliche Präferenzen. In Europa werden vor allem Sonnenblumen, Mais, Oliven und Rapssamen verwendet. Beliebt sind auch Öle aus Walnuss oder Distelsamen, aber auch Traubenkerne sind geeignet. In Lateinamerika wird Öl insbesondere aus Soja oder Baumwollsamen gewonnen. Sojaöl ist auch in den USA und Asien, insbesondere in China sehr verbreitet. Kokosnuss und Erdnuss liefern spezifische Öle. Erdnussöle und -butter sind in Afrika gebräuchlich.

Die Öle unterscheiden sich im Wesentlichen hinsichtlich der Fettsäurenzusammensetzung. Die DGE empfiehlt, Rapsöl und Walnussöl zu bevorzugen. Hintergrund ist das sehr günstige Verhältnis von Omega-3-Fettsäuren zu Omega-6-Fettsäuren.

Die Verarbeitung von Ölen hat Auswirkungen auf Farbe und Geschmack. Bei der Kaltpressung bleibt das Öl in Geschmack und Farbe dem Ausgangsprodukt sehr ähnlich. Bei Extraktion und anschließender Raffination können nahezu geschmacksneutrale Öle gewonnen werden.

Plattenfette

Gemische verschiedener Fette und Öle oder umgeesterter Fette sind heute als Speisefett, Kochfett, Backfett oder Frittierfett im Handel. Diese Fette werden zu Tafeln und Platten gegossen oder wie Margarine in Kunststoffbehälter gefüllt. Typisches Merkmal dieser Fette ist, dass sie selbst bei Zimmertemperatur fest bleiben und erst beim Erhitzen schmelzen. Da diese Speisefette vorwiegend gesättigte Fettsäuren enthalten, sind sie gegenüber Sauerstoffeinwirkung unempfindlich.

Sie werden daher nicht so schnell ranzig und sind gut lagerfähig. Als Frittierfett werden dennoch heute eher Öle empfohlen, da sie eine deutlich bessere Fettsäurenzusammensetzung aufweisen. Plattenfette enthalten überwiegend gesättigte langkettige Fettsäuren.

Lernaufgabe:

Informieren Sie sich über die Zusammensetzung von Plattenfetten. Finden Sie heraus, aus welchem Öl sie hergestellt wurden und welche Fettsäuren sie aufweisen.

Vergleichen Sie die Zusammensetzung mit Sojaöl und bewerten Sie dieses Fett.

Informieren Sie sich über die technologischen Eigenschaften und bewerten Sie die Plattenfette hinsichtlich ihres Einsatzes beim Frittieren.

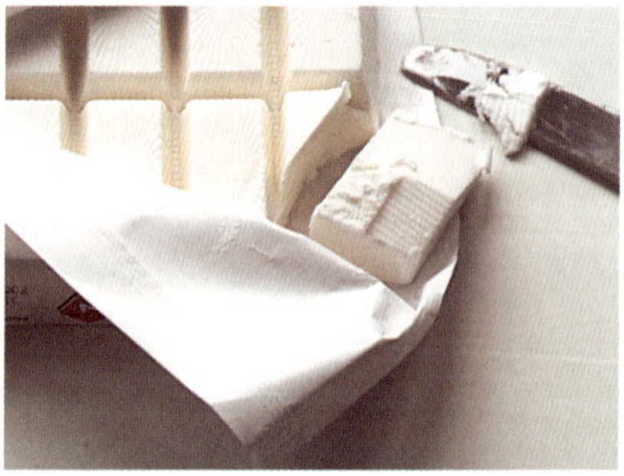

Plattenfett

Gewinnung pflanzlicher Öle. Hierzu werden Ölfrüchte und Ölsaaten gereinigt und zwischen Walzen zerkleinert. Anschließend gibt es zwei Wege der weiteren Verarbeitung.

5.1 Die Herstellung von kalt gepressten Ölen

Die Samen oder Früchte werden in Schnecken gepresst. Hierbei entsteht durch den Reibungsdruck Wärme. Fette mit niedrigem Schmelzbereich werden jetzt flüssig und lassen sich leichter herauspressen. Das Öl wird anschließend nur noch gefiltert und von groben Trübstoffen befreit.

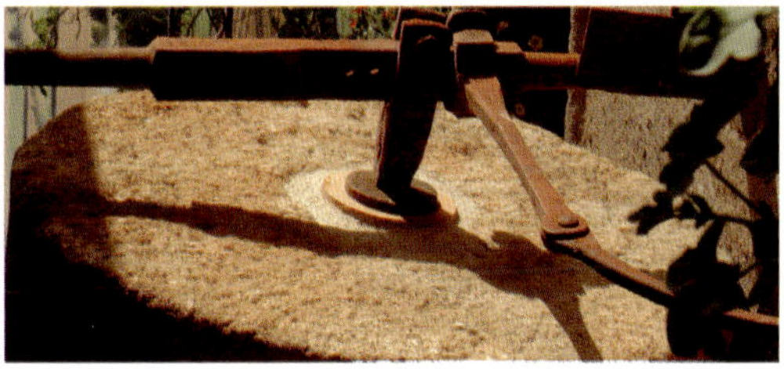

Alte Walnusspresse

Die Ausbeute bei der Kaltpressung ist nicht sehr hoch und abhängig von der technologischen Entwicklung der Schneckenpressen.

5.2 Die Herstellung von raffinierten Speiseölen

Eine höhere Ausbeute erhält man beim Auslösen der Fette mittels Leichtbenzin. In der Regel handelt es sich hierbei um Hexan. Dieser Vorgang wird als **Extraktion** bezeichnet.
Auf eine Extraktion folgt immer die **Raffination** der Öle, da sie noch Trübstoffe, Faseranteile oder Eiweiß enthalten. Während der Raffination wird das Öl gefiltert und entschleimt. Die freien Fettsäuren werden entfernt. Dieser Vorgang wird als **Entsäuerung** bezeichnet. Es schließt sich die **Bleichung** und **Desodorierung** an, indem Farb- und Geschmacksstoffe entfernt werden.
Raffinierte Speiseöle sind weitgehend geschmacks- und farbneutral. Sie sind lange haltbar. Sie eignen sich gut zum Mischen, sodass sie eine beliebte Grundlage für alle Speiseöle sind.

Speiseöle

In ihrer Zusammensetzung sind Öle – je nach Ausgangsstoff – recht unterschiedlich. Auffällig ist vor allem der sehr unterschiedliche Gehalt an mehrfach ungesättigten Fettsäuren, der z.B. in Olivenöl relativ gering, in Sojaöl dagegen relativ hoch ist. Im Handel werden Speiseöle angeboten, die entweder nur aus einer Pflanzenart gewonnen wurden oder solche, die aus mehreren Pflanzenölen gemischt wurden. Trägt das Öl einen bestimmten Pflanzennamen, so muss es aus dem reinen unvermischten Öl dieser Pflanze hergestellt sein. Allgemeine Bezeichnungen wie Tafelöl, **Salatöl** usw. weisen auf Mischungen von verschiedenen Pflanzenölen hin. Die Mischung ist abhängig von den Marktpreisen der einzelnen Ölsorten. **Distelöl** oder **Safloröl** wird nur aus den Samen der Färberdistel gewonnen und hat mit 75 Prozent den höchsten Gehalt an Linolsäure unter allen Pflanzenölen. Olivenöl wird ausschließlich als kalt gepresstes Öl gehandelt. Je nach Qualität und Anteil an freien Fettsäuren wird dabei zwischen „extra vierge“, „surfine“, „fine“ unterschieden.

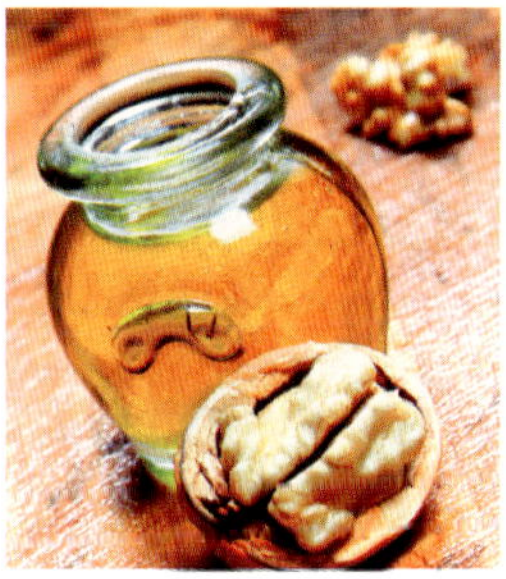

Walnussöl

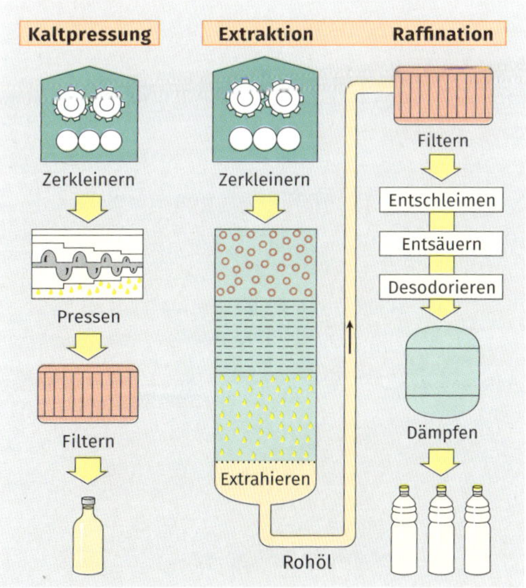

Vom Rohstoff zum Speiseöl

6 Die Herstellung von Margarine

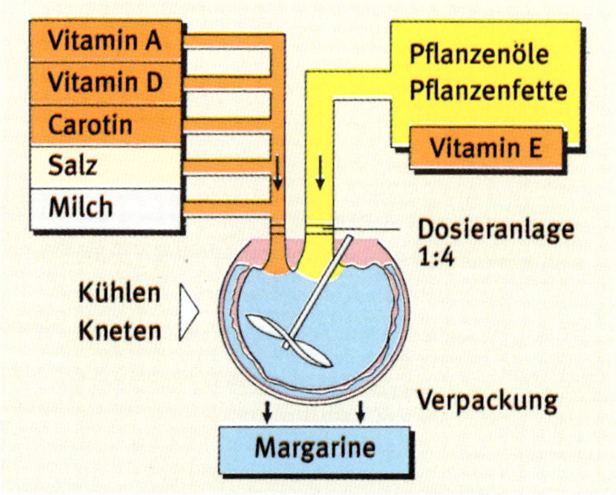

Schema der Margarineherstellung

Die Margarine verdankt ihre Existenz dem Auftrag des Kaisers Napoleon III., für seine Soldaten einen preiswerten, haltbaren Butterersatz zu entwickeln. Es gelang schließlich dem Chemiker Mège-Mouriès im Jahre 1869, aus einem Gemisch von Rindertalg und Magermilch ein preiswertes und haltbares Streichfett herzustellen. Das Verfahren wurde patentiert und das Kunstprodukt „Margarine" genannt (griech. „margaron": Perle).

Zur Margarineherstellung werden zunächst die verschiedenen Fette und Öle bereitgestellt. Dabei ist es notwendig, zunächst die Öle zu härten oder durch Umesterung in eine streichfähige Konsistenz zu bringen. Im Anschluss erfolgt ein Mischen und Emulgieren mittels Hochdruckpumpen.

Die Mischung wird gekühlt und durch Schaberwellen intensiv mechanisch bearbeitet.

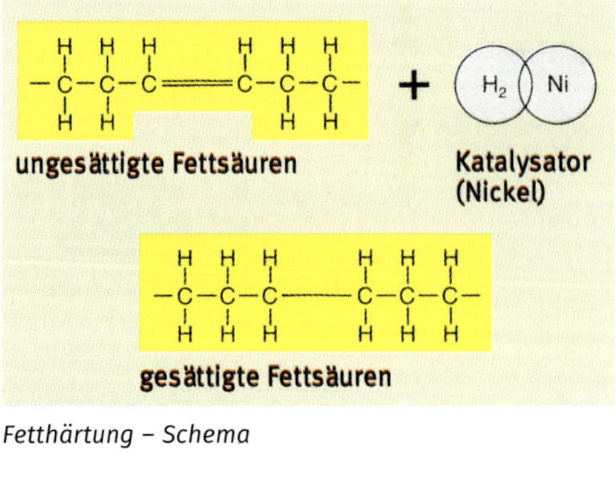

Fetthärtung – Schema

Je nach Sorte werden die entsprechenden Zusätze wie Carotin, Wasser, Magermilch, Emulgator und Salz zugegeben. Die unterkühlte Margarineemulsion kristallisiert teilweise aus, wird weitergeknetet und unmittelbar im Anschluss verpackt.

	gesättigte Fettsäuren	einfach ungesättigte Fettsäuren	mehrfach ungesättigte Fettsäuren
Pflanzenmargarine (mittlere Qualität)	40	40	20
Sonnenblumenmargarine	20	47	33
Soft-Margarine	40	30	30
Pflanzenmargarine (einfache Qualität)	50	40	10
Halbfettmargarine	35	35	30

Fettsäureanteil (%) in Margarinesorten

Margarine wird in verschiedenen Sorten im Handel angeboten:

Pflanzenmargarine: Mindestens 97 % des Fettanteils muss pflanzlicher Herkunft sein. 15 % der Fettsäuren bestehen aus Linolsäure. Stammt der Fettanteil zu 97 % aus dem Öl einer einzigen Pflanzenart, kann der Name als Bezeichnung dienen (z. B. Sonnenblumenmargarine).

Halbfettmargarine enthält einen Fettanteil von maximal 40 %. Aufgrund des höheren Wasseranteils dürfen bei der Herstellung Konservierungsstoffe und Bindemittel zugegeben werden. Üblich ist allerdings heute fast überall nur der Zusatz von Emulgatoren. Halbfettmargarine darf aufgrund des hohen Wassergehaltes nicht zum Braten verwendet werden.

Es gibt auch Margarinesorten im Handel, denen Molke oder Joghurt zugesetzt wurde. Diese Streichfette enthalten als Emulgatoren meist auch Lecithin und Monoacylglyzeride.

7 Die Herstellung von Butter

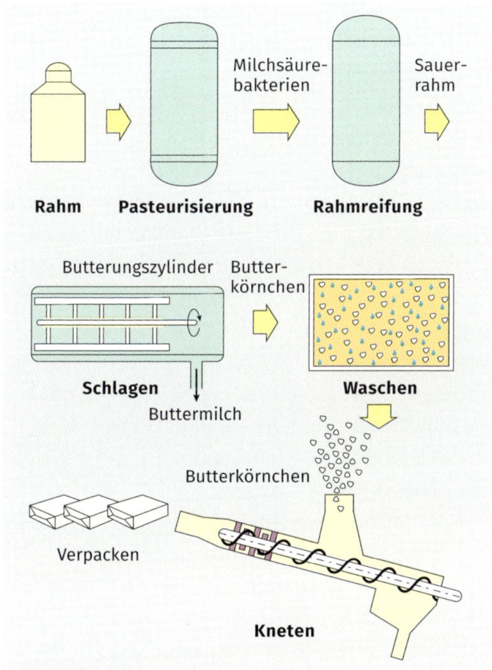

Butterherstellung – Schema

Der überwiegende Teil der Butter im Handel ist Sauerrahmbutter. Hierbei wird zunächst der Rahm pasteurisiert und anschließend mit Milchsäurebakterien versetzt. Bei 5 °C bis 10 °C erfolgt die Rahmreifung. Sie dauert 10 bis 20 Stunden.

Beim eigentlichen Butterungsprozess wird die Rahmemulsion zerstört, die Buttermilch abgelassen und schließlich die Butter durch Zugabe von Wasser gewaschen, bis die Milchanteile fast völlig entfernt sind. Die fertige Butter wird verpackt und je nach Qualität als Molkereibutter oder Markenbutter in den Handel gebracht.

Butter muss 82 % Fett und darf höchstens 16 % Wasser enthalten. Die restlichen Bestandteile sind Eiweiß, Milchzucker, Lecithin und Vitamine. Der Vitamingehalt der Butter schwankt je nach Jahreszeit. Sommerbutter enthält immer mehr Vitamine als Winterbutter, da die Kühe frisches Futter zu sich nehmen (Weidefütterung).

Um ein Kilogramm Butter herzustellen sind 25 l frische Milch bzw. 2,5 l Rahm nötig.

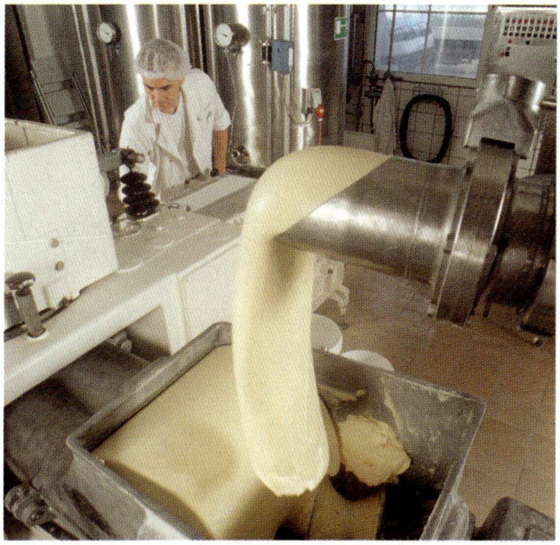

Moderne Butterherstellung

Lernaufgabe:

Butter oder Margarine – welches Streichfett ist das richtige? Viele Menschen fragen sich, welches Fett sie bevorzugen sollen.

Informieren Sie sich über die Zusammensetzung der beiden Streichfette. Berücksichtigen Sie hierbei besonders die Qualität der Fettsäuren. Bereiten Sie eine Debatte vor. Dazu teilen Sie die Klasse in zwei Gruppen auf. Eine Gruppe ist für den Gebrauch der Butter, die andere für die Verwendung von Margarine. Die Gruppen müssen die Argumente leicht verständlich und konkret formulieren. Anschließend wird abgestimmt.

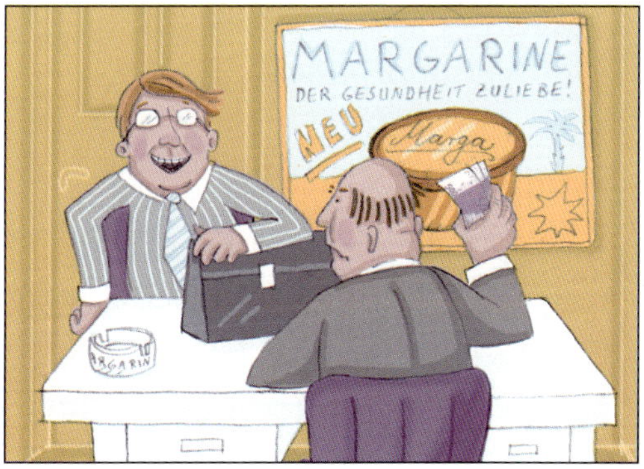

„Für das wissenschaftliche Gutachten einer medizinischen Kapazität müssen Sie schon etwas zulegen, die Butterleute bieten mir erheblich mehr!“

8 Milch, Sahne, Butter – die Emulsionen

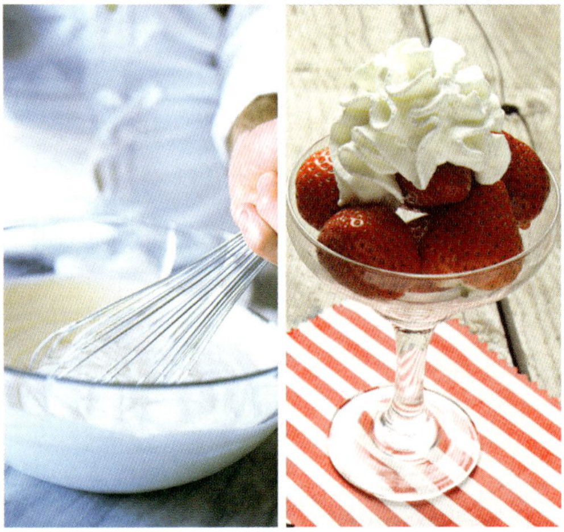

Schlagen von Sahne

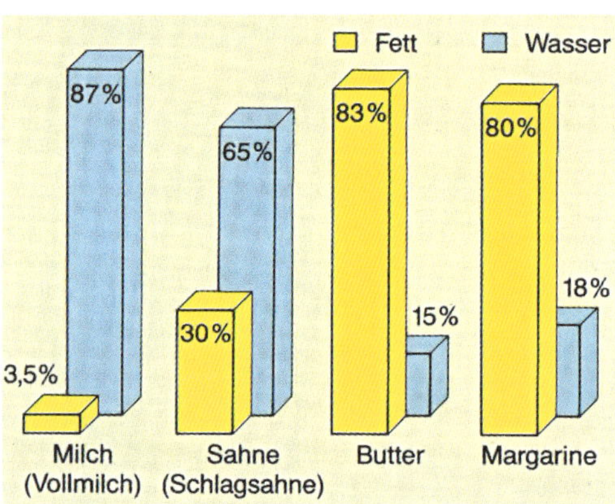

Fett- und Wasseranteil von Milch, Sahne, Butter und Margarine

Sahne, Gemisch aus Wasser, Fett und Eiweiß. Das Fett der Milch, die Sahne, setzt sich an der Oberfläche ab, wenn frisch gemolkene Milch eine Zeitlang stehen bleibt. Es kann dann als flüssige Sahne abgeschöpft werden.

Wenn zahlreiche winzige Fettkügelchen wie bei Sahne in Wasser schwimmen, wird eine solche Mischung als „Fett-in-Wasser-Emulsion" bezeichnet. Auch Milch ist eine solche Emulsion, nur hat sie einen höheren Wasseranteil. Emulsionen sind Gemische aus Stoffen, die sich eigentlich nicht miteinander mischen lassen, sondern sich im Gegenteil abstoßen. Fett schwimmt normalerweise nicht im, sondern auf dem Wasser.

In Milch und Sahne können sich Fett und Wasser mischen, denn das flüssige Fett ist hier von kleinen Eiweißmembranen umgeben. Sie stabilisieren die einzelnen Fetttröpfchen und hindern sie daran, zusammenzufließen und halten sie so in der Schwebe. Wird Sahne geschlagen, dann laufen zwei Prozesse zeitlich parallel ab:

1. Die Eiweißmembranen um die Fettkügelchen werden zerschlagen, sodass nach und nach immer mehr flüssiges Fett frei wird, das das Bestreben hat, sich zu einem großen Fettklumpen zusammenzuballen.
2. Gleichzeitig wird viel Luft in die Sahne geschlagen. Dieser zweite Prozess verhindert das Zusammenballen, sodass sich das flüssige Fett, anstatt sich zusammenzuballen, um die feinen Luftbläschen legt. Das Wasser schließt gleichzeitig auch Sahne in Form kleiner Tröpfchen ein.

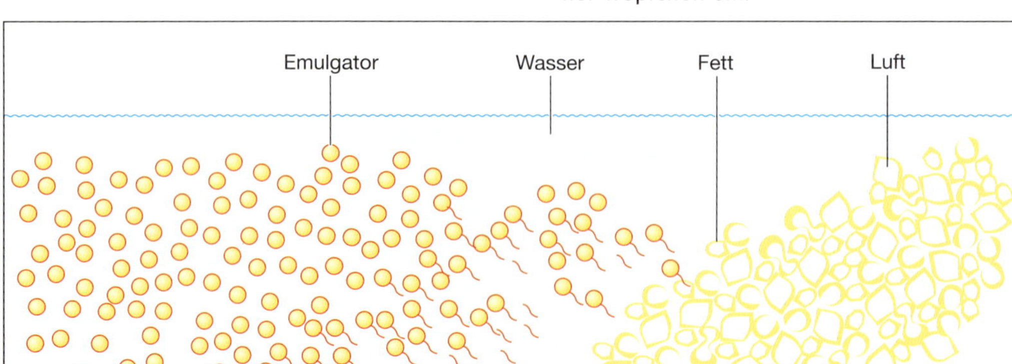

Schlagen von Schlagsahne – schematisch

Beim Verklumpen werden die flüssigen Bestandteile der Sahneemulsion gebunden. Sahne wird also steif, weil sich die Fettkügelchen zusammenballen und dabei die Luftbläschen sowie wässrige Bestandteile mit einschließen.
Während Sahne eine Fett-in-Wasser-Emulsion ist, kehrt sich beim Schlagen der Sahne das Verhältnis um, es entsteht eine **Wasser-in-Fett-Emulsion**, in die die Luft eingeschlossen ist.

Wer nicht aufpasst, erhält Butter. Wird die Sahne zu lang gerührt, werden die Luftbläschen aus den Zwischenräumen „herausgeschlagen". Gleichzeitig wird das eingeschlossene Wasser freigesetzt. Die Tröpfchen ballen sich zusammen und es entsteht Butter.
Butter ist eine **Wasser-in-Fett-Emulsion**, die einen kleinen Teil des Wassers aus der Sahne einschließt, und außerdem einen Teil des darin gelösten Eiweißes, das noch aus der Milch stammt. Der größere Teil des Wassers wird beim Butterschlagen als Buttermilch freigesetzt.

Fettgehalt der Schlagsahne. Sahne gibt es bereits mit 8-prozentigem Fettanteil. Sie eignet sich allerdings nicht für Schlagsahne. Frische Schlagsahne ist in verschiedenen Fettstufen im Handel, mit 30 % Fett, als „extra schlagfähig" mit 35 % und mit 36 % Fett.
Je höher der Fettgehalt, desto besser lässt sie sich aufschlagen. Es empfiehlt sich, zum Schlagen eine Sahne von mindestens 30 % Fettanteil zu verwenden.

Temperatur beim Schlagen. Neben dem Fettgehalt ist aber auch die richtige Temperatur der Sahne wichtig. Denn in warmer Sahne liegt das Fett in flüssiger Form vor, während es bei niedriger Temperatur eine kristalline Form hat. Wenn durch das Schlagen die Membran um die Fettkügelchen zerstört wird, kann das flüssige Fett aus dem Inneren heraustreten und ballt sich zu größeren Klumpen zusammen; es agglomeriert. Die wässrige Phase wird verdrängt und scheidet sich als Buttermilch ab. Zu warme Sahne kann nämlich beim Schlagen nicht genügend Luft aufnehmen und fällt schnell wieder in sich zusammen. Außerdem kann Sahne, die bei Temperaturen über 8 °C geschlagen wird, schnell zu Butter werden. Deshalb ist darauf zu achten, die Sahne erst direkt vor dem Schlagen aus dem Kühlschrank zu nehmen, dann hat sie die richtige Temperatur.

Lernaufgabe:

Ein Schaubild vorbereiten

Stellen Sie in Ihren Arbeitsgruppen das Schlagen von Schlagsahne und das Schlagen von Butter in einem Schaubild gegenüber.

- Stellen Sie Ihre Ergebnisse in einer gegliederten Übersicht dar.
- Nutzen Sie dazu die Zeichnungen auf dieser Doppelseite.
  Stellen Sie in Gruppen Ihre Ergebnisse vor.
- Wählen Sie gemeinsam das beste Schaubild aus.

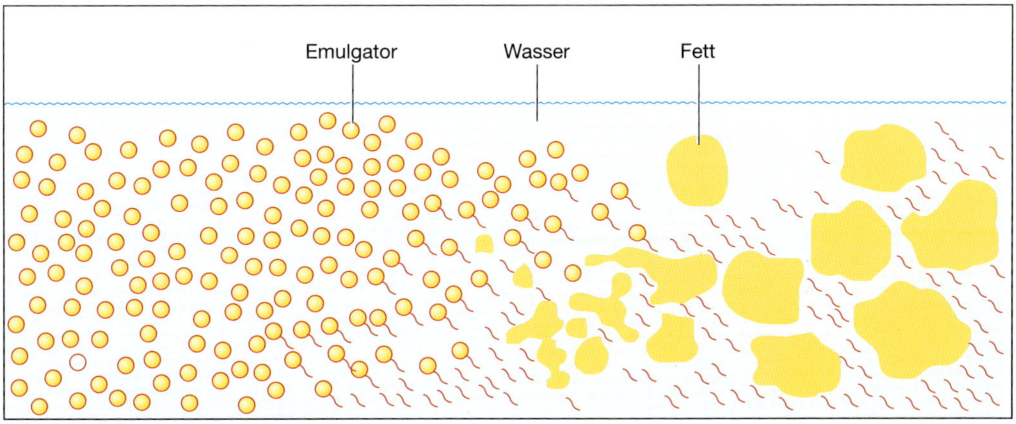

Butterherstellung – schematisch

9 Lebensmittel aus emulgierten Ölen und Fetten

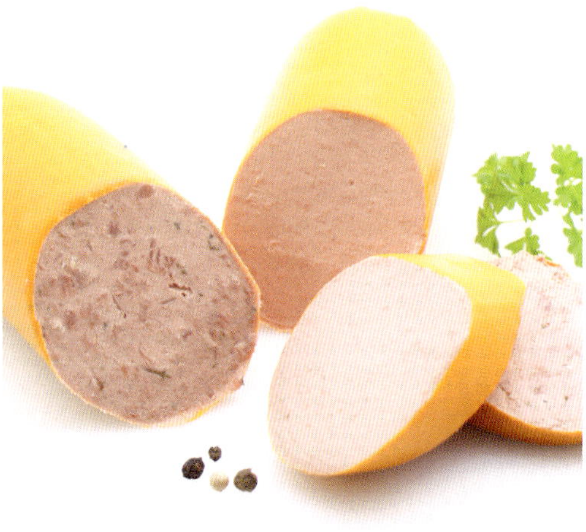
Leberwurst – entsteht auch durch eine Emulsion

Fette in Lebensmitteln meist als Emulsion. In der Pflanze und im Tierkörper sind Fette Zellbestandteile. Nur die eigentlichen Fettzellen bestehen überwiegend aus Fett. Bei Pflanzen befinden sich diese meistens in Kernen und Samen, im Tierkörper in der Bauchhöhle und unter der Haut. In beiden Fällen ist das Fett in das Zellgewebe eingelagert.

Pflanzliche und tierische Fette sind Rohstoffe bei der Lebensmittelherstellung.

Beim Herstellungsprozess werden die Rohstoffe je nach Produkt entweder erhitzt oder zerkleinert, wodurch das Fett freigelegt wird. Um das Fett im Lebensmittel „einzubinden", wird es emulgiert. Aus Fetten hergestellte Lebensmittel sind meistens Emulsionen.

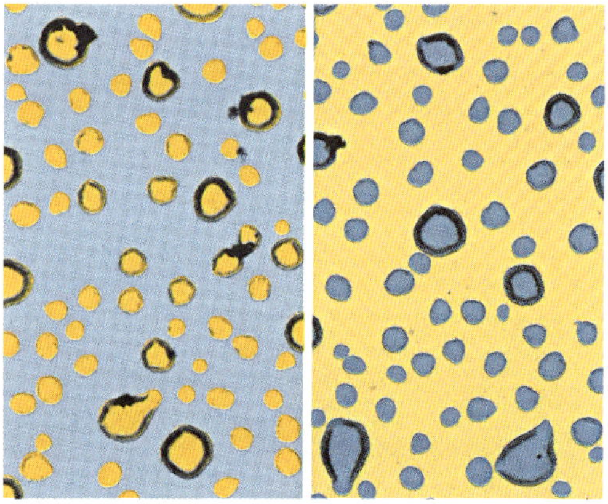
Fett-in-Wasser- und Wasser-in-Fett-Emulsion Mikoraufnahmen

Phasen der Emulsion. Der Wasseranteil einer Emulsion wird **wässrige Phase**, der Fett-/Ölanteil **Fettphase** genannt.

Beim Emulgieren wird der wässrigen Phase mit den scharfen Kanten des Schlagbesens bzw. des Mixermessers ganz heftig in die Fettphase hineingeschlagen. Dadurch entstehen feinste Tröpfchen von 1/1 000 mm Durchmesser. Es kommt nicht darauf an, auf welche Weise das Wasser fein verteilt wird, sondern nur auf die Feinheit der Tröpfchen. Bei dem in Öl fein verteilten Wasser ändert sich die Lichtbrechung. So erklärt es sich z. B., dass Mayonnaise hellgelb wird, obwohl die Rohstoffe dunkler sind. Ohne die Farbe des Eigelbs wäre sie milchig-weiß.

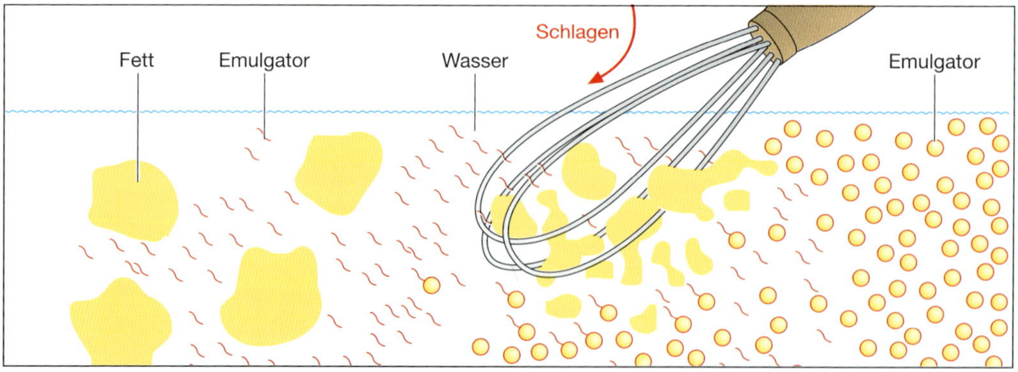

Emulgieren – schematisch

Emulsionstypen. Bei Emulsionen sind zwei Typen zu unterscheiden. Ist wie bei der Mayonnaise die wässrige Phase in dem Öl fein verteilt, liegt der Typ „Wasser in Öl" vor. Ein Beispiel für diesen Typ ist auch die Margarine. Beim Typ „Öl in Wasser" bildet das Öl feinste Tröpfchen im Wasser. Beispiele sind hier Milch und Salatdressings.

Emulgatoren haben die Aufgabe, Emulsionen zu stabilisieren. Sie bewirken, dass nicht miteinander mischbare Flüssigkeiten ein Gemisch bilden, indem sie sich wie ein hauchdünner Film um die fein verteilte Phase legen und sie so in der Schwebe halten.

Mayonnaise, ein Gemisch von Fett und Wasser, ist eine **Wasser-in-Fett-Emulsion**, in der Wasserpartikel im Fett fein verteilt sind. Die wichtigsten Zutaten der Mayonnaise bilden Eigelb und Öl. Das aus dem Eigelb stammende Lecithin wirkt als **Emulgator**, indem es dafür sorgt, dass die Wasserpartikel nicht wieder zusammenfließen. Lecithinmoleküle legen sich um die Oberfläche des fein verteilten Wassers und stellen so eine stabile Mischung zwischen Fett und Wasser her.

Dies ist möglich, weil das Lecithinmolekül einen **fettfreundlichen** (lipophilen) Teil und einen **wasserfreundlichen** (hydrophilen) Teil besitzt. Das Lecithin ist ein fettähnlicher Stoff, seine Moleküle ähneln den Fettmolekülen.

Alle Fettmoleküle bestehen aus einem **Glycerinteil**, mit dem **drei Fettsäuren** verbunden sind. Je nachdem, um welches Fett es sich handelt, können es unterschiedliche Fettsäuren sein.

Auch das **Lecithinmolekül** besteht aus einem **Glycerinteil**, hat jedoch nur **zwei Fettsäuren**. An Stelle der dritten Fettsäure ist ein als **Cholin** bezeichneter Stoff durch Phosphorsäure mit dem Glycerin verbunden. Dieses Cholin kann Wasser anlagern und stellt deshalb den wasserfreundlichen Teil des Lecithins dar. Die beiden Fettsäuren sind der fettfreundliche Teil.

Neben dem Lecithin gibt es noch **andere Emulgatoren**. Ihre Moleküle können ganz unterschiedlich aufgebaut sein. Sie haben jedoch alle die Gemeinsamkeit, dass sie einen fettfreundlichen und einen wasserfreundlichen Teil besitzen.

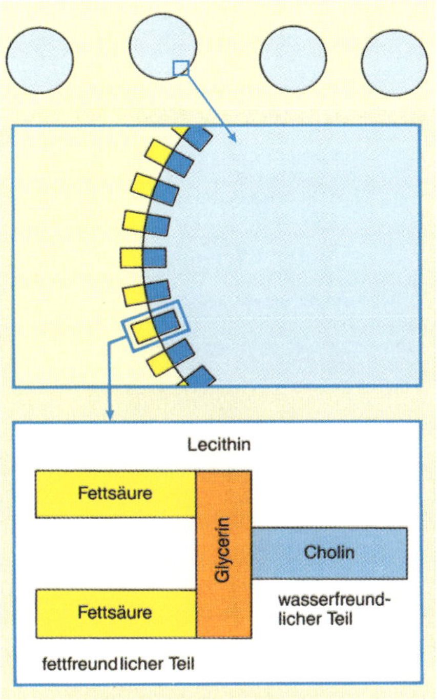

Wasser-in-Fett-Emulsion und Wirkung des Emulgators Lecithin – schematisch

Praktikum:

Emulgierversuche

Materialien: 3 Reagenzgläser, Wasser, Öl, Hühnereiklar, Lecithin

Durchführung: Füllen Sie die Reagenzgläser (1), (2) und (3) je zur Hälfte mit Wasser, und fügen Sie jeweils 10 Tropfen Öl hinzu.
Geben Sie in das Reagenzglas
(2) zusätzlich 1 ml Eiklar,
(3) zusätzlich 1 ml Lecithin.
Reagenzglas (1) bleibt, wie es ist.
Verschließen Sie die Reagenzgläser (1), (2) und (3) jeweils mit dem Daumen, und schütteln Sie sie zwei Minuten lang kräftig.

Beobachtung: Betrachten Sie die drei Reagenzgläser unmittelbar nach dem Schütteln, dann nach 2 Minuten und nach 7 Minuten genau. Protokollieren und zeichnen Sie, was Sie sehen.

Ergebnis: Überlegen Sie, wie das, was Sie in Reagenzglas (1) beobachten, zu erklären ist. Versuchen Sie sich klar zu machen, welche Wirkung das Eiklar und das Lecithin in den Reagenzgläsern (2) und (3) haben. Als Erklärungshilfe kann Ihnen die Zeichnung oben dienen.

10 Nahrungsfette – so wenig wie nötig

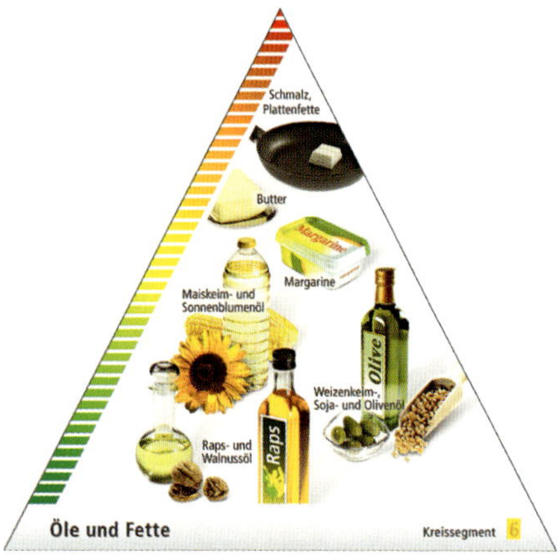

Seitenfläche der Dreidimensionalen DGE-Lebensmittelpyramide, Copyright: Deutsche Gesellschaft für Ernährung, Bonn

Natürliche Fette, wie sie in Pflanzen und Tieren vorkommen, enthalten lebensnotwendige Bestandteile, deren Fehlen im menschlichen Organismus Funktionsstörungen und Krankheiten hervorrufen kann.
Solche Bestandteile sind:

- Fettlösliche Vitamine A, D, K und E, die ohne Fett vom Organismus kaum verwertet werden können. Diese Vitamine sind u. a. unentbehrlich für Stoffwechsel, Sehkraft, Knochenbau und Wachstum.
- Essenzielle Fettsäuren, von denen Linolsäure, Linolensäure und Eicosapentaensäure besonders wichtig sind.

Die Verdaulichkeit der Fette ist unterschiedlich. Emulgierte Fette, wie Butter und Margarine, sowie Öle sind leichter verdaulich als feste Fette, wie z. B. Plattenfette und Talg.

Da Fett bei Überschreiten der empfohlenen Energiezufuhr an der Entstehung von Übergewicht beteiligt ist, muss auf den Fettgehalt der Lebensmittel geachtet werden. Nicht so sehr das täglich aufgenommene Streichfett führt zu den hohen Verzehrmengen, sondern vielmehr das **versteckte Fett** in den Lebensmitteln.

Hierunter wird der nicht direkt sichtbare Fettgehalt eines Lebensmittels verstanden.
Beim Einkauf von **Ölen** ist auf die unterschiedlichen Qualitätsstufen zu achten. Von Olivenöl sind z. B. verschiedene Qualitäten im Handel. Diese Qualitäten richten sich nach der Menge der freien Fettsäuren im Öl. „Naturrein“ oder „naturbelassen“ dürfen nur kaltgepresste Öle genannt werden.
Je nach Qualität unterscheidet man bei Butter drei Handelsklassen. **Bewertungsmerkmale**

1 Schweinekotelett 150 g	1 Ei (60 g)	100 g Wurst	100 g Käse
11 g Fett	**7 g Fett**	**9–40 g Fett**	**9–30 g Fett**

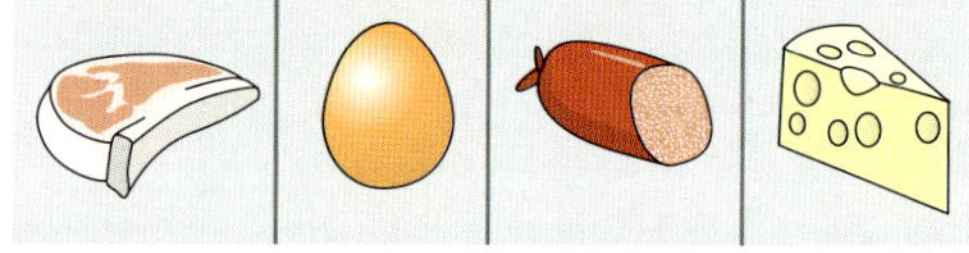

Versteckte Fette

sind: Geruch, Geschmack, Gefüge (Wasserverteilung), Aussehen und Beschaffenheit.

Deutsche Markenbutter weist die beste Qualität auf. Sie muss für jedes Bewertungsmerkmal mindestens vier Punkte erreichen.
Die Deutsche Markenbutter ist durch einen stilisierten Adler in ovaler Umrandung gekennzeichnet.
Deutsche Molkereibutter muss je Bewertungsmerkmal mindestens drei Punkte erreichen.
Die **Deutsche Kochbutter** muss mindestens einen Punkt je Bewertungsmerkmal erreichen.
Wird Butter Öl zugesetzt, so handelt es sich um ein Mischstreichfett.

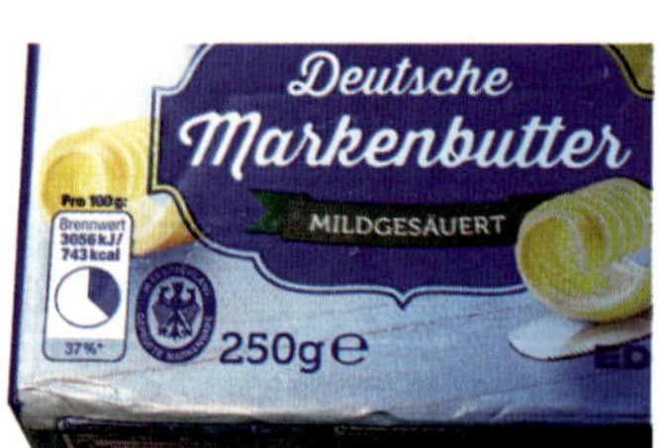

Kennzeichnung von Butter

11 Fett – der Geschmacksträger in der Nahrungszubereitung!

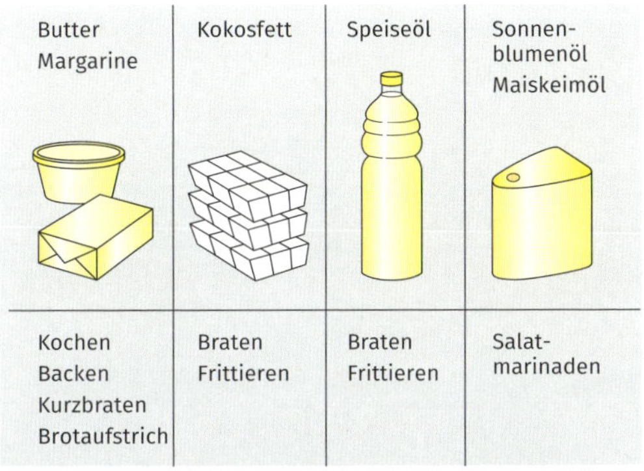

Verwendung von Nahrungsfetten

Fette erhöhen den Sättigungs- und Genusswert der Speisen. Beim Garen mit Fett werden Geschmacksstoffe freigesetzt.

Butter und Margarine sind in erster Linie als Brotaufstrich, aber auch zum Backen und Kochen zu empfehlen.
Hochwertige Öle werden besonders für Salatmarinaden und Remouladen verwendet. Auch zum Braten sind Öle gut geeignet.
Schmalz gehört zu den Schlachtfetten und findet sowohl als Brotaufstrich als auch beim Kochen und Braten Verwendung. Der Verbrauch sollte jedoch möglichst eingeschränkt werden, da Schmalz schwer verdaulich ist und die Fettsäurenzusammensetzung nicht so günstig ist wie bei Pflanzenölen.
Margarine und pflanzliche Öle werden nicht so schnell ranzig. Sie enthalten meist einen hohen Anteil von Vitamin E, das das Ranzigwerden verhindert. Da sich Fette höher als Wasser erhitzen lassen, sind sie beim Garen vieler Speisen ein gutes Mittel zur Wärmeübertragung. Zu beachten

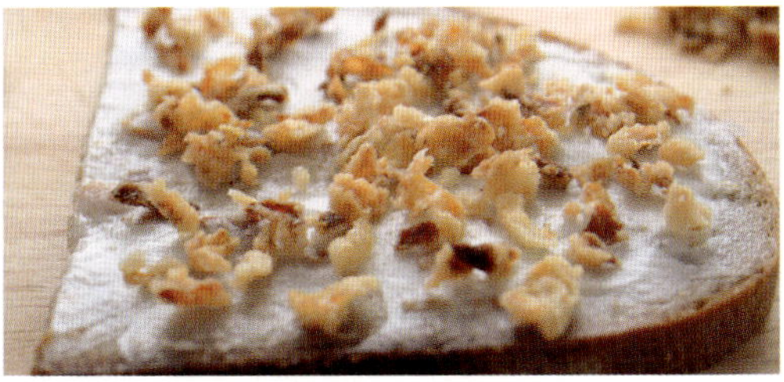

Schmalz gilt bei vielen als Delikatesse.

Erhitzen von Fetten

Der Gebrauchswert eines Fettes beim Erhitzen ist im Wesentlichen abhängig von

- der Fettsäurenzusammensetzung
- der angewandten Erhitzungstemperatur
- der Dauer der Hitzeeinwirkung
- den Eigenschaften des Bratgutes

Fette

Produkt	Rauchpunkt °C
Schmalz	100
Butterfett	175
Palmöl	223
Erdnussfett (gehärtetes Erdnussöl)	226

Öle

natives Olivenöl extra	130–180
Raffinierte Öle:	
Kokosöl	194
Sojabohnenöl	213
Rapsöl	218
Maiskeimöl	201
Sonnenblumenöl	209
Erdnussöl	207

ist jedoch, dass Fette nicht überhitzt werden. Sie fangen dann an zu rauchen und entwickeln einen stechenden Geruch. Dabei können sich gesundheitsschädliche Spaltprodukte wie z. B. Acrolein, Peroxide und in ihrer chemischen Struktur veränderte freie Fettsäuren bilden, die zu schweren Leberleiden führen können. Der Beginn des Zersetzungsbereiches wird als **Rauchpunkt** bezeichnet.
Zersetzte Fette, wie sie beim Frittieren entstehen können, dürfen nicht mehr verwendet werden. Darum sollte Frittierfett nicht öfter als 3- bis 5-mal erhitzt werden. Es muss danach völlig ausgewechselt werden. Ein Auffüllen mit frischem Fett führt zu einer Beschleunigung des Verderbs.
Auch fetthaltige Lebensmittel können ungenießbar werden, wenn das Fett verdirbt. Man spricht dann von Ranzigkeit. Verursacht wird diese **Ranzigkeit** durch die Tätigkeit von Mikroorganismen oder Enzymen, die in Fetten enthalten sind. Besonders anfällig sind fettreiche Lebensmittel mit hohem Wasseranteil.

Eiweiß – die pure Kraft

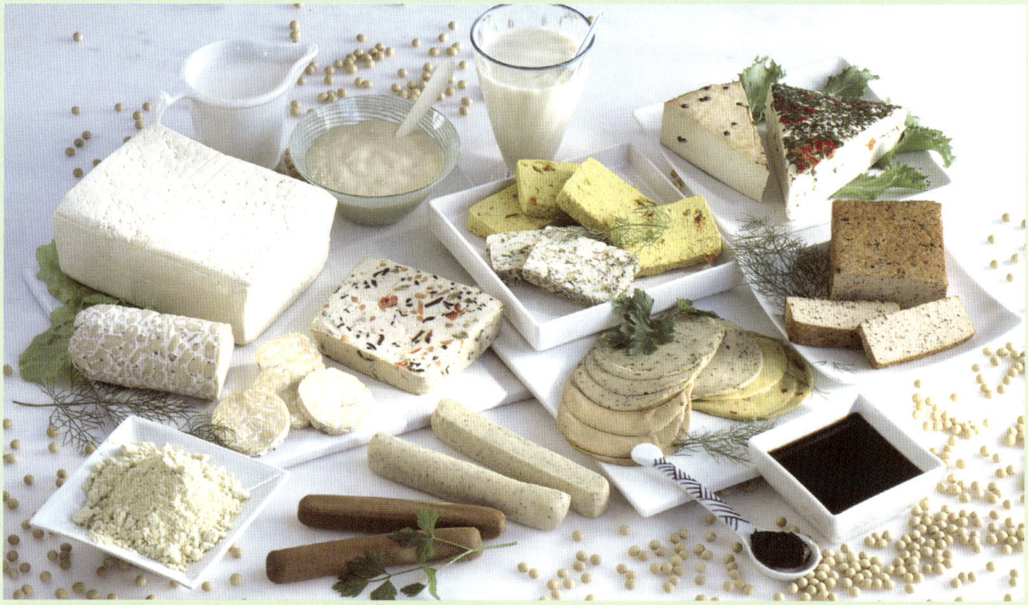

Eiweißreiche Lebensmittel

Es gibt viele eiweißreiche Lebensmittel. Unter ihnen werden Milch und Milchprodukte als besonders gesundheitsförderlich angesehen. Dennoch ist Milch bei Jugendlichen nicht sonderlich beliebt.

Neben Milch und Milchprodukten sind es in Deutschland vor allem Fleisch und Wurstwaren, die in einer enormen Sortenvielfalt vorhanden sind. Nicht alle Sorten werden dabei gleich gut bewertet. Insbesondere bei Wurstwaren sollte sich der Verbraucher gründlich über den Fettgehalt informieren.

Fisch und Fischwaren spielen im Vergleich hierzu nur eine untergeordnete Rolle, auch wenn der Fischkonsum in den letzten Jahren leicht angestiegen ist.

Unter den pflanzlichen Lebensmitteln sind besonders die Hülsenfrüchte erwähnenswert. Ihr Eiweiß hat zwar zum Teil eine geringere biologische Wertigkeit, sie lassen sich aber mit anderen Lebensmitteln kombiniert hervorragend aufwerten.

Lernaufgaben:

Sie haben die Aufgabe, ein Marketingkonzept für Trinkmilch zu erstellen.

Sie sollten hierbei wie folgt vorgehen:

1. Informieren Sie sich über die Inhaltsstoffe und die Angebotsformen von Milch.
2. Führen Sie in Ihrer Klasse eine Befragung durch. Ermitteln Sie, wie oft am Tag Milch getrunken wird und welche Milchprodukte sonst noch verzehrt werden.
3. Tragen Sie die Ergebnisse in einer Präsentation zusammen.
4. Überlegen Sie, womit bei Milch geworben werden könnte. Entwickeln Sie mittels der Metaplantechnik geeignete Werbespots. Lassen Sie hierbei auch ungewöhnliche Ideen zu.
5. Zeigen Sie in einem weiteren Schritt, wie Ihre Ideen realisiert werden könnten.
6. Entwerfen Sie geeignete Werbeplakate, die die gesundheitsförderliche Wirkung der Milch deutlich machen und gleichzeitig ihre Altersgruppe ansprechen.

Exkurs:

Bringt's der Eiweißdrink?

Body Building ist in! Frau und Mann können sich heute in gut ausgestatteten Studios körperlich betätigen und die Muskeln trainieren. Ganz besonders wirkungsvoll soll dies sein, wenn gleichzeitig regelmäßig einer der vielen Eiweißdrinks aufgenommen wird.

Ein solcher Eiweißdrink hat z. B. folgende Zusammensetzung:
In 100 g Pulver sind 88 g Eiweißstoffe, 1,5 g Fette, 0,8 g Kohlenhydrate, Mineralstoffe und Wasser enthalten. Empfohlen wird eine tägliche Aufnahme von 30 g bis 50 g des Pulvers.

Brauchen wir wirklich so viel zusätzliches Eiweiß? Nach Ergebnissen der Nationalen Verzehrsstudie II nehmen Frauen täglich 64 g, Männer 85 g Proteine auf. Wir benötigen aber lediglich 50 g bis 60 g pro Tag. Eine zusätzliche Aufnahme ist daher überflüssig, denn das Muskelwachstum wird bei ausgeglichener Ernährung vorwiegend durch körperliches Training angeregt.

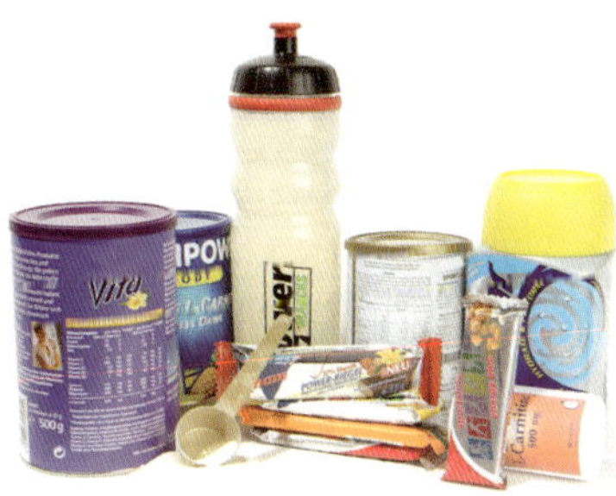

Sportlernahrung – überflüssig!

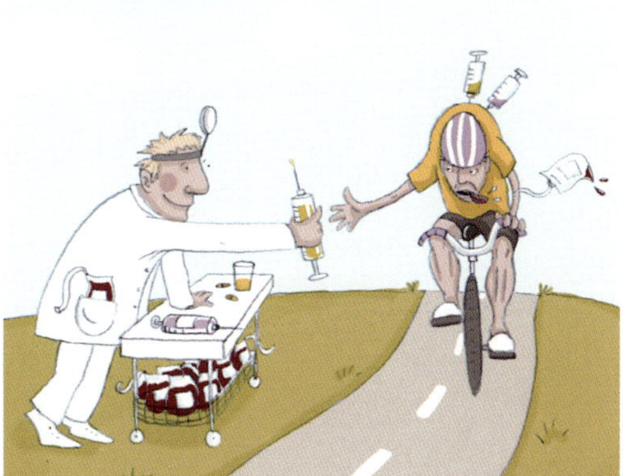

Lernaufgabe:

Welche Hülsenfrüchte sind hier abgebildet?

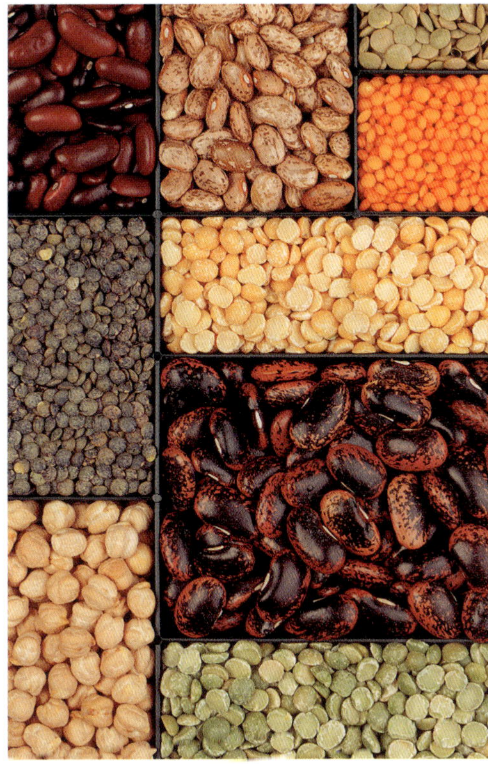

Hülsenfrüchte

Lernaufgabe:

Wie hoch ist der Fettgehalt von Milch und Milchprodukten?

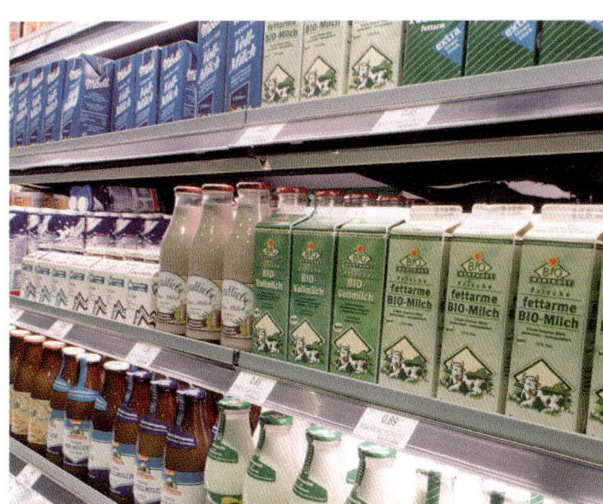

Milchprodukte

1 Der Nährstoff Eiweiß – Strukturen im Raum

Der Nährstoff Eiweiß wird auch als „Protein" bezeichnet. Im Griechischen bedeutet „proteo" die erste Stelle einnehmend. Proteine sind die Grundlage aller Lebensvorgänge.

Die kleinsten Bausteine der Proteine werden als „Aminosäuren" bezeichnet. Charakteristisch sind bei allen Aminosäuren eine Säuregruppe und eine Stickstoffgruppe.

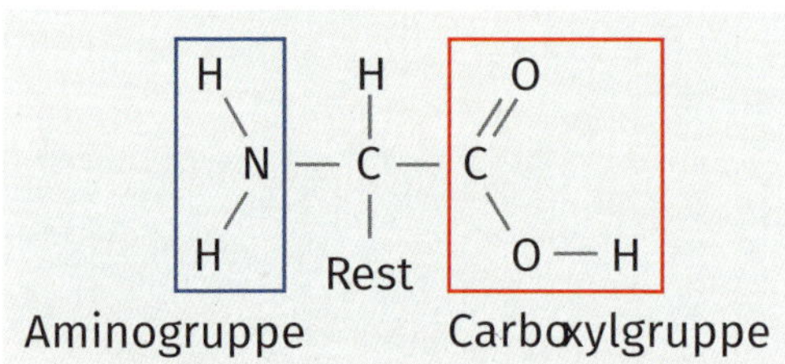

Dabei folgen alle Aminosäuren einem ähnlichen Bauprinzip. Der Rest kann aber sehr unterschiedlich ausfallen.

Einige der Aminosäuren müssen vom Menschen aufgenommen werden. Sie werden auch als **unentbehrlich** bezeichnet. Andere Aminosäuren können im Körper gebildet werden, wenn ausreichend organischer Stickstoff vorhanden ist.

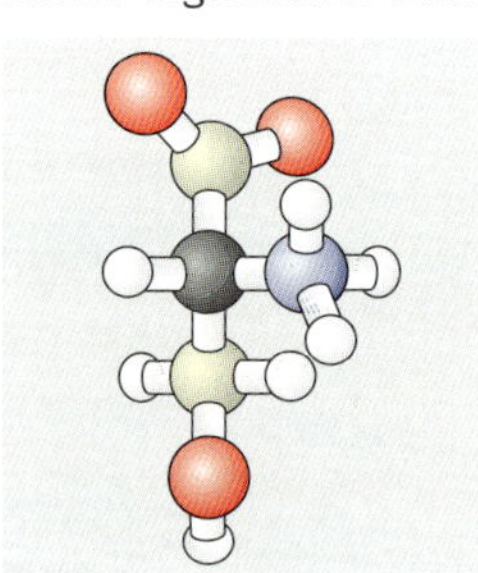

Aminosäure Serin

In der Abbildung stehen die blaue Kugel für Stickstoff, die roten Kugeln für Sauerstoff, die weißen Kugeln für Wasserstoff und die zentrale schwarze Kugel sowie die grauen für Kohlenstoff.

Aminosäuren bilden untereinander Peptidbindungen aus. Dabei verbindet sich die Carboxylgruppe der einen Aminosäure mit der Stickstoffgruppe der anderen. Gleichzeitig wird bei diesem Vorgang Wasser abgespalten.

Je nach Anzahl der Aminosäuren wird von „Oligopeptiden" oder „Polypeptiden" gesprochen. In Polypeptiden sind bis zu 100 Aminosäuren miteinander verbunden. Wird die Anzahl von 100 überschritten, so bezeichnet man die Stoffe als „Proteine". Bei ca. 22 natürlich vorkommenden Aminosäuren kann es dabei zu einer ungeheuren Vielfalt von Aminosäuresequenzen kommen. Sie kennzeichnen die Spezifität von Eiweiß.

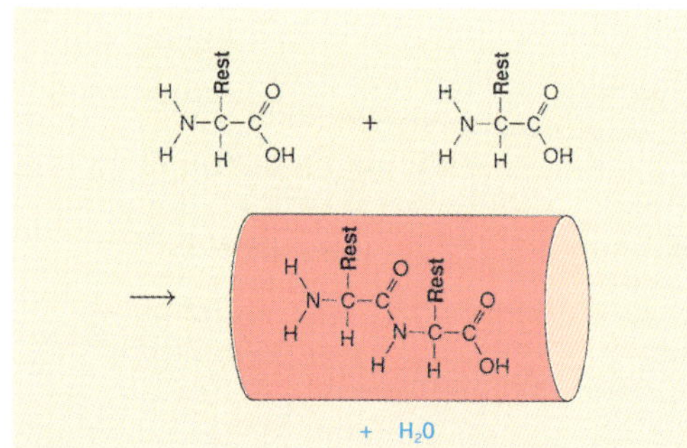

Zwei Aminosäuren reagieren miteinander

Proteine weisen eine räumliche Struktur auf. Dabei können zwei Bautypen gut voneinander unterschieden werden.

Es gibt die Faltblattstruktur, die sich in allen festen Proteinen wie Kollagen oder Elastin wiederfindet. Daneben gibt es die Alpha-Helix, die typisch ist für Hämoglobin im Blut oder Myoglobin im Muskel.

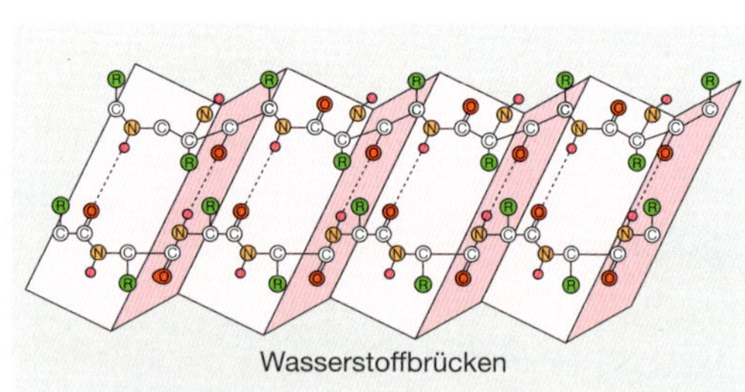

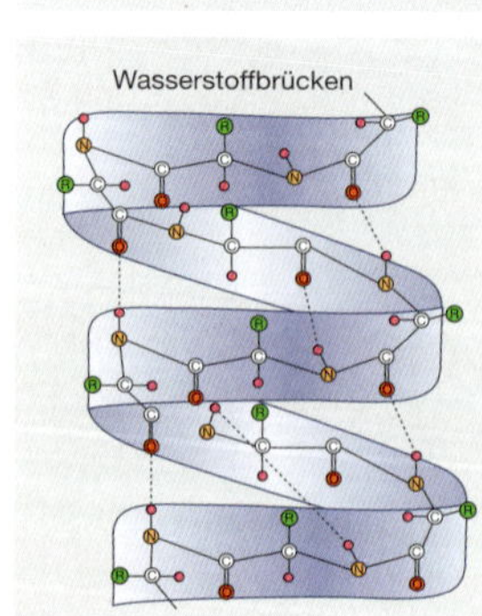

oben: Typische Faltblattstruktur

links: Typische Alpha-Helix

Die Formation auf den Abbildungen wird als „Sekundärstruktur" bezeichnet.

Faltblattstruktur und Alpha-Helix ordnen sich im Raum zur Tertiärstruktur an. Dabei entstehen Bindungen zwischen den Seitenketten. Lagern sich mehrere Tertiärstrukturen nebeneinander, so entsteht die Quartärstruktur, wobei einzelne Moleküle wie das Häm im Hämoglobin in diese Struktur eingeschlossen werden.

Zu den Proteinen mit Faltblattstruktur zählen Gerüsteiweiße wie Keratine in Haaren und Nägeln, Elastine in Sehnen und Bändern sowie das Kollagen im Bindegewebe. Knäuelartige Proteine mit der typischen Alpha-Helix-Formation sind z. B. Albumine und Globuline. Globuline bilden spezifische Antikörper, sie befinden sich im Blut von Mensch und Tier.

Für den Menschen sind 9 Aminosäuren unentbehrlich. Sie müssen mit der Nahrung aufgenommen werden.

Unentbehrliche Aminosäuren

- Isoleucin
- Leucin
- Lysin
- Methionin
- Histidin
- Phenylalanin
- Threonin
- Tryptophan
- Valin

Ob Cystein und Tyrosin beim Menschen Phenylalanin oder Methionin zum Teil ersetzen können, ist noch in der Diskussion.

Quelle: D-A-CH Referenzwerte für die Nährstoffzufuhr, 3. aktualisierte Ausgabe 2017, Protein S. 2

Je nachdem, welche und wie viel unentbehrliche Aminosäuren vorhanden sind, ergibt sich die biologische Wertigkeit. Tierische Eiweiße haben im Allgemeinen eine höhere biologische Wertigkeit als pflanzliche, eine Ausnahme bilden Kartoffel- und Sojaeiweiß (siehe S. 194).

Empfehlungen zur Eiweißzufuhr

Für den Erwachsenen werden 0,8 g/kg Körpergewicht empfohlen, das entspricht 9 % bis 11 % der Energiezufuhr am Tag. Bei Kindern hat das Wachstum einen Einfluss auf den Proteinbedarf. Im ersten Lebensmonat werden 2,7 g/kg Körpergewicht empfohlen. Im zweiten Monat 2,0 g und bis zum Ende des ersten Lebensjahres 1,1 g/kg Körpergewicht. Einige Studienergebnisse lassen vermuten, dass ältere Menschen einen erhöhten Eiweißbedarf haben. Deshalb werden in den neuen D-A-CH Referenzwerten ab 65 Jahren 1g/kg Körpergewicht empfohlen.

In Deutschland gibt es hinsichtlich der Eiweißversorgung keine Versorgungslücken: die Empfehlungen werden im Allgemeinen mehr als erfüllt. Für eine schädigende Wirkung von zu viel Eiweiß gibt es bislang keine Belege. Allerdings ist der Verzehr von tierischem Eiweiß vielfach mit einer erhöhten Zufuhr von Fett, Cholesterol und Purinen verbunden. Diese Aufnahme ist nicht wünschenswert. Aus ökologischen Gründen ist ein Zuviel an tierischem Protein abzulehnen, da dieses nur mit erheblichen Umwandlungsverlusten aus pflanzlichem Eiweiß produziert werden kann. Tierische Proteinlieferanten sind Fleisch, Fisch, Eier, Milch und Milchprodukte. Sie weisen eine hohe biologische Wertigkeit auf. Pflanzliche Proteinlieferanten sind Hülsenfrüchte, Getreide und Getreideprodukte sowie Nüsse.

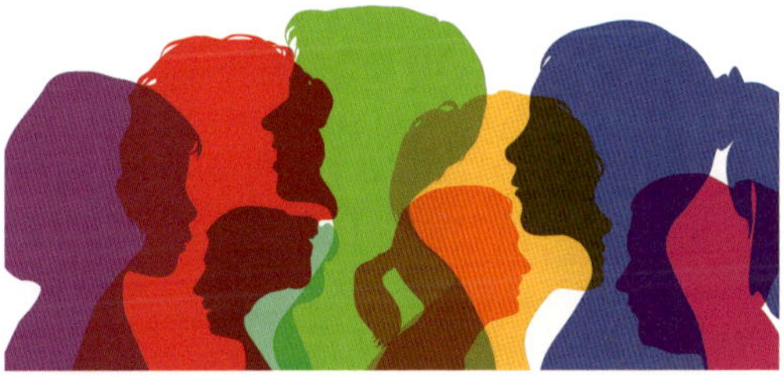

empfohlene Eiweißzufuhr und Alter:
0,8–0,9 g/Kg Körpergewicht bei Kindern und Jugendlichen
0,8g/Kg Körpergewicht bei Erwachsenen, 1g/kg Körpergewicht bei Älteren über 65 Jahre

Lernaufgaben:

Die Bildung von Eiweiß in der Zelle ist ein hoch komplizierter Vorgang. Er ist nur möglich, weil die DNA des Zellkerns die Informationen für die Aminosäuresequenzen festlegt.

1. Informieren Sie sich über die Bildung von Eiweiß in der Zelle. Überlegen Sie sich, wie Sie diese Synthese anschaulich und einfach darstellen können.
2. Beschreiben Sie die jeweiligen Phasen des Vorgangs und machen Sie hierzu geeignete Zeichnungen.
3. Erläutern Sie anhand Ihrer Ausarbeitungen, warum es bei Organtransplantationen zu Abstoßungsreaktionen kommen kann.
4. Begründen Sie, warum Hormone auf der Basis von Eiweiß dieselbe Aminosäuresequenz besitzen müssen wie das menschliche Hormon.

Praktikum: Untersuchung von Proteinen (Teil 1)

Versuch 1: Nachweis von Stickstoff

Materialien: Natriumhydroxidplätzchen, Lackmuspapier, als Proben Federn, Wolle, Haare

Durchführung: Geben Sie zwei Plätzchen Natriumhydroxid in drei Reagenzgläser, legen Sie jeweils eine der festes Eiweiß enthaltenden Proben darauf und fügen Sie noch zwei weitere Plätzchen Natriumhydroxid hinzu. Erhitzen Sie das Ganze im Reagenzglas vorsichtig über kleiner Flamme.

Beobachtung: Überprüfen Sie die entweichenden Dämpfe auf ihren Geruch und auf ihre Reaktion mit rotem Lackmuspapier. Beschreiben Sie den Geruch und die Lackmusreaktion.

Ergebnis: Versuchen Sie, sich den Geruch und die Lackmusreaktion zu erklären. Was wird das Natriumhydroxid im Eiweiß bewirkt haben?

Versuch 2: Gerinnung von Proteinen

Materialien: mit destilliertem Wasser verdünnte Eiklarlösung, verdünnte Milch, Zitronensaft, Ethanol

Durchführung: Geben Sie in drei Reagenzgläser je 5 ml der Eiklarlösung. Kennzeichnen Sie die Reagenzgläser mit A, B und C.

Fügen Sie zu Reagenzglas A Zitronensaft und zu Reagenzglas B Ethanol hinzu und erhitzen Sie den Inhalt von Reagenzglas C über dem Bunsenbrenner.

Beobachtung: Betrachten Sie die Proben und beschreiben Sie Ihre Beobachtungen.

Ergebnis: Versuchen Sie, sich Ihre Beobachtungen zu erklären. Welchen Einfluss haben Wärme, Alkohol und Säuren auf das Eiweiß?

Versuch 3: Xanthoproteinprobe

Materialien: Eiklar, destilliertes Wasser, konzentrierte Salpetersäure, konz. Ammoniaklösung

Hinweis: Eiweiß, das die Aminosäuren Tyrosin, Tryptophan oder Phenylalanin enthält, kann mit der Xanthoproteinprobe nachgewiesen werden. Dabei kommt es zu einer charakteristischen Färbung.

Durchführung: Mischen Sie das Eiklar eines Hühnereies mit 200 ml destilliertem Wasser, filtrieren Sie die Eiweißlösung. Geben Sie einige ml davon in ein Reagenzglas und fügen Sie einige Tropfen konz. Salpetersäure hinzu. Erhitzen Sie die Mischung kurz, lassen Sie sie abkühlen und fügen Sie konz. Ammoniaklösung hinzu.

Beobachtung: Beobachten Sie, was bei den einzelnen Schritten geschieht. Halten Sie Ihre Beobachtungen schriftlich fest.

Ergebnis: Machen Sie sich klar, wie Eiweiß, das Tyrosin, Tryptophan oder Phenylalanin enthält, nachgewiesen werden kann.

Versuch 4: Biuretreaktion

Materialien: Eiklar, destilliertes Wasser, 10 % Natronlauge, 10%ige Kupfersulfatlösung

Durchführung: Versetzen Sie 3 ml der Eiklarlösung aus Versuch 3 in einem Reagenzglas mit 3 ml 10%iger Natronlauge und geben Sie 3 Tropfen 10%iger Kupfersulfatlösung hinzu. Schütteln Sie die Lösung kräftig und erhitzen Sie sie leicht.

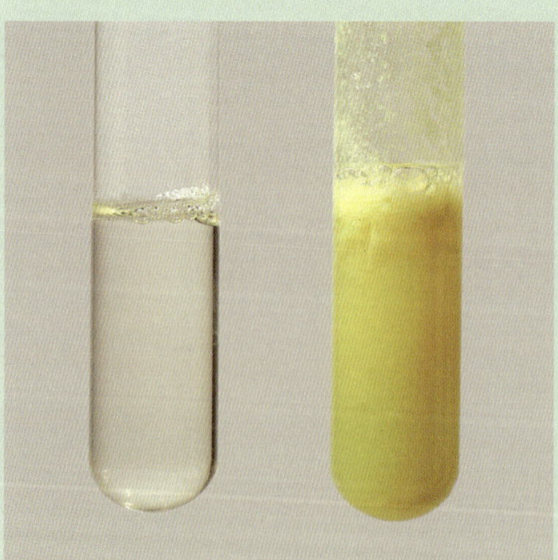

Xanthoproteinprobe

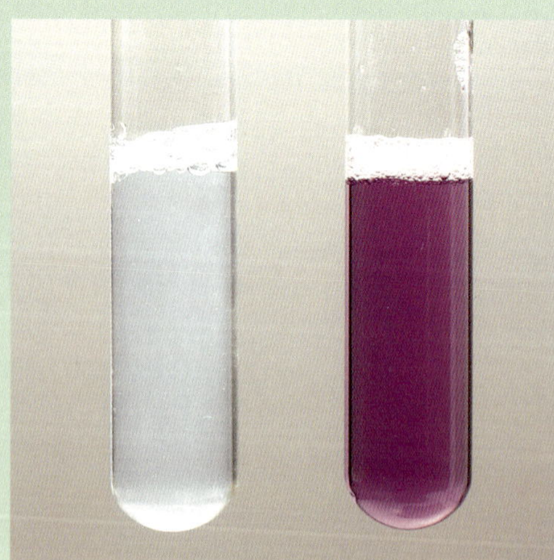

Biuretreaktion

Praktikum: Untersuchung von Proteinen (Teil 2)

Beobachtung: Beobachten Sie die Farbänderung.
Ergebnis: Machen Sie sich bewusst, wie Eiweiß mit der Biuretreaktion nachgewiesen wird.

Versuch 5: Unterschiedliches Lösungsverhalten von Eiweißgruppen

Materialien: Hackfleisch, Weizenmehl, destilliertes Wasser, Kochsalz, 10%ige Natronlauge, 10%ige Kupfersulfatlösung
Durchführung:
a) Mischen Sie 10 g Hackfleisch mit 50 ml destilliertem Wasser. Schütteln Sie die Mischung kräftig und filtrieren Sie sie. Prüfen Sie das Filtrat nach Biuret.
b) Mischen Sie weitere 10 g Hackfleisch mit einer Kochsalzlösung und filtrieren Sie sie. Prüfen Sie dieses Filtrat ebenfalls mit der Biuret-Reaktion.
c) Stellen Sie aus zwei Esslöffeln Weizenmehl, vier Esslöffeln Wasser und etwas Salz einen Brei her. Lassen Sie den Brei eine halbe Stunde stehen und waschen Sie ihn anschließend aus. Prüfen Sie den Rückstand nach Biuret.

Beobachtung: Betrachten und beschreiben Sie die drei Proben vor und nach der Biuret-Reaktion.
Ergebnis: Machen Sie sich zunächst noch einmal bewusst, worauf die Farbreaktion hinweist.
a) Überlegen Sie, um welches Eiweiß es sich in dem Filtrat gehandelt hat, die von Wasser ausgewaschen werden konnten.
b) Überlegen Sie, welches Eiweiß bei dieser Probe aus dem Hackfleisch ausgewaschen worden sein muss, bei der Salz im Spiel war.
c) Versuchen Sie sich klar zu machen, welche nicht löslichen Eiweißstoffe in dem zähen, dehnbaren Rückstand enthalten sind.

Versuch 6: Verhalten von Gelatine

Materialien: Gelatinepulver, Weinessig
Durchführung:
a) Lösen Sie in zwei Reagenzgläsern Gelatinepulver in Wasser und kennzeichnen Sie sie mit A und B. Geben Sie dem Reagenzglas B etwas Essigsäure zu. Erhitzen Sie beide Reagenzgläser vorsichtig und kühlen Sie sie wieder ab.

Beobachtung: Beobachten Sie, was in den Reagenzgläsern A und B beim Abkühlen der Gelatinelösung geschieht und halten Sie Ihre Beobachtung in einer Tabelle fest.
Ergebnis: Überlegen Sie, worauf die Ergebnisse in den beiden Reagenzgläsern zurückzuführen sind. Welche Rolle spielte bei Versuch B die Essigsäure? Ziehen Sie Folgerungen aus dem Ergebnis im Hinblick auf die Verwendung von Essig bei Sauerbraten. Wo befindet sich in Rindfleisch kollagenes Eiweiß, aus dem auch Gelatine besteht?

Versuch 7: Herstellung von Käse

Materialien: 1 l Milch, Labferment, Salz
Durchführung: Kochen Sie die Vollmilch ab und kühlen Sie sie auf 37 °C ab. Fügen Sie Labferment hinzu und stellen Sie die Milch kühl. Gießen Sie die Milch, sobald das Eiweiß gerinnt, durch ein Haarsieb und pressen Sie die Eiweißmenge in einen gelochten Kunststoffbehälter. Lassen Sie den Käsebruch kühl reifen!

Tipp

Die Reifedauer bestimmt das Aroma.
Die Kunststoffbehälter sind im Handel erhältlich.

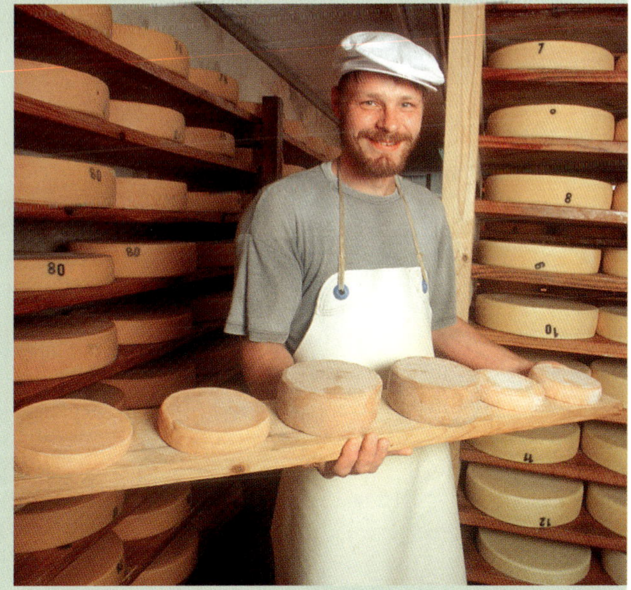

Verschiedene Käsesorten unterschiedlicher Reifegrade (Hofkäserei Boschenhof)

2 Die Milch macht's!

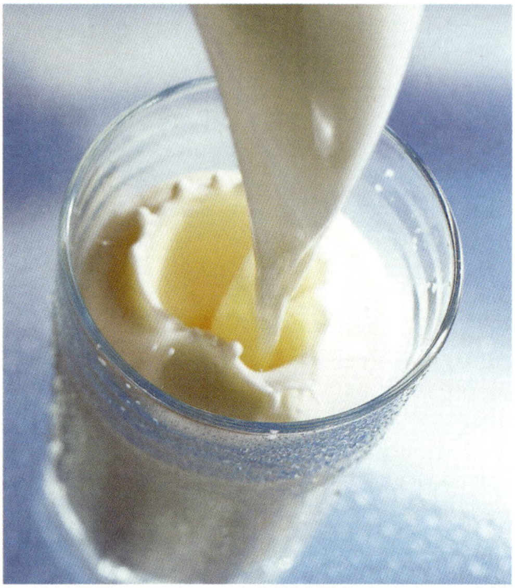

100 ml Vollmilch enthalten:
3,5 g Eiweiß
3,5 g Fett
5,0 g Kohlenhydrate (Lactose)
0,7 g Mineralstoffe
Ca. 87 g Wasser
Vitamin A und D, Vitamin B_1, Vitamin B_2

Das Milcheiweiß ist hochwertig. Von den drei verschiedenen Eiweißarten: Albumine, Globuline und Casein macht Casein den höchsten Anteil aus. Im Casein ist das Calcium gebunden. Das Milchfett ist bekömmlich, da es in emulgierter Form vorliegt. Das Milchfett weist ansonsten sowohl kurzkettige als auch langkettige gesättigte Fettsäuren auf. Das Milchfett ist Träger der fettlöslichen Vitamine A und D.

Kohlenhydrate sind als Milchzucker enthalten. Milchzucker schmeckt praktisch nicht süß. Milchzucker fördert das Wachstum der Darmbakterien. Es gibt allerdings Menschen, die, erblich bedingt, einen Lactasemangel haben. Das Fehlen des Enzyms führt zu Unverträglichkeitserscheinungen. Menschen mit diesem Mangel sollten Milch nicht verzehren.

Der Mineralstoffgehalt in Milch ist hoch. Besonders erwähnenswert sind Calcium und Phosphor, aber auch Kalium und Natrium.

An Vitaminen sticht die Milch besonders durch die fettlöslichen Vitamine A und D hervor, sowie durch Vitamin B_2 – dem Riboflavin.

Der Gehalt an fettlöslichen Vitaminen ist bei fettarmer und Magermilch deutlich reduziert.

Verzehr an Milchprodukten pro Kopf und Jahr

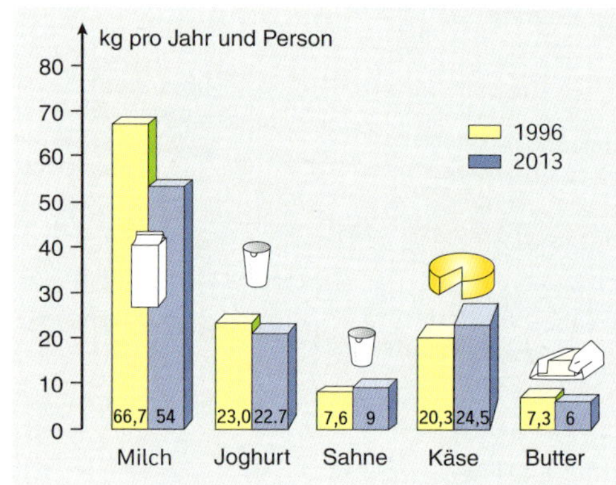

Daten der Agrarstatistik 2015 (BLE, ZMB) herausgegeben vom Milchindustrieverband

Der Verzehr an Joghurt und Käse ist in den letzten Jahren noch einmal gestiegen.

Allerdings werden vor allem die fettreichen Produkte besonders gern gegessen. Deshalb lässt sich ein Teil des hohen Fettverzehrs in Deutschland auf die fettreichen Milchprodukte zurückführen.

Lernaufgaben:

Experten empfehlen, in der Ernährung von Kindern fettarme Milch zu verwenden. Sie haben die Aufgabe zu dieser Empfehlung Stellung zu nehmen.

1. Informieren Sie sich zunächst über den Fettgehalt von fettarmer Milch. Informieren Sie sich außerdem über die übrigen Inhaltsstoffe.
2. Wägen Sie Vor- und Nachteile der Verwendung von fettarmer Milch ab.
3. Testen Sie fettarme Milch hinsichtlich ihres Geschmacks als Frischmilch und in Milchreis.
4. Tragen Sie die Ergebnisse zusammen und bewerten Sie die Empfehlung.

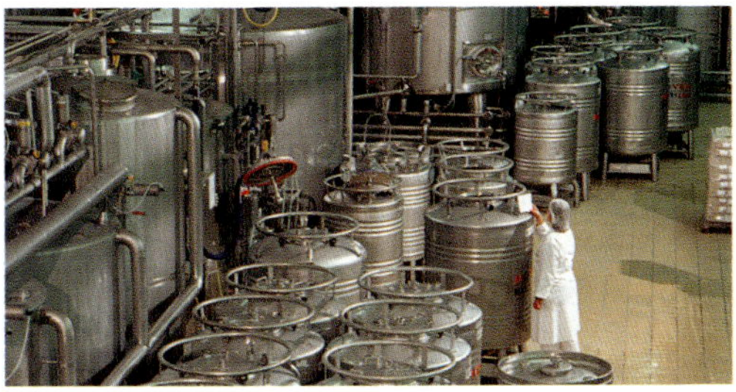

Milchzentrifuge zum Reinigen der Milch

Die Behandlung von Milch. Nach dem Melken wird die Milch zu einer Molkerei transportiert. Hier wird sie gereinigt, homogenisiert und pasteurisiert.

Bei der **Homogenisierung** wird die Milch mit Überdruck durch Düsen gepresst, sodass das Milchfett sich in kleine Kügelchen verteilt. Hierdurch wird ein schnelles Aufrahmen der Milch verhindert. Durch das Homogenisieren wird auch der Geschmack beeinflusst. Eine Veränderung der übrigen Inhaltsstoffe der Milch erfolgt hierdurch jedoch nicht. Die unten stehende Abbildung zeigt, wie sich die Fettkügelchen bei diesem Prozess verändern.

Beim **Pasteurisieren** sollen Krankheitserreger abgetötet werden. Trotz der Hitzeeinwirkung bleibt bei diesem Vorgang der überwiegende Teil der Vitamine erhalten. Am häufigsten wird die Milch auf 71 °C bis 74 °C für 15 bis 30 Sekunden erhitzt. Sie ist dann 5 bis 7 Tage unter Kühlung haltbar. Moderne Verfahren wie die Hochpasteurisierung, gegebenenfalls mit Membranfiltration, ermöglichen eine Haltbarkeit von bis zu 21 Tagen unter Kühlung. Diese Milch wird als **ESL-Milch** (Extended Shelf Life) bezeichnet und ist mit dem Hinweis „länger haltbar“ im Handel.

Beim **Ultrahocherhitzen** wird die Milch für den Bruchteil einer Sekunde auf 135 °C bis 150 °C erhitzt. Die Milch kommt als H-Milch in den Handel. Leider ergibt sich trotz der kurzen Einwirkungszeit ein typischer Kochgeschmack, der allerdings bei der Weiterverwendung der Milch in Kuchen oder Desserts praktisch nicht mehr wahrnehmbar ist. Bei Zimmertemperatur ist die Milch mindestens vier Wochen lang haltbar.

Sterilisierte Milch ist heute kaum noch im Handel. Bei einem Erhitzungsverfahren über 20 Minuten und Temperaturen von 120 °C werden Vitamine und Aminosäuren zerstört.

Kondensmilch ist immer sterilisiert, damit sie auch bei Zimmertemperatur aufbewahrt werden kann. Bei Kondensmilch wird die Milch zusätzlich noch eingedampft.

Von der Rohmilch zum Verbraucher

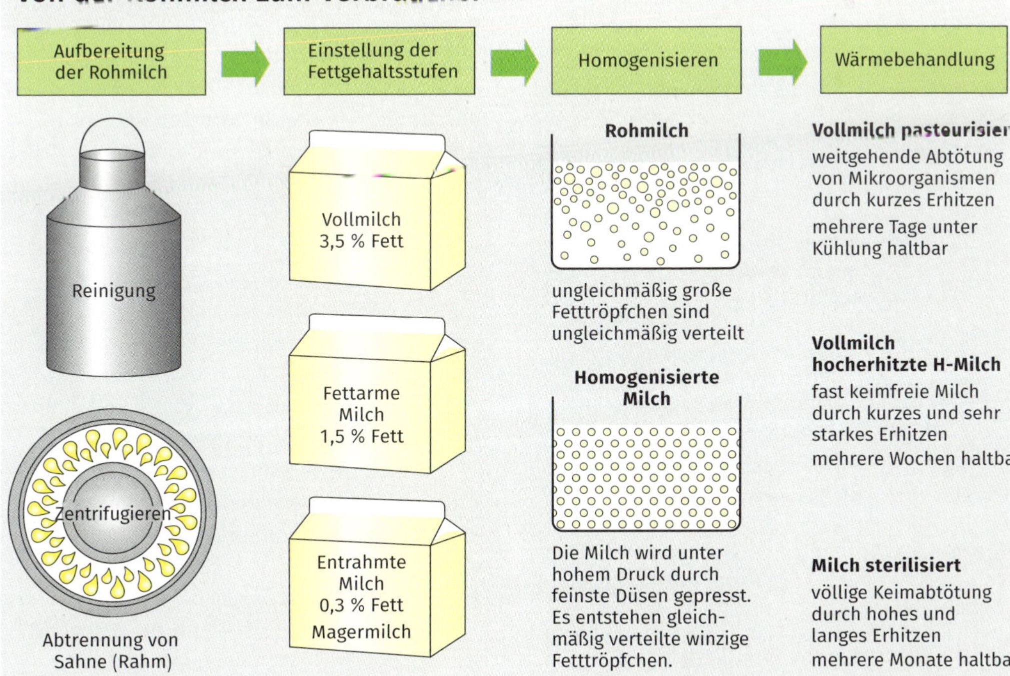

3 Sauermilchprodukte – Gesundheit pur

Sauermilchprodukte erfreuen sich beim Verbraucher großer Beliebtheit. Das Sortiment im Handel weist viele verschiedene Sorten auf, sodass für jeden Geschmack und jeden Geldbeutel etwas dabei ist.
Joghurts machen in diesem Segment die größte Gruppe aus. Sie werden hergestellt, indem die pasteurisierte Milch mit Milchsäurebakterien versetzt wird. Die Säuerung erfolgt nur wenige Tage. Joghurt ist etwa drei Wochen lang unter Kühlung haltbar.

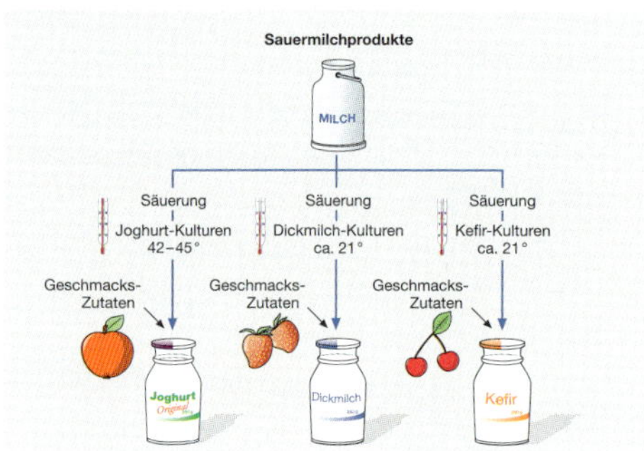

Herstellung von Sauermilchprodukten

Bei der Herstellung von Sauermilchprodukten wird der Milchzucker weitgehend abgebaut. Es entsteht Milchsäure.

Lernaufgaben:

Sie sollen verschiedene Desserts auf der Basis von Naturjoghurt herstellen. Die Desserts sollen möglichst fettarm sein.

1. Wählen Sie geeignete Rezepte aus.
2. Testen Sie bei der Verwendung unterschiedliche Fettgehalte und bewerten Sie Geschmack und Aussehen.
3. Berechnen Sie die jeweiligen Nährwerte.
4. Schreiben Sie eine kurze Zusammenfassung, warum sich Naturjoghurt zur Herstellung von Desserts gut eignet.
5. Lesen Sie die folgenden Ausführungen zu den probiotischen Joghurts aufmerksam durch und überlegen Sie, warum die Europäische Behörde für Lebensmittelsicherheit (EFSA) keine Health Claims für diese Joghurtsorten zugelassen hat.
6. Diskutieren Sie in Ihrer Klasse, was mit den Mikroorganismen passiert, wenn der Joghurt erhitzt wird.

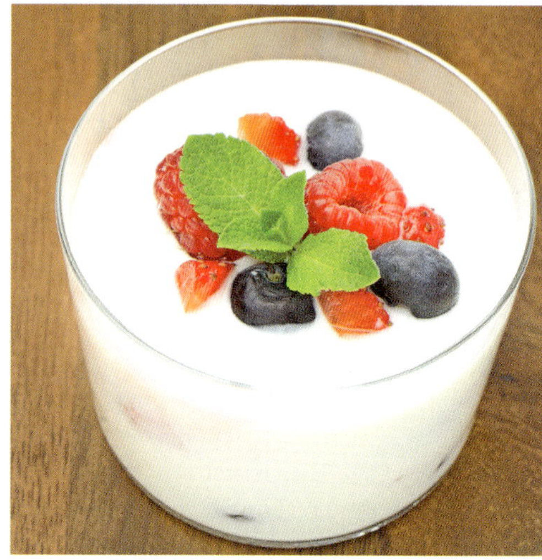

Naturjoghurt mit frischen Früchten

Was ist das Besondere an probiotischen Joghurts?

Eine besondere Entwicklung der letzten Jahre sind probiotische Joghurts. Sie gehören zu den bekanntesten Functional Foods. Wie funktioniert's? Probiotische Bakterienkulturen sind vergleichsweise säureresistent und überleben das saure Milieu des Magens. Im Dickdarm angekommen konkurrieren sie mit den dort ansässigen Bakterien um eine Anhaftung an der Darmschleimhaut. Die Bifido- und Lactobazillen sollen die Abwehrkräfte aktivieren und die Darmtätigkeit regulieren. Diese Werbeaussagen sind inzwischen nahezu vollständig verschwunden. Auch den Hinweis auf probiotische Bakterien – früher ein echter Verkaufsschlager – findet der Verbraucher nicht mehr.
Was ist geschehen? Gesundheitsbezogene Aussagen – Health claims – müssen entsprechend der EU Verordnung 1924/2006 eingereicht werden, um in die sogenannte Positivliste der EFSA aufgenommen zu werden. Diese prüft, ob die Aussagen wissenschaftlich hinreichend belegt werden können. Sofern dies der Fall ist, können die Werbeaussagen auf den Etiketten bleiben. Reichen die wissenschaftlichen Belege nicht aus, werden die Werbeaussagen zurückgewiesen.
Eine entsprechende negative Entscheidung wurde für alle probiotischen Joghurts gefällt.

Diese Wirkungen werden Probiotika zugeschrieben:

Effekte, die nur bei einer geringen Anzahl von Personen auftraten	Mögliche Effekte
Geringere Häufigkeit und Dauer von Durchfaller-krankungen	Förderung und Erhalt einer optimalen Darmflora, Normalisierung der Darmtätigkeit bei Verstopfung
Senkung der Konzentration gesundheitsschädlicher Stoffe im Dickdarm	Verhinderung von Krebs
Beeinflussung des Immunsystems	Stärkung des Immunsystems, Verhinderung von Infektionskrankheiten
	Senkung des Cholesterolspiegels, Beeinflussung des Fettstoffwechsels
Förderung der Lactoseverdauung	Steigerung der Mineralstoffresorption, Osteoporosevorbeugung

Wirkung probiotischer Milchprodukte

Soja in Milch, Käse und Butter

Milchersatzprodukte wie Sojakäse, Kaffeeweißer und Butterimitate dürfen angeboten werden. Bei den Imitaten werden tierisches Fett und Eiweiß durch pflanzliches Fett und Eiweiß, zum Beispiel Soja, ersetzt. Über den gesundheitlichen Wert sind sich die Wissenschaftler bisher nicht einig. Die Befürworter argumentieren, dass die Imitate ähnlich wie bei Margarine einen hohen Anteil von mehrfach ungesättigten Fettsäuren und kein Cholesterol enthalten.
Die Gegenseite führt gegen die Milchimitate ins Feld, dass sie eine Fülle von Zusatzstoffen wie Emulgatoren, Farbstoffe und Konservierungsmittel enthalten. Pressenotiz

Lernaufgaben:

Milchzuckerunverträglichkeit ist in vielen Ländern der Erde weit verbreitet.

1. Recherchieren Sie, in welchen Ländern dies der Fall ist.
2. Stellen Sie Lebensmittel zusammen, die einen vergleichsweise hohen Calciumgehalt aufweisen.
3. Diskutieren Sie, ob Sojamilch und Tofu ein geeigneter Ersatz für Milch und Joghurt sein können. Tragen Sie hierzu Pro und Kontra zusammen und ziehen Sie ein abschließendes Fazit.

Exkurs:

Es gibt Personen, die unter einer Milchzuckerunverträglichkeit (Lactoseintoleranz) leiden. Sie vertragen die Milch nicht mehr, weil ihnen das Enzym Lactase im Körper fehlt, um den Milchzucker abzubauen. Die Molkereien stellen inzwischen auch eine milchzuckerfreie Milch her. Hierin ist der Milchzucker in seine Grundbausteine Glucose und Galactose gespalten. Diese Milch schmeckt vergleichsweise süß.
Wenn der Milchzucker nicht gespalten wird, gelangt er in den Dickdarm. Dort verdauen Bakterien den Zucker zu kurzkettigen Fettsäuren und verschiedenen Gasen, zum Beispiel zu Wasserstoff. Dadurch entstehen Blähungen und Völlegefühl. Außerdem führt die Lactose zu Durchfällen, weil sie das Wasser aus den Blutgefäßen durch die Darmwand in den Darm zieht.

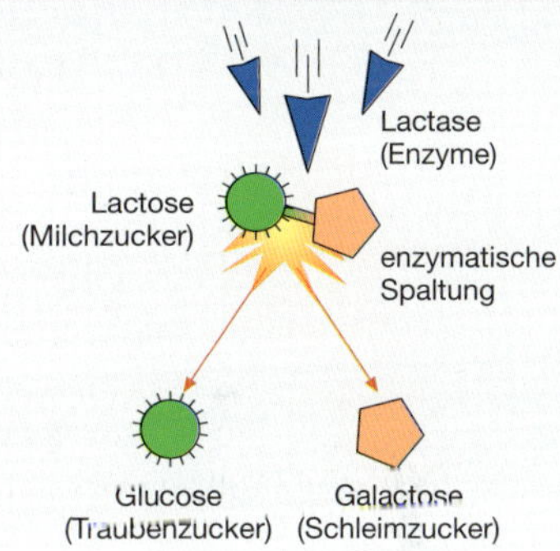

Spaltung von Lactose

Neben diesen Symptomen gibt es noch viele andere, wie zum Beispiel Bauchschmerzen, Erbrechen oder Müdigkeit. Die Beschwerden sind nicht immer gleich stark, sie variieren – je nach Menge des Milchzuckers. Aber da in vielen Lebensmitteln, wie zum Beispiel in einigen Fertigprodukten, Milchzucker versteckt vorkommt, tauchen die Beschwerden nicht nur nach dem Genuss von Milch und Milchprodukten auf. Und so kommen viele Betroffene am Anfang gar nicht darauf, dass sie an einer Milchzuckerunverträglichkeit leiden könnten.

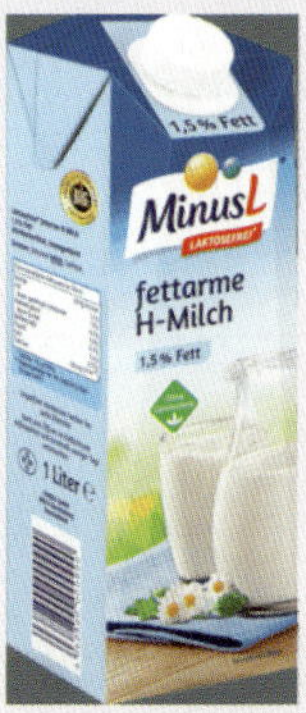

Charakteristische Milchverpackung bei Milch ohne Lactose

4 Käse – energiereiche Vielfalt

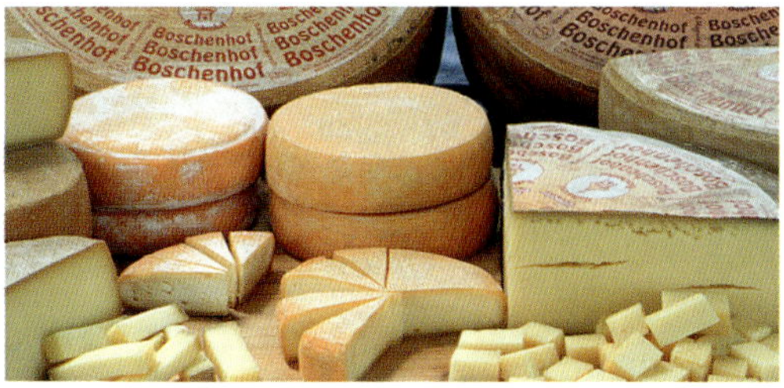

Verschiedene Käsesorten

Ernährungsphysiologische Bedeutung. Das Eiweiß des Käses hat eine hohe biologische Wertigkeit. Daneben enthält Käse auch viele Mineralstoffe und Vitamine. Nennenswert sind besonders **Calcium** und **Phosphor** – die Grundstoffe für den Knochenbau: 100 g Hartkäse können den Tagesbedarf eines männlichen Jugendlichen an Calcium decken. Bei Camembert oder Brie ist der Calciumgehalt geringer.

Sauermilchkäse enthalten weniger Mineralstoffe, da diese bei der „Dicklegung" – der Milchsäuregerinnung – in die Molke wandern.

Einteilungsmerkmale für den Handel sind neben der Herstellungs- und Milchart vor allem der **Wasser-** und **Fettgehalt**.

Nach dem Wassergehalt können sechs Gruppen unterschieden werden:

- Frischkäse,
- kurz gereifter Käse (Sauermilchkäse),
- Weichkäse,
- halbfester Schnittkäse,
- Schnittkäse,
- Hartkäse.

Wird von der Käsemasse der Wassergehalt abgezogen, erhält man die **Trockenmasse**, die sich wiederum in Fett und fettfreie Trockenmasse unterteilen lässt. Die Trockenmasse ist also die Substanz, die übrig bleibt, wenn dem Käse das Wasser entzogen wird.

Es ist Vorschrift, auf Käsepackungen den Fettgehalt anzugeben. Beim Emmentaler heißt das dann z. B. „45 % Fett i. Tr.". Die Abkürzung **„i. Tr."** bedeutet „in der Trockenmasse". Die Fettprozentsätze beziehen sich also nicht auf den gesamten Käse.

Wie kann der Fettgehalt berechnet werden?

Voraussetzung hierfür ist die Kenntnis des Wassergehalts bzw. der Trockenmasse des Käses.
Ein Beispiel: Emmentaler mit 45 % i. Tr.
Emmentaler hat eine Trockenmasse von 62 %. Der Fettgehalt wird nun berechnet, indem 62 mit 45 multiplizert werden, das Produkt wird dann durch 100 geteilt.

$$\frac{62 \cdot 45}{100} = 28$$

100 g Emmentaler mit 45 % i. Tr. enthalten 28 g Fett.

Lagerung

- Käse nicht zu kühl lagern und vor Licht schützen. Im Kühlschrank das Käse- bzw. Gemüsefach benutzen.
- Käse vor dem Austrocknen bewahren – darum nicht unverpackt lagern.
- Zur besseren Geschmacksentfaltung den Käse 1–2 Stunden vor dem Verzehr aus dem Kühlschrank nehmen.
- Gereifter Käse mit Weißschimmel (Camembert) sollte nicht länger als 7 Tage im Kühlschrank lagern.

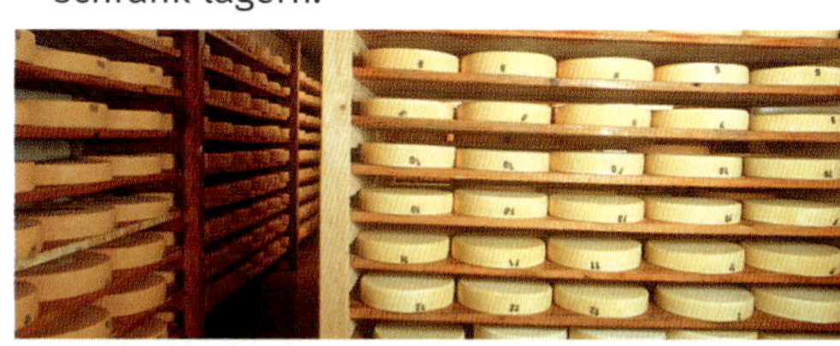

Typisches Käselager

Lernaufgaben:

Der Fettgehalt ist wichtig zur Bewertung der verschiedenen Käsesorten.

1. Finden Sie heraus, welche Käsesorten als mager eingestuft werden können.
2. Entwickeln Sie eine Faustregel, wie der Fettgehalt schnell und ungefähr errechnet werden kann. Nehmen Sie hierfür Ihre Nährwerttabelle zu Hilfe und achten Sie dabei auf den jeweiligen Wassergehalt.
3. Warum ist der Verzehr magerer Käsesorten empfehlenswert?

Herstellung von Käse. Grundlage der Käseherstellung ist die Gerinnungsfähigkeit des Milcheiweißes. Zur Verwendung kommt in der Hauptsache Kuhmilch, für spezielle Käsesorten auch Schafsmilch und Ziegenmilch.
Es gibt zwei Verfahren zur Gerinnung des Milcheiweißes, des Caseins: die Säuregerinnung, die durch Milchsäurebakterien herbeigeführt wird, und die **Labgerinnung**.

Lab ist ein Eiweiß spaltendes Enzym aus dem Magen von Kälbern. Vielfach wird inzwischen bereits Lysozym, ein Ferment, das aus gentechnisch veränderten Mikroorganismen gewonnen wird, eingesetzt. Nach Beendigung des Gerinnungsvorganges trennt man die Molkeflüssigkeit von der je nach Käseart flockigen oder körnigen Käsemasse, dem Käsebruch. Durch Rühren, Kneten, Pressen und bei manchen Käsen durch vorsichtiges Erwärmen kann weitere Molke entzogen werden. Schließlich wird der Käse geformt und gesalzen. Das Salzen dient der Geschmacksbeeinflussung und der Haltbarmachung (Rindenbildung, Abwehr von unerwünschten Mikroorganismen).

Der Reifeprozess hängt ebenfalls vom Salzen ab. Die **Käsereifung** ist eine Umwandlung der wichtigsten Nährstoffgruppen des Käses durch die Aktivität verschiedener Bakterien, Hefen und Schimmelpilze:

- Das **Milcheiweiß** wird enzymatisch abgebaut, wodurch die Konsistenz des Käses wesentlich beeinflusst wird.
- Der **Milchzucker** wird über die Stufe der Milchsäure abgebaut zu Kohlenstoffdioxid. Dies führt zur Lochbildung im Käse. Bei wärmeren Temperaturen im Käsekeller entstehen größere Löcher als bei einer niedrigeren Umgebungstemperatur.
- Vom **Fett** werden im Wesentlichen freie Fettsäuren abgespalten, die durch weitere Umwandlung zur charakteristischen Geruchs- und Geschmacksbildung beitragen.

Exkurs: Milch

Milch
Dicklegung (= Eiweißgerinnung) durch Zusatz von

Lab (+ wenig Säuerungskultur)
↓
Bruch
↓
schneiden
↓
Molke ← erwärmen
↓
Formen des Bruchs

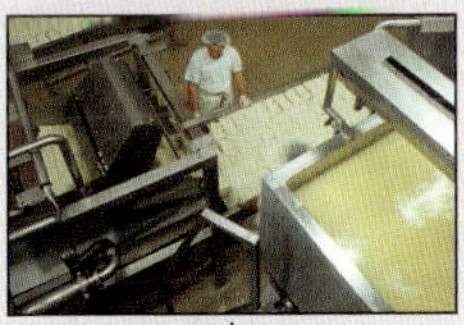

↓
pressen
↓
salzen im Salzbad

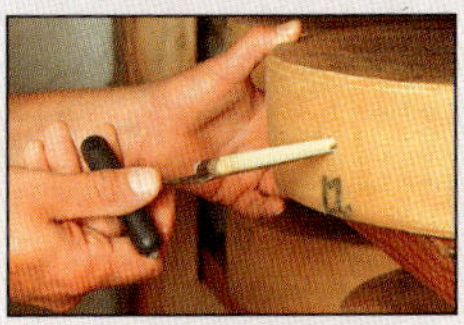

Feststellung des Reifegrades

↓
reifen: gereifter Käse

Säuerungskultur (+ wenig Lab)
↓
Bruch
↓
rühren
↓
zentrifugieren → Molke
↓
Einstellung des Fettgehalts durch Rahmzugabe
↓
abfüllen, verpacken: Frischkäse

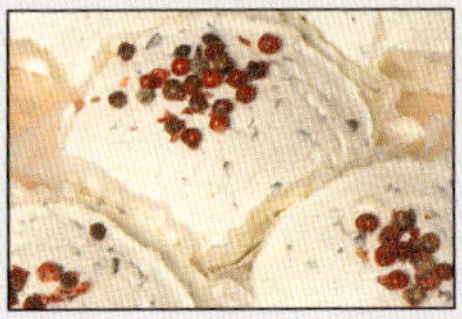

Frischkäse sind Käse ohne Reifung. Je nach Fettgehalt wird Vollmilch oder Milch mit Sahne verwendet. Es entsteht Quark, Rahm- oder Doppelrahmkäse.
Gereifter Käse: Der Reifungsprozess dauert Tage, Wochen, Monate oder Jahre. So wird z. B. Emmentaler oder Parmesan hergestellt.

5 Eier vom Huhn – ein kleines Wunder

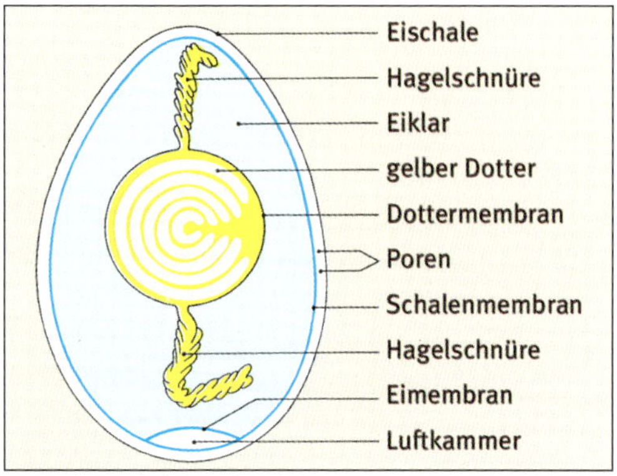

Aufbau des Hühnereies

Inhaltsstoffe	Eigelb	Eiklar
Eiweiß	16,6 %	10,6 %
Fett	32,6 %	Spuren
Kohlenhydrate	1,0 %	0,9 %
Wasser	48,7 %	87,9 %
Mineralstoffe	1,1 %	0,6 %
Vitamine	A, E, B_1, B_2	B_1, B_2

Eigelb und Eiklar im Vergleich

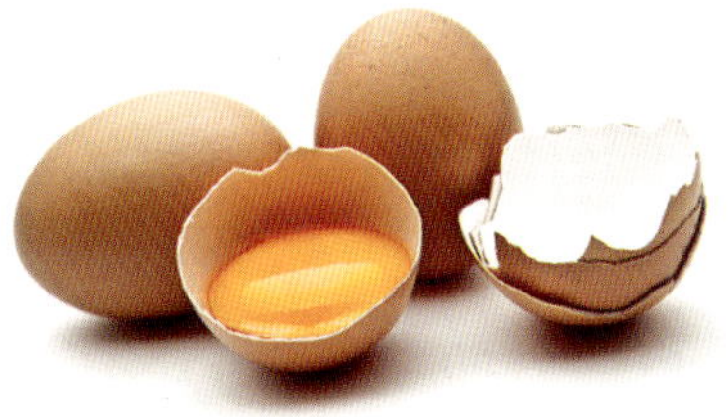
Sichtprobe – aufgeschlagenes Ei

Ernährungsphysiologische Bedeutung

Im Handel sind überwiegend Hühnereier zu finden. Hauptbestandteile des Eies sind Dotter, Eiklar und Schale.

Die Zusammensetzung von Eigelb und Eiklar weist erhebliche Unterschiede auf.

Das **Eigelb** ist wesentlich eiweißreicher als das Eiklar. Außerdem enthält es die fettlöslichen Vitamine A und E und erheblich mehr Vitamine Thiamin (B_1) und Riboflavin (B_2). Das besondere am Eiweiß des Eies ist seine **hohe biologische Wertigkeit**. Sie liegt bei 100 %. Kein anderes Lebensmittel versorgt uns mit einem derart kompletten Satz an unentbehrlichen Aminosäuren.

Rohes **Eiklar** entzieht dem Körper das Vitamin Biotin. Ursache dafür ist das Protein Avidin, das mit dem Biotin einen unverdaulichen Komplex bildet. Wird Avidin erhitzt, verliert es diese Fähigkeit, der Körper kann Biotin verwerten.

Beim Verzehr von Eiern ist der hohe **Cholesterolgehalt** zu beachten. Ein Ei der Gewichtsklasse M enthält 280 mg Cholesterol.

Das Eigelb enthält außerdem die Mineralstoffe **Calcium, Phosphor, Eisen** und die **Vitamine A, D, K** sowie fast alle Vitamine der B-Gruppe. Alle Nähr- und Wirkstoffe können vom Körper gut verwertet werden.

Die **Verdaulichkeit** des Hühnereies hängt auch von der Art der Zubereitung ab. Ein weich gekochtes Ei ist leicht verdaulich und wird darum in der Krankenkost geschätzt. Harte und gebratene Eier sind schwerer verdaulich.

Bei der **Lagerung** von Eiern ist zu bedenken, dass die Schale luftdurchlässig ist. Es verdunstet also Wasser aus dem Inneren des Eies – die Luftkammer vergrößert sich dabei stetig. Alte Eier schwappen daher hörbar, wenn man sie schüttelt. Frische und alte Eier lassen sich aber auch durch eine **Sichtprobe** voneinander unterscheiden. Das aufgeschlagene frische Ei hat einen rund aufgewölbten Dotter. Das Eiklar ist zähflüssig, ein äußerer und ein innerer Hof sind erkennbar. Das aufgeschlagene ältere Ei hat einen flachen Dotter. Das Eiklar läuft flach auseinander. Die Dotterhaut ist nicht mehr so elastisch; sie reißt leicht.

Bei einer sachgemäßen Lagerung ist auf Folgendes zu achten:

- Kühl lagern (8 °C bis 10 °C).
- Nicht mit stark riechenden Lebensmitteln (Zitrusfrüchten, Zwiebeln usw.) zusammen lagern.
- Nicht länger als 18 Tage ohne Kühlung lagern.

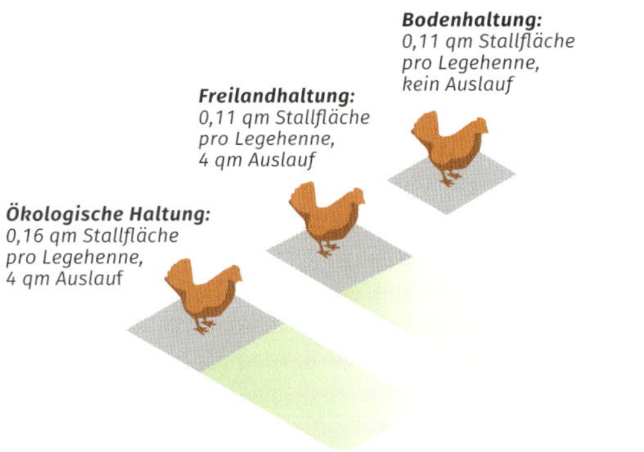

Quelle: BMEL, 2013

Seit 1. Januar 2004 ist die EU-Verordnung zur Kennzeichnung der Eier in Kraft. Danach muss jedes Ei der Güteklasse A mit einem Erzeugercode gestempelt werden. Der Erzeugercode ist folgendermaßen zusammengesetzt:

Code für das Haltungssystem, Code des Mitgliedsstaats in zwei Buchstaben und Identifizierung des Betriebs.

Zum Beispiel: 0-DE-0212341 bedeutet ökologische Erzeugung, Mitgliedsstaat Deutschland und ein ausgewählter Betrieb.

Art und Weise der Legehennenhaltung

Sie wird auf der Verpackung angegeben.

- Freilandhaltung: höchstens 1 Huhn je 10 m^2
- Intensive Auslaufhaltung: 1 Huhn je 2,5 m^2
- Bodenhaltung: 7 Hühner je 1 m^2
- Käfighaltung: je Huhn 15 cm Sitzstange oder 25 Hühner auf 1 m^2

1. Tag	Legedatum
3. Tag	letztes Verpackungsdatum
9. Tag	bis hier Verkauf unter der Kennzeichnung „Extra" erlaubt
18. Tag	ab hier Kühlung im Handel vorgeschrieben
22. Tag	ab hier Abgabe an den Verbraucher nicht mehr erlaubt
28. Tag	Ende des Mindesthaltbarkeitsdatums

Wichtige Daten für den Handel

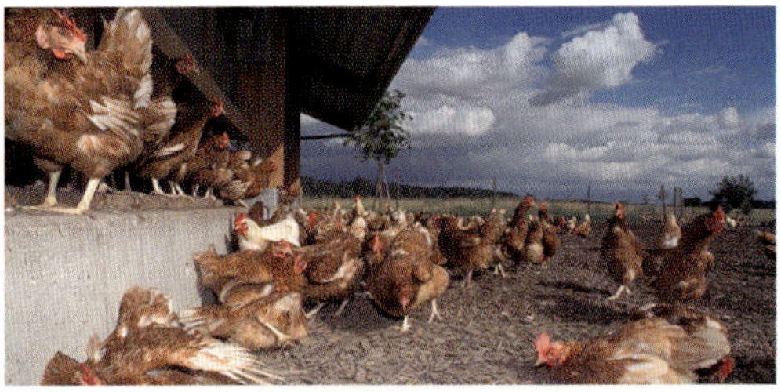

Hühner in der Freilandhaltung

Lernaufgaben:

In vielen Kuchensorten sind Eier enthalten. Recherchieren Sie in einem Backbuch, welche Grundrezepte immer Eier enthalten und welche nicht.

1. Bewerten Sie die Grundrezepte aus ernährungsphysiologischer Sicht.
2. Überlegen Sie, warum in den Grundrezepten Eier zugesetzt werden. Welche technologischen Eigenschaften von Hühnereiern macht man sich hierbei zunutze?
3. Diskutieren Sie, ob Eier in den Rezepten ersetzt werden könnten.
4. Warum spielt das Alter der Eier bei Gebäck keine Rolle?

Gewichtsklassen bei Hühnereiern

- Gewichtsklasse S: klein, unter 53 g
- Gewichtsklasse M: mittel, 53 g bis unter 63 g
- Gewichtsklasse L: groß, 63 bis unter 73 g
- Gewichtsklasse XL, sehr groß, 73 g und darüber

Die beiden mittleren Gewichtsklassen M und L sind die gängigsten Gewichtsklassen im Handel.

Was ist pasteurisiertes Ei? Die Industrie bietet pasteurisiertes Ei an, um die Salmonellengefahr insbesondere bei nicht vollständig erhitzten Speisen zu minimieren. Hierzu werden die Eier aufgebrochen, sanft verrührt und schonend erhitzt. Pasteurisiertes Ei kann praktisch wie frisches Hühnerei verwendet werden.

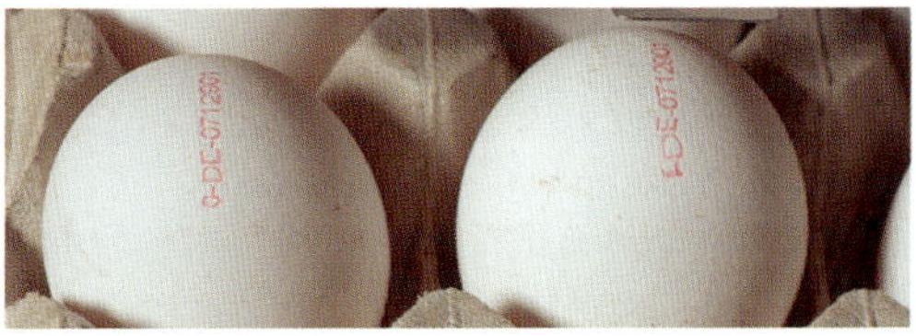

Der Eier-Code

6 Hülsenfrüchte – viel Eiweiß und viele Ballaststoffe

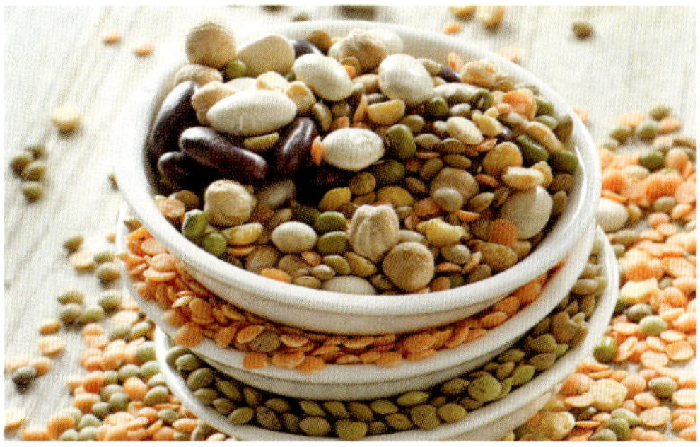

Hülsenfrüchte

Hülsenfrüchte in 100 g	Eiweiß in g	Fette in g	Kohlenhydrate in g	Energie in kJ
Bohnen, weiß	21,3	1,6	57,6	1386
Erbsen, gelb, geschält	23,0	1,4	60,7	1457
Linsen	23,5	1,4	56,2	1390
Tofu	7,0	4,0	3,0	318
Sojamehl, vollfett	37,3	20,06	26,4	1848

Nährstoff- und Energiegehalt

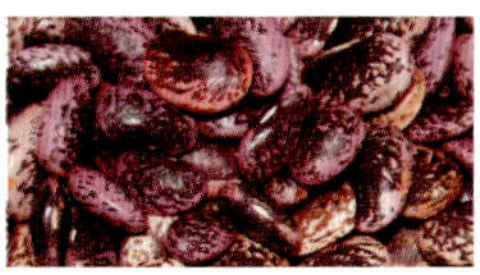

Feuerbohnen

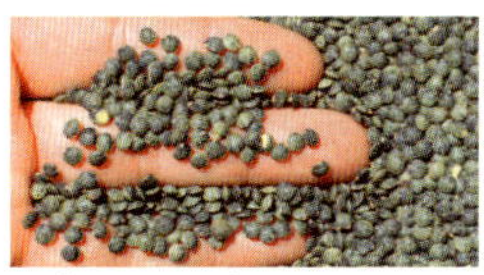

Grüne Puy-Linse

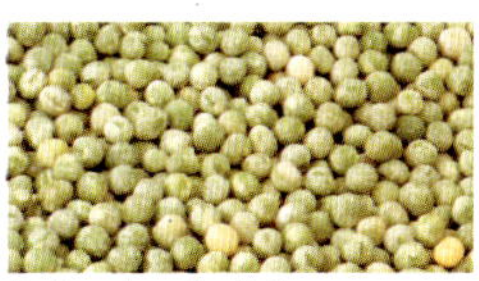

Getrocknete Erbsen

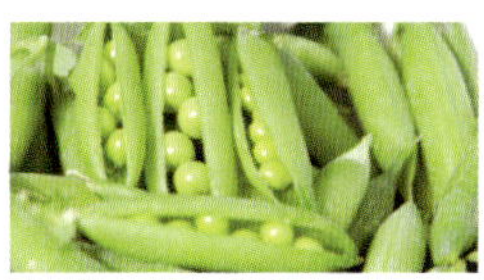

Noch grüne Erbsen

Ernährungsphysiologische Bedeutung. Zu den Hülsenfrüchten zählen Erbsen, Bohnen, Linsen, Sojabohnen, Erdnüsse, Kichererbsen und Johannisbrot. Als reife, luftgetrocknete Samen werden vor allem Erbsen, Bohnen und Linsen gehandelt. Hülsenfrüchte haben unter den pflanzlichen Nahrungsmitteln den höchsten Eiweißanteil: 21 % bis 37 %.

Bis auf das Eiweiß der Sojabohne ist das Eiweiß der Hülsenfrüchte biologisch nicht so hochwertig; es ist jedoch als Ergänzung zu tierischem Eiweiß sehr vorteilhaft.

Neben dem hohen Eiweißgehalt sind Hülsenfrüchte reich an Kohlenhydraten und Ballaststoffen. Bei den Mineralstoffen der Hülsenfrüchte sind insbesondere Kalium und Calcium, Eisen und Magnesium von Bedeutung. Der Vitamingehalt beschränkt sich vorwiegend auf die Vitamine der B-Gruppe sowie Vitamin E.

Problematische Inhaltsstoffe in Hülsenfrüchten:

Lectine gehören zu der Gruppe der Hämagglutinine und können im Blut zu einer Verklumpung der roten Blutkörperchen führen. Lectine von Erbsen sind nicht schädlich, wohl aber die von grünen Bohnen. Bei einer Temperatur von 85 °C und einer Erhitzungsdauer von 15 Minuten werden die Lectine zerstört.

Trypsininhibitoren verhindern die Aktivität eiweißspaltender Enzyme. Sie werden heute allerdings zu den bioaktiven Substanzen gerechnet. Auch sie werden bei Hitzeeinwirkung zerstört.

Einkauf, Lagerung und Zubereitung

Hülsenfrüchte können kühl und trocken aufbewahrt ungefähr ein Jahr lang gelagert werden. Überlagerte Früchte verlieren ihre Quellfähigkeit und bleiben beim Kochen hart. Das Cellulosegerüst der Hülsenfrüchte macht eine zum Teil sehr lange Kochzeit erforderlich. Eine Verkürzung wird erreicht durch Einweichen – am besten über Nacht. Geschälte Hülsenfrüchte haben eine kürzere Garzeit, sind leichter verdaulich und brauchen nicht mehr eingeweicht zu werden. Sie sind jedoch ballaststoffärmer und enthalten auch weniger Vitamine und Mineralstoffe.

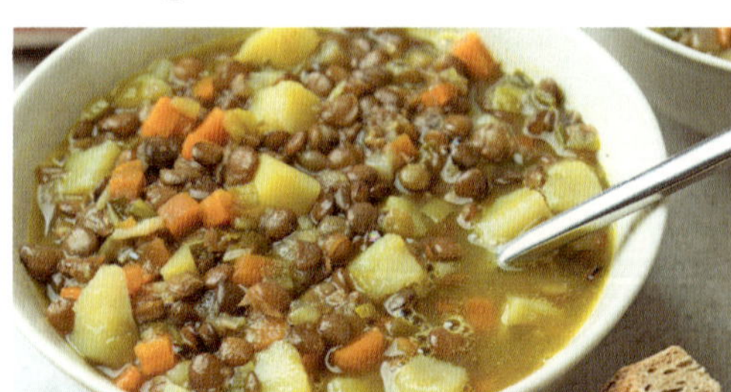

Linseneintopf – in Deutschland sehr beliebt!

Exkurs: Soja – kann das schmecken?

Die Sojabohne enthält Nährstoffe in optimaler Zusammensetzung. Ihr Eiweißgehalt sowie ihre biologische Wertigkeit sind so hoch wie bei keinem anderen pflanzlichen Lebensmittel. Sie enthält ebenfalls viele Ballaststoffe und einen hohen Anteil von ungesättigten Fettsäuren, dazu Vitamine und Mineralstoffe. Das Sojaeiweiß ist sehr vielseitig zu verarbeiten und spielt vor allem in der vegetarischen Küche eine große Rolle. Die aus der Sojabohne gewonnene sogenannte **Soja-„Milch“** wird mithilfe von Säuerungsmitteln zu den verschiedensten Frischprodukten verarbeitet, von denen Tofu (Sojaquark) das bekannteste ist.

Aus Tofu werden Pasteten, in Essig oder Öl eingelegter Würztofu, Cremes für Dips und Soßen, Fruchtcremes, vegetarische Würstchen (Knackwürstchen und Rostbratwürstchen) sowie Frikadellen hergestellt.

- Die Sojabohne ist ein hochwertiger Eiweißlieferant für alle, die Fleisch meiden bzw. den Fleischkonsum einschränken wollen.
- Die Sojaprodukte sind unentbehrlich für alle, die Laktose und Milcheiweiß nicht vertragen.

Soja ist eine Kurztagspflanze. Eine Kultivierung in unseren Breitengraden ist sehr schwierig.

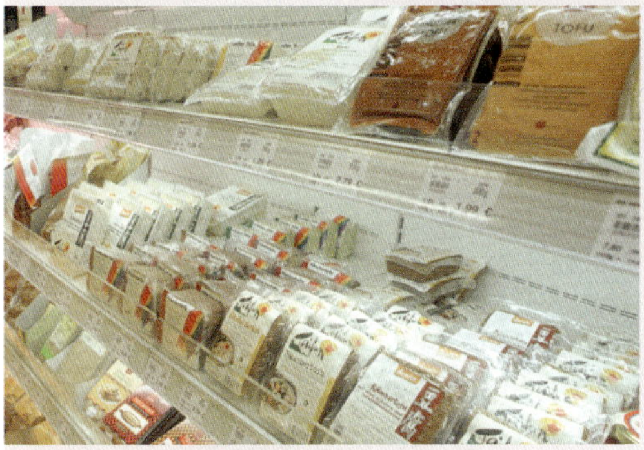

Vielfalt der Sojaprodukte

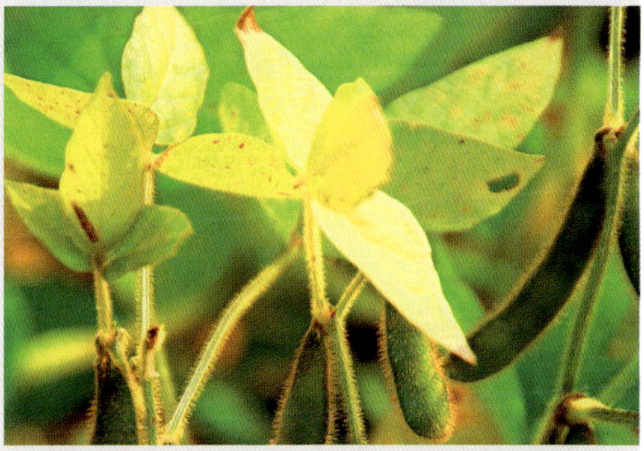

Sojapflanze

Soja wird vor allem in den USA, Brasilien und Asien angebaut. In Brasilien wird Soja jedoch nicht verzehrt, sondern geht ausschließlich in den Export. Nur in wenigen Regionen Europas kann Soja problemlos angebaut werden.

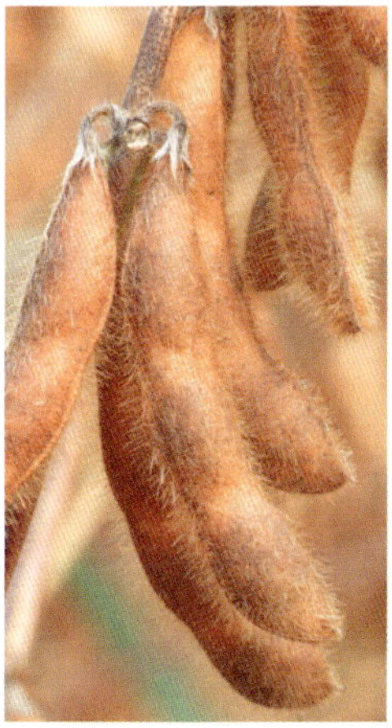

Erntereife Sojabohnen

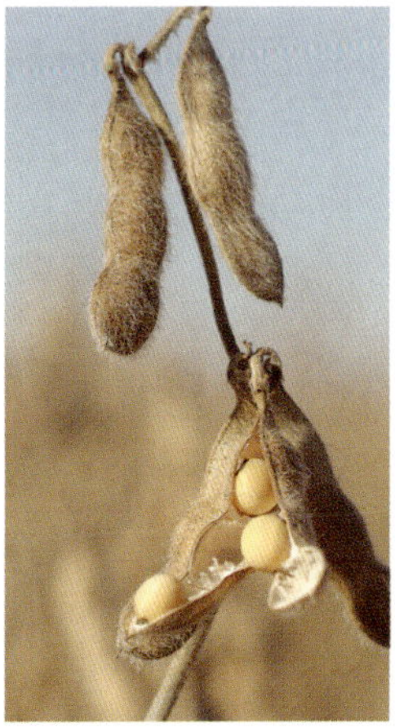

Aufgeplatzte Sojaschoten

Lernaufgaben:

Soja ist vielseitig verwendbar. Der Geschmack ist wenig ausgeprägt und lässt sich mithilfe der richtigen Würzung beliebig verändern.

Ein wesentlicher Vorteil von Soja ist der Gehalt an wichtigen Nährstoffen.

Darüber hinaus ist Soja reich an sekundären Pflanzenstoffen. Besonders interessant für die Industrie sind die Phytosterine. Sie werden vor allem in Margarinen verwendet und senken nachweislich den Cholesterolspiegel.

1. Informieren Sie sich über die Zusammensetzung von Soja und vergleichen Sie diese mit anderen Hülsenfrüchten.
2. Soja gehört zu den weltweit am häufigsten eingesetzten Futtermitteln. Informieren Sie sich über die Gründe.
3. Recherchieren Sie nach geeigneten Rezepten, in denen Soja oder Tofu verwendet wird.

7 Fleisch – ein Stück Lebenskraft?

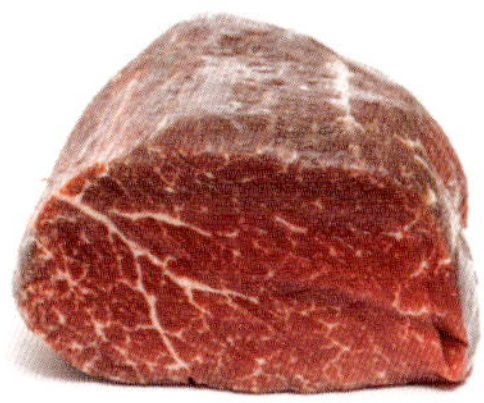

Marmoriertes Fleischstück

Unter Fleisch im Sinne der **Verordnung (EG) 853/2004** versteht man alle Teile von geschlachteten oder erlegten warmblütigen Tieren, die zum Genuss für den Menschen bestimmt sind. Hauptbestandteile des Fleisches sind das Muskelgewebe, das aus einzelnen Muskelfasern besteht, das Fett und das Bindegewebe.

Bindegewebe besteht aus Kollagenen und Elastinen, von denen sowohl das Fettgewebe als auch das Muskelgewebe umschlossen werden. Vor allem fettes Fleisch enthält ein dichtes Netz aus Bindegewebe, in das Fett eingelagert ist.

Ernährungsphysiologische Bedeutung

Fleisch enthält **Eiweiß von hoher biologischer Wertigkeit** und ist ein wichtiger Vitamin- und Mineralstofflieferant. Schweinefleisch ist neben Vollkornprodukten der wichtigste **Vitamin-B_1-Lieferant (Thiamin)**. Von den Mineralstoffen ist vor allem das **Eisen** zu nennen, das der menschliche Organismus besonders gut verwerten kann.

Fleisch enthält unterschiedlich viel Fett. Hierbei kommt es nicht nur auf die Fleischsorte an, sondern in hohem Maße auch auf das jeweilige Teilstück.

Fleisch ist erst dann genießbar, wenn es einen **Reifungsprozess** durchlaufen hat. Es ist dann gut abgehangen.

Der Reifungsprozess des Schweinefleisches ist nach 48 Stunden abgeschlossen. Rindfleisch muss dagegen mindestens 8 bis 14 Tage nach der Schlachtung im Kühlhaus reifen.

Beim Reifungsvorgang von Fleisch entsteht durch den Abbau des Glykogens in den Muskelfasern Milchsäure, die dem Fleisch Aroma verleiht. Die fleischeigenen Enzyme wirken auf die Struktur des Fleischeiweißes ein. Das Fleisch wird zart, mürbe und bekommt seinen typischen Geschmack. Wirken die Enzyme jedoch zu lange ein, verdirbt das Fleisch.

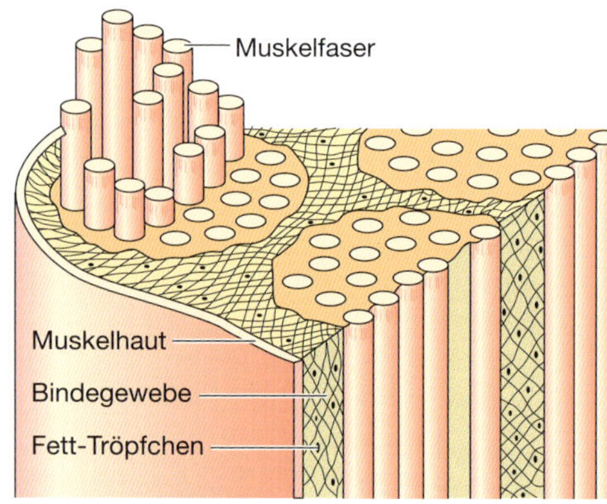

Aufbau von Fleisch

Fleischsorten

Die wichtigsten Schlachttiere sind Schweine, Rinder, Kälber und Schafe.

Schweine liefern Fleisch sehr unterschiedlicher Qualität. Hochwertiges Fleisch ist zartrosa. Sehr helles Fleisch ist qualitativ nicht so hochwertig. Schweine werden in einem Alter von 6 Monaten geschlachtet.

Rinder, dazu gehören Kühe, Ochsen, Bullen und Färsen (junge weibliche Rinder). Je nach Alter und Geschlecht ist das Fleisch ziegelrot bis dunkelrot. Das Fleisch weiblicher Tiere ist zarter, heller und feinfaseriger.

Kälber sind bei der Schlachtung rund 10 bis 14 Wochen alt. Ihr Fleisch ist fest, hellrosa und von wenig Fett durchzogen.

Schafe, dazu gehören auch Lämmer und Hammel, liefern, je nach Alter, hellrotes bis dunkelrotes Fleisch. Lammfleisch stammt von Tieren, die nicht älter als 12 Monate sind. Es ist besonders zart und hat noch keinen so strengen Geschmack.

Fleischverzehr je Kopf der Bevölkerung (in kg) Fleischverzehr[1])

Fleischart	2012	2013	2014	2015[2)]
Rind- und Kalbfleisch	9,1	9,0	8,9	9,1
Schweinefleisch	38,7	38,5	37,9	36,9
Schaf- und Ziegenfleisch	0,6	0,6	0,5	0,6
Pferdefleisch	0,0	0,0	0,0	0,0
Innereien	0,2	0,2	0,2	0,1
Geflügelfleisch	11,3	11,5	11,4	11,6
sonstiges Fleisch	1,0	1,0	1,0	0,9
Fleisch insgesamt	60,8	60,7	60,0	59,2

1) nach Schätzung des Bundesmarktverbandes für Vieh und Fleisch: ohne Knochen, Futter, industrielle Verwertung und Verluste

2) vorläufig

Quelle: AMI – Agrarmarkt Informations-Gesellschaft mbH, Bonn, 25.01.2017 (BVDF)

Der Rückgang des Fleischkonsums hat viele mögliche Gründe:

- Ökologisches Bewusstsein und Nachhaltigkeit führen zu Ablehnung der Umwandlung von pflanzlicher Energie in tierische.
- Tiertransporte und Massentierhaltung lassen die Menschen verstärkt über ethische Grundsätze des Fleischverzehrs nachdenken.
- Studien haben gezeigt, dass zwischen dem Verzehr von rotem Fleisch und der Entstehung von Darmkrebs ein Zusammenhang besteht. Die Deutsche Gesellschaft für Ernährung empfiehlt deshalb einen gemäßigten Fleischkonsum und insbesondere, auf geringe Mengen an rotem Fleisch zu achten.
- Nachlassende Fleischqualität (PSE-Fleisch) und Krankheiten wie BSE bei Rindern verunsichern die Verbraucher zusätzlich.
- Massentierhaltung belastet das ökologische Gleichgewicht. Fleisch aus artgerechter Tierhaltung ist vergleichsweise teuer.

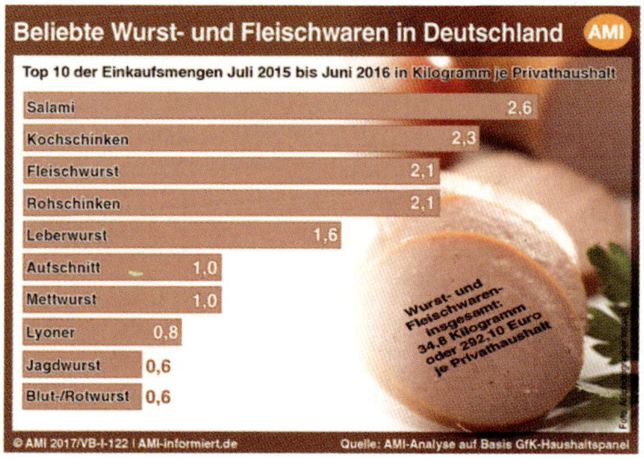
Beliebte Wurst- und Fleischwaren in Deutschland
AMI
Top 10 der Einkaufsmengen Juli 2015 bis Juni 2016 in Kilogramm je Privathaushalt
Salami 2,6
Kochschinken 2,3
Fleischwurst 2,1
Rohschinken 2,1
Leberwurst 1,6
Aufschnitt 1,0
Mettwurst 1,0
Lyoner 0,8
Jagdwurst 0,6
Blut-/Rotwurst 0,6
Wurst- und Fleischwaren insgesamt: 34,6 Kilogramm oder 292,10 Euro je Privathaushalt
© AMI 2017/VB-I-122 | AMI-informiert.de
Quelle: AMI-Analyse auf Basis GfK-Haushaltspanel

Auf den folgenden Seiten sind häufig verwendete Stücke von Rind- und Schweinefleisch aufgeführt. Je nach Lage der Teilstücke ist der Bindegewebsanteil unterschiedlich hoch. Ähnliches gilt für den Fettanteil. Für die Nahrungszubereitung spielt es eine wichtige Rolle, welches Teilstück ausgewählt wird, denn dies hat auch Einfluss auf die Garzeiten.

Lernaufgaben:

Der Lebensmitteleinzelhandel ist bemüht, die Verbraucherinnen und Verbraucher mit guter Fleischqualität zu versorgen.
Hierzu gehört auch, dass die Fleischstücke eindeutig gekennzeichnet sind und sofort erkannt werden kann, woher die Fleischstücke stammen.

1. Informieren Sie sich über die Kennzeichnung von Schlachttierfleisch. Was ist in diesem Rahmen gesetzlich vorgeschrieben, was ist freiwillig?
2. Stellen Sie auf einem Poster zusammen, welche Untersuchungen am Tier durchgeführt werden, bevor das Fleisch in den Handel gelangt.
3. Überlegen Sie, wie der Handel und die Erzeuger eine gleichbleibende Qualität sicherstellen. Beziehen Sie dabei die folgende Grafik ein.

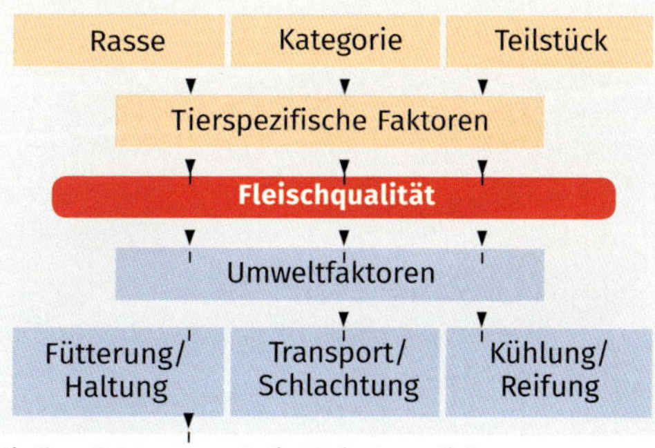

Einflussfaktoren auf die Fleischqualität

7.1 Lage und Bezeichnung der Teilstücke beim Rind

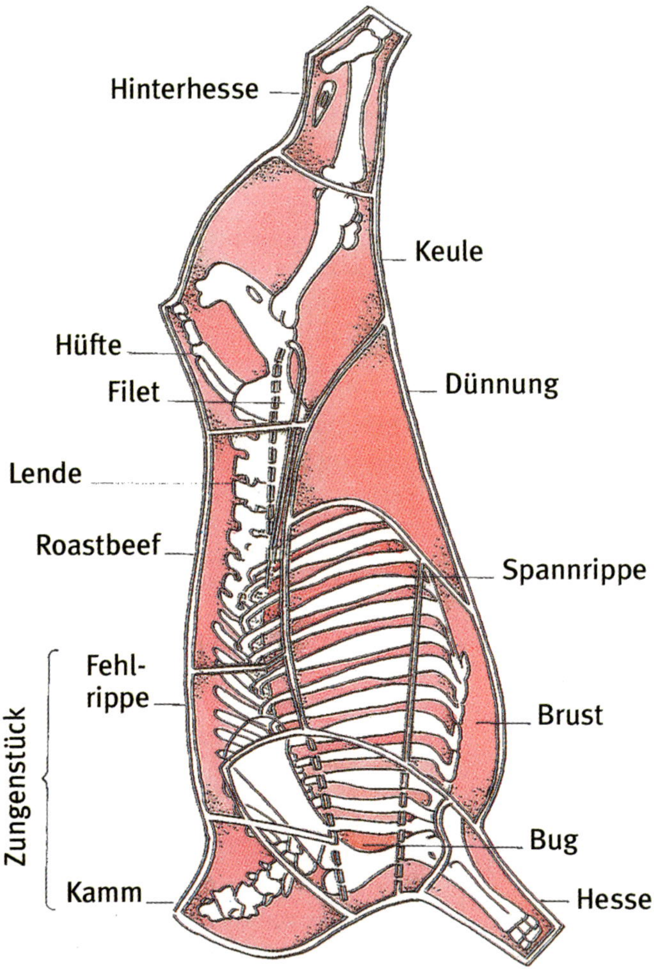

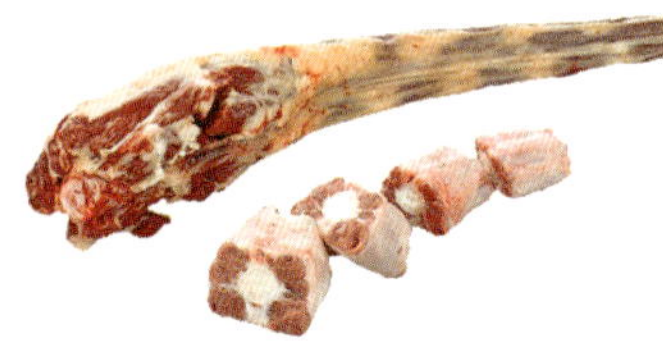
Beinscheiben und Schwanz

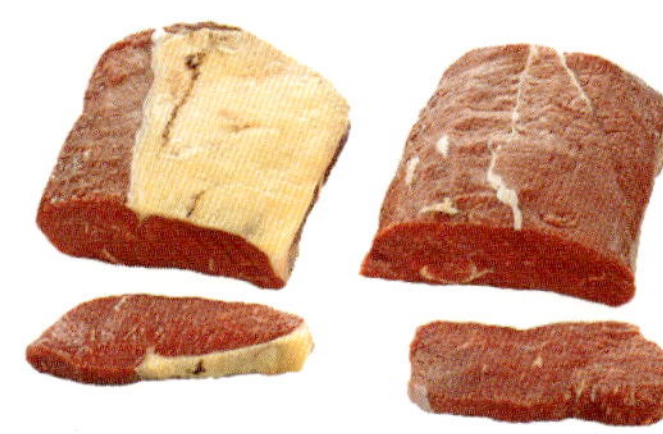
Roastbeef

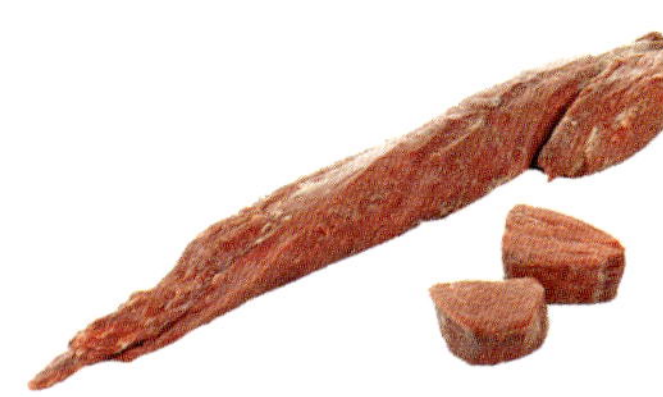
Filet

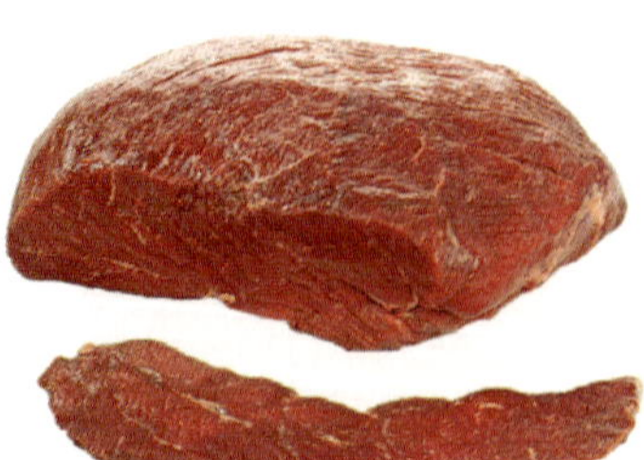
Oberschale

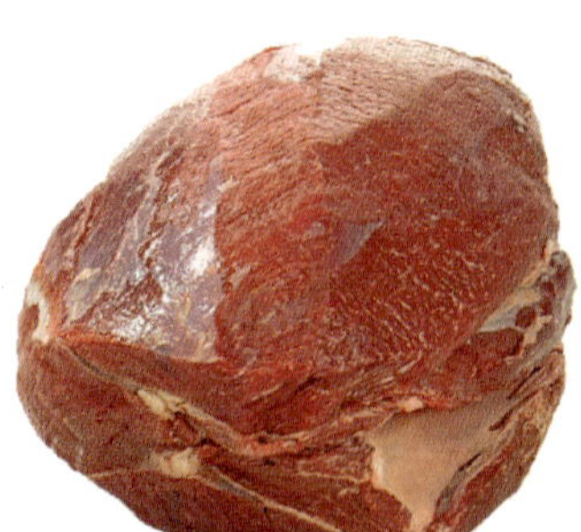
Kugel

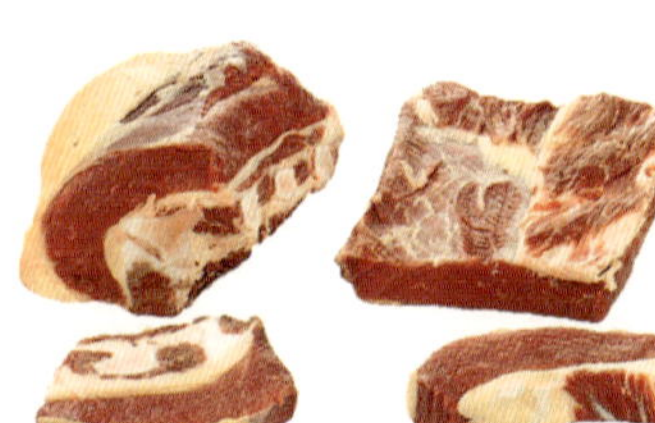
Brust

7.2 Lage und Bezeichnung der Teilstücke beim Schwein

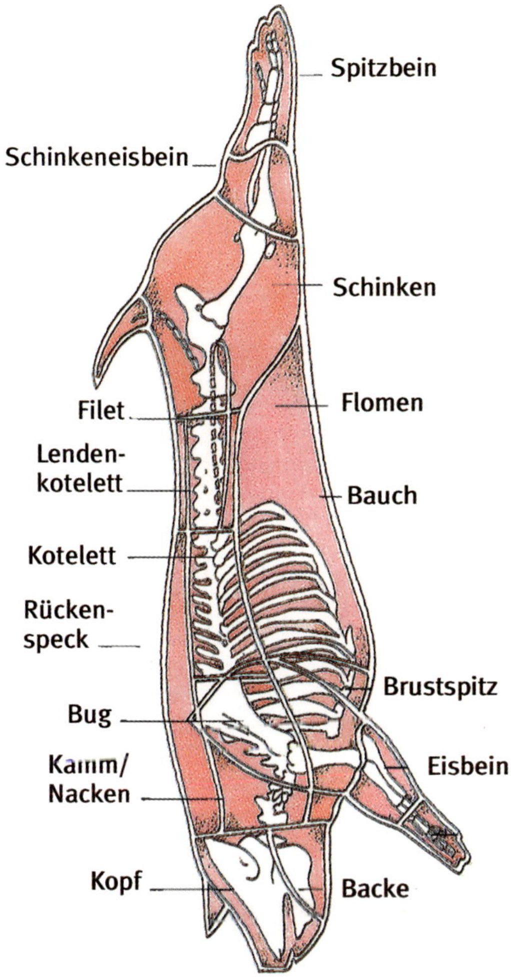

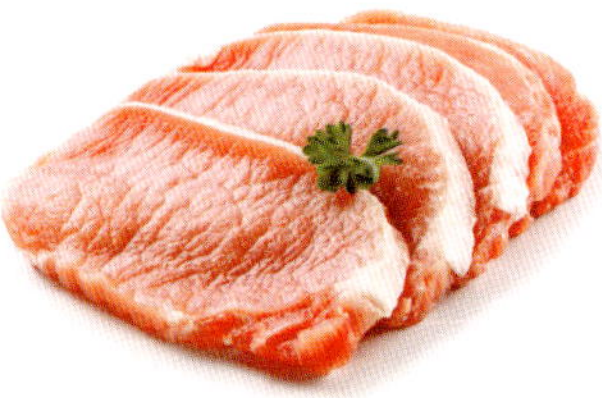

Lummersteak (ohne Knochen)

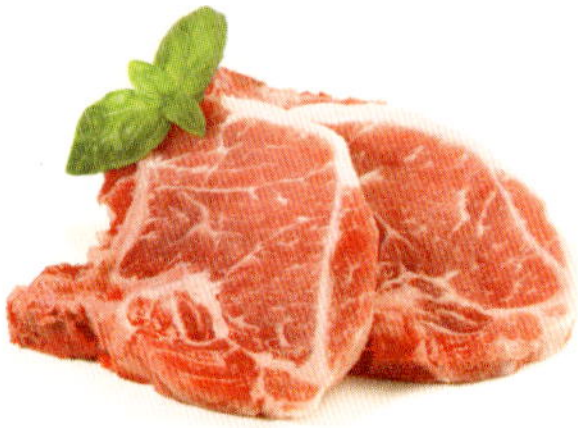

Kotelett

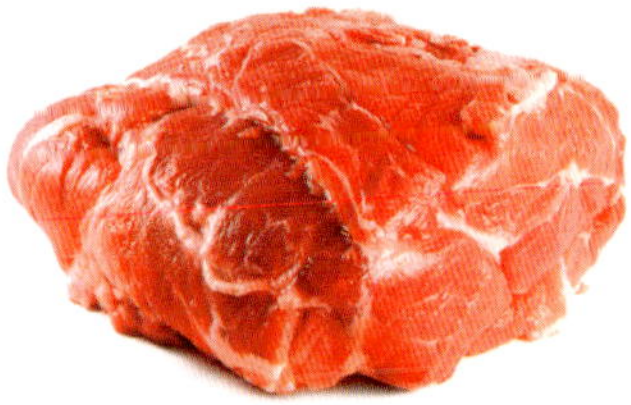

Schweineschulter (Bug)

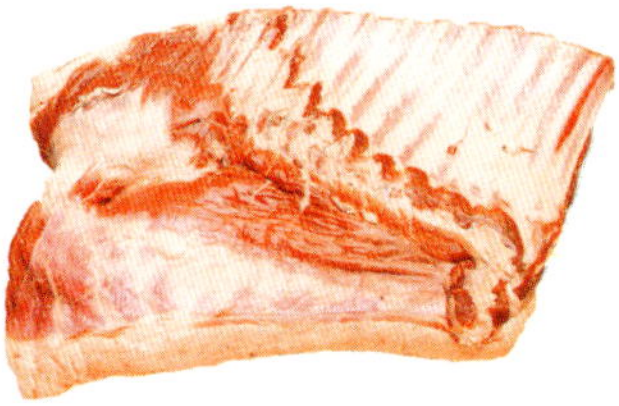

Brust (Spare-Ribs)

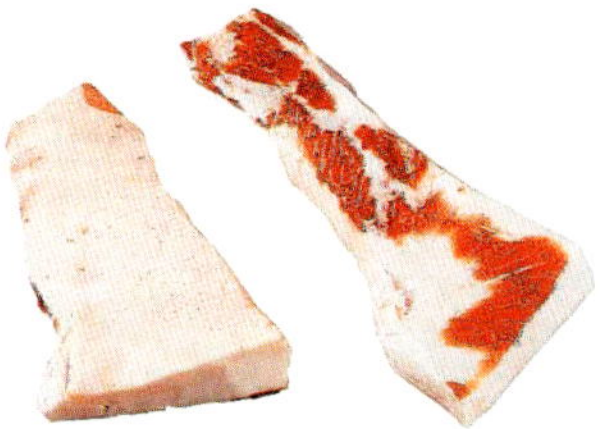

Rückenspeck

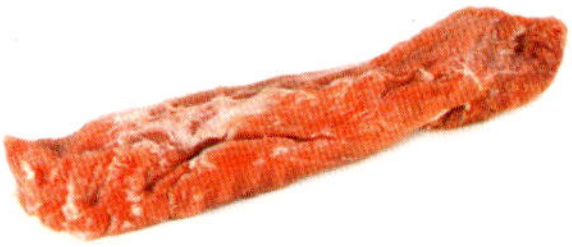

Filet

7.3 BSE und Schweinegrippe - was bedeuten sie?

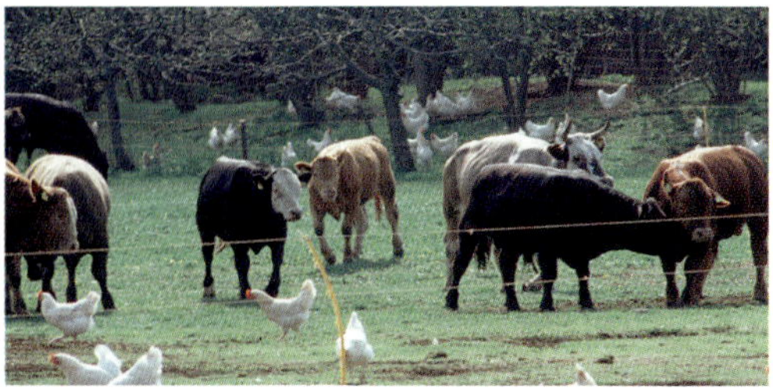

So kann Rinderhaltung auch sein.

Die Abkürzung BSE bedeutet: **B**ovine **S**pongiforme **E**ncephalopathie. Bovin steht für Rind, spongiform für schwammartig, Encephalopathie für nicht entzündliche Veränderungen des Gehirns.

Rinder, die von dieser Seuche befallen sind, zeigen typische Symptome:

- Zähneknirschen und Kopfreiben,
- Ohrzuckungen,
- Angst, Unruhe, Aggression,
- schwankender Gang oder Festliegen,
- Milchrückgang und Gewichtsverlust.

BSE ist wahrscheinlich die Folge der Verfütterung von Tiermehl an Rinder. In Großbritannien wurde das Tiermehl von Schafen, die an Scrapie erkrankt waren, nur mangelhaft erhitzt und an Rinder weiter verfüttert. Scrapie ist eine Krankheit bei Schafen mit ähnlichen Symptomen wie bei BSE. Auch der Verzicht auf die chemische Entfettung dürfte bei der Übertragung eine Rolle gespielt haben.

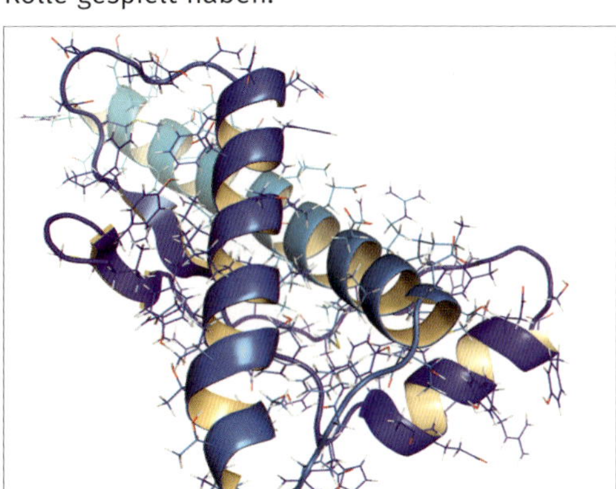

Struktur eines Prions

Es wird vermutet, dass der Erreger von BSE ein extrem resistentes Prion ist, also ein Eiweißkörper, der in Nervenzellen eindringt und ihre Zerstörung auslöst.

BSE kann nach Meinung der Experten auf den Menschen übertragen werden. Es entsteht die Creutzfeld-Jakob-Krankheit, bei der der Mensch ähnliche Anzeichen wie die infizierten Rinder aufweist. Charakteristisch und tückisch ist die sehr lange Inkubationszeit von bis zu 10 Jahren und der schleichende Verlauf.

Exkurs: Was ist eigentlich Schweinegrippe?

Eine Grippewelle von Mexiko aus hatte 2009 binnen kurzer Zeit die ganze Welt erfasst. Auslöser war das Influenza-A-Virus H1N1, das weltweit für zehntausende von Fällen einer Grippe verantwortlich gemacht wurde. Die Weltgesundheitsorganisation sprach von einer regelrechten Pandemie, auch Todesfälle waren zu beklagen. Die Übertragung des Virus erfolgt durch eine Tröpfcheninfektion. Die Symptome sind charakteristisch für eine Grippe: Müdigkeit, Glieder- und Kopfschmerzen, Halsschmerzen und Husten. Der Begriff der Schweinegrippe wurde gewählt, weil ähnliche Viren bei Schweinen beobachtet wurden, die allerdings in der Vergangenheit selten auf den Menschen übersprangen. 2010 wurde die Pandemie von der WHO für beendet erklärt.

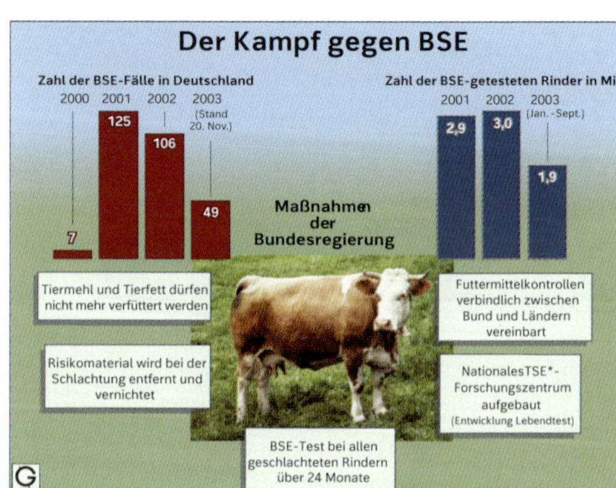

BSE-Fälle in Deutschland

8 Geflügel – inzwischen auf Platz 2 beim Fleischverzehr

Ernährungsphysiologische Bedeutung

Eine einheitliche Bewertung von Geflügel ist nicht möglich, da zwischen dem fettreichen und schwer verdaulichen Fleisch von Gans und Ente und dem fettarmen und leicht verdaulichen Fleisch von Huhn und Pute unterschieden werden muss. Rund 2 800 Kilojoule enthält eine Entenportion mit wenigen Beilagen, für eine Portion Gänsebraten sind es schon rund 4 000 Kilojoule. Der Energiegehalt des Bratens wird natürlich weniger, wenn die fette Haut weggelassen und das Fett von der Soße abgeschöpft wird. Wirklich energiearm sind die Putenbrust mit rund 440 Kilojoule pro 100 g (ohne Hautanteil) und die Hähnchenbrust. Mit einem Proteingehalt von rund 24 % ist Putenbrust das eiweißreichste Fleisch überhaupt. Bei den Inhaltsstoffen von Geflügel sind die **Vitamine der B-Gruppe**, vor allem **Niacin** von Bedeutung.

Auch in der Geflügelzucht gibt es eine schleichende Bedrohung. Ursache sind nicht nur die Haltungsbedingungen, sondern Wildvögel, die ein gefährliches Virus übertragen. Besonders tückisch und auch auf den Menschen übertragbar ist der Virus H_5N_1, Auslöser der **Vogelgrippe**. Die Gefahr ist noch nicht gebannt: Immer wieder werden Wildvögel verendet aufgefunden und sind mit dem Virus infiziert. Vielerorts ist deshalb eine Stallpflicht für Geflügel verhängt worden.

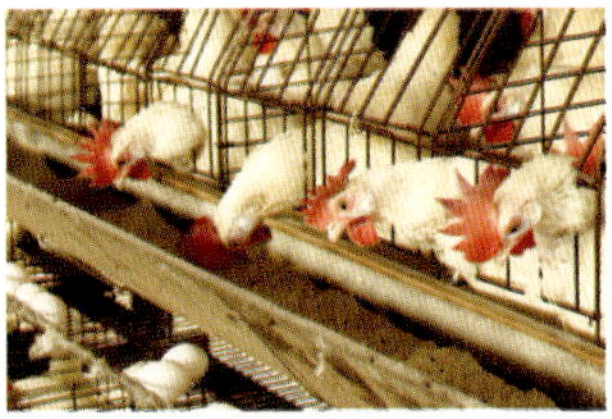
Problematische Haltung

Ähnlich wie BSE liegen die Übertragungswege aber noch weitgehend im Dunkeln. Hypothesen, die vor allem an Witterungsbedingungen geknüpft waren, haben sich bislang nicht bestätigt. Das besondere Problem liegt im Virus selbst. Er ähnelt auffallend üblichen Grippeviren und könnte – so ist die Befürchtung – ganze Epidemien auslösen. Für den Menschen besteht keine Gefahr, wenn Geflügelfleisch gut durchgegart verzehrt wird. Probleme gibt es aber dort, wo Menschen in unmittelbaren Kontakt mit lebenden Tieren kommen. Die Vogelgrippe hatte zwischenzeitlich die Problematik von Campylobacter und Salmonellen vergessen lassen. Dennoch lassen sich beide Bakterienarten immer wieder auf Geflügel nachweisen. Schon aus diesem Grund sollte Geflügelfleisch gut durchgegart werden.

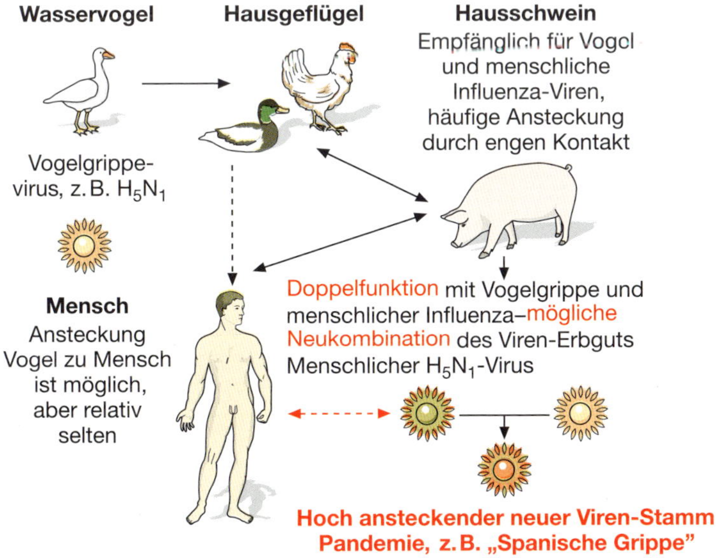

So könnten die Übertragungswege aussehen.

9 Hier geht's um die Wurst

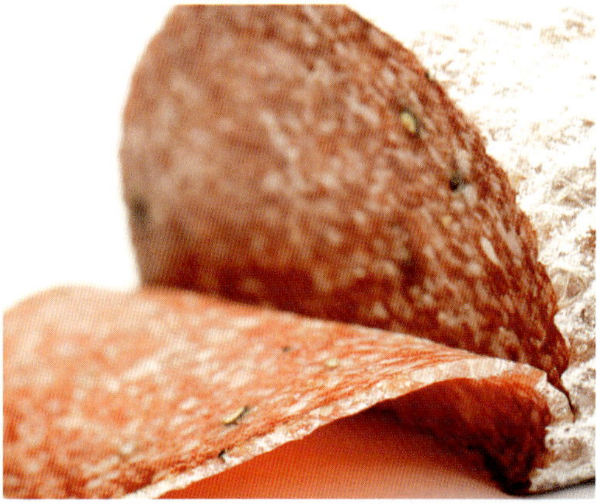

Rohwurst

Für Wurstwaren wird, wenn nicht anders bezeichnet, Rind- und Schweinefleisch mit entsprechendem Fett- und Bindegewebsanteil verwendet. Hinzugefügt werden Gewürze sowie Hilfsmittel zur Verarbeitung. Je nach Verarbeitung unterscheidet man drei große Gruppen.

Rohwürste sind umgerötete, roh zum Verzehr gelangende Wurstwaren. Sie können schnittfest oder streichfähig sein. Schnittfeste Sorten haben durch die Trocknung einen relativ hohen Eiweißanteil. Rohwürste sind im Allgemeinen fettreicher als Brühwürste.

Brühwürste nehmen innerhalb des Wurstsortimentes einer Fleischerei den mengenmäßig größten Anteil ein. Die Unterschiede zwischen den Sorten liegen in Zusammensetzung, Einlage, Würzung und Umrötung. Die drei Brühwurstspezialitäten bestehen aus einer fein gekutterten Grundmasse, der Fleischfarce (frz. Farce = Fülle), unterschiedlichen Einlagen und der besonderen Umrandung. Zur Herstellung der Farce wird ausgesuchtes Material verwendet. Brühwürste sind als Frischwurst zu betrachten und nur begrenzt lagerfähig.

Kochwürste sind für den schnellen Verzehr geeignet. Außer Leber werden andere Innereien nur zur Herstellung von mittleren und einfachen Qualitäten verwendet. Das vorgekochte Material wird mehr oder weniger stark zerkleinert, gewürzt, in die Wursthülle gefüllt und nochmals gekocht. Erst im Anschluss daran erfolgt die Räucherung. Auch Kochwürste können nur kurze Zeit gelagert werden.

Lernaufgaben:

Sie haben die Aufgabe, eine Informationsbroschüre über Wurstwaren zu entwickeln.

1. Recherchieren Sie hierzu, welche Wurstwaren besonders gern verzehrt werden.
2. Informieren Sie sich über die Herstellung von Wurstwaren.
3. Teilen Sie die häufig verzehrten Wurstwaren in drei Kategorien ein: geringer Fettgehalt, mittlerer Fettgehalt, hoher Fettgehalt.
4. Diskutieren Sie in der Klasse, mit welcher g-Zahl an Fett Sie die Kategorien hinterlegen wollen.
5. Entwerfen Sie eine Informationsbroschüre.
6. Diskutieren Sie die Gliederung in der Klasse und arbeiten Sie die jeweiligen Sachinformationen aus.
7. Entwickeln Sie Vorschläge zum Wurstverzehr. Begründen Sie Ihre Empfehlungen.

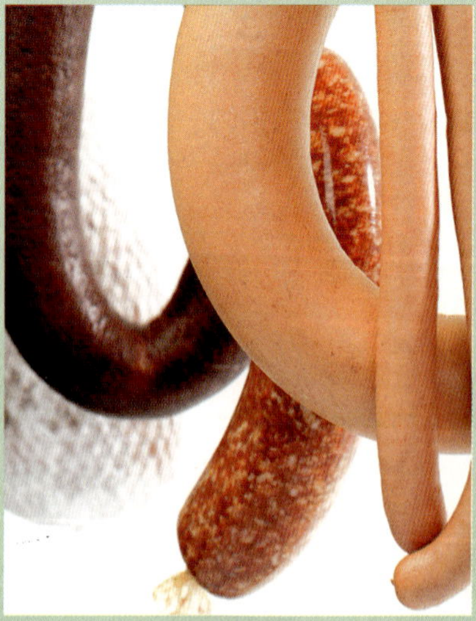

Verschiedene Wurstsorten

Ernährungsphysiologische Bedeutung. Fleischerzeugnisse sind in der Regel reich an versteckten Fetten. Einige Würste bestehen zur Hälfte aus Fett, wie z. B. die Salami, Mettwurst oder Leberwurst. Ein Großteil des Fettes, das nicht mit dem Fleisch verkauft werden kann, gelangt so auf den Tisch des Verbrauchers.

Wurstwaren enthalten zum Teil auch sehr viel Salz. Oftmals sind sie gepökelt, d. h., sie werden mit Kochsalz behandelt, dem gleichzeitig Nitrit zugesetzt wurde. Dadurch erhalten die Wurstwaren eine hitzebeständige, rote Farbe und den typischen Pökelgeschmack. Gleichzeitig erhöht sich durch das Pökeln die Haltbarkeit der Produkte. Problematisch ist, dass Nitrite mit bestimmten Eiweißstoffen reagieren und dabei **Nitrosamine** bilden können, die als krebserregend gelten. Die Nitrosaminbildung beginnt bei Temperaturen von 150 °C. Bei gepökelter Ware sollte deshalb grundsätzlich auf ein Grillen oder Braten verzichtet werden. Für gepökelte Fleischerzeugnisse ist der Hinweis „mit Nitritpökelsalz" vorgeschrieben.

Kochsalz erfüllt in Wurstwaren drei wesentliche Funktionen: Geschmacksbildung, Wasser- und Fettbindung, mikrobielle Stabilität. Diese erwünschten Wirkungen lassen sich jedoch zum Teil mit wesentlich weniger Kochsalz auch erreichen. Etwa 20 % bis 30 % der täglichen Kochsalzaufnahme resultiert allein aus Fleischerzeugnissen.

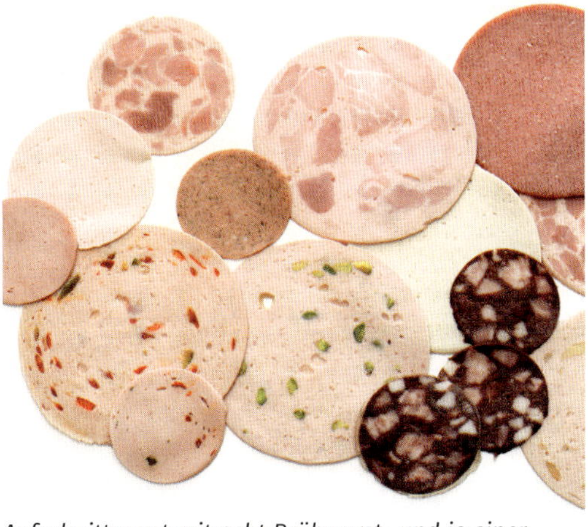

Aufschnittwurst mit acht Brühwurst- und je einer Kochwurst- und einer Rohwurstsorte

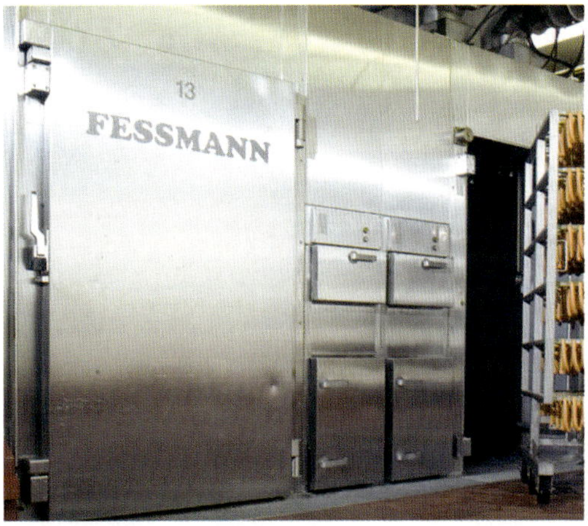

Räucher- und Kochanlage

Bei der Wurstherstellung sind folgende Zusatzstoffe zugelassen:

Konservierungsmittel: E 250 – Natriumnitrit
(= Kochsalz + Pökelsalz) Natriumnitrit ist allgemein bekannt unter der Bezeichnung „Pökelsalz". Es stabilisiert die Farbe des Fleisches (rötlich) und trägt zur Geschmacksentwicklung bei.

Antioxidationsmittel: E 300 – Ascorbinsäure
Vitamin C schützt die Fleisch- und Wurstwaren vor Verderb, insbesondere vorm Ranzigwerden.

Stabilisator: E 450, 451, 452 – Phosphate
Phosphate werden in Fleischwaren zur Verbesserung der Stabilität der homogenen Masse eingesetzt. Sie unterstützen auch die stabile Umrötung und die Fettverteilung in der Wurstmasse. Im deutschsprachigen Raum wurde dieser Stoff bisher mit der Bezeichnung „Kutterhilfsmittel" umschrieben. Phosphate sind verzichtbar, wenn das Fleisch eine sehr gute Qualität besitzt.

Geschmacksverstärker: E 621 – Glutamat
Das ungebundene Glutamat hat die Eigenschaft, den ursprünglichen Geschmack besser zur Geltung zu bringen. Dabei wird auch die Wahrnehmung der jeweiligen spezifischen Würzung unterstützt.

In Bioprodukten ist nur Nitritpökelsalz zugelassen.

10 Esst mehr Fisch!

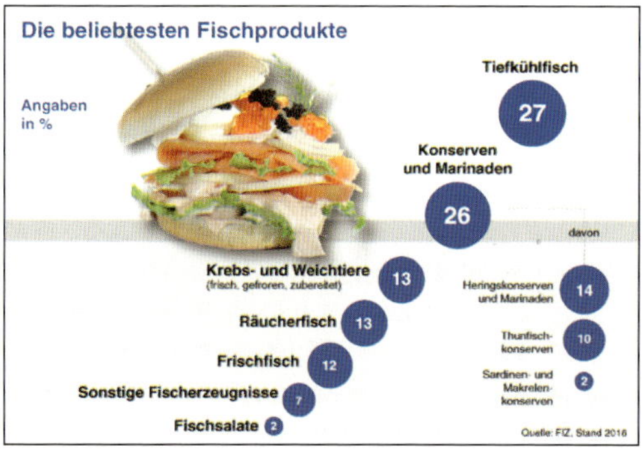

Der Fischverzehr liegt bei 14 kg pro Kopf und Jahr.

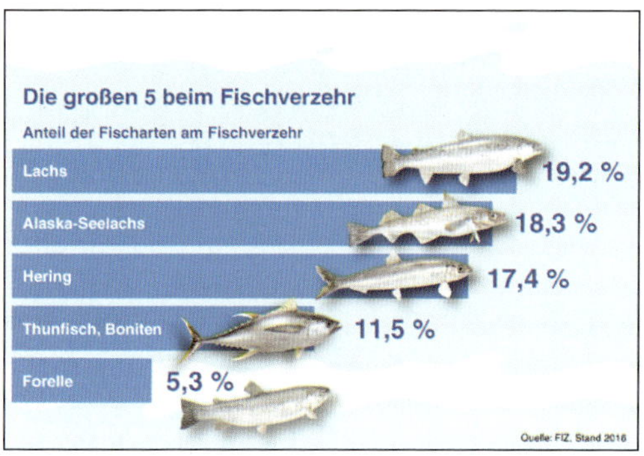

Die beliebtesten Fischsorten

Ernährungsphysiologische Bedeutung

Fisch ist in erster Linie ein bedeutender **Eiweißlieferant.** Der Fettanteil ist bei den meisten Fischarten gering. Kohlenhydrate sind gar nicht oder nur in Spuren vorhanden.

Fischfleisch ist leichter verdaulich als das Fleisch vieler Warmblüter, weil es nur sehr wenig Bindegewebe enthält. Dieses hat bei Landtieren eine Stützfunktion zu erfüllen. Der Fischorganismus ist darauf nicht angewiesen, weil er ständig vom Wasserdruck umgeben ist, der in diesem Fall die Stützfunktion ausübt. Das im Fisch enthaltene Fett ist wegen seines Gehaltes an essenziellen Fettsäuren besonders wertvoll. Besonders hervorzuheben ist der Gehalt an Omega-3-Fettsäuren in fettreichen Fischen. Generell sind Fischöle reich an **Vitamin A und D**. Aber auch die Vitamine der **B-Gruppe** sind in nennenswerten Mengen enthalten.

Ernährungsphysiologisch wertvoll ist auch der Gehalt an **Jod**. 200 g Kabeljaufilet decken den Jodbedarf von mindestens zwei Tagen. 200 g Schellfisch decken den Bedarf von fünf Tagen.

Einkauf

Beim Einkauf gibt es Anzeichen, an denen man erkennen kann, ob es sich um frischen Fisch handelt:

- Die Kiemen müssen hellrot oder dunkelrosa sein – auf keinen Fall braun oder graurot.
- Schuppen müssen fest und glatt anliegen.
- Frischer Fisch ist immer fest und elastisch. Bei Berührung dürfen keine Abdrücke zurückbleiben.
- Fisch muss frisch riechen und nicht nach Ammoniak; intensiver Fischgeruch ist ein Hinweis auf eine zu lange Lagerung.

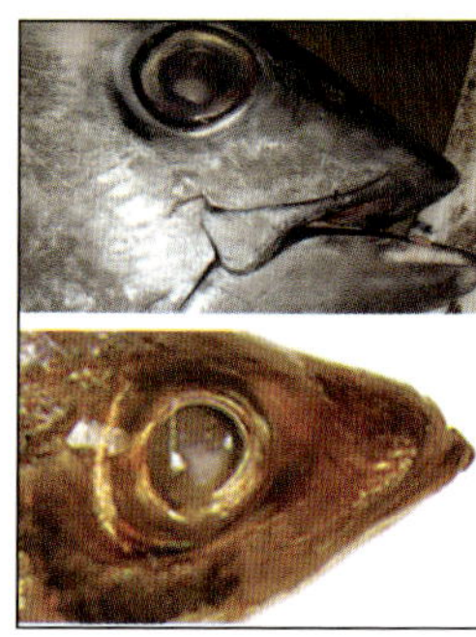

oben: klares Auge und rote Kiemen bei frischem Fisch
links: trübes Auge bei altem Fisch

Erkennung des Fischzustands

Exkurs:

Nematodenlarven im Fisch – eine gesundheitliche Bedrohung?

Nematodenlarven kommen schon seit Langem in Fischen vor. Sie finden sich überwiegend in den Bauchlappen und werden normalerweise noch am Tage des Fangs auf der Hochsee entfernt. Kann der frisch gefangene Fisch nicht umgehend ausgeweidet werden, so gelingt es einigen Larven, in das Fischgewebe zu dringen. Nur die Nematodenlarven des Atlantiks sind gefährlich, da sie außerordentlich dünn sind und die Darmwand durchwandern können. Bei Kerntemperaturen von mehr als 60 °C werden die Larven zerstört. Sie bilden dann auch keinerlei Gefährdung. Ähnliches gilt für das Tiefgefrieren. Auch bei diesem Prozess sterben die Larven ab.

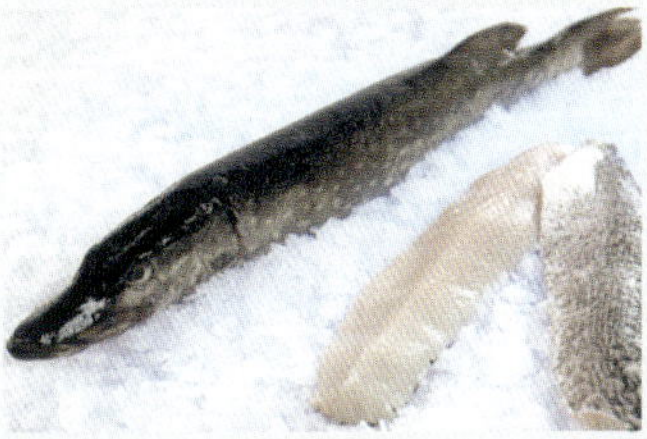
Hecht

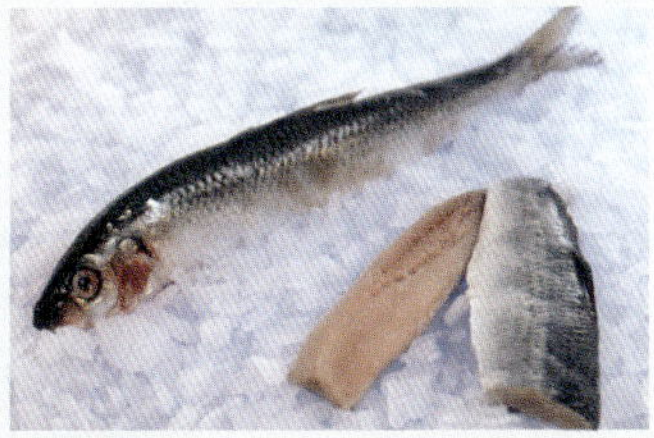
Hering

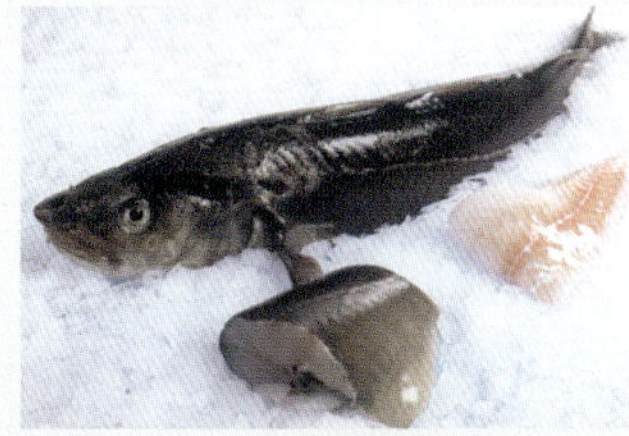
Kabeljau

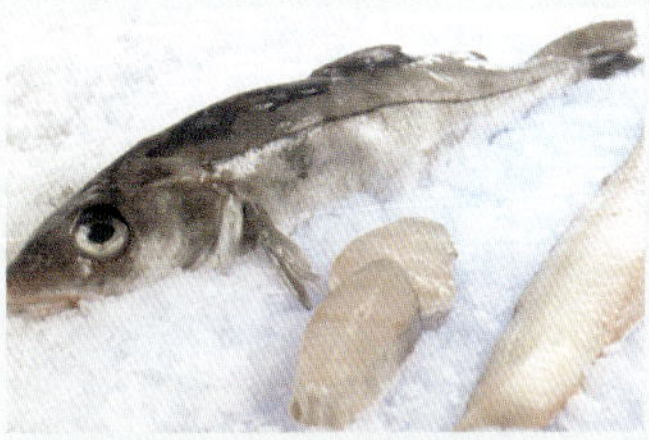
Schellfisch

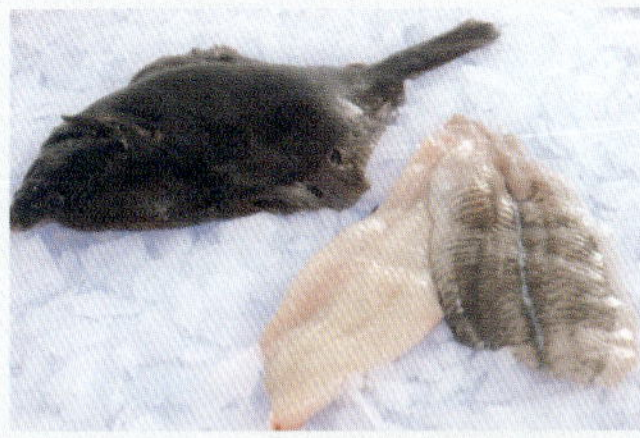
Scholle

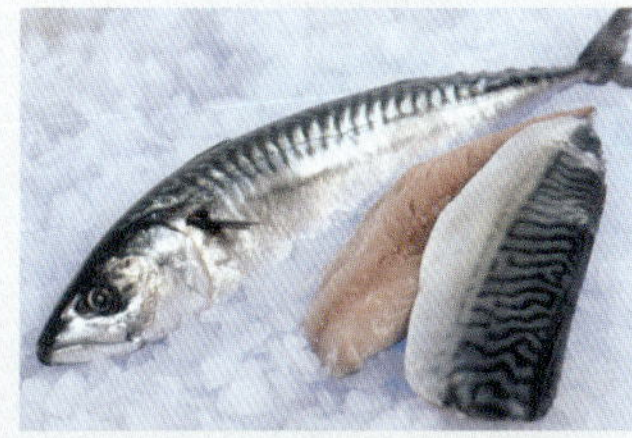
Makrele

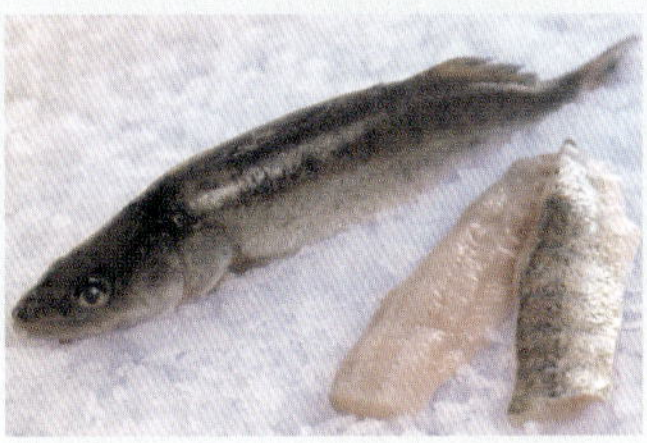
Zander

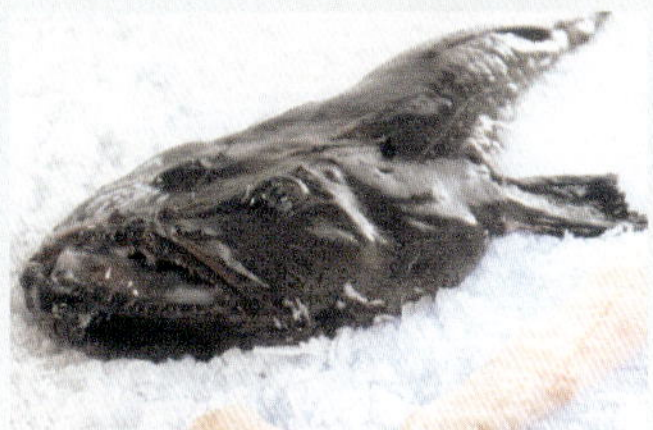
Seeteufel

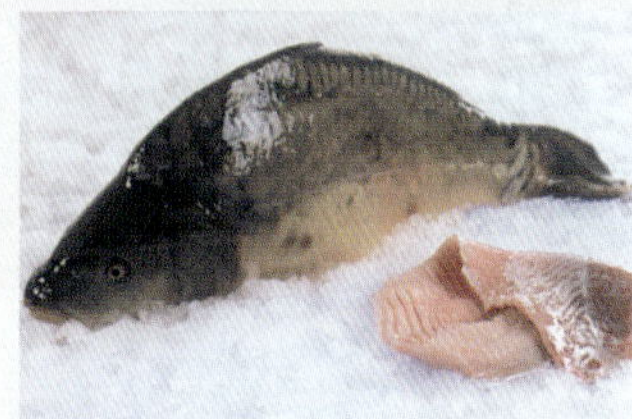
Karpfen

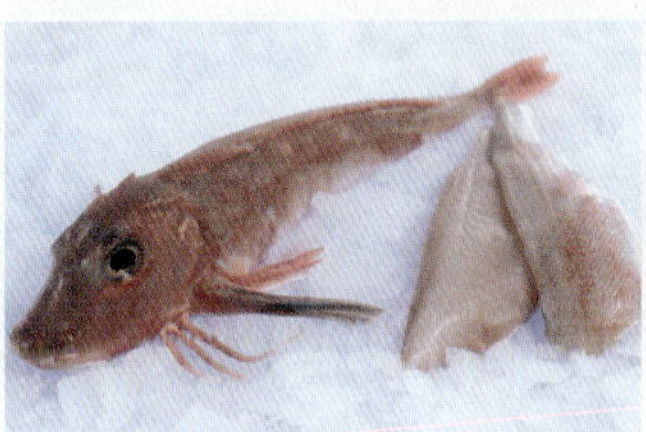
Knurrhahn

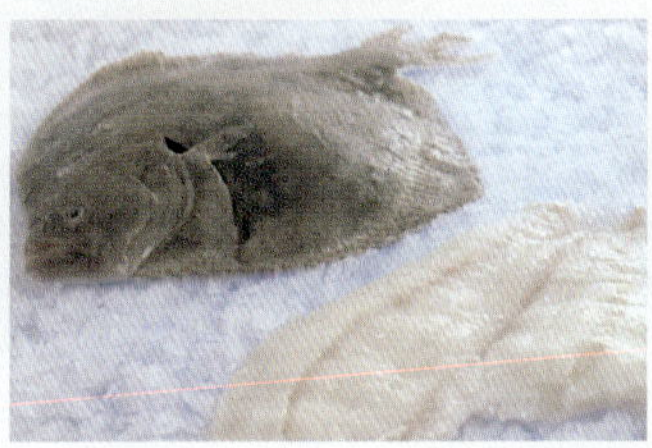
Steinbutt

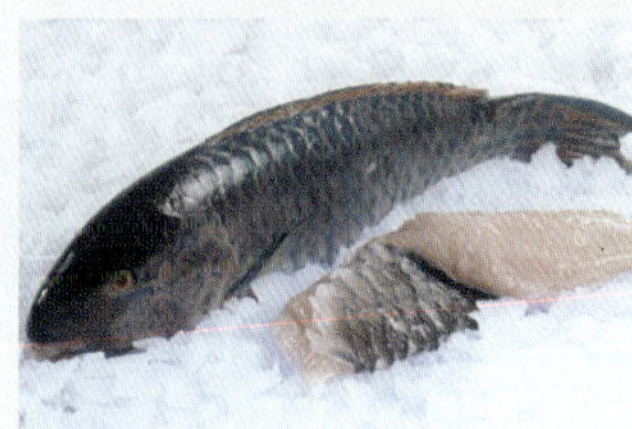
Papageifisch

Über 40 Fischarten werden im Handel angeboten.

Fische verderben wegen ihres hohen Wassergehaltes und ihrer lockeren Muskulatur sehr schnell. Deshalb ist frischer Fisch stets kühl zu lagern. Im Kühlschrank ist der kälteste Ort zu wählen, um Fisch aufzubewahren.

Zum Einfrieren eignen sich nur frisch gefangene Fische. Seefisch sollte nur eingefroren werden, wenn das Einfrieren unmittelbar nach dem Fangen möglich ist. Vor dem Einfrieren sollten Fische entsprechend vorbereitet werden: Sie müssen ausgenommen und ggf. entschuppt werden.

Lernaufgaben:

Eines der beliebtesten Fischprodukte in Deutschland sind tiefgefrorene Fischstäbchen. Sie bestehen im Regelfall aus Seelachs und sind in eine Panade eingehüllt.

1. Recherchieren Sie in Ihrer Nährwerttabelle den Nährstoffgehalt von einer Portion Fischstäbchen (120 g).
2. Vergleichen Sie die Werte mit denen von Rotbarsch oder Seelachsfilet (jeweils 120 g).
3. Bewerten Sie die Ergebnisse.
4. Stellen Sie Rezepturen mit Fischfilet zusammen und vergleichen Sie die errechneten Nährwerte mit denen einer Portion Fischstäbchen.

11 Eiweiß löst sich und gerinnt

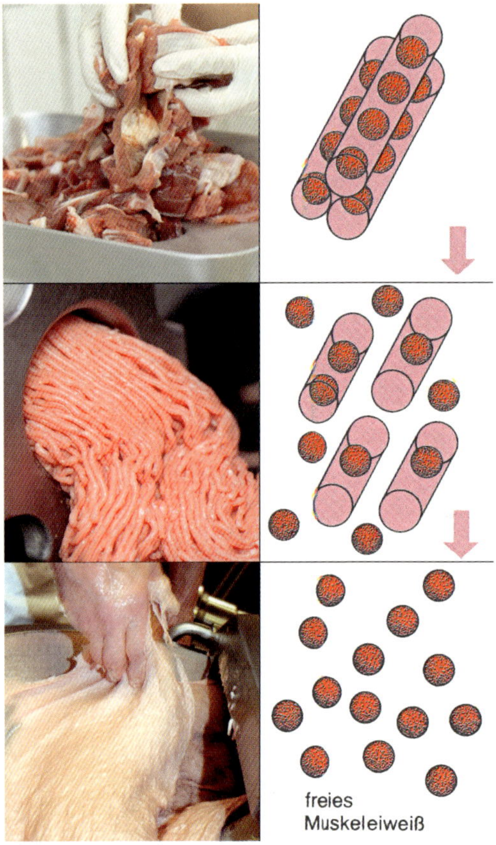

Fleischeiweiß bei der Herstellung einer Farce

Brühwurst, die beliebteste Wurstart. Der Name rührt daher, dass die Würste in der Regel durch Brühen gegart werden, nur einige durch Backen. Dadurch gerinnt das im Wurstbrät enthaltene Muskeleiweiß, es bildet eine feste Struktur, wodurch die Wurst schnittfest wird.

Das Ausgangsmaterial von **Brühwürstchen** und **Aufschnittwurst**, beides zählt zu den Brühwürsten, besteht zur Hälfte aus Magerfleisch und zu 30 % aus Speck. Dazu kommen 20 % Wasser, das in Form von Eis zugesetzt wird, außerdem Salz, Hilfsstoffe und Gewürze.

Bei der Herstellung werden das Magerfleisch und der Speck zunächst getrennt durch den Fleischwolf gemahlen. Anschließend wird das Magerfleisch in einer Kutterschüssel von rotierenden Messern unter Zugabe von Salz und Eis sehr fein zerschnitten und dann mit dem Speck und Gewürzen gleichmäßig vermischt. Es entsteht eine zäh klebrige Masse, die **Brät** genannt wird.

Beim Durchmahlen werden die Muskelfasern des Magerfleisches in kleine Stücke zerschnitten, sodass bereits ein Teil des Eiweißes austreten kann. Erst beim Zerkleinern in der Kutterschüssel wird das gesamte Muskeleiweiß durch die völlige Zerkleinerung der Fasern freigelegt.

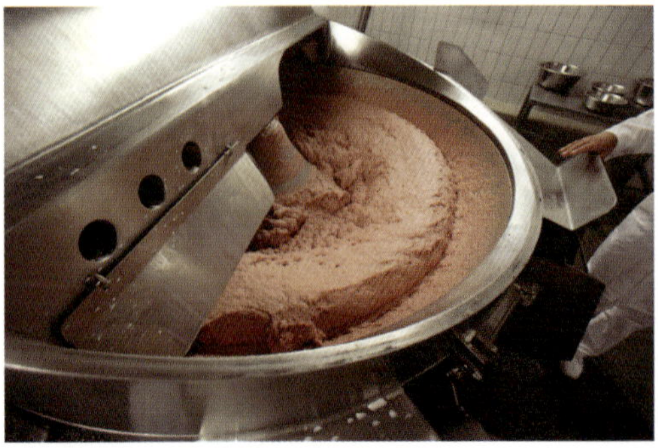

Brühwurstbrät während des Kutterns

Eiweiß löst sich. Muskelfleisch enthält wasserlösliche und salzwasserlösliche Eiweißstoffe. Die einen lösen sich schon in reinem Wasser, die anderen nur in Salzwasser. Das wasserlösliche Eiweiß **Albumin** ist im Fleischsaft enthalten. Es verteilt sich ohne Weiteres in der Wurstmasse.

Die Muskeleiweißstoffe der Fleischfasern **Aktin** und **Myosin** sind salzwasserlöslich. Sie quellen bei Anwesenheit von Salz, nehmen dann Wasser auf und verteilen sich so in der Wurstmasse.

Das als Eis zugegebene Wasser sorgt dafür, dass sich die Muskeleiweißstoffe lösen und verteilen.

Der **Speck** wird im Kutter in feinste Teilchen zerschnitten und mit dem gelösten Eiweiß homogen vermischt. In der fertigen Wurstmasse, dem Brät, umschließt ein feiner Film aus gelöstem Muskeleiweiß die Fettpartikel und hält sie fest.

Das fertige Brät wird in Därme gefüllt und zu Würstchen oder Würsten portioniert, die im Rauch Geschmack und goldgelbe Farbe erhalten. Zum Schluss werden sie bei 72 °C in Wasser gebrüht.
Vor dem Brühen sind die Würstchen noch weich, sodass das Brät beim Anschneiden herauslaufen würde. Die gebrühten Würstchen hingegen sind prall und schnittfest – sie haben Stand.

Eiweiß gerinnt. Durch die Hitzeeinwirkung beim Brühen verändert sich die Beschaffenheit der Muskeleiweißstoffe. Indem sie sich zusammenziehen, werden sie fest und sind nicht mehr löslich. Dieser Vorgang wird **Gerinnung** genannt. Muskeleiweiß gerinnt zwischen 60 °C und 70 °C. Beim Brühen gerinnt der Eiweißfilm um die Fettpartikel, zieht sich zusammen, lagert Wasser ein und verleiht der Wurst auf diese Weise ihren knackigen Biss.

Wird bei der Herstellung von Brühwurst zu wenig Magerfleisch zugegeben, ist zu wenig Muskeleiweiß vorhanden. Dadurch sind die Maschen des Eiweißnetzes zu weit und nicht alle Fettpartikel können gebunden werden. Die Folge ist, dass die Wurst Fett absetzt.

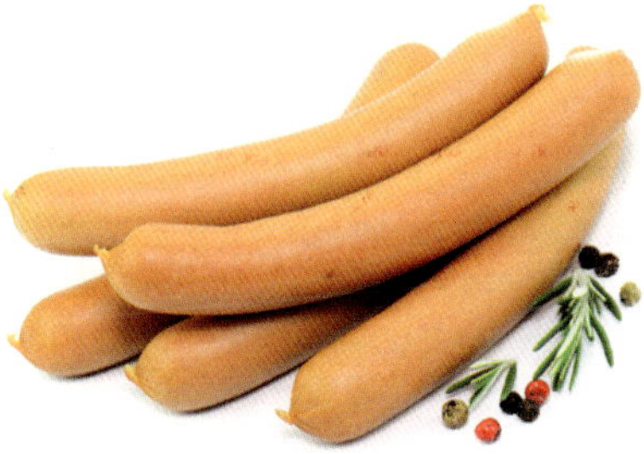

Brühwürstchen

Praktikum:

Löslichkeit und Gerinnung vom Fleischeiweiß erproben

Material: 100 g Schabefleisch, Wasser und Kochsalz

Durchführung: Geben Sie zwei Proben von je 50 g Schabefleisch in 2 Bechergläser, zerkleinern Sie jede mit einem Mixer weiter und verdünnen Sie sie jeweils mit 200 ml Wasser. Der ersten Probe geben Sie 6 g Kochsalz zu. Die zweite Probe bleibt ohne Zusatz. Dann mixen Sie jede Probe 4 Minuten lang und geben sie getrennt durch ein feines Sieb. Zum Schluss erhitzen Sie die Filtrate acht Minuten lang im Wasserbad bei 75 °C.

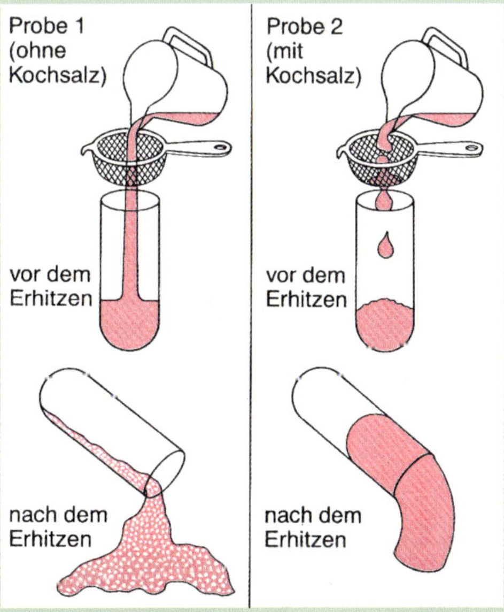

Ergebnis:
Beurteilen und vergleichen Sie die Konsistenz der Proben vor und nach dem Erhitzen:

Probe 1	
vor dem Erhitzen	
nach dem Erhitzen	

Probe 2	
vor dem Erhitzen	
nach dem Erhitzen	

Begründen Sie Ihre Beobachtungen.

12 Eiweiß löst sich und geliert

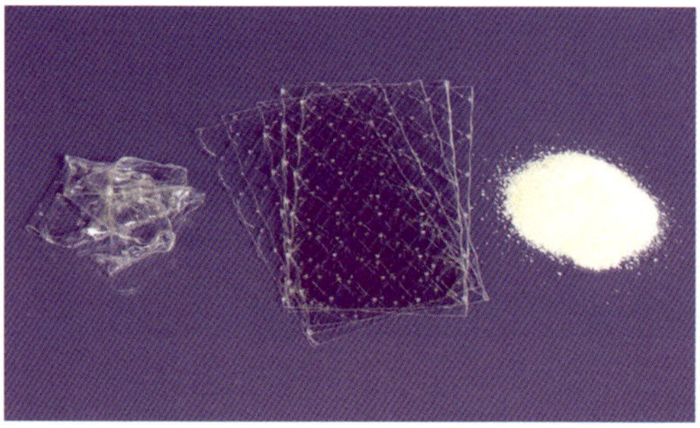

Blattgelatine: eingeweicht, trocken, Aspikpulver

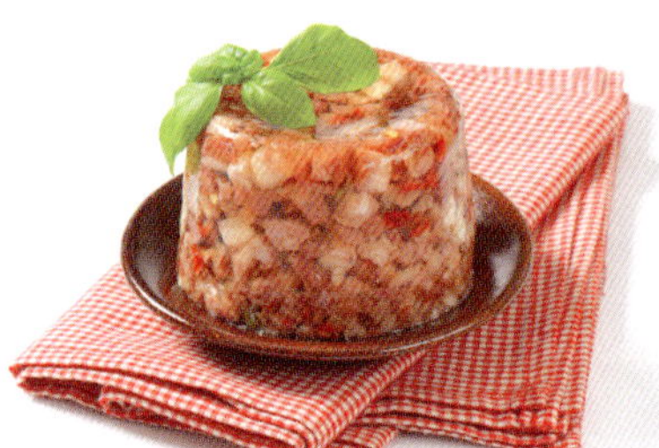

Sülze

Sülzen, Sülzwürste und Aspikerzeugnisse bestehen aus würfel-, streifen- oder scheibenförmigem Fleisch oder Gemüse, das in eine Gallertmasse eingebettet ist. (Gelee, Aspik oder Sulz geben diesen Erzeugnissen ihre Schnittfestigkeit.) Die Sulz, so die Bezeichnung im süddeutschen Sprachraum, hat den Sülzen und Sülzwurstarten ihren Namen gegeben.
Rohstoffe zur Herstellung von Sülzen sind Fleisch, Gemüse, Gewürze und Aspik. Der Fleisch- bzw. der Gemüseanteil muss mindestens 51 %, der Fettanteil darf höchstens 15 % betragen. Die vorgegarten **Einlagen**, z. B. gekochter Schinken oder Gemüse, werden zunächst klein geschnitten und dann mit heißem Wasser abgeschwenkt.

Für die **Gallertmasse** wird ein Aspikaufguss benötigt. Er entsteht, wenn man Aspikpulver in heißem Wasser auflöst. Die Einlagen werden entweder in eine Form oder eine Kunststoffhülle gefüllt und mit der Aspikbrühe aufgefüllt. Üblich ist ein Verhältnis von sieben Teilen Einlagen und drei Teilen Aspikaufguss. Anschließend muss die Sülze erkalten. Dadurch geliert der Aspik und das Produkt wird schnittfest.

Das Bindegewebseiweiß **Kollagen** lässt Sülzen gelieren. Aspik (Gelatine) besteht aus reinem Bindegewebseiweiß. Es wird aus den Schwarten, Sehnen und Knochen von Schlachttieren gewonnen und kommt getrocket als Blattgelatine oder als Aspikpulver in den Handel.
Kühlt das in Wasser gelöste Kollagen ab, so entstehen zwischen seinen gelockerten Strängen Bindungen, die das eingeschlossene Wasser festhalten. Dadurch erstarrt die Lösung zu einer gelee- bis gummiartigen Masse, es bildet sich ein **Gel**. Wird Sülze erwärmt, geht das Kollagengel wieder in den **Solzustand** über. Erkaltet das Sol, erstarrt es wieder zum Gel. Diese Zustandsveränderung ist jederzeit umkehrbar. Darin liegt der entscheidende Unterschied zur Gerinnung von Fleischeiweiß.

Praktikum:

Die Quellung von kollagenem Eiweiß. Chemisch-physikalischer Versuch:

Drei schmale Streifen Blattgelatine werden in je drei Bechergläser, die mit kaltem, warmen und angesäuertem kalten Wasser gefüllt sind, etwa eine Minute eingetaucht.
Ergebnis: Gelatine quillt in angesäuertem kalten Wasser und im warmen Wasser. In kaltem Wasser quillt Gelatine sehr wenig.
Erklärung: Säure und Wärme fördern die Quellung von kollagenem Eiweiß.

Je mehr **gelöstes Kollagen** die Gallertmasse enthält, desto fester wird die erstarrte Sülze. Da Aufschnittsülzen fester sein müssen, enthalten sie mehr Kollagen als Gabel- oder Tellersülzen. Säure lässt Kollagen stärker quellen. Deshalb verwendet man bei der Aspikbereitung Essig.

Gelatine wird auch zur Verbesserung der **Standfestigkeit von Schlagsahne** verwendet. Der Sahne zugegeben, geliert sie und führt zu größerer Festigkeit, sodass die Sahne „steht".

Praktikum:

Aspik herstellen

Material: Gut gesäuberte Sehnen/Schwarten und Wasser im Verhältnis sechs zu vier, Salz, Essig und würzende Zutaten (Suppengemüse, Lorbeerblatt, Pfefferkörner).

Herstellung: Materialien und Zutaten bei 70 °C über längere Zeit erhitzen. Das Kollagen quillt, löst sich und geht in die Flüssigkeit über. Sind die Schwarten „ausgekocht", wird die Brühe angesiebt. Beim Erkalten erstarrt die Brühe zum Gel.

Zum Klären der Brühe wird das Eiklar in die abgekühlte Aspikbrühe gegeben und unter Rühren aufgekocht. Beim Gerinnen umschließt das Eiweiß des Eiklars die Schwebstoffe und kann samt den eingeschlossenen Schwebstoffen abgeschöpft werden. Der Aspik ist klar.

Der gewonnene Aspik kann durch Trocknung zu Aspikpulver oder Blattgelatine weiterverarbeitet werden.

Exkurs:

Gelbildung

Schwarten, Knochen, Sehnen und Bindegewebe der Schlachttiere enthalten kollagenes Eiweiß, auch als „Kollagen" bezeichnet.

Kollagen erfüllt zwar bei der Lebensmittelherstellung eine wichtige Aufgabe, hat aber nur einen geringen Nährwert. Es besitzt eine Faserstruktur und wirkt gerüstbildend. Durch langes Kochen in Wasser löst sich kollagenes Eiweiß aus den Gewebeteilen heraus. Bei Zusatz von Säure lässt sich die Kochzeit verringern. Gelöstes Kollagen nennt man Sol (das Gelöste). Beim Abkühlen nimmt Kollagen leimartige Konsistenz an (colla = Leim).

Gelzustand – Solzustand. Bei Abkühlung erstarrt Kollagen und geht in den Gelzustand (Gel = das Erstarrte) über. Kurz vor dem Erstarren ist kollagenes Eiweiß besonders zäh, gerinnen kann es aber in feuchter Hitze nicht. Der *Gelzustand* lässt sich durch Erwärmen wieder in den *Solzustand* überführen.

Kollagen quillt, weil sich die Kabelstruktur des Eiweißes aufdreht und in den freigelegten Peptidketten zahlreiche wasserfreundliche Gruppen (Carboxyl- und Aminogruppen) frei werden, die in der Lage sind, Wasser an sich zu binden. Beim Abkühlen bilden sich zwischen den Peptidketten unter Wassereinschluss lockere Bindungen aus, wodurch das Sol zum Gel erstarrt.

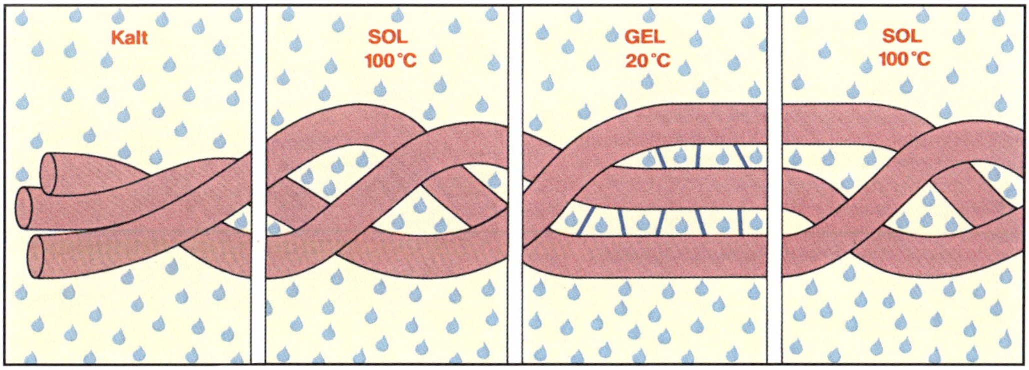

Wassereinlagerung bei Gelatine

13 Eiweiß bildet Schaum

Der Schneebesen zeigt, ob die Schaummasse gelungen ist: Wenn Eiklar kräftig und lange genug aufgeschlagen wurde und beim Trennen der Eier in Eiklar und Eigelb keine Dotterreste in das Eiklar gelangt sind, bildet der Eischnee nach dem Schlagen am Schneebesen eine Spitze.

Schaummassen. Bei schweren Schaummassen für Baisers, kommen auf 100 g Eiklar 300 g Zucker und etwas Kochsalz, bei leichten Schaummassen nur 100 g Zucker.

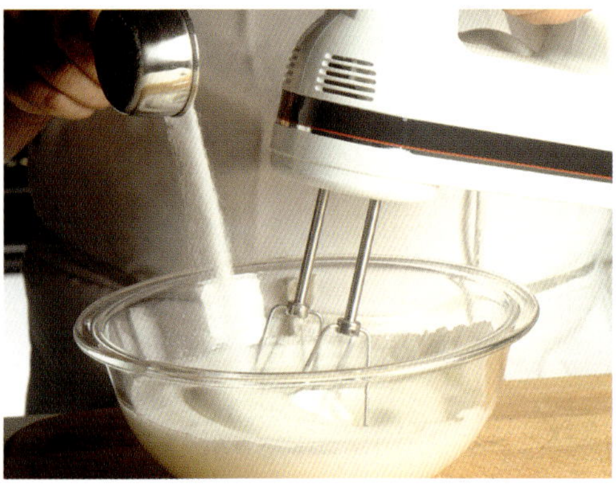

Schlagen von Eischnee

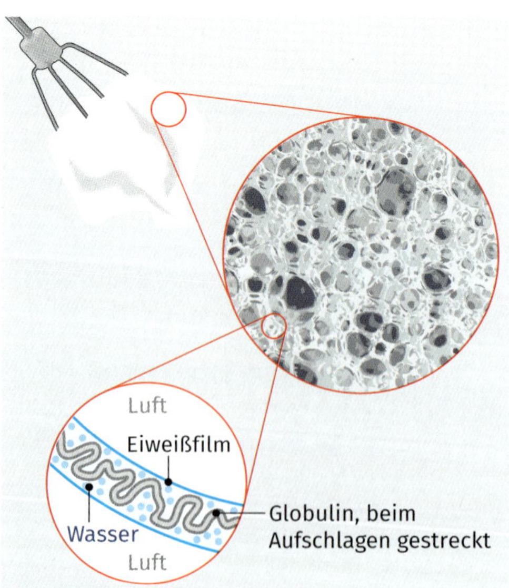

Schlagbesen mit geschlagenem Eischnee und Vergrößerung des Eiweißfilms

Aus Baisermasse werden mit der Sterntülle Schalen oder Spiralen gespritzt und bei ca. 100 °C getrocknet. Leichte Schaummasse dient als Dekor für Obst- sowie andere Kuchen und wird mitgebacken.

Schlagen der Schaummasse. Dabei zerteilen die Stahldrähte des Schlagbesens das viskose Eiklar und Luft zieht ein. Durch die Schlagbewegungen werden immer neue Luftbläschen gebildet und bereits bestehende geteilt. Die im Eiklar enthaltenen Eiweißstoffe **Ovalbumin** und **Globulin** bilden an den Drähten des Schlagbesens sehr dünne Filme aus. Sie schließen Luft ein und lassen so die Luftbläschen entstehen. Dabei werden die Eiweißstoffe gedehnt, ihre ursprüngliche Struktur faltet sich auf, und Aminosäuren verschiedener Eiweißketten vernetzen miteinander. Dabei denaturiert ein Teil der Eiweißstoffe, d. h., sie gerinnen und verändern ihre Struktur. Die eingeschlagene Luft wird in dieser Eiweißvernetzung festgehalten.

Lernaufgabe:

Zum Thema „Schaumbildung durch Eiweiß“ ein Lernplakat gestalten

Eine Präsentation dient dazu, Informationen zu einem Thema übersichtlich und einprägsam darzustellen.
Zunächst werden möglichst viele Informationen zum Thema gesammelt.
Für die Gestaltung stehen zur Verfügung:
Einzelbegriffe/Stichworte, kurze Texte, verschiedene Farben, verschiedene Formen (Kreise, Rechtecke), Bilder

Gehen Sie dabei in folgenden Schritten vor:
1. Möglichst in Kleingruppen arbeiten.
2. Informationen zum Thema zusammentragen.
3. Die Informationen ordnen und daraus auswählen.
4. mehrere Folien entwerfen, Gestaltung einheitlich: Überschrift, wenige Textinfos und Bilder.
5. Die Folien präsentieren und in der Gruppe diskutieren.

Beim Aufschlagen vergrößert Eiklar sein Volumen etwa um das Siebenfache, obwohl es zu 88 % aus Wasser und nur zu 11 % aus Eiweiß besteht.
Stabil wird der Eischnee durch einen im Eiklar enthaltenen dritten Eiweißstoff, dem **Ovomucin**, der um die Luftbläschen einen Film aus unlöslichem Material bildet. Zur Stabilität des Schaums trägt auch bei, dass ein Teil des Wassers von den denaturierenden Eiweißstoffen gebunden wird. Einen weiteren wichtigen Beitrag zur Schaumstabilität leistet der Zucker, denn er bindet einen großen Teil des restlichen Wassers an sich. Er kann dies dank seiner hygroskopischen Eigenschaft, d. h. seiner Fähigkeit, Wasser anzuziehen. Deshalb wird Eischnee viel stabiler, wenn ihm Zucker zugesetzt wurde.
Ist beim Trennen von Eiklar und Eigelb auch nur ein wenig Dotter in das Eiklar gelangt, lässt es sich nicht aufschlagen. Ursache dafür ist Fett, aus dem das Eigelb zu zwei Dritteln besteht. Das restliche Drittel bilden Eiweißstoffe, die mit dem Fett zu **Lipoproteinen** verbunden sind. In diesen Verbindungen sind die Eiweißstoffe nicht mehr in der Lage, sich untereinander zu verbinden. Deshalb kann Eigelb nicht zu Schaum aufgeschlagen werden und sein Volumen beim Schlagen nur verdoppeln.
Beim Aufschlagen werden die Eidotterreste im Eiklar fein verteilt. Auf diese Weise gelangen die Fettanteile der Lipoproteine zwischen Eiweiß und Luft und verhindern, dass sich die entfalteten Eiweißketten vernetzen und Luft einschließen können.

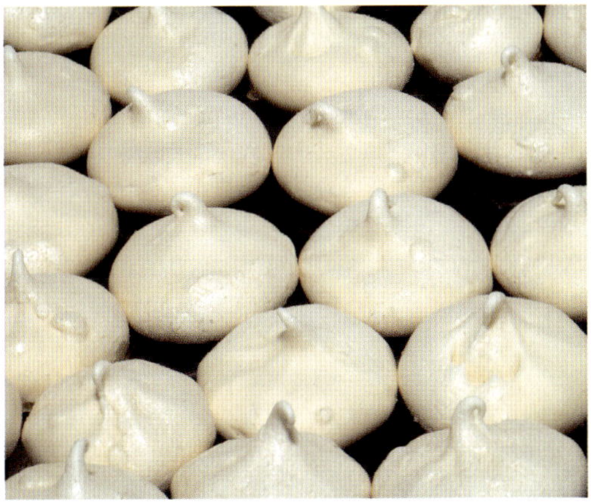

Gebäcke aus Schaummasse

Exkurs:

Teig ist Teig und Masse ist Masse

Brötchen und Tortenboden, beides sind Gebäcke und u. a. aus Weizenmehl hergestellt, und doch unterscheiden sie sich grundlegend. Brötchen haben eine rösche Kruste und eine Krume mit feinen, dünnwandigen Poren. Tortenböden sind luftiglocker und feinporig. Ursachen für die Unterschiede liegen in den Zutaten, dem Herstellungsverfahren und der Art der Lockerung.

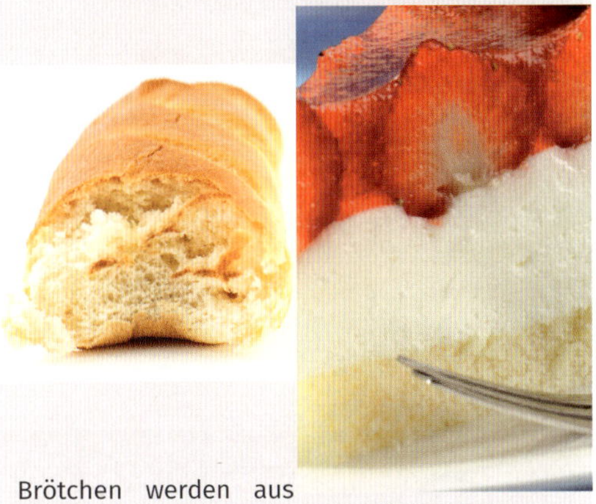

Brötchen werden aus

Brötchen aus Weizenteig und Tortenboden aus Biskuitmasse

Weizenteig hergestellt, Tortenböden aus Biskuitmasse. Während Verbraucher häufig nicht zwischen Teig und Masse unterscheiden, müssen Fachleute die Unterschiede sehr genau kennen.

Der Teig entsteht, weil die Zutaten Weizenmehl, Wasser, Hefe und Salz so geknetet werden, dass sich die Mehleiweißstoffe Gliadin und Glutenin zu Klebereiweiß zusammenlagern. Das Gärgas Kohlenstoffdioxid wird zwischen den Strängen des Klebereiweißes gehalten, wodurch beim Backen die Poren entstehen.

Biskuitmasse wird hergestellt, indem Vollei, Weizenmehl, Weizenpuder, Zucker, Butter, Salz in einem Kessel warm aufgeschlagen werden. Dabei wird das Fett emulgiert, Luft in die Masse eingeschlagen und die Masse locker. Beim Abbacken entsteht die feine Porung.

Teig und Masse unterscheiden sich also grundlegend. Im Teig wird Kleber ausgebildet, der zur Teigbeschaffenheit und zur Gebäckstruktur beiträgt. In der Masse kann und darf es nicht zur Kleberausbildung kommen.

14 Eiweiß quillt und gerinnt

Qualität von Pizza. Voraussetzung einer guten Pizza ist ein knuspriger Boden. Deshalb wird sie bei großer Hitze im gut vorgeheizten Ofen gebacken, am besten im Steinofen. Im Backofen mit Ober- und Unterhitze soll sie möglichst auf der untersten Schiene stehen.

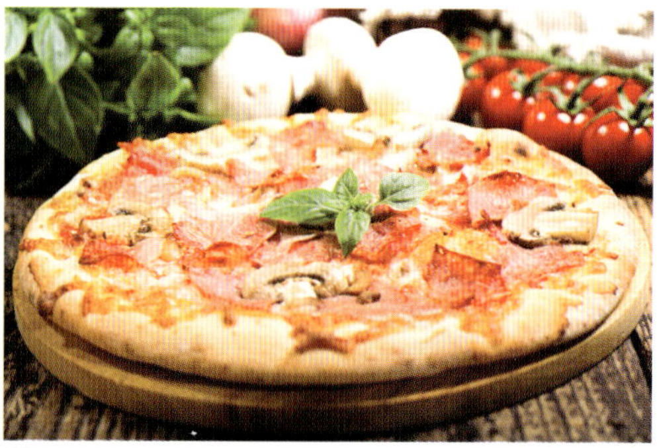

Pizza

Exkurs:

Die „Erfindung" der Pizza

Der Legende nach soll die Pizza im Jahr 1889 in Neapel erfunden worden sein, als der Koch Massimo Alberini zu Ehren eines Besuchs der italienischen Königin Margherita ein Gericht in den italienischen Nationalfarben schaffen wollte mit dem grünem Basilikum, dem weißen Mozarella und den roten Tomaten.

In Wirklichkeit ist die Pizza aus einem Armeleutegericht entstanden, das im ganzen Mittelmeerraum verbreitet war. Es handelte sich um ein mit schmackhaften Zutaten belegtes und überbackenes Fladenbrot. Verwendet wurden Wurst, Käse und Tomaten sowie Knoblauch, Öl und Oregano.

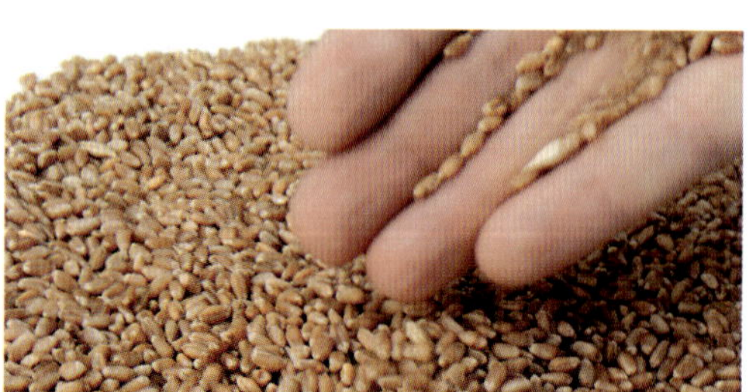

Kleberreicher Weizen

Der klassische Boden einer Pizza besteht aus Hefeteig, der mit der Hand oder mit dem Knethaken der Küchenmaschine stark geknetet wurde. Gutes Kneten ist sehr wichtig, damit sich aus den Eiweißstoffen des Mehles im Teig der sogenannte **Kleber** bildet, dem bei der Lockerung des Teiges, der typischen Gebäckstruktur und der röschen Kruste wichtige Aufgaben zukommen.

Der Hefeteig hat die erforderliche Konsistenz, sobald er nicht mehr an der Arbeitsplatte oder der Kesselwand haftet. Nach der Teigbereitung muss er bei ca. 30 °C Raumtemperatur gären, und zwar so lange, bis er das doppelte Anfangsvolumen erreicht hat.

Kleberbildung im Teig. Damit der Teig das gewünschte Volumen erhält, muss das Gärgas Kohlendioxid entstehen und im Teig eingeschlossen werden. Das Gärgas wird von Hefepilzen erzeugt. Über die Hefegärung können Sie sich im Kapitel „Locker und luftig durch Hefegärung" (Seite 292) informieren.

Von der Qualität des Klebers hängt es ab, wie gut der Teig das Gärgas einschließt und dadurch locker wird.

Bausteine des Klebers sind die Eiweißstoffe **Gliadin** und **Glutenin**. Sie lösen sich nicht in Wasser, können aber quellen und dabei Wasser aufnehmen. Im Mehl liegen die beiden Eiweißstoffe in ungebundener Form vor, sind also noch nicht miteinander „verklebt". Unter zwei Voraussetzungen kann aus Gliadin und Glutenin Kleber werden: Schüttflüssigkeit (Wasser oder Milch) muss vorhanden sein und dem Teig muss durch Kneten Energie zugeführt werden.

Die beiden Eiweißstoffe sehen wie dünne Plättchen aus und haben eine große Oberfläche, an der sich Wasser anlagern kann. Je länger und intensiver der Teig geknetet wird, desto mehr Wasser wird angelagert. Nach dem Kneten quillt der Teig während der sogenannten „Teigruhe" auf, vergrößert sein Volumen und kann danach noch mehr Wasser aufnehmen. Dadurch werden die Eiweißmoleküle gelockert und die Peptidketten gestreckt.

Durch das Kneten verlieren die Eiweißstoffe ihre Tertiärstruktur. Damit sich der Kleber richtig ausbilden kann, muss darauf geachtet werden, dass der Teig in eine Richtung geknetet und aufgearbeitet wird. Erst dadurch legen sich die **Eiweißplättchen** so neben- und hintereinander, dass sich zuerst Kleberfäden und anschließend geschlossene Kleberhäutchen bilden. Im Laufe des Knetens lagert sich das Klebereiweiß zu immer größeren Molekülen zusammen, bis schließlich ein Riesenmolekül entstanden ist, das den gesamten Teig netzartig durchzieht. Wer schon mit Weizenteig gearbeitet hat, weiß, dass der Kleber seinen Namen zu Recht trägt.

Die Eigenschaften des Klebereiweißes kommen bei der Teigbereitung, bei der Aufarbeitung und beim Backen zum Tragen:

- Seine **Elastizität** macht den Teig dehn- und formbar und gibt ihm Stand.
- Sein **Gashaltevermögen** sorgt dafür, dass die Gärgase nicht entweichen können und der Teig „aufgeht", also locker wird.
- Seine **Gerinnungsfähigkeit** unter Hitzeeinwirkung trägt zum Aufbau eines stabilen Krumengerüstes bei.

Von allen Getreidearten besitzt Weizen die besten Klebereigenschaften. In Backversuchen zeigt sich, dass der Ausmahlungsgrad des Weizenmehls sich auf die Klebereigenschaften auswirkt. Teige aus Mehlen mit einer niedrigen Typenzahl sind elastischer und schwerer formbar. **Sie werden als kleberreiche Mehle bezeichnet**.

Praktikum:

Weizenteig und Haferteig im Vergleich

Materialien: Weizenmehl, Hafermehl, Wasser, Salz

Durchführung: Stellen Sie aus beiden Mehlen je einen Teig nach angegebener Rezeptur her:
100 g Mehl (Weizen bzw. Hafer), 60 ml Wasser, 2 g Salz = 162 g Teig.

1. Vergleichen Sie die beiden Teige und beurteilen Sie die Teigeigenschaften hinsichtlich Farbe, Festigkeit, Elastizität.
2. Halbieren Sie die Teige und waschen Sie sie aus.

Ergebnis: Ziehen Sie Schlussfolgerungen bezüglich der Backfähigkeit beider Mehle.

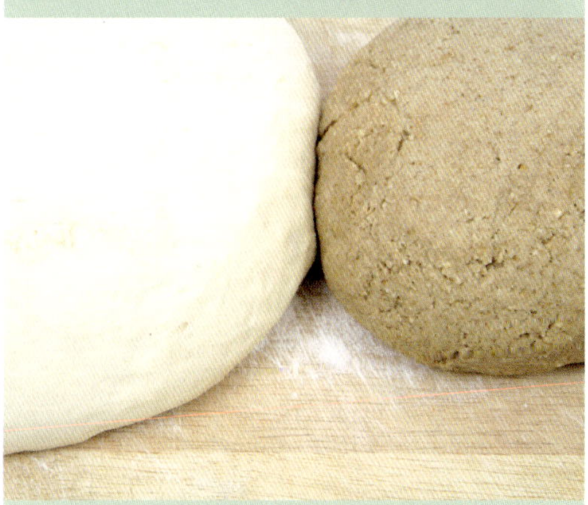

Weizenteig – Haferteig

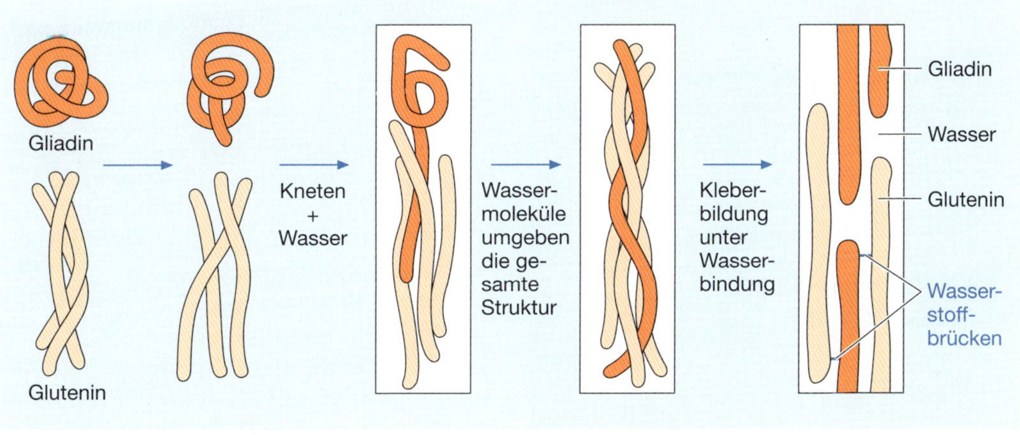

Kleberbildung und Wasserbindung

Wasser und Mineralstoffe – ein Lebenselixier

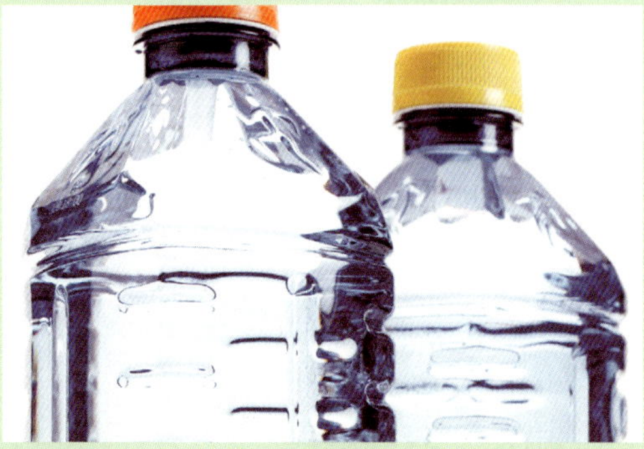

Typische Flasche mit Wellnessdrink

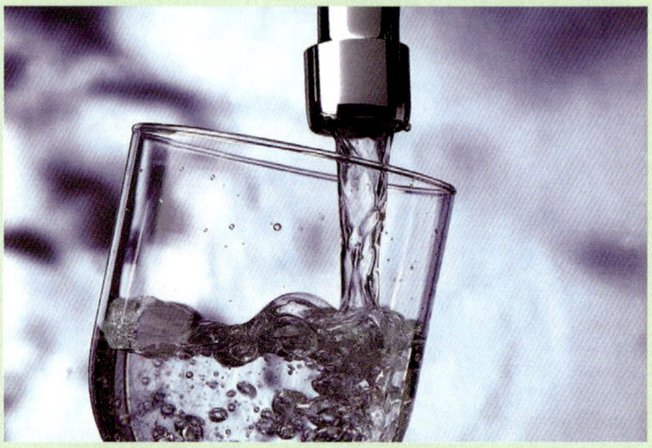

Trinkwasser hat eine gute Qualität!

Sie sind überall in Werbeanzeigen zu sehen: die Wellnessdrinks. So als würde hiermit schon Gesundheit an sich verkauft, machen sie Lust auf das Trinken. Fitness, Gesundheit und Zufriedenheit – das sind, zumindest nach Herstellerangaben, die positiven Effekte ihrer neuesten Kreationen, der Wellnessdrinks. Der Schlüssel zum Glück sind Wirkstoffe aus exotischen Pflanzen wie Ginseng, Aloe Vera oder Ginkgo. Wie viel Wahrheit steckt hinter den Werbeslogans?
Ein Beispiel mit dem wohlklingenden Namen „Emotion" besteht aus Mineralwasser mit Trauben-, Mango- und Kräutergeschmack.
Je 200 ml (ein Glas) enthalten:

Energie	202 kJ
Kohlenhydrate	12 g
Eiweiß	0,2 g
Fett	< 0,1 g

Neuerdings finden sich auch gepresstes Weizengras, Soja oder Blaualgen in den Gesundheitscocktails. Sie sollen mit einer Extraportion hochwertigem Eiweiß, sekundären Pflanzenstoffen und sogar Chlorophyll die Nervenzellen ankurbeln und die Sauerstoffversorgung in den Zellen unterstützen.

[...] Die speziell beworbenen Pflanzenauszüge in Wellness Getränken wie Ginko-Extrakt und Sanddornsaft sind meist nur in minimalen Mengen enthalten. Positive Wirkungen auf die Gesundheit sind daher nicht zu erwarten. Dosierungen von Pflanzenauszügen, die arzneimittelähnliche Wirkungen hervorrufen können, sind in Lebensmitteln nicht zulässig. Der Gehalt an Vitaminen ist entweder zu gering, um eine Wirkung zu zeigen, oder zu hoch sodass mit dem Genuss eines halben Liters der Tagesbedarf um ein Vielfaches gedeckt werden kann, Studien zeigen, dass die Aufnahme von ß-Carotin in höherer Dosis (20 mg/Tag) bei starken Rauchern und Menschen mit Herz-Kreislauferkrankungen, das Risiko an Krebs zu erkranken, erhöht. [...]

Quelle: Ministerium für Ernährung und ländlichen Raum des Landes Baden-Württemberg: Wellness Getränke, http://www.ernaehrung-bw.info/pb/site/pbs-bw-new/get/documents/MLR.LEL/PB5Documents/ernaehrung/pdf/g/Getraenke_Steckbrief_Wellness_Getraenk.pdf, abgerufen am 17.07.2014

Lernaufgaben:

Sie haben die Aufgabe, Vor- und Nachteile von Wellnessgetränken darzustellen.

1. Fertigen Sie hierzu eine Collage an.
2. Beziehen Sie in Ihre Darstellung einen Preisvergleich mit ein.
3. Informieren Sie sich über die Zusammensetzung des Trinkwassers an Ihrem Wohnort und vergleichen Sie diese mit den Inhaltsstoffen von Wellnessgetränken.
4. Dürfen Wellnessgetränke einen Health Claim tragen?

1 Ohne Wasser kein Leben

Die nationale Verzehrsstudie hat gezeigt, dass die Empfehlungen zur Flüssigkeitszufuhr von 1,4 l von beiden Geschlechtern mehr als erreicht werden. Positiv hervorzuheben ist hierbei, dass Wasser etwa die Hälfte des Getränkekonsums ausmacht. Verliert der Körper etwa ein halbes Prozent Wasser, so meldet sich das Durstgefühl. Getrunken werden sollte über den Tag verteilt, denn ein Trinken auf Vorrat funktioniert nicht.

Im menschlichen Körper ist Wasser die Grundlage aller Lebensvorgänge. Für jede Zelle ist es ein wichtiger Baustoff. Für Hormone, Antikörper, Nähr- und Wirkstoffe ist Wasser ein wichtiges Lösungs- und Transportmittel. Auch für die Erhaltung der Körpertemperatur spielt Wasser eine bedeutende Rolle. Mehr als die Hälfte der Körpermasse, im Durchschnitt 60 %, bestehen aus Wasser. Bei den Lebensmitteln ist der Wassergehalt unterschiedlich hoch. So gibt es viele Lebensmittel, die mehr als 80 % Wasser enthalten. Aus ihnen deckt der Mensch einen beachtlichen Teil seines Wasserbedarfs.
Unser Gehirn braucht ständig Wasser, damit wir denken können. Auch die Niere wird ständig mit Wasser durchspült. Insgesamt geht der Mensch aber sparsam mit seinen Wasservorräten um. So werden im Durchschnitt lediglich ca. 2,6 l täglich ausgetauscht.
Auch Pflanzen benötigen große Mengen Wasser. So sind zur Bildung von Samen, Stangeln und Blättern je Kilogramm Pflanzensubstanz ca. 300 bis 1 000 l Wasser nötig.
Gemessen an einem solchen Bedarf macht die empfohlene Zufuhr von 2,6 l beim Menschen nur einen verschwindend geringen Betrag aus.

Im menschlichen Körper erfüllt Wasser folgende Aufgaben:

- **Wasser als Baustoff**
  Wasser ist Bestandteil aller Körperzellen und -flüssigkeiten. Im Verbund mit den Mineralstoffen stellt es den osmotischen Druck der Zellen sicher.
- **Wasser als Lösungsmittel**
  Durch die Verdauungssäfte werden im Darm die Nähr- und Wirkstoffe aus den Lebensmitteln herausgelöst und können so vom Körper verwertet werden.
- **Wasser als Transportmittel**
  Wasser transportiert im Blut und in der Lymphe die gelösten Nähr- und Wirkstoffe zu den Zellen. Gleichzeitig werden Abbauprodukte des Stoffwechsels den jeweiligen Ausscheidungsorganen zugeführt.
- **Wasser als Wärmeregulator**
  An heißen Tagen beginnt der Körper verstärkt über die Hautoberfläche Wasser zu verdunsten. Hierzu muss dem Körper Wärme entzogen werden. Auf diese Weise entsteht ein kühlender Effekt.
  Wasser kommt überwiegend innerhalb der Zellen – intrazellulär – vor. Auch in den Zwischenzellräumen – extrazellulär, sowie in den Blutgefäßen und im Darm ist Wasser vorhanden. Zwischen der intra- und extrazellulären Flüssigkeit und dem Blut besteht ein ständiger Austausch (siehe Grafik).

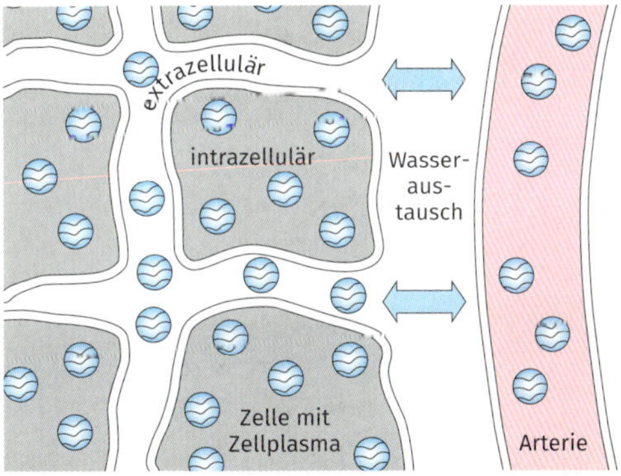

Austausch von Wasser

Lernaufgaben:

Informieren Sie sich über die Härtegrade Ihres Trinkwassers beim örtlichen Wasserwerk.

1. Überlegen Sie, ob die Wasserhärte in der Nahrungszubereitung eine Rolle spielt. Wann ist weiches Wasser günstiger, wann hartes?
2. Wenn Sprudel mit einer Sprudlerflasche aus Trinkwasser hergestellt wird, wie sollte das Trinkwasser dann zusammengesetzt sein?

1.1 Regelmäßig trinken hält fit – die empfohlene Zufuhr an Wasser

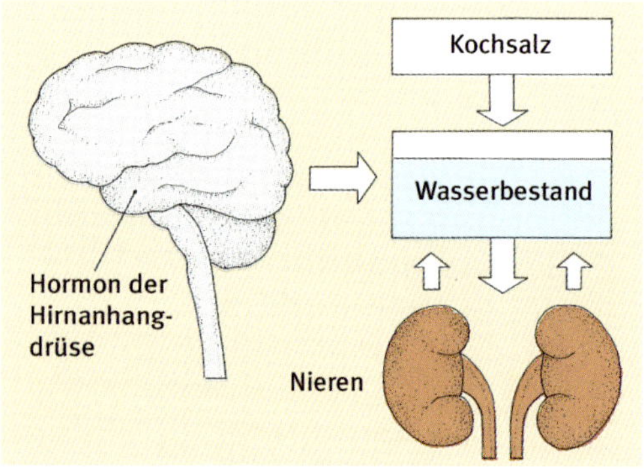

Regulierung des Wasserhaushalts

Merke

- Die regelmäßige Aufnahme von Wasser ist unverzichtbar!
- Auf das Durstgefühl verlassen und insbesondere in den Sommermonaten und bei sportlicher Betätigung viel trinken.
- Ältere Menschen immer wieder zum Trinken ermuntern!

Der **Wasserbedarf** des Menschen ist nicht gleichbleibend hoch. Er ist abhängig vom Alter, dem Klima, der Kochsalzaufnahme und der Arbeitsschwere. Unter gemäßigten klimatischen Bedingungen und bei einem Energieumsatz von 11 100 kJ sollte die tägliche Gesamtwasseraufnahme gut 2,6 l betragen, wobei 1,4 l aus Getränken, 0,9 l aus fester Nahrung und 0,3 l aus dem Abbau der Nährstoffe im Zwischenstoffwechsel stammen. Demgegenüber steht eine tägliche Wasserabgabe von 1,4 l über die Nieren, von je 0,5 l über Haut und Lungen und nur 0,1 bis 0,2 l über den Darm.

Der Wasserhaushalt wird hormonell gesteuert. Das Hormon Adiuretin der Hypophyse regelt die Rückresorptionsrate von Wasser in den Nieren. Wird aufgrund hoher Außentemperaturen mehr Wasser über die Haut abgegeben, so wird über das Zwischenhirn „Durst" signalisiert. Wird viel Kochsalz zugeführt, so wird ebenfalls ein Durstgefühl ausgelöst, da Kochsalz Wasser im Körper bindet. Sehr hoher Kochsalzkonsum kann also den Wasserhaushalt empfindlich stören.

Der Wasserbedarf steigt an bei hohen Außentemperaturen und mit zunehmender Arbeitsschwere. In beiden Fällen ist die Wasserverdunstung über die Haut größer als normal.

Auch bei Erbrechen und Durchfall kann der **Wasserverlust** (zusammen mit einem Mineralstoffverlust) erheblich sein. Besonders problematisch ist dies im Säuglings- und Kleinkindalter, da hier die Regulierung des Wasserhaushalts noch nicht so stabil ist. Aber auch für ältere Menschen kann dies gefährlich werden. Verluste von mehr als 15 % des Körpergewichtes können bereits lebensbedrohlich sein, ein Verlust von 20 % ist tödlich.

Wassermangel führt zu Kreislaufversagen, Zittern, Blutdruckabfall und sogar Verwirrungszuständen. Bei Nierenkrankheiten und chronischem Alkoholkonsum ist die Regulierung des Wasser- und Mineralstoffhaushaltes gestört. Auch während der Schwangerschaft kann es zu Problemen kommen, da durch die Ausdehnung der Gebärmutter die Nieren besonders belastet werden. Deshalb findet man häufig bei Schwangeren in den letzten Monaten Wasseransammlungen in den Geweben. Diese Wasseransammlungen werden als „Ödeme" bezeichnet.

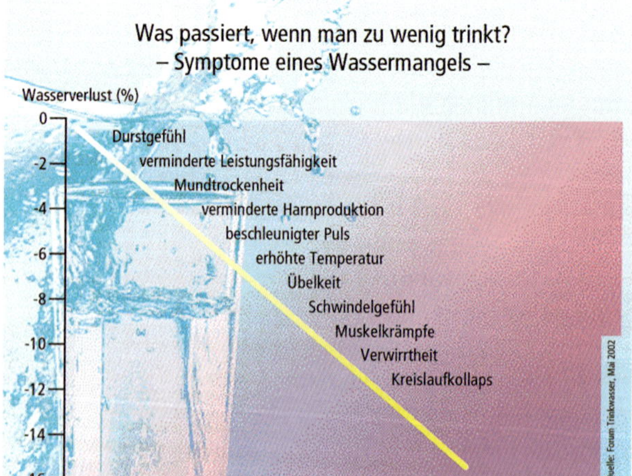

Wassermangel kann gefährlich werden.

1.2 Getränke – Qual der Wahl

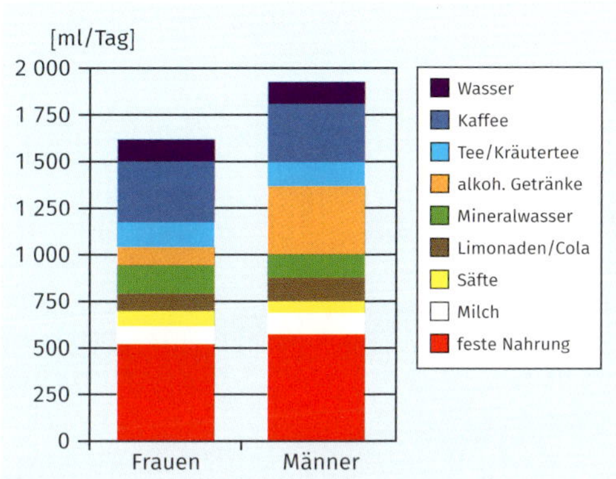

Wasserlieferanten in der Nahrung

Die Nationale Verzehrstudie gibt Aufschluss über die Art der Getränke, die täglich konsumiert werden. Dabei lassen sich charakteristische Unterschiede zwischen Männern und Frauen feststellen.

Bei Kindern ist im Gegensatz zu den Erwachsenen die Flüssigkeitszufuhr häufig nicht zufriedenstellend. Hier liegen Daten des Forschungsinstituts für Kinderernährung – FKE – vor.

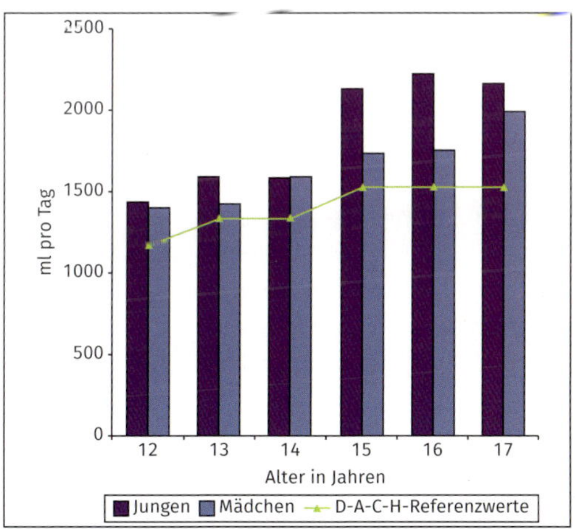

Konsum alkoholfreier Getränke (Median und D-A-CH-Referenzwerte) in ml/Tag
Quelle: Kohler et.al.: Trinkverhalten von Jugendlichen in Deutschland, Ergebnisse der EsKiMo Studie 2007

Abgesehen von den Gesamtmengen ist es vor allem von Bedeutung, welche Getränke aufgenommen werden. So sind gerade bei Kindern und Jugendlichen Limonaden sehr beliebt. Diese enthalten aber zumeist hohe Mengen an Zucker. Bei den Light-Getränken wurde der Zucker durch den Süßstoff Aspartam ersetzt. Einige Limonaden enthalten Farbstoffe, als Säuerungsmittel Phosphate, Aromen und nicht selten Koffein.

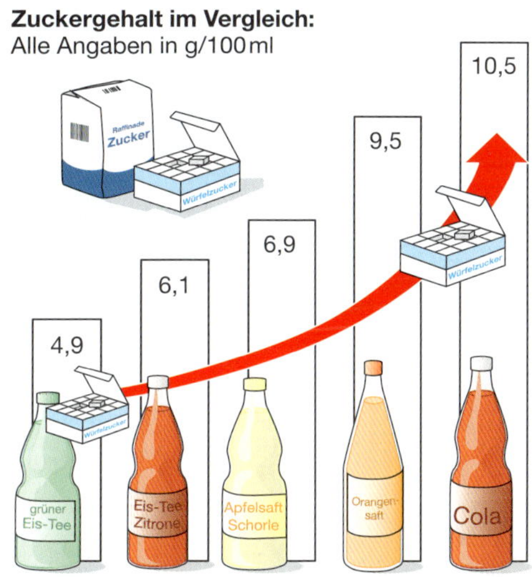

Viel Zucker in Limonaden

Lernaufgaben:

Bei älteren Menschen ist das Durstgefühl nicht mehr ausgeprägt. Sie vergessen häufig das Trinken, wenn sie nicht kontinuierlich dazu ermuntert werden.

Sie haben die Aufgabe einen Trinkplan für einen 80-Jährigen zu erstellen.

1. Wie viel sollte der ältere Mensch pro Tag trinken? (Informieren Sie sich hierzu auch auf Seite 216.)
2. Welche Getränke sind für Senioren besonders geeignet? Beziehen Sie in Ihre Überlegungen auch Kaffee und Tee sowie Bier und Wein mit ein. Machen Sie eine Aufstellung und begründen Sie Ihre Auswahl.
3. Wie können Sie sicherstellen, dass der ältere Mensch auch zum Getränk greift?
4. Wie bewerten Sie den Vorschlag, auch Suppen gezielt zur Deckung des Flüssigkeitsbedarfs anzubieten?

1.3 Alle kochen mit Wasser

Jedes Molekül Wasser setzt sich aus zwei Atomen Wasserstoff und einem Atom Sauerstoff zusammen. Die Atome sind in einer besonderen Weise angeordnet. Es bildet sich ein sogenannter „Dipol" (zwei gegensätzlich elektrisch geladene Pole). Diese Dipol-Eigenschaft ist Voraussetzung für die guten Lösungseigenschaften des Wassers, denn es kann mit vielen anderen Substanzen Wasserstoffbrücken bilden.

Wasser siedet bei Normaldruck bei einer Temperatur von 100 °C. Wird der Druck erhöht, so siedet Wasser oberhalb 100 °C. Durch die erhöhte Temperatur wird gleichzeitig eine Verkürzung des Garprozesses erreicht. Dieses Prinzip hat man beim **Dampfdrucktopf bzw. den Druckgarautomaten** der Großküchen übernommen. Trotz der geringeren Garzeit ist der Vitaminverlust jedoch höher als beim Dünsten. Deshalb wurden Drucktöpfe entwickelt, bei denen die Innentemperatur nur noch geringfügig bis 104 °C ansteigt und nicht wie sonst üblich auf etwa 116 °C.

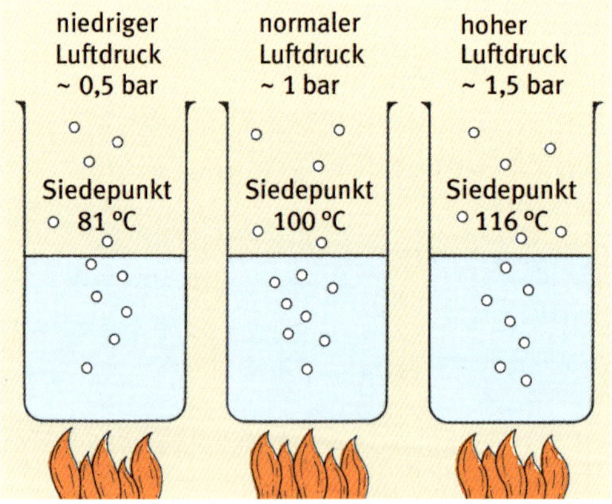

Druck beeinflusst die Siedetemperatur

Wasser gefriert bei 0 °C und dehnt sich bei diesem Vorgang aus. Gefriert z. B. ein Getränk in einer Flasche, so kann diese platzen. Eis ist spezifisch leichter als Wasser, es hat bei 4 °C seine größte Dichte.

Beim Tiefgefrieren von Lebensmitteln werden sehr niedrigere Temperaturen angewandt. Sie liegen bei −40 °C. So werden winzig kleine Eiskristalle erzeugt, die die Zellwände nicht verletzen. Dadurch wird beim Auftauen ein großer Saftverlust vermieden.

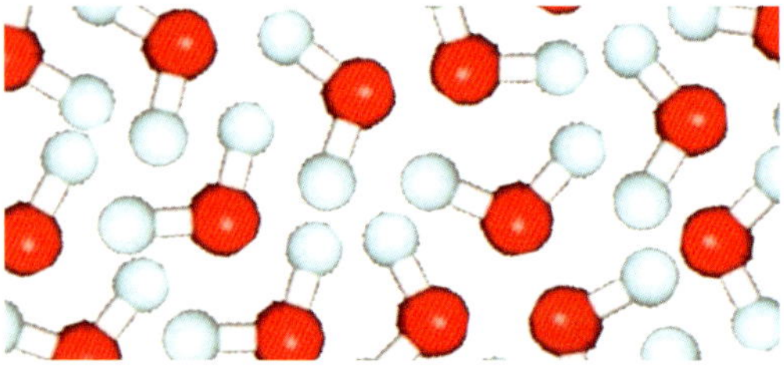

Wassermoleküle

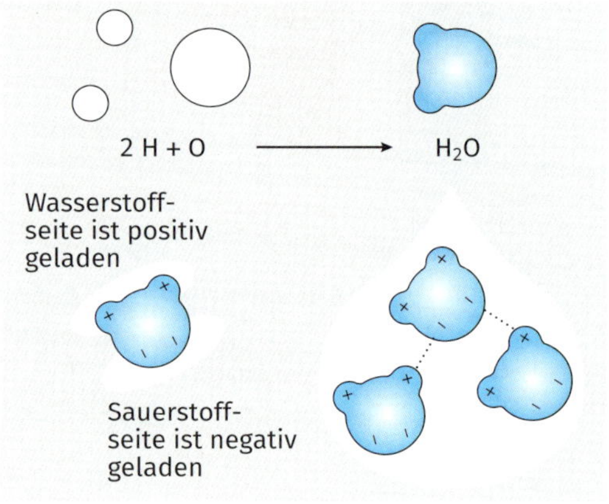

Wassermolekül

Wasser ist ein ausgezeichnetes Lösungsmittel. Die Lösungseigenschaften werden noch verbessert, wenn das Wasser hierbei erhitzt wird. So lassen sich in heißem Wasser Kochsalz oder Zucker weitaus besser lösen als in kaltem Wasser.

Beim Herstellen von **Aufgussgetränken** wie Kaffee oder Tee werden die Aromastoffe durch Wasser aufgenommen und geben so dem Getränk den typischen Geschmack. Ebenso wirkt Wasser bei der Zubereitung einer Brühe oder der Zugabe von Gewürzen. Dabei werden die Lösungseigenschaften durch die gleichzeitige Wärmezufuhr noch verbessert.

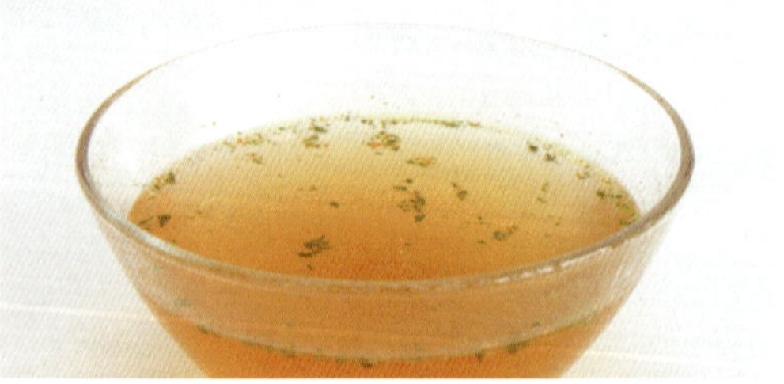

Bei der Herstellung von Brühen wird die Lösungseigenschaft des Wassers ausgenutzt.

1.4 Richtig vorbereiten schont Vitamine und Mineralstoffe

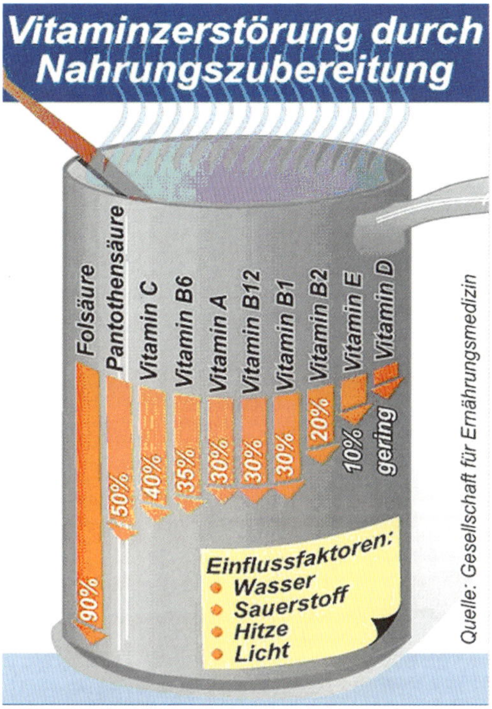

Wasser spielt eine wichtige Rolle.

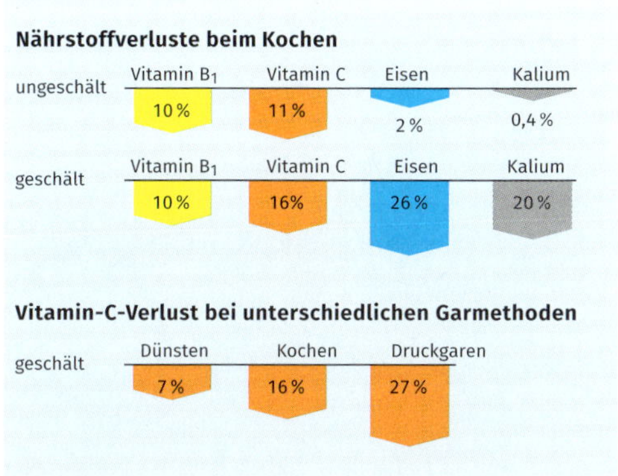

Nährstoffverluste beim Kochen von Kartoffeln

Obst und Gemüse sollten immer im Ganzen und vor dem Schälen unter fließendem Wasser gewaschen werden. So können auf der Oberfläche haftende Schadstoffe zum Teil entfernt werden.

Nie sollten Lebensmittel über einen längeren Zeitraum im Wasser liegen bleiben, da so Mineralstoffe und Vitamine, aber auch Eiweißstoffe ausgelaugt werden.

Vor dem Einfrieren wird Gemüse häufig blanchiert. In der Industrie sind bei diesem Prozess nur noch sehr geringe Kontaktzeiten und meistens heißer Wasserdampf üblich, um die Auslaugverluste möglichst gering zu halten. Dennoch sind bei diesem Prozess Verluste an Vitaminen und Mineralstoffen nicht völlig zu vermeiden.

Ein schonendes Garverfahren ist das **Dünsten**. Hierbei werden die wirkstoffreichen Lebensmittel praktisch im eigenen Saft mit nur wenig Wasser gegart. Es finden also kaum Auslaugverluste statt.

Die Abbildung zeigt deutlich die wesentlichen Unterschiede beim Garen von Pellkartoffeln und geschälten Kartoffeln. Während die Auslaugverluste bei Pellkartoffeln verschwindend gering sind, liegen sie bei geschälten Kartoffeln in einer beachtlichen Größenordnung.

Wichtige Regeln für die Zubereitung

- Obst und Gemüse vor dem Schälen waschen.
- Bei Gemüse ist oft Schälen unumgänglich. Dieses sollte sehr dünn erfolgen, da wichtige Inhaltsstoffe direkt unter der Schale sitzen.
- Sollen Aromastoffe ausgelaugt werden, so ist heißes Wasser sinnvoller. Je länger zum Beispiel der Tee ziehen kann, desto mehr Aromastoffe können in das Teewasser ziehen. Aber aufgepasst: Insbesondere bei schwarzem Tee gehen auch die Bitterstoffe mit ins Teewasser über.
- Kurze Garzeiten in wenig Wasser bedeuten nur geringe Auslaugverluste.
- Kartoffeln möglichst als Pellkartoffeln garen!

Exkurs: Wasser, ein Lebensmittel wird knapp

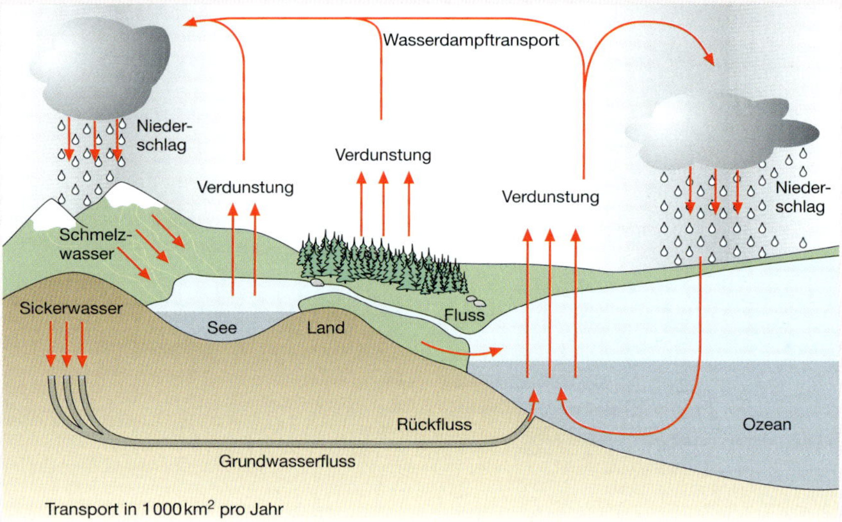

Wasser ist der wichtigste Bestandteil aller Lebewesen und Pflanzen. Die Erdoberfläche besteht zu $^3/_4$ aus Wasser. Der größte Teil ist jedoch nicht als Trinkwasser nutzbar. Es muss darauf geachtet werden, Wasser nicht zu verschwenden oder mit Schadstoffen zu belasten. Die EG-Trinkwasserrichtlinie gibt als Richtwert vor: 0,1 Mikrogramm/Liter für ein einzelnes und 0,5 Mikrogramm/Liter für alle Pestizide zusammen dürfen nicht überschritten werden. Viele Wasserwerke haben Probleme bei der Einhaltung dieser Werte. Gleiches gilt für die Einhaltung des Nitratwertes von 50 Milligramm/Liter.

Mit unseren Lebensgewohnheiten hat sich die Abhängigkeit des Menschen vom Wasser erhöht. Wir benötigen Wasser als Lebensmittel, im Haushalt zur Reinigung, in den Betrieben und in der Landwirtschaft,

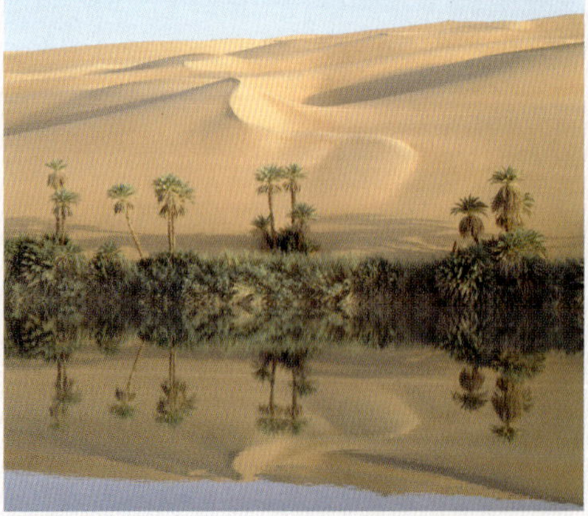

Nur wo Wasser ist, können Pflanzen gedeihen.

letztlich sogar für unsere Freizeit. Wasser lässt sich aber nicht vermehren. Allein zur Reinigung und Pflege verbraucht der Mensch pro Tag etwa 145 Liter. Alle Einrichtungen und Betriebe, die Wasser zum Reinigen und Zubereiten von Lebensmitteln verwenden, dürfen nur mit Trinkwasserqualität arbeiten.

Auch Oberflächenwasser aus Regen und Flüssen wird zur Trinkwassergewinnung verwendet. Abwässer enthalten viele gelöste und ungelöste Stoffe, aber auch zahlreiche Keime und Bakterien. In modernen Anlagen wird Abwasser heute in drei Stufen gereinigt: zunächst mechanisch (Entfernung von Dosen, Holz, Plastik etc.), dann biologisch in Belüftungsbecken und schließlich chemisch unter Entfernung stark belastender Stoffe wie Phosphate oder Nitrate. Bevor das Wasser als Trinkwasser in die Haushalte kommt, wird es gechlort, um Bakterien wirksam zu zerstören.

Regional weist das Trinkwasser eine unterschiedliche Zusammensetzung auf. So kann zwischen hartem und weichem Wasser unterschieden werden. Ausschlaggebend ist der Gehalt an Calcium- und Magnesiumverbindungen. Die örtlichen Wasserwerke geben die jeweiligen Härtegrade bekannt. Die Härtegrade werden seit Februar 2007 in millimol Calciumcarbonat je Liter angegeben. Weiches Wasser darf bis 1,5 mmol/l Calciumcarbonat enthalten, hartes Wasser enthält über 2,5 mmol/l. Die Unterscheidung ist wichtig, weil bei hartem Wasser ab Temperaturen von 60 °C Calciumcarbonat ausfällt und es hierdurch zu unerwünschten Kalkablagerungen kommen kann.

Exkurs: Mineral-, Quell- und Tafelwasser im Vergleich

Trinkwasser wird aus Oberflächenwasser, also aus Flüssen und Seen, oder oberflächennahem Grundwasser gewonnen. Mineralwasser ist dagegen Wasser, das sich auf einem langen unterirdischen Weg durch verschiedene Gesteinsschichten erst gebildet hat.
Hierbei wird es von unerwünschten Begleitstoffen befreit und teilweise mit Kohlensäure des Erdinnern angereichert. Mineralwässer werden im Gegensatz zu Trinkwasser nicht mehr aufbereitet. Allerdings dürfen sie nur begrenzte Schadstoffgehalte aufweisen. Unterschieden werden natürliche Mineralwässer, Quellwässer und Tafelwässer.

Natürliche Mineralwässer sind Wässer, die in einem Liter mindestens 1 000 mg gelöste Salze oder 250 mg Kohlenstoffdioxid enthalten. Natürliches Mineralwasser stammt aus einem unterirdischen, vor Verunreinigungen geschützten Wasservorkommen. Es muss am Ort der Quelle in Flaschen abgefüllt werden. Eine amtliche Anerkennung ist Voraussetzung für den Vertrieb im Handel. Ein Auszug aus der Analyse des Wassers kann auf dem Etikett stehen, ist jedoch nicht zwingend vorgeschrieben.

Tafelwasser ist aus verschiedenen Wassern gemischt und darf mit Meerwasser, Sole oder Mineralsalzen versetzt werden.

Auf dem Etikett müssen die Zutaten, wie z. B. Natriumchlorid oder Calciumcarbonat, angegeben werden. Eine entsprechende Mengenangabe kann aber entfallen.

Quellwasser wird aus künstlichen oder natürlichen Quellen erschlossen. Für die Höchstmengen an zugelassenen chemischen Stoffen gelten andere Werte als für die Mineralwässer. Quellwasser muss alle Anforderungen wie an Trinkwasser erfüllen. Quellwasser bedarf keiner amtlichen Anerkennung.

Natürliche **Heilwässer** zählen nicht mehr zu den Lebensmitteln, sondern werden wie Arzneimittel behandelt. Diese Wässer müssen krankheitsheilende, lindernde oder krankheitsverhütende Eigenschaften aufweisen. Die Eignung des Getränks muss auf dem Etikett angegeben sein. Ebenso ist der Analysenauszug auf dem Etikett zwingend vorgeschrieben. Wie die natürlichen Mineralwässer haben Heilwässer ihren Ursprung in unterirdischen, vor Verunreinigung geschützten Quellen.
Für alle Wässer dürfen drei chemisch-technische Verfahren angewendet werden: die Enteisung, d. h. das Entfernen von Eisen, da sich sonst braune Flocken absetzen würden, die Entschwefelung und der Zusatz von Kohlenstoffdioxid.

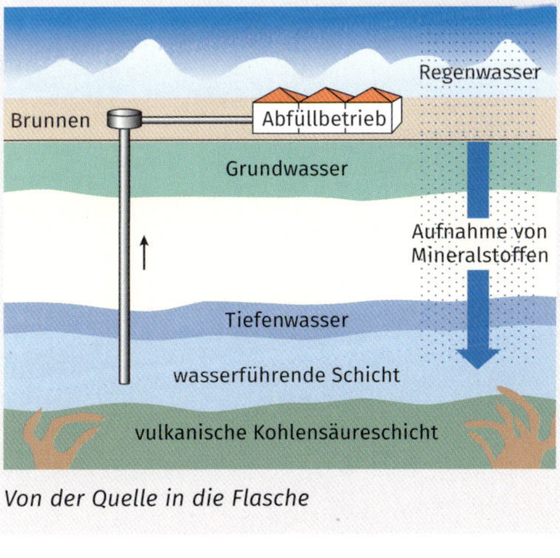

Von der Quelle in die Flasche

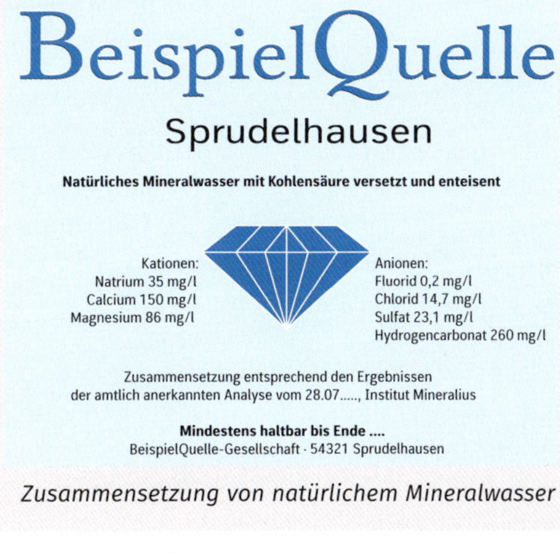

Zusammensetzung von natürlichem Mineralwasser

2 Mineralstoffe – die Bausubstanz

Mineralstoffe

Mengenelemente	Spurenelemente
Calcium Phosphor Magnesium Natrium Kalium Chlorid	Eisen, Zink, Kupfer, Mangan, Jod, Fluor, Molybdän, Chrom, Selen, Nickel nicht essenziell: oder toxisch Aluminium, Brom, Bor

Mineralstoffe sind zu weniger als 1 % an der Körpermasse beteiligt. Dennoch müssen wir sie regelmäßig aufnehmen, da sie vielfältige Aufgaben im Organismus erfüllen. Mineralstoffe werden täglich im Körper umgesetzt. Nur eine kleine Menge, die täglich aufs Neue ersetzt wird, wird ausgeschieden.

Viele Mineralstoffe sind notwendig für die Wirkungsweise von Enzymen. Dabei wirken die **Mengenelemente** als Cofaktoren. Hierbei geht der Mineralstoff nur eine lockere Bindung mit dem Enzym ein. **Spurenelemente** finden wir dagegen häufiger als feste Bestandteile von Enzymen. Die Bezeichnung Mengen- und Spurenelemente ist chemisch nicht korrekt, da die Mineralstoffe nicht in Form von Elementen, sondern in Form von Ionen (elektrisch geladenen Teilchen) in den Körperzellen vorkommen.

Auch viele organische Verbindungen weisen Mineralstoffe auf. So erfüllt Eisen im Hämoglobin eine wichtige Rolle beim Sauerstofftransport und das Schilddrüsenhormon Thyroxin enthält z. B. Jod.

Mineralstoffe wirken als **Baustoffe**. Sie sind z. B. an der Bildung von Knochen und Zähnen beteiligt. Hier ermöglichen sie die besondere Festigkeit dieser Gewebe. Als **Reglerstoffe** beeinflussen sie den Wasserhaushalt, die Erregbarkeit von Nerven und Muskeln, den osmotischen Druck oder das Säuren- und Basengleichgewicht.

Von den meisten Mineralstoffen werden in Deutschland ausreichende Mengen aufgenommen. Dies gilt allerdings nicht für Jod. Auch Calcium ist in einigen Altersgruppen kritisch. Einige Bevölkerungsgruppen sollten ganz besonders auf ihre Mineralstoffzufuhr achten (siehe die folgende Grafik).

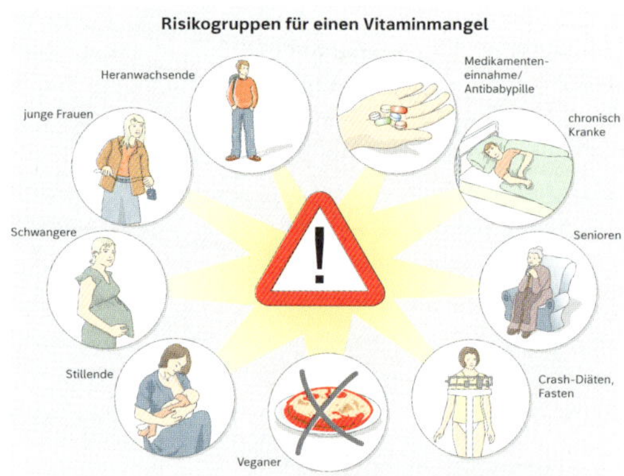

Risikogruppen für einen Mineralstoffmangel

Lernaufgaben:

Informieren Sie sich anhand des letzten Ernährungsberichts und des EsKiMo-Moduls der KIGGS-Studie über die Mineralstoffzufuhr bei Kindern und Jugendlichen.

1. Vergleichen Sie die Zahlen der Mineralstoffzufuhr mit denen der D-A-CH-Referenzwerte.
2. Stellen Sie die Unterschiede grafisch dar.
3. Diskutieren Sie in Ihrer Klasse, bei welchen Mineralstoffen Handlungsbedarf besteht.
4. Stellen Sie Empfehlungen zur Deckung des Calcium- und Jodbedarfs bei Kindern und Jugendlichen auf.
5. Bewerten Sie in diesem Zusammenhang, dass Fruchtsäften Calcium zugesetzt wird und viele Lebensmittel inzwischen mit Jodsalz hergestellt werden.
6. Informieren Sie sich, welche Auswirkungen eine zu hohe Aufnahme von Calcium bzw. Jod haben kann.

Überblick: Mineralstoffe

Mengen-elemente	Menge im Körper	Empfohlene Schätzwerte für eine angemessene Zufuhr/Tag bei Erwachsenen	Wirkung	Vorkommen in Lebensmitteln	Auswirkungen eines Mangels
Calcium (Ca)	>1 000 g	1 g	Reizübertragung im Nervensystem, Muskelkontraktion, Blutgerinnung, Aktivität von Enzymen, Durchlässigkeit der Zellwände, Baustein für Knochen und Zähne	Milch, Milchprodukte, Eigelb, Gemüse, Nüsse, Mineralwasser	verminderte Calciumeinlagerung in die Knochen, Osteoporose, Krämpfe
Phosphor (P)	700 g	0,7 g	Bestandteil energiereicher P-Verbindungen, Baustein von Knochen, Zähnen und Zellen	Milch, Milchprodukte, Innereien, Fleisch, Fisch, Eigelb, Hülsenfrüchte, Nüsse	nicht bekannt
Magnesium (Mg)	25 g	0,35 g	Enzymaktivator, Erregbarkeit von Nerven und Muskeln	Gemüse, Kartoffeln, Nüsse, Hülsenfrüchte	Krämpfe der Skelettmuskulatur und der Arterienmuskulatur
Natrium (Na)	100 g	1,5 g	Regelung des osmotischen Drucks, Erregbarkeit von Nerven und Muskeln, Regulierung des Wasserhaushalts	Kochsalz, Fleisch, Fisch, Käse, Wurstwaren usw.	Absinken des Blutdrucks, Störungen in der Reizleitung, Zittern
Kalium (K)	140 g	4 g	Regelung des osmotischen Drucks, Erregbarkeit von Nerven und Muskelzellen	pflanzliche Lebensmittel, Kartoffeln, Hülsenfrüchte, Obst, Nüsse, Naturreis, Bananen	Schwäche der Skelettmuskulatur bis zu Funktionsstörungen des Herzens
Chlorid (Cl)	80 g	2,3 g	Regelung des osmotischen Drucks, Magensäurebildung	Kochsalz, kochsalzreiche Lebensmittel	Schwierigkeiten bei der Eiweißverdauung im Magen
Spurenelemente					
Eisen (Fe)	4,5 g	10 mg bis 15 mg	Bestandteil von Hämoglobin und Myoglobin, Sauerstofftransport	Fleisch, Leber, Eigelb, Vollkornprodukte, Hülsenfrüchte, Schnittlauch, Spinat	Konzentrationsschwäche, mangelnde Infektabwehr, Blutarmut
Jod (I)	10 mg	0,20 mg	Bestandteil des Schilddrüsenhormons	Seefisch, Eier, Milch, jodhaltiges Speisesalz	Kropf, bei entsprechender, erblicher Disposition Kretinismus (Zwergwachstum, Übergewicht, verminderte geistige Leistungsfähigkeit)
Fluorid (F)	–	3,1 mg bis 3,8 mg	Härtung des Zahnschmelzes	Trinkwasser, pflanzliche Lebensmittel, schwarzer Tee	erhöhte Kariesanfälligkeit
Zink (Zn)	2,5 g	7 mg bis 10 mg	Enzymaktivator, Bildung von Insulin, Eiweißaufbau	Rindfleisch, Leber, Erbsen, Getreide	Zwergwachstum, sexuelle Unterentwicklung, mangelhafte Insulinbildung

3 Calcium – gut für Knochen und Zähne

Der Körperbestand an Calcium beträgt zwischen 750 g und 1,3 kg. Zum überwiegenden Teil befindet sich Calcium in **Knochen und Zähnen**. Hier bewirkt Calcium zusammen mit Phosphor und Magnesium die Festigkeit des Knochengerüstes. Calcium wirkt außerdem auf die **Erregbarkeit** von **Nerven und Muskeln**. Ist Calcium in der Muskelzelle vorhanden, so kann sich diese anspannen. Strömt dagegen Magnesium in die Muskelzelle ein, so entspannt sich diese.
Calcium reguliert auch die **Durchlässigkeit der Zellmembranen**. Gleichzeitig ist es ein wichtiger Faktor bei der **Blutgerinnung**. Die Menge an Calcium im Blut ist weitgehend konstant. Dies erreicht der Körper über ein kompliziertes Zusammenspiel von Hormonen, Aufnahme und Ausscheidung des Mineralstoffes und mithilfe des Vitamins D.

Regulierung des Blutcalciumspiegels
Die Schilddrüse bildet das Calcitonin, das überwiegend die Einlagerung des Calciums im Knochen bewirkt. Die Nebenschilddrüsen produzieren das Parathormon. Dieses erhöht im Darm die Aufnahme des Calciums. Im Knochen bewirkt es die Mobilisierung des Calciums und in der Niere eine Verminderung der Ausscheidung.
Auch **Vitamin D** greift in den Calciumhaushalt ein. Im Darm erhöht es die Aufnahme von Calcium aus der Nahrung. Im Knochen bewirkt es eine Festlegung des Calciums. Fehlt das **Vitamin D**, so kommt es bei Kindern zur Rachitis (siehe auch Seite 135).

Viele ältere Menschen kommen oft nur noch selten an die frische Luft und verzehren unter Umständen auch weniger Milch und Milchprodukte. Bei ihnen macht sich der Mangel an Vitamin D und die geringe Versorgung mit Calcium zunächst nur sehr schleichend bemerkbar. Frauen nach der Menopause sind besonders vom Calciummangel betroffen. Diese Krankheit wird als **Osteoporose** bezeichnet. Die Knochen werden zunehmend poröser und brechen dann bereits bei der geringsten mechanischen Belastung, was auch eine Folge des Verlustes an organischer Substanz ist. Auch die Wirbelsäule verändert sich und wird gekrümmt, es entsteht der sogenannte „Witwenbuckel". Osteoporose ist für die Betroffenen sehr schmerzhaft, kann Stürze begünstigen und häufiger zu Brüchen führen.

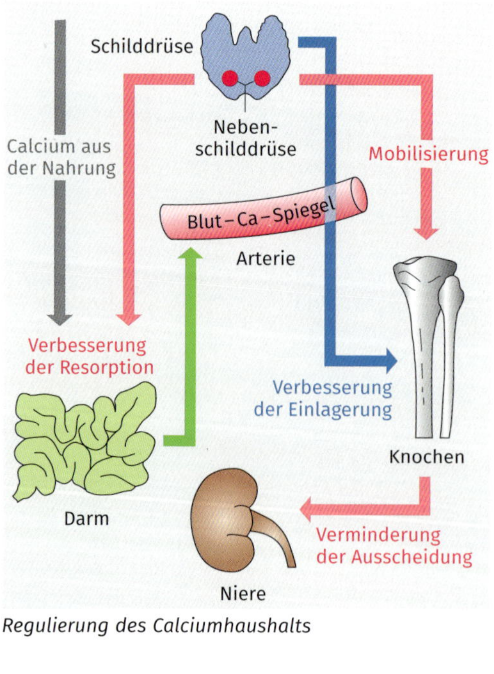

Regulierung des Calciumhaushalts

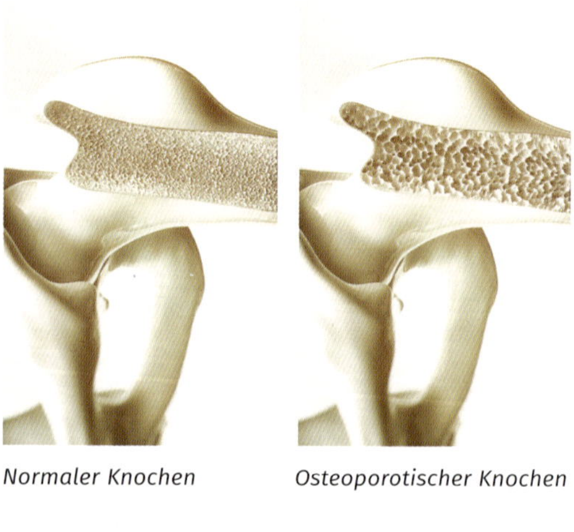
Normaler Knochen *Osteoporotischer Knochen*

Empfohlene Zufuhr an Calcium. Der Bedarf an Calcium ist je nach Alter verschieden.
Kleine Kinder benötigen eine relativ größere Menge Calcium als Erwachsene. Die empfohlene Zufuhr für Kinder liegt je nach Alter zwischen 600 und 900 mg am Tag. Jugendliche sollten 1,2 g, Erwachsene 1 g pro Tag aufnehmen. Besonders geeignet zur Bedarfsdeckung sind Milch und Milchprodukte mit Ausnahme von Quark. Diese Lebensmittelgruppe enthält neben beachtlichen Mengen an Calcium auch Eiweiß und Vitamin D. Vitamin D fördert die Calciumresorption.
In einigen pflanzlichen Lebensmitteln wie Rhabarber, Sellerie, Rote Bete, Kakao und Spinat finden wir **Oxalsäure**. Diese verbindet sich mit Calcium zu einem unlöslichen Komplex (Calciumoxalat), der vom Körper nicht mehr resorbiert werden kann. Wird z. B. zu einer üblichen Portion Spinat ein Glas Milch getrunken, so geht der gesamte Calciumgehalt der Milch für den Körper verloren.

In Getreide befindet sich eine andere Säure: das **Phytin**. Auch damit bildet Calcium einen unlöslichen Komplex. Im Gegensatz zur Oxalsäure zerfällt jedoch Phytin beim Erhitzen, sodass Brot und Backwaren gut mit Milch und Milchprodukten kombiniert werden können.

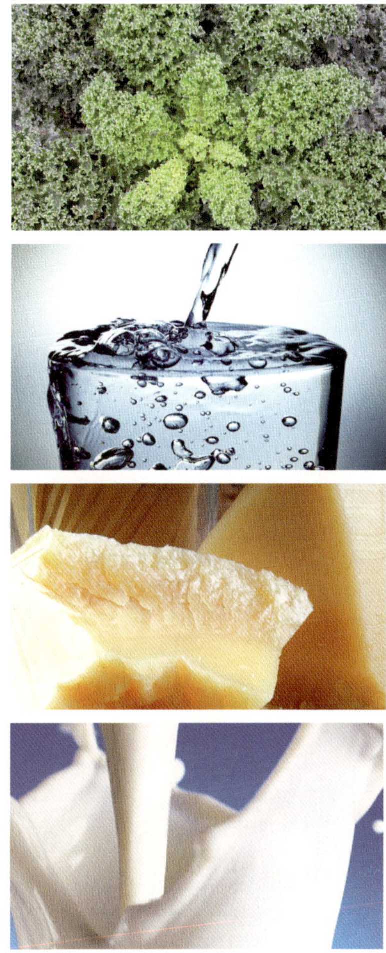
Calciumreiche Lebensmittel

Calciummangel über einen längeren Zeitraum äußert sich im Erwachsenenalter in Osteomalazie. Bei einem Überangebot an Calcium, z. B. bei einer täglichen Aufnahme von 2 bis 3 l Milch, kommt es zu Ablagerungen in den weichen Geweben, vor allem in der Niere.
Calcium gehört in der Bundesrepublik zu den kritischen Nährstoffen. Nach Ergebnissen der Nationalen Verzehrsstudie II erreichen 46 % der Männer und 55 % der Frauen die empfohlene tägliche Zufuhr von Calcium nicht. Lediglich Klein- und Schulkinder decken aufgrund des regelmäßigen Milchkonsums mit Sicherheit ihren Bedarf. Eine leichte Unterversorgung führt nicht direkt zu Krankheitserscheinungen, denn das Knochengerüst stellt einen beachtlichen Speicher dar, aus dem zunächst Calcium mobilisiert werden kann.

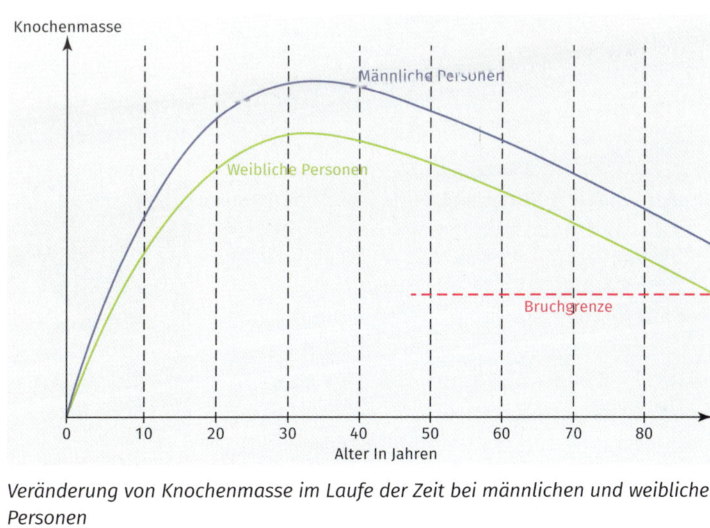

Veränderung von Knochenmasse im Laufe der Zeit bei männlichen und weiblichen Personen

4 Magnesium und Phosphor – die Gegenspieler von Calcium

Phosphor kommt zusammen mit Calcium überwiegend in der Knochensubstanz vor. Ferner ist es im Körper notwendig für die Bildung zahlreicher Stoffe wie z. B. Lecithin, ATP (Adenosintriphosphat), Nucleinsäuren etc. Die empfohlene Zufuhr liegt für den Erwachsenen bei 700 mg/Tag. Phosphor ist in praktisch allen Lebensmitteln enthalten, mit Ausnahme von Ölen und Zucker.

Darüber hinaus sind Phosphate vom Gesetzgeber zugelassene Zusatzstoffe, die aus technologischen Gründen vielen Lebensmitteln zugesetzt werden.

Phosphor wird erheblich mehr als eigentlich notwendig aufgenommen. Deshalb wurde in der Vergangenheit immer wieder eine gesundheitliche Gefährdung diskutiert. Eine hohe Phosphataufnahme bewirkt einen Abfall des Calciumspiegels im Blutserum. Entgegen früheren Vermutungen verschlechtert sich die Calciumbilanz jedoch nicht.

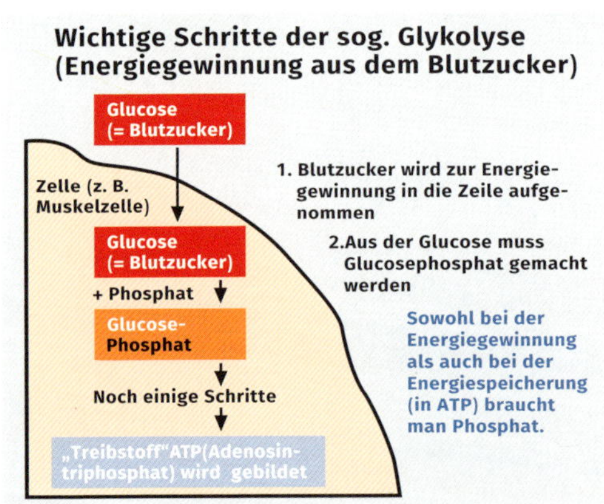

Phosphat – wichtig für die Bindung von Energie

Phosphate werden in der Lebensmittelindustrie häufig als Stabilisatoren eingesetzt.

Deshalb wurden sie immer wieder einmal mit dem hyperkinetischen Syndrom in Verbindung gebracht. Dieses Syndrom wird bei Kindern diagnostiziert und äußert sich in Unruhe, Unkonzentriertheit bis hin zu erheblichen Aggressionsschüben.

Ein Zusammenhang mit Phosphat konnte in wissenschaftlichen Studien weder belegt noch ausgeschlossen werden.

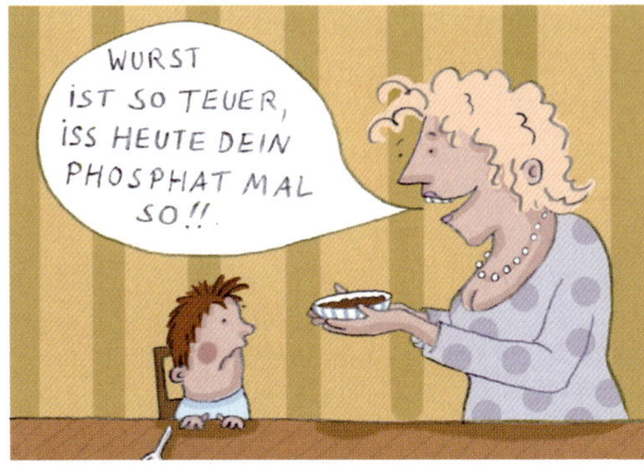
WURST IST SO TEUER, ISS HEUTE DEIN PHOSPHAT MAL SO!!

Auch **Magnesium** ist in erster Linie am Aufbau des Knochengerüstes und der Zähne beteiligt. Außerdem spielt es eine wichtige Rolle für die Erregbarkeit von Nerven und Muskeln. Magnesium kommt ähnlich wie Kalium besonders häufig im Herzmuskel vor. Es hat außerdem auf den Spannungszustand der Arterienwände einen Einfluss.

Die empfohlene Zufuhr liegt bei bis zu 0,35 g/Tag. Magnesium kommt sowohl in pflanzlichen als auch tierischen Lebensmitteln vor. Die Mengen in pflanzlichen Lebensmitteln sind meistens höher. Magnesium ist das Zentralatom des Blattgrüns – des Chlorophylls. Beim Durchschnitt der Bevölkerung ist der Magnesiumbedarf gedeckt.

Ein Magnesiummangel führt zu Krämpfen und begünstigt neben anderen Faktoren die Entstehung eines Herzinfarktes. Zu viel Magnesium wirkt abführend. Ein Überschuss ist aber ernährungsbedingt nicht möglich.

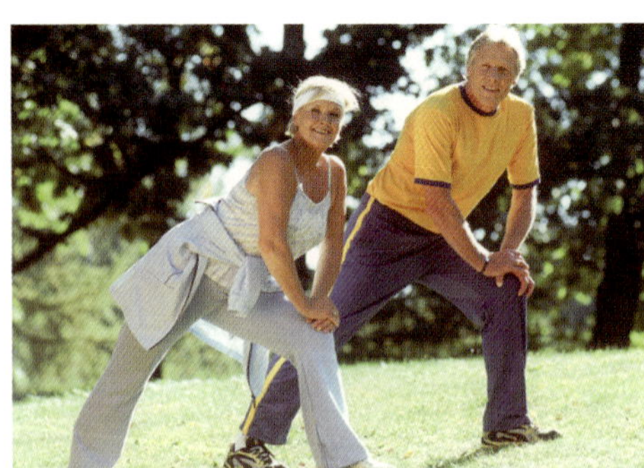

Bei intensiven sportlichen Belastungen steigt der Magnesiumbedarf.

5 Magnesium und Calcium – auch im Trinkwasser vorhanden

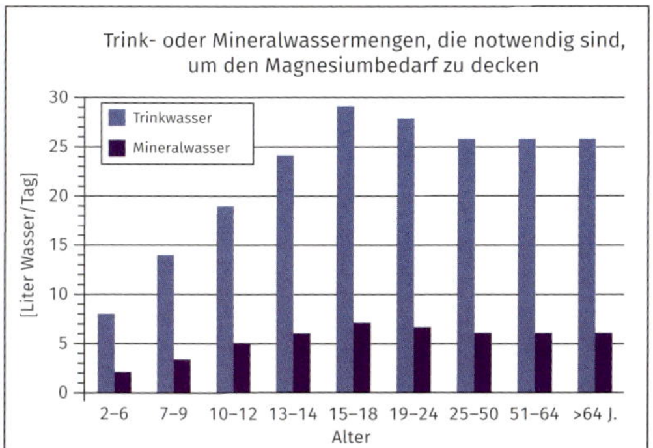

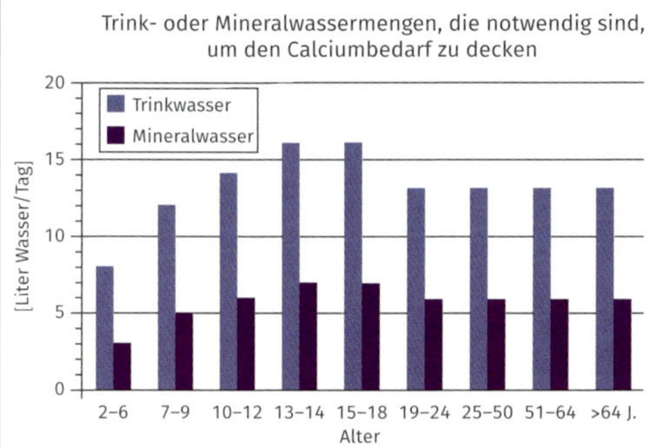

Die beiden Abbildungen verdeutlichen: Mineral- und Trinkwasser können zur Bedarfsdeckung an Calcium und Magnesium beitragen. Bei üblichen Aufnahmemengen ist der Beitrag im Vergleich zu Milch und Milchprodukten aber gering. Deutlich wird dies auch anhand des Etiketts einer entsprechenden Mineralwasserflasche. Ein Mineralwasser gilt als Calciumreich, wenn es mehr als 150 mg/l enthält.

Auszug aus der Analyse des Instituts für Wasserchemie der TU München vom 28. März 2002 – in mg/l:
Kationen: Natrium 36,9; Kalium 4,6; Calcium 272,4; Magnesium 71,3; Mangan <0,05; Anionen: Fluorid <0,3; Chlorid 95,7; Nitrit <0,02; Nitrat <2; Sulfat 597,6; Hydrogencarbonat 390,0.
Durch laufende Kontrollen bestätigt. Flasche ausschließlich zur Abfüllung von Mineralwasser bestimmt. Vor Sonnenlicht und Wärme schützen.

Mineralwässer sind Calcium- und Magnesiumquellen

Lernaufgabe:

Der Knochenaufbau ist ein sehr komplexer Vorgang. Neben Calcium, Magnesium und Phosphor ist vor allem Vitamin D beteiligt. Ein Einfluss von Vitamin K auf die Knochenbildung ist dagegen umstritten.

1. Informieren sie sich auf S. 135 über die Wirkungen von Vitamin D. Warum ist es so schwierig, über Lebensmittel ausreichend Vitamin D aufzunehmen?
2. Informieren Sie sich über die Osteoporose im Alter. Wie kann dieser Krankheit vorgebeugt werden?
3. 1. Milch und Milchprodukte sind die besten Calciumquellen. Informieren Sie sich in Ihrer Nährwerttabelle, welche anderen Lebensmittel wie Getreide oder Gemüse ebenfalls nennenswerte Calciummengen enthalten.

Tipp

Trinkwasser ist jederzeit verfügbar, wird ständig auf unzulässige Rückstände kontrolliert und enthält eine ganze Reihe wertvoller Mineralstoffe.
Wer Geld sparen will, kann gut einen Teil seines Flüssigkeitsbedarfs mit Trinkwasser decken und muss nicht auf teure Mineralwässer zurückgreifen.

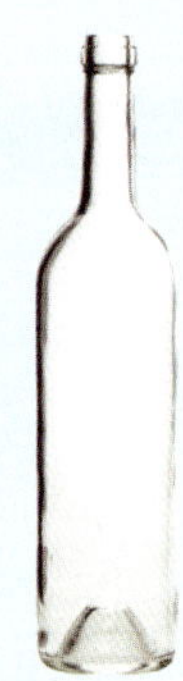

6 Natrium, Kalium und Chlorid – sie regulieren

Aus der Stellungnahme der DGE, März 2016

- Es gibt eindeutige Hinweise, dass eine hohe Salzzufuhr das Risiko für ungünstige Blutdruckwerte und Bluthochdruck erhöht.
- In Deutschland liegt die Speisesalzzufuhr bei ca. 70 % der Frauen und ca. 80 % der Männer über dem Orientierungswert von 6 g/Kopf/Tag. Bei 39 % der Frauen und 50 % der Männer liegt diese Zufuhr sogar bei mehr als 10 g/Kopf/Tag.
- Um die Zufuhr an Speisesalz in der Bevölkerung zu senken, müssen die verarbeiteten Lebensmittel wie Brot, Fleischwaren, Wurst und Käse weniger Salz enthalten. *Pressenotiz*

Lernaufgaben:

1. Informieren Sie sich auf Seite 247 über Bluthochdruck und die möglichen Folgen von Herz-Kreislauferkrankungen
2. Informieren Sie sich in Ihrer Nährwerttabelle, wie hoch der Natriumgehalt von Convenience Produkten ist. Welche Schlussfolgerungen ziehen Sie aus den Ergebnissen?

Salzspartipps

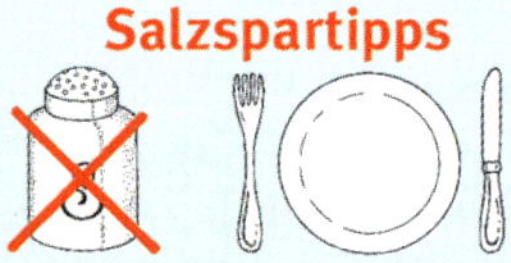

- Salzstreuer auf dem Tisch ist überflüssig.
- Gesalzene Lebensmittel wie Salzheringe, Matjes, Salzfleisch wässern, in Milch oder Buttermilch einlegen, gesalzenes Fleisch in viel Wasser kochen.
- Dämpfen, Dünsten, Grillen sind Garverfahren, bei denen der Eigengeschmack der Speisen gut erhalten bleibt.
- Küchenkräuter und Gewürze verwenden.
- Bei Gewürzmischungen darauf achten, ob sie Salz enthalten.
- Pellkartoffeln statt Salzkartoffeln zubereiten.
- Teigwaren, Reis, Kartoffeln als Beilagen zu Soßengerichten nur schwach salzen.
- Babykost und Fertignahrung für Kleinkinder nicht salzen.
- Mineralwässer können viel Natrium und Chlorid enthalten; daher das Etikett beachten.

Natrium, Kalium und Chlorid übernehmen im Körper sich ergänzende Aufgaben. Sie regulieren gemeinsam den Wasserhaushalt und den osmotischen Druck der Zellen. Natrium und Kalium wirken hierbei als Gegenspieler.

So führt Natrium zu einer Bindung des Wassers in den Zwischenzellräumen, während Kalium eine Wasserausschwemmung über die Nieren bewirkt. Bei körperlich schwerer Arbeit oder bei hohen Außentemperaturen muss der Körper verstärkt schwitzen. Hierbei wird nicht nur Wasser, sondern auch Kochsalz ausgeschieden.

Bei der Erregbarkeit von Nerven und Muskeln sind alle drei Mineralstoffe beteiligt. Für eine reibungslose Reizleitung ist hierbei die gleichmäßige Verteilung auf die unterschiedlichen Zellräume wichtig.

Kalium finden wir darüber hinaus besonders häufig im Herzmuskel. Chlorid ist Bestandteil der Magensalzsäure, die für die Gerinnung von Proteinen verantwortlich ist.

In der Bundesrepublik Deutschland wird mehr **Natriumchlorid** aufgenommen als benötigt. Ohne jegliches Würzen von Speisen wäre der Kochsalzgehalt der Lebensmittel schon ausreichend, um den Bedarf zu decken.

Leider befinden sich auf unserem Lebensmittelmarkt viele Produkte, die als ausgesprochen salzreich eingestuft werden müssen. Hierzu gehören viele Fleischwaren wie Schinken, Kasseler, Salami, aber auch Rollmöpse, Salzkekse, Chips und Snacks, Ketchup und Würzmittel.

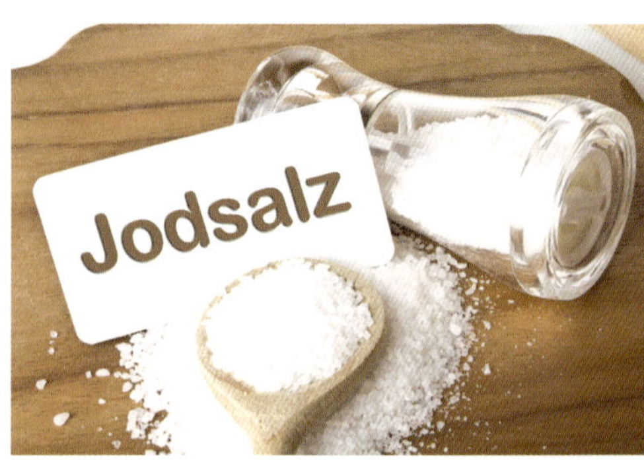

Im Regelfall sollte jodiertes Kochsalz verwendet werden.

Es gilt als gesichert, dass eine zu hohe Aufnahme über einen längeren Zeitraum die Entstehung von Bluthochdruck bei kochsalzempfindlichen (salzsensitiven) Menschen begünstigt. Allerdings wird diese Krankheit immer von mehreren Ursachen, wie z. B. Rauchen, Übergewicht und zu fettreicher Ernährung, hervorgerufen. Bluthochdruck gilt als Risikofaktor für die Entstehung von Arteriosklerose und Herzinfarkt.

Wer bereits an Bluthochdruck erkrankt ist, sollte in jedem Fall salzarm essen und bevorzugt kaliumreiche Lebensmittel aufnehmen. Von Personen mit normalem Blutdruck reagieren nur 17 % auf eine strenge, kochsalzarme Diät mit einer Blutdrucksenkung.

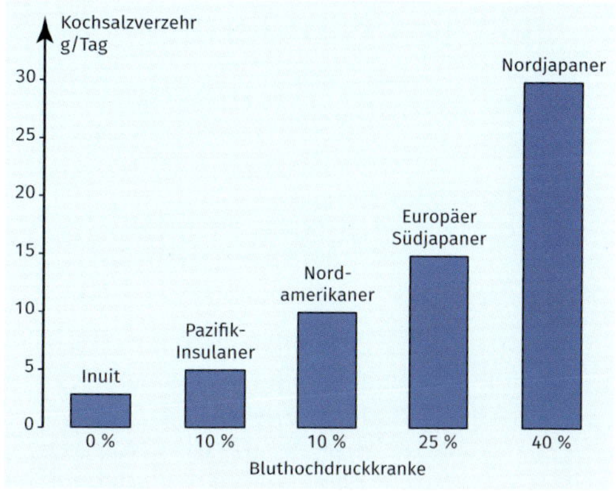

Salzverzehr und Bluthochdruckkranke
Laut Erhebung der WHO (ed.): Sodium Intakes

Der **Chloridbedarf** ist aufgrund der hohen Kochsalzzufuhr in der Regel gedeckt. Da Chlorid nur gebunden vorkommt, bedeutet zu viel Chlorid immer auch ein Problem für die Regulierung des osmotischen Drucks.

Kalium finden wir in tierischen und pflanzlichen Lebensmitteln. Der Gehalt in einigen pflanzlichen Lebensmitteln wie Bananen oder Vollkorngetreide ist hierbei besonders hoch. Kalium ist sehr gut wasserlöslich. Bei falschen Zubereitungsmethoden wird Kalium deshalb leicht ausgelaugt. Insgesamt ist im Durchschnitt der Bevölkerung der Kaliumbedarf gedeckt. Der häufige Gebrauch von Abführmitteln kann zu Kaliummangel führen.

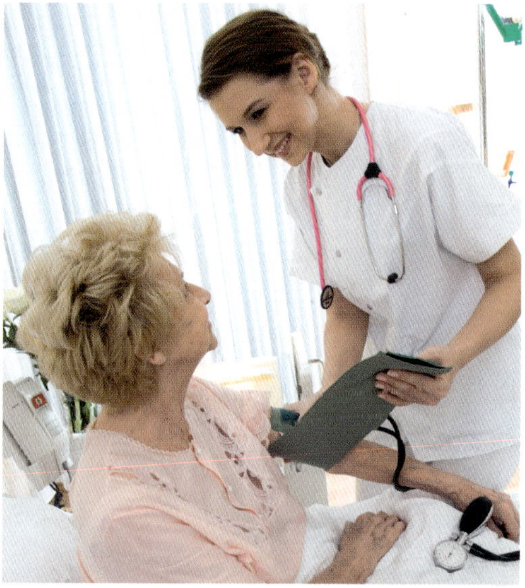

Messung des Blutdrucks

Exkurs: Der Säure-Basen-Haushalt

Der Säure-Basen-Haushalt beschreibt das Verhältnis von Stoffen im Blut, die entweder Wasserstoffionen abgeben (Säuren) oder Wasserstoffionen aufnehmen (Basen). Je nachdem ob Säuren oder Basen überwiegen, kann man einen bestimmten pH-Wert messen.

Die Körperflüssigkeiten haben unterschiedliche pH-Werte. So ist das Blut leicht alkalisch mit einem pH-Wert von 7,3 bis 7,5, die Magensäure aber sehr sauer mit einem pH-Wert von 1,5 bis 1,9. Der Organismus versucht die pH-Werte der unterschiedlichen Körperflüssigkeiten immer gleich hoch zu halten. Lebensmittel enthalten ihrerseits häufig Säuren wie Citronensäure, Weinsäure oder Apfelsäure. Sie werden soweit neutralisiert, dass sie nicht das Milieu der Körpersäfte verändern können.

Der Organismus schafft dies mithilfe von Puffersubstanzen. Dies sind häufig Bicarbonate oder Phosphate, aber auch Aminosäuren und Peptide können diese Aufgaben übernehmen. Selbst die Lunge und die Nieren sind an der Aufrechterhaltung des Gleichgewichts beteiligt. So kann über die Lunge Kohlensäure ausgeschieden werden, über die Niere Harnstoff und Harnsäure.

Eine Veränderung des Säure-Basen-Gleichgewichtes durch eine vollwertige Ernährung ist beim gesunden Menschen nicht möglich.

7 Ohne Eisen kein Sauerstofftransport

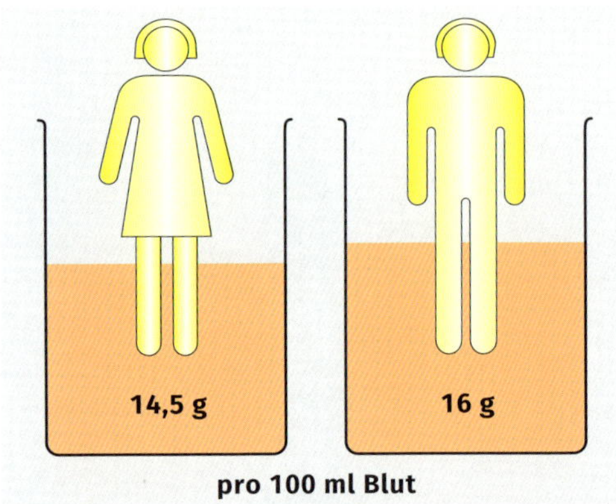

Hämoglobingehalt im Vergleich

Eisen ist Bestandteil des roten Blutfarbstoffs Hämoglobin. Außerdem kommt es im Enzymsystem der Mitochondrien vor. Eisen bindet den für das Leben unbedingt notwendigen Sauerstoff und transportiert ihn in unserem Körper. Wir benötigen den Sauerstoff, um aus den Nährstoffen Energie zu bilden. Der Hämoglobingehalt im Blut ist immer etwa gleich hoch. Er ist abhängig vom Geschlecht und bis zu einem gewissen Grade vom Trainingszustand eines Menschen.

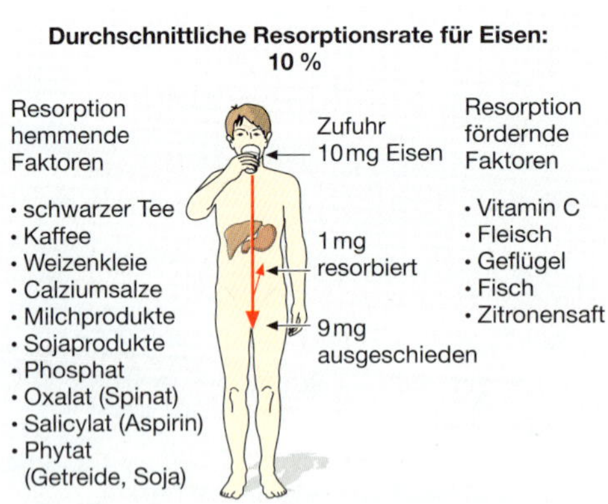

Pro Tag wird eine **Eisenaufnahme** von 10 bis 15 mg empfohlen. Frauen benötigen aufgrund ihres monatlichen Blutverlustes mehr als Männer. Von der aufgenommenen Menge werden lediglich 10 % resorbiert. Die Resorption kann verbessert werden, wenn Eisen zusammen mit Vitamin C aufgenommen wird.

Schwangere und Stillende haben einen deutlich höheren Bedarf als alle anderen Gruppen. Während der Schwangerschaft muss die Frau auch das Blut des Embryos bilden. Außerdem verliert sie bei der Geburt eine erhebliche Menge Blut. Deshalb steigt der Eisenbedarf in den letzten Monaten der Schwangerschaft so sehr, dass er nur noch mit Mühe über die Ernährung gedeckt werden kann.

Ein **Eisenmangel** führt zu Anämie. Hierbei ist der Hämoglobingehalt des Blutes verringert. Die Personen fallen durch Blässe der Haut, insbesondere auch der Schleimhäute, verringertes Konzentrationsvermögen, allgemeine Schwäche und Antriebsermüdung sowie verminderte Infektabwehr auf.

Eine Anämie lässt sich durch eine sinnvolle Ernährung vermeiden. In den Lebensmitteln liegt Eisen in unterschiedlich ionisierter Form vor. Am günstigsten ist es, wenn Eisen als Fe^{2+}-Ionen vorliegt, wie dies in Fleisch und Fleischwaren der Fall ist.

Für die tägliche Bedarfsdeckung kommen aber auch pflanzliche Lebensmittel infrage. Gleichzeitig vorhandenes Vitamin C bewirkt eine Umwandlung der Fe^{3+}-Ionen in Fe^{2+}-Ionen, sodass der Körper auch dieses Eisen gut ausnutzen kann. Ein zu hoher Anteil an Cellulose oder an Oxalsäure in der Nahrung vermindert die Eisenaufnahme.

Lernaufgaben:

Große Vegetarierstudien haben keinen Eisenmangel im Blut bei den Untersuchten festgestellt. Offenbar ist es möglich, auch ohne Fleisch und Wurst ausreichend Eisen aufzunehmen.

1. Informieren Sie sich über den Eisengehalt von Gemüse.
2. Suchen Sie geeignete Gemüsegerichte heraus und geben Sie Tipps, wie eine ausreichende Eisenaufnahme aus Gemüse sichergestellt werden kann.
3. Bewerten Sie den Eisengehalt von Hülsenfrüchten.

8 Zink, Kupfer und Mangan

Der menschliche Organismus enthält im Durchschnitt etwa 2 g **Zink**. Die einzelnen Organe weisen dabei erhebliche Konzentrationsunterschiede auf.

Zink ist Bestandteil zahlreicher Enzyme und wirkt als Cofaktor von Enzymgruppen. Seine Aufgaben sind daher ausgesprochen vielfältig. So ist Zink wichtig für den gesamten Nährstoffstoffwechsel, vor allem auch für den Aufbau von körpereigenem Eiweiß.

Zink ist notwendig für die Bildung des Hormons Insulin und für die Ausprägung der sekundären Geschlechtsmerkmale. Auffällig ist eine relativ hohe Zinkkonzentration in der Netzhaut, die eigentliche Funktion ist noch ungeklärt. Die empfohlene Zufuhr liegt bei 7 bis 10 mg. Zink wird sowohl über Lebensmittel als auch über Trinkwasser und zum Teil über die Atemluft aufgenommen. Austern, Muscheln, Fisch, Innereien, Fleisch, Milch und Getreideprodukte weisen einen relativ hohen Zinkgehalt auf. Hierbei gilt ähnlich wie bei Eisen, dass die Resorption aus tierischen Lebensmitteln günstiger verläuft als aus pflanzlichen.

Ein **Zinkmangel** äußert sich in vermindertem Wachstum (Zwergwuchs), mangelhafter Ausprägung der sekundären Geschlechtsmerkmale und einer verzögerten Wundheilung. Bei uns ist ein Zinkmangel praktisch nicht möglich. Man findet ihn aber unter anderen klimatischen Bedingungen.

Risikogruppen für Zinkmangel

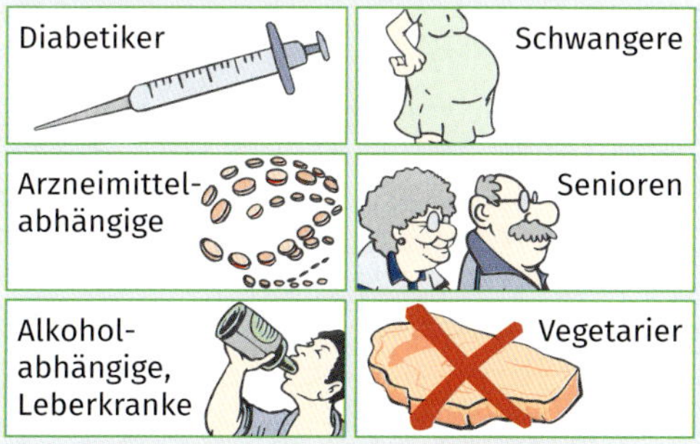

Bevölkerungsgruppen mit erhöhtem Zinkbedarf

Zwischen einer ausreichenden Zinkzufuhr und der Stabilisierung eines Diabetikers besteht ein direkter Zusammenhang.

Zink unterstützt die Insulinwirkung und hat hierdurch einen positiven Einfluss auf die Blutzuckerregulierung.

Zink schützt Diabetiker

- Zink steigert die Insulinaktivität
- fördert Insulin-rezeptor-Bindung
- wirkt positiv auf die Blutzuckerregulation
- fördert die Insulin-speicherung
- wirkt entgiftend
- schützt die Zellen vor freien Radikalen

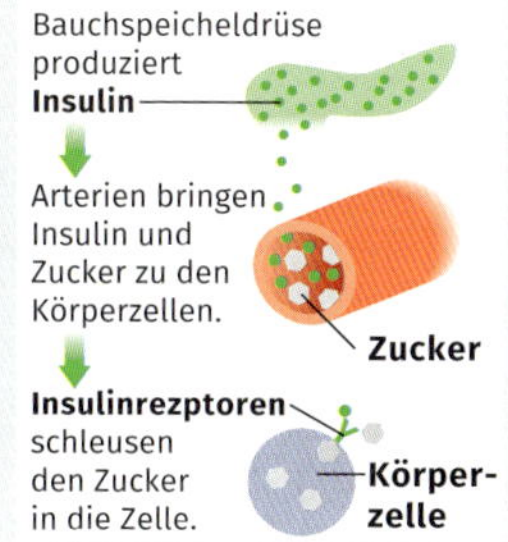

Im Organismus kommt **Kupfer** in einer Gesamtmenge von lediglich 150 mg vor. Gemessen an dieser Menge greift es an vielen Stellen in den Stoffwechsel ein. So ist die Verwertung von Eisen beim Aufbau des Hämoglobins nur mithilfe von Kupfer möglich.

Darüber hinaus spielt es eine Rolle für die Pigmentierung von Haut und Haaren. Der Schätzwert für eine angemessene Zufuhr liegt bei 1 bis 1,5 mg täglich. Ein Kupfermangel beim Menschen ist selten. In seinen Symptomen ähnelt er der Eisenmangelanämie. Besonders kupferreich sind Innereien, Fische, Muscheln, Nüsse und Getreide.

Mangan ist ein häufiges Element der Erdrinde. Wir finden Mangan in allen pflanzlichen und tierischen Geweben. Es ist ein wichtiger Cofaktor für viele Enzyme im Körper. Besonders gilt dies für Enzyme des Kohlenhydratstoffwechsels und des Bindegewebsaufbaus.

Der Schätzwert für eine angemessene Zufuhr liegt bei 2 bis 5 mg pro Tag. Mangelerscheinungen sind beim Menschen nicht bekannt. Besonders manganreich sind Vollkorngetreide, Nüsse, Hülsenfrüchte, Wurzeln und Tee.

9 Jod und Fluorid – auf die Dosis kommt es an

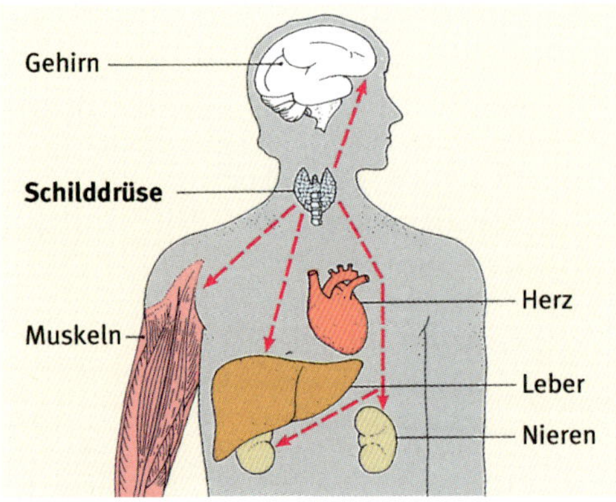

Wirkungen der Schilddrüse

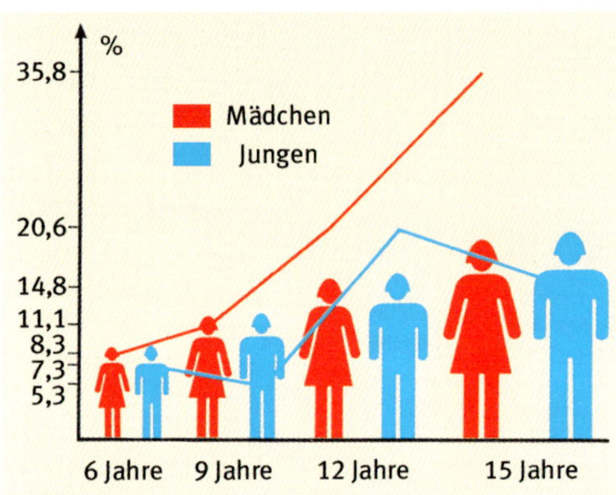

Kropfbildung bei Kindern

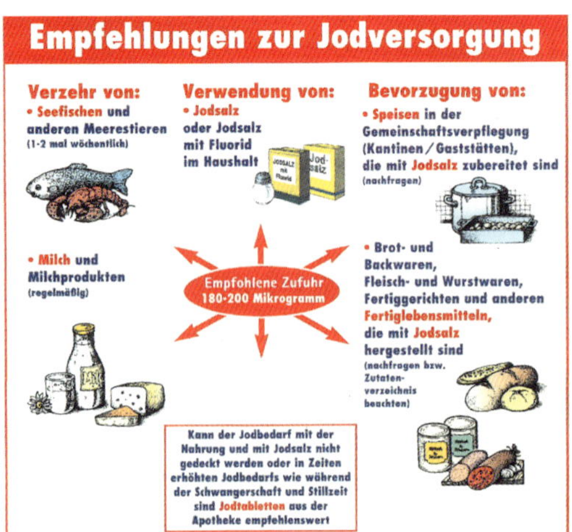
Empfehlungen zur Jodversorgung
Verzehr von:
• Seefischen und anderen Meerestieren (1-2 mal wöchentlich)
• Milch und Milchprodukten (regelmäßig)
Verwendung von:
• Jodsalz oder Jodsalz mit Fluorid im Haushalt
Bevorzugung von:
• Speisen in der Gemeinschaftsverpflegung (Kantinen / Gaststätten), die mit Jodsalz zubereitet sind (nachfragen)
• Brot- und Backwaren, Fleisch- und Wurstwaren, Fertiggerichten und anderen Fertiglebensmitteln, die mit Jodsalz hergestellt sind (nachfragen bzw. Zutatenverzeichnis beachten)
Empfohlene Zufuhr 180-200 Mikrogramm
Kann der Jodbedarf mit der Nahrung und mit Jodsalz nicht gedeckt werden oder in Zeiten erhöhten Jodbedarfs wie während der Schwangerschaft und Stillzeit sind Jodtabletten aus der Apotheke empfehlenswert

©Arbeitskreis Jodmangel e. V.

Jod ist Bestandteil der Schilddrüsenhormone Thyroxin und Trijodthyronin. Diese regulieren das Wachstum und den Grundumsatz des Menschen. Die empfehlenswerte Zufuhr liegt bei 200 µg/Tag. In Lebensmitteln kommt Jod vergleichsweise selten vor. Lediglich Meeresfisch und Algen weisen nennenswerte Mengen auf.

In Meeresnähe finden wir auch im Grundwasser Jod, sodass hier auch die pflanzlichen Lebensmittel einen höheren Jodgehalt aufweisen als z. B. in der Nähe der Alpen.

Da die Bundesrepublik Deutschland zu den **Jodmangelgebieten** zählt, gibt es jodiertes Kochsalz im Handel. Seit 1989 ist die Verwendung dieses Kochsalzes auch in der Industrie und Gemeinschaftsverpflegung erlaubt. Seit September 1991 ist fluoridiertes und jodiertes Speisesalz im Handel. Der Fluoridgehalt darf 250 mg in 1 kg Salz nicht überschreiten, der Jodgehalt liegt bei 10 bis 15 mg pro kg und damit niedriger als bei jodiertem Kochsalz mit 20 bis 25 mg/kg.

Die Verordnung (EG) 1925/2006 über die Anreicherung von Lebensmitteln ermöglicht auch den Einsatz von jodiertem und gleichzeitig fluoridiertem Salz in der Gemeinschaftsverpflegung. Allerdings ist noch eine Genehmigung durch das Bundesamt für Verbraucherschutz und Lebensmittelsicherheit (BVL) notwendig.

Fluorid. Im menschlichen Organismus finden wir zwischen 2 g und 6 g Fluor, vornehmlich in Knochen und Zähnen. Fluorid bewirkt eine Härtung des Zahnschmelzes und hat damit eine kariesvorbeugende Wirkung. Die Deutsche Gesellschaft für Ernährung empfiehlt eine **Aufnahme** von 3,1 bis 3,8 mg täglich.

Fluorid kommt in größeren Mengen in Meeresfischen und schwarzem Tee vor. Der Gehalt an Fluor im Trinkwasser ist sehr unterschiedlich und schwankt je nach Region.

Fluoridmangel führt zu einer erhöhten Kariesanfälligkeit. Deshalb werden dem Säugling vorbeugend Vitamin-D-Tabletten, kombiniert mit Fluorid, verabreicht, um einen gewissen Schutz und Stabilität für das neue Gebiss zu gewährleisten.

Exkurs: Kropfbänder dienten nicht nur der Schönheit

Als stilvolle Ergänzung eines „Dirndls" gilt vielen Frauen auch heute noch das „Kropfband". Einst war es jedoch mehr als Schmuck: Frauen, welche bei einer Geburt „durch die Wehen" einen Kropf bekommen hatten, banden sich ein schwarzes Samtband um den Hals, damit er wieder schlanker würde. Übrigens: nicht nur in Bayern!

Ein Kropf bildet sich aufgrund eines Jodmangels. Dabei vergrößert sich das Schilddrüsengewebe und kann je nach Dauer des Mangelzustandes erhebliche Ausmaße annehmen. Gefährlich wird der Kropf, wenn die vergrößerte Schilddrüse auf den Kehlkopf drückt.

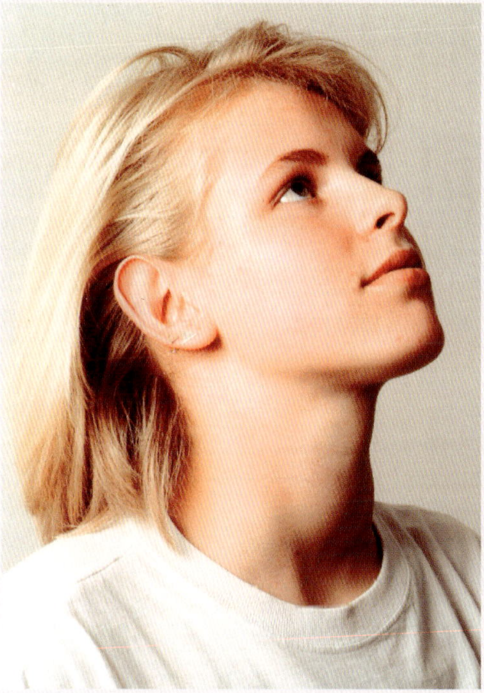

Schilddrüsenvergrößerung bei einer Frau

Lernaufgaben:

Auch ohne die Verwendung von Jodsalz ist prinzipiell eine ausreichende Jodzufuhr möglich.

1. Recherchieren Sie, wie viel Seefisch pro Woche verzehrt werden müsste, damit die wünschenswerte Zufuhrempfehlung erreicht wird.
2. Recherchieren Sie anhand einer Nährwerttabelle, ob auch noch in anderen Lebensmitteln nennenswerte Mengen an Jod vorhanden sind.
3. Immer wieder kann man die Meinung nachlesen, dass eine Jodsupplementierung Gefahren in sich berge. Recherchieren Sie, worauf sich diese Aussagen stützen. Warum vertreten Fachgesellschaften wie die DGE ausdrücklich eine andere Meinung?

Spurenelement	Zufuhr-Schätzwerte	Wirkung	Vorkommen
Cobalt	kein Schätzwert möglich	Bestandteil von Vitamin B_{12}, Bildung der roten Blutkörperchen	tierische Lebensmittel, insbesondere Innereien
Chrom	30–100 µg	wichtig für den Zwischenstoffwechsel	Hefe, Kalbsleber, Weizenkeime, Honig
Nickel	50–100 µg	beeinflusst den Energiestoffwechsel, fördert die Eisenverwertung	pflanzliche Lebensmittel
Molybdän	50–100 µg	Bestandteil von Enzymen, fördert die Eisenverwertung	Hülsenfrüchte, Getreideprodukte, Kartoffeln, Innereien
Selen	30–70 µg	Bestandteil von Enzymen, fördert das Wachstum und verbessert das Immunsystem	Fisch, Hülsenfrüchte, Getreideprodukte, Innereien

Obst und Gemüse – die Vitaminspender!

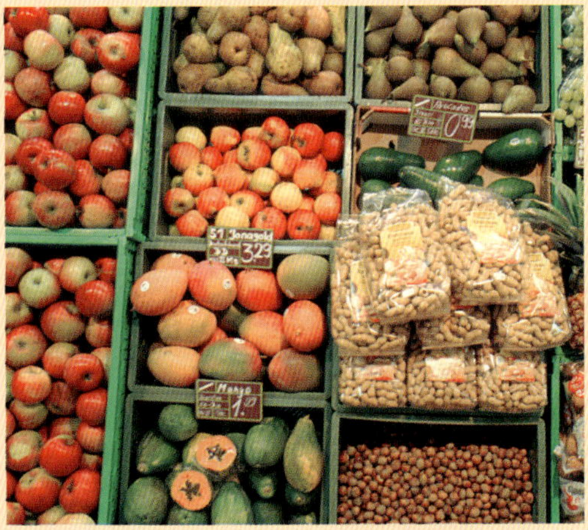

Obstangebot

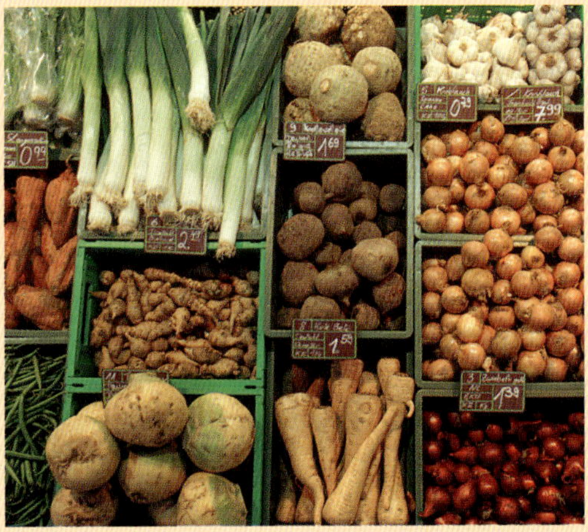

Gemüseangebot

Der Markt hat eine große Vielfalt zu bieten: Obst und Gemüse aus regionalem Anbau sowie aus Übersee. Leuchtende Farben, vielfältige Formen und intensive Duft- und Aromastoffe kennzeichnen das Angebot.

Obst und Gemüse sind vitaminreich. Fast alle Vitamine der B-Gruppe (eine Ausnahme bildet B_{12}) sind in Obst und Gemüse zu finden, darüber hinaus Vitamin C sowie β-Carotin und Vitamin E. Auch das Spektrum an Mineralstoffen ist beträchtlich, zu nennen sind vor allem Eisen, Phosphor, Kalium, Magnesium und Calcium.

Daneben finden wir im Allgemeinen einen hohen Gehalt an Ballaststoffen. Der besondere Geschmack beruht auf organischen Säuren wie Apfelsäure, Wein- und Zitronensäure oder auch Aminosäuren und Carotinoiden. Einige Gemüsesorten wie Radicchio oder Endivie, bei Obst vor allem Grapefruit, weisen ausgeprägte Bitterstoffe auf.

Fast immer bestehen Obst und Gemüse zu mehr als 70 % ihres Eigengewichts aus Wasser. Eine Ausnahme bilden die Nüsse. Ihr Wassergehalt liegt bei lediglich 5 % bis 6 %, ihr Fettgehalt bei 60 % und ihr Eiweißgehalt bei 13 % bis 20 %.

Gemüse und Obst sind reich an sekundären Pflanzenstoffen. Viele von ihnen haben ein hohes antioxidatives Potenzial und senken das Risiko, an Arteriosklerose, Herzinfarkt oder Krebs zu erkranken.

Die Kampagne „5 am Tag“ soll bewirken, dass mehr Obst und Gemüse verzehrt wird. Bei einem Erwachsenen entsprechen 5 Portionen einer Handvoll einer Menge von etwa 650 g täglich.
Wer viel Obst und Gemüse zu sich nimmt, hat noch einen weiteren Vorteil: Obst und Gemüse sind energiearm. Ein häufiger Verzehr hilft auch, Übergewicht zu vermeiden.

Lernaufgabe:

Für eine Schulkantine soll ein Salatbüffet und eine Obstbar aufgebaut werden.

Dabei kommt es vor allem darauf an, unterschiedliche Obst- und Salatsorten zu präsentieren und ansprechende Rezepte auszuwählen.

1. Stellen Sie unterschiedliche Salatsorten zusammen.
2. Informieren Sie sich in Ihrer Nährwerttabelle über den Nährstoffgehalt der Salate.
3. Entwickeln Sie unterschiedliche Dressings. Achten Sie hierbei darauf, dass diese möglichst energiearm sind.
4. Überlegen Sie, welche Obstsorten für Desserts geeignet sind.
5. Suchen Sie entsprechende Rezepturen und achten Sie darauf, dass die Herstellung nicht zu aufwendig ist.
6. Berechnen Sie den Nährwert von mindestens zwei Desserts.

Wer kennt die wichtigsten Apfelsorten aus deutschem Anbau?

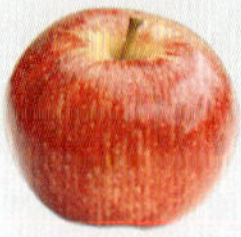

Boskop
Fruchtig-säuerlicher Geschmack, erfrischend, würzig, festes, saftiges Fruchtfleisch, später mürbe
Genussreife: November bis April

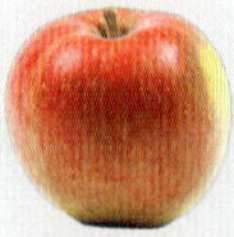

Braeburn
Geschmack süß, schwach aromatisch, mit knackig-festem Fruchtfleisch
Genussreife: November bis Juni

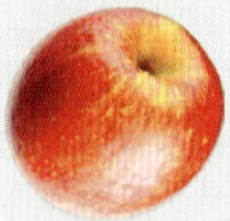

Cox Orange
Im Geschmack süß-säuerlich, typisch würzig, hoch aromatisch, Fruchtfleisch fest, fein, später angenehm mürbe
Genussreife: Ende September bis März

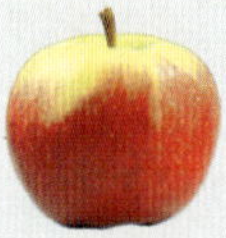

Elstar
Geschmack fein säuerlich, würzig, erfrischend, saftig-knackiges Fruchtfleisch von weiß-gelblicher Farbe
Genussreife: Ende September bis Mai

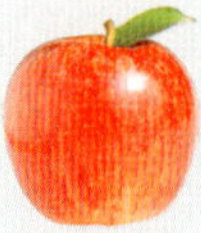

Gala
Geschmack süß-fruchtig, fein aromatisch, knackiges, festfleischiges, saftiges Fruchtfleisch
Genussreife: Ende September bis März

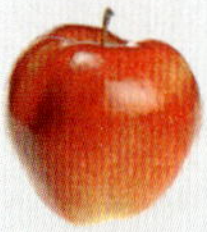

Gloster
Geschmack feinfruchtig, säuerlich, grün-gelbliches Fruchtfleisch
Genussreife: November bis Mai

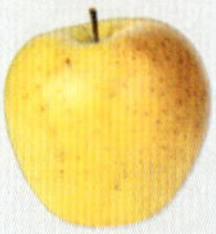

Golden Delicious
Geschmack süß-aromatisch, würzig, mit feiner Säure, festes, knackiges Fruchtfleisch, später mürbe
Genussreife: Oktober bis Juli

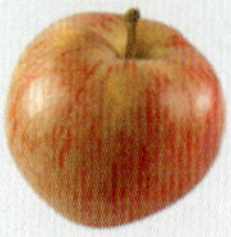

Idared
Geschmack schwach fein-säuerlich, festes Fruchtfleisch, weiß bis leicht rosa
Genussreife: Januar bis Juli

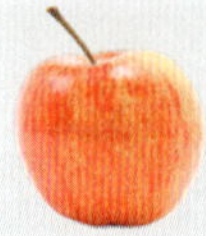

Jonagold
Geschmack süßlich und fein-säuerlich, saftiges, gelbes Fruchtfleisch, später vollreif, weich und mürbe
Genussreife: Oktober bis Juli

Lernaufgaben:

Besorgen Sie sich unterschiedliche Apfelsorten auf dem Markt. Schneiden Sie die Äpfel in Apfelspalten und machen Sie in Ihrer Klasse eine Verkostung.

1. Welche Sorte schmeckt Ihnen am besten? (Beliebtheitsprüfung)
2. Welche Sorte hat den höchsten Säuregehalt?
3. Welche Sorten schmecken süßlich?

Tipp

Wenn Sie die Äpfel mit einer Nummer versehen und nicht von vornherein die Sorte bekannt geben, fällt das Urteil objektiver aus.

1 Vitamine – unverzichtbar!

Vitamine wirken schon in kleinen Mengen. Die empfehlenswerte Zufuhr pro Tag liegt mit Ausnahme von Vitamin C im Mikrogramm-Bereich. Vitamine sind organischer Natur. Sie sind für den Körper in aller Regel **essenziell**, d.h., wir müssen sie mit der täglichen Nahrung zu uns nehmen. Wir teilen die Vitamine nach ihrem Lösungsverhalten in die Gruppe der wasserlöslichen und die Gruppe der fettlöslichen Vitamine ein.

Vitamine

wasserlösliche	**fettlösliche**
Thiamin (B_1)	A (Retinole)
Biotin (H)	D (Calciferole)
Riboflavin (B_2)	E (Tocopherole)
Pyridoxin (B_6)	K (Phyllochinone)
Folat	
Pantothensäure	
Niacin	
Cobalamine (B_{12})	
Ascorbinsäure (C)	

Einteilung der Vitamine

Wasserlösliche Vitamine sind häufig hitzelabil. Dies gilt insbesondere für Vitamin C, Thiamin und Folsäure. Sie werden darüber hinaus schnell beim Waschen und Zerkleinern ausgelaugt.
Fettlösliche Vitamine sind weitgehend hitzestabil, die Auslaugverluste beim Waschen von Gemüse sind sehr gering. Fettlösliche Vitamine können im Körper gespeichert werden.
Bei einer zu geringen Aufnahme an Vitaminen kommt es zu unspezifischen Auswirkungen, wie z.B. Abgeschlagenheit, Appetitlosigkeit oder Konzentrationsschwächen. Erst bei einer erheblichen Unterversorgung kommt es zu einem typischen Krankheitsbild, der **Avitaminose**. Hierzu zählen z.B. Skorbut und Rachitis.
Die Ursachen einer zu geringen Aufnahme von Vitaminen sind vielfältig. Denkbar ist eine falsche Lebensmittelauswahl mit wenig frischem Obst und Gemüse. Auch durch falsche Zubereitungsmethoden können erhebliche **Vitaminverluste** entstehen. Erkrankungen des Magen-Darmtrakts wie Durchfall und Erbrechen sowie Erkrankungen von Leber und Galle führen zu einer verminderten Resorption im Darm und damit möglicherweise auch zu einem Vitaminmangel.
Von einigen Vitaminen gibt es sogenannte „Antivitamine". Sie ähneln in ihrer chemischen Struktur den Vitaminen und hemmen die Vitaminfunktion. Meist sind Antivitamine in Arzneimitteln enthalten, seltener in Lebensmitteln. Ein Beispiel für ein natürliches Antivitamin ist das Avidin im rohen Ei. Es wird beim Kochen jedoch zerstört.
Die Einnahme von Antibiotika führt zur Zerstörung der Darmflora. Da einige Vitamine z.T. von den Darmbakterien gebildet werden, kann es auch auf diese Weise zu einer Unterversorgung kommen.
Eine zu hohe Aufnahme führt nur bei fettlöslichen Vitaminen zu Krankheitssymptomen. Sie werden als **Hypervitaminosen** bezeichnet.
Wasserlösliche Vitamine werden im Körper im Allgemeinen nicht gespeichert; ein Überschuss wird mit dem Urin ausgeschieden.

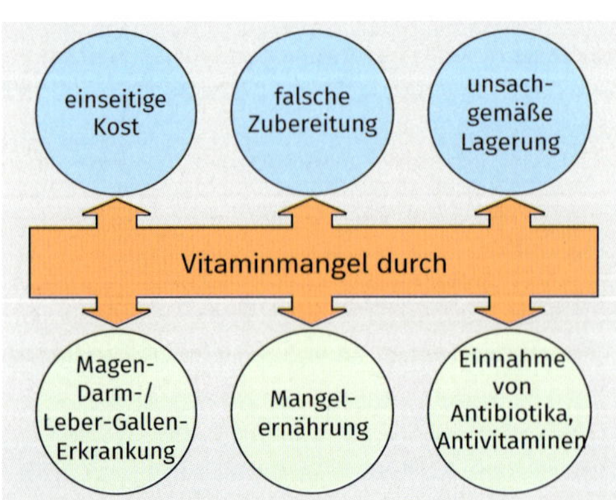

Ursachen von Vitaminmangel

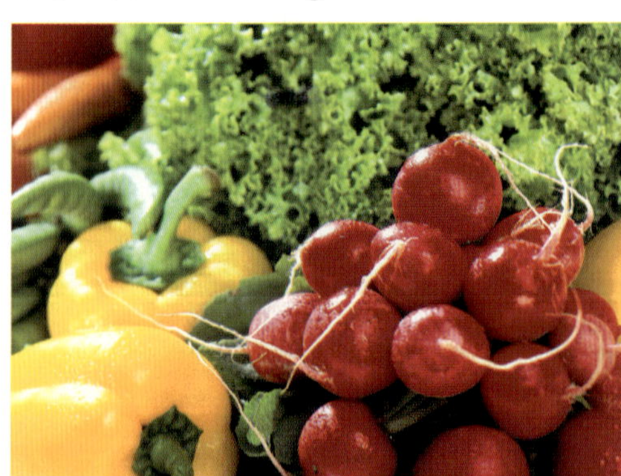

Rohes Gemüse – „Gesundheit pur"

Exkurs: Nahrungsergänzungsmittel – hoch im Kurs und doch verzichtbar?

Sie sind inzwischen überall zu finden, in jedem Lebensmittelmarkt und in allen Apotheken: Nahrungsergänzungsmittel.

Unerschöpflich ist die Vielfalt: von einfachen Vitamin-C-Brausetabletten bis hin zu Kombipräparaten aus Mineralstoffen und Vitaminen. Oft sind noch ganz andere Inhaltsstoffe auszumachen: Beliebt ist der Zusatz von Aminosäuren oder Algen. Auch Lecithin und Cholin oder Polyphenole sind in den Mitteln zu finden.

Glaubt man den Herstellern, so sind Nahrungsergänzungsmittel unverzichtbar in Stresssituationen, im Winter, wenn das Immunsystem besonders gefordert ist, aber auch bei Prüfungsangst oder besonderen körperlichen Leistungsanforderungen sollen die Mittel wahre Wunder bewirken.

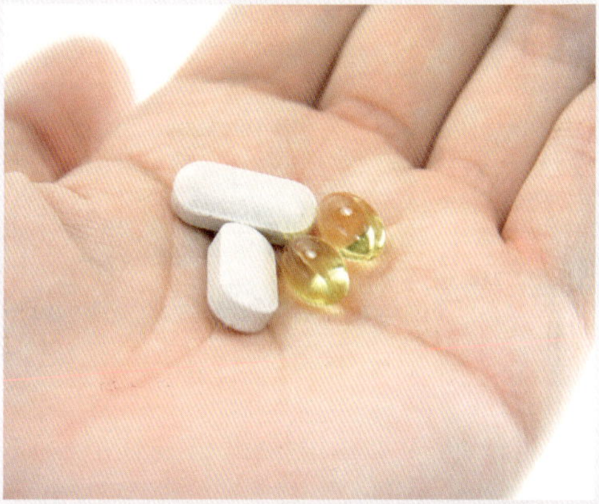

Nahrungsergänzungsmittel

Werden die Daten der nationalen Verzehrstudie II zugrunde gelegt, so ergibt sich insbesondere bei Folsäure ein Defizit, quer durch alle Altersgruppen. Vor allem bei älteren Menschen ist häufig ein Vitamin-D-Mangel festzustellen. Die übrigen Vitamine werden aber im Durchschnitt in ausreichenden Mengen aufgenommen. Trotzdem kann man im Hinblick auf die unterschiedlichen Bevölkerungsgruppen Risikogruppen ausmachen, die zum Teil einen erhöhten Vitaminbedarf aufweisen.

An Nahrungsergänzungsmittel werden dieselben Anforderungen gestellt wie an Lebensmittel.

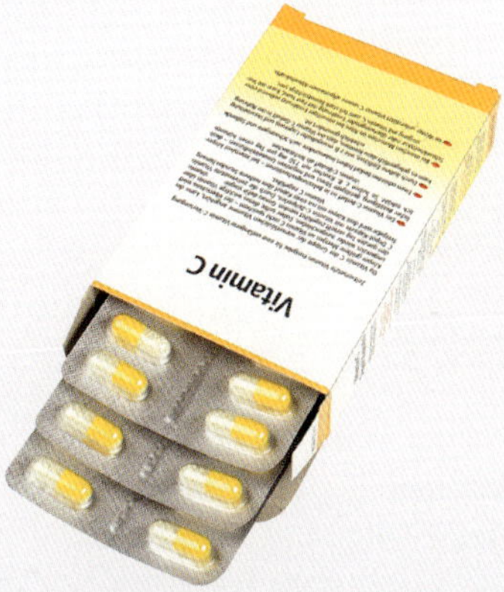

Seit 2004 regelt eine entsprechende Verordnung, dass eine deutliche Kennzeichnung im Hinblick auf eine Gefahr bei Überdosierung erfolgen muss und dass die Mittel außerhalb der Reichweite von Kindern aufzubewahren sind.

Darüber hinaus müssen auf den Etiketten auch Empfehlungen zur Tagesdosis enthalten sein.

- Nahrungsergänzungsmittel werden als Lebensmittel definiert, die geeignet sind, die Ernährung zu ergänzen.
- Sie sollen in dosierter Form in den Verkehr gebracht werden.
- Sie bestehen aus Nährstoffen oder Stoffen mit einer nachgewiesenen ernährungsspezifischen Wirkung.
- Das Etikett muss die empfohlene tägliche Portionsmenge enthalten sowie einen Warnhinweis hinsichtlich einer Überdosierung.
- Nahrungsergänzungsmittel sind kein Ersatz für eine ausgewogene Ernährung

Ein beliebter Zusatz bei Nahrungsergänzungsmitteln ist die Süßwasseralgensorte Spirulina. Sie kann gut getrocknet und gemahlen werden und ist in Pulverform fast geschmacksneutral. Spirulina enthält viele sekundäre Pflanzenstoffe, aber auch viele Vitamine und Mineralstoffe und wird deshalb vielfach als alleinige Substanz angeboten.

1.1 Vitamin C – Ascorbinsäure

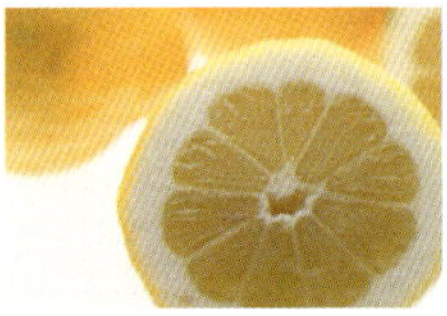

Zitrusfrüchte – die Vitamin-C-Spender

Sie gelten als die Vitamin-C-Spender: Zitrusfrüchte. Insbesondere in den Wintermonaten sorgen sie dafür, dass unser Vitamin-C-Bedarf problemlos gedeckt werden kann. Dabei haben viele einheimische Früchte einen deutlich höheren Gehalt als Orangen oder Zitronen. Dies gilt zum Beispiel für schwarze Johannisbeeren oder Erdbeeren.
Auch Gemüse weist zum Teil sehr hohe Mengen auf. Beispielhaft sind Brokkoli oder Paprikaschoten zu nennen.

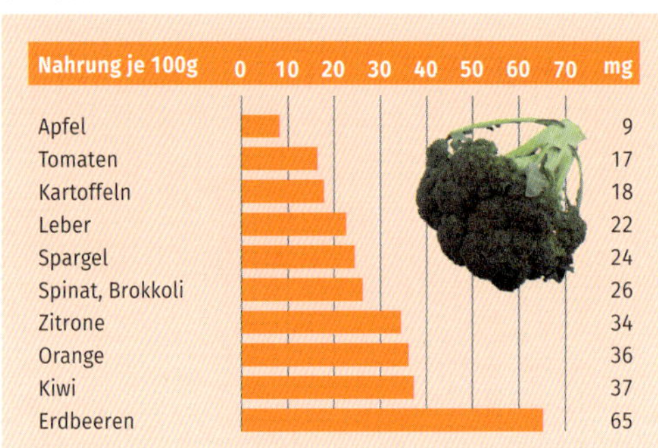

Vitamin-C-Gehalt in Lebensmitteln

Vitamin C erfüllt im Körper zahlreiche Aufgaben, die teilweise bis heute in Einzelheiten noch nicht geklärt sind. So ist das Vitamin am Aufbau von Knochen und Zähnen, an der Bildung des Bindegewebes und der Festigkeit der Blutgefäßwände maßgeblich beteiligt. Offenbar fördert Vitamin C die Bildung der weißen Blutkörperchen. Hierdurch kann eine wirkungsvolle Infektabwehr gewährleistet werden. Vitamin C verbessert die Resorption einiger Mineralstoffe im Darm und übt einen positiven Einfluss auf den Eisenstoffwechsel aus.
Vitamin C ist das unbeständigste aller Vitamine. Es wird durch Luftsauerstoff in Verbindung mit Metallspuren zerstört. Auch Wärme und Licht vermindern den Vitamin-C-Gehalt der Lebensmittel. Durch Wasser wird Vitamin C sehr leicht ausgelaugt. Lediglich im sauren Milieu ist es

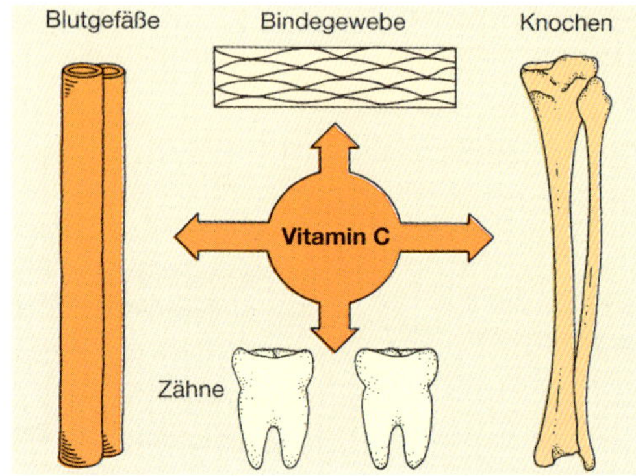

Aufgaben von Vitamin C

vergleichsweise stabil. Die empfehlenswerte Zufuhr an Vitamin C liegt bei 95 bis 110 mg pro Tag. Sie ist beim Durchschnitt der Bevölkerung gedeckt.
Technologisch hat Vitamin C inzwischen große Bedeutung als Antioxidationsmittel gewonnen. Daneben wird es oft gepökelten Fleischwaren zugesetzt, da es die Bildung der krebsfördernden Nitrosamine verhindert.

Exkurs: Skorbut – zwei Drittel starben

Skorbut war eine Krankheit, die vor allem bei Seefahrern auftrat, die über einen längeren Zeitraum keine frischen Lebensmittel zu sich nahmen. So verlor Vasco da Gama 1497 bei seiner Fahrt um das Kap der guten Hoffnung über die Hälfte der 160 Mann starken Besatzung durch Skorbut. Die Symptome des Skorbuts sind Blutungen im Bereich des Zahnfleisches, Zahnfleischentzündungen, verzögerte Wundheilung, typische Veränderungen der Zähne, Blutungen am ganzen Körper und Schmerzen in den Gliedmaßen. Schiffsärzte empfahlen, das Seemannsleiden mit Saft von Zitronen und Orangen zu behandeln. Frisches Gemüse führt dem Körper „ein gewisses Etwas" zu, das die Besatzungen vor Zahnfleischbluten und Muskelschmerzen schütze, berichtete der englische Marinearzt Thomas Trotter.

1.2 Vitamin B_1 – Thiamin

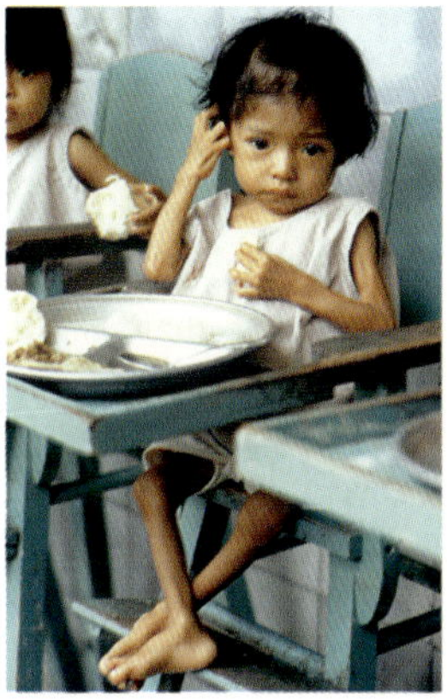

Beri-Beri durch Thiaminmangel

Sie kommt nach wie vor noch häufig in Asien vor: Beri-Beri, die Folge von einer zu geringen Aufnahme an Thiamin über einen langen Zeitraum hinweg. Charakteristisch sind schwere Schädigungen des Nervensystems, eine Lähmung ist die Folge. Gleichzeitig bildet sich die Muskelmasse zurück, die Patienten können nicht mehr selbstständig laufen.

Thiamin befindet sich vor allem in Schweinefleisch, Vollkornbrot, Naturreis, Hülsenfrüchten, einigen Fischarten wie Scholle oder Thunfisch sowie in Kartoffeln.

Insgesamt gibt es nur wenige Lebensmittel, die nennenswerte Mengen Thiamin enthalten. Weißbrote und Backwaren aus Auszugsmehlen leisten keinen Beitrag zur Thiaminversorgung. Ursache für einen Thiaminmangel in den Industrienationen ist im Wesentlichen ein chronischer Alkoholkonsum. In Asien wird der Mangel auf den häufigen Verzehr von geschältem Reis zurückgeführt.

Thiamin wirkt im Stoffwechsel als Coenzym. Wird Glucose in der Zelle zu Kohlenstoffdioxid, Wasser und Energie abgebaut, so ist Thiamin bei zwei wichtigen Reaktionsschritten notwendige Voraussetzung. Thiamin ist beteiligt an der Wirkungsweise von Gehirn und Nervenzellen, darüber hinaus ist es in allen Organen und Geweben zu finden.

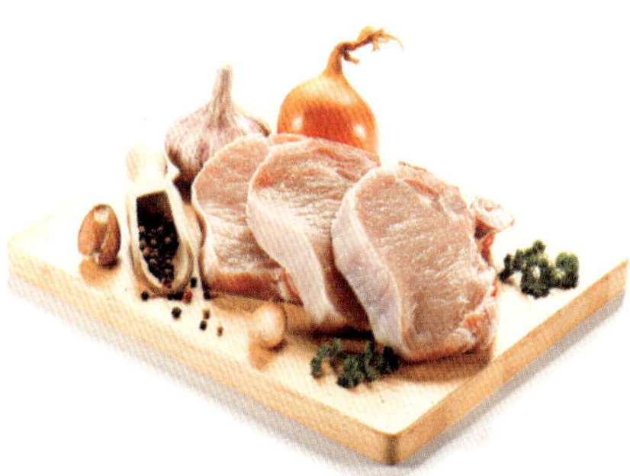

Schweinefleisch enthält nennenswerte Mengen an Thiamin.

Die empfohlene Zufuhr liegt bei 1,2 – 1,3 mg/Tag. Sie ist abhängig von der Kohlenhydrataufnahme und der Energiezufuhr insgesamt.

Vitamin Thiamin ist hitzeempfindlich. Deshalb muss bei der Verwendung thiaminreicher Lebensmittel auf eine schonende Zubereitung geachtet werden.

Die Versorgung in der Bundesrepublik ist nach Erhebungen der Nationalen Verzehrsstudie in allen Bevölkerungsgruppen zufriedenstellend.

Eine Unterversorgung äußert sich nicht in einem klaren Erscheinungsbild. Man vermutet, dass Abgespanntheit und mangelnde Konzentrationsfähigkeit auf Thiaminmangel zurückzuführen sind.

Lernaufgaben:

Stellen Sie einen Rohkostsalat aus unterschiedlichen Gemüsesorten zusammen.

1. Suchen Sie geeignete Rezepte heraus, die sich zur Deckung der empfohlenen Vitaminzufuhr besonders eignen.
2. Überlegen Sie, welche Garverfahren für thiaminreiche Lebensmittel geeignet sind.
3. Vergleichen Sie die ermittelten Mengen mit denen einer Multivitamin-Brausetablette.
4. Bewerten Sie die Zusammensetzung der Brausetablette.
5. Diskutieren Sie das Für und Wider von Nahrungsergänzungsmitteln.

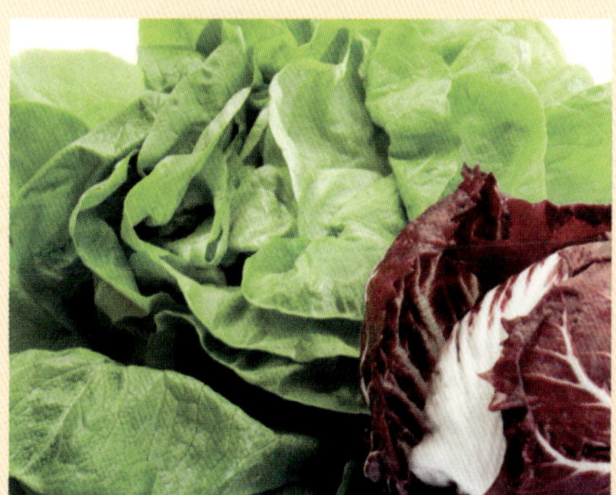

Blattsalate

1.3 Folat – für Frauen von besonderer Bedeutung

Beurteilt anhand der Daten der nationalen Verzehrstudie II erreicht die Mehrheit der erwachsenen Bevölkerung die empfohlene Zufuhr nicht.
Folate sind Salze einer Reihe von folsäurewirksamen Substanzen in Lebensmitteln; sie übernehmen im Stoffwechsel zahlreiche Aufgaben. Sie sind beteiligt an Prozessen der Zellneubildung und Zellteilung. Insbesondere betrifft dies die roten und weißen Blutkörperchen sowie die Schleimhäute innerer Organe.
Ein Leitsymptom des Folatmangels ist Anämie. Folsäure steht in enger Verbindung mit Vitamin B_{12} und dem Eisenstoffwechsel. Die ausreichende Versorgung mit Folsäure ist vor allem für Schwangere von besonderer Bedeutung.

Folat kann Embryo schützen

Aus dem **Neuralrohr** entstehen embryonales Gehirn und Rückenmark – das spätere ZNS. Eine Unterversorgung mit Folaten kann zu Defekten führen, z. B. offener Rücken, Kiefer-, Lippen- oder Gaumenspalte.

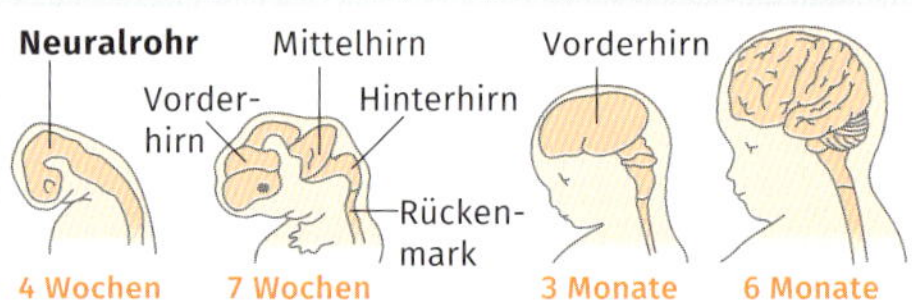

Empfohlene Zufuhr an Folat pro Tag:

Erwachsene und Kinder ab 13 Jahren:	300 µg
Schwangere:	550 µg
Stillende:	450 µg

(DGE-Empfehlung 2016)

Wichtig: Folat in Lebensmitteln ...

(z. B. grünes Blattgemüse, Hülsenfrüchte, Vollkornprodukte)

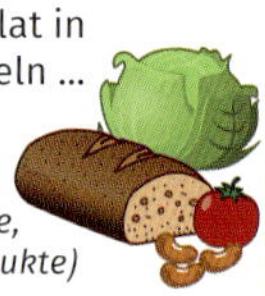

... ist wasserlöslich und sehr hitzeempfindlich!

Bei einem Mangel während der Schwangerschaft besteht die Gefahr der Ausbildung des sogenannten „Neuralrohrdefekts" beim Embryo. Junge Frauen sollten vorsorglich auf eine ausreichende Versorgung mit Folsäure achten und nach Absprache mit ihrem Gynäkologen evtl. Folsäurepräparate einnehmen.
Neben diesen Zusammenhängen wird auch noch ein weiteres Phänomen untersucht:
Folsäuremangel führt zu einem erhöhten Homocysteinspiegel im Blut. Erhöhte Homocysteinspiegel werden in Zusammenhang mit

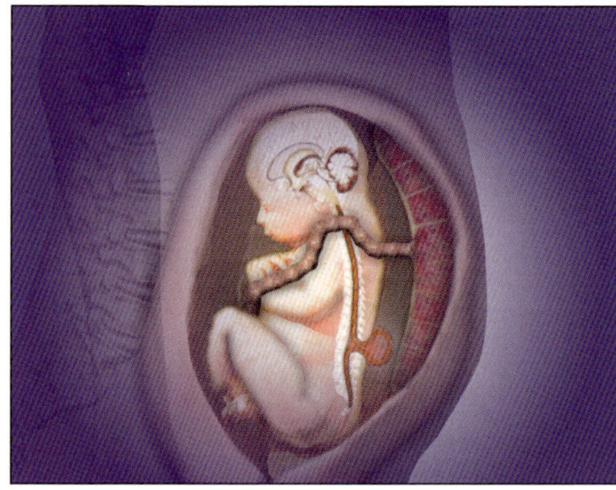

Neuralrohrdefekt – offener Rücken beim Neugeborenen

Herz-, Kreislauferkrankungen und Krebs gebracht. Allerdings sind hierbei die Zusammenhänge noch lange nicht so eindeutig wie beim Neuralrohrdefekt. Darüber hinaus spielen auch die Vitamine B_{12} und B_6 eine entscheidende Rolle. Eine Anreicherung von Lebensmitteln mit Folat wird nicht mehr empfohlen, da Studien zeigen, dass es auf den Zeitpunkt und die Dosis ankommt, ob beispielsweise Dickdarmkrebs gehemmt oder gefördert wird.
Folsäure wird in der Leber gespeichert. Die empfohlenen Zufuhrmengen für den Erwachsenen wurden in der Zwischenzeit auf 300 Mikrogramm am Tag reduziert.

Lernaufgaben:

Stellen Sie einen Tageskostplan für eine junge Frau auf, der 300 µg Folat-Äquivalent enthält.

1. Beachten Sie bei der Aufstellung die „5 am Tag"-Regel.
2. Diskutieren Sie, ob der von Ihnen aufgestellte Plan ohne Probleme in die Praxis umzusetzen ist.
3. Recherchieren Sie, warum in Europa von einer Anreicherung mit Folsäure abgeraten wird.
4. Informieren Sie sich in diesem Zusammenhang über die spezifischen Eigenschaften von Folsäure.

1.4 Weitere wasserlösliche Vitamine

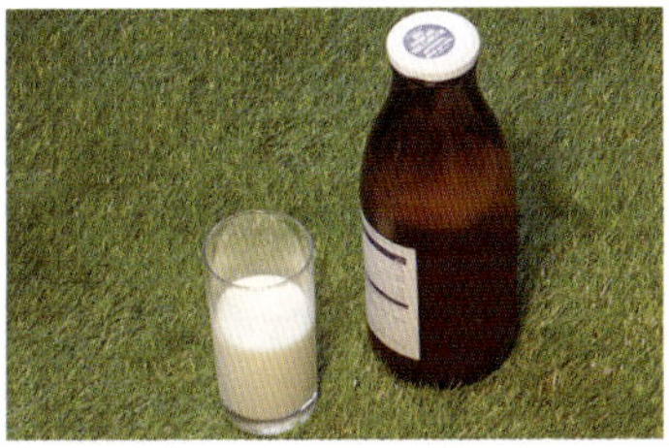

Das dunkle Glas schützt die Milch vor Lichteinstrahlung.

Riboflavin (Vitamin B_2) ist überwiegend in Milch und Milchprodukten enthalten, aber auch in Fleisch, Getreide, Kartoffeln und Gemüse.
Riboflavin wirkt als Coenzym im Zwischenstoffwechsel der Nährstoffe bei der Übertragung von Wasserstoff sowie bei der Bildung des roten Blutfarbstoffes.
Riboflavin ist verhältnismäßig hitzebeständig, aber sehr lichtempfindlich.

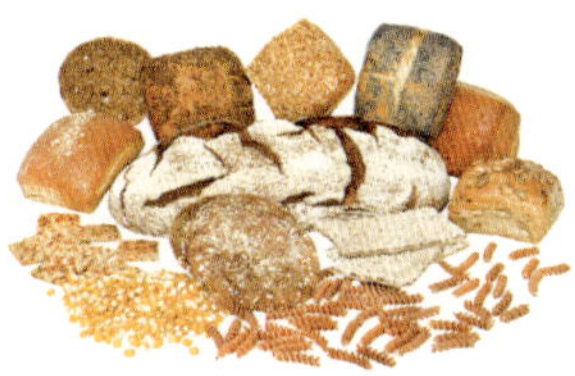

Auch Vollkornprodukte enthalten viel Vitamin B6

Pyridoxin (B_6) ist besonders in Rind- und Schweinefleisch, in Fisch, Gemüse und Kartoffeln enthalten. Es ist ein wichtiges Coenzym im Eiweißstoffwechsel. Der Bedarf ist von der Eiweißaufnahme abhängig. Steigt der Eiweißverzehr, so ist auch vermehrt Pyridoxin nötig.
Das Vitamin ist empfindlich gegen starke Hitze und Licht.

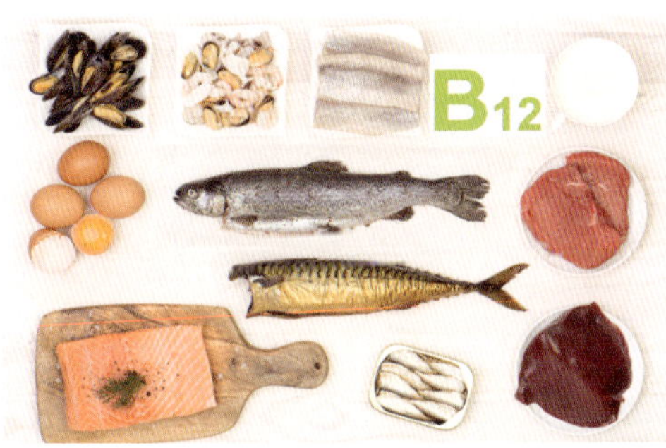

Überwiegend tierische Lebensmittel enthalten Vitamin B12

Cobalamine (B_{12}) finden sich überwiegend in tierischen Lebensmitteln, insbesondere in Leber, Milch, Eiern und Fleisch. Milchsaure Produkte, wie saure Gurken oder Sauerkraut, enthalten ebenfalls B_{12}. Cobalamine wirken mit beim Aufbau des roten Blutfarbstoffes Hämoglobin. Cobalamine werden nur von Mikroorganismen gebildet, deshalb sind sie in den Pflanzen nicht zu finden. Veganer müssen Supplemente aufnehmen um den B_{12}-Bedarf zu decken.

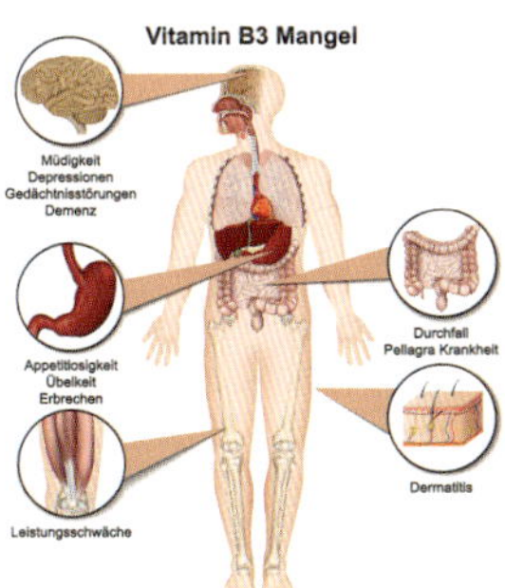

Niacin ist auch unter dem Namen Vitamin PP oder Vitamin B3 bekannt.

Niacin ist ähnlich wie Riboflavin am Abbau der Nährstoffe in der Zelle beteiligt. Niacin kommt überwiegend in tierischen Lebensmitteln vor. Der Gehalt in Pflanzen ist deutlich geringer. Ein Mangel wirkt sich zunächst unspezifisch auf das Nervensystem aus. Unterversorgung über lange Zeiträume hinweg führt zu Pellagra, einer Krankheit, bei der die Haut insbesondere an Stellen, die dem Sonnenlicht ausgesetzt sind, sich erheblich verändert. Der Mangel kann bis zu einer ausgeprägten Demenz führen.
Niacin wird in den Industrienationen in ausreichender Menge aufgenommen.

1.5 Vitamin A und β-Carotin

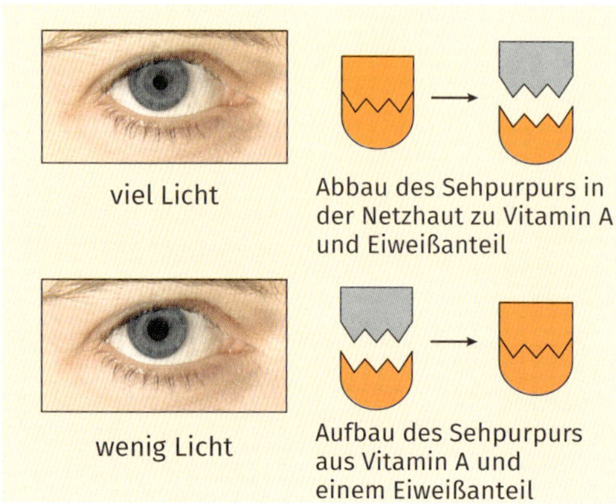

Spaltung und Bildung von Sehpurpur

Vitamin A ist für den Sehprozess von entscheidender Bedeutung. In den Stäbchen der Netzhaut, die für das Dämmerungssehen verantwortlich sind, befindet sich der **Sehpurpur**. Er besteht aus Eiweißstoffen und Retinal, einer aus Retinol abgeleiteten Verbindung. Bei Licht wird der Sehpurpur gespalten und bei Dunkelheit wieder aufgebaut. Hierdurch wird das Dämmerungssehen möglich. Im Gegensatz zum Sehprozess sind die übrigen Wirkungen des Vitamin A noch nicht in Einzelheiten geklärt. Insgesamt beeinflusst es den Zellaufbau und das Wachstum (offensichtlich über einen Einfluss auf die Zellmembranen) sowie die Bildung der Haut.

Die empfohlene Zufuhr an Vitamin A liegt bei 1 mg/Tag. Vitamin A finden wir überwiegend in tierischen Lebensmitteln wie Leber, Butter, Eier, fettem Fleisch und Fisch. Der Margarine wird Vitamin A zugesetzt. Der Retinolbedarf kann auch durch entsprechend hohe Aufnahme von β-Carotin gedeckt werden. **β-Carotin** ist die Vorstufe zur Bildung von Vitamin A. Es kann in der Darmschleimhaut und in der Leber zu Vitamin A umgewandelt werden.

Carotin kommt in pflanzlichen Lebensmitteln, wie Möhren, Aprikosen, Paprika und Petersilie vor. Die Aufnahmerate im Darm ist bei Carotin schlechter als bei Vitamin A. Wir müssten also mehr Carotin aufnehmen als Vitamin A, um den täglichen Retinolbedarf zu decken.

Ein **Mangel** an Vitamin A wirkt sich zunächst als vermindertes Dämmerungssehen aus. Bei schwerem Mangel entsteht Nachtblindheit. Darüber hinaus treten schwere Veränderungen der Hornhaut sowie der Schleimhäute und der übrigen Haut auf. Auch das Wachstum ist bei einem Vitamin-A-Mangel vermindert.

Vitamin A gehört zu den wenigen speicherbaren Vitaminen. Die Speicherung geschieht in der Leber. Bei der üblichen Kost ist eine zu hohe Aufnahme von Vitamin A praktisch nicht möglich. Überschuss führt zu Knochenbrüchen, Hautveränderungen und Vergrößerungen der Leber.

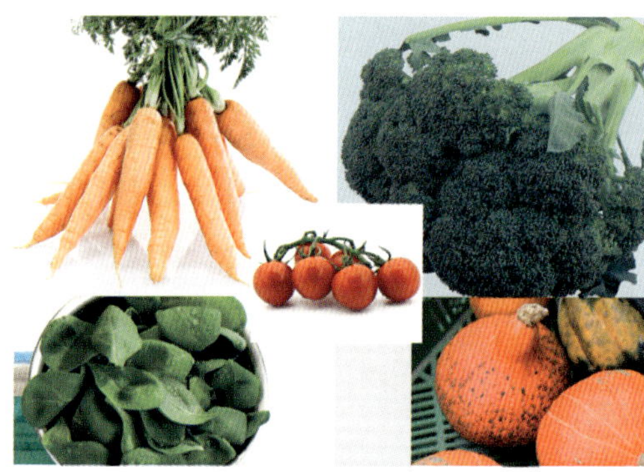

Carotinreiches Gemüse

Der Bedarf an Vitamin A ist in den Industrieländern im Durchschnitt gedeckt.

β-Carotin gehört zur Gruppe der Carotinoide. Diese Gruppe wird zu den sekundären Pflanzenstoffen gezählt. Sie haben eine Fülle positiver Eigenschaften und senken das Risiko an Herz-Kreislauferkrankungen oder Krebs zu erkranken. β-Carotin wird den Vitaminen zugerechnet.

Carotin ist auch als natürlicher Farbstoff zugelassen und wird z. B. der Winterbutter zugesetzt.

1.6 Vitamin D – die Versorgung ist vom Sonnenlicht abhängig!

Vitamin D – Calciferol gehört zu den Vitaminen, die in größerem Umfang vom Körper selbst gebildet werden können. Voraussetzung hierfür ist eine ausreichende Menge an Sonnenlicht. Wer sich selten im Freien aufhält, bekommt zu wenig Vitamin D. Diese Situation ist oft bei älteren Menschen anzutreffen. Ausgangsstoff für die Bildung von Vitamin D ist das Cholesterol, das zunächst in die Haut transportiert wird. Durch die Einwirkung von UV-Strahlen des Sonnenlichts bildet sich dann daraus das Vitamin D.

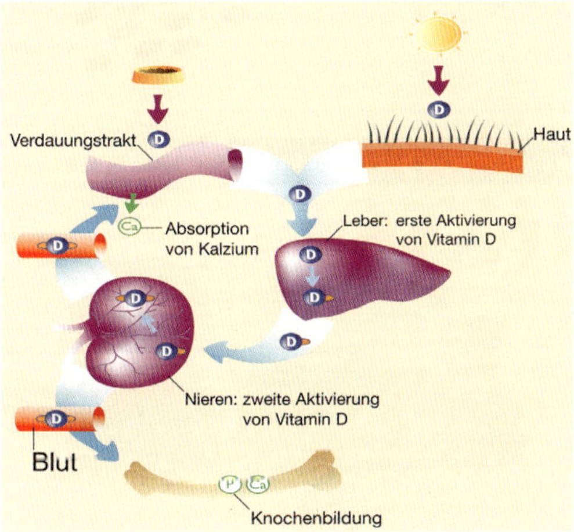

Vitamin-D-Stoffwechsel

Säuglinge und Kleinkinder sind auf eine orale Zufuhr angewiesen, da die Sonnenbestrahlung in dieser Altersgruppe nicht ausreicht. Die empfohlene Zufuhr liegt bei dieser Altersgruppe bei 10 bis 20 µg/Tag. In der Bundesrepublik Deutschland wird generell eine Rachitisprophylaxe durchgeführt. Deshalb bekommen die Säuglinge während des ersten Lebensjahres täglich Vitamin-D-Tabletten. Da das Vitamin vom Körper gespeichert werden kann, werden einmalige größere Mengen nicht mehr verabreicht. Schon eine geringfügige Überschreitung der zulässigen Dosis führt zu krankhaften Verkalkungen von Niere und Arterien.

Vitamin D wirkt in Verbindung mit Calcium in erster Linie auf den **Knochenaufbau**. Es verbessert die Resorption von Calcium im Darm und fördert die Festlegung im Knochen.

Lebensmittel enthalten insgesamt nur wenig Vitamin D. Lediglich Fischleberöle bilden hier eine Ausnahme. Auch Butter und Milch enthalten noch nennenswerte Mengen, diese sind aber für eine Bedarfsdeckung nicht ausreichend.

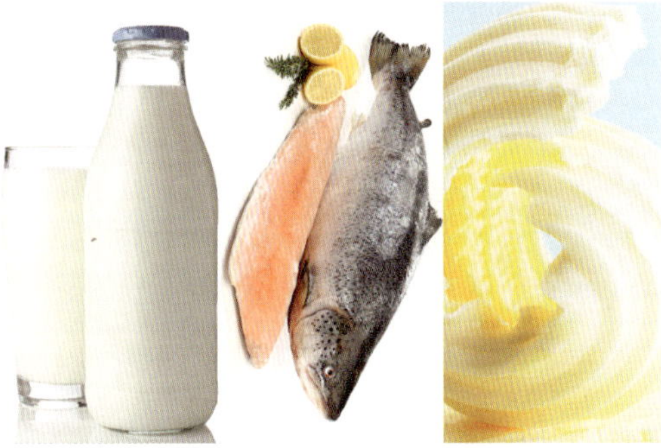

Vitamin-D-haltige Lebensmittel

Ein schwerer **Mangel** an Vitamin D äußert sich beim Kleinkind als Rachitis. Diese Krankheit kam um die Jahrhundertwende besonders häufig in den englischen Industriegebieten vor. Bei der Rachitis ist die normale Verkalkung der Knochen, insbesondere der Wachstumszonen, gestört. Außerdem kommt es zu Verformungen des Brustkorbes und der Beine, da die Knochen relativ weich sind und der jeweiligen Gewichtsbelastung nachgeben.

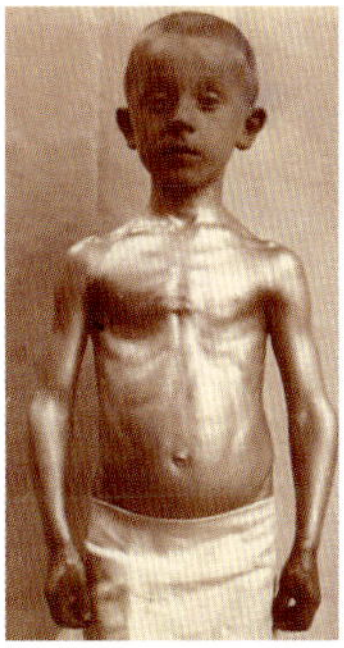

Typisch für die Rachitis sind Krämpfe, die durch den engen Zusammenhang von Calcium- und Vitamin-D-Stoffwechsel erklärt werden können.

Bei älteren Menschen ist ebenfalls ein Vitamin-D-Mangel bekannt. Auch hier kommt es, ähnlich wie bei der Rachitis, zur Verminderung der harten Knochensubstanz. Calcium- und Vitamin-D-Mangel können Osteoporose erheblich verschlimmern (siehe auch S. 116).

1.7 Vitamine E und K

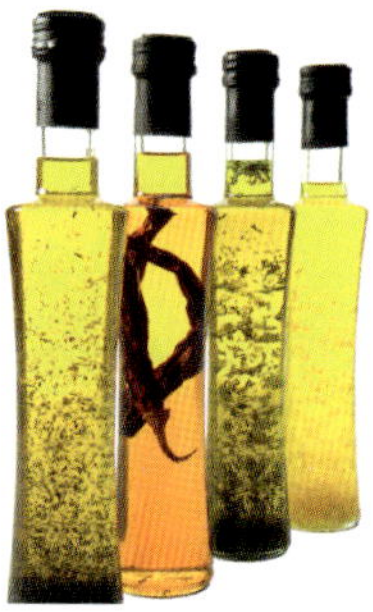

Vitamin E ist ein **fettlösliches Vitamin**. Vitamin E steht für eine ganze Gruppe – die Tocopherole. Lange Zeit war die Bedeutung für den menschlichen Organismus unklar. Aus Tierversuchen war bekannt, dass ein Mangel an Vitamin E sich nachteilig auf die Entwicklung der Geschlechtsorgane auswirken kann. Hierdurch kam es bei Tieren zu einer verminderten Fruchtbarkeit. Beim Menschen lässt sich ein solcher Zusammenhang nicht aufstellen. Wir wissen aber heute, dass Vitamin E eine Fülle wichtiger Aufgaben im menschlichen Organismus übernimmt. So wirkt Vitamin E als Antioxidans und schützt vor einer Lipidperoxidation. Diese führt zu einer Veränderung der ungesättigten Fettsäuren in Zellmembranen und der LDL-Fraktion im Blut. Unter Einfluss von Vitamin E bleibt die Zellmembran intakt und voll funktionsfähig. Auch das Risiko von Arteriosklerose ist verringert. Darüber hinaus werden der Stoffwechsel des Muskels und das Nervensystem beeinflusst. Im technologischen Bereich hat Vitamin E als Antioxidationsmittel große Bedeutung erlangt. Es wird Fetten zugesetzt, sofern bei der Verarbeitung das natürlich vorhandene Vitamin zerstört wurde. Die Schätzwerte für eine angemessene Zufuhr liegen für Vitamin E bei 13–15 mg pro Tag für den Erwachsenen. Ein Mangel ist äußerst selten, da Vitamin E in ausreichenden Mengen in allen Fetten und Ölen zu finden ist.

Auch **Vitamin K** gehört zu den fettlöslichen Vitaminen. Ähnlich wie beim Vitamin E steht die Bezeichnung für eine ganze Gruppe unterschiedlicher Substanzen: den Phyllochinonen. Wesentliche Aufgabe von Vitamin-K ist die Beteiligung an der Blutgerinnung. Auch ein Einfluss auf die Bildung der Knochenzellen ist nachweisbar. Voll gestillte Neugeborene weisen häufig einen Vitamin-K-Mangel auf, da die Muttermilch nur sehr wenig von diesem Vitamin enthält. Vitamin K kommt in ausreichenden Mengen in Gemüse vor. Die Schätzwerte für eine angemessene Zufuhr liegen bei 70–80 µg pro Tag für den Erwachsenen.

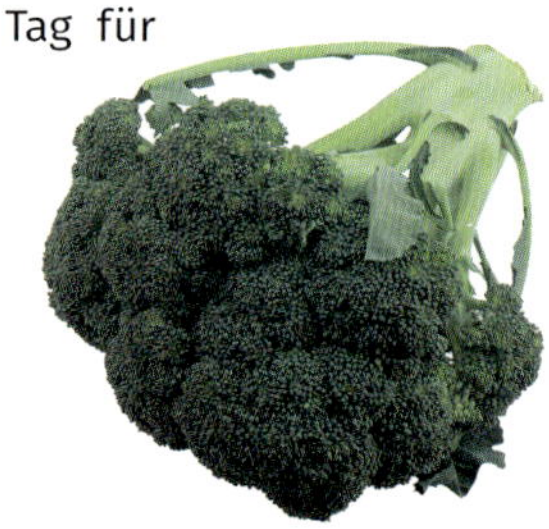

Brokkoli enthält viel Vitamin C, aber auch vergleichsweise viel Vitamin K.

Inwieweit können Vitamin E-Zusätze das Altern verzögern oder das Leben Verlängern?

„Bei Tieren wurde nachgewiesen, dass Vitamin E gewisse Bestandteile des Gewebes vor der Oxidation (Beschädigung durch Sauerstoff, eine Art der Gewebealterung) schützt. Ein Mangel an Vitamin E könnte danach Alterungsprozesse beschleunigen; es liegen aber keinerlei Beweise dafür vor, dass Vitamin E in hohen Dosen den Alterungsprozess verzögern kann."

Die Werbung für Vitaminsäfte mit den Schlagworten wie: Rostschutzmittel für Zellen, Muntermacher für kreatives Denken, fördert nur den Absatz der Präparate und den Wunderglauben von Verbrauchern.

Quelle: http://www.gesundheit.com/gc_detail_7_vitumin16_7.html, abgerufen am 10.03.2015

Lernaufgaben:

In Altenheimen werden häufig Vitamin-D-Supplemente verabreicht, da insbesondere auf den Pflegestationen ein Kontakt mit Sonnenlicht nicht mehr möglich ist.

1. Informieren Sie sich darüber, welche Lebensmittel Vitamin D enthalten.
2. Machen Sie einen Vorschlag, wie diese Lebensmittel auf dem täglichen Speiseplan integriert werden sollten.
3. Informieren Sie sich bei der Deutschen Gesellschaft für Ernährung, wie lange die Haut der Sonne ausgesetzt sein muss, um ausreichende Mengen an Vitamin D zu synthetisieren.
4. Diskutieren Sie das Für und Wider einer Supplementierung.
5. Informieren Sie sich auf S. 116 über die Problematik von Osteoporose. Welche Nährstoffe sind in diesem Falle noch notwendig, damit die Krankheit gelindert werden kann?

Überblick: Vitamine

Vitamin	empfohlene Zufuhr beim Erwachsenen	Wirkung	Vorkommen in Lebensmitteln	Auswirkungen eines Mangels
wasserlösliche Vitamine				
Ascorbinsäure (Vitamin C)	95–110 mg	Aufbau des Bindegewebes, Wasserstofftransport im Stoffwechsel, Infektabwehr	Früchte, Gemüse, Kartoffeln	Appetitlosigkeit, verminderte Wundheilung, erhöhte Anfälligkeit gegenüber Infektionen
Thiamin (B_1)	1,2–1,3 mg	Bestandteil von Coenzymen, Nährstoffabbau, insbesondere auch Kohlenhydratabbau	Vollkornprodukte, Schweinefleisch, Kartoffeln, Hefe	Müdigkeit, verminderte geistige Leistungsfähigkeit, Muskelschwäche
Riboflavin (B_2)	1,3–1,4 mg	Bestandteil von Coenzymen, Wasserstofftransport beim Abbau der Nährstoffe	Milch und Milchprodukte, Innereien, Gemüse, Hefe	Hautveränderungen, Schuppen- und Rhagadenbildung (Risse an der Mundschleimhaut)
Niacin	15–16 mg	Bestandteil von Coenzymen, Wasserstofftransport beim Abbau der Nährstoffe	Fleisch, Innereien, Getreide, Gemüse, Hefe	Hautveränderungen, Nervenstörungen
Pyridoxin (B_6)	1,5 mg	Coenzym im Eiweißstoffwechsel	Getreideprodukte, eiweißreiche Lebensmittel, Blattgemüse	beim Erwachsenen nicht bekannt
Folat	300 µg	Coenzym im Zwischenstoffwechsel, Bildung der roten und weißen Blutkörperchen	eiweißreiche Lebensmittel, Gemüse, Hefe	Anämie, verringerte Antikörperbildung
Pantothensäure*	6 mg	Coenzym im Zwischenstoffwechsel der Nährstoffe	in allen Lebensmitteln	nicht bekannt
Biotin* (H)	30–60 µg	Coenzym im Kohlenhydrat- und Fettstoffwechsel	Hefe, Innereien, Eier, Getreideprodukte, wenige Gemüsearten	Störungen des Hautstoffwechsels
Cobalamine (B_{12})	3–4 µg	Bestandteil eines Coenzyms, Bildung der roten Blutkörperchen	tierische Lebensmittel, Hefe	Störungen der Zellbildung, Anämie, Nervenstörungen
fettlösliche Vitamine				
Vitamin A (Retinole)	1 mg	Bestandteil des Sehpurpurs im Auge, Beeinflussung des Zellwachstums und der Bildung der Haut	Retinol: Leber, Eigelb, Butter Carotin: Möhren, Paprika, Blattgemüse, Aprikosen, Margarine	Nachtblindheit, Veränderungen an Haut und Schleimhäuten
Vitamin D (Calciferole)	20 µg	Verbesserung der Resorption von Calcium und Phosphat, Einlagerung von Calcium und Phosphat im Knochen	Lebertran, Fischöle, Butter, Eier	Rachitis, Knochenerweichung, unzureichende Ablagerungen von Calcium im Knochen
Vitamin E* (Tocopherole)	13–15 mg	antioxidative Wirkung, Schutz der Zellmembranen	Getreidekeime, Keimöle, Vollkornprodukte, Blattgemüse, Leber	Ausfallerscheinungen bei Membranfunktionen, Muskelstoffwechsel und Nervenfunktionen
Vitamin K* (Phyllochinone)	70–80 µg	Cofaktor bei der Blutgerinnung	Blattgemüse, Leber, mageres Fleisch	Blutgerinnungsstörungen

* *Schätzwerte für eine angemessene Zufuhr (Quelle: D-A-CH Referenzwerte für die Nährstoffzufuhr, 2. Auflage, lfd. Ergänzungen 2018)*

2 Obst und Gemüse – 5 am Tag

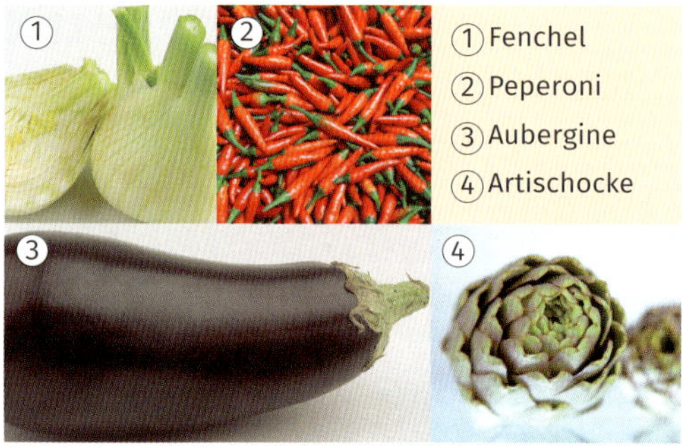

Exotisches Gemüse

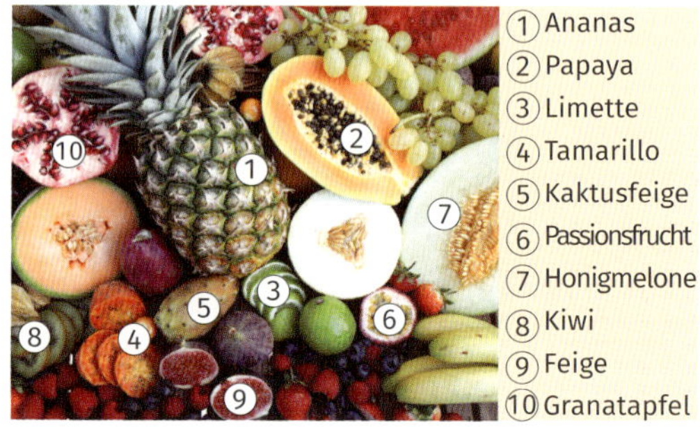

Exoten und Südfrüchte

Gemüse sind Pflanzen und Pflanzenteile, die roh, gekocht oder konserviert verzehrt werden, ausgenommen Obst, Getreide und Gewürze. Die Pilze werden ebenfalls zu den Gemüsen gezählt. Gemüse kommt frisch sterilisiert als Vollkonserve, gesäuert als Sauerkraut oder Essiggurken, tiefgefroren oder getrocknet in den Handel.

Gemüse teilt man je nach verwendetem Pflanzenteil in unterschiedliche Gruppen ein:
Wurzelgemüse, wie Möhren, Sellerie, Meerrettich, Rettich, Radieschen, Rote Bete,
Salatgemüse, wie Kopf-, Endivien-, Feldsalat, Spinat, Mangold, Gartenkresse,
Kohlgemüse, wie Blumenkohl, Rosenkohl, Chinakohl, Brokkoli, Weißkohl, Rotkohl, Wirsing, Grünkohl,
Zwiebelgemüse, wie Zwiebeln, Lauch, Schnittlauch, Knoblauch,
Fruchtgemüse, wie Gurken, Tomaten, Paprika, Melonen, Kürbisse,
Stängel- und Sprossgemüse, wie Kohlrabi, Spargel, Rhabarber, Chicorée, Petersilie,
Exotische Gemüse, wie Artischocken, Auberginen, Gemüsefenchel, Zucchini, Radicchio.
An **Pilzen** gibt es in der Bundesrepublik Deutschland zahlreiche Arten. Verzehrt werden jedoch nur wenige, vornehmlich Steinpilze, Champignons, Pfifferlinge und Austernsaitlinge. Sie bestehen zu 80 % aus Wasser und zeichnen sich in erster Linie durch ihren hohen Mineralstoffgehalt aus.

Zum Obst zählen die essbaren Früchte und Samen mehrjähriger Pflanzen.

Obst lässt sich in folgende Gruppen einteilen:
Steinobst, wie Kirschen, Aprikosen, Pflaumen, Mirabellen, Pfirsiche,
Kernobst, wie Äpfel, Birnen, Quitten,
Beerenobst, wie Johannisbeeren, Stachelbeeren, Erdbeeren, Himbeeren, Brombeeren, Preiselbeeren, Heidelbeeren, Weintrauben,
Südfrüchte, wie Apfelsinen, Zitronen, Grapefruits, Bananen, Ananas,
Schalenobst, wie Mandeln, Walnüsse, Haselnüsse, Erdnüsse, Esskastanien, Cashewnüsse, Kokosnüsse, Paranüsse, Pistazien.
Zu den sogenannten **Exoten** zählen: Avocado, Guave, Kiwi, Kaktusfeige, Litchi, Mango, Papaya, Passionsfrucht (Maracuja).

Obsterzeugnisse sind Trockenobst, kandierte Früchte, tiefgefrorenes Obst, Konfitüren, Marmeladen, Gelees und Säfte.

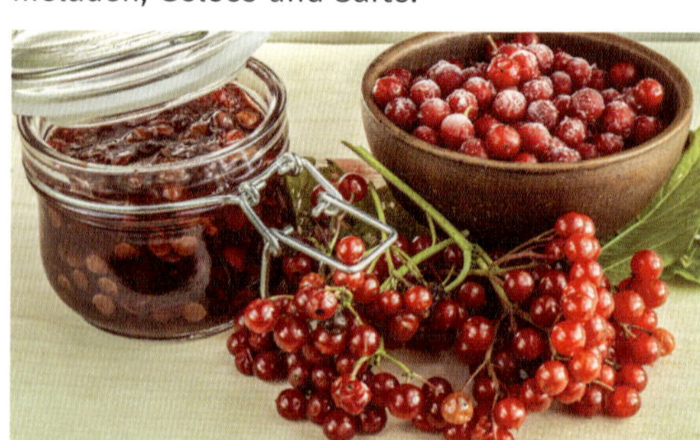

Beerenobst eignet sich sehr gut zur Verarbeitung.

3 Gemüse und Obst – industriell verarbeitet

Vitamin C-Gehalt in Glas-, Dosen- und Tiefkühlbohnen

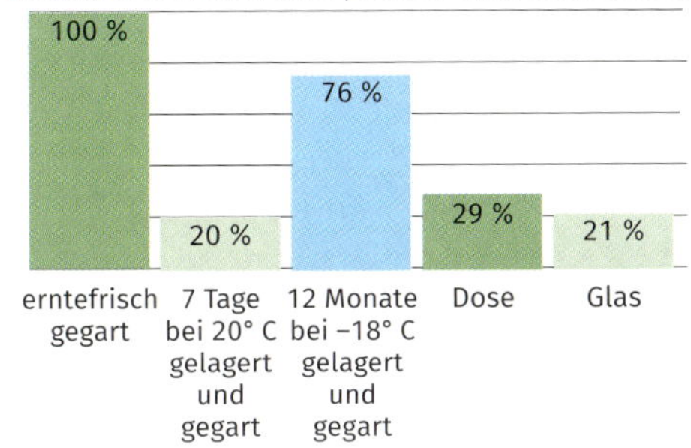

Wer Bohnen aus dem Glas oder der Dose wählt, verzichtet auf enorm viel Vitamin C. Nach zwölf Monaten Lagerung bei minus 18 °C haben Tiefkühlbohen noch 76 % des ursprünglichen Gehalts dieses für den Menschen so wichtigen Vitamins.

Quelle: www.tiefkuehlkost.de/download/frische-geniessen.pdf, abgerufen am 16.03.2015

Sowohl Obst als auch Gemüse werden häufig tiefgefroren. Da die Erntezeit auf wenige Wochen beschränkt ist, ist es vorteilhaft durch eine entsprechende Verarbeitung das Angebot das ganze Jahr über vorhalten zu können.

Wird Gemüse oder Obst vor dem Tiefgefrieren blanchiert, so entstehen Auslaugverluste. Betroffen hiervon sind insbesondere Magnesium und Kalium sowie Vitamin C, Thiamin und Riboflavin.

Der eigentliche Tiefgefriervorgang verursacht jedoch praktisch keine Verluste. Auch während der Tiefkühllagerung bleiben die Inhaltsstoffe weitgehend erhalten. Dies ist aber auch von der Dauer der Lagerung abhängig.

Die **Sterilisation** führt zu einer stärkeren Verminderung von Nährstoffen. Auch hierbei wird zunächst blanchiert, um eine entsprechende Schüttdichte in der Konserve zu erreichen. Der anschließende Sterilisationsprozess bei Temperaturen von 115 °C bis 130 °C führt zu einer Verringerung aller thermolabilen Inhaltsstoffe, vornehmlich von Vitamin C und Thiamin. Zwar ist die Sterilisationszeit bei den modernen Verfahren stark verkürzt (HTST – high temperature, short time), dennoch liegen die Verluste abhängig von der jeweiligen Ausgangsware bei bis zu 60 %. Auch die mehrjährige Lagerung bei Temperaturen von 20 °C führt noch zu einer weiteren Verringerung von etwa 20 %. Zwar ist die Garzeit von sterilisierten Lebensmitteln deutlich verkürzt, der Gehalt an Vitaminen ist mit dem aus frischer Rohware nicht vergleichbar.

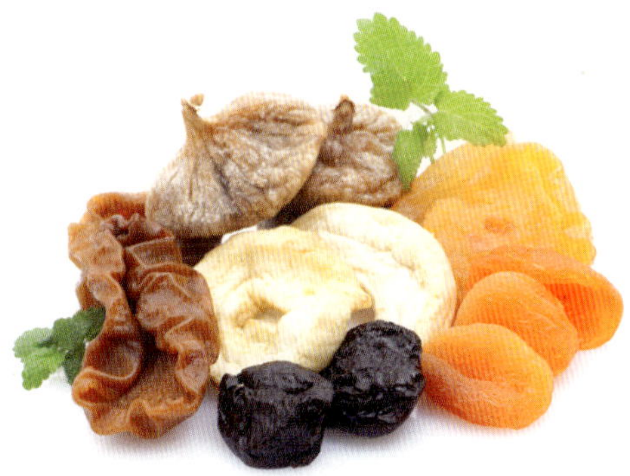

Trockenobst liefert einen hohen Gehalt an Ballaststoffen.

Ähnlich zu beurteilen sind **getrocknete Gemüse- und Obstprodukte**. Trotz schonender Verfahren findet hierbei ein erheblicher Vitaminverlust statt. Dies gilt auch für getrocknete Kräuter. Neben dem Trocknungsprozess führt auch die Lagerung noch zu weiteren Verlusten.

Lernaufgabe:

Im Auftrag des Deutschen Tiefkühlinstituts wurden aktuelle Untersuchungen zu Vitamin-C-Verlusten bei Tiefkühlgemüse durchgeführt. Dabei wurde festgestellt, dass die Vitamin-C-Mengen in grünen, tiefgekühlten Bohnen im Durchschnitt höher oder gleich hoch waren wie in grünen Bohnen, die aus frischer Rohware zubereitet wurden. Wie können Sie diese Ergebnisse erklären?

1. Informieren Sie sich über die Ergebnisse unter *www.tiefkuehlkost.de.*

4 Die Kampagne

Gleich mehrere Fachgesellschaften setzen auf sie, auch das Bundesministerium für Ernährung und Landwirtschaft unterstützt die Kampagne. Obst und Gemüse können einen wichtigen Beitrag zu einer gesundheitsförderlichen Ernährung leisten.

Eine Besonderheit von Obst und Gemüse: Sie besitzen zahlreiche sekundäre Pflanzenstoffe, die auch unter dem Begriff „bioaktive Substanzen“ bekannt sind. Die Stoffe werden von den Pflanzen gebildet, um Insekten anzulocken, spezifische Duftstoffe auszusenden oder auch natürliche Feinde abzuschrecken.

Sekundäre Pflanzenstoffe wurden lange Zeit für unwichtig erachtet. Manchmal standen auch nur die toxischen Wirkungen im Vordergrund wie bei Phytinsäure oder Trypsininhibitoren.

Sekundäre Pflanzenstoffe entstehen im Stoffwechsel der Pflanzen in unterschiedlichen Mengen. Sie wirken auf den Magen-Darm-Trakt, auf die Zusammensetzung des Blutserums sowie auf den Blutdruck, beeinflussen das Immunsystem und die Infektabwehr und verhindern Oxidationen. Die Vielzahl der unterschiedlichen Stoffe ist unermesslich: Allein aus der Gruppe der Polyphenole sind 5.000 unterschiedliche Substanzen bekannt.

Es wird geschätzt, dass der Mensch täglich etwa 1,5 g zu sich nimmt. Offensichtlich reichen also sehr geringe Mengen aus, um im Stoffwechsel

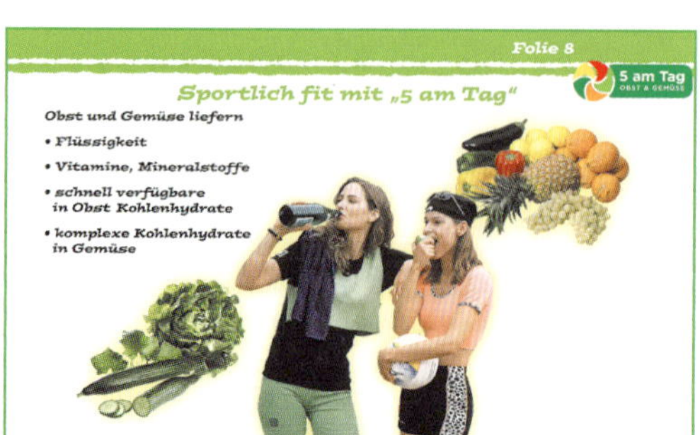
Folie 8
Sportlich fit mit „5 am Tag“
5 am Tag
Obst und Gemüse liefern
• Flüssigkeit
• Vitamine, Mineralstoffe
• schnell verfügbare in Obst Kohlenhydrate
• komplexe Kohlenhydrate in Gemüse

Folie der „5 am Tag“-Kampagne

ihre Aktivitäten zu entfalten. Experten empfehlen, zu jeder Mahlzeit frisches Obst oder Gemüse zu verzehren.

Sekundäre Pflanzenstoffe im Einzelnen:

Carotinoide kommen in rot-gelbem orangefarbenem Obst und Gemüse vor sowie in tiefgrünem Gemüse.

Phytosterole sind in Pflanzensamen und Pflanzenölen enthalten. Nur ein kleiner Teil dieser Substanzen wird überhaupt resorbiert. Sie wirken in erster Linie Cholesterolspiegelsenkend.

Saponine sind Bitterstoffe, die vor allem in Hülsenfrüchten vorkommen. Im Tierversuch können Saponine das Dickdarmkrebsrisiko senken.

Glucosinolate kommen in Senf, Knoblauch, Meerrettich und Kohlgemüse vor. Sie sind hitzelabil. Im jeweiligen Gemüse sorgen sie für den charakteristischen Geschmack.

Polyphenole kommen in den Randschichten von Getreide, Gemüse und Obst vor.
Zur Gruppe der Polyphenole gehören auch die Flavonoide. Sie sind besonders in Rotwein und rotem Traubensaft zu finden. Flavonoide wirken vorbeugend gegen Herz- und Kreislauferkrankungen und verringern das Risiko, an Dickdarm- und Brustkrebs zu erkranken.

Protease-Inhibitoren sind enthalten in Hülsenfrüchten und Getreide. Sie hemmen den Abbau von Pflanzenproteinen.

Sulfide kommen in allen Zwiebelgewächsen wie Zwiebeln, Schnittlauch und Knoblauch vor. Ihre antimikrobielle Wirkung ist schon seit Langem bekannt. Darüber hinaus scheinen Sulfide den Blutdruck zu senken und auch das Risiko für bestimmte Krebserkrankungen zu vermindern.

Lectine sind in Getreideprodukten und Hülsenfrüchten enthalten. Sie können den Blutglucosespiegel niedrig halten.

Phytinsäure kommt in Getreide und Hülsenfrüchten vor. Sie bildet zusammen mit Mineralstoffen komplexe Salze, die nicht mehr resorbiert werden können. Im Tierversuch wurde die präventive Wirkung in Bezug auf Krebserkrankungen nachgewiesen.

Die empfohlenen Mengen an Gemüse und Obst beziehen sich jeweils auf eine „Handvoll“. So ist es leicht zu merken, wie viel verzehrt werden sollte.

Inzwischen wurde bereits untersucht, ob die Kampagne „5 am Tag” einen Einfluss auf die Verzehrsgewohnheiten hat. Eine nicht repräsentative Marktstudie an der Berliner Bevölkerung brachte interessante Ergebnisse: So haben noch längst nicht alle, die den Gesundheitswert von Obst und Gemüse erkannt haben, ihre Verzehrsgewohnheiten umgestellt. Nur von 15 % der Befragten wird ein Verzehr von fünf Portionen am Tag erreicht. Im Durchschnitt lagen die Verzehrmengen bei 2,5 Portionen.
Aus der Studie wurde auch geschlossen, dass vor

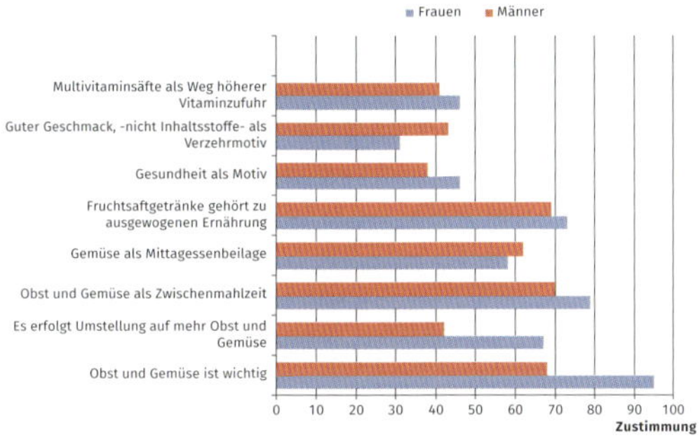

Zustimmung zu Fragen des Verbraucherverhaltens beim Verzehr von Obst und Gemüse bzw. Fruchtsaftgetränken

allem der Verzehr zu den Zwischenmahlzeiten erhöht werden müsste, da viele der Befragten zu den Hauptmahlzeiten schon Gemüse oder Obst verzehren.

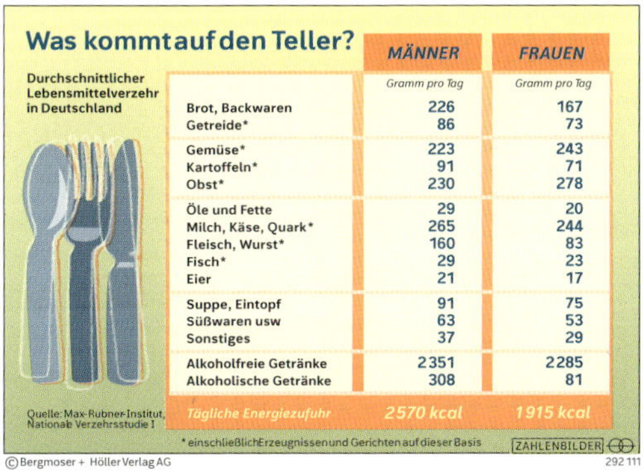

Was kommt auf den Teller?

Durchschnittlicher Lebensmittelverzehr in Deutschland

	MÄNNER Gramm pro Tag	FRAUEN Gramm pro Tag
Brot, Backwaren	226	167
Getreide*	86	73
Gemüse*	223	243
Kartoffeln*	91	71
Obst*	230	278
Öle und Fette	29	20
Milch, Käse, Quark*	265	244
Fleisch, Wurst*	160	83
Fisch*	29	23
Eier	21	17
Suppe, Eintopf	91	75
Süßwaren usw	63	53
Sonstiges	37	29
Alkoholfreie Getränke	2351	2285
Alkoholische Getränke	308	81
Tägliche Energiezufuhr	2570 kcal	1915 kcal

Quelle: Max-Rubner-Institut, Nationale Verzehrsstudie I

* einschließlich Erzeugnissen und Gerichten auf dieser Basis

ZAHLENBILDER

 292 111

Lebensmittelverzehr in Deutschland, Basis Nationale Verzehrsstudie II

Daten über den Obst- und Gemüseverzehr liegen inzwischen auch aus der aktuellen Agrarstatistik vor. Hiernach werden zwischen 138 und 143 g Gemüse und 134 g bzw. 155 g Obst verzehrt. Frauen verzehren mehr Obst als Männer.

Lernaufgaben:

1. Bewerten Sie die Höhe des aktuellen Gemüse- und Obstverzehrs.
2. Wie könnte Ihrer Meinung nach der Verzehr gesteigert werden? Machen Sie hierzu geeignete Vorschläge.
3. Wie bewerten Sie die Empfehlung, ggf. auf Konzentrate umzusteigen?
4. Erklären Sie, warum Obst und Gemüse das Immunsystem stärken.
5. Stellen Sie einen Tageskostplan mit fünf Portionen Obst und Gemüse auf.
6. Berechnen Sie mithilfe Ihrer Nährwerttabelle, wie viel an Vitaminen und Mineralstoffen der Beispielplan enthält.

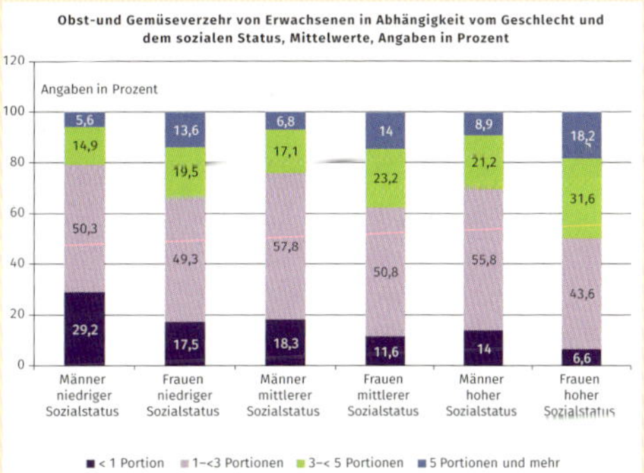

Daten-Quelle: Ergebnisse zur Gesundheit Erwachsener in Deutschland, Bundesgesundheitsblatt 2013, S. 783

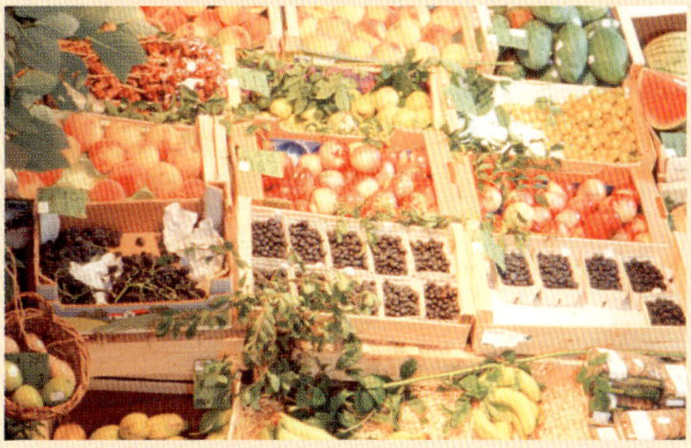

Auch aus ökologischem Anbau ist Obst und Gemüse in jeder Menge verfügbar.

5 Obst- und Gemüsesäfte

Der hohe Wassergehalt ist eine ideale Voraussetzung, um aus Obst und Gemüse Säfte herzustellen. Sie werden in unterschiedlichen Qualitätsstufen angeboten.
Alles, was als „Fruchtsaft“ bzw. „Gemüsesaft“ bezeichnet wird, bedeutet, dass die Ware zu 100 % aus Obst bzw. Gemüse besteht. So ein Saft ist also unverdünnt und frei von chemischen Zusätzen.

Nach der gültigen **Verordnung** werden die industriell zubereiteten Säfte aus frischem oder tiefgefrorenem, erntereifem Obst oder Gemüse gewonnen. Die wertbestimmenden Inhaltsstoffe, wie vor allem Vitamine und Mineralstoffe, bleiben bei der Herstellung zum größten Teil erhalten.

Fruchtsäfte werden nicht durch chemische Zusätze, sondern durch Pasteurisieren haltbar gemacht. Das gilt auch für solche Fruchtsäfte, die teilweise oder ganz aus Konzentraten hergestellt werden. Bei diesen Erzeugnissen wird dem Saft gleich nach dem Pressen etwa 50 % bis 80 % seines Wassers unter Hitze entzogen. Das Konzentrat wird zumeist tiefgefroren und lässt sich dann gut lagern und transportieren. Erst zum Abfüllen wird es wieder aufgetaut und mit der Wassermenge aufgefüllt, die zuvor entzogen wurde.

Fruchtnektare sind eine Mischung aus Fruchtsaft und/oder Fruchtmark, Wasser und Zucker. Der vorgeschriebene Mindestfruchtgehalt beträgt je nach Fruchtart 25 % bis 50 % oder mehr. Die Fruchtanteile müssen jeweils auf dem Etikett angegeben sein. Ebenso wie Fruchtsäfte enthalten Nektare keinerlei chemische Zusätze.

Fruchtsaftgetränke bestehen aus kohlensäurehaltigem oder „stillem“ Tafelwasser, dem Fruchtsäfte, Furchtsaftgemische oder Dicksäfte zugesetzt werden. Fruchtsaftgetränke aus Kernobst oder Traubensäften müssen 30 % Saftanteil aufweisen, Orangensaftgetränke nur 6 %. Der genaue Fruchtsaftanteil muss auch hier auf dem Etikett angegeben sein.

Limonaden werden aus natürlichen Säften, Genusssäuren, wie Zitronen-, Apfel- oder Weinsäure, und Trink- oder Tafelwasser mit oder ohne Kohlensäure hergestellt. Der Zuckeranteil beträgt mindestens 7 % – meist jedoch 10 % und mehr. Ein Liter Limonade enthält im Durchschnitt 120 g Zucker.

Brausen gelten als nachgemachte Fruchtsaftgetränke. Sie enthalten statt natürlicher Essenzen ganz oder teilweise künstliche. Der Zucker wird oft durch Süßstoff ersetzt. Um Verwechslungen auszuschließen, dürfen auf dem Etikett keine Früchte abgebildet sein.

Gemüsesaft ist unverdünnter Saft einer bestimmten Gemüseart. Aromastoffe und geschmacksabrundende Zutaten wie Salz, Zucker, Essig, Honig, Gewürze und Kräuter dürfen zugesetzt werden. Bei einem Gemüsesaft-Cocktail handelt es sich um eine Mischung aus verschiedenen Gemüsesäften.

Gemüsetrunk ist ein Gemisch aus Gemüsesaft und Wasser, der mindestens 40 % Gemüseanteil enthalten muss. Der Gemüsetrunk darf Konzentrate und Zutaten wie Fruchtsaft enthalten, außerdem noch Zucker.

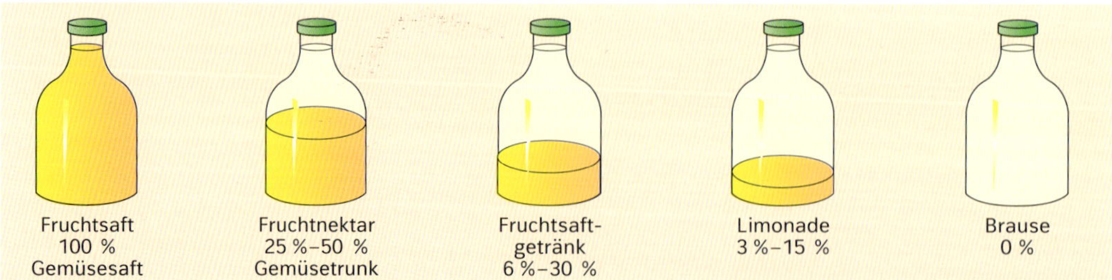
Fruchtsaft
100 %
Gemüsesaft
Fruchtnektar
25 %–50 %
Gemüsetrunk
Fruchtsaft-
getränk
6 %–30 %
Limonade
3 %–15 %
Brause
0 %

Fruchtanteile in Getränken

6 Gemüse und Obst in der Nahrungszubereitung

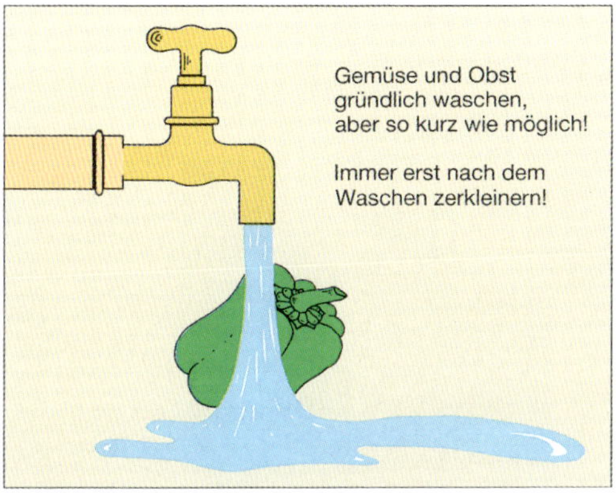
Gemüse und Obst
gründlich waschen,
aber so kurz wie möglich!
Immer erst nach dem
Waschen zerkleinern!

Gemüse und Obst: Waschen ist notwendig

Frisches Obst und Gemüse weisen den höchsten Nährstoffgehalt auf. Bei der küchentechnischen Verarbeitung ergeben sich dann allerdings **Verluste**, die je nach Zubereitungsart unterschiedlich groß sein können.

Nach neueren Erkenntnissen ist das Dünsten – Garen in wenig Wasser bei Temperaturen knapp unter 100 °C – am schonendsten. Hierbei bleiben Vitamine, Mineralstoffe, Geschmacks- und Farbstoffe weitgehend erhalten.

Die Höhe der Mineralstoffverluste ist von der Wassermenge der **Zubereitungsart** abhängig. Je mehr Wasser zum Garen notwendig ist, umso größer sind die Verluste, wenn dieses Wasser weggeschüttet wird. Auch andere wasserlösliche Stoffe, wie z. B. Nitrate, werden beim Garprozess gelöst und gehen ins Kochwasser über.

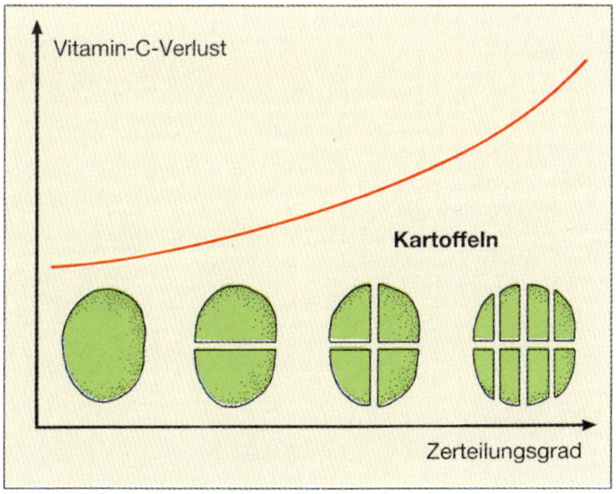

Vitamin-C-Verlust beim Wässern

Bei der Vorbereitung von Obst und Gemüse ist darauf zu achten, dass es **gründlich** und unzerkleinert **gewaschen** wird. Eine frühzeitige Zerkleinerung erhöht wegen der größeren Oberfläche die Verluste an Mineralstoffen und Vitaminen. Auch langes Wässern ist aus diesem Grund zu vermeiden.

Exkurs: Das Nitratproblem

Über die Hälfte der täglichen Nitrataufnahme erfolgt über Gemüse. Die Nitratanreicherung in Gemüse ist eine Folge von Überdüngung. Dabei gibt es Gemüse, die sich besonders leicht mit **Nitrat** anreichern.

Nitrat wird vor allem in den Blattrippen gespeichert; diese also beim Verzehr möglichst entfernen.

Nitrat selbst ist nur in hohen Mengen giftig. Es wird aber im Körper zu Nitrit umgewandelt. Nitrit bedeutet für Kleinkinder eine Gefährdung. Es kann sich mit bestimmten Eiweißstoffen zu **Nitrosaminen** verbinden. Diese sind eindeutig krebserregend. Wir sollten deshalb aber keineswegs auf Gemüse verzichten. Im Gegenteil: Wir essen noch viel zu wenig. 70 % unserer täglichen Nahrung sollte aus Gemüse, Obst und Getreide bestehen.

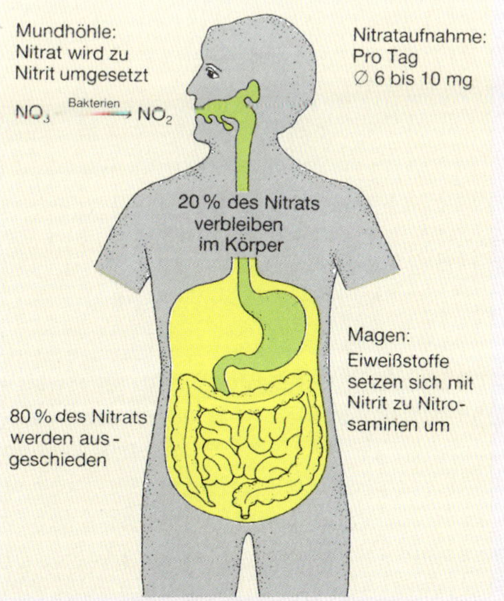

Nitratumwandlung im Körper

7 Einkauf und Lagerung

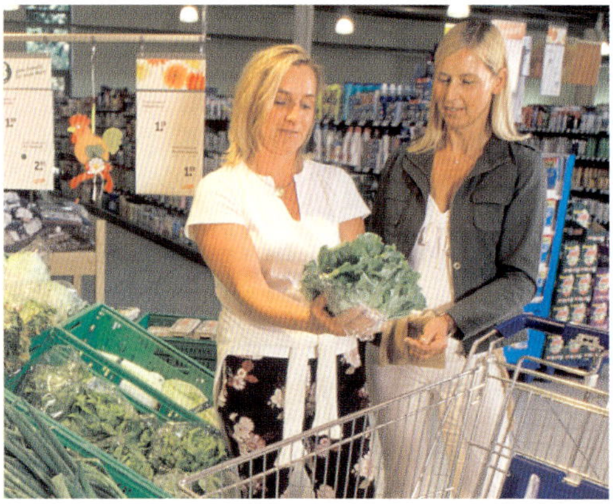

Schon beim Einkauf auf Frische achten

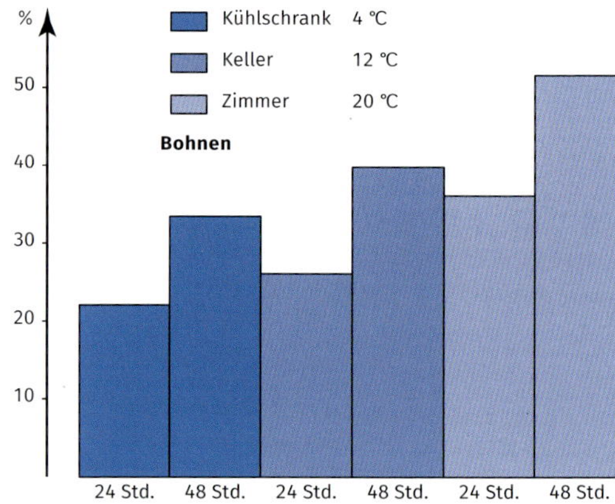

Vitamin-C-Verlust durch Lagern

Beim **Einkauf** von Gemüse und Obst sollte man stets auf die Frische achten, da eine längere Lagerung immer zu Vitaminverlusten und auch erhöhtem Abfall führt. Lagern Gemüse und Obst vor den Geschäften oder auf Märkten, so sind sie bei entsprechender Sonneneinstrahlung schnell welk, ganz abgesehen von einer möglichen Belastung mit Schadstoffen aus der Luft.

Gemüse und Obst werden nach festgelegten Merkmalen wie Größe, Gewicht und Aussehen in Güteklassen eingeteilt. Eine **Güteklasse** gibt keinen Hinweis auf den ernährungsphysiologischen Wert der Lebensmittel.

Obst und Gemüse lassen sich im Allgemeinen nur kurzfristig **lagern**. Hier sollte man den **Kühlschrank** bzw. **kühle Kellerräume** oder eine Speisekammer bevorzugen. Hilfreich ist häufig auch das Einschlagen in eine Frischhaltefolie.

Wurzelgemüse und Kernobst sind länger lagerfähig, da sie von Natur aus gegen Verdunstung einigermaßen geschützt sind. Die Lagerung sollte stets getrennt erfolgen, da Obst und Gemüse sich gegenseitig beeinflussen, wodurch eine Qualitätsminderung hervorgerufen wird. Eine längerfristige Haltbarkeit ist nur durch Konservierung möglich.

Die nationale Handelsklassenverordnung für frisches Obst und Gemüse ist in Deutschland mit Wirkung zum 1. Januar 2007 aufgehoben worden. Dadurch ist die bisher mögliche Kennzeichnung mit deutschen Handelsklassen nicht mehr gestattet. Betroffen sind Dicke Bohnen, Feldsalat, Knollensellerie, Kohlrabi, Meerrettich, Radieschen, Rettiche, Rote Bete, Schwarzwurzeln, Brombeeren, Himbeeren, Heidel-, Preisel-, Johannis- und Stachelbeeren. Ein Verstoß stellt eine Ordnungswidrigkeit dar (Strafe bis 10 000 EUR). Die Kennzeichnung von Speisekartoffeln ist von dieser rechtlichen Änderung nicht betroffen. Erzeugnisse, für die die EU-Normen gelten, müssen weiterhin gemäß dieser Norm gekennzeichnet werden. Dazu zählen z. B. Äpfel, Spargel, Erdbeeren, Kiwis, Pfirsiche und Zwiebeln.

Lernaufgaben:

1. Die Güteklassen bewerten nur Äußerlichkeiten. Informieren Sie sich unter *www.was-wir-essen.de* und unter *www.talking.food.de*, welche Güteklassen es in Europa gibt.
2. Entwickeln Sie einen Informationsflyer, der die Güteklassen einmal für Äpfel und zum anderen für Tomaten ausführt.
3. Machen Sie entsprechende Fotos, die die Beschreibungen veranschaulichen.

Überblick: Gemüse und Obst – Saisonkalender

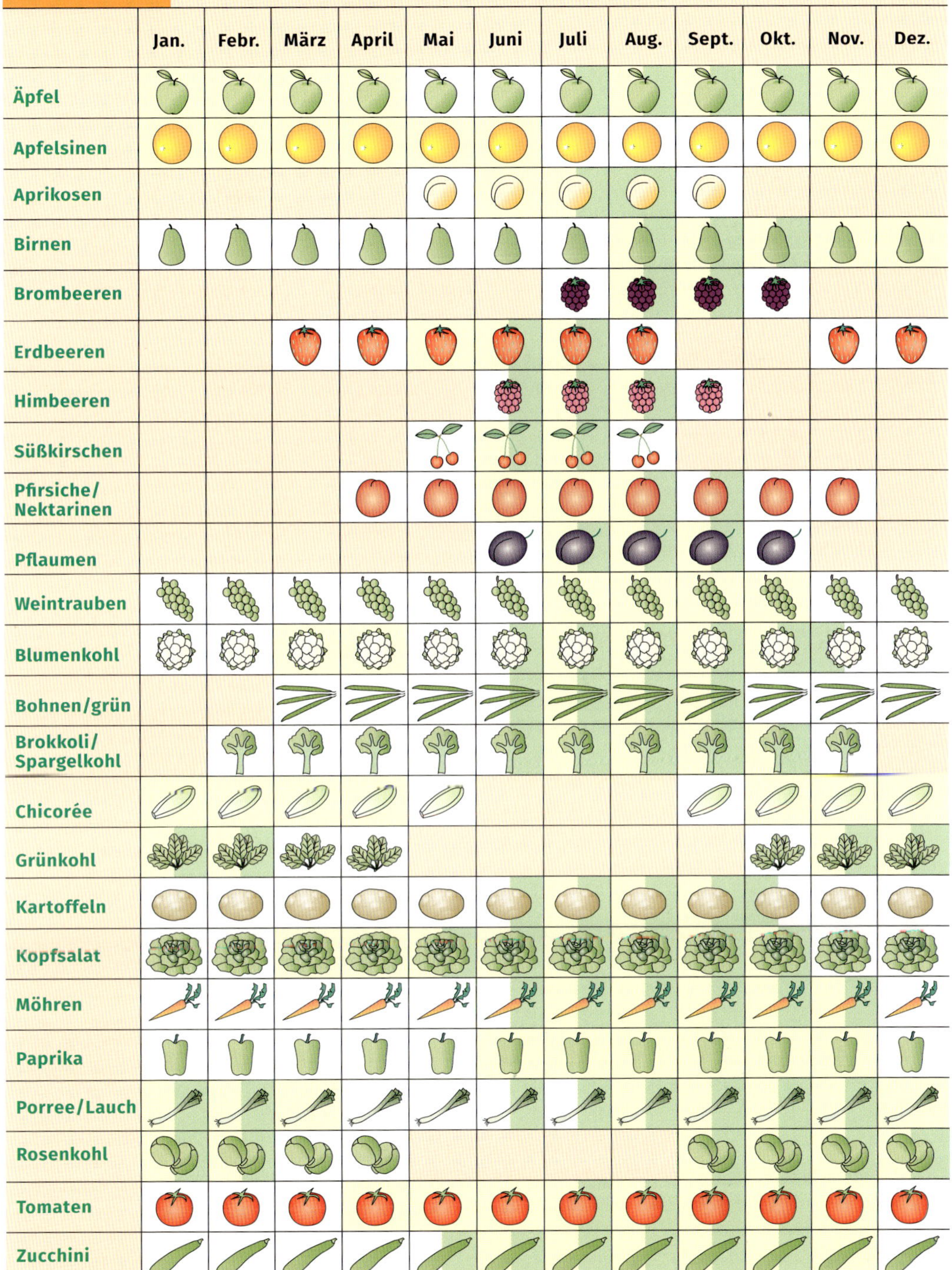

☐ geringes Angebot – höherer Preis ☐ starkes Angebot – günstiger Preis ☐ einheimischer Freilandanbau

Würz- und Genussmittel – auf den Geschmack gebracht?

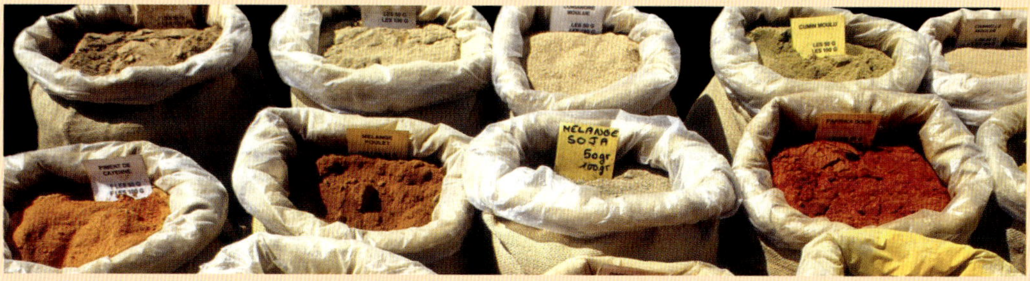

Gewürze auf einem Markt

Eine Vielzahl von Gewürzen ermöglicht, durch typische Aromen Lebensmitteln und Speisen einen besonderen Geschmack zu geben. Oft ist hiermit gleichzeitig auch eine besondere Farbgebung oder eine bestimmte Schärfe verbunden.

Gewürze sind Teile einer bestimmten Pflanzenart, die wegen des Gehaltes an Geschmacks- und Geruchsstoffen als würzende Zutaten zu Lebensmitteln bestimmt sind. Sie sollten nicht mehr als notwendig technologisch bearbeitet sein. Bezeichnet werden die Gewürze nach ihrer Art wie z. B. Rosenpaprika oder schwarzer Pfeffer.

Auch die **Kräuter** gehören zu den Gewürzen. Charakteristisch für diese ist neben den Aroma- und Geschmacksstoffen ihr Gehalt an Chlorophyll. Pilze werden als Gewürz angesehen, sofern sie wegen ihrer würzenden Eigenschaften verwendet werden. Dies gilt vorwiegend für getrocknete Pilze.

Gewürzmischungen bestehen aus verschiedenen Gewürzen. Sie werden nach der Art ihrer Verwendung bezeichnet, z. B. Gulaschgewürz.

Gewürzzubereitungen oder -präparate sind Mischungen aus Gewürzen, die mit anderen Zutaten kombiniert werden. Üblich ist die Bezeichnung nach ihrer Art wie „Zwiebel-Pfeffer-Gewürzzubereitung".

Suppengewürz ist eine Mischung aus getrockneten Würz- und Suppenkräutern und aus würzenden Gemüsesorten. Es enthält keine weiteren Zutaten. Gewürze regen den Appetit an und verleihen den Speisen ein typisches Aroma. Ihr Nährwert ist sehr gering. Küchenkräuter enthalten zum Teil auch hohe Mengen an Mineralstoffen und Vitaminen. Allerdings werden auch sie in kleinen Mengen verwendet, sodass diese Inhaltsstoffe nur wenig zur Versorgung beitragen.

Lernaufgaben:

Sie haben die Aufgabe, eine Gewürzausstellung zu planen. Sie soll einen Überblick über die Vielzahl von Gewürzen und Kräutern geben und einen Eindruck darüber vermitteln, in welchen Lebensmitteln und Speisen die Gewürze verwendet werden können.

1. Stellen Sie 10 verschiedene Kräuter und 20 Gewürze zusammen.
2. Informieren Sie sich über die jeweilige Zusammensetzung und ihre Verwendungsmöglichkeiten.
3. Machen Sie ein Brainstorming über die Darstellung der Gewürze und Kräuter.
4. Arbeiten Sie in kleinen Arbeitsgruppen die Darstellung von zwei bis drei Gewürzen oder Kräutern aus.
5. Überlegen Sie in der Klasse, was Sie alles bedenken müssen, wo die Ausstellung aufgebaut werden soll, ab wann sie zu sehen sein soll, welche Materialien Sie brauchen und Ähnliches mehr.
6. Stellen Sie einen Projektplan auf und planen Sie hierin den genauen Zeitablauf – von der Beschaffung der Materialien bis zur Eröffnung der Ausstellung.

1 Die Wirkungsweise von Gewürzen und Kräutern

Die spezifischen Geschmacksstoffe können insgesamt die Verdauung fördern. So erfolgt zunächst eine vermehrte Absonderung von Speichel. Hierfür sind vor allem Pfeffer, Paprika, Senf, Chili und Curry bekannt.

Im Magen-Darm-Trakt können die genannten Gewürze eine vermehrte Magensaftabsonderung hervorrufen. Dies ist z. B. typisch für Chili. Zwiebel und Curcuma dagegen regen eine vermehrte Gallensäurebildung in der Leber an und fördern so die Fettverdauung.

Weiterhin ist bekannt, dass viele scharf schmeckende Gewürze, wie z. B. Paprika und Pfeffer, Einfluss auf die Kreislauforgane haben. So können größere Mengen Pfeffer, Senf oder Ingwer die Durchblutung fördern und den Blutdruck kurzfristig erhöhen. Sehr scharfe Gewürze können die empfindlichen Darmschleimhäute reizen. Deshalb sollte mit Chili beispielsweise vorsichtig gewürzt werden.

Manche Gewürze enthalten toxische oder berauschende Substanzen. Hierzu gehört das Cumarin in Zimt und das Myristicin in Muskatnuss. Auch diese Gewürze sollten nur in geringen Mengen verwendet werden.

Je nach Sorte werden verschiedene Teile der Pflanzen als Gewürze bezeichnet: Blüten, Früchte und Samen, Blätter, Rinden, Wurzeln und Knollen.

Pflanzenteile für Gewürze

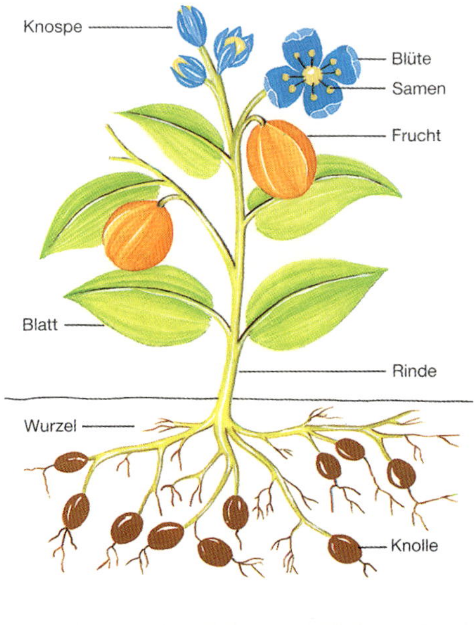

Exkurs:

Milchreis mit Zucker und Zimt – eine beliebte Süßspeise gerät in Verruf!

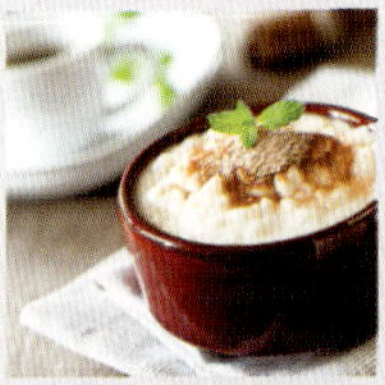

Fast alle essen diese Speise gern: Kinder und Erwachsene wie ältere Menschen. Der Zimt gehört von alters her dazu und schmeckt in der Kombination mit Zucker ganz besonders gut.

Aufgeschreckt wurden die Verbraucher durch die Mitteilung, dass Zimt in hohen Mengen Cumarin enthalte. Ein Stoff, der sich auch in Waldmeister befindet und Leberschädigungen und im Tierversuch Krebs verursachen kann.

Das Bundesinstitut für Risikobewertung (BfR) hat darauf hingewiesen, dass die Cumaringehalte von unterschiedlichen Zimtsorten deutlich verschieden sind. So stuft das Institut den Ceylon-Zimt als unbedenklich, den Cassia-Zimt dagegen als problematisch ein.

Der Verbraucher kann diese beiden Sorten beim Pulver praktisch nicht unterscheiden. Bei Zimtstangen ist dies einfacher:

Cassia-Zimt ist zu einem Röllchen eingerollt, Ceylon-Zimt ähnelt einer Zigarrenstange im Querschnitt.

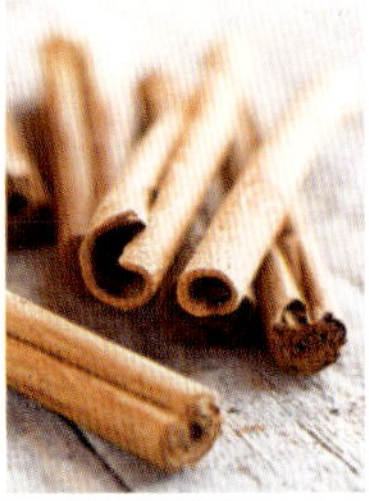

Ceylon-Zimt

Das BfR sieht die Gefahr einer leberschädigenden Wirkung bei sensiblen Personen. Kleinkinder sollten nicht mehr als drei Zimtsterne verzehren, Erwachsene nicht mehr als 15. Zimthaltiges Gebäck sollte in Kindertagesstätten und Horten möglichst nicht ausgegeben werden.

1.1 Einkauf und Lagerung von Gewürzen und Kräutern

Gemahlene Gewürze mit ihrer stark vergrößerten Oberfläche unterliegen hinsichtlich ihres Aromas, Geschmacks und ihrer Farbe im Laufe der Lagerung mannigfachen Veränderungen. Dies geschieht vor allem durch den Verlust von ätherischen Ölen. Auch andere Eigenschaften der Gewürze werden durch langes Lagern beeinträchtigt.

Diese Veränderungen können zum Teil vermieden werden, wenn beim **Einkauf** auf Folgendes geachtet wird:

- Möglichst nur ganze bzw. grob zerkleinerte Gewürze kaufen.
- Die Vermahlung sollte erst kurz vor Gebrauch stattfinden (Gewürzmühlen benutzen).
- Küchenkräuter möglichst nur frisch verwenden.
- Die meisten Gewürze nehmen bei Trocknung einen Heugeschmack an.
- Das Verpackungsmaterial sollte für Luft, Licht und Wasserdampf undurchlässig sein.
- Das Verpackungsmaterial darf keine Inhaltsstoffe der Gewürze binden – Bestandteile des Verpackungsmaterials dürfen nicht von den Gewürzen herausgelöst werden.

Für die **Lagerung** geeignet sind Gefäße aus Glas, Porzellan, Aluminium und Weißblech. Viele Kunststoffe sind nicht geeignet. Ebenso ungeeignet sind Textil- oder Papiertüten. Vor allem bei gemahlenen Gewürzen mit einem hohen Anteil an Fetten und ätherischen Ölen (z. B. Nelken, Muskatnuss) sind die Kunststoffbehälter problematisch; es kann zu einer starken Aufnahme von ätherischen Ölen durch den Kunststoff kommen, sodass die Gefäße teilweise porös und plastisch werden. Die Qualität des Gewürzes leidet darunter.

Die **Vermahlung** von Gewürzen ist immer mit einem Qualitätsverlust verbunden. Während des Mahlvorganges verflüchtigt sich ein Teil der ätherischen Öle. Die Vergrößerung der Oberfläche begünstigt zudem diesen Prozess. Für den Haushalt empfiehlt sich daher das unmittelbare Vermahlen von Gewürzen mittels Gewürzmühlen unmittelbar vor der Zugabe zu den Speisen. Gemahlene Gewürze verlieren auch bei guten Lagerbedingungen rasch ihr Aroma. Bei gemahlener Muskatnuss kann dies in zwei Monaten bis zu 80 % ihres Aromas ausmachen.

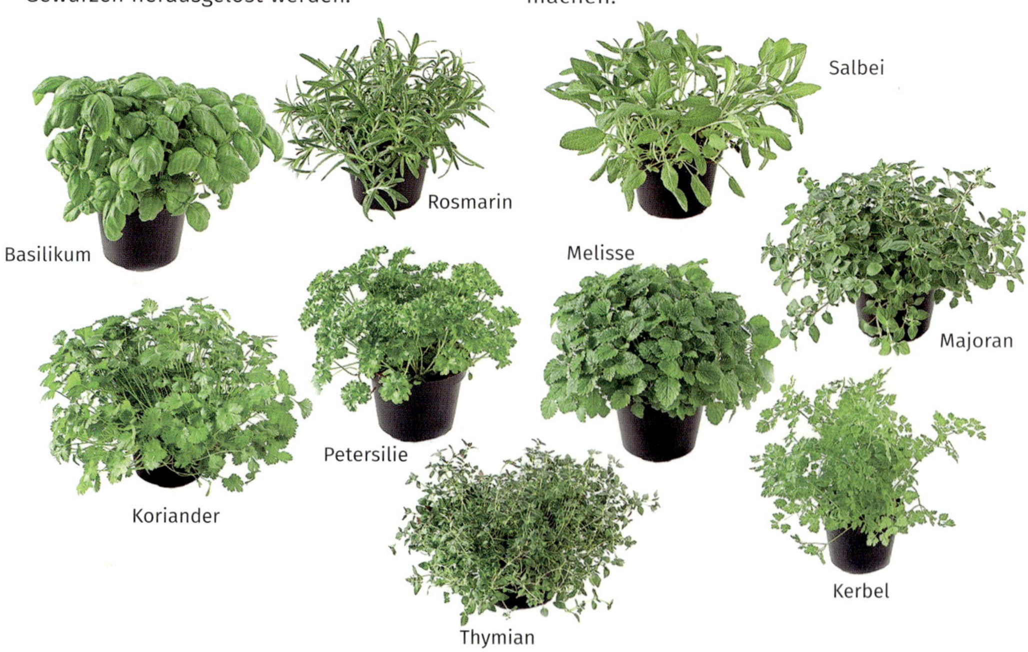

Küchenkräuter

2 Würzmittel in der Nahrungszubereitung

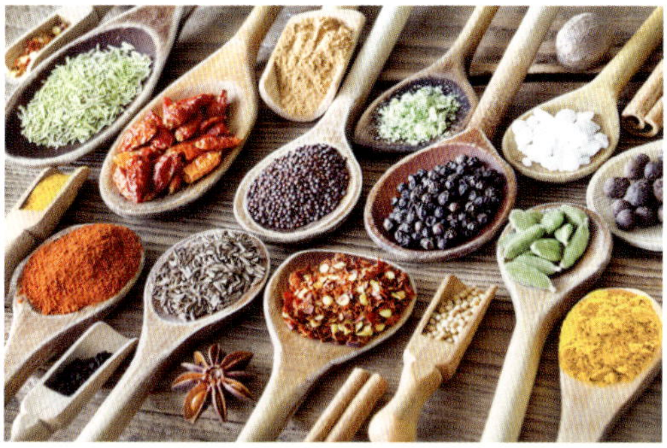

Lernaufgabe:

Versuchen Sie anhand der Abbildung herauszufinden, um welche Gewürze es sich jeweils handelt.
Informieren Sie sich, in welchen Speisen diese Gewürze eingesetzt werden können.

Frische Kräuter und Gewürze sind geeignet, den Verzehr an Speisesalz einzuschränken. Um die Wirkung der Kräuter voll zur Geltung zu bringen, werden sie meistens erst vor dem Servieren den Speisen zugesetzt. Viele Mineralstoffe und Vitamine sowie Aromastoffe bleiben so erhalten. Gewürze können sowohl vor dem Garen als auch erst vor dem Servieren den Speisen zugefügt werden.
Geschmacksverstärker wie Glutamat fördern nicht nur den Eigengeschmack der Speisen, sondern betonen auch Salz und sonstige Gewürze. Glutamatmischungen enthalten häufig Natrium und wirken deshalb ebenso wie Kochsalz blutdrucksteigernd.

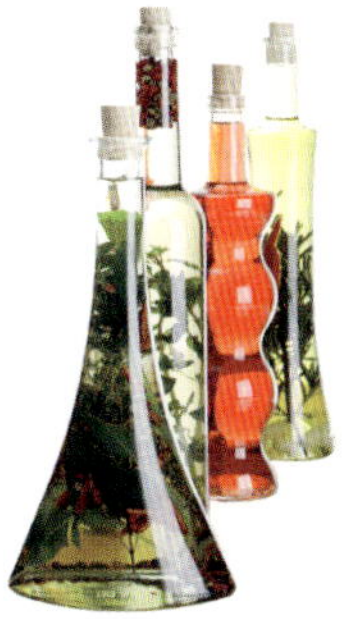

Kräuteröle lassen sich gut selbst herstellen.

Das **Einlegen** von Küchenkräutern ist heute etwas aus der Mode gekommen. Es lassen sich so schmackhaftes Kräuteröl bzw. Kräuteressig herstellen. Dabei werden die Kräuter gewaschen, getrocknet, in Gläser gefüllt und dann mit Weinessig oder Olivenöl übergossen. Die Kräuter müssen 1 bis 2 cm bedeckt sein. Geeignete Kräuter sind Basilikum, Dill, Estragon, Thymian oder Zitronenmelisse.

Regeln zum Würzen

- Sparsam würzen und nicht den Eigengeschmack der Speisen überdecken, sondern nur unterstreichen.
- Wenn möglich, frisch gemahlene Gewürze verwenden, da sie besonders aromatisch sind – z. B. Pfeffer.
- Folgende Kräuter werden mitgegart: Beifuss, Bohnenkraut, Liebstöckel, Thymian.
- Folgende Kräuter werden meist nicht mitgegart: Borretsch, Dill, Kerbel, Schnittlauch, Petersilie, Zitronenmelisse.
- Getrocknete Kräuter werden vor der Verwendung zwischen den Fingerspitzen zerrieben, weil sich hierdurch noch Aroma entwickelt.
- Folgende Kräuter nur sehr sparsam verwenden, da sie sehr aromastark sind: Thymian, Majoran, Liebstöckel, Beifuß.

Eine alte Würzregel: Nicht weniger als drei, nicht mehr als neun Gewürze!

Veränderung von Gewürzen

Unter Temperatureinflüssen verändern Gewürze ihren Geschmack. Der kritische Temperaturbereich, bei dem Geschmacksveränderungen stattfinden, liegt zwischen 90 °C und 100 °C. Beim Kochen verflüchtigen sich vor allem die ätherischen Öle, die eine wesentliche Geschmackskomponente darstellen.
Aber auch bei der Gefrierlagerung von Gerichten verändern Gewürze ihren Geschmack.
Um wie viel bei solchen Gerichten die Gewürze über- bzw. unterdosiert werden müssen, ist im Einzelfall nur schwer im Voraus zu bestimmen. Einen Überblick über die Gewürze gibt die Tabelle auf Seite 154.

2.1 Glutamat – gefährlicher Geschmacksverstärker?

Glutamat – Salze der Glutaminsäure zählen zu den Geschmacksverstärkern. Sie finden sich in vielen industriell verarbeiteten Lebensmitteln wieder. Glutamat wird für das sogenannte „China-Restaurant-Syndrom“ verantwortlich gemacht. Empfindliche Personen klagen über Kopf- und Gliederschmerzen, Nackensteife und Übelkeit. Die Symptome klingen im Allgemeinen schnell wieder ab.

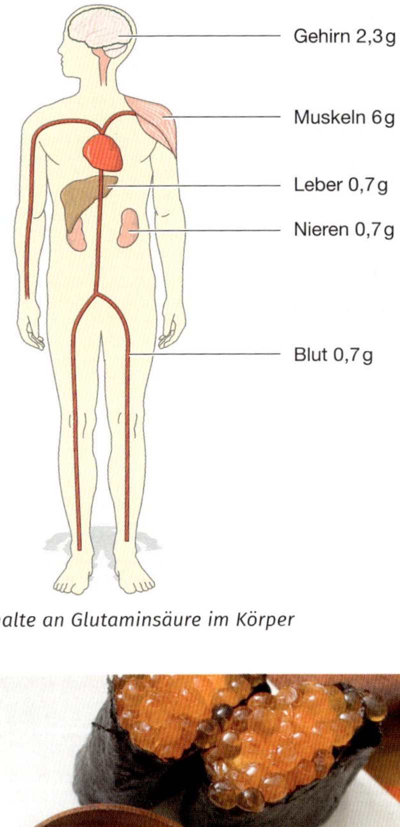

Gehalte an Glutaminsäure im Körper

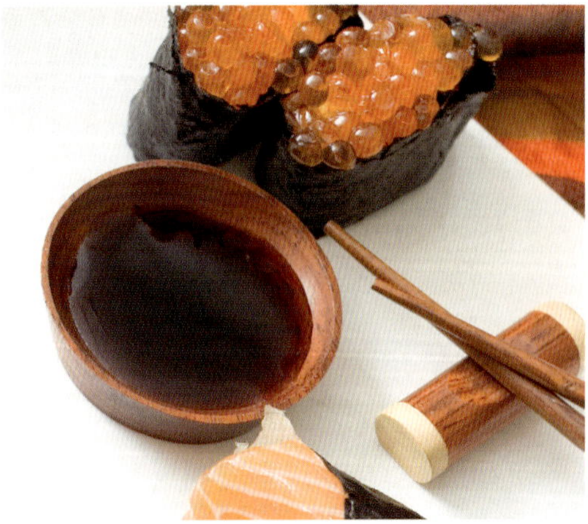

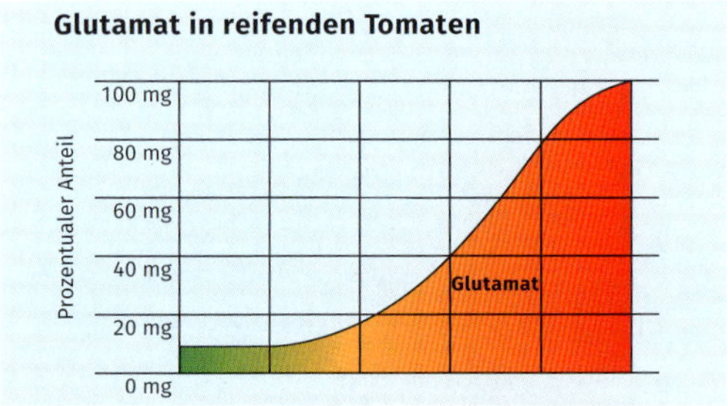

Glutamat in reifenden Tomaten pro 100 ml Saft

Auch Sojasoße kann je nach Produktmarke nennenswerte Mengen an Glutamat enthalten. Sie wird häufig in asiatischen Gerichten eingesetzt.

Für Glutamat gibt es keine Höchstmengenbeschränkungen. Der Stoff kann nach dem Prinzip „so viel wie nötig“ eingesetzt werden. Auch ein ADI-Wert – die höchste zulässige Tagesmenge – wurde für Glutamat nicht festgesetzt. Empfindliche Personen sollten sorgfältig die Verpackungsaufschrift lesen, um entsprechende Reaktionen zu vermeiden.
Die natürlich vorhandenen Mengen führen nicht zu pseudoallergischen Reaktionen. Viele Lebensmittel enthalten natürlicherweise Glutamat. Bei Gemüse und Obst nimmt die Menge mit fortschreitendem Reifegrad zu.

Exkurs: Knoblauch – Mythos und Wahrheit

Als Nahrungsmittelzusatz sowie als Heilmittel hat Knoblauch eine mehr als vier Jahrtausende alte Geschichte. Alte Volksweisheiten schreiben dem Knoblauch teilweise magische Wirkungen zu. So wurde behauptet, dass er Aussehen und Körperhaltung verbessere, Rivalität unter Nachkommen verhindere, Impotenz, Zahnschmerzen, Tuberkulose, krankes Blut und Insektenbisse sowie Würmer beseitigen würde.

Wissenschaftliche Studien von heute belegen die vorbeugende Wirkung des Knoblauchs vor allem bei Arteriosklerose. Diese wird auf die Sulfide zurückgeführt, die in allen Zwiebelgewächsen, also auch in Porree oder Schnittlauch, vorhanden sind.

Exkurs: Geruchs- und Geschmackssinn ergänzen sich

Sinneseindrücke spielen beim Essen eine wesentliche Rolle. Das **Auge** nimmt Farben wahr, die **Nase** Duftstoffe, **Zunge** und **Gaumen** verschiedene Geschmacksrichtungen. Auch der Tastsinn – über Zunge, Mundhöhle und Rachen – spielt eine Rolle. Was wir als Geschmack eines Lebensmittels empfinden, ist ein Zusammenspiel der verschiedenen Sinneseindrücke: Geruch, Geschmack und Textur beziehungsweise Konsistenz.

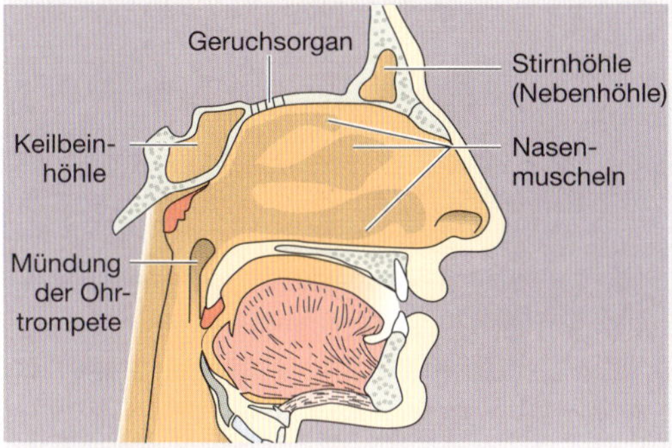

Aufbau der Nase

Mit dem **Geruchssinn** nehmen wir Stoffe wahr, die als kleinste Teilchen in der Luft vorhanden sind und in die Nase gelangen. Wenn wir beim „Schnüffeln" durch die Nase atmen, werden gasförmige Riechstoffe bis zur Riechschleimhaut gewirbelt. Hier lösen sie sich im Schleimüberzug. Sinneszellen werden nun erregt und geben ihre Signale über Nervenfortsätze an das Gehirn weiter.

Der Mensch kann etwa 10 000 Gerüche unterscheiden. Diese lassen sich jedoch auf wenige **Grundgerüche wie „blumig", „würzig", „faulig" oder „brenzlig"** zurückführen.

Mit dem **Geschmackssinn** kontrollieren wir flüssige und feste Stoffe, die in den Mund gelangen. Wir können fünf Geschmacksqualitäten unterscheiden: süß, sauer, salzig, bitter und umami (herzhaft-fleischig). Aktuell mehren sich die Hinweise, dass wir auch entsprechende Rezeptoren für den Fettgeschmack auf der Zunge haben. Vermittelt werden diese durch sogenannte „Geschmacksknospen", die sich in Rillen und Furchen auf der Zunge, auf dem weichen Gaumen, im Rachenraum und an der Innenseite der Wangen befinden.

Insgesamt besitzt der Mensch einige Tausend solcher Geschmacksknospen. Diese sind unterschiedlich empfindlich. Süß schmecken wir im Bereich der Zungenspitze, bitter hauptsächlich am Zungenhintergrund, Salziges am Zungenrand und sauer mehr in der Mitte des Zungenrandes.

Bei der Nahrungsaufnahme steigen Duftstoffe durch den Rachenraum zu den Geruchsorganen auf.

Die Empfindungsqualität eines Stoffes ist von seiner Konzentration abhängig. So schmeckt Kochsalz in ganz geringer Konzentration süß und erst bei höherer Konzentration typisch salzig bis hin zum bitteren Geschmack. Auffällig ist die hohe Empfindlichkeit des Geschmackssinnes für Bitterstoffe. Da diese oft giftig sind, erscheint eine Warnung bei bereits geringer Konzentration sinnvoll. Stärkere Bitterreize lösen leicht Brech- und Würgereflexe aus, um die eventuell giftige Nahrung sofort wieder aus dem Körper herauszubefördern. Damit wird die biologische Bedeutung des Geschmackssinnes deutlich.

Der Geschmackssinn wirkt auch direkt auf den Verdauungsprozess ein. Es wird nicht nur die Menge der Verdauungssekrete durch Reflexe gesteuert, sondern es ändert sich auch die Zusammensetzung der Sekrete bei vorwiegend süßer oder salziger Nahrung. Mit zunehmendem Alter nimmt die Leistungsfähigkeit des Geschmackssinnes ab. Unmittelbar nach dem Rauchen oder Kaffee- bzw. Teetrinken ist die Geschmackswahrnehmung ebenfalls gemindert.

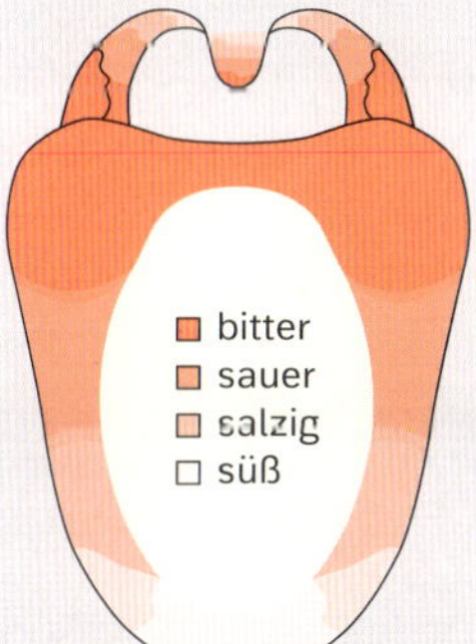

Die unterschiedlichen Geschmackszonen auf der Zunge

Bei starken Erkältungen können wir weder etwas riechen noch schmecken. Dann sind die empfindlichen Sinneszellen mit zähem Schleimbelag überzogen. Nichts zu riechen und zu schmecken wirkt sich auf den Appetit aus: Er bleibt aus.

Der Geschmackssinn wird durch den Geruchssinn ergänzt!

Überblick: Würzmittel

Pflanzenteil	Gewürz	Verwendung	Bemerkung/Wirkung
Früchte	Anis	Backwaren, Süßspeisen, Liköre	Macht schwere Speisen leichter verdaulich und verhindert Blähungen
	Koriander	Gebäck, Gemüsesalate, Soßen, Kompott	Fördert die Verdauung und regt den Appetit an
	Kümmel	Gemüse, Brot, Käse, Spirituosen	Macht alle blähenden Gerichte (Zwiebel, Kohl) bekömmlicher
	Paprika	Fleisch, Fisch, Geflügel, Eierspeisen, Suppen, Soßen	Verdauungsfördernd und kreislaufentlastend
	Pfeffer	Für alle Gerichte außer Süßspeisen geeignet	Kreislaufanregend – schwarzer Pfeffer ist schärfer und stärker im Aroma als weißer Pfeffer
	Piment	Fleisch, Fisch, Gemüse, Gebäck	Auch „Nelkenpfeffer" genannt – milder als Pfeffer
	Vanille	Für alle süßen Speisen und Gebäcke geeignet	Vanillezucker = Zucker mit fein zerkleinerten Vanilleschoten Vanillin-Zucker = Zucker mit künstlich hergestelltem Vanillin
Samen	Wacholder	Wildgerichte, Fisch, Fleisch, Marinaden, Kohl, Sauerkraut	Appetitanregende, harntreibende Wirkung
	Muskatnuss	Kartoffelgerichte, Gemüse, Suppen, Soßen	Muskatöl wird als Mittel gegen Blähungen verwendet
	Senf (Senfkörner/-pulver)	Gemüsesalate, Fisch, Wurst, Essigkonserven	Gelber Senf ist milder als solcher aus schwarzen Körnern
Blüten	Nelken	Rotkohl, Sauerkraut, Marinaden, Glühwein, Gebäck, Süßspeisen	Förderlich für alle Verdauungsfunktionen, antibakteriell
	Kapern	Helle Soßen, Eigerichte, Tartar, Salate	Kapernersatz: Blütenknospen der Sumpfdotterblume, Kapuzinerkresse
	Safran	Gebäck, Fischsuppen, Reisgerichte, Fleischbrühen	Sehr teurer Farbstoff für Teigwaren und Süßspeisen. Französischer Safran: beste Qualität
Rinde	Zimt	Gebäck, Süßspeisen, Glühwein, Liköre	Je dünner die Rinde, desto feiner das Aroma
Wurzeln	Ingwer	Kompott, Gemüsesuppen, Kürbis, Getränke	Bekannt als Magenmittel
Zwiebeln	Zwiebel	Suppen, Soßen, Marinaden, Kartoffelgerichte, Quark	Appetitanregend – der unverkennbare Geruch beruht auf schwefelhaltigen ätherischen Ölen
	Knoblauch	Fleisch, Gemüse, Salat, Quark, Soßen	Starke antibakterielle Wirkung, wirkt normalisierend auf den Blutdruck. Gegen Durchfallerkrankungen, Darminfektionen, bei hohem Blutdruck und Kreislaufstörungen.

3 Speisesalz und Essig – des Lebens Würze

Würzende Lebensmittel sind Speisesalz, Essig, Mayonnaise, Remoulade, Tomatenketchup, Worcestersoße und Dressings.

Speisesalz ist für den Menschen lebensnotwendig. Dennoch sollte mit Salz beim Würzen sparsam umgegangen werden, da ein Zuviel Krankheiten wie **Bluthochdruck** begünstigt.

Je nach Art der Gewinnung unterscheidet man **Steinsalz**, **Siedesalz** und **Meersalz**. Speisesalz wirkt stark Wasser anziehend und klumpt daher leicht, wenn es nicht trocken gelagert wird. Andererseits beruht seine konservierende Wirkung auf dieser Eigenschaft. **Speisesalzersatz** ist natriumfrei und enthält Kalium-, Calcium- oder Magnesiumsalz.

Jodiertes Speisesalz ist Kochsalz mit einem Zusatz von Kalium- oder Calciumjodid. Bei der Kombination von Kochsalz mit **Jodid und Fluorid** ist der Jodidgehalt im Vergleich zum reinen jodierten Speisesalz vermindert.

Im Handel findet sich bereits Salz, das neben Jodid und Fluorid auch noch Folsäure enthält. Dieses Salz weist eine leicht gelbliche Farbe auf.

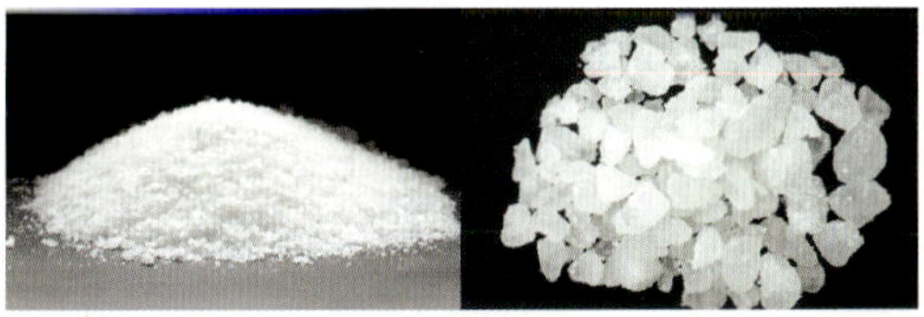

Verschiedene Salzsorten

Exkurs:

Der „Aceto Balsamico Tradizionale" wird nur aus dem eingekochten Traubenmost weißer Trauben, in der Hauptsache Trebbiano und Sauvignon gemacht. Es werden keine Konservierungs- oder Farbstoffe hinzugefügt, d.h., der Aceto Balsamico Tradizionale ist ein reines Naturprodukt.

Der Essig reift in Eichenfässern zwischen 12 und 25 Jahren. Einmal in die Fläschchen abgefüllt, ist der echte Balsamico-Essig nahezu unbegrenzt haltbar – auch im geöffneten Zustand.

Der echte Balsamico-Essig wird vielfach kopiert. Hierdurch sind auch die erheblichen Preisunterschiede zu erklären.

Essig wird mittels Bakterien durch Essigsäuregärung oder synthetisch aus reiner Essigsäure durch Verdünnen mit Wasser bzw. aus einer Mischung von beidem gewonnen. Essig wirkt in geringer Konzentration auf die Geruchs- und Geschmacksnerven anregend und damit auch auf die Sekretion der Verdauungsdrüsen.

Neben Salz ist Essig das am häufigsten verwendete Würzmittel. Essig eignet sich auch zur Haltbarmachung. Gurken, Kürbisse, Rote Bete sowie diverse Obstsorten können gut in Essig eingelegt werden. Darüber hinaus ist Essig im Haushalt vielseitig verwendbar. Er löst Kalk auf Glas, Porzellan oder Kacheln und gibt als Zusatz ins letzte Spülwasser Kleidungsstücken Farbglanz.

- Essig wirkt bei einer Fülle von Speisen geschmacksverbessernd.
- Essig erhöht die Quellfähigkeit von Eiweiß. In Essigmarinaden eingelegtes Fleisch hat z.B. eine kürzere Garzeit.
- In entsprechender Konzentration ist Essig keimtötend und dient als Konservierungsmittel.
- Essig kühl und dunkel aufbewahren.

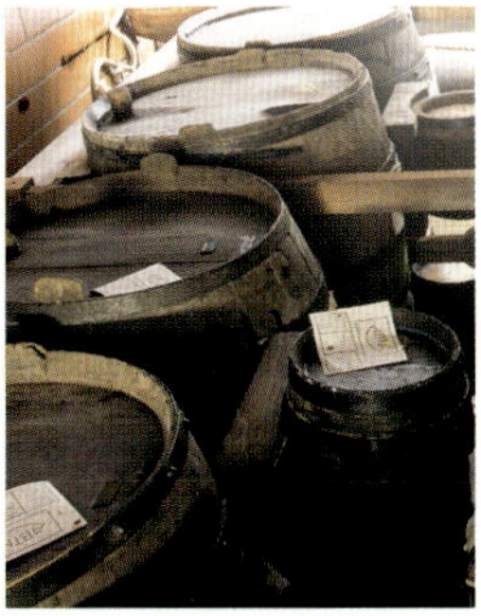

Traditionelle Essigfässer

Beim traditionellen Verfahren werden die Gärbottiche mit spiralförmigen Buchenholzspänen gefüllt, die mit Essigbakterien „geimpft" sind. 8 bis 10 Tage werden sie nun ständig von oben mit der Maische berieselt. Damit die Umwandlung von Alkohol zu Essig auch gelingt, sorgt der Essigmeister dabei die ganze Zeit für ausreichend Sauerstoff und die richtige Temperatur.

4 Aromen fürs Aroma

Neben den Gewürzen setzt die Lebensmittelindustrie eine Vielzahl von Aromen ein. Einzelheiten sind im Rahmen der Aromenverordnung gesondert geregelt.

Kaum ein Aroma wird so häufig von der Industrie eingesetzt wie das Vanillearoma. In den meisten Süßspeisen, in Früchtequark, in Kuchen und Backwaren, ja selbst in Zigarren ist das Aroma zu finden. Zu häufig, als dass Vanille immer natürlichen Ursprungs sein könnte.

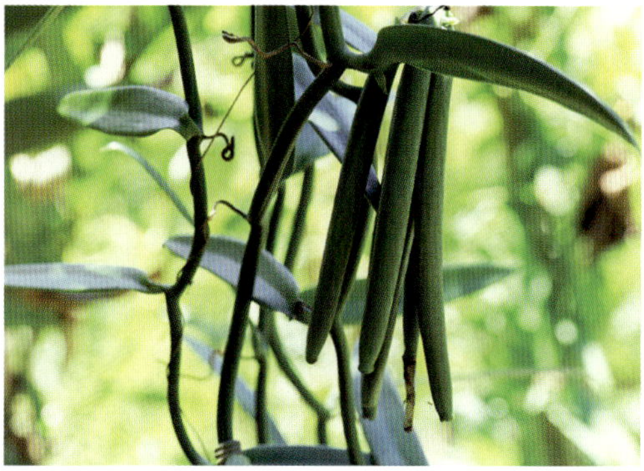

Vanillepflanze

Vanille ist eine Orchideenpflanze. Zum Würzen werden die Vanilleschoten verwendet, die heute überwiegend aus Madagaskar stammen.

Die Schoten werden nach ihrer Reifung geerntet und getrocknet. Die einzelne Schote wird in Glasröhrchen verpackt und gelangt so in den Handel.

Da die Anwendung relativ aufwendig ist und die Ausbeute nur gering – die Schoten müssen aufgeschlitzt und ausgekratzt werden –, gibt es im Handel ein großes Angebot an Zucker, der mit geriebener Bourbonvanille bereits vermischt wurde.

Auf dem Weltmarkt sind Vanilleschoten teuer. Deshalb hat die Industrie schon sehr frühzeitig das Vanillearoma synthetisch hergestellt. Es ist unter dem Namen „Vanillin" erhältlich und kostet nur einen Bruchteil des Preises der Vanilleschoten. Vanillin zählt zu den naturidentischen Aromastoffen.

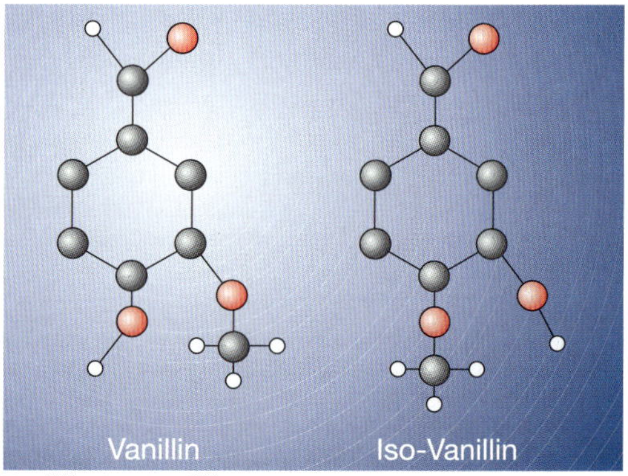

Vanillin, Iso-Vanillin

Viele Aromen werden heute synthetisch hergestellt. Allerdings sind nur sehr wenige künstliche Aromen zugelassen; von den ca. 400 bekannten Substanzen gerade einmal 14!

In Wurst- und Fleischwaren befindet sich häufig Raucharoma. Dieses Aroma ist eine Zubereitung aus Rauch, die bei den herkömmlichen Verfahren zum Räuchern von Lebensmitteln anfällt.

Lernaufgaben:

Sie haben die Aufgabe, aus den Zutatenlisten verschiedener Lebensmittel die entsprechenden Aromen herauszusuchen.
Nehmen Sie hierzu verpackte Salami, Puddingpulver, Instantsuppe und einen Fruchtjoghurt.

1. Versuchen Sie eine Zuordnung. Ist das Aroma künstlich, naturidentisch oder natürlich?
2. Informieren Sie sich anhand der Aromenverordnung, welche künstlichen Aromen zugelassen sind.
3. Informieren Sie sich, ob Aromen als Zusatzstoffe mit E-Nummern gekennzeichnet sind.

Informationen finden Sie unter *www.bll.de* und unter *www.aromenhaus.de.*

5 Genussmittel – anregend nur für kurze Zeit

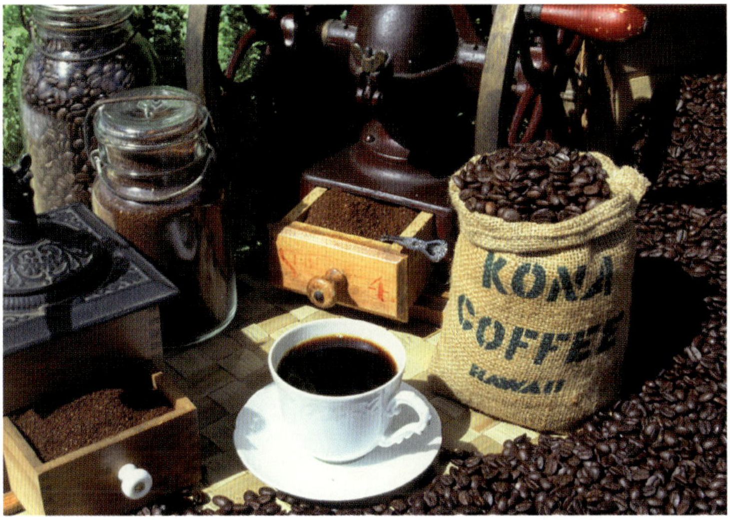

Kaffee und Tee

Sie erfreuen sich schon lange großer Beliebtheit: Alkohol und Tabak zählen seit Jahrhunderten zu den Genussmitteln.

Kaffee, Tee und Kakao sind erst im Zuge der Kolonialisierung neuer Weltregionen hinzugekommen.

Genussmittel zeichnen sich allesamt durch eine anregende Wirkung aus. Diese Wirkung kann dadurch zustande kommen, dass **Geruchs- und Geschmacksorgane** das Genussmittel „erkennen" und über das Nervensystem die Verdauungstätigkeit angeregt wird.

Es kann aber auch eine unmittelbare Wirkung auf das Zentralnervensystem erfolgen. Dies führt dann z. B. zur gesteigerten Herzaktivität und zu einer vorübergehenden Erhöhung des Blutdrucks.

Koffein hat eine unmittelbare Wirkung auf die Tätigkeit der Hirnzellen. Es kann sich an die Andockstellen der Neuronen im Gehirn anheften. Dies führt kurzfristig zu einer verbesserten Konzentrationsfähigkeit.

Allerdings treten schon bald danach Ermüdungserscheinungen auf, sodass nach einiger Zeit die Wirkung nicht mehr zu spüren ist.

Die Wirkungen der Genussmittel sind abhängig von ihrer Zubereitung, der aufgenommenen Menge und von persönlichen Voraussetzungen.

Alkohol und Nikotin können schnell zu Drogen werden, insbesondere dann, wenn schon Jugendliche zur Zigarette oder Bierflasche greifen.

Nach Meinung von Experten fördert der frühe Einstieg, dass sich bald eine Sucht entwickelt, die schwere körperliche und geistige Schäden verursacht.

Kaffee und Tee liefern praktisch keine Energie und Nährstoffe nur in Spuren, während Alkohol, Kakao und Schokolade nennenswerte Mengen an Energie aufzuweisen haben.

Nicht nur Kaffee enthält Koffein. Auch die Colanuss sowie Guarana weisen nennenswerte Mengen an Koffein auf. Sowohl die Colanuss als auch Guarana werden vielfach in der Limonadenherstellung eingesetzt.

Lernaufgaben:

Sie haben die Aufgabe, Informationsplakate über Genussmittel zu gestalten.
Wählen Sie hierzu entweder Tee und Kaffee, Kakao und Schokolade oder Alkohol aus.

1. Informieren Sie sich zunächst über die Gewinnung und suchen Sie geeignete Materialien heraus, um diese Prozesse anschaulich und knapp darzustellen.
2. Informieren Sie sich über die Nährstoffe und bewerten Sie diese.
3. Versuchen Sie herauszufinden, warum viele Menschen vergleichsweise große Mengen an Genussmitteln verzehren.
4. Versuchen Sie darzustellen, welche Folgen ein zu hoher Konsum jeweils hat.

6 Kaffee – der Deutschen liebstes Getränk

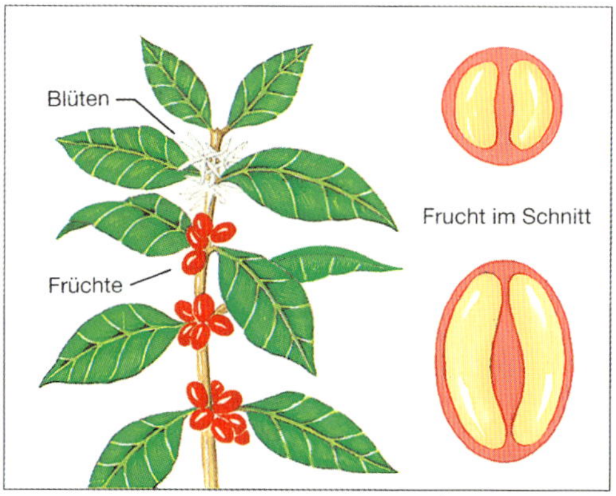

Kaffeebohnen

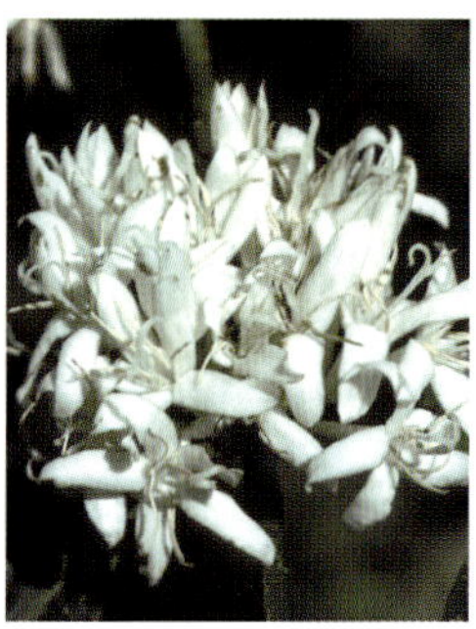

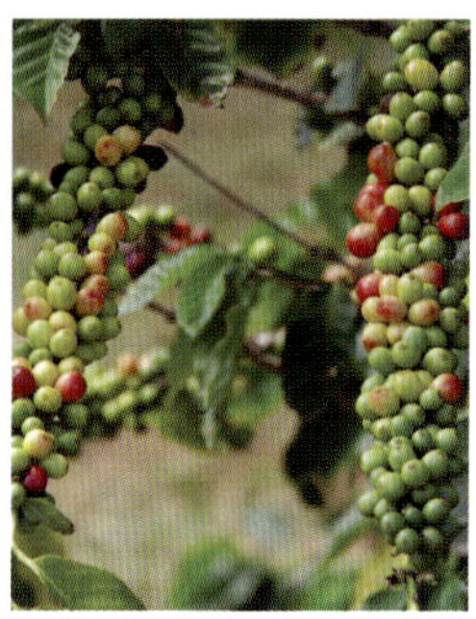

Blüten und Früchte des Kaffeebaumes

Die Kaffeebohne wird aus den kirschenähnlichen Früchten des Kaffeebaumes gewonnen, deren süßes Fleisch meist zwei Kerne mit pergamentartiger Schale umgibt.

Nach der Ernte werden die Früchte getrocknet und dann von Fruchtfleisch und Samenschale befreit. Der Rohkaffee ist so noch ungenießbar.

Erst durch das Rösten bei 100 °C bis 200 °C erhält er sein charakteristisches Aroma. Das Koffein wird bei diesem Vorgang nicht beeinflusst.

Bei Bedarf kann das Koffein dem Kaffee durch Dämpfen der rohen Bohnen und darauf folgendes Extrahieren mit Kohlenstoffdioxid entzogen werden.

Ernährungsphysiologische Wirkung

Dem Koffein kommt als Inhaltsstoff eine besondere Bedeutung zu. Von ihm geht die anregende Wirkung auf das zentrale Nervensystem aus. Es steigert die Herztätigkeit und damit den Blutdruck. Dadurch kann es zu einer kurzfristigen Leistungssteigerung kommen. Ein Zuviel an Koffein kann zu Herzklopfen, Schweißausbrüchen und nervösem Zittern führen.

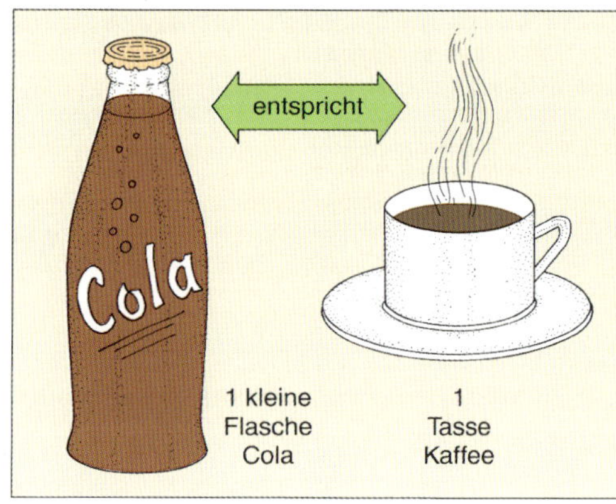

Koffeingehalt im Vergleich

Neben dem Koffein sind auch noch die **Röststoffe** von Bedeutung, weil sie die Darmtätigkeit anregen. Die im Kaffee enthaltenen **organischen Säuren**, wie z. B. die Chlorogensäure, fördern die Magensäurebildung und können bei starkem Kaffeekonsum zu Sodbrennen führen.

- Kaffee wirkt leicht hungerstillend und ist, ohne Milch und Zucker getrunken, energiefrei.
- Als gut verträgliche Kaffeemenge pro Tag werden im Allgemeinen 0,10 bis 0,15 g Koffein angesehen. Das entspricht in etwa drei Tassen Kaffee: 1 Tasse (150 ml) enthält rund 5 g Röstkaffee, was einer Koffeinmenge von 0,05 g (50 mg) entspricht.
- Der Inhalt einer Tasse Kaffee kann die Eisenaufnahme einer Mahlzeit um etwa 40 % einschränken.
- Wer Koffein nicht verträgt, muss nicht auf den Kaffeegenuss verzichten. Koffeinfreier Kaffee besitzt das volle Aroma.

6.1 Einkauf und Lagerung von Kaffee

Beim Einkauf von Kaffee ist es möglich, die Verträglichkeit (Säuregrad und Koffeingehalt) zu berücksichtigen. **Kaffeebohnen** und **gemahlener Kaffee** sollten stets frisch eingekauft werden. Bei längerer Lagerung von Kaffee ist darauf zu achten, dass er luftdicht gelagert wird. Die Aromastoffe sind leicht flüchtig. Einen festen Platz haben sich die löslichen Bohnenkaffees erobert. Diese müssen nur noch mit heißem Wasser angerührt werden.

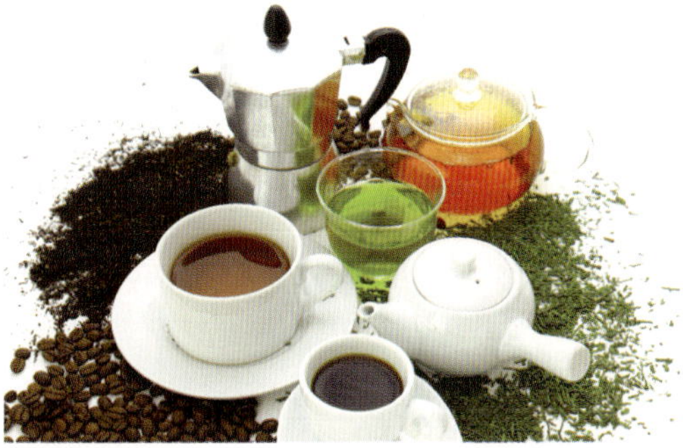
Kaffee und Tee

Beliebt sind auch die italienischen Varianten wie Cappuccino oder Espresso. In den meisten Haushalten wird heute gemahlener Kaffee verwendet. Wer jedoch den Kaffee selbst mahlen will, um das bestmögliche Aroma zu bekommen, sollte einiges beachten:

Mittelfeine Mahlung eignet sich für den Kannenaufguss, **feine Mahlung** für den Filteraufguss bzw. die Kaffeemaschine, **sehr feine Mahlung** sollte für Espresso und Mokka gewählt werden.

Für den Kaffeeaufguss muss frisches Wasser verwendet werden. Dabei kommt bei weichem Wasser das Aroma besser zur Geltung als bei hartem, kalkhaltigem Wasser.

Der lösliche Bohnenkaffee eignet sich gut zur Herstellung von Süßspeisen, Teigfüllungen, Mixgetränken und Eiskaffee.

Lernaufgabe:

Kaffeebars erfreuen sich immer größerer Beliebtheit. Die Vielfalt der Kaffeevariationen ist beeindruckend. Dabei ist oft gar nicht so klar, wie sich die Angebote zusammensetzen.

Sie haben die Aufgabe herauszufinden, wie die folgenden vier Kaffeegetränke zusammengesetzt sind:

- Espresso,
- Caffee macchiato,
- Caffee latte,
- Cappuccino.

Bewerten Sie die Zusammensetzung.

Normaler Kaffee	Koffeinarmer Kaffee (entkoffeiniert)	Koffeinfreier Kaffee	Säurearmer Kaffee
100 g	100 g	100 g	Er wird durch Entfernen der im Kaffee enthaltenen Gerbsäure hergestellt. Der Koffeingehalt bleibt dabei voll erhalten. Dieser Kaffee ist für Magen- und Darmkranke besser verträglich.
1–2 g Koffein	0,2 g Koffein	0,08 g Koffein	

Kaffee „Light" hat die Hälfte des üblichen Koffeingehaltes.

Handelssorten von Kaffee

7 Tee – für jeden Geschmack etwas

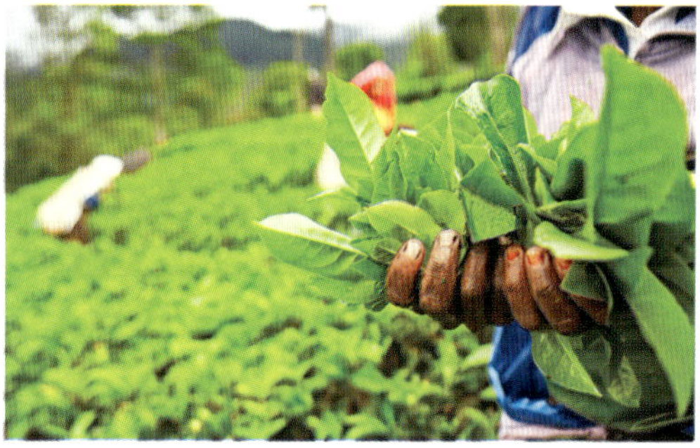

Teepflanzen

Im Handel wird eine Vielzahl von Teesorten angeboten. Je nach Herstellung unterscheidet man fermentierten (Fermentation = Gärung) oder **schwarzen Tee**, unfermentierten oder **grünen Tee**, halbfermentierten oder **Oolong Tee**. Hauptanbaugebiete sind Indien, Ceylon, Indonesien, China und Japan.

Für die Qualität des Tees ist meistens nicht die Blattgröße entscheidend, obwohl es Bezeichnungen gibt, die die Blattgröße berücksichtigen. Man unterscheidet **Blatttees**, insbesondere Darjeeling, und **Brokentees**, aus denen 95 % der Teeproduktion bestehen, sowie Funnings oder Dust, die in erster Linie für Aufgussbeutel verwendet werden.

Aromatisierter Tee wird aus schwarzem Tee hergestellt, der mit Geschmackszusätzen wie Vanille, Orangenschale usw. versehen wird. Der Zusatz verändert nur den Geschmack, nicht die Wirkung des Tees. **Earl-Grey-Tee** ist mit dem Öl der Bergamotte (Zitrusfrucht) aromatisiert.

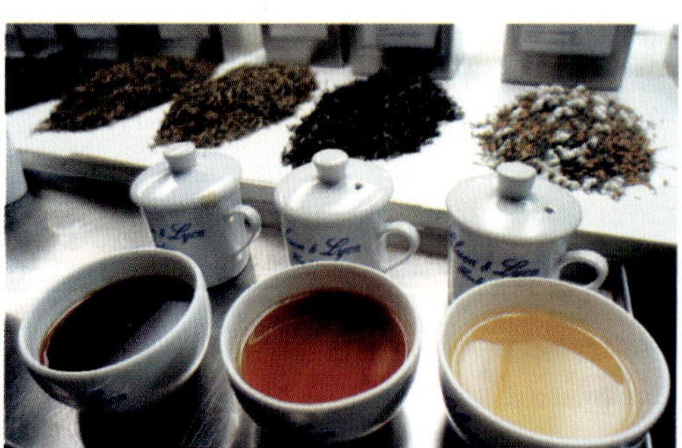

Verschiedene Teesorten

Die Herstellung von schwarzem Tee

1. **Welken:** Nach dem Pflücken werden die Teeblätter auf Welktischen ausgebreitet. Hierbei verlieren sie ca. 30 % an Wasser.
2. **Rollen:** Dieser Vorgang geschieht heute maschinell. Dabei wird die Oberfläche des Tees aufgebrochen.
3. **Fermentieren:** Sauerstoff der Luft dringt in das Blattinnere. Die Blätter werden kupferfarben.
4. **Trocknen:** Auch dies geschieht im Wesentlichen schon in entsprechenden Trocknern. Dabei wird der Tee auf 85 °C erwärmt. Der Wassergehalt sinkt auf 6 %. Während der Trocknung entsteht die typische schwarze Farbe.
5. **Sortieren:** Nach dem Trocknen wird entweder von Hand oder maschinell sortiert.

Blatttees (ganze Blätter)

FOP – Flowery Orange Pekoe
Die jüngsten Blätter des Zweiges.

GFOP – Golden Flowery Orange Pekoe
(Darjeeling)
Im Tee sind goldbraunfarbene Blätter enthalten.

TGFOP – Tippy Golden Flowery Orange Pekoe
(Darjeeling)
Es werden junge, zarte Blattknospen verwendet und besonders sorgfältig verarbeitet. Die jüngsten Blätter werden dabei goldgelb.

Brokentees (gebrochene Blätter)

TGFBOP – Tippy Golden Flowery Broken Orange Pekoe
Relativ teurer Tee.

Broken Orange Pekoe
Kräftiger als FBOP.

Golden steht für Sorten, deren Spitzen hell sind.

Tippy ist die Bezeichnung für Blattspitzen.

Kennzeichnung von Teesorten

Ernährungsphysiologische Wirkung von Tee

Die wichtigsten Bestandteile des Tees sind **Koffein** und **Gerbsäuren**. Koffein wirkt belebend auf das zentrale Nervensystem. Gerbsäuren üben eine beruhigende Wirkung auf die Magen- und Darmtätigkeit aus. Darum wird Tee auch bei Darmkatarrhen als diätetisches Heilmittel verwendet. Bedeutend ist auch der Gehalt an Fluorid im schwarzen Tee.

Grüner Tee enthält Catechine. Diese Stoffe gehören zu den sekundären Pflanzenstoffen. Sie werden als hochwirksam in der Vorbeugung von Herz- und Kreislauferkrankungen eingestuft. Grüner Tee enthält auch noch nennenswerte Mengen an Vitamin C.

Einkauf und Lagerung

Beim Einkauf von Tee ist die Kenntnis der Geschmacksrichtungen, die durch verschiedene Bezeichnungen garantiert werden, von Bedeutung.

- **Assamtee** ist besonders kräftig und würzig mit angenehmem Nachgeschmack.
- **Ceylontee** ist herb-aromatisch.
- **Darjeelingtee** gilt als feinste, duftigste Sorte mit feinem Aroma.
- **Englische Mischung** wird aus verschiedenen Anbaugebieten zusammengestellt.
- **Ostfriesische Mischung** wird vorwiegend aus Assamtee hergestellt und ist intensiv im Geschmack.
- **Russische Mischung** wird aus Chinatee, Darjeeling und Ceylontee hergestellt und ist nicht identisch mit Russischem Tee.

Tee soll kühl, trocken und dunkel in einer Dose luftdicht verschlossen aufbewahrt werden. Ideal sind fest schließende Porzellan- oder dunkle Glasbehälter. Metallbehälter sind nur geeignet, wenn sie einen speziellen Überzug aufweisen.

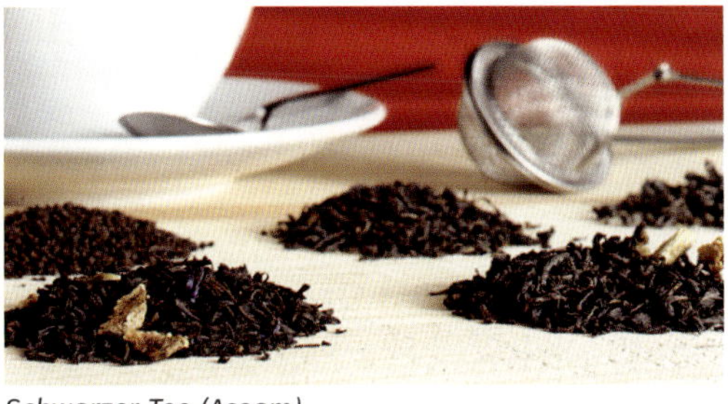

Schwarzer Tee (Assam)

Hinweise für die Zubereitung

Zum Aufgießen von Tee wird frisches, sprudelnd kochendes Wasser verwendet. Kalkreiches, hartes Wasser eignet sich nicht, weil es weniger aromatischen Tee ergibt. Es kann durch wiederholtes Abkochen im neuen Gefäß „weichgemacht" werden. Einige Teesorten, wie z. B. Earl Grey oder Ceylon Broken, Orange Pekoe, sind hartem Wasser gegenüber weniger empfindlich.

Exkurs:

Auch Kräutertees erfreuen sich zunehmender Beliebtheit. Viele Kräuter sind für Aufgussgetränke geeignet. Sie werden schonend getrocknet und dann meist in Teebeutel verpackt. Sie enthalten kein Koffein, werden auch von Kindern gern getrunken und haben zum Teil heilende und lindernde Wirkungen.

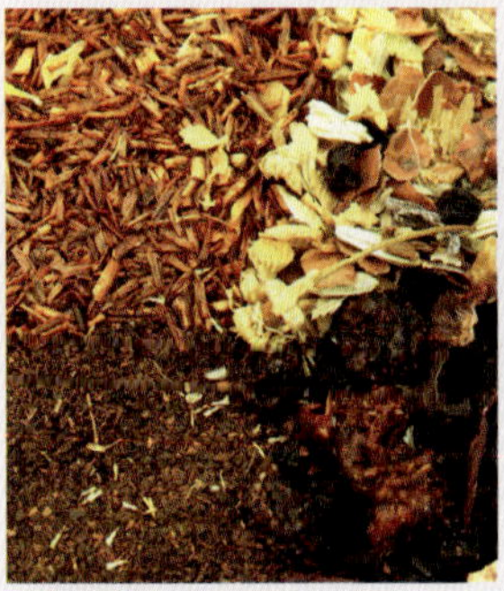

Getrocknete Kräuter, die für Kräutertees verwendet werden

Rotbuschtee wird gerne getrunken. Der Tee stammt aus Zweigen und Blättern des Rooibosstrauches. Er hat einen fruchtigen, leicht süßlichen Geschmack und gilt als entzündungshemmend. In Südafrika ist dieser Tee das Nationalgetränk.

Die Teeblätter werden in ein Teeeinsatzsieb aus Porzellan oder Steingut gegeben. Metall ist ungeeignet.

Da das Koffein sich viel leichter in Wasser löst als die Gerbsäure, kann verhältnismäßig koffeinreicher, gerbsäurearmer Aufguss nach kurzem Brühen hergestellt werden. Je länger der Tee zieht, umso beruhigender ist seine Wirkung, da das Koffein entweicht und die Konzentration der Gerbstoffe zunimmt. Der Tee schmeckt zwar herber, ist jedoch nicht stärker.

8 Schokolade – der zarte Schmelz

Kakao wächst auf Bäumen, die selten höher als 15 m werden. Die Heimat des Kakaos sind die Tropenwälder Mittel- und Südamerikas.
Kakao kann nur im Schatten anderer Bäume wachsen. Die Blüten befinden sich direkt am Stamm, hier reifen auch die Kakaofrüchte.

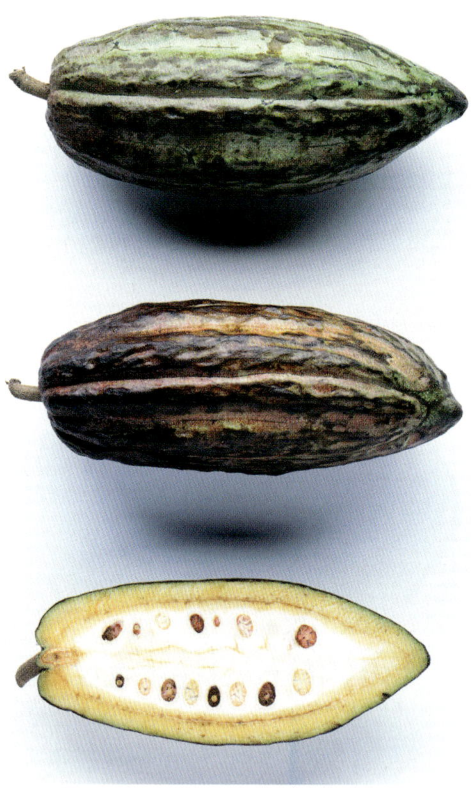

Von oben nach unten: unreife Kakaofrucht, reife Kakaofrucht, Kakaofrucht halbiert

Die gurkenförmigen Früchte enthalten bohnenförmige Samen, die Kakaobohnen.
Die Kakaofrüchte werden zunächst in der Mitte halbiert und die Samen aus dem Fruchtfleisch geholt. Anschließend erfolgt eine Fermentierung, bei der sich die Samen braun färben. Bei diesem Vorgang wird ein Teil der Bitterstoffe abgebaut und es entsteht das typische Kakaoaroma. Anschließend müssen die Samen acht bis fünfzehn Tage lang an der Sonne trocknen. Hierbei entsteht der Rohkakao. Die weitere Verarbeitung, das Rösten, Mahlen und das Abtrennen der Kakaobutter geschieht dann schon in den Ländern, in denen auch die Schokolade hergestellt wird.

Ernährungsphysiologische Wirkung
Der Genusswert des Kakaogetränkes gründet sich auf den angenehmen Geschmack sowie den Gehalt an Fett, Eiweiß und Kohlenhydraten.
Physiologisch unbedeutend ist die Wirkung des Theobromins (dem Koffein verwandt). Die Gerbstoffe verhindern die Absonderung von Darmsekreten und verlangsamen die Darmbewegungen. Darum wird Bitterschokolade gerne bei Durchfallerkrankungen verwendet.
Kakao ist reich an Polyphenolen. Diese sekundären Pflanzenstoffe wirken antioxidativ und können Herz-Kreislauf-Erkrankungen vorbeugen.

Kakaopulver, schwach entölt, enthält ca.
18 % Eiweiß, 22 % Fett und 47 % Kohlenhydrate sowie Calcium, Phosphor, Eisen und Vitamin B_1, B_2 und C.
Kakaopulver, stark entölt, als fettarmes Kakaopulver im Handel, enthält etwas mehr Eiweiß (20 %) und weniger Fett (10 % bis 16 %).
Schokoladenpulver (Trinkschokolade) wird aus Kakaopulver und Zucker hergestellt. Der Kakaopulveranteil beträgt mindestens 32 %. Eine solche Mischung wird im Handel als gezuckerter Kakao angeboten.
Schokolade besteht aus Kakaomasse, Kakaobutter, Gewürzen, wie z. B. Vanillin, sowie Milch, Mandeln, Nüssen, Rosinen usw. Der Energiegehalt ist sehr hoch und liegt bei 2 200 kJ pro 100 g. Der Fettgehalt beträgt über 30 %, der Kohlenhydratgehalt liegt sogar über 55 %. **Milchschokolade** muss mindestens 25 % Kakaobestandteile, 10,5 % fettfreie Milchtrockenmasse sowie 3,5 % Milch- und 25 % Gesamtfett enthalten.
Weiße Schokolade besteht aus Kakaobutter, Zucker (höchstens 55 %) und Milchpulver. Der Zusatz von Milchfett ist erlaubt.

8.1 Die Herstellung von Schokolade

Die Grundzutaten einer jeden Schokolade sind neben der Kakaomasse Milch oder Sahne, Kakaobutter, Zucker sowie weitere Zusätze wie Vanille, Zimt oder Nüsse.

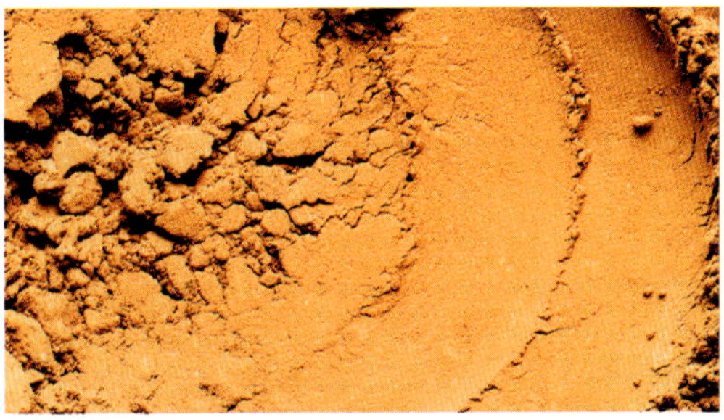

Kakaomasse vor dem Conchieren

Die Masse wird maschinell gemischt und geknetet, anschließend werden in einem mehrstufigen Walzensystem Zucker- und Kakaoteilchen unter hohem Druck fein verrieben. Je edler die Schokolade, umso länger dauert der Verarbeitungsprozess. Stundenlanges Verrühren und Kneten – das Conchieren – entscheidet über die Qualität. Anschließendes Kühlen und Temperieren bewirkt die Schmelzeigenschaften und den Oberflächenglanz der Schokolade. Schokolade enthält Endorphine. Sie sollen Glücksgefühle hervorrufen. Die Endorphine werden als einer der Gründe für die große Beliebtheit von Schokolade und Schokoladenerzeugnissen gewertet. Diese Wirkung war schon frühzeitig bekannt. Aber erst um 1850 wurden die ersten Schokoladetafeln produziert. Verkauft wurden sie zunächst nur in Apotheken als Arznei gegen Durchfallerkrankungen.

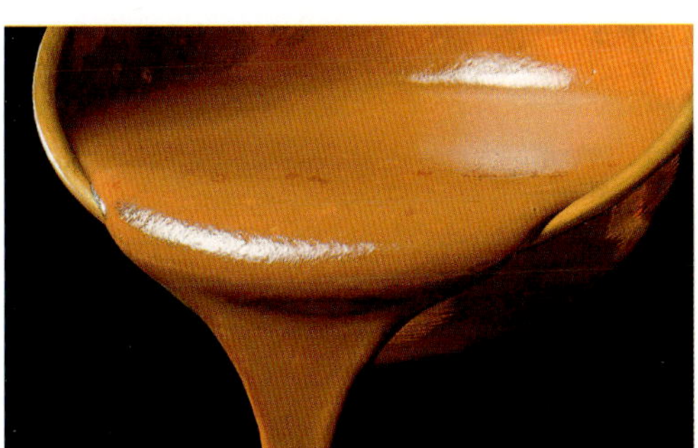

Kakaomasse nach dem Conchieren

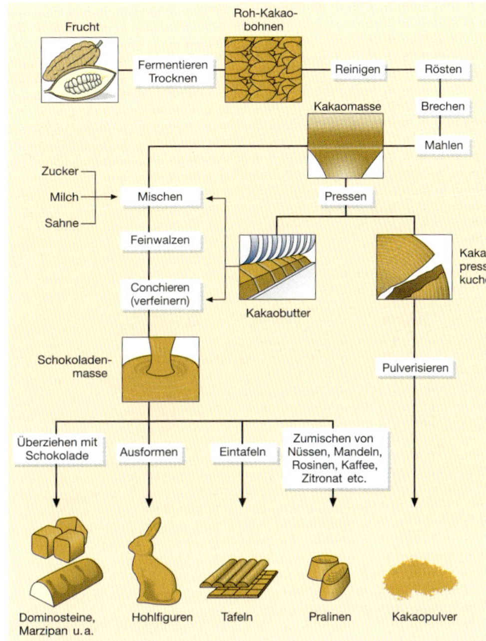

Herstellung von Schokolade

Lernaufgaben:

Einer der führenden Schokoladenhersteller hat sich entschlossen, eine besondere Schokolade herauszubringen:
Sie wird mit Polyphenolen angereichert und soll so viel dieser Stoffe enthalten, wie in 4 l Rotwein normalerweise vorhanden wäre.
Der Hersteller wirbt damit, dass die Schokolade die Konzentrationsfähigkeit fördere und die geistige Leistungsfähigkeit verbessere.
Die Schokolade soll zunächst als kleine Kügelchen in Apotheken verkauft werden.

1. Informieren Sie sich über Polyphenole in Schokolade.
2. Informieren Sie sich, welche Polyphenole in anderen Lebensmitteln vorhanden sind.
3. Halten Sie vor der Klasse ein kurzes Referat, in dem Sie die Wirkungen von Polyphenolen vorstellen.
4. Diskutieren Sie, ob eine solche Schokolade sinnvoll ist.

9 Alkohol – je weniger, desto besser!

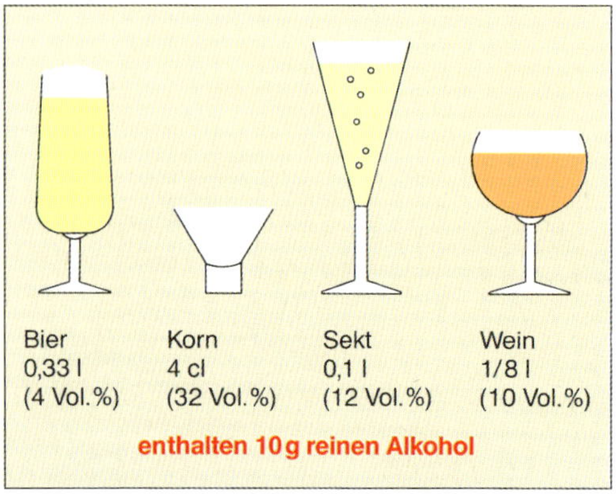
Bier
0,33 l
(4 Vol.%)
Korn
4 cl
(32 Vol.%)
Sekt
0,1 l
(12 Vol.%)
Wein
1/8 l
(10 Vol.%)
enthalten 10 g reinen Alkohol

Alkoholgehalt verschiedener Getränke

Die **Promilleangabe** sagt aus, wie viel Promille der Körperflüssigkeit auf Alkohol entfallen:

Beispiel: 1 Promille Alkoholbefund entspricht einem Anteil von 1 cm^3 (1 Kubikzentimeter) Alkohol in 1000 cm^3 (1 Liter) Blut.

Der Wert von 0,5 Promille wird bei einer Person von 70 kg erreicht nach dem Genuss von

	2 1/2	Glas Bier (je 0,21 cm^3)
oder	1	Glas Wein (0,21 cm^3)
oder	2	Glas Wodka (je 0,031 cm^3).

30 bis 60 Minuten nach dem Genuss von Alkohol ist die höchste Konzentration im Blut erreicht.

Alkoholgehalt im Blut

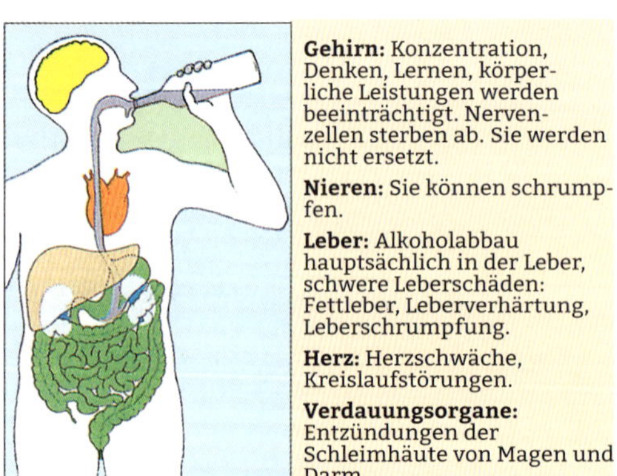

Alkoholgenuss schädigt Organe

Gewonnen wird Alkohol durch Vergärung bzw. Destillation verschiedener Grundstoffe wie Getreide, Kartoffeln, Obst usw. Der Alkoholanteil der verschiedenen alkoholischen Getränke ist unterschiedlich hoch und wird in Volumenprozenten angegeben.

Ernährungsphysiologische Wirkung

Alkohol ist direkt resorbierbar, d.h., er muss nicht wie die Nährstoffe erst verdaut werden. Die Resorption erfolgt unmittelbar über die Schleimhäute des Magen-Darmtraktes, zu kleinen Teilen auch schon über die Schleimhäute von Mund und Speiseröhre. Speisen im Magen verlangsamen die Weitergabe des Alkohols in den Darm und damit auch die Resorption. In der Leber erfolgt der Abbau des Alkohols zu Energie. Hierbei entsteht zunächst Ethanal, ein sehr aggressiver Stoff, der sofort weiter abgebaut werden muss. 1 g Alkohol liefert im Körper 29 kJ. Zwar kann der Körper Alkohol nicht in Fett umbauen, bei gleichzeitiger Aufnahme von Alkohol können jedoch andere Nährstoffe verstärkt zur Fettbildung herangezogen werden. Dies erklärt, warum ein regelmäßiger Alkoholkonsum ganz schnell auch zu Übergewicht führen kann.

Werden dem Körper über einen längeren Zeitraum hohe Mengen an Alkohol zugeführt, sind Folgeschäden unvermeidbar:

- **Gehirnschäden:** Bei jedem Vollrausch stirbt eine Vielzahl von Gehirnzellen ab;
- **Nierenschäden:** Bedingt durch die Veränderung des Wasserhaushalts besteht die Gefahr der Nierenschrumpfung;
- **Leberschäden:** Das gestörte Stoffwechselgeschehen kann zu Fettleber und zur Leberschrumpfung führen. Lebererkrankungen gehören zu den häufigsten Folgen des erhöhten Alkoholkonsums;
- **Herzschäden:** Herzvergrößerung, Schmerzen, unregelmäßige Herztätigkeit, schnelle Ermüdung, gestörter Wasserhaushalt;

- **Verdauungsorgane:** Entzündung der Magenschleimhaut, chronische Entzündung der Bauchspeicheldrüse. Akute Symptome sind Übelkeit, Schmerzen im Oberbauch und Temperaturerhöhung.

Neben den genannten chronisch-toxischen Wirkungen wirkt Alkohol auch akut (leichtes Rauschgefühl bis zum Vollrausch). Bei zunehmender Konzentration führt Alkohol zur Lähmung der Hirnzellen. Wird sehr schnell und in kürzester Zeit Alkohol aufgenommen, so entstehen lebensbedrohliche Promillewerte im Blut, die zu einer akuten schweren Vergiftung, schlimmstenfalls zum Tod führen können.

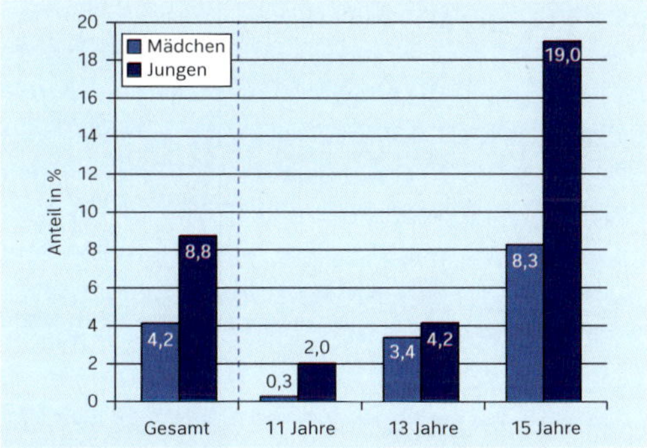

Regelmäßiger Alkoholkonsum nach Alter und Geschlecht (in %)
Quelle: HBSC Studie, Erhebung 2013/2014 unter Schulkindern

Die Graphik zeigt, wie viele Schulkinder regelmäßig in der Woche Alkohol zu sich nehmen. Leider kommt es dabei auch immer wieder zum Koma-Saufen. Glücklicherweise ist die Anzahl der Fälle in den letzten Jahren wieder gesunken. So berichten Krankenhausambulanzen von 10- bis 12-Jährigen, die im volltrunkenen Zustand eingeliefert werden. Die Kinder können sich zumeist nicht einmal daran erinnern, warum sie so hohe Mengen Alkohol konsumiert haben. Alcopops enthalten bis zu sieben Prozent Alkohol. Durch den hohen Zuckergehalt wird nicht nur der Alkoholgeschmack überdeckt, sondern der Alkohol wird auch noch schneller resorbiert. Jugendliche nehmen dadurch – oft unbemerkt – größere Mengen Alkohol zu sich. Die BzgA (Bundeszentrale für gesundheitliche Aufklärung) sagt hierzu: „Die körperliche und psychische Gewöhnung an Alkohol kann somit viel früher erfolgen. Hierin liegt die besondere Gefahr, an einer Sucht zu erkranken."

Exkurs:

Herstellung von alkoholfreiem Bier oder Wein

Alkoholfreies Bier kann hergestellt werden, indem der Gärungsprozess frühzeitig abgebrochen wird. So verfährt man bei der Herstellung von Malzbier. Der Nachteil dieses Prozesses: Es fehlt die Bildung der typischen Aromastoffe.

Aus diesem Grunde setzt man zunehmend auf das Dialyseverfahren. Hierbei wird der Alkohol erst nach seiner Bildung dem Bier bzw. Wein entzogen. Dabei wird das alkoholhaltige Getränk an einer Membran vorbeigeführt. Hinter der Membran befindet sich das alkoholfreie Getränk. Nun wandern zum Konzentrationsausgleich immer mehr Alkoholmoleküle hinter die Membran. Dort wird der Alkohol durch eine Destillationskolonne fortwährend verdampft.

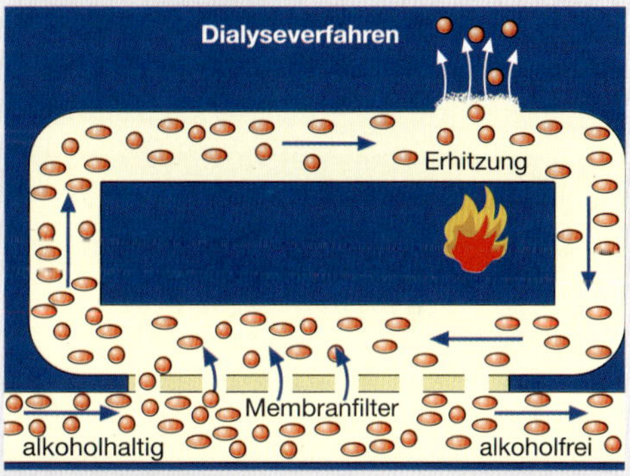

Dialyseverfahren

Andere Verfahren, wie das Erhitzen unter Vakuum, wobei der Alkohol schon bei 30 °C entweicht, sind ebenfalls gebräuchlich.

Lernaufgaben:

Sie haben die Aufgabe, ein Faltblatt über alkoholische Getränke zu entwickeln.

1. Stellen Sie zunächst häufig konsumierte Getränkesorten zusammen.
2. Informieren Sie sich über ihre Zusammensetzung.
3. Bewerten Sie diese Zusammensetzung.
4. Informieren Sie die Leser über alkoholfreie Alternativen.

Stoffwechsel – ein komplexes Geschehen

Der Stoffwechsel ist ein wesentliches Kennzeichen lebendiger Organismen. Er ist der Motor des Lebens, da er alle Vorgänge und Reaktionen umfasst, die die Lebensäußerungen von Organismen wie z. B. Bewegung, Reizbarkeit, Fortpflanzung und Wachstum ermöglichen. Erst wenn Stoffwechselstörungen beim Menschen in irgendeiner Weise auftreten, wird beeindruckend klar, welche Bedeutung der Stoffwechsel für die Lebensfähigkeit jeder Zelle als Elementarorganismus hat. Als offene Systeme stehen alle Lebewesen mit ihrer Umgebung im Stoffaustausch, d. h., sie geben regelmäßig Stoffe wie z. B. Wasser, Salze, Kohlenstoffdioxid und Wärme ab und müssen deshalb möglichst gleichmäßig auch für Nachschub in Form von Nahrung und eingeatmetem Sauerstoff sorgen.

Die fein aufeinander abgestimmte Steuerung des Stoffwechsels durch das Nerven- und Hormonsystem ermöglicht in vielen komplexen Reaktionsabläufen die Freisetzung von Energie aus der Nahrung und den Aufbau von sehr unterschiedlichen Bau- und Betriebsstoffen.

Zum Stoffwechsel gehört die Zerlegung der Nahrungsinhaltsstoffe in ihre Grundbausteine im Magen-Darm-Trakt, ihr Transport über das Blut zu den Zellen, ihre dort stattfindende Verwertung und die Ausscheidung der zum Teil giftigen Stoffwechselendprodukte.
Stoffwechsel bedeutet also fortlaufende chemische Reaktionen, ein komplexes Geschehen.

Lernaufgaben:

1. Tragen Sie in der Gruppe nach der Brainstorming-Methode Ihnen bekannte Stoffwechselstörungen zusammen. Schreiben Sie jeden gefundenen Begriff auf einen Extrazettel.
2. Sortieren Sie nun Ihre Ideensammlung nach inhaltlichen Kriterien, z. B. betroffenes Organ oder Ursache der Stoffwechselstörung und strukturieren Sie Ihre Ergebnisse nach der Metaplan-Technik.
3. Legen Sie Ihre strukturierte Übersicht so an, dass diese im Laufe der Zeit vervollständigt werden kann.

1 Energie – unsichtbar, aber mit vielen „Gesichtern“

Der Begriff **Energie** ist täglich in aller Munde. Jeder soll Energie sparen, nicht verschwenderisch damit umgehen. Energie kann man nicht sehen, aber auf verschiedene Weise die Auswirkungen von Energie sichtbar, hörbar und spürbar machen. Bekannt ist, dass ein schnell fahrendes Auto mehr Energie benötigt, also z. B. einen höheren Benzinverbrauch hat, als dasjenige bei entsprechend langsamer Fahrweise. Eine Glühbirne mit höherer Wattzahl leuchtet heller und fühlt sich heißer an als eine mit niedrigerer Leistung.

Jeder Mensch nutzt dauernd irgendeine Energieform. Er selbst is(s)t Energie. Nicht jedem ist bewusst, dass die Sonnenenergie die primär nutzbare Energiequelle der Welt ist. Pflanzen nutzen diese, um über den Vorgang der Fotosynthese diese in chemischen organischen Verbindungen wie dem Traubenzucker (Glucose) zu fixieren. So können die Pflanzen als sogenannte *Produzenten* mithilfe dieses für die Lebensfähigkeit aller Organismen so entscheidenden Vorgangs organische Verbindungen wie Kohlenhydrate, Fette und Eiweiße aufbauen und in den *Stoffkreislauf* einbringen. Fossile Brennstoffe wie Kohle, Erdöl und Erdgas sind das Resultat von durch Pflanzen vor Millionen von Jahren gebundener Sonnenenergie.

Menschen und Tiere sind als *Konsumenten* auf die Zufuhr energiereicher Nährstoffe angewiesen. Energie ist notwendig zur Aufrechterhaltung aller Lebensvorgänge. Der Stoffwechsel kann ohne Energie nicht ablaufen. Gleichzeitig wird nur durch ihn Energie geliefert. Streng genommen kann in chemischen Reaktionen, also auch im Stoffwechsel, Energie weder erzeugt noch zerstört werden, sondern nur in andere Energieformen umgewandelt werden. Da bei allen Vorgängen im Körper Wärme entsteht, die abgestrahlt wird, müssen die Zellen ständig aufs Neue mit energiereichen Verbindungen beliefert werden. Im Stoffwechsel von Mensch, Tier und Pflanze wird die in den Nährstoffen festgelegte chemische Energie durch deren Abbau in den Zellen unter Sauerstoffverbrauch (innere Atmung) freigesetzt. Dabei entsteht ca. 60 % Wärmeenergie, die viele Lebewesen zur Regelung ihrer Körpertemperatur nutzen. Die restlichen 40 % werden in energiereichen Phosphatverbindungen festgelegt, wie dem Adenosintriphosphat (ATP), das man auch als „Energiewährung“ des Körpers bezeichnen kann, da mit dieser Verbindung jede Art von körperlicher Leistung „erkauft“ werden kann, vorausgesetzt, ausreichend Nahrung steht regelmäßig als Energiequelle zur Verfügung.

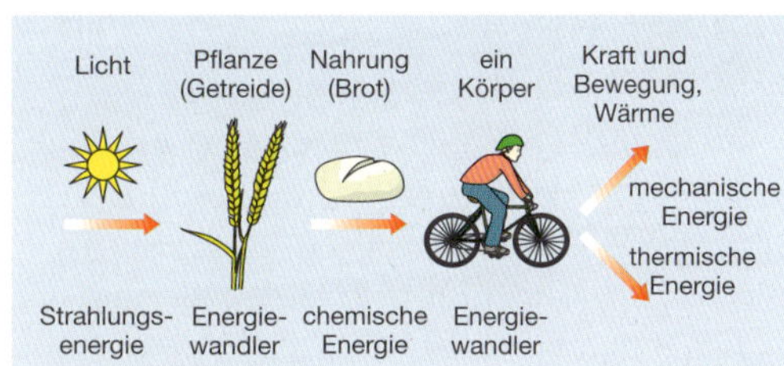

Energieumwandlung

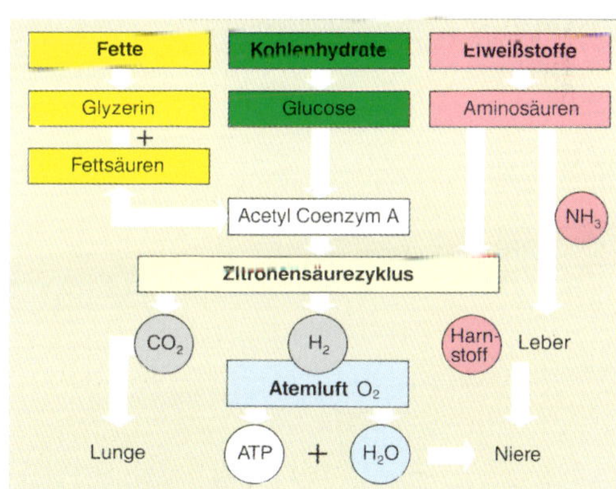

Energiestoffwechsel

Lernaufgaben:

1. Informieren Sie sich über die chemische Verbindung des Adenosintriphosphats.
2. Gestalten Sie ein Plakat, das die Nutzung des ATP im Körper für die unterschiedlichen Stoffwechselleistungen veranschaulicht.

2 Fotosynthese – eine geniale Erfindung der Natur

Ohne die grünen Pflanzen ist ein Leben auf der Erde nicht möglich. Nur sie sind in der Lage, mithilfe der Sonnenenergie aus energiearmen anorganischen Verbindungen energiereiche organische Verbindungen, die Nährstoffe, aufzubauen. Diesen Vorgang nennt man Fotosynthese (phos = Licht, synthesis = Aufbau).

Die **Fotosynthese** ist eine kompliziert verlaufende, biochemische Reaktionskette (Redoxreaktion), bei der als Gesamtreaktionsgleichung formuliert Folgendes passiert:

$$6\,CO_2 + 6\,H_2O \xrightarrow[\text{Chloroplasten}]{} C_6H_{12}O_6 + 6\,O_2$$

- Die Pflanze entnimmt der Luft über die Spaltöffnungen ihrer Blätter das Kohlenstoffdioxid(CO_2).
- Wasser (H_2O) nimmt sie über die Wurzeln aus dem Erdboden auf.
- Unter Belichtung erfolgt in den Chloroplasten (= Zellorganellen in grünen Pflanzenteilen) mithilfe des Blattpigments Chlorophyll die Umwandlung dieser energiearmen Verbindungen in die energiereiche Verbindung Traubenzucker.
- Die Pflanze gibt bei diesem Vorgang Sauerstoff ab, der aus dem durch Lichtenergie gespaltenen Wasser stammt (Fotolyse).

Aus der Glucose, Baustein vieler **Kohlenhydrate**, deckt die Pflanze ihren eigenen Energiebedarf und baut in vielen Folgereaktionen die einzelnen Nährstoffe auf.

Die Bildung von **Fetten** erfolgt ausgehend vom Zucker über zahlreiche Stoffwechselreaktionen. Pflanzen können Fette als Energiereserve in Samen, Früchten oder Keimen speichern.

Auch die **Eiweißsynthese** verläuft über Zwischenprodukte des Kohlenhydrataufbaus. Zusätzlich zu den Elementen Kohlenstoff, Wasserstoff und Sauerstoff werden hier noch Stickstoff (N) und zum Teil Phosphor (P) und Schwefel (S) in die Proteinbausteine eingefügt. Menschen, Tiere und Pflanzen sind auf die Produkte der Fotosynthese angewiesen: Sauerstoff zur Energiefreisetzung in den Zellen aus Kohlenhydraten und Fetten, Eiweiß als Baustoff. Bei der Atmung (Dissimilation) wird im Gegensatz zur Fotosynthese (Assimilation) Sauerstoff aufgenommen. Dieser reagiert im Zwischenstoffwechsel mit Wasserstoff unter Energiefreisetzung zu Wasser. Ebenso entsteht bei der Atmung Kohlenstoffdioxid – der Kreis schließt sich zur Fotosynthese.

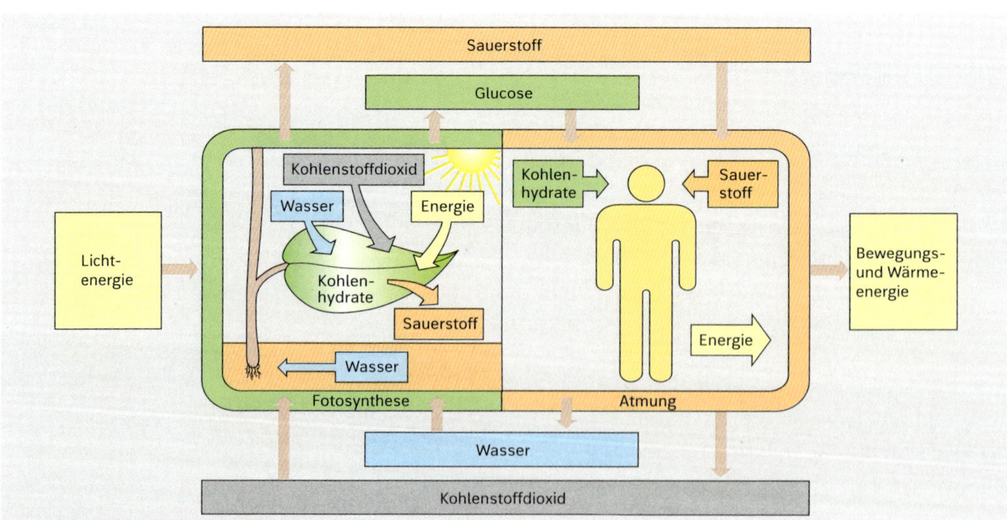

Zusammenhänge zwischen Fotosynthese und Atmung

3 Stoffkreislauf – ein Geben und Nehmen

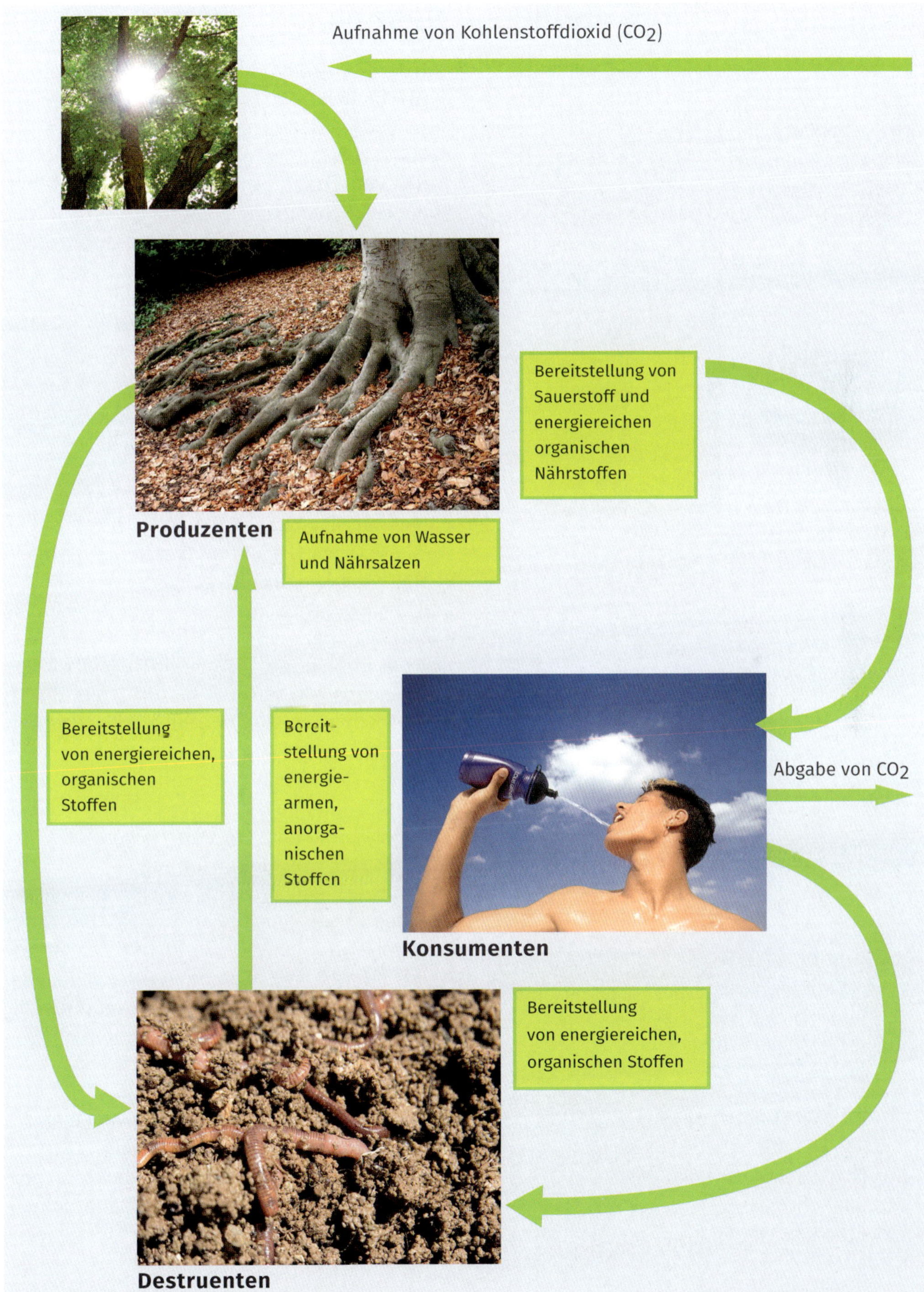

4 Ohne Energie läuft gar nichts

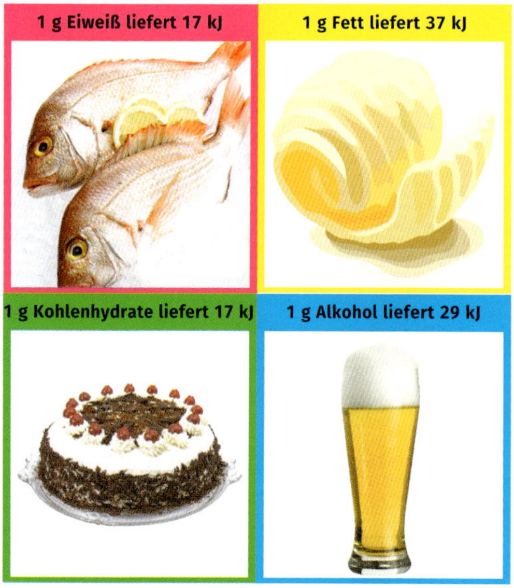
1 g Eiweiß liefert 17 kJ
1 g Fett liefert 37 kJ
1 g Kohlenhydrate liefert 17 kJ
1 g Alkohol liefert 29 kJ

Vergleich energieliefernder Nährstoffe

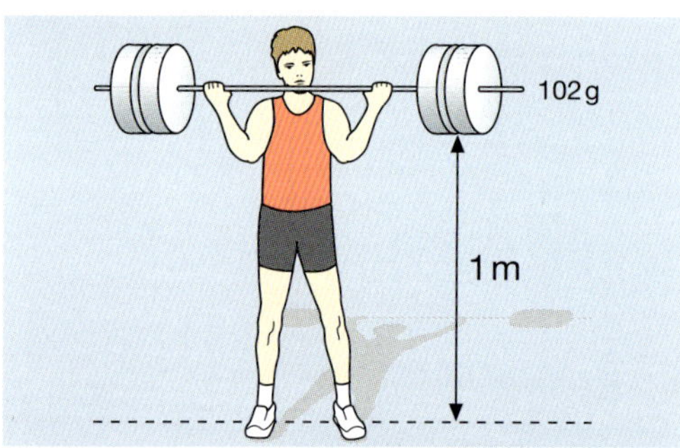
102 g
1 m

1 Joule (J) ist die Energie, die bei der Arbeit benötigt wird, einen Körper mit der Masse von 102 g um einen Meter zu heben. 1 000 Joule sind 1 Kilojoule (kJ)

Lernaufgaben:

1. Informieren Sie sich über die Bedeutung und Zusammenhänge einzelner physikalischer Größen, wie z. B. Newton, Newtonmeter, Wattsekunde, Masse, Gewichtskraft, Kalorie.
2. Berechnen Sie mithilfe einer Nährwerttabelle, welche Mengen (angegeben in g) ausgewählter, gängiger Lebensmittel Sie aufnehmen müssen, um dem Körper jeweils 100 kJ zuzuführen.
   Interpretieren Sie Ihre Ergebnisse.

Pflanzen sind durch den Prozess der Fotosynthese in der Lage, Sonnenenergie in chemisch nutzbare Energieformen, z. B. Kohlenhydrate, umzuwandeln. Die tierischen Organismen, so auch der Mensch, sind hingegen auf die regelmäßige Zufuhr organischer Energiequellen in Form von Nahrung angewiesen. Allerdings kommen nicht alle Bestandteile der Nahrung als Energielieferanten infrage. Wasser, Ballaststoffe, Vitamine und Mineralstoffe liefern keine Energie. Energielieferanten sind die Nährstoffe **Kohlenhydrate, Fette** und **Eiweiß;** ebenso Fruchtsäuren – und was häufig unterschätzt wird – Alkohol. Der überwiegende Anteil der bei der Verbrennung (Oxidation) der Nährstoffe frei werdenden Energie wird für die Regulation der Körpertemperatur benötigt.

Da Energie, Arbeit (Kraft mal Weg) und Wärmemenge physikalische Größen gleicher Art sind, werden sie mit der internationalen Maßeinheit **Joule** (J) (sprich: **dschul**) gemessen.

1 Joule ist identisch mit 1 Newtonmeter bzw. 1 Wattsekunde.

Obwohl die Kalorie als Energiemaßeinheit seit 1978 nicht mehr gesetzlich zugelassen ist, ist sie weiterhin sehr gebräuchlich. 1 Kalorie entspricht ca. 4,2 Joule. 1 Joule entspricht ca. 0,24 Kalorien. Die in den Nährstoffen gespeicherte chemische Energie wird in den Zellen durch oxidative Verbrennungsprozesse freigesetzt.

Schritte der Energiegewinnung:

- In einer langen Kette von verschiedenen chemischen Reaktionen werden die Nährstoffe mithilfe von Sauerstoff zu Kohlenstoffdioxid und Wasser abgebaut. Bei der Oxidation von Eiweiß (Aminosäuren) entsteht zusätzlich energiereicher Harnstoff.
- Die überwiegende Energiemenge wird als Wärme frei. Die Restenergie wird für den Aufbau der energiereichen Verbindung ATP (Adenosintriphosphat) verwendet.
- Die Freisetzung dieser gespeicherten Energie – ATP – erfolgt gesteuert. Bei erhöhtem Bedarf während körperlicher Anstrengungen wird mehr Energie freigesetzt als bei geringerem Bedarf während Ruhephasen.

4.1 Grundumsatz – Basis der Energieversorgung

Man glaubt es kaum, aber selbst beim Schlafen verbraucht der Mensch Energie. Die Energiemenge, die ein Mensch bei völliger Ruhe im Liegen zwölf Stunden nach der letzten Nahrungsaufnahme und einer Raumtemperatur von 20 °C durchschnittlich benötigt, bezeichnet man als **Grundumsatz**. Angaben zum Grundumsatz (Basisenergieverbrauch) beziehen sich immer auf einen Zeitraum von 24 Stunden. Der Energiebedarf für den Grundumsatz ergibt sich aus der Notwendigkeit, selbst bei Ruhe lebenswichtige Körperfunktionen aufrechtzuerhalten. Dazu gehören z. B. die Atmung, die Gehirnfunktionen, die Herztätigkeit, die Filtrationsvorgänge der Nieren sowie die Aufrechterhaltung einer gleichmäßigen Körpertemperatur.

Die Höhe des Grundumsatzes ist von verschiedenen Faktoren wie Alter und Geschlecht des Menschen, von der Körperzusammensetzung und der Körperoberfläche abhängig.

- **Alter:** Ein älterer Mensch hat einen geringeren Energiebedarf als ein jüngerer, da sich die Stoffwechselvorgänge mit zunehmendem Alter verlangsamen.
- **Geschlecht:** Da Frauen meistens einen höheren Fettanteil im Gewebe haben als Männer, wird der Grundumsatz für Frauen niedriger angesetzt. Das Fettgewebe gewährleistet eine bessere Wärmespeicherung (Wärme ist Energie), während Männer mit einem höheren Anteil an aktivem Muskelgewebe naturgemäß einen größeren Energieumsatz und damit einen höheren Grundumsatz haben.
- **Körperoberfläche:** Man geht davon aus, dass die Menge des Wärmeverlustes durch Abstrahlung über die Körperoberfläche die Höhe des Grundumsatzes beeinflusst.
- Andere Faktoren, die sich auf den Grundumsatz auswirken, sind **Klima, Krankheit, Stress** und **Depression**. So ist der Grundumsatz im Sommer niedriger und im Winter höher. Bestimmte Krankheitssymptome, wie z. B. Fieber, erhöhen den Grundumsatz. Bei Stress und Schilddrüsenüberfunktion nimmt der Grundumsatz zu, bei Depressionen ab.

Als Faustregel für die Berechnung des täglichen Grundumsatzes gilt: Pro kg Körpergewicht und pro Stunde beträgt der Grundumsatz 4,2 kJ.

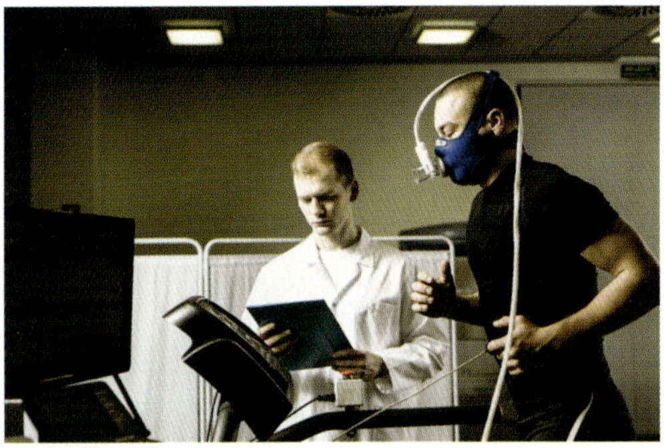

Grundumsatz lässt sich messen.

Männer				Frauen		
cm	kg	kJ	Alter in Jahren	kJ	kg	cm
174	67	7 600	15 bis < 19	6 100	58	166
176	74	7 600	19 bis < 25	5 800	60	165
176	74	7 300	25 bis < 51	5 600	59	164
173	72	6 600	51 bis < 65	5 300	57	161
169	68	5 900	65 und älter	4 900	55	158

Grundumsatz in Abhängigkeit von Referenzmaßen

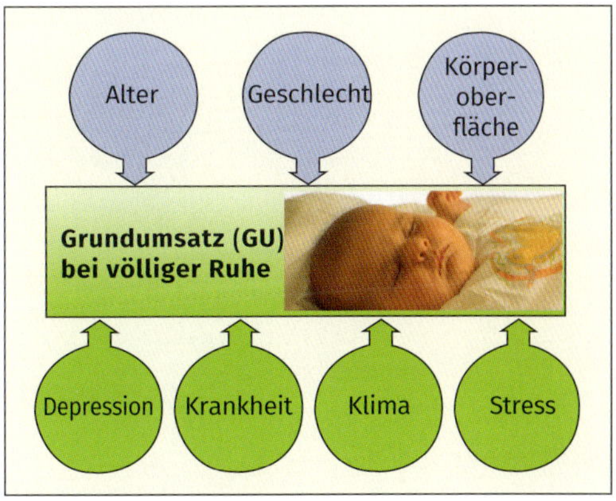

Was beeinflusst den Grundumsatz?

4.2 Arbeitsumsatz – ohne Fleiß, kein Preis

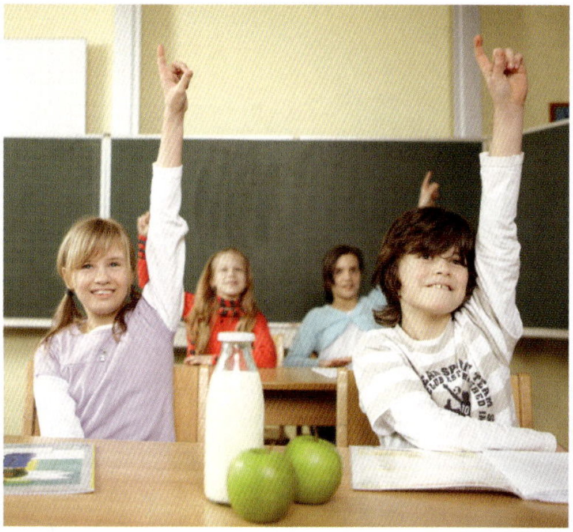

Schweregrad der Arbeit	Frau Kilojoule pro Stunde	Mann Kilojoule pro Stunde
leichte	unter 250	unter 315
mittelschwere	250 bis 500	315 bis 630
schwere	über 500	630 bis 840
schwerste	–	über 840

Arbeitsumsatz pro Stunde im Vergleich

Hinweis: Unter anderem beeinflussen Alter, Geschlecht, Körpergewicht oder Trainingszustand einer Person den Energieverbrauch bei Tätigkeiten im Alltag.

Tätigkeit	Energieverbrauch	Lebensmittel Energiegehalt
1 Stunde Schulunterricht	210 kJ	1 Apfel oder 1 Birne
15 km Radfahren	1 260 kJ	1 St. Obsttorte
80 min Wandern	1 675 kJ	1 Paar Würstchen
1 Stunde Schwimmen	2 350 kJ	1 Tafel Schokolade

Vergleich Energieverbrauch – Energiegehalt

Befindet sich der Mensch nicht in völliger Ruhe, so arbeitet er oder geht einer Freizeitbeschäftigung nach. Auf jeden Fall muss sein Körper bei der Arbeit oder in der Freizeit eine Leistung erbringen. Die Energiemenge, die ein Mensch für zusätzliche Leistungen über den Grundumsatz hinaus benötigt, wird daher als **Leistungsumsatz (LU)** bezeichnet. Die wesentliche Steigerung des Energieumsatzes beruht auf der Muskeltätigkeit, um körperliche Arbeit zu verrichten. Der bei der Erwerbstätigkeit benötigte Energieumsatz heißt **Arbeitsumsatz (AU).** Je nach der Schwere der tatsächlich geleisteten Arbeit unterscheidet man:

- **Leichtarbeiter:** z. B. Feinmechaniker, Fließbandarbeiter (sitzend), Uhrmacher, Pkw-Fahrer, Büroangestellte, Laboranten, Lehrer, Schneider.
- **Mittelschwerarbeiter:** z. B. Autoschlosser, Maler, Schreiner, Verkäufer, Hausfrau (bei stärkerer körperlicher Arbeit, z. B. beim Putzen).
- **Schwerarbeiter:** z. B. Maurer, Zimmermann, Dachdecker, Masseur, mehrere Disziplinen im Leistungssport.
- **Schwerstarbeiter:** z. B. Stahl- und Hochofenarbeiter, Arbeiter unter Tage, Steinbrucharbeiter, Waldarbeiter, Hochleistungssportler.

Lernaufgaben:

Bereiten Sie in Gruppen eine Posterausstellung z. B. zu folgenden Themen vor:

- beispielhafter Energiebedarf von Vertretern verschiedener Berufsgruppen,
- Möglichkeiten der Energiebedarfsdeckung durch ausgesuchte Lebensmittel im Mengenvergleich,
- Gegenüberstellung Energiebedarf bei typischen häuslichen Tätigkeiten von realistischer Dauer und benötigte Lebensmittelmengen zur entsprechenden Energiebedarfsdeckung.

4.3 Freizeitumsatz – Bewegung zählt

Muskeltätigkeit Verdauungstätigkeit Umgebungstemperatur Schwangerschaft Stillzeit

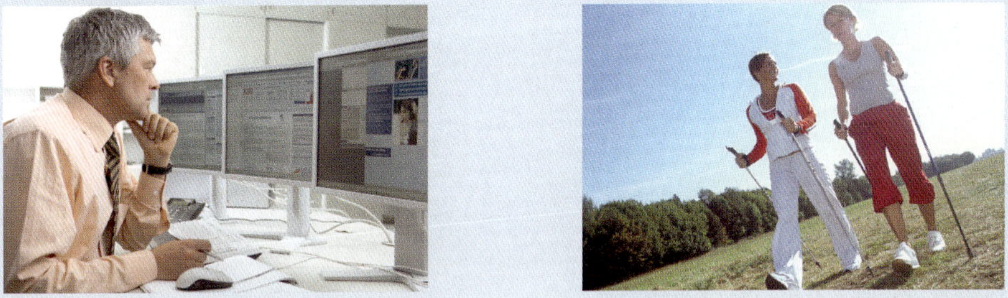

Einflussfaktoren auf die Höhe des Leistungsumsatzes

Ausgewählte Beispiele zeigen, wie verschieden der Arbeits- bzw. Freizeitumsatz pro Stunde ist. Zu beachten ist, dass der Grundumsatz den weitaus höchsten Anteil am Gesamtenergiebedarf des Menschen hat. Der Leistungsumsatz ist vor allem abhängig vom Umfang der Muskeltätigkeit, aber auch von der Umgebungstemperatur, Verdauungstätigkeit und je nach Alter vom körperlichen Wachstum. Wer seinen Energieumsatz steigern möchte, um zum Beispiel abzunehmen oder um mehr essen zu können, muss erhebliche körperliche Leistungen vollbringen. Die meisten Menschen überschätzen den Energieumsatz bei ihren beruflichen Tätigkeiten ebenso, wie viele den Energieverbrauch bei den verschiedenen sportlichen Betätigungen zu hoch ansetzen.

Der Leistungsumsatz (LU) setzt sich zusammen aus dem Arbeitsumsatz (AU) während der Erwerbstätigkeit und dem Freizeitumsatz (FU).

Wer z. B. 30 Minuten lang Fenster putzt, was ja recht anstrengend ist, benötigt dafür nur so viel Energie wie schon in einer mittelgroßen Banane oder einem kleinen Glas Cola-Getränk oder 15 Gummibärchen enthalten ist.

Bedeutend für den Energieumsatz ist allerdings auch die Beschäftigung während der Freizeit. Für Erwachsene während der erwerbsfreien Zeit können 800 bis 2 000 kJ **Freizeitumsatz (FU)** angenommen werden. Für Sport oder intensive körperliche Tätigkeiten sind Zuschläge erforderlich.

Energieverbrauch – Energiezufuhr

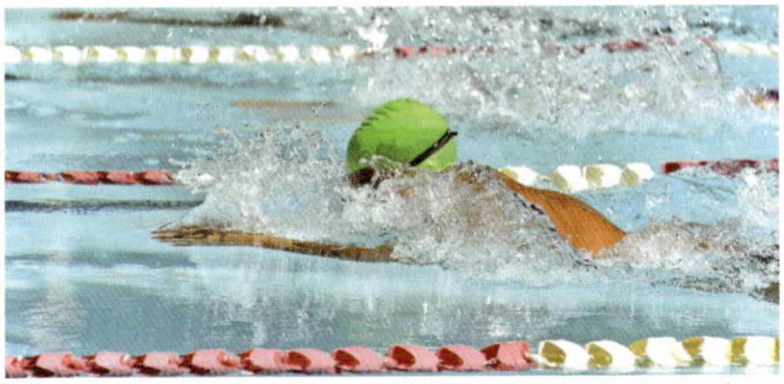

Energieverbrauch – Brustschwimmen: ca. 1 100 kJ/ Stunde

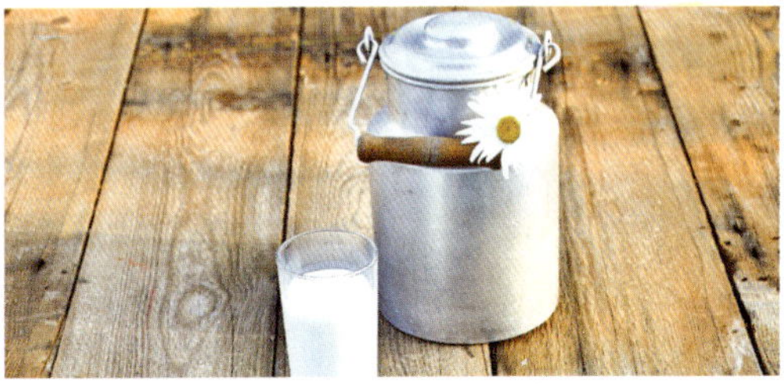

Energiezufuhr – Glas Vollmilch (400 ml): ca. 1 100 kJ

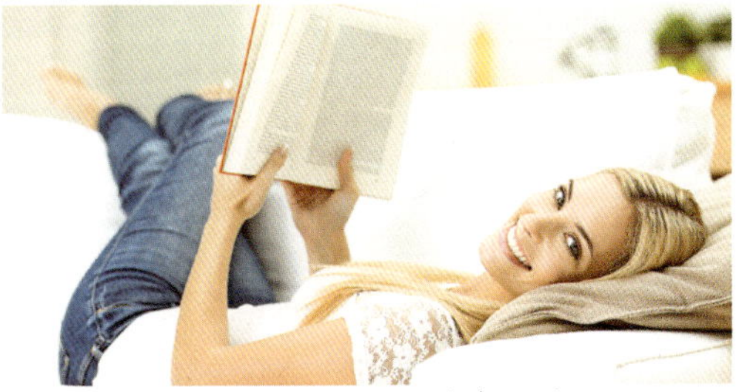

Energieverbrauch – Lesen: ca. 110 kJ/Stunde

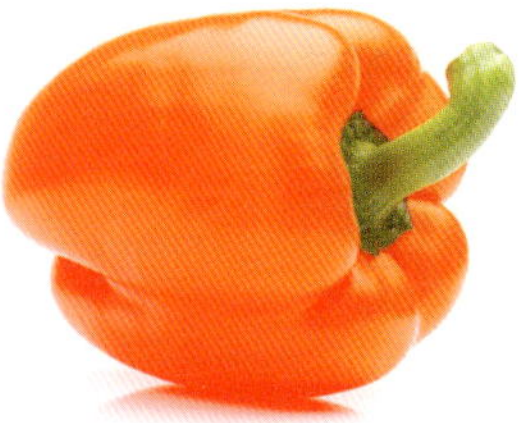

Energiezufuhr – Paprikaschote (60 g): ca. 110 kJ

4.4 Gesamtenergiebedarf – ein Mehrfaches des Grundumsatzes

Die Summe aus Grund- und Leistungsumsatz wird als Gesamtumsatz oder besser als **Gesamtenergiebedarf** bezeichnet. Dieser setzt sich also aus zwei Energiebeträgen zusammen, die bei jedem Menschen sehr verschieden sein und einzeln berechnet werden können, so wie es in der Vergangenheit üblich war. Der Grundumsatz stellt bei üblicher körperlicher Belastung den größten Teil des Energieverbrauchs dar. Der Gesamtenergiebedarf wird in Abhängigkeit von der körperlichen Leistung heute als ein Mehrfaches des Grundumsatzes berechnet. Dieser Wert wird als körperliche Aktivität (PAL= physical activity level) bezeichnet. Er bietet den Vorteil, dass individuelle Unterschiede aufgrund von Körpergewicht, Alter und Geschlecht bereits im Ansatz berücksichtigt werden. Außerdem können personenbezogene Aktivitäten je nach Schwere und zeitlichem Umfang am Tag energetisch recht genau berechnet werden. Aufgrund der zunehmend geringeren körperlichen Betätigung der Durchschnittsbevölkerung bei gleichbleibend hoher Energiezufuhr und der daraus abgeleiteten Tendenz zur Entwicklung von Übergewicht sollte als Richtwert für die Energieaufnahme in Zweifelsfällen eher ein niedriger PAL-Wert verwendet werden. Meist wird in der Praxis mit einem PAL-Wert von 1,4 gerechnet. So wird berücksichtigt, dass ein Tag sowohl aus Arbeits- als auch Ruhephasen besteht. Bei Heranwachsenden greift man aufgrund der zusätzlich aufzubauenden Körpermasse auf eine besondere Berechnungsweise ihres Energiebedarfs zurück.

Beispiel für die Berechnung des Energiebedarfs einer Hausfrau (35 Jahre)

Dauer und Art der Tätigkeiten	Höhe des Energiebedarfs
8 Std. körperlich sehr anstrengend	2,4 · GU
8 Std. überwiegend körperlich gering anstrengend	1,6 · GU
8 Std. Erholung/Schlaf	0,95 · GU

mittlerer täglicher Energiebedarf:
(2,4 · 8 + 1,6 · 8 + 0,95 · 8): 24 · GU = 1,45 · GU kJ

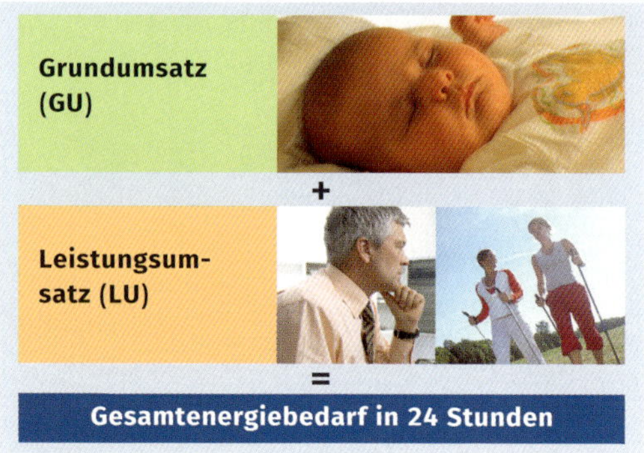

Ermittlung des Gesamtenergiebedarfs

PAL-Werte bei unterschiedlichen Berufs- und Freizeittätigkeiten von Erwachsenen

Arbeitsschwere und Freizeitverhalten	PAL	Beispiele
ausschließlich sitzende oder liegende Lebensweise	1,2 – 1,3	gebrechliche, behinderte, bettlägerige Menschen
ausschließlich sitzende Tätigkeit mit wenig oder keiner anstrengenden Freizeitaktivität	1,4–1,5	Büroangestellte, Feinmechaniker
sitzende Tätigkeit, zeitweilig auch zusätzlicher Energieaufwand für gehende und stehende Tätigkeiten	1,6–1,7	Laboranten, Kraftfahrer, Studenten, Fließbandarbeiter
überwiegend gehende und stehende Arbeit	1,8–1,9	Hausfrauen, Verkäufer, Kellner, Mechaniker, Handwerker
körperlich anstrengende berufliche Arbeit oder sehr aktive Freizeittätigkeit	2,0–2,4	Bauarbeiter, Landwirte, Wald- und Bergarbeiter, Leistungssportler

Vgl. Referenzwerte für die Nährstoffzufuhr, 1. Auflage; DGE, D-A-CH, Umschau: Braus, S. 26, 27

Die Energieaufnahme soll mit dem Gesamtenergiebedarf übereinstimmen. Die Energiebilanz muss ausgeglichen sein.

4.5 Energiebilanz – Begriff mit Gewicht

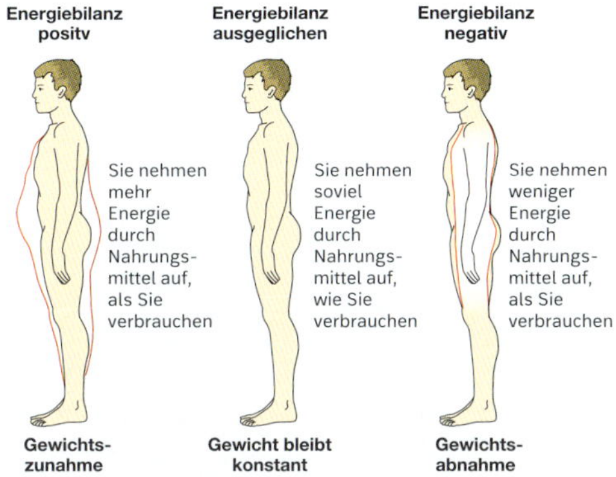

Das Verhältnis von Energiezufuhr und Energieverbrauch wird als **Energiebilanz** bezeichnet. Diese hat entscheidenden Einfluss auf die Gewichtsentwicklung einer Person. Liegt eine **positive Energiebilanz** vor, wird die im Vergleich zum Energieverbrauch zugeführte überschüssige Nahrungsenergiemenge als Körperfett gespeichert. Dies führt im Laufe der Zeit zu Übergewicht mit seinen vielfältigen gesundheitlichen Folgen. Umgekehrt bedingt eine **negative Energiebilanz** den Abbau von Körperfettdepots, positiv für Übergewichtige, die abnehmen müssen oder möchten, problematisch für diejenigen, die sich trotz Untergewicht immer noch für zu dick halten. Bei Übergewichtigen sollte je nach Einzelfall die tägliche Nahrungsenergieaufnahme um 2 000 bis 4 000 kJ reduziert werden. Gleichzeitig ist angezeigt, den Energieumsatz durch körperliche Betätigung zu erhöhen. Hauptproblem der Bevölkerung moderner Industriegesellschaften ist die seit 100 Jahren gegenläufige Entwicklung von Energiebedarf und Energieaufnahme. Während die fortschreitende Technisierung und Mechanisierung der Arbeitsabläufe den Energiebedarf des Menschen absinken lässt, steigt gleichzeitig dessen Nahrungsenergiezufuhr stetig an. Dieses Missverhältnis führt zwangsläufig zur weit verbreiteten Übergewichtsproblematik. Um der Gewichtszunahme entgegenzuwirken, ist es wichtig, seinen persönlichen täglichen Energiebedarf zu kennen, sich mit dem Energiegehalt der Lebensmittel zu beschäftigen und über die Veränderung des Energiegehalts fertiger Mahlzeiten durch deren Zubereitungsarten Bescheid zu wissen. Aber natürlich spielt nicht nur die Höhe der absoluten Energiezufuhr eine Rolle, sondern auch der Aspekt, mit welchen Nährstoffen dieser gedeckt wird. Als Grundlage für die Empfehlungen der Nährstoffzufuhr gelten die jeweils aktuellen **Referenzwerte** der Deutschen Gesellschaft für Ernährung in Zusammenarbeit mit den entsprechenden Gesellschaften in Österreich und in der Schweiz. Je nach wissenschaftlichem Kenntnisstand wird dabei unterschieden nach Empfehlungen, Schätz- und Richtwerten. **Empfohlene Zufuhrmengen** gelten für Nährstoffe, bei denen die Höhe der angegebenen Zufuhr mit größter Wahrscheinlichkeit zutrifft, um gesundheitliche Probleme, auch unter Berücksichtigung individueller Schwankungen, zu vermeiden und einen gewissen Vorrat im Körper anlegen zu können. **Schätzwerte** werden für Nährstoffe ausgesprochen, bei denen noch nicht genau genug die Höhe des jeweiligen Bedarfs ermittelt werden konnte. **Richtwerte** sollen einen gewissen Zufuhrbereich zur Orientierung markieren.

▸Referenzwerte:	Oberbegriff, gilt für alle Mengen, von denen angenommen wird, dass sie nahezu alle Personen der jeweiligen Bevölkerungsgruppe vor Gesundheitsschäden schützen
▸Empfohlene Zufuhr:	Protein, n-6-FS, Vitamin A, Thiamin, Riboflavin, Niacin, Vitamin B_6, Folat, Vitamin B_{12}, Vitamin C, Calcium, Phosphor, Magnesium, Eisen, Jod und Zink
▸Schätzwerte:	ß-Carotin, Vitamin D, E und K, Pantothensäure, Biotin, Natrium, Chlorid, Kalium, Selen, Kupfer, Mangan, Chrom, Molybdän
▸Richtwerte:	Energie, Fett, Cholesterol, Ballaststoffe, Kohlenhydrate, Alkohol, Wasser, Fluorid

Grundlagen für die Empfehlungen zur Nährstoffzufuhr

5 Energiebedarfsdeckung – auch die Relationen müssen stimmen

Muss eine Person weder zu- noch abnehmen, ist es wichtig, dass die Energiebilanz ausgeglichen ist. Dazu sollte jeder seinen individuellen Gesamtenergiebedarf kennen und ebenfalls über den Energiegehalt von Lebensmitteln Bescheid wissen. Allerdings ist nicht nur die Einhaltung der absoluten Energiezufuhr von Bedeutung (quantitativer Aspekt), um das wünschenswerte Körpergewicht zu halten bzw. zu erreichen, sondern es kommt besonders auch aus ernährungsphysiologischen Gründen darauf an, mit welcher **Nährstoffrelation** der Gesamtenergiebedarf gedeckt wird (qualitativer Aspekt).

Die DGE empfiehlt für die prozentuale Verteilung der Nahrungsenergie folgende Richtwerte:

Mehr als die Hälfte des Gesamtenergiebedarfs sollte über ***Kohlenhydrate*** gedeckt werden, was aber von nicht einmal der Hälfte der Bevölkerung erreicht wird. Geschlechtsspezifische und altersabhängige Unterschiede sind im Ergebnisbericht der Nationalen Verzehrsstudie II (NVS) genau aufgeschlüsselt. Frauen kommen bei ihrem Kohlenhydratverzehr im allgemeinen den „D-A-CH Referenzwerten" näher als das für Männer gilt. Bei beiden Geschlechtern zeigt die Altersgruppe von 14–18 Jahren die besten Ergebnisse. Mehr als 50 % Kohlenhydratenergie entspricht beim Erwachsenen je nach körperlicher Aktivität einer Menge von 300 bis 400 g. Um dieses Ziel zu erreichen, sollte insbesondere dem Verzehr von stärkehaltigen Lebensmitteln wie z. B. Getreide und Getreideprodukten, Kartoffeln, Hülsenfrüchten oder Bananen der Vorzug gegeben werden, da sie neben einer guten Sättigungswirkung und einem gleichmäßigen Glucoseeintrag ins Blut auch noch andere wertvolle Inhaltsstoffe wie Vitamine, Mineral- und Ballaststoffe sowie sekundäre Pflanzenstoffe liefern. Während der Verbrauch von Getreide, Reis und Getreideprodukten zunimmt, sinkt der Kartoffelverzehr. Die Aufnahme von schnell resorbierbaren Kohlenhydraten in Süßwaren, Süßigkeiten und Limonaden liegt auf einem hohen Niveau. Leider ist die Kohlenhydrataufnahme über Frischobst wie z. B. Äpfeln fallend, wie der Ernährungsbericht 2016 feststellt. Insgesamt betrachtet erreicht weniger als die Hälfte der Bevölkerung die Empfehlung der prozentualen Kohlenhydrataufnahme.

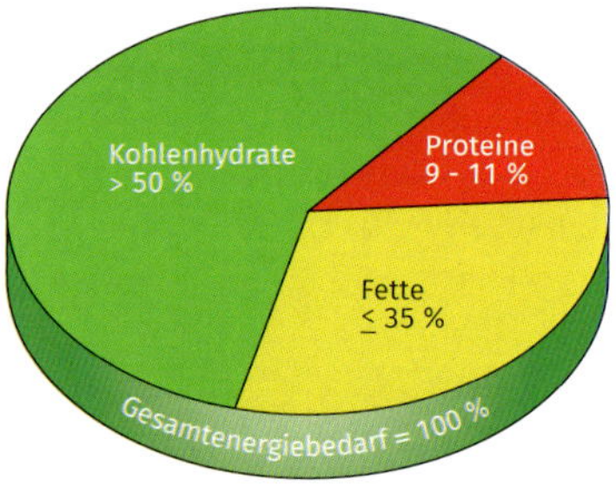

Richtwerte für die Verteilung der Nahrungsenergie in %

Hauptquellen für Energie in Deutschland

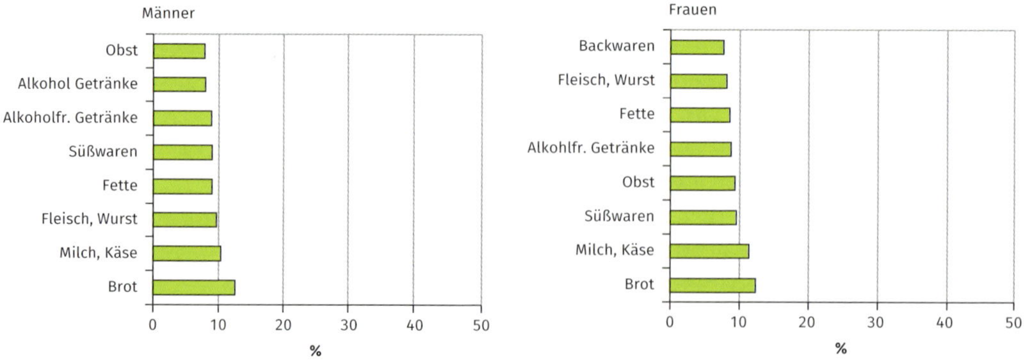

Quelle: vgl. www.mri.bund.de/fileadmin/MRI/Institute/EV/NVSII_Abschlussbericht_Teil_2.pdf S.121 abgerufen am 04.05.2017

Die Energiezufuhr durch **Fette** liegt im Grenzbereich des neu diskutierten empfohlenen Richtwertes. Geschlechtsspezifische, alters- und bundeslandabhängige Unterschiede weist der NVSII-Abschlussbericht bei der Fettaufnahme in Deutschland aus.

Die Entwicklung des in den letzten Jahren leicht gesunkenen Fettverzehrs zeigt sowohl positive als auch negative Tendenzen. Positiv ist, dass der Verbrauch von energiereichen Streichfetten insgesamt zurückgegangen ist. Negativ ist aber, dass auch weniger pflanzliche Öle mit einem hohen Anteil an ungesättigten Fettsäuren aufgenommen werden. Dieser Trend wirkt aber einem empfohlenen Verhältnis von gesättigten zu ungesättigten Fettsäuren von 1 : 2 entgegen. Die Bundesbürger bevorzugen die Aufnahme von tierischen Fetten, die im Allgemeinen einen hohen Gehalt gesättigter Fettsäuren aufweisen und zudem Nahrungscholesterol liefern. Beide Kriterien begünstigen den Anstieg der LDL-Cholesterolkonzentration im Blut, wobei der zu hohen Zufuhr an gesättigten Fettsäuren eine größere Bedeutung beigemessen wird. Trotzdem sollte die Aufnahme von Cholesterol über die Nahrung möglichst 300 mg/Tag nicht überschreiten. Dies schaffen Männer jeden Alters im allgemeinen nicht, während die Cholesterolaufnahme bei Frauen zufriedenstellend ist. Bei der Fettbedarfsdeckung sind zusammenfassend folgende Maßnahmen anzustreben:

- mäßiger Gebrauch von Streichfetten,
- Anwendung fettsparender Garmethoden wie Dünsten, Dämpfen, Grillen,
- Fette mit einem hohen Anteil an einfach bzw. mehrfach ungesättigten Fettsäuren vorziehen,
- versteckte Fette in Lebensmitteln beachten.

9–11 % der Nahrungsenergie sollte über ***Proteine*** gedeckt werden. Das entspricht für einen Erwachsenen ungefähr 50–60 g. Manche Personengruppen neigen eher zu einer Überversorgung. Dies hat nach derzeitigem Wissensstand für einen gesunden Menschen keine schädigende Wirkung. Aber schon aus ökologischen Gründen ist eine Überversorgung abzulehnen. Der Verzehr von tierischem Eiweiß ist vielfach mit einer hohen Zufuhr von Fett mit einer ungünstigen Fettsäurezusammensetzung sowie von Cholesterol und Purinen verbunden. Deshalb ist ein Eiweißverhältnis von 2/3 pflanzlichen zu 1/3 tierischen Ursprungs anzustreben. Die Empfehlungen für die Höhe der Eiweißzufuhr sind altersabhängig, da der Gesichtspunkt des Körperwachstums in diesem Zusammenhang eine wichtige Rolle spielt. So nimmt die empfehlenswerte Zufuhr ausgehend von ca. 2 g/kg Körpergewicht im Säuglingsalter bis auf 0,8 g/kg Körpergewicht im Erwachsenenalter ab, um auf diesem Niveau bis ins Alter zu verbleiben.

Kinder sollten die Hälfte ihres Eiweißbedarfes über tierische Lebensmittel decken, da diese eine höhere biologische Wertigkeit besitzen.

Lernaufgaben:

1. Diskutieren Sie das Verzehrsverhalten in Deutschland im Vergleich zur empfohlenen Ernährungspyramide der DGE auf S. 15.
2. Reflektieren Sie auch Ihr eigenes Ernährungsverhalten.

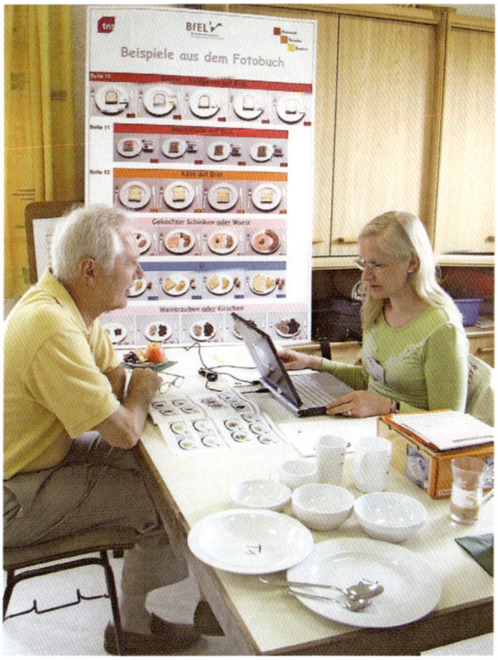

Nationale Verzehrsstudie II - Interview im Studienzentrum, Abfrage der Ernährungsgewohnheiten

6 Nährwertberechnungen – darf es ein bisschen mehr sein?

Je 100 g verzehrbarer Anteil von ... enthalten:	Energie KJ	Eiweiß g	Fett g	KH g	Vit. C mg
Ananas, roh	231	0,4	0,2	12,4	20
Apfel, ungeschält	225	0,3	0,6	11,4	12
Banane, roh	392	1,1	0,2	21,4	11
Birne, roh	231	0,5	0,3	12,4	5
Kiwi	209	0,9	0,6	9,1	71
Nektarine	223	0,9	-	12,4	8
Weintrauben, roh	282	0,7	0,3	15,2	4
Walnuss	2 788	15,0	62,0	12,1	3

Auszug aus einer Nährwerttabelle

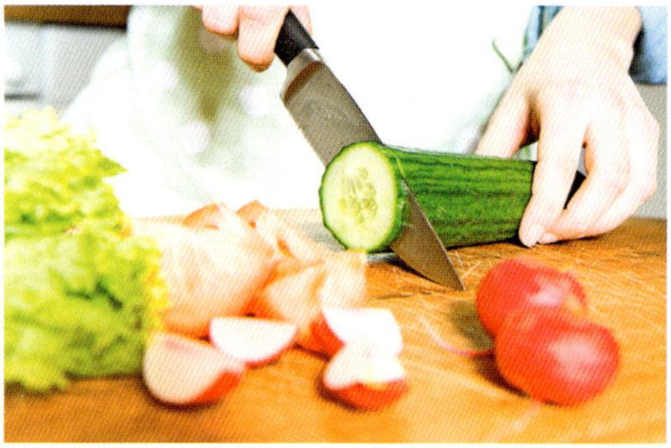

Um einen den individuellen Bedürfnissen angepassten Kostplan aufstellen zu können, bedarf es einiger Grundkenntnisse, Erfahrungen und Hilfsmittel.

- Zunächst muss für die betroffene Person in Abhängigkeit von Alter, Geschlecht, Körpergewicht, Arbeitsschwere und Freizeitverhalten der Gesamtenergiebedarf bestimmt werden. Dabei hat sich bewährt, diesen über den entsprechenden PAL-Wert als Mehrfaches des Grundumsatzes zu berechnen (siehe Seite 172).
- Danach sollte die aufzunehmende Energiemenge rechnerisch auf die energieliefernden Nährstoffe Kohlenhydrate, Fett und Eiweiß entsprechend der empfohlenen Nährstoffrelation verteilt und auf die zu verzehrenden Nährstoffmengen in g umgerechnet werden.
- Nun benötigt man eine Nährwerttabelle oder ein Nährwertberechnungsprogramm. Jedes Zahlenwerk gibt für eine breite Palette an gängigen Lebensmitteln den jeweiligen Nähr- und Wirkstoffgehalt in g, mg bzw. µg sowie die entsprechende Energiemenge in kJ und/oder kcal an, die in 100 g essbarem Anteil eines bestimmten Lebensmittels oder einer verbrauchsüblichen Portion enthalten ist.
- Bei der Zusammenstellung und Berechnung einer Mahlzeit oder eines gesamten Tageskostplans ist darauf zu achten, möglichst viele Nähr- und Wirkstoffe in der annähernd empfohlenen Höhe zuzuführen.
- Da im Allgemeinen eine nicht zu hohe Energiezufuhr bei trotzdem ausreichender Nähr- und Wirkstoffversorgung angestrebt werden sollte, ist es hilfreich, die **Nährstoffdichte** und/oder die **Energiedichte** von Lebensmitteln zu berücksichtigen.

Einmal bezieht man den Gehalt eines definierten Nährstoffes in einem bestimmten Lebensmittel auf den gleichzeitig enthaltenen Energiegehalt und vergleicht den errechneten Quotienten mit dem anderer Lebensmittel. Je höher dieser Wert ist, umso ernährungsphysiologisch wertvoller ist dieses Lebensmittel in Bezug auf die Versorgung mit dem betrachteten Nährstoff. Die Energiedichte gibt den Energiegehalt eines Lebensmittels bezogen auf ein bestimmtes Gewicht an (z. B. kJ/g).

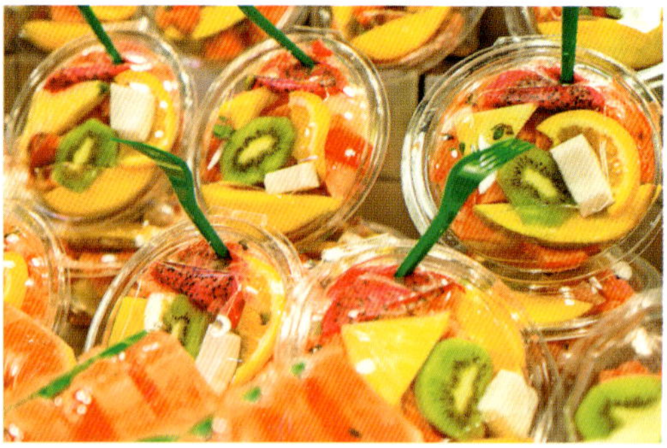

Freshcut-Produkt

Verzehrfertige **Freshcut-Produkte** liegen im Trend. Sie sparen Zeit, stehen überall sofort zum Verbrauch bereit, belasten aber den Geldbeutel und sind im Hinblick auf eine möglicherweise zu hohe Keimbelastung kritisch zu sehen. Ein selbst zubereiteter Salat ist zu bevorzugen.

Exkurs: Vorgehensweise zur Berechnung des Energie- und Nährstoffgehalts von Speisenportionen am Beispiel: Zubereitung eines Obstsalates für 4 Personen aus:

120 g Apfel
110 g Birne
90 g Banane
70 g Nektarine
90 g Ananas frisch
70 g Kiwi
30 g blaue Weintrauben
20 g gehackte Walnüsse

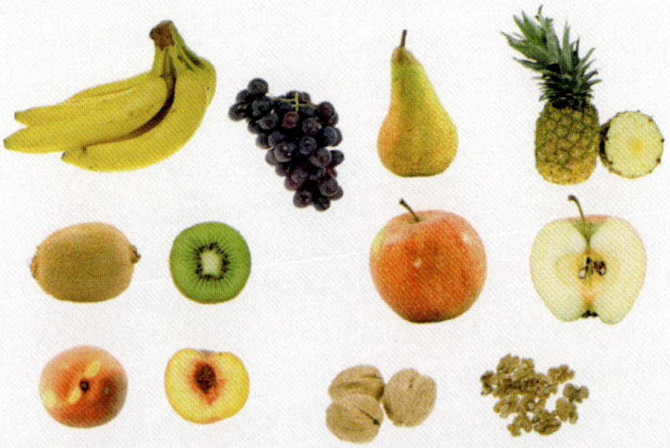

1. Schritt:

Werte der Nährwerttabelle bezogen auf 100 g verzehrbarem Anteil der eingesetzten Lebensmittel mit der durch 100 geteilten jeweils benötigten Zutatenmenge **multiplizieren**.

Zutat	Menge g	Energie kJ	Eiweiß g	Fett g	KH g	Vit. C mg
Apfel	120	225 · 1,2 = 270	0,4	0,7	13,7	14,4
Birne	110	231 · 1,1 = 254	0,6	0,3	13,6	5,5
Banane	90	392 · 0,9 = 353	1,0	0,2	19,3	9,9
Nektarine	70	223 · 0,7 = 156	0,6	-	8,7	5,6
Ananas	90	231 · 0,9 = 208	0,4	0,2	11,2	18,0
Kiwi	70	209 · 0,7 = 146	0,6	0,4	6,4	49,7
Trauben	30	282 · 0,3 = 85	0,2	0,1	10,6	1,2
Walnüsse	20	2 788 · 0,2 = 558	3,0	12,4	2,4	0,6

2. Schritt:

Die berechneten Einzelwerte jeder Spalte **addieren**.

Obstsalat	Menge g	Energie kJ	Eiweiß g	Fett g	KH g	Vit. C mg
4 Portionen	600	2 030	6,8	14,3	85,9	104,9

3. Schritt:

Durch die Anzahl der Portionen **dividieren**.

Obstsalat	Menge g	Energie kJ	Eiweiß g	Fett g	KH g	Vit. C mg
1 Portion	150	508	1,7	3,6	21,5	26,2

4. Schritt:

Nährstoffrelation berechnen, indem die Nährstoffmengen mit ihrer jeweiligen Energiemenge multipliziert und dann jeweils zum Gesamtenergiegehalt der Portion ins Verhältnis gesetzt werden.

Obstsalat	Menge g	Energie kJ	Eiweiß g	Fett g	KH g	Vit. C mg
1 Portion	150	508	1,7 x 17 = 28,9	3,6 x 37 = 133,2	21,5 x 17 = 365,5	26,2
Nährstoffrelation			5,6 %	25,2 %	69,2 %	

7 Energiegehalt – auf die Zubereitung kommt es an

Die Art der Zubereitung beeinflusst in nicht unerheblichem Maße die Höhe des Energiegehaltes von Gerichten. So gibt es energiereiche Zubereitungsmethoden, wie z. B. Panieren, Braten oder Frittieren, im Vergleich zu energiearmen Garmethoden wie beispielsweise Grillen, Garen im Tontopf oder in Folie sowie Dünsten, die darüber hinaus auch meistens nährstoffschonender sind. Insbesondere Menschen, die ihr Körpergewicht reduzieren möchten, können durch fettarme Garmethoden oder durch die überlegte Auswahl der zur Mahlzeitenzubereitung verwendeten Lebensmittel sehr viel Energie einsparen. Obwohl Fett ein wichtiger Geschmacksträger ist, kann eine fettreduzierte Zubereitung durch den Einsatz von frischen Kräutern zu sehr schmackhaften Speisen führen.

Lernaufgaben:

1. Berechnen Sie den Energiegehalt von vier verschiedenen Arten der Kartoffelzubereitung und vergleichen Sie die Ergebnisse. Die Mengenangaben beziehen sich jeweils auf vier Portionen.
   - Salzkartoffeln: 600 g Kartoffeln
   - Bratkartoffeln: 600 g Kartoffeln, 50 g Speck
   - Kartoffelbrei: 600 g Kartoffeln, 200 ml Milch, 20 g Butter
   - Pommes frites: 800 g Kartoffeln, 64 g Fett
2. Ermitteln Sie nach dem Muster der Beispielrechnung und unter Berücksichtigung der wünschenswerten Nährstoffrelation, mit welchen Kohlenhydrat-, Fett- und Eiweißmengen ein 18-jähriger Jugendlicher seinen Gesamtenergiebedarf von 10 500 kJ decken sollte.

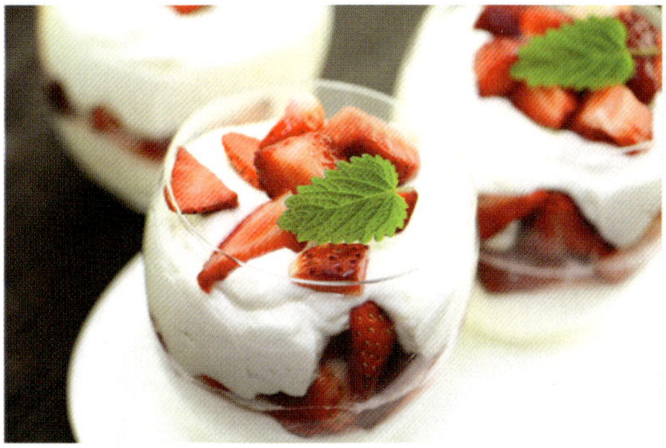

Quarkspeise mit Sahne

Quarkspeise mit Erdbeeren für 4 Personen

mit Schlagsahne		ohne Schlagsahne	
200 g Speisequark (mager)	608 kJ	200 g Speisequark (mager)	608 kJ
1/8 l Schlagsahne	1 614 kJ	1/8 l Milch (1,5 %)	244 kJ
20 g Zucker	336 kJ	20 g Zucker	336 kJ
200 g Erdbeeren	270 kJ	200 g Erdbeeren	270 kJ
	2 828 kJ		1 458 kJ
pro Portion: 707 kJ		pro Portion: 365 kJ	

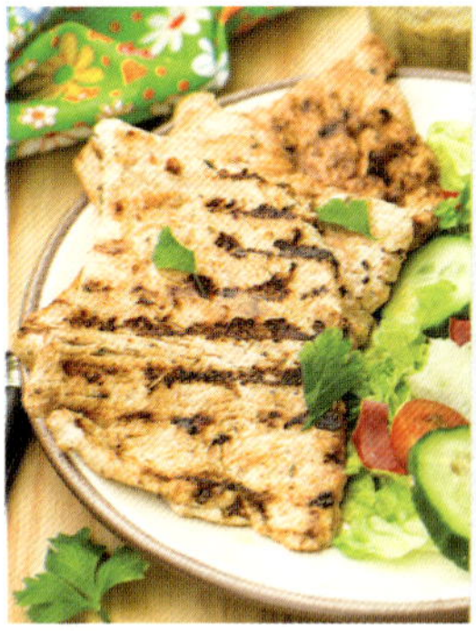

Schnitzel natur

Gebratenes Schnitzel

4 Portionen (natur)		4 Portionen (paniert)	
600 g Schweineschnitzel	2 658 kJ	600 g Schweineschnitzel	2 658 kJ
40 g Sonnenblumenöl	1 503 kJ	10 g Mehl, 1 Ei 40 g Semmelmehl	1 073 kJ
		80 g Fett	3 006 kJ
	4 161 kJ		6 737 kJ
pro Portion: 1 040 kJ		pro Portion: 1 684 kJ	

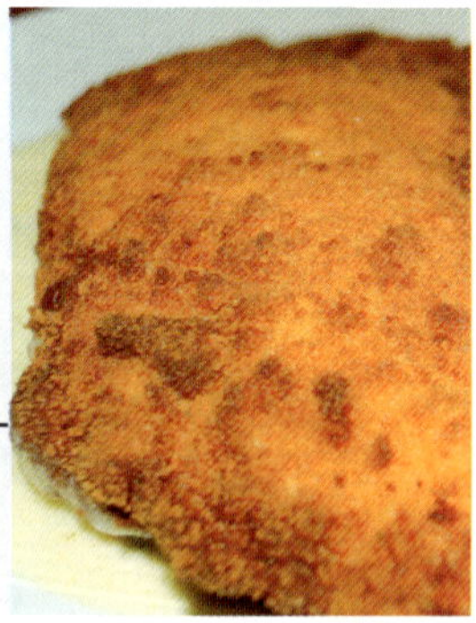

Paniertes Schweineschnitzel

Überblick: Empfehlenswerte Nährstoffzufuhr eines Erwachsenen bei mittelschwerer Arbeit Gesamtenergiebedarf 9 800 kJ

Berechnung der wünschenswerten Kohlenhydratmenge

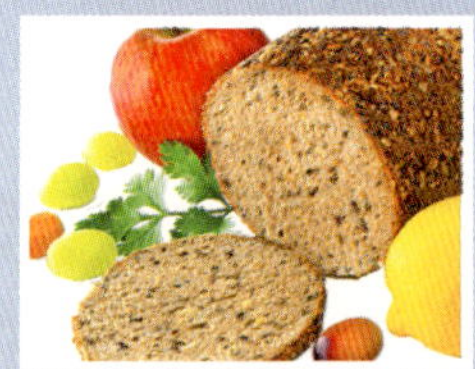

55 % der Energiezufuhr durch Kohlenhydrate 100 % ≙ 9800 kJ

$$55\,\% \hat{=} \frac{9800\ \text{kJ} \cdot 55\,\%}{100\,\%} = 5390\ \text{kJ}$$

Energiegehalt pro g Kohlenhydrate: 17 kJ

$$5390\ \text{kJ} \hat{=} \frac{1\ \text{kg} \cdot 5390\ \text{kJ}}{17\ \text{kJ}} = 317\ \text{g}$$

Die empfohlene Kohlenhydratmenge beträgt **317 g/Tag.**

Berechnung der wünschenswerten Fettmenge

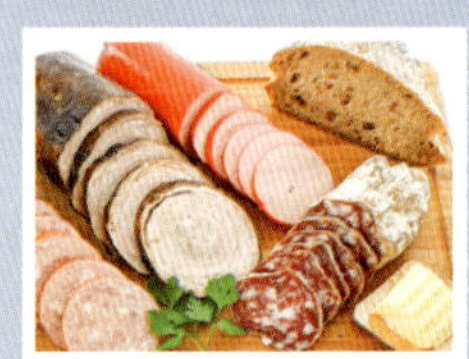

25 % der Energiezufuhr durch Fette 100 % ≙ 9800 kJ

$$25\,\% \hat{=} \frac{9800\ \text{kJ} \cdot 25\,\%}{100\,\%} = 2450\ \text{kJ}$$

Energiegehalt pro g Fett: 37 kJ

$$2450\ \text{kJ} \hat{=} \frac{1\ \text{g} \cdot 2450\ \text{kJ}\ \%}{37\ \text{kJ}} = 66\ \text{g}$$

Die empfohlene Fettmenge beträgt **66 g/Tag**.

Berechnung der wünschenswerten Proteinmenge

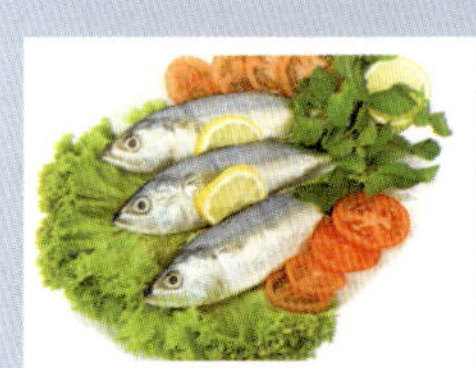

9 % der Energiezufuhr durch Eiweiß 100 % ≙ 9800 kJ

$$9\,\% \hat{=} \frac{9800\ \text{kJ} \cdot 9\,\%}{100\,\%} = 882\ \text{kJ}$$

Energiegehalt pro g Protein: 17 kJ

$$882\ \text{kJ} \hat{=} \frac{1\ \text{g} \cdot 882\ \text{kJ}\ \%}{17\ \text{kJ}} = 52\ \text{g}$$

Die empfohlene Proteinmenge beträgt **52 g/Tag.**

8 Nahrungsaufnahme – gut gekaut ist halb verdaut

Zu einem guten Start in den Tag gehört ein in Ruhe eingenommenes vollwertiges Frühstück, z. B. ein Müsli mit frischem Obst. Schon mit dem intensiven Kauen jeder Nahrungsportion beginnt die Verdauungsarbeit. Diese stellt aus verschiedenen Gründen einen wichtigen Teil des Stoffwechsels dar:

- Auf dem Weg durch den Verdauungstrakt werden die energieliefernden Nährstoffe Kohlenhydrate, Fett und Eiweiß in die jeweiligen Grundbausteine Monosaccharide, Glyzerin und Fettsäuren sowie Aminosäuren zerlegt.
- Damit verlieren die mit der Nahrung aufgenommenen teilweise hochmolekularen Verbindungen, z. B. Weizenstärke, ihren antigenen Charakter, d. h. aus körperfremden werden körperneutrale Verbindungen, z. B. Glucose, die die Zellen dann nutzen können, um körpereigene Stoffe wie Glykogen aufbauen zu können.
- An verschiedenen Orten des Verdauungstraktes, so im Mund durch die Geschmacksnerven und im Magen durch die Salzsäure, wird dafür gesorgt, dass gesundheitlich unbedenklicher Nahrungsbrei weitergeleitet wird.
- Die Verdauung sorgt letztendlich für die Trennung von verdaulichen und unverdaulichen Nahrungsbestandteilen.

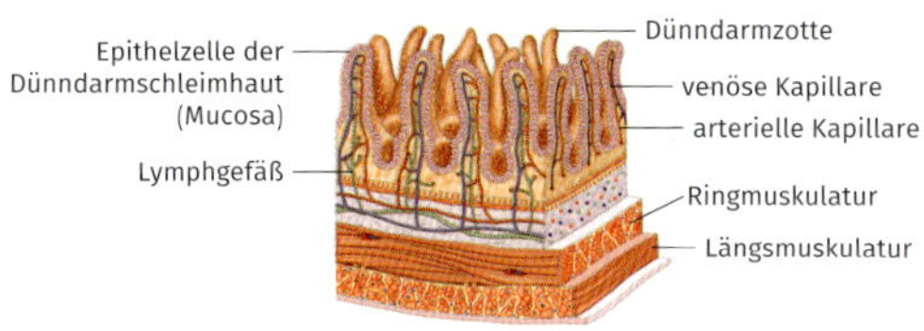

Prinzip der Oberflächenvergrößerung im Dünndarm

Unerlässlich für die Verdauungstätigkeit sind die aus den verschiedenen Drüsen abgegebenen täglich rund 8 Liter Verdauungssekrete wie Mund- und Bauchspeichel, Gallen- und Dünndarmsaft. Sie enthalten die für die Zerlegung der Nährstoffe verantwortlichen Verdauungsenzyme und Verbindungen, die die Enzymwirkungen optimal unterstützen.

Im gesamten Verdauungstrakt ist das Prinzip der Oberflächenvergrößerung verwirklicht. Dieses verbessert die Arbeit der Enzyme und ermöglicht eine in kurzer Zeit gute Resorptionsrate aller Nährstoffe aus dem Dünndarm ins Blut bzw. zunächst in die Lymphe, um auf diesen Wegen alle Körperzellen mit Brenn-, Bau- und Wirkstoffen versorgen zu können. Die meisten Nahrungsbestandteile werden im Verdauungstrakt spezifisch so verändert, dass sie gut resorbiert werden, um dann in den Körperzellen verwertet werden zu können. Unverdauliches gelangt in den Dickdarm, der eine charakteristische Darmflora besitzt.

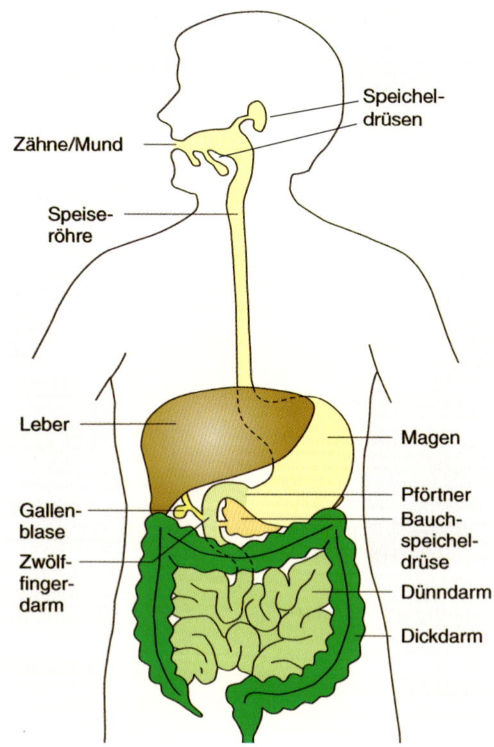

Verdauungsorgane

Die **Leber,** ca. 1,5 kg schwer, spielt eine zentrale Rolle im Stoffwechsel. Sie steuert den Auf- und Abbau von Kohlenhydraten, Fetten und Proteinen. So wird zur Konstanthaltung des Blutzuckerspiegels in der Leber Glucose zu Glykogen umgewandelt.

Ähnlich wird auch der Aminosäuregehalt des Blutes über die Leber geregelt. Die Leber bildet wichtige Proteine wie Blutgerinnungsfaktoren. Beim Abbau von Aminosäuren entsteht Ammoniak. Dieser wird in der Leber als Harnstoff entgiftet und so über die Nieren mit dem Urin ausgeschieden.

Auch für den Fettstoffwechsel ist die Leber von großer Bedeutung. Sie reguliert den Abbau von Fettsäuren. Darüber hinaus wird Cholesterol zu Gallensäuren umgewandelt, die für die Verdauung der Fette bereitgestellt werden. Die Umwandlung und Aktivierung vieler Vitamine zu Coenzymen findet vor allem in der Leber statt.

Unersetzlich ist dieses Organ im Hinblick auf die Entgiftung des Körpers. So kann Alkohol nur in der Leber zu Essigsäure abgebaut werden. Auch Arzneimittel, Schwermetalle oder der Blutfarbstoff Hämoglobin werden in der Leber für die Ausscheidung vorbereitet. Störungen der Leberfunktion führen deshalb zu schwerwiegenden Krankheitserscheinungen. Insgesamt steuern nervliche Impulse und hormonelle Einflüsse die Verdauung an sich und das Stoffwechselgeschehen insgesamt, das sich aus der Stoffaufnahme, der Stoffverarbeitung in den Zellen und der Stoffabgabe zusammensetzt.

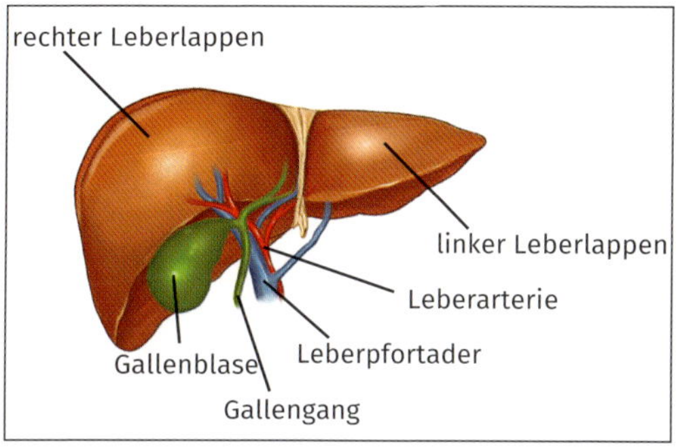

Leber mit Gallenblase

Lernaufgaben:

1. Zeichnen Sie die verschiedenen Verdauungsorgane auf ein großes Plakat und beschäftigen Sie sich gruppenweise mit den einzelnen Stationen der Verdauung im Detail.
2. Gestalten Sie mithilfe der Gruppenergebnisse ein informatives, ansprechendes Plakat zu den Verdauungsvorgängen.

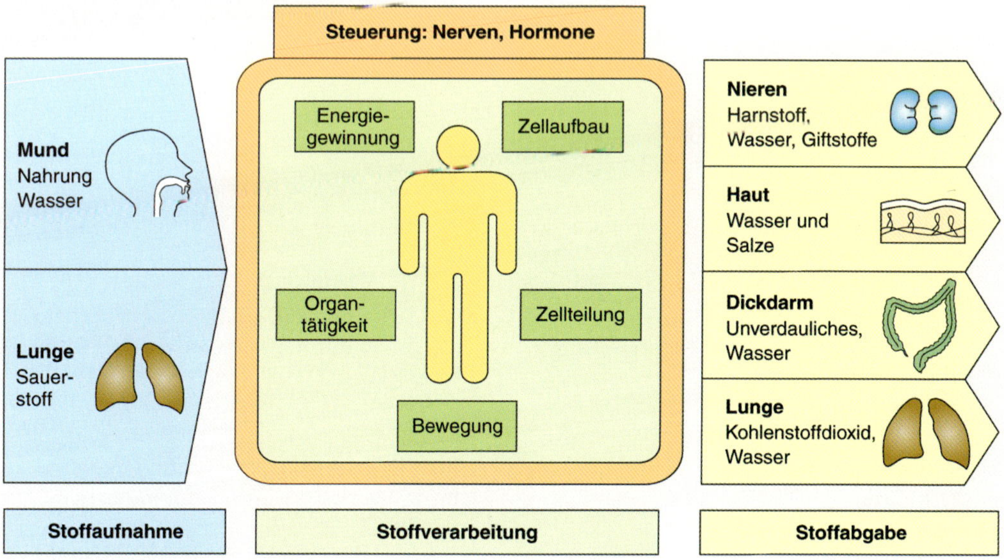

Schema des Stoffwechsels

9 Hormone – Nachrichtenübermittler im Körper

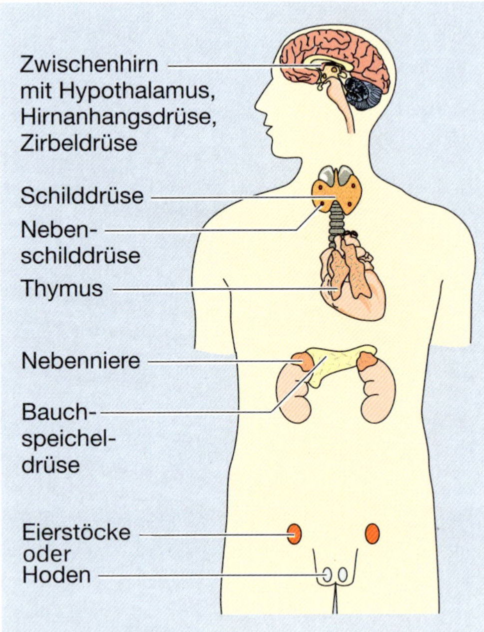

Hormondrüsen des Menschen

Das Stoffwechselgeschehen ist insgesamt sehr komplex. Viele Reaktionsschritte müssen geordnet aufeinander folgen, damit die gewünschten Stoffwechselprodukte in jeder Körperzelle zum richtigen Zeitpunkt und in der benötigten Menge zur Verfügung stehen. Um dies zu gewährleisten, bedarf es genau aufeinander abgestimmter Regelungssysteme. Neben dem Nervensystem spielen die Hormone eine wichtige Rolle. Beide Steuerungssysteme arbeiten eng zusammen, wobei der **Hypothalamus**, ein Teil des Zwischenhirns, diese Kooperation überwacht. Ihm untersteht direkt die **Hirnanhangsdrüse** (Hypophyse), die ihrerseits alle anderen Hormondrüsen anregt bzw. in ihrer Aktivität bremst. Über hormonell und nervlich gesteuerte Regelkreissysteme sorgt der Körper dafür, Kenngrößen im Blut, z. B. den Glucosegehalt, konstant zu halten, obwohl innere und äußere Störfaktoren diese ständig verändern.

Hormondrüsen	Hormone	Hauptwirkungen
Hirnanhangdrüse →	Wachstumshormon, Steuerungshormone	Förderung von Eiweißsynthese, Knochen- und Muskelwachstum Steuerung anderer Hormondrüsen
→ **Schilddrüse**	Thyroxin Calcitonin	reguliert Stoffwechselvorgänge und Wachstum, körperliche und geistige Reifung; Wirkung auf Nervensystem; beeinflusst die Höhe des Grundumsatzes senkt den Calciumgehalt des Blutes als Gegenspieler des Parathormons
Nebenschilddrüsen	Parathormon	reguliert Calciumgehalt des Blutes und Phosphathaushalt
→ **Nebennierenrinde**	Corticoide (etwa 40 bekannt)	beeinflussen Zucker-, Fett- und Eiweißstoffwechsel; regulieren Mineralstoffwechsel und Wasserhaushalt, wirken entzündungshemmend
Nebennierenmark	Adrenalin Noradrenalin	fördert Glykogenabbau, erhöht Blutzuckerspiegel, verengt Gefäße, steigert Blutdruck und Herztätigkeit, hemmt Darmbewegung → erhöhte Leistungsfähigkeit z. B. in Stresssituationen
Bauchspeicheldrüse Langerhanssche Inseln	Insulin Glukagon	fördert Glykogenbildung, senkt Blutzuckerspiegel hebt Blutzuckerspiegel
→ **Keimdrüsen**	Sexualhormone	Keimzellenreifung; Ausbildung sekundärer Geschlechtsmerkmale
Thymus (Bries)	Thymosin	reguliert Wachstums- und Reifungsvorgänge

Hormone und ihre Wirkungen

Hormone werden allgemein als Signal- oder Botenstoffe bezeichnet, die in sehr geringen Mengen in verschiedenen Hormondrüsen oder in spezialisierten Zellen als Gewebshormone gebildet werden. Sie gehören chemisch verschiedenen Stoffklassen an. So gibt es

- Proteinhormone, z. B. das in den ß-Zellen der Bauchspeicheldrüse gebildete Insulin,
- Hormone, die sich von Aminosäuren ableiten, wie z. B. das Stresshormon Adrenalin aus dem Nebennierenmark, oder
- Hormone, die Lipidcharakter haben, wie z. B. die Östrogene.

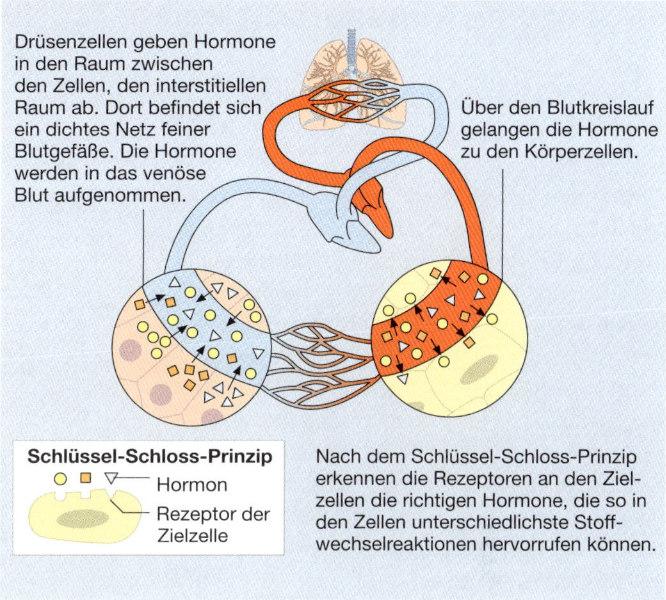

Die Verteilung der Hormone im Körper erfolgt auf dem Blutwege. Nach dem Schlüssel-Schloss-Prinzip erkennen die einzelnen Hormone ihre für sie zuständigen Zielzellen. Selten wirken Hormone direkt auf den Stoffwechsel. Meist aktivieren sie spezielle Enzyme, die daraufhin bestimmte chemische Reaktionen in der Zelle auslösen. Lipophile Hormone führen dazu, dass im Zellkern bestimmte Gene angeschaltet werden, woraufhin die in ihnen enthaltene Information abgelesen und in ein Genprodukt, ein Protein, z. B. ein Enzym, übersetzt wird.

Hormone lösen im Körper genau festgelegte Wirkungen aus. Sie scheinen verrückt zu spielen, wenn wir uns verlieben. Sie verändern den Körperbau, das Aussehen, wenn die Pubertät einsetzt. Sie beeinflussen den Kohlenhydrat-, Fett- und Eiweißstoffwechsel und regulieren den Mineralstoffgehalt und Wasserhaushalt. Sie dürfen weder in zu geringen noch in zu großen Mengen produziert werden, da es sonst zu schwerwiegenden Krankheiten kommen kann, wie das bekannte Beispiel des Diabetes mellitus bei Insulinmangel zeigt.

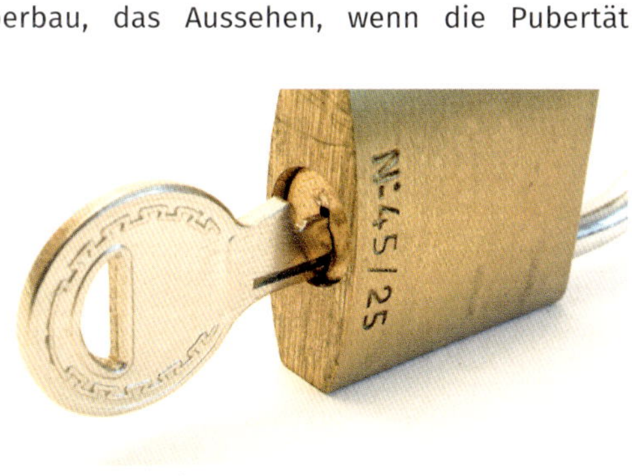

Hormon und Rezeptor der Zielzelle müssen wie Schlüssel und Schloss zusammenpassen.

Lernaufgaben:

Führen Sie ein Gruppenpuzzle zum Thema „Auswirkungen einer Über- bzw. Unterversorgung mit ausgewählten Hormonen“ durch.

1. Bilden Sie dazu Stammgruppen in der Personenanzahl, die der Menge an zu behandelnden Hormonen entspricht.
2. Stellen Sie dann in Expertengruppen (behandeln jeweils dasselbe Hormon und stammen aus den einzelnen Stammgruppen) eine Internetrecherche zum jeweiligen Hormonthema an. Gliedern Sie die Ergebnisse übersichtlich und strukturiert.
3. Die einzelnen Teilnehmer gehen anschließend als Experten für ein bestimmtes Hormon in die eigene Stammgruppe zurück. Hier informiert jeder Experte seine Stammgruppe über sein Spezialgebiet, sodass zum Schluss alle Teilnehmer über das gestellte Thema umfassend unterrichtet sind.

10 Enzyme – immer auf Partnersuche

Enzyme werden als „Biokatalysatoren“ bezeichnet. Die mehrere tausend verschiedenen zur Stoffgruppe der Proteine gehörenden Enzyme bewirken bei Körpertemperatur ganz spezifische Stoffwechselschritte, ohne dabei selbst verändert zu werden. Zu einer Enzymreaktion kommt es, wenn ein Enzym mit einer charakteristisch gestalteten Oberfläche in einer grubenartigen Vertiefung (= aktives Zentrum des Enzyms) sein genau zu ihm passendes Molekül (= Substrat) nach dem Schlüssel-Schloss-Prinzip bindet und ein Enzym-Substrat-Komplex entsteht. Daraufhin findet eine immer gleichbleibende, charakteristische Veränderung des Substrates zu(m) Reaktionsprodukt(en) statt. Das freie Enzym kann sofort das nächste Substratmolekül binden und verändern. Passende Substrate werden aber vielfach nur umgesetzt, wenn noch ein weiterer Faktor, z. B. ein Vitamin als **Coenzym** oder oftmals ein Mineralstoff als **Cofaktor,** vorhanden ist. Ebenfalls laufen Enzymreaktionen mit hoher Umsatzgeschwindigkeit nur ab – pro Minute kann ein Enzym bis zu 5 Millionen Moleküle umsetzen –, wenn die äußeren Bedingungen stimmen. Ihre Wirksamkeit ist abhängig von der Temperatur, vom Säuregehalt der Umgebung (pH-Wert) und von der Menge des vorhandenen Enzyms.

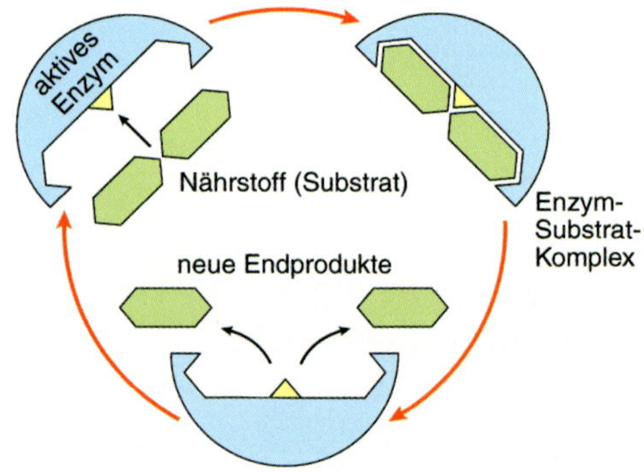

Wirkungsweise von Enzymen nach dem Schlüssel-Schloss-Prinzip

Enzyme – Biowerkzeuge der Industrie

Enzyme wirken nicht nur im Magen-Darm-Trakt bei der Verdauung der aufgenommenen Nahrung, sondern sie werden auch in allen Körperzellen für auf- und abbauende Stoffwechselschritte benötigt. Enzyme lassen sich aus Mikroorganismen isolieren und reinigen, ohne dass ihre katalytische Wirkung beeinträchtigt wird. Theoretisch sind solche Enzyme ideale Katalysatoren für die Industrie: Sie ermöglichen komplizierte biochemische Umwandlungen und liefern Produkte in großer Reinheit. Gentechnisch veränderte Mikroorganismen dienen zur Gewinnung von Enzymen. Sogenannte immobilisierte Enzyme werden großtechnisch eingesetzt, indem sie auf Trägermaterial wie Kunststoffe, Cellulose oder Kieselgel absorbiert oder darin eingeschlossen werden.

Herstellung von Fructose

Fructose hat aufgrund ihrer sehr hohen Süßkraft in der Lebensmittelchemie große Bedeutung. Sie wird beispielsweise bei der Herstellung von Cola-Getränken verwendet. Fallen Enzyme aufgrund von Erbgutveränderungen (Mutationen) aus, so führt dies zu Stoffwechselstörungen mit teilweise schweren Krankheitsbildern, z. B. Phenylketonurie und Laktoseintoleranz. Vor allem in den USA wird durch den Einsatz von drei Enzymen Fructose aus Maisstärke gewonnen: Zur sogenannten **Stärkeverflüssigung** wird eine sehr hitzestabile α-Amylase zugefügt, die man aus Zellkulturen des Bakteriums Bacillus licheniformis gewinnt. Das Enzym zerlegt die makromolekulare Stärke in kleinere Dextrine. Diese werden im zweiten Schritt, der **Verzuckerung**, durch Glucoamylase weiter zu Glucose hydrolysiert. Dieses Enzym gewinnt man z. B. aus dem Schimmelpilz Aspergillus niger. Im letzten Schritt wird Glucose durch enzymatische **Isomerisierung** in Fructose umgewandelt. Die benötigte Glucose-Isomerase stammt z. B. aus Bacillus coagulans. Als Endprodukt erhält man Fructose-Sirup, der etwa 42 % Fructose enthält. Gentechnisch gewonnene Enzyme spielen heutzutage in vielen Industriezweigen eine bedeutende Rolle.

Exkurs: Phenylketonurie (PKU)

Welche Bedeutung Enzyme für den ungestörten Ablauf des Stoffwechsels von Lebewesen haben, wird immer dann besonders deutlich, wenn eine mangelnde bzw. fehlerhafte Enzymsynthese zu charakteristischen Krankheitssymptomen führt, die nicht selten lebensbedrohlich sind. Das zeigt das Beispiel der angeborenen Stoffwechselerkrankung Phenylketonurie. Das Beispiel verdeutlicht aber auch, dass eine Früherkennung von Enzymdefekten mit daraus abgeleiteter konsequenter Behandlung Schlimmeres verhindern kann.

Ursache

- Störung im Stoffwechsel der unentbehrlichen Aminosäure Phenylalanin, die regelmäßig mit eiweißhaltigen Lebensmitteln aufgenommen werden muss;
- Mutation auf Chromosom 12 im Gen für das Enzym Phenylalaninhydroxylase → autosomal rezessiv vererbte Stoffwechselerkrankung mit einer Häufigkeit von 1 : 8 000;
- das Enzym ist wichtig für die Umwandlung von Phenylalanin in die bedingt entbehrliche Aminosäure Tyrosin;
- im Tyrosinstoffwechsel sind weitere auf Enzymdefekte beruhende Stoffwechselerkrankungen bekannt, wie z. B. der Albinismus, Kretinismus und die Alkaptonurie.

Folgen

durch Mangel des Enzyms Phenylalaninhydroxylase:

- Anreicherung von Phenylalanin im Blut → Hirnschädigung im Kindesalter, epileptische Anfälle, Muskelverspannungen
- Umwandlung von Phenylalanin u. a. in die Verbindung Phenylbrenztraubensäure → Ausscheidung im Urin
- Tyrosinmangel → Probleme mit der Pigmentierung (Melaninbildung), Hautveränderungen sowie der Schilddrüsenfunktion (Thyroxinbildung gestört).

Diagnose

- direkter Nachweis aus dem Blut des Neugeborenen im Rahmen eines Neugeborenen-Screenings (hat den lange angewandten sog. Guthrie-Test in Deutschland aufgrund möglicher Fehldiagnosen abgelöst)
- vorgeburtlich (pränatal) bei begründetem Verdacht über eine Fruchtwasseruntersuchung als DNA-Gentest möglich

Behandlung

- phenylalaninarme, aber nicht phenylalaninfreie Ernährung mit speziellen Lebensmitteln von klein auf konsequent bis zur Pubertät, d. h. während der gesamten Phase der geistigen und körperlichen Entwicklung,
- Vorsicht mit dem Süßstoff Aspartam (enthält die Aminosäure Phenylalanin!),
- bei konsequenter Einhaltung einer phenylalaninarmen Ernährung vollkommen normale Entwicklung der Kinder zu erwarten

Lernaufgaben:

Informieren Sie sich über weitere Erkrankungen, die auf Enzymdefekte im Phenylalaninstoffwechsel zurückzuführen sind.

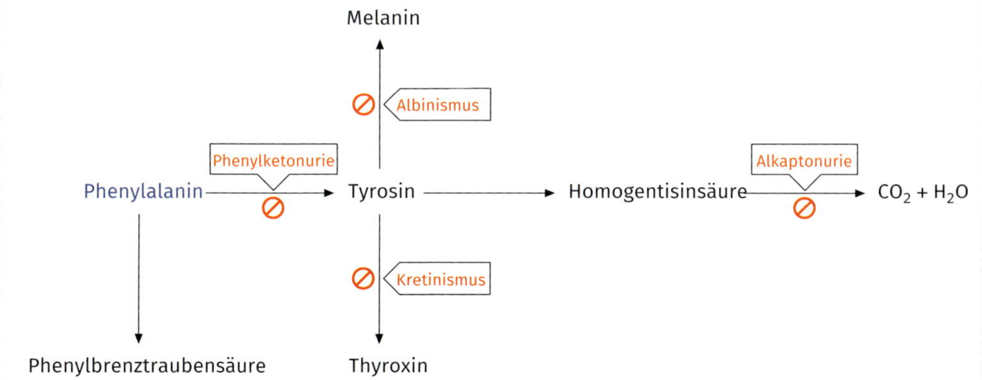

11 Verdauung und Verwertung von Kohlenhydraten

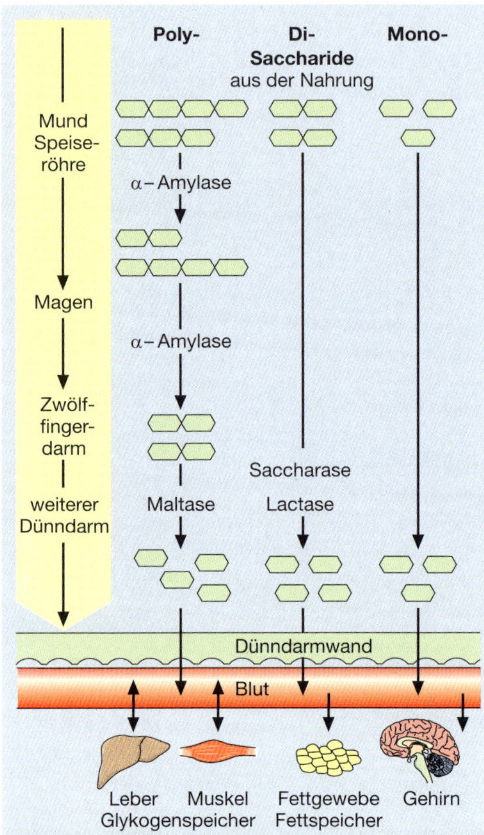

Stoffwechsel der Kohlenhydrate

Mehr als die Hälfte der benötigten Energiemenge sollte in Form von Kohlenhydraten aufgenommen werden. Zu bevorzugen sind Polysaccharide wie Stärke und Ballaststoffe (z.B. in Vollkorngetreideprodukten wie Brot). Daneben enthält die Nahrung noch Monosaccharide wie Fructose und Glucose (vor allem in Obst, Honig und Gemüse) und Disaccharide wie Saccharose (in Backwaren, Süßigkeiten, Limonaden und Süßspeisen) oder wie Lactose in Milch.

Die **Verdauung** der Kohlenhydrate beginnt bereits im **Mund**. Langes Kauen auf einer Brotkruste führt nach einiger Zeit zu einem süßen Geschmack. Unter der Wirkung des Enzyms *α*-Amylase aus den Speicheldrüsen wird das große Molekül Stärke zum Teil in kleine Bruchstücke zerlegt. Es entstehen das süß schmeckende Disaccharid Maltose, aber auch größere Bruchstücke, die Dextrine. Im **Magen** beendet der saure pH-Wert die Aktivität der *α*-Amylase aus dem Mundspeichel. Die Spaltung der Reststärke und Dextrine zu Maltose durch die *α*-Amylase aus der Bauchspeicheldrüse wird im alkalisch wirkenden Milieu des **Zwölffingerdarms** beendet. Anschließend werden alle

	Kohlenhydrat	+	Enzyme	→	Reaktionsprodukte		
Mund	Stärke	+	Amylase	→	Dextrin	+	Maltose
Zwölffingerdarm	Dextrin	+	Amylase	→	Maltose		
	Saccharose	+	Saccharase	→	Glucose	+	Fructose
weiterer Dünndarm	Maltose	+	Maltase	→	Glucose	+	Glucose
	Laktose	+	Lactase	→	Glucose	+	Galactose

Schrittweise Kohlenhydratverdauung durch Enzyme

Zweifachzucker durch spezielle Enzyme in Einfachzucker zerlegt. So spaltet Maltase die Maltose in Glucoseeinheiten, Saccharase die Saccharose in Glucose und Fructose und Lactase die Lactose in Glucose und Galactose. Am Ende der Verdauung liegen im **Dünndarm** alle Kohlenhydrate als Monosaccharide vor.

In dieser Form werden sie durch aktive Transportvorgänge unter Energieverbrauch mithilfe von Trägerproteinen (Carrier) durch die Darmwand in das Pfortadersystem geschleust. Die **Pfortader,** eine große Vene, führt das nährstoffreiche Blut von den Verdauungsorganen zur Leber. So gelangen die Kohlenhydrate zur Leber und von dort in alle Körperzellen.

Das Hormon Insulin steuert den Kohlenhydratstoffwechsel und bewirkt den Aufbau von Glykogen in den Leber- und Muskelzellen. Bei einer täglichen Kohlenhydratzufuhr von mehr als 400–500 g erfolgt auch die Umwandlung in Fett.

Zur **Energiegewinnung** für die Verrichtung der unzähligen Aufgaben einer Zelle wird die Glucose in den Mitochondrien der Körperzellen unter Sauerstoffverbrauch (aerob) zu Kohlenstoffdioxid (CO_2) und Wasser (H_2O) abgebaut. Die dabei gewonnene Energiemenge wird zu ungefähr 60 % als Wärme frei und zu etwa 40 % in Form chemischer Energie als **ATP** (Adenosintriphosphat) gespeichert. Je Gramm Kohlenhydrat entstehen beim Abbau im Durchschnitt 17 kJ. Die Reserven an Glykogen von insgesamt etwa 350 g entsprechen 5 600 kJ. Wenn man annimmt, dass rund 60 % der umgesetzten Energie aus Kohlenhydraten stammen, reicht dieser Vorrat etwa 24 Stunden. Benötigt der Körper sehr schnell Energie und herrscht gleichzeitig in der Zelle ein Sauerstoffmangel, so wird die Glucose anaerob zu Milchsäure abgebaut. Dies geschieht bei sportlicher Betätigung über einen längeren Zeitraum oder während kurzer Höchstleistungen. Bei diesem Vorgang wird deutlich weniger, dafür aber schneller Energie gewonnen. Früher hat man den Muskelkater der Anreicherung von Milchsäure zugeschrieben, tatsächlich entstehen die Beschwerden durch feinste Muskelfaserrisse.

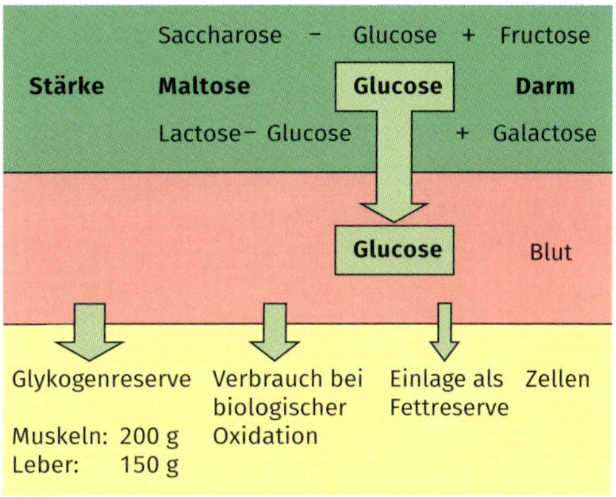

Glucoseverwertung im Körper

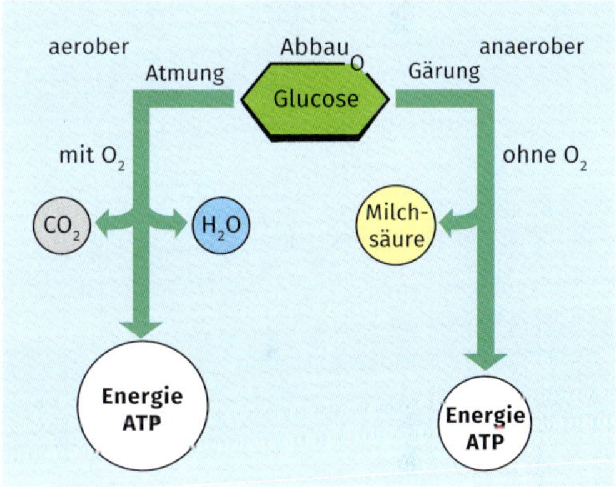

Möglichkeiten der Energiegewinnung in einer Zelle

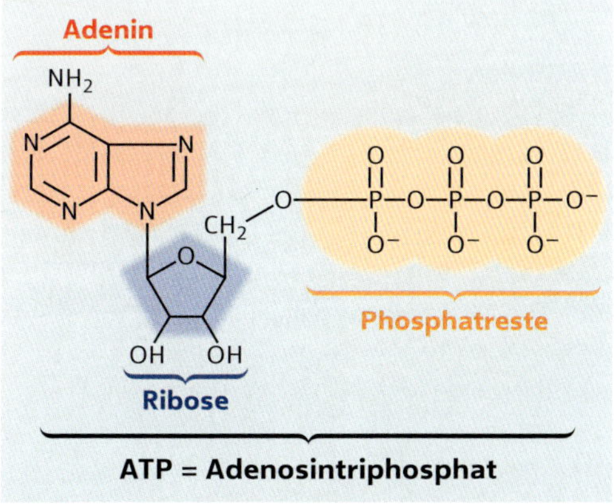

Aufbau des ATP = Adenosin-Tri-Phosphat

Sowohl der aerobe als auch der anaerobe Abbauweg der Kohlenhydrate (Glucoseoxidation) beginnt mit der **Glykolyse**. Dabei wird die Glucose, ein Molekül mit sechs Kohlenstoffatomen, also ein C-$_6$-Körper, in zwei C-3-Körper, das Pyruvat, zerlegt. **Anaerob** entsteht aus Pyruvat Milchsäure, wobei insgesamt pro Molekül verbrauchter Glucose nur ein Energiegewinn von zwei ATP erzielt wird. Trotzdem ist es ein bedeutender Stoffwechselweg, da er schnell Energie liefert und z. B. Muskelzellen mit ATP versorgt, wenn die Sauerstoffzufuhr nicht ausreichend ist. Die entstehende Milchsäure wird in der Erholungsphase mit dem Blut zur Leber transportiert und hier wieder zu Glucose aufgebaut (Gluconeogenese).

Aerob gelangt das Pyruvat über die zentrale Stoffwechselverbindung, das Acetyl-Coenzym A, ein C-2-Körper, in den **Zitronensäurezyklus.** Mehrfach wird Kohlenstoffdioxid und Wasserstoff abgespalten. CO_2 wird ausgeatmet. Der Wasserstoff wird zunächst auf geeignete Coenzyme übertragen und in der **oxidativen Atmungskette** von diesen kontrolliert unter großem Energiegewinn an Sauerstoff gebunden. Es entsteht dabei Oxidationswasser. Diese Vorgänge laufen in den Mitochondrien ab, den Kraftwerken einer Zelle.

Regulierung des Blutglucosespiegels. Wird eine kohlenhydratreiche Mahlzeit verzehrt, reagiert der Körper nach Verdauungs- und Resorptionsvorgängen mit einer Erhöhung des Blutglucosespiegels. Das veranlasst die Bauchspeicheldrüse, das Hormon Insulin auszuschütten, wodurch sich der Blutzuckerspiegel wieder auf seine ursprüngliche Höhe einpendelt. Insulin bewirkt, dass vor allem die Muskelzellen Glucose aufnehmen und unter Energiegewinnung zu Kohlenstoffdioxid und Wasser abbauen. Insulin regt auch die Umwandlung von Glucose zu Glykogen und Fett in der Leber an, insbesondere dann, wenn der Körper keine Energie benötigt. So sinkt der Blutzuckerspiegel auf den Normalwert ab.

Bei zu sehr absinkendem Blutglucosespiegel sorgt das aus den α-Inselzellen der Bauchspeicheldrüse stammende Hormon Glucagon für einen Anstieg der Blutzuckerwerte.

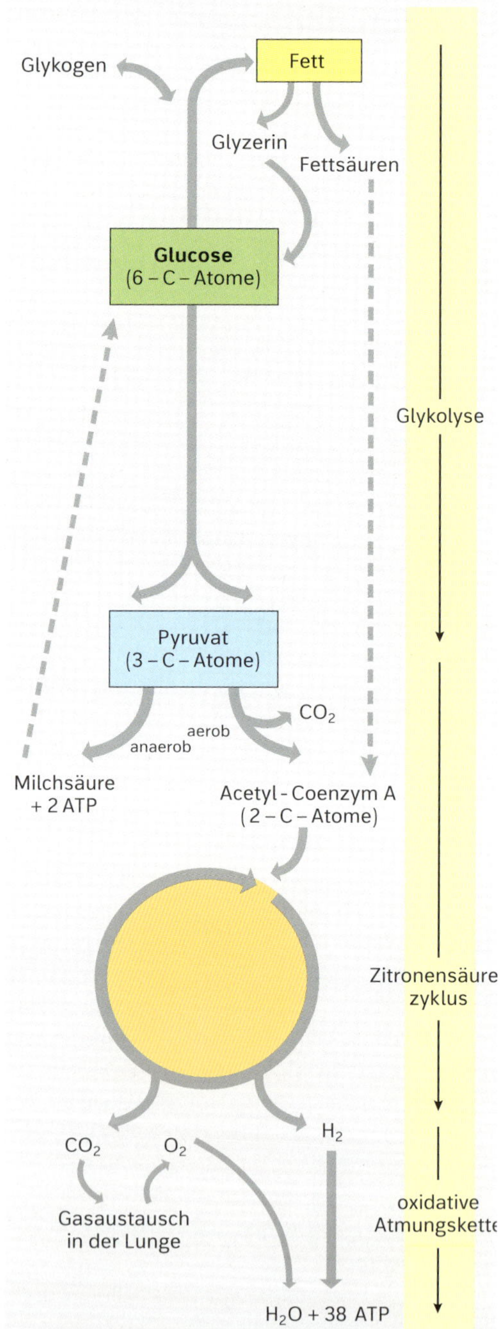

Stoffwechsel der Glucose

Exkurs: Hunger und Sättigung

Die Regelung des Hunger- und Sättigungsgefühls muss als sehr komplexes Geschehen angesehen werden, an dem verschiedene Hirnregionen beteiligt sind, die aus unterschiedlichen Bereichen des Körpers Signale empfangen, verarbeiten und beantworten. Als Ergebnis dieses fein abgestimmten Prozesses, der noch immer nicht in allen Einzelheiten aufgeklärt ist, lässt sich feststellen, dass normalerweise langfristig gesehen bei vielen Menschen eine ausgeglichene Energiebilanz besteht.

Dafür sind sowohl kurzfristig als auch langfristig wirkende Regulationssysteme verantwortlich, die miteinander vernetzt sind. Für die zentrale Steuerung sind vor allem der Hypothalamus als Teil des Zwischenhirns, Groß- und Stammhirnregionen und das limbische System von Bedeutung. Sie empfangen und verarbeiten einerseits von Sinnesorganen kommende Signale, z. B. optische und sensorische Reize, andererseits prüfen sie aus dem Körper gelieferte Informationen, z. B. über den Füllungszustand von Magen und Darm, die Höhe des Blutzuckerspiegels und die Füllung der Fettspeicher als bedeutende Energiereserven. Der Informationsaustausch erfolgt sowohl auf hormonellem als auch auf nervösem Wege.

So konnten die als Gegenspieler wirkenden Hormone Leptin aus dem Fettgewebe und Ghrelin aus dem Magen als appetithemmend bzw. appetitanregend ausgemacht werden. Auch das im Zusammenhang mit Diabetes sehr bekannte Hormon Insulin spielt als Langzeitsättigungssignal eine wichtige Rolle. Für die akute Regelung der Nahrungsaufnahme sind z. B. bestimmte Rezeptoren des Magens verantwortlich, die entweder mechanisch den Füllungszustand messen oder chemisch das Vorhandensein von Nährstoffen feststellen. Im Bereich der nervösen Steuerung kommen auch verschiedenen Neurotransmittern, wie z. B. dem Serotonin, eine große Bedeutung zu. Die vielfältigen Mechanismen, die die Menge der Nahrungsaufnahme dem individuellen Energiebedarf anpassen sollen, sind auch Grundlage für vielfältige Forschungsansätze. Dabei soll geklärt werden, auf welche Weise Störungen der Regulation für Übergewicht bzw. Untergewicht in allen Abstufungen infrage kommen, um daraus Behandlungsmöglichkeiten ableiten zu können.

Was passiert beim Verschlucken?

Wer beim Essen viel und hastig erzählt, läuft Gefahr, sich zu verschlucken. Dabei gelangen schon einmal kleine Speisereste in den Kehlkopf und die Luftröhre. Im Rachen treffen sich Speise- und Luftweg. Beim Atmen strömt die Luft durch die Nase und den Kehlkopf in die Luftröhre, die Speiseröhre bleibt bei diesem Vorgang verschlossen. Beim Schlucken von Nahrung verschiebt sich die Rachenhinterwand und schließt den Rachenraum nach oben ab. Jetzt können Speiseteilchen nicht mehr in den Nasenraum zurückfließen. Nach unten wird die Luftröhre durch den Deckel des Kehlkopfs verschlossen, sodass der Speisebrei direkt in die Speiseröhre gelangen kann.
Beim Verschlucken läuft dieser Vorgang nur teilweise ab. Die Speisereste, die in den Kehlkopf und die Luftröhre gelangen, lösen dann einen heftigen Hustenreiz aus, wodurch die Speisepartikel wieder zurück in den Rachenraum geschleudert werden.

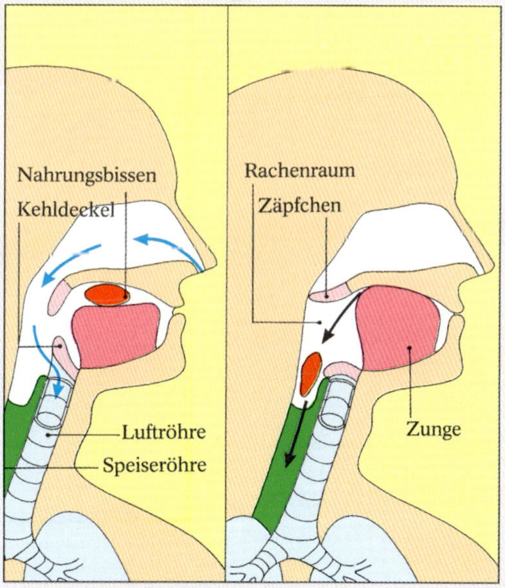

Schema des Schluckvorgangs

12 Verdauung und Verwertung von Fetten

Die in der Nahrung enthaltenen wasserunlöslichen Fette (Triglyzeride) müssen im Verdauungstrakt in kleinere, möglichst wasserlösliche Bruchstücke gespalten werden, damit sie durch die Dünndarmwand ins Blut aufgenommen werden können.

Die Fettverdauung beginnt erst im **Magen**. Hier wird ein kleiner Teil der Fette, die bereits emulgiert vorliegen, durch die Magenlipase gespalten. Der weitaus größte Teil der Lipide wird erst im **Zwölffingerdarm** abgebaut. Das hier hauptsächlich wirksame, fettspaltende Enzym, eine Lipase, stammt aus der Bauchspeicheldrüse. Damit die Lipasen eine möglichst große Angriffsfläche haben, werden die Fette zunächst durch die Gallenflüssigkeit emulgiert. Hierdurch werden große Fetttropfen in kleinere überführt, was die Wirksamkeit der Lipase verbessert.

Im Zwölffingerdarm zerlegen die Lipasen die Fette zum einen in die wasserlöslichen, direkt ins Blut gehenden Bruchstücke Glyzerin sowie die kurz- und mittelkettigen Fettsäuren. Sie gelangen mit dem Pfortaderblut direkt in die Leber. Daneben entstehen auch fettlösliche Bruchstücke: langkettige Fettsäuren sowie Monoacyl- und Diacylglyzeride, die an Gallensäuren gebunden als Fettmizellen die Darmwand passieren. Die Gallensäuren werden wieder abgespalten und die Fettbruchstücke zu vollständigen Triglyzeriden zusammengesetzt. An Eiweiß gekoppelt gelangen sie als Lipoproteine über den Lymphweg ins Blut und so in alle Organe des Körpers.

In den **Zellen** werden die Fette entweder als Energiereserve oder Druckpolster gespeichert, zu anderen Verbindungen (z. B. Lecithin) aufgebaut oder zur Energiegewinnung herangezogen. Dazu werden sie wieder in Glyzerin und Fettsäuren gespalten und die Bruchstücke einzeln unter Bildung von Wasser, Kohlenstoffdioxid und Energie abgebaut. Je Gramm Fett liefert dieser Vorgang dem Körper im Durchschnitt 37 kJ, das ist doppelt so viel wie beim Abbau von Kohlenhydraten oder Eiweiß entstehen würden. Glyzerin kann wie die Kohlenhydrate sofort über die Glykolyse, den Zitronensäurezyklus und die oxydative Atmungskette Energie in Form von Wärme und ATP (Adenosintriphosphat) liefern.

Die aus Fettsäuren gewonnene Energiemenge ist abhängig von der Anzahl der Kohlenstoffatome (C-Atome) im Molekül.

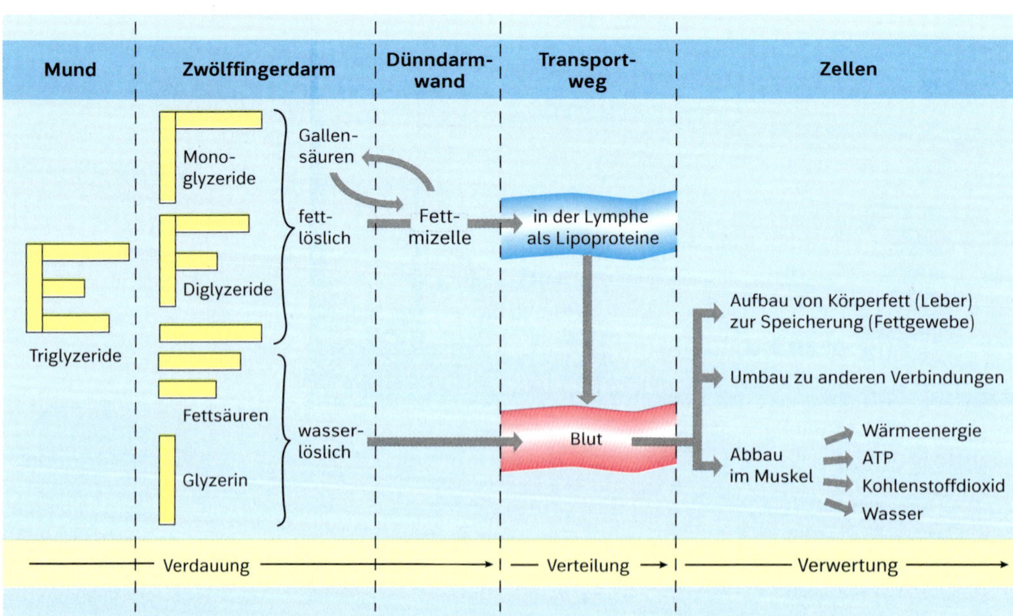

Stoffwechsel der Fette

Je länger die Kette ist, umso mehr Energie kann die Zelle gewinnen. Immer zwei miteinander verbundene C-Atom-Abschnitte einer Fettsäure werden in der sogenannten ß-Oxidation als **Acetyl Coenzym A** abgespalten. Diese liefern über den Zitronensäurezyklus und die Atmungskette eine Energiemenge von 12 ATP. Hinzugerechnet werden muss dann noch die ATP-Menge, die bei jeder Abspaltung von 2-C-Atom-Bruchstücken gewonnen wird. Das sind jeweils fünf ATP. Bevor jede Fettsäure für sich nach diesem Prinzip zur Gewinnung von Energie abgebaut werden kann, muss sie unter Verbrauch von einem ATP aktiviert werden.

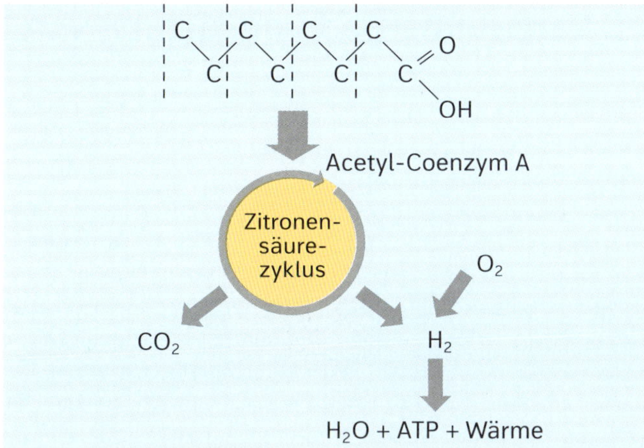

Abbau einer Fettsäure

Aus Acetyl-Coenzym-A-Bruchstücken (2-C-Körper) können durch Zusammenlagerung auch wieder unterschiedlich lange, geradzahlige, gesättigte oder einfach ungesättigte Fettsäuren aufgebaut werden, die mit Glyzerin verbunden körpereigene Fette ergeben. Mehrfach ungesättigte Fettsäuren wie die Linolsäure muss der Mensch mit der Nahrung aufnehmen, da er sie aufgrund fehlender Enzyme nicht selbst bilden kann. Man nennt sie unentbehrliche Fettsäuren.

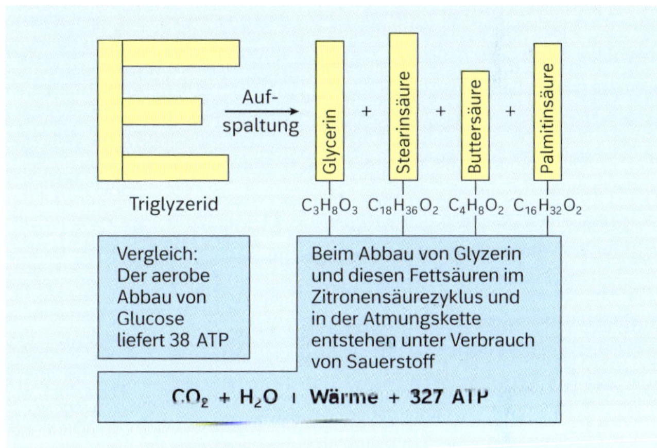

Energieausbeute beim Abbau von Triglyzeriden

Der Fettaufbau wird wie die Glykogenbildung durch **Insulin** gefördert. Das Hormon der Bauchspeicheldrüse regt auch die Umwandlung von Kohlenhydraten in Fette an. Umgekehrt kann nur der Fettbaustein Glyzerin in Kohlenhydrate umgebaut werden (Glukoneogenese). Dies kann z. B. erfolgen, wenn der Körper längere Zeit keine Kohlenhydrate aufnimmt. Gerade die Nervenzellen und die roten Blutkörperchen sind aber zur Energiegewinnung auf eine regelmäßige Glucoseversorgung angewiesen.

Bei Insulinmangel, wie dies bei Diabetes mellitus in besonderem Maße der Fall ist, werden vermehrt Triglyzeride aus den Fettspeichern der Fettzellen in Glyzerin und freie Fettsäuren gespalten, da die hemmende Wirkung des Insulins auf die fettspaltende Lipase fehlt. Diese Fettsäuren gelangen über das Blut in die Leberzellen, wo sie im Gegensatz zu den Fettzellen auch ohne Insulineinfluss zu Fetten aufgebaut werden können. Diese Vorgänge erklären, warum Diabetiker unter Insulinmangel abnehmen und gleichzeitig eine Fettleber bekommen. Ist das Angebot freier Fettsäuren für die Leberzellen zu groß, werden diese in Acetyl-Coenzym-A-Moleküle zerlegt. Daraus bildet die Leber sogenannte „Ketonkörper", wozu insbesondere das Aceton zählt. Personen im diabetischen Koma riechen in der Ausatmungsluft nach Aceton.

13 Verdauung und Verwertung von Proteinen

Die unterschiedlichen in der Nahrung enthaltenen Proteine, wie z. B. Globuline, Albumine, Kleber und Kollagen, müssen alle im Verdauungstrakt schrittweise zu den kleinsten Bausteinen, den Aminosäuren, gespalten werden. So verlieren die Proteine ihren antigenen Charakter, der in jedem fremden Organismus zu Abwehrreaktionen durch Antikörperbildung führt. Damit die Verdauungsenzyme die Peptidbindungen zwischen den einzelnen Aminosäuren besser lösen können, muss die räumliche Struktur der Proteine zerstört werden. Dies bewirkt die Salzsäure im **Magen**. Sie führt zu einer Gerinnung (Denaturierung) der Eiweißmoleküle. Dabei wird die Tertiär- und Sekundärstruktur sowie, wenn vorhanden, auch die Quartärstruktur entknäult, bis die Aminosäurenkette vorliegt.

Dadurch kommt es zu einer Oberflächenvergrößerung und die Verdauungsenzyme des Magens **(Pepsin)** und der Bauchspeicheldrüse (**Trypsin** und **Erepsin**) können die frei liegenden Peptidbindungen besser lösen. Pepsin und Trypsin sind **Endopeptidasen**, also Enzyme, die die langen Aminosäureketten jeweils in der Mitte des Moleküls spalten, wogegen **Exopeptidasen** wie Erepsin jeweils vom Ende der Eiweißverbindungen her einzelne Aminosäuren abtrennen. Während Pepsin für seine optimale Enzymaktivität den sauren pH-Wert des Magens benötigt, brauchen Trypsin und Erepsin das alkalische Milieu im Dünndarm.

Auf dem Weg zur Bildung von freien Aminosäuren entstehen so im Magen und **Zwölffingerdarm** Poly- und Oligopeptide unterschiedlicher Kettenlänge. Die freien Aminosäuren bzw. kurzen Peptide werden von den Darmzotten unter Energieverbrauch aufgenommen und über das Pfortadersystem zur Leber transportiert, wo 75 % davon zur Bildung lebenswichtiger Proteinverbindungen, wie z. B. Blutgerinnungsfaktoren, herangezogen oder anderweitig verstoffwechselt werden. Die restlichen 25 % der mit der Nahrung aufgenommenen Aminosäuren gelangen von dort mit dem Blut zu den anderen Körperzellen. Hier werden sie zu organspezifischen Eiweißverbindungen aufgebaut oder anderen Stoffwechselwegen zugeführt.

Die Verwertung der mit dem Blut angelieferten unentbehrlichen und entbehrlichen Aminosäuren erfolgt in den Körperzellen. Im Vordergrund des Proteinstoffwechsels steht nicht der Eiweißabbau zur Energiegewinnung, sondern der Aufbau von körpereigenen Proteinen wie Enzymen, Hormonen, Struktur- und Transportproteinen. Dazu müssen die Aminosäuren in eine für jeden Organismus genetisch festgelegte, spezifische Reihenfolge gebracht werden, die man als Aminosäuresequenz bzw. Primärstruktur bezeichnet. Zum Proteinaufbau müssen die zwanzig verschiedenen Aminosäuren in ausreichender Menge zur Verfügung stehen. Fehlen z. B. unentbehrliche Aminosäuren oder sind sie zumindest nur in unzureichender Höhe in einem Lebensmittel vorhanden, so begrenzt dies die biologische Wertigkeit des Nahrungseiweißes.

Beim **Abbau von Aminosäuren** kann die Aminogruppe (NH_2) unter Bildung einer Ketosäure abgespalten werden (Vorgang der Desaminierung). Die

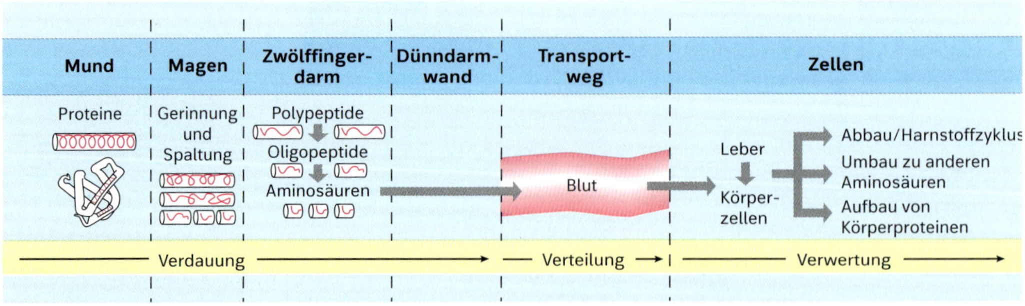

Stoffwechsel der Proteine

Schema der Proteinbiosynthese

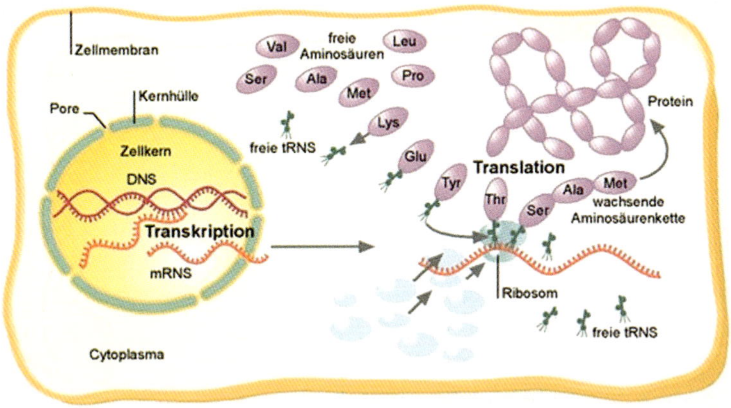

Ablauf der Proteinbiosynthese, © Roche

NH_2-Gruppe muss umgehend entweder auf eine andere Ketosäure übertragen werden, wobei eine andere, entbehrliche Aminosäure entsteht (Vorgang der Transaminierung) oder im Harnstoffzyklus in der Leber zu Harnstoff entgiftet werden. Aus der Aminogruppe entsteht nämlich sofort Ammoniak (NH_3), das als Zellgift wirkt. Das Kohlenstoffgerüst jeder Aminosäure liefert durchschnittlich über den Zitronensäurezyklus und die Atmungskette 17 kJ Energie pro g.

Aus Aminosäuren kann auch Kohlenstoffdioxid (CO_2) abgespalten werden, sodass **biogene Amine** entstehen. In diese Stoffgruppe fallen sehr wichtige Verbindungen wie Histamin, Serotonin, Adrenalin, Dopamin, die als erregungsübertragende Botenstoffe (Transmitter) im Nervensystem wirken und Hormoncharakter haben.

Der komplizierte **Aufbau von körpereigenen Proteinen** erfolgt an im Zellplasma vorhandenen Organellen, den Ribosomen. Um die freien Aminosäuren, die in ausreichender Zahl vorhanden sein müssen, hier in eine richtige, für jedes Protein charakteristische Reihenfolge zu bringen, liefert die Erbinformation Desoxyribonukleinsäure (DNS), die sich in jedem Zellkern befindet, die nötige Vorlage. Je nach Bedarf werden bestimmte Bereiche der DNS kopiert. Diese DNS-Kopie gelangt als Botenmolekül (Messenger-RNS) durch die Kernmembran ins Zellplasma zu den Ribosomen. Hier dient sie als Bauplan für die Bildung von Körpereiweiß. Mithilfe der mit jeweils einer passenden Aminosäure beladenen t-RNS(Transfer-RNS)–Moleküle als sogenannte Adaptermoleküle wird die spezifische Basensequenz der mRNS nach dem genetischen Code in eine für das betreffende Protein charakteristische Aminosäuresequenz übersetzt. Wird die genetische Information durch schädliche Substanzen (Mutagene) verändert, kann sich dies auf die Eiweißbildung verheerend auswirken. Der Ausfall von Enzymen oder die Entstehung von Krebs kann die Folge sein.

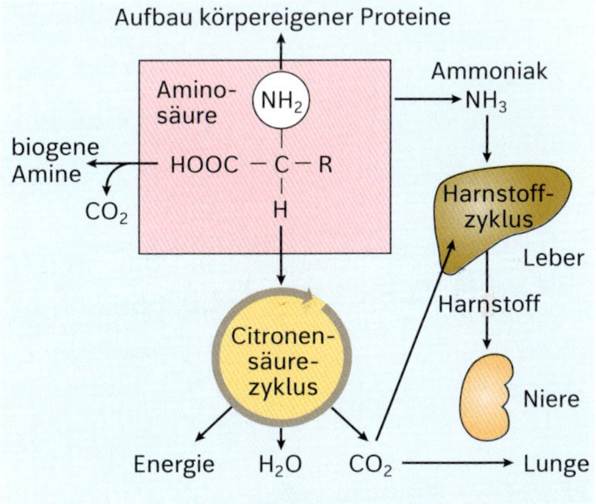

Stoffwechsel von Aminosäuren

14 Biologische Wertigkeit und Ergänzungswert von Proteinen

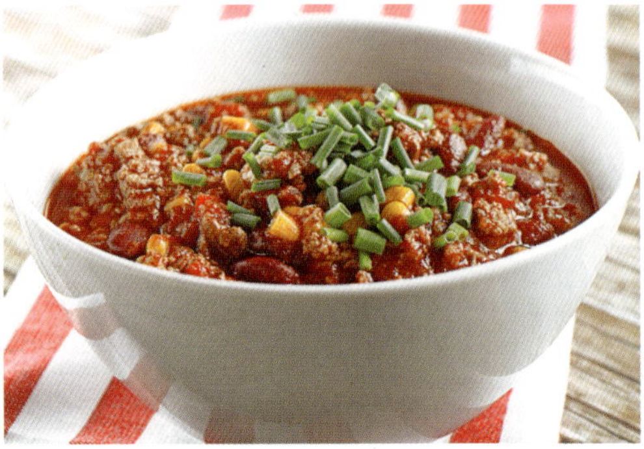

Bohnen und Mais ergänzen tierische Eiweißlieferanten.

Die Biologische Wertigkeit verschiedener Eiweißarten für den Menschen/versch. Proteingemische					
Tierisches Eiweiß (BW)		**Pflanzliches Eiweiß (BW)**		**Proteingemisch (BW)**	
Vollei	100	Soja	84	Bohnen & Mais (52 %/48 %)	101
Rindfleisch	92–96	Roggen	76	Milch & Weizen (75 %/25 %)	105
Fisch	94	Bohnen	72	Vollei & Weizen (68 %/32 %)	118
Milch	88	Reis	70	Vollei & Milch (71 %/29 %)	122
Edamer Käse	85	Kartoffel	70	Vollei & Kartoffel (35 %/65 %)	137
Schweizer Käse	84	Brot	70		
		Linsen	60		
		Weizen	56		
		Erbsen	56		
		Mais	54		

Proteinqualität: Biologische Wertigkeit von verschiedenen Nahrungsmittelproteinen und Eiweißkombinationen (Quelle: http://protein-fakten.com/category/04-nahrungsproteine-und-qualitat/abgerufen am 08.04.18)

Milcheiweiß hat eine biologische Wertigkeit von 88 %.

Das bedeutet: Aus 100 g Milcheiweiß können 88 g körpereigenes Eiweiß gebildet werden.

Wie viel Liter Milch müssten wir trinken, um 100 g Milcheiweiß aufzunehmen?

Vollmilch enthält pro 100 ml 3,5 g Eiweiß, pro 1 Liter also 35 g Eiweiß.

$$\frac{1{,}0 \text{ Liter} \cdot 100 \text{ g}}{35 \text{ g}} = 2{,}857 \text{ Liter}$$

Wir müssten also 2,857 l Milch trinken, um 88 g körpereigene Proteine nur aus Milch aufzubauen.

Beispielrechnung zur biologischen Wertigkeit

Die biologische Wertigkeit eines Nahrungseiweißes ist abhängig von der Art und Menge der darin vorhandenen unentbehrlichen Aminosäuren. Je ähnlicher das betreffende Aminosäuremuster dem menschlichen ist, desto höher ist es. Tierische Proteine sind im Allgemeinen biologisch hochwertiger als pflanzliche. Letztere haben vielfach einen zu geringen Gehalt an manchen unentbehrlichen Aminosäuren, also Verbindungen, die der Körper aufgrund fehlender Enzyme nicht selbst bilden kann. Er muss sie täglich mit der Nahrung aufnehmen. Die unentbehrliche Aminosäure, die verglichen mit dem Körpereiweiß am geringsten in einem Nahrungseiweiß vorkommt, begrenzt dessen biologische Wertigkeit, so wie es Justus von Liebig in seinem bekannten Minimumgesetz für die Pflanzenernährung veranschaulichte. Man nennt die begrenzende Aminosäure auch limitierende Aminosäure. Im Eiweiß des Weizenvollkorns ist dies z. B. Lysin, im Kartoffeleiweiß Methionin.

Die biologische Wertigkeit gibt an, wie viel g Körpereiweiß aus 100 g Nahrungseiweiß gebildet werden kann.

Unter den tierischen Lebensmitteln besitzt das **Ei** die höchste biologische Wertigkeit. Bei den pflanzlichen Lebensmitteln weisen vor allem **Kartoffeln** und **Sojabohnen** hohe Werte auf. Die Angaben über die biologische Wertigkeit der

Lernaufgabe:

Organisieren Sie in Arbeitsgruppen einen Workshop zum Thema „Biologische Wertigkeit von Proteinen und ihre Ergänzungswirkung“.

Mögliche Gruppeninhalte könnten sein:

- Postererstellung mit den theoretischen Grundlagen,
- Beispiele für Nahrungskombinationen mit guter Ergänzungswirkung,
- Zubereitung und Verkostung der Rezeptvorschläge.

einzelnen eiweißhaltigen Lebensmittel können je nach Bestimmungsmethode unterschiedlich hoch sein. So lässt sich die Wertigkeit z. B. über den Wachstumszuwachs eines Organismus ermitteln oder über einen Vergleich der Aminosäurenzusammensetzung eines Lebensmittels mit der des Volleis bzw. mit dem entsprechenden Bedarf des Menschen, auch unter Berücksichtigung der tatsächlichen Verwertbarkeit des Nahrungsproteins.

Da wir meistens Gemische verschiedener Eiweißarten aufnehmen, z. B. Brot mit Quark oder Käse, Fisch mit Kartoffeln, Fleisch mit Reis oder Nudeln, spielt weniger die biologische Wertigkeit der einzelnen Lebensmitteleiweiße eine Rolle als vielmehr ihr **Ergänzungswert**.

Der Ergänzungswert ist immer dann besonders hoch, wenn die begrenzende Aminosäure in einem Lebensmittel durch das vermehrte Vorkommen der gleichen Aminosäure in einem anderen Lebensmittel aufgestockt werden kann. Damit der aminosäureergänzende Effekt im Körper eintritt, müssen beide Lebensmittel innerhalb von sechs Stunden verzehrt werden. So besitzt die Kombination von **Kartoffeln und Ei im Verhältnis 3:2** die **höchste biologische Wertigkeit.** Getreideerzeugnisse, zusammen mit Kartoffeln oder Sojabohnen verzehrt, ergeben keine gute Kombination, da ein unausgewogenes Aminosäuremuster das Ergebnis ist. Dagegen ergänzen sich Getreideprodukte mit Milch, Fleisch, Fisch oder Ei sehr gut. Allgemein gesehen ist der gemeinsame Verzehr von tierischen und pflanzlichen Proteinen zu empfehlen.

Bei strengen Vegetariern wird der gesamte Eiweißbedarf über pflanzliche Lebensmittel gedeckt. Hier kommt es nur dann nicht zu Mangelerscheinungen, wenn der Ergänzungswert beachtet wird und entsprechend größere Mengen der pflanzlichen Eiweißträger verzehrt werden. Günstiger ist in jedem Fall eine Kombination pflanzlicher Produkte mit Milch und Milcherzeugnissen oder Eiern, also eine ovo-lacto-vegetabile Kost.

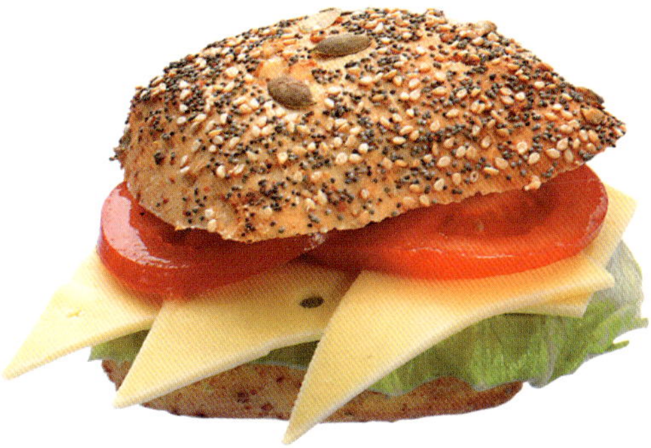

Lebensmitteleiweißkombination mit guter Ergänzungswirkung

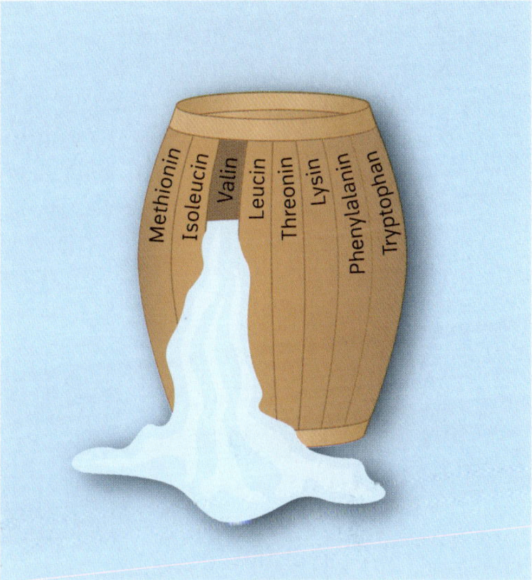

Prinzip der limitierenden Aminosäuren

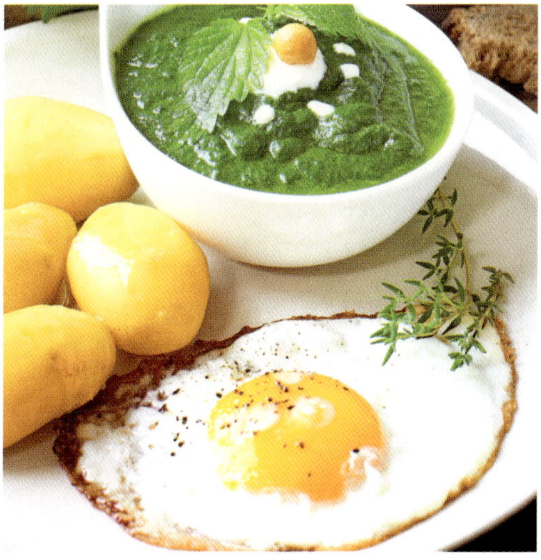

Kartoffeln, Spinat und Ei besitzen eine gute Eiweißergänzungswirkung.

15 Nährstoffe im Zwischenstoffwechsel

Mit der Nahrung nehmen wir immer ein wechselndes Gemisch an Nähr- und Wirkstoffen auf, die spezifische und übereinstimmende Funktionen erfüllen. So können sich die Nährstoffe hinsichtlich der Energiebereitstellung bei ihrem Abbau teilweise gegenseitig ersetzen. Zwar bevorzugen die meisten Zellen Glucose als Energielieferant, sie besitzen jedoch Enzyme, um auch Fettsäuren und Glyzerin abzubauen. Selbst das Gehirn und andere Nervenzellen gewöhnen sich nach einer gewissen Zeit an Fettsäuren, im Gegensatz zu den roten Blutkörperchen, die auf den Brennstoff Glucose angewiesen sind. Eine Mindestaufnahme an Kohlenhydraten ist aber auch deshalb nötig, weil der Abbau der Nährstoffe im Zitronensäurezyklus, der „Drehscheibe des Stoffwechsels", nur bei entsprechenden Mengen an Glucose ablaufen kann.

Werden so gut wie keine Kohlenhydrate mit der Nahrung zugeführt, so muss der Körper über die Glukoneogenese, z. B. aus bestimmten Aminosäuren, Glucose herstellen. Dieser Weg ist energetisch sehr aufwendig und verschlingt unverhältnismäßig viele Eiweißstoffe, obwohl diese viel wichtigere spezifische Aufgaben im Körper zu erfüllen haben. Wird gleichzeitig, wie bei einigen extremen Diäten empfohlen, eine große Menge an Fett zugeführt, so entsteht sehr viel Acetyl-Coenzym A. Diese Verbindung kann über den Zitronensäurezyklus nicht mehr ausreichend abgebaut werden. Die Folge ist eine Zusammenlagerung zu Aceton. Dies muss über große Flüssigkeitsmengen aus dem Körper ausgeschwemmt werden. Hinsichtlich ihrer Funktion als Baustoffe lassen sich die Nährstoffe nicht austauschen.

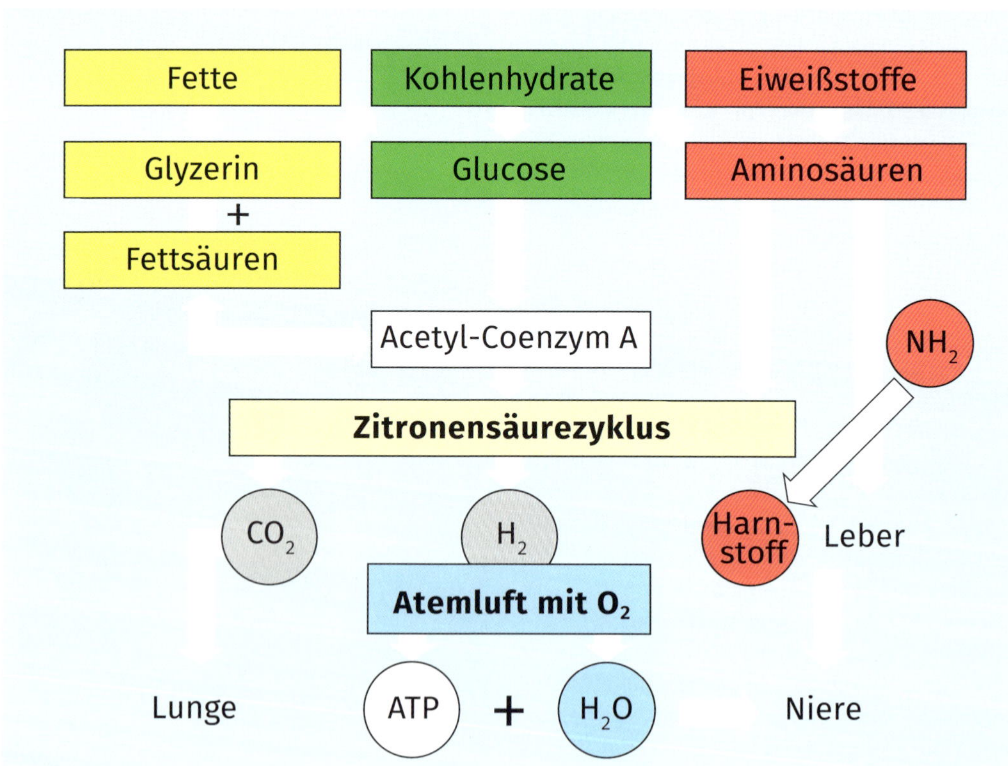

Verknüpfung der Stoffwechselwege von Kohlenhydraten, Fetten und Proteinen

Überblick: Verdauung und Verwertung

Was passiert im Magen-Darm-Trakt?

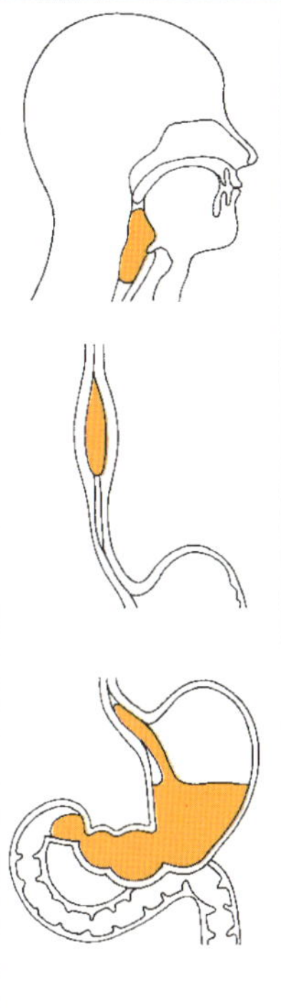

Mundhöhle
Mechanische und beginnende chemische Verdauung
- Prüfung der Nahrung durch Geschmacks-Rezeptoren
- mechanische Zerkleinerung durch Kauen
- Einspeichelung der Nahrung
- Beginn der Stärke-Verdauung
- Abwehr von schädlichen Stoffen und Mikroorganismen durch die beiden Gaumenmandeln

Rachen
- Nahrungstransport vom Mund zur Speiseröhre bei gleichzeitiger Absperrung der Luftwege

Speiseröhre
- Nahrungstransport vom Rachen zum Magen

Magen
- Abtöten von Bakterien durch Salzsäure
- Zwischenlagerung der Nahrung
- Beginn der Protein-Verdauung
- Abgabe der Nahrung in kleinen Portionen an den Zwölffingerdarm über den Magenpförtner

Zwölffingerdarm
Hauptort der chemischen Verdauung
- Vermischen der Nahrung mit dem Sekret des Zwölffingerdarms, der Bauchspeicheldrüse und der in der Leber produzierten Gallenflüssigkeit
- enzymatische Verdauung der Nährstoffe

weiterer Dünndarm
Verdauung von Milchzucker und Endabbau der Eiweißstoffe zu Aminosäuren
Hauptort der Resorption
- Resorption der Grundbausteine der mit der Nahrung aufgenommenen Nährstoffe und des größten Teils der abgesonderten Verdauungssäfte

Dickdarm
Lebensraum für Bakterien und abschließende Resorption
- bakterielle Zersetzung der Ballaststoffe
- Resorption von Wasser und Eindickung des Darminhalts
- Zwischenlagerung des Darminhalts bis zur Entleerung

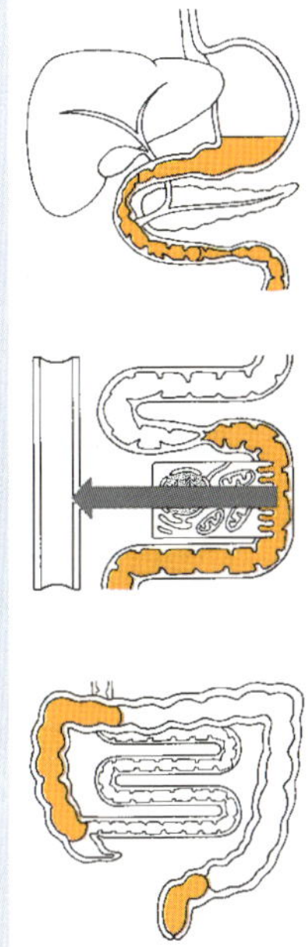

Verwertung in den Zellen

Kohlenhydrate
→ Aufbau zu Kohlenhydratverbindungen mit spezifischen Funktionen, z. B. Schleimstoffe, Erbsubstanz
→ Aufbau zu Glykogen als begrenzter Energiespeicher
→ Abbau zur Energiegewinnung über Glykolyse, Citratzyklus und Atmungskette
→ Umbau zu ... (→ Fette, → Proteine)

Fette
→ Aufbau zu Fettverbindungen mit spezifischen Funktionen, z. B. Biomembranen, Lipoproteine
→ Aufbau zu Depotfett als unbegrenzter Energiespeicher
→ Abbau zur Energiegewinnung über ß-Oxidation, Glykolyse, Citratzyklus und Atmungskette

Proteine
→ Aufbau zu Körpereiweiß mit spezifischen Funktionen, z. B. Enzyme, bestimmte Hormone, Struktur-(Kollagen), Transport-(Hämoglobin, Transferrin), Speicherproteine (Ferritin) und Abwehrstoffe
→ Abbau und Umbau von Körpereiweiß durch Transaminierung, Desaminierung (Harnstoffbildung) und Decarboxylierung
→ Abbau des Kohlenstoffgerüsts zur Energiegewinnung über Citratzyklus und Atmungskette

Ernährung – nicht über einen Kamm zu scheren

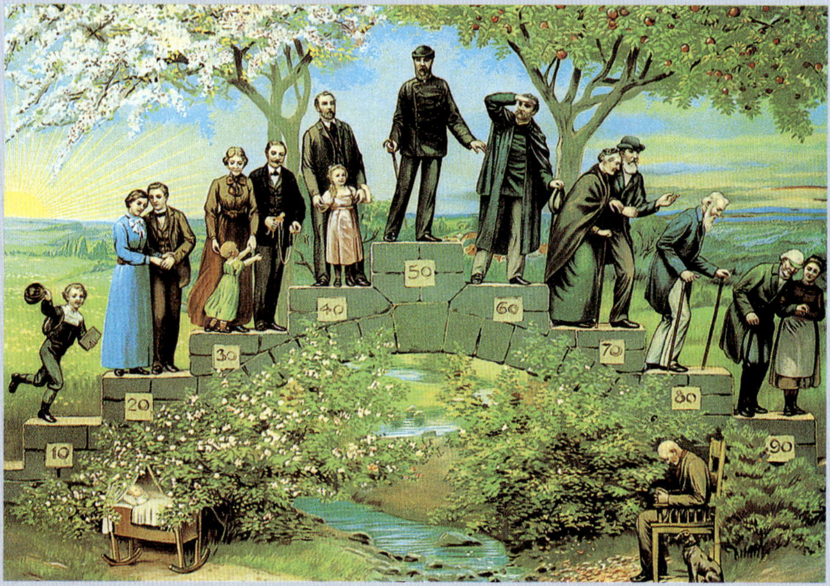

„Wie jede Blüte welkt und jede Jugend Dem Alter weicht, blüht jede Lebensstufe, Blüht jede Weisheit auch und jede Tugend Zu ihrer Zeit und darf nicht ewig dauern. [...]“

Quelle: Hesse, Hermann: Die Gedichte. 12. Auflage, Berlin : Suhrkamp, 2013. S. 676

Die ersten Verse von Hermann Hesses Gedicht „Stufen“ machen deutlich, dass jeder Lebensabschnitt bzw. jedes Alter, nicht nur eines Menschen, ein wichtiger Teil des biologischen Ganzen ist und seine Besonderheiten und seinen Reiz hat. Jede Stufe ist das Fundament der nächsten und baut also auf der vorherigen auf. Für die Ernährung eines Menschen bedeutet dies, dass sie den jeweiligen Lebens- und Entwicklungsphasen gerecht werden muss. Die Energiezufuhr und die Nährstoffzufuhr müssen den allgemeinen und individuellen Gegebenheiten des Lebensalters und der Lebensbedingungen einer Person bzw. Gruppe angepasst werden. Fehl-, Mangel- und Überernährung auf einer Lebensstufe sind schlechte Voraussetzungen für das Erreichen der nächsten Stufe, zumindest dann wahrscheinlich nicht in Gesundheit und bei voller Leistungsfähigkeit. Die Ernährung darf also nicht etwas Konstantes sein. Sie muss dynamisch sein, darf nicht über einen Kamm geschoren werden. Was das für die einzelnen Lebensphasen eines Menschen bedeutet, ist Gegenstand dieses Kapitels.

Lernaufgabe:

1. Sammeln Sie in Kleingruppen auf einzelnen Kärtchen nach der Brainstorming-Methode Ideen zu folgender Frage:
   Welche Einflussfaktoren prägen die Ernährung auf den einzelnen Lebensstufen des Menschen?
2. Strukturieren Sie nun Ihre Ideensammlung als Mindmap.
3. Laden Sie Menschen aus Ihrem Umfeld, die sich auf verschiedenen Lebensstufen befinden, zu einer Diskussionsrunde ein.

Die Ernährung aller Altersklassen ist geprägt durch spezifische physiologische Voraussetzungen wie z. B. Organfunktionen, durch soziokulturelle Einflüsse wie Bildung, Lebensstil, Familienstand und soziale Umgebung sowie u. a. durch das Lebensmittelangebot und Werbeaussagen. Demgegenüber stehen wissenschaftliche Erkenntnisse darüber, wie die Ernährung zur Deckung des durchschnittlichen Bedarfs an Nähr- und Wirkstoffen und an Energie altersspezifisch sein sollte.

Leider gibt es zwischen den Empfehlungen und der Realität zum Teil erhebliche Diskrepanzen, wodurch Übergewicht als Wegbereiter vieler ernährungsmitbedingter Krankheiten quer durch alle Altersklassen und in Abhängigkeit verschiedener Faktoren, wie Bildung, weit verbreitet ist. Der Ernährungsbericht 2016 gibt an, dass durchschnittlich 59 % der Männer und 37 % der Frauen im Alter von 18 bis unter 65 Jahren übergewichtig sind. Jede fünfte Person ist sogar als fettleibig (adipös) einzustufen. Gerade Personen über 60 Jahre bringen zunehmend mehr Pfunde auf die Waage. Bei Jugendlichen liegt der Prozentsatz an stark Übergewichtigen bei 7 % bis 11 %. Festzustellen ist aber auch, dass es trotz unseres Lebens in einer Überflussgesellschaft nicht selten vorkommt, dass auch Fälle von Mangel- und Unterernährung zu beobachten sind. Gerade unter den älteren Menschen ist eine mangelhafte Versorgung mit bestimmten Nährstoffen, aber auch eine generelle Unterernährung anzutreffen. Dieser Punkt wiegt umso schwerer, wenn man bedenkt, dass sich die Altersstrukturen in unserer Gesellschaft tiefgreifend verändert haben. Auch die Lebensformen sind einem erheblichen Wandel unterworfen, was auch die Ernährung der verschiedenen Altersklassen stark beeinflusst. Ernährung ist ein bedeutsames Thema in der ganzen Welt, die WHO spricht sogar von einer zentralen Herausforderung des 21. Jahrhunderts.

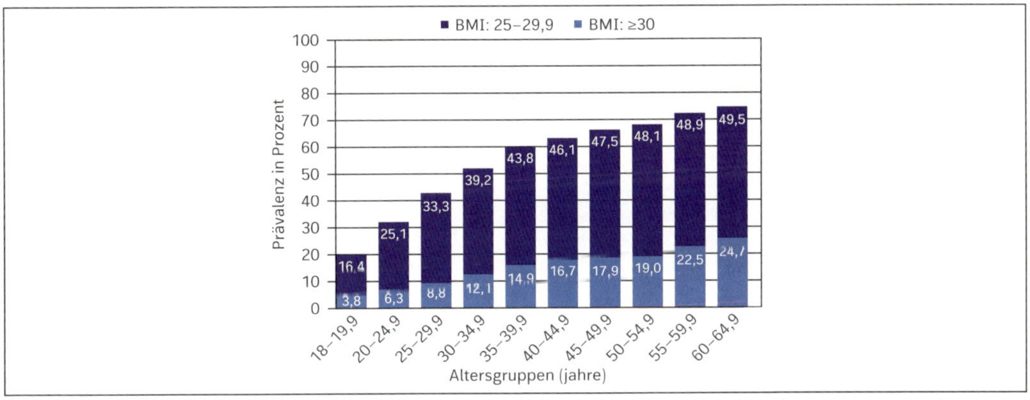

Verbreitung von Präadipositas (BMI 25–29,9) und Adipositas (BMI ≥ 30) bei Männern im Erwachsenenalter (18 bis unter 65 Jahre) (13)

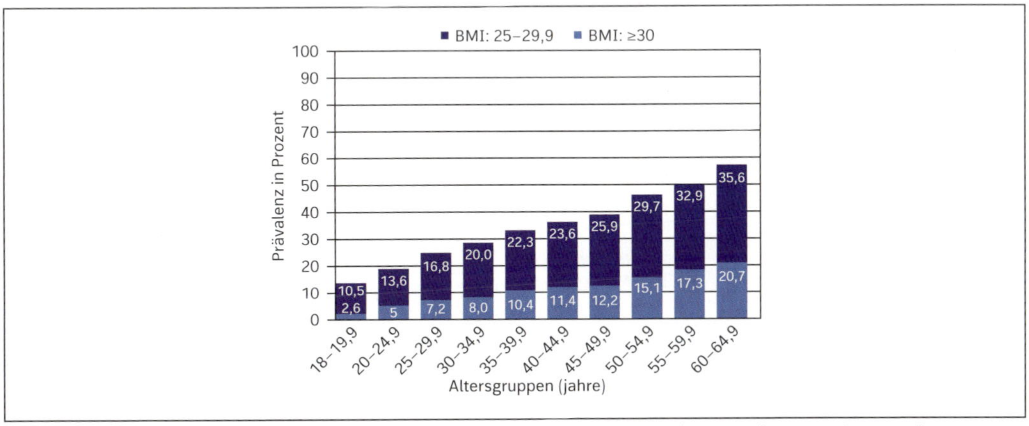

Verbreitung von Präadipositas (BMI 25–29,9) und Adipositas (BMI ≥ 30) bei Frauen im Erwachsenenalter (18 bis unter 65 Jahre) (13)
Quelle: Grafik laut den Daten des 13. DGE - Ernährungsbericht 2016, S.75

1 Schwangerschaft und Stillzeit – essen für zwei?

Erfreulich ist, dass Frauen seit einiger Zeit wieder durchschnittlich mehr Kinder bekommen. 2016 lag die zusammengefasste Geburtenziffer laut statistischem Bundesamt bei 1,59 Kindern je Frau. Die Lebensphase einer Frau, die ein Kind erwartet, ist als besonders prägend und bedeutsam zu bewerten. In dieser Zeitspanne trägt die werdende Mutter nicht nur Verantwortung für ihre eigene Gesundheit, sondern ganz besonders auch für die gesunde Entwicklung ihres heranreifenden Babys. Zahlreiche Studienergebnisse lassen vermuten, dass die Ernährung einer Schwangeren einen großen Einfluss auf die Entwicklung des Kindes nicht nur im Mutterleib, sondern auch nach der Geburt bis ins Erwachsenenalter hat. So muss man begründet davon ausgehen, dass zwischen einer massiven Überernährung der Schwangeren bzw. einer bereits zuvor bestehenden Adipositas und einem Geburtsgewicht des Säuglings von mehr als 4000 g ein Zusammenhang besteht. Dies wiederum erhöht die Neigung zur Entwicklung von Übergewicht und lässt das Risiko für die Entstehung eines Typ 2 Diabetes ansteigen. Nicht zu unterschätzen sind darüber hinaus die größeren Gefahren für eine adipöse Mutter und ihr Kind während der Geburt. Auf der anderen Seite ist eine Mangel- und Fehlernährung der Mutter bei vorhandener Unterernährung ebenso kritisch zu bewerten. Diese Gesichtspunkte unterstreichen sehr klar, dass sich eine Schwangere sehr ausgewogen ernähren muss und keinesfalls „für zwei“ essen sollte. Die **empfohlene Energieaufnahme** einer Schwangeren wird häufig überschätzt. Nach den D-A-CH Referenzwerten für die Nährstoffzufuhr 2016 erhöht sich der Richtwert für die zusätzliche tägliche Energiezufuhr stufenweise von 1050 kJ/Tag auf 2100 kJ/Tag ab dem zweiten bzw. dritten Schwangerschaftsdrittel. Die Gründe hierfür sind u. a. eine Erhöhung des Grundumsatzes, Energie für das Wachstum des Kindes, der Plazenta, der Brust und der Gebärmutter. Die Schwangere sollte bei einem anfänglichen BMI im Normalgewichtsbereich von 18,5 –24,9 kg/m^2 etwa 12 kg zunehmen. Eine regelmäßige Kontrolle des Gewichtes ist erforderlich, da individuelle Gegebenheiten wie Schwangerschaftserbrechen, Bewegungsmangel oder Krankheit eine Anpassung der Energie- und Nährstoffaufnahme notwendig machen. Übergewichtige sollten während einer Schwangerschaft keine Diäten zur Gewichtsabnahme machen. Während des ausschließlichen Stillens für 4 bis 6 Monate erhöht sich der Richtwert für die Energieaufnahme für die Milchproduktion um etwa 2100 kJ/Tag. 100 ml Milch erfordern zusätzlich 500 kJ. Der **Referenzwert für die Proteinzufuhr** erhöht sich ab dem vierten Schwangerschaftsmonat um etwa 10 g auf ca. 58 g/Tag. Das entspricht einer Proteinaufnahme von 1,1 g/kg Körpergewicht und Tag. Zu bevorzugen sind pflanzliche Eiweißträger in sinnvoller Kombination mit tierischen Lebensmitteln, um den Ergänzungswert von Proteinen auszunutzen. Die Empfehlungen zur Proteinaufnahme während der Stillzeit richten sich nach der Höhe der Milchproduktion. Pro 100 ml Muttermilch ergibt sich ein Mehrbedarf von 2 g Protein, sodass durchschnittlich insgesamt 63 g aufgenommen werden sollten, wenn man von einer täglichen Milchmenge von 750 ml ausgeht.

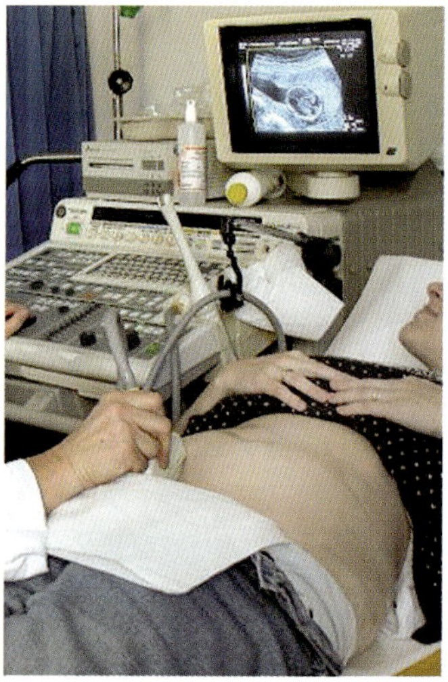

Ultraschalluntersuchung

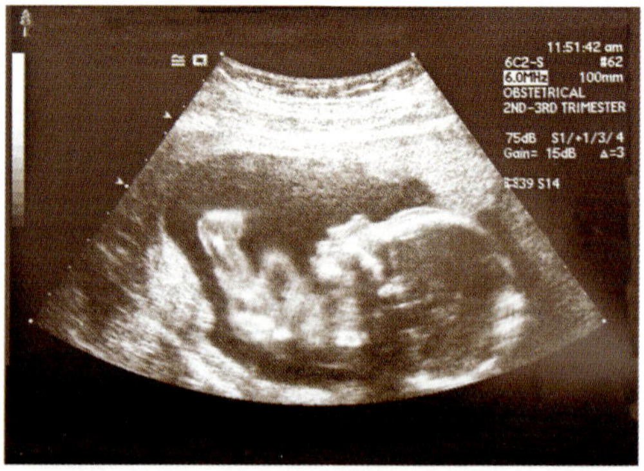

Prägravider BMI Klassifikation	Orientierungswerte für die wünschenswerte Gesamtgewichtszunahme in der Schwangerschaft
Untergewicht (< 19,8)	12,5–18,0 kg
Normalgewicht (19,8–26,0)	11,5–16,0 kg
leichtes bis mittleres Übergewicht (26,0–29,0)	7,0–11,5 kg
starkes Übergewicht/ Adipositas (< 29,0)	7,0 kg

Orientierungswerte für die physiologische Gewichtszunahme während der Schwangerschaft in Abhängigkeit vom prägraviden BMI nach DGE-Beratungs-Standards 2009 (Quelle: IOM)

Gewichtszunahme der werdenden Mutter durch:

• Geburtsgewicht des Kindes	ca.	3 500 g
• Mutterkuchen (Plazenta)	ca.	500 g
• Fruchtwasser	ca.	1 000 g
• Gebärmutterwachstum	ca.	1 500 g
• Wachstum der Brüste	ca.	500 g
• angelegte Energiereserven	ca.	1 500 g
• stärkere Blutbildung	ca.	1 500 g
• Einlagerung von Wasser im Gewebe	ca.	2 000 g
insgesamt	**ca.**	**12 000 g**

Der Richtwert für die **tägliche Fettaufnahme** von Schwangeren und Stillenden beläuft sich auf 30–35 % des Gesamtenergiebedarfs. Neben der Fettmenge spielt vor allem die Qualität des verzehrten Fettes eine wichtige Rolle. Schwangere und stillende Frauen sollten darauf achten, Lebensmittel in den Speiseplan aufzunehmen, die die ausreichende Versorgung mit einfach und mehrfach ungesättigten Fettsäuren, insbesondere mit Omega-3-Fettsäuren, sicherstellen. Dazu gehören z. B. Raps und Walnussöl, 1- bis 2-mal wöchentlich eine Portion fettreicher Seefisch wie Makrele, Lachs oder Hering, aber auch andere Seefischarten wie Kabeljau und Seelachs, die zur Jodversorgung beitragen. Die Aufnahme von gesättigten Fettsäuren, die vor allem in fettreichen Wurst-, Fleisch- und Käsesorten vorkommen, sollte eingeschränkt werden. Auch sollte auf den Verzehr von gehärteten Fetten, wie sie zum Frittieren benutzt werden, verzichtet werden, da sie neben gesättigten Fettsäuren auch gesundheitlich bedenkliche Trans-Fettsäuren enthalten.

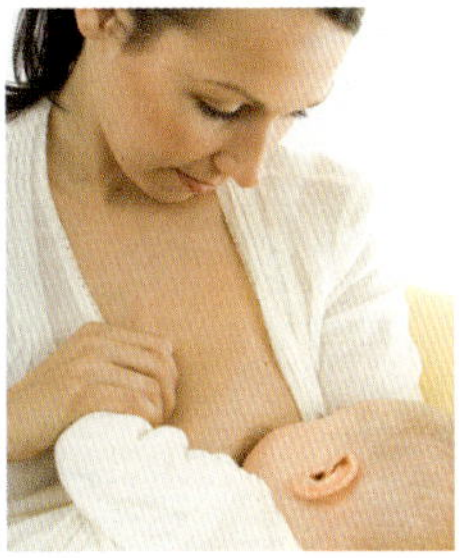

Die **Kohlenhydratzufuhr** sollte rund 55 % des erhöhten Gesamtenergiebedarfes ausmachen, das entspricht ungefähr 350 g. Bei der Auswahl der kohlenhydrathaltigen Lebensmittel sollten vitamin- und mineralstoffhaltige sowie ballaststoffreiche Produkte, wie Vollkornprodukte, Kartoffeln, Obst und Gemüse an erster Stelle stehen. Es sollten mindestens 30 g Ballaststoffe aufgenommen werden. Ungefähr die Hälfte dieses Bedarfes wäre mit 3 bis 4 Scheiben (200 g) Vollkornbrot gedeckt. Ungeeignet sind sehr zuckerhaltige Nahrungsmittel.

Die Richtwerte für viele **Mineralstoffe** und **Vitamine** sind in der Schwangerschaft und Stillzeit erhöht. Um eine Unterversorgung zu vermeiden, die zu Mangelerscheinungen und Entwicklungsstörungen beim Kind führen kann, ist auf die Auswahl von Lebensmitteln mit hoher Nährstoffdichte und möglichst niedriger Energiedichte und auf eine schonende Zubereitung derselben besonderer Wert zu legen. Es eignen sich: fettarme Milchprodukte, mageres Fleisch, Fisch, Ei, Vollkornprodukte, Kartoffeln, viel Gemüse und frisches Obst.

Der **Flüssigkeitsbedarf** einer Schwangeren ist mit 35 ml Wasser pro kg Körpergewicht und Tag nicht erhöht. Geeignete Getränke sind Mineralwässer, Tees, Milch, Obst- und Gemüsesäfte; Kaffee in geringen Mengen. Alkoholische Getränke sollten generell gemieden werden. Schwangere neigen gerade im letzten Drittel der Schwangerschaft zu vermehrter Wassereinlagerung im Gewebe (Ödembildung). Die Flüssigkeitszufuhr muss dann vermindert werden. Eine erhöhte Kaliumzufuhr über Reis, Aprikosen, Bananen schwemmt außerdem Wasser aus dem Körper. Günstig ist auch, die Beine zwischendurch hoch zu lagern. Stillende benötigen etwa 45 ml Flüssigkeit pro kg Körpergewicht und Tag. Der Bedarf muss der Milchproduktion angepasst werden. Insgesamt sollte die Ernährung sehr abwechslungsreich sein und die 10 Regeln der DGE für eine vollwertige Ernährung (siehe S. 17) berücksichtigen.

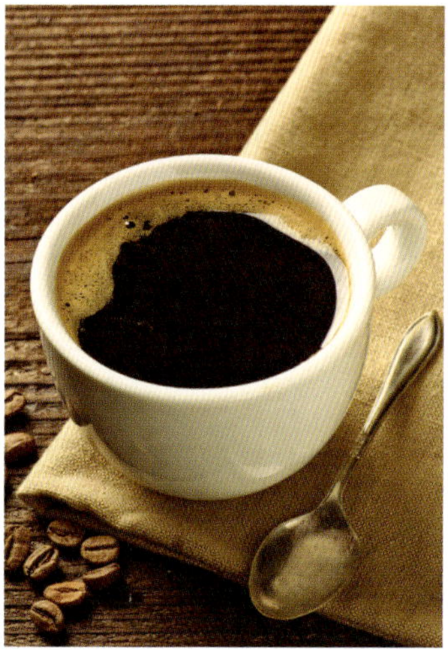
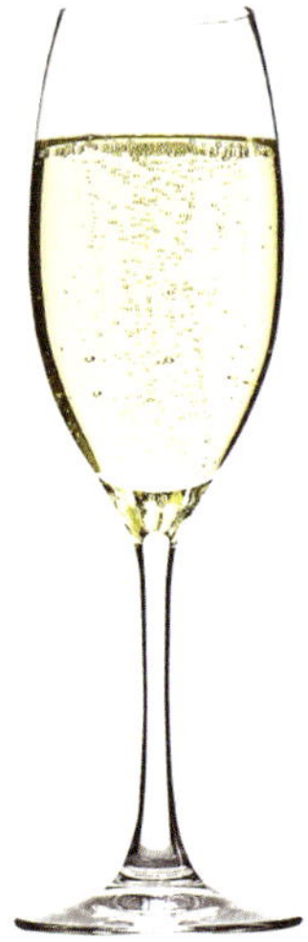
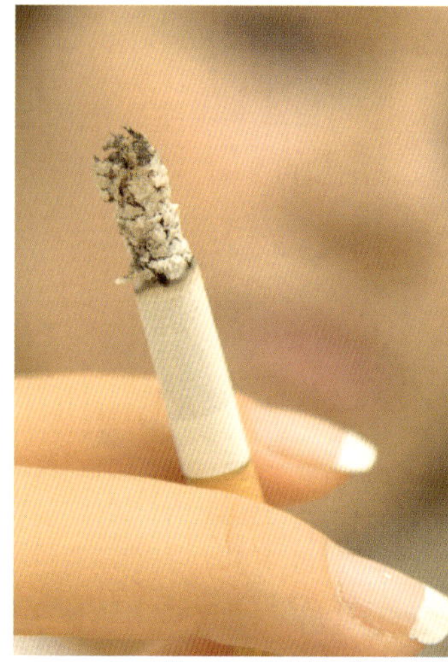
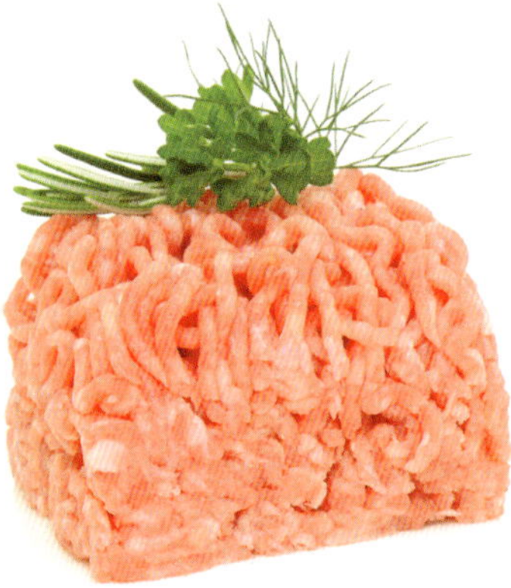
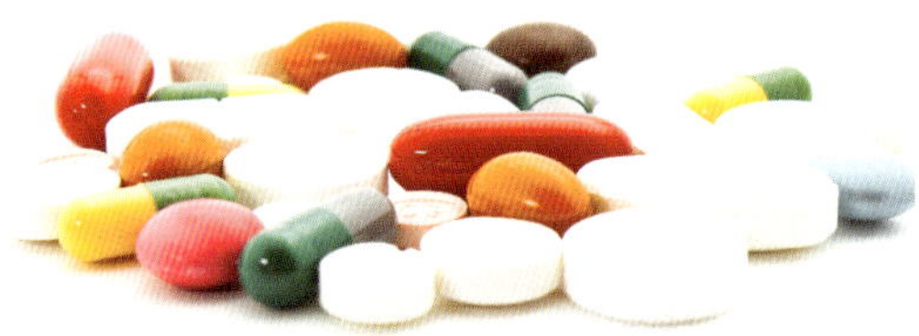

Verzicht ohne Reue

Nervös zieht Charlotte an ihrer Zigarette und leert mehrere Tassen Kaffee. Die Mutter merkt, dass mit ihrer 17-jährigen Tochter etwas nicht stimmt. Nach mehrmaligem Nachfragen rückt Charlotte endlich mit der Sprache raus. „Ich bin schwanger!" Die Mutter ist im ersten Moment entsetzt, viele Gedanken schießen ihr durch den Kopf – kein Vater da, Schule nicht fertig, keine Ausbildung, wie konnte das passieren – doch dann fängt sie sich schnell, nimmt ihre Tochter in den Arm und meint beruhigend: „Das schaffen wir schon! Mach dir keine Sorgen! Du musst nun vor allem an dich und das Baby denken und auf einiges verzichten! Aber du wirst es nicht bereuen!"

Lernaufgaben:

1. Diskutieren Sie über das Verhalten und die Aussagen von Charlottes Mutter.
2. Entwerfen Sie ein informatives Plakat zum Thema: „Lebensführung einer Schwangeren". Vermeiden Sie viel Text und verdeutlichen Sie Ihre Aussagen durch Bilder, Symbole und Grafiken.
3. Während der Schwangerschaft können verschiedene Beschwerden wie z. B. Übelkeit, Erbrechen, Schwangerschaftsdiabetes auftreten. Sammeln Sie Informationen zu diesem Thema und stellen Sie diese übersichtlich dar.
4. Berechnen Sie, mit welchen Lebensmitteln in realistischen Tagesmengen der Folat-Referenzwert für Schwangere erreicht werden kann.

Schwangere sollten auf eine gesunde Lebensführung achten. Dazu gehören körperliche Betätigung, regelmäßige ärztliche Kontrollen, eine vollwertige Ernährung und der Verzicht auf Nikotin, Alkohol und andere Drogen. Abzuraten ist auch vom Verzehr rohen Fleisches, z. B. als Mett oder vom sehr engen Kontakt mit frei laufenden Katzen bzw. Katzenkot. Frisches Obst und rohes Gemüse sollte nur nach sehr gründlicher Reinigung gegessen werden. Es besteht sonst die Gefahr, dass Erreger der Toxoplasmose übertragen werden, die bei einer Erstinfektion der werdenden Mutter beim ungeborenen Kind zu erheblichen Schäden in der körperlichen und geistigen Entwicklung führen. Möglich ist das Auftreten von Sehstörungen, Schwerhörigkeit und der Entwicklung eines Hydrocephalus (Wasserkopf). Gleichfalls nicht zu empfehlen ist die Aufnahme von Rohmilch und daraus hergestellten Produkten, da sie mit Listerien verunreinigt sein könnten. Diese Bakterien können eine Früh- oder Totgeburt auslösen, während die Schwangeren selbst meist von einer Infektion nichts merken. Problematisch kann auch der Verzehr von aus rohen Eiern hergestellten Gerichten sein, da sie Salmonellen enthalten können. Abzuraten ist auch vom Essen rohen Fisches. Jeder werdenden Mutter muss bewusst sein, dass sie bereits während der Schwangerschaft durch die eigene Ernährungs- und Lebensweise die Weichen für die spätere Entwicklung und die Anfälligkeit für Krankheiten ihres Kindes stellt.

Folat/Folsäure – das entscheidende Vitamin für die Zellteilung

Am Beginn jeden menschlichen Lebens steht eine befruchtete Eizelle. Aus dieser entwickelt sich im Laufe von 40 Wochen durch ständige Zellteilung und Zellspezialisierung ein Mensch mit rund 100 Milliarden Zellen. **Folat,** ein natürlich vorkommendes, wasserlösliches Vitamin des B-Komplexes, ist an der Zellneubildung und damit am Wachstum maßgeblich beteiligt. Gerade zu Beginn einer Schwangerschaft ist deshalb eine ausreichende Folatversorgung der Mutter und damit des werdenden Kindes besonders wichtig, um Schäden insbesondere am zentralen Nervensystem zu vermeiden. Ein Mangel an diesem Vitamin erhöht das Risiko für das Auftreten von sogenannten „Neuralrohrdefekten" wie z. B. ein offener Rücken (Spina bifida) und vermutlich auch für andere Fehlbildungen wie Lippen-, Gaumen- und Kieferspalte. Fehlgeburten können wahrscheinlich ebenso Folge einer Unterversorgung sein. Nach der wissenschaftlichen Bewertung von Studien zur Klärung der wünschenswerten Folataufnahme entnimmt man den D-A-CH Referenzwerten für die Nährstoffzufuhr folgendes: Während nicht schwangere Personen 300 µg/Tag aufnehmen sollten, erhöht sich diese Menge bei Schwangeren auf 550 µg/Tag und bei Stillenden auf 450 µg/Tag. Da schon unter normalen Bedingungen die empfohlene Menge nicht erreicht wird, wie die Ergebnisse der Nationalen Verzehrsstudie zeigen, muss während der Schwangerschaft und Stillzeit sehr gezielt auf folatreiche Lebensmittel zurückgegriffen werden. Um eine mögliche Unterversorgung, gerade zu Beginn einer Schwangerschaft, nicht zu riskieren, wird empfohlen, die natürliche Folataufnahme über Lebensmittel durch die Zufuhr von synthetisch hergestellter Folsäure in einer Höhe von bis zu 400 µg/Tag zu ergänzen. Um die Bioverfügbarkeit optimal zu gestalten, ist anzuraten, Folsäure-Präparate nicht zu den Mahlzeiten einzunehmen.

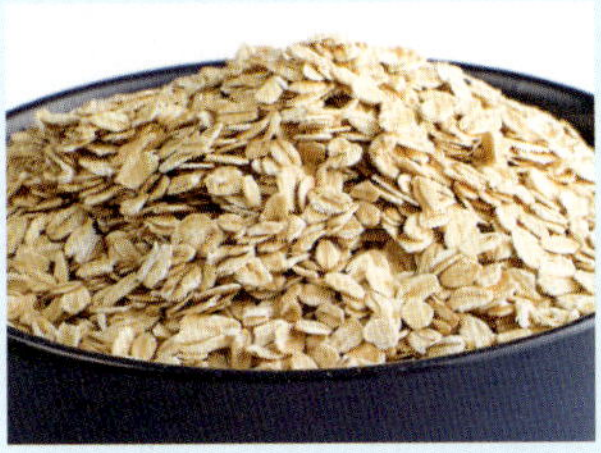
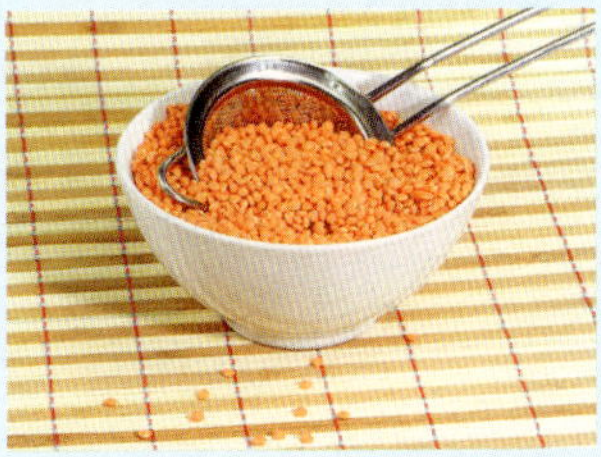
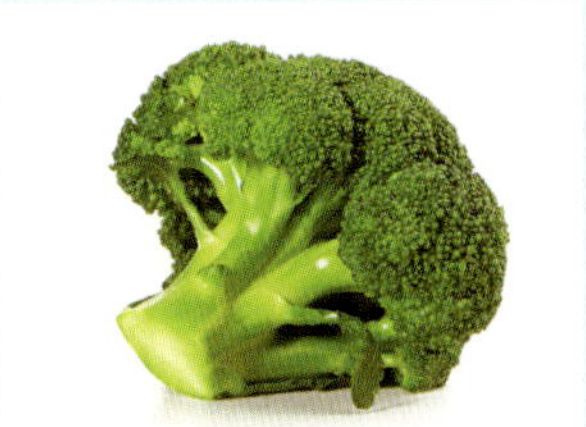

Folatreiche Lebensmittel: Vollkornhaferflocken, Linsen und Brokkoli

2 Säuglingsernährung – für den guten Start ins Leben

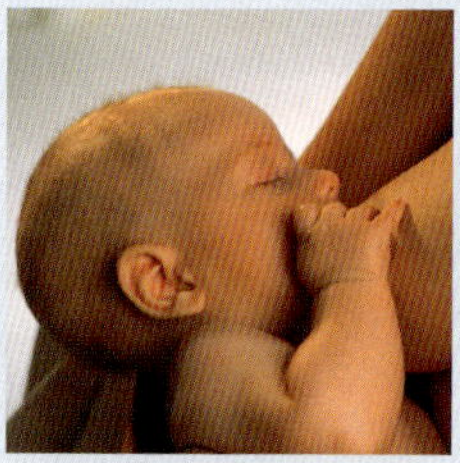
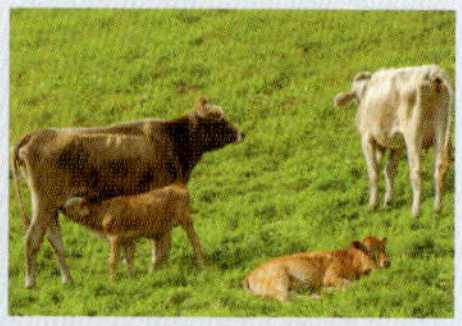

Muttermilch		Kuhmilch
7,0 g	Kohlenhydrate	4,8 g
4,0 g	Fette	3,5 g
1,2 g	Eiweißstoffe	3,3 g
288 kJ	Energie	267 kJ

Mutter- und Kuhmilch im Vergleich

Besondere Gegebenheiten prägen die Anforderungen an die Ernährung eines Neugeborenen. Seine Verdauungsorgane sind noch unreif, pro kg Körpergewicht hat es einen hohen Energiebedarf, da es im Verhältnis zu seinem kleinen Volumen eine sehr große Oberfläche hat, über die viel Wärme abgestrahlt wird. Für den Säugling ist eine diesen Bedingungen angepasste Ernährung die Grundvoraussetzung für eine gesunde geistige und körperliche Entwicklung. Es ist unbestritten, dass **Muttermilch** für das Kind am geeignetsten ist, da sie in ihrer Nährstoffzusammensetzung sowohl qualitativ als auch quantitativ auf die Bedürfnisse des Säuglings abgestimmt ist.

Zudem enthält die Vormilch Abwehrstoffe gegen Krankheitserreger – vor allem des Magens und Darmes – denn auch das Immunsystem des Neugeborenen ist noch unreif. Besonders wichtig ist das Stillen für Babys aus allergiebelasteten Familien. Je später der Kontakt des Kindes mit Fremdeiweißen aus verschiedenen Nahrungsmitteln erfolgt, umso günstiger ist die Prognose für das Nichtauftreten einer Allergie. Zudem stärkt Stillen das Urvertrauen des Kindes, was sich positiv auf das spätere soziale und emotionale Verhalten des Kindes auswirkt. Auch die verringerte Schadstoffbelastung von Muttermilch spricht für das Stillen. Jede Mutter sollte versuchen, ihr Kind sechs Monate voll zu stillen. Mögliche anfängliche Stillschwierigkeiten dürfen Mütter nicht entmutigen, denn auch Stillen will gelernt sein. Im Vergleich zur Kuhmilch, die in ihrer Nährstoffzusammensetzung den besonderen Wachstumsbedingungen eines Kälbchens angepasst ist, ist Muttermilch eiweißärmer und vor allem kohlenhydratreicher. Deshalb würde unveränderte Kuhmilch die unreifen Verdauungsorgane eines Säuglings überfordern und zu schweren Verdauungsproblemen führen. Kann eine Mutter nicht stillen, sollte sie Fertigmilchprodukte verwenden, die in ihrer Zusammensetzung der Muttermilch angepasst sind. Die eigene Zubereitung von Säuglingsnahrung ist aus hygienischen und ernährungsphysiologischen Gründen weniger zu empfehlen. Grundsätzlich sollten alle Kinder im ersten Lebensjahr zur Rachitisprophylaxe 10–12,5 μg (400–500 IE) Vitamin D kombiniert mit Fluorid erhalten.

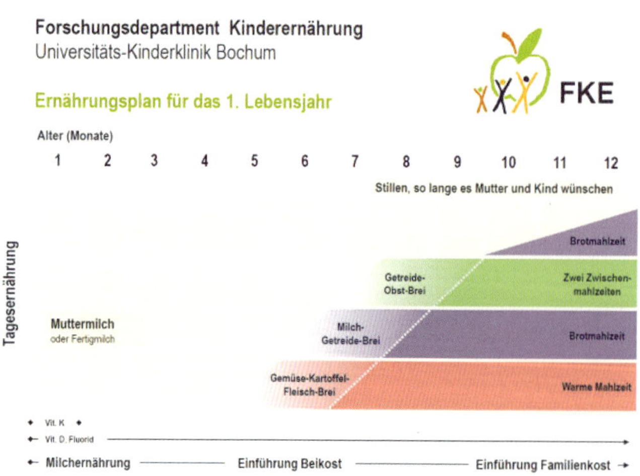

Vgl. klinikum-bochum.de/fachbereiche/kinder-und-jugendmedizin/forschungsdepartment-kinderernaehrung/praeventive-ernaehrungskonzepte

Die Säuglingsernährung kann man in drei Abschnitte einteilen:

- **Phase der alleinigen Milchernährung** (bis zum 4.–6. Lebensmonat); Mutter- oder Fertigmilch liefert alle notwendigen Nährstoffe.
- **Phase des Zufütterns von Beikost** (Beginn zwischen 5.–7. Lebensmonat); monatlich werden Milchmahlzeiten durch Beikostgerichte ersetzt. Es beginnt mit einem Gemüse-Kartoffel-Fleisch-Brei oder vegetarisch mit einem entsprechenden Brei ohne Fleisch gefolgt von einem Milch-Getreide-Brei und zuletzt einem Getreide-Obst-Brei.
- **Phase der Einführung von Familienkost** (ab 10. Lebensmonat); schrittweise können Breimahlzeiten durch Mitessen am Familientisch ersetzt werden.

Immer wieder sind Mütter verunsichert, ob das Kind beim Stillen auch genug trinkt, d. h., ob die Milchproduktion ausreicht. Mittlerweile ist wissenschaftlich belegt, dass sich die Milchproduktion den Bedürfnissen des Kindes anpasst. Die Gewichtsentwicklung des Säuglings zeigt, ob die Ernährung den Bedürfnissen entspricht. Nach der Geburt ist eine kurzfristige Gewichtsabnahme des Kindes normal, danach sollte ein Säugling in den ersten sechs Lebensmonaten wöchentlich zwischen 150–200 g und im zweiten Halbjahr etwa 100 g zunehmen.

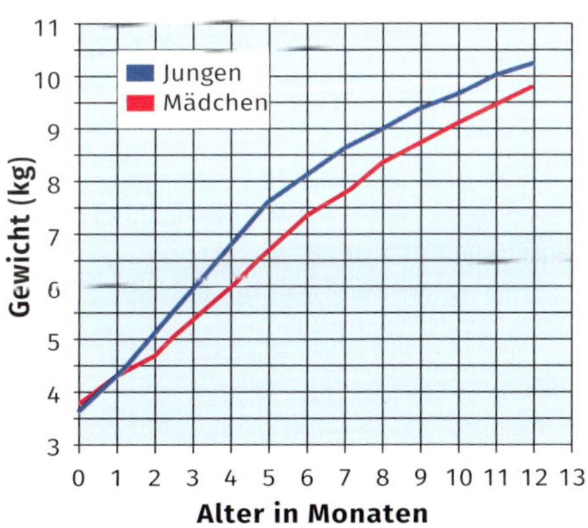

Gewichtsentwicklung im ersten Lebensjahr

Energie	Die Gesamtenergie muss eine altersgemäße, normale Gewichtszunahme gewährleisten; (Beratung und Abstimmung mit dem Kinderarzt) 2000–2800 kJ
Nährstoffe	
Protein	abnehmend von 2,7 bis 1,1 g pro Kilogramm Körpergewicht. Die Proteine der Muttermilch sind biologisch hochwertiger; der Proteinbedarf eines nicht gestillten Säuglings ist daher höher.
Fette	- unter 4 Monaten: 45–50 % der Energie - danach: 35–45 % der Energie
Kohlenhydrate	Der Kohlenhydratrichtwert beträgt 45–47 % der Energiemenge je nach Alter.
Vitamine	Säuglinge von 0–4 Mon. (1. Wert), ab 4–12 Mon. (2. Wert)
Vitamin A	0,5/0,6 mg. Zusätzliche Gaben von Karottensaft sind zu empfehlen.
Vitamin B_1	0,2/0,4 mg. In der Muttermilch ausreichend vorhanden, sonst Anreicherung der Milch durch Haferflockenzusätze.
Vitamin C	20/20 mg. Kuhmilch enthält wesentlich weniger Vitamin C als Muttermilch. Ergänzung bei nicht gestillten Säuglingen durch Obstsäfte bzw. Gemüsebrei.
Vitamin D	10/10 µg. Weder Mutter- noch Kuhmilch enthalten ausreichend Vitamin D. Medikamentöse Gaben nach ärztlicher Vorschrift werden empfohlen.
Mineralstoffe	Säuglinge von 0–4 Mon. (1. Wert), ab 4–12 Mon. (2. Wert)
Calcium	220/330 mg. Das Neugeborene hat einen hohen Calciumbedarf wegen des Knochenwachstums. Die Calciumresorption aus den einzelnen Nahrungsmitteln ist unterschiedlich. Vitamin D und Milchzucker verbessern die Aufnahme. Milch ist der Hauptlieferant von Calcium. 1/2 l Kuhmilch deckt den Tagesbedarf.
Fluorid	ca. 0,25/0,5 mg. Zur Härtung des Zahnschmelzes und damit zur Kariesvorbeugung werden Fluoridpräparate empfohlen.
Eisen	ca. 0,5/8 mg. Bei der Geburt besitzt der Säugling ein Eisendepot für rund 3 Monate, weil die Muttermilch nur sehr wenig Eisen enthält. Danach erfolgt die Bedarfsdeckung durch Gemüse- und Obstsäfte und später durch Fleisch, Leber und Eigelb.

Empfohlene Energie- und Nährstoffzufuhr pro Tag im ersten Lebensjahr

Unterscheidung von Fertigmilchnahrung
Für allergiegefährdete Säuglinge wurde speziell die hypoallergene (H. A.-)Nahrung entwickelt.

Vergleichskriterium	Säuglingsnahrung		Folgenahrung
im Produktnamen steht	„Pre“	„1“	„2“ oder „3“
hergestellt auf Basis von	Kuhmilch		
Angleichung an Muttermilch	stark		weniger stark
enthaltene Kohlenhydrate	nur Laktose	Laktose und etwas Stärke	Laktose, Stärke und noch Maltodextrin, Saccharose
Konsistenz	dünnflüssig	etwas sämiger und sättigender	sämiger
einsetzbar	im ganzen ersten Lebensjahr		ab 5. Lebensmonat

3 Ernährung von Kindern und Jugendlichen – Wunsch und Wirklichkeit

Abbildung 1
Trend der Übergewichtsprävalenz (>90. Perzentil, einschließlich Adipositas) nach Alter (KiGGS-Basiserhebung n=1.799 Mädchen, n=1.762 Jungen; KiGGS Welle 2n=7.215 Mädchen, n=7.531 Jungen)
Quelle: KiGGS-Basiserhebung (2003–2006), KiGGS Welle 2 (2014–2017)

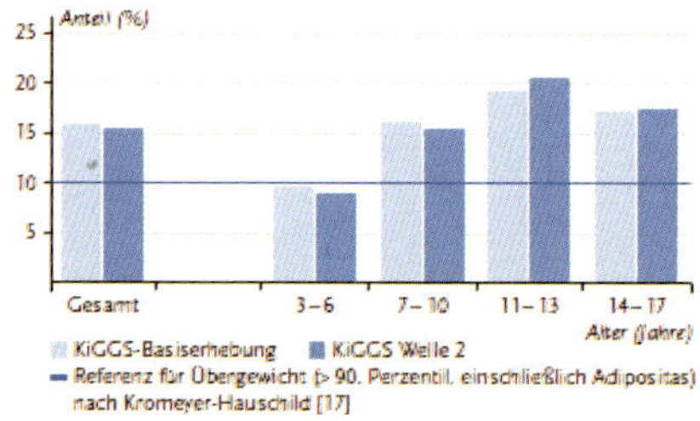

Bevölkerungsentwicklung in Deutschland

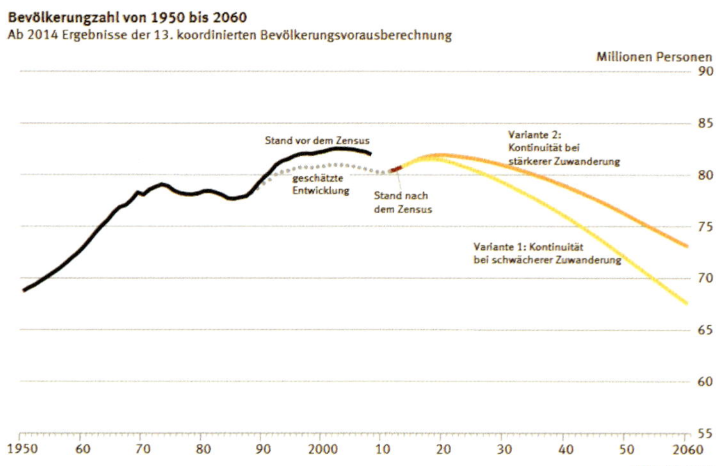

Datenquelle: destatis, 11/2017

Die Jahre zwischen dem 1. und 17. Lebensjahr sind geprägt durch Wachstum sowie körperliche und geistige Entwicklung. Sie sind wichtig als Grundstein für die aktive Phase eines Erwachsenen in Gesundheit und guter Leistungsfähigkeit. Von Kleinkindern spricht man im Alter von 1–3 Jahren, danach folgt die Kinder- und Jugendzeit.

Verschiedene Untersuchungen wie z.B. die seit 1985 langfristig angelegte DONALD Studie *(**DO**rtmund **N**utritional and **A**nthropometric **L**ongitudinally **D**esigned Study)* befassen sich mit der Gesundheitserfassung speziell von Kindern und Jugendlichen.

Die seit 2003 in Erhebungswellen an fast 68000 Teilnehmern durchgeführte **Ki**nder- und **Ju**gend- **G**esundheits-**S**tudie (KiGGS) des Robert Koch-Instituts zeigt nach ersten Auswertungen der Welle 2 (2014 – 2017) u. a. folgende

Ergebnisse:

- Übergewichtig und adipös sind 15,4% der 3 – 17 Jahre alten Kinder und Jugendlichen, wobei keine Unterschiede zwischen den Geschlechtern bestehen.
- Bei 5,9 % der Untersuchten lag Adipositas vor.
- Die Häufigkeit von Übergewicht und Adipositas ist seit der KiGGS-Basiserhebung (2003 – 2006) auf zu hohem Niveau, aber nicht weiter angestiegen.
- Kinder und Jugendliche aus sozial schwachen Familien, mit ausländischen Wurzeln sowie von Eltern, die selbst übergewichtig sind, weisen besonders häufig ein erhöhtes Körpergewicht auf.
- Es ist eine Zunahme bei Verhaltens- und emotionalen Problemen feststellbar,
  ca. 22% der Kinder und Jugendlichen haben Essstörungen.
- Bei wahrscheinlich jedem 20. Kind besteht familiär bedingt das Risiko einer Vernachlässigung mit der Gefahr schlimmer Folgen für Körper und Seele.

Internethinweis: *www.kiggs-studie.de*

Die Ernährungsstudie als KiGGS-Modul (EsKiMo) befasste sich speziell mit den Verzehrsgewohnheiten von 6- bis 17-Jährigen. Mit zunehmendem Alter verzehren Kinder und Jugendliche weniger Obst und Gemüse, ziehen dabei aber das Obst dem Gemüse vor. Gleichzeitig trinken sie zunehmend mehr gezuckerte Getränke wie Cola und Limonaden, essen zu viel Wurst, Schokolade und Süßigkeiten, aber zu selten Fisch und Vollkornbrot Bei der Studie „VELS" stand die Ernährung von Säuglingen und Kleinkindern (6 Monate bis < 5 Jahre) im Mittelpunkt des Interesses. Im Ergebnis war der Obst- und Gemüseverzehr sowie die Aufnahme kohlenhydratreicher pflanzlicher Lebensmittel unzureichend.

Die Problematik des Übergewichts tritt mit steigender Tendenz schon im Kindes- und Jugendalter auf, was das Risiko für die Entstehung von ernährungsmitbedingten Krankheiten erhöht. So kommt der Typ-2-Diabetes, früher als „Alters-Diabetes" bezeichnet, immer häufiger schon in jungen Jahren vor. Um den Fettanteil an der Gesamtkörpermasse und die Höhe des Körpergewichts zu beurteilen, ist die Ermittlung des Body Mass Index (BMI) auch bei Kindern durchaus geeignet. Allerdings lassen sich keine Grenzwerte wie bei Erwachsenen festlegen, ab denen bei Kindern und Jugendlichen von Übergewicht bzw. Fettsucht gesprochen werden kann, da alters-, geschlechts- und entwicklungsabhängig große Unterschiede in Größe und Gewicht auftreten. Auch die Frage, ab wann ein bestimmter BMI in den verschiedenen jungen Altersklassen zu Gesundheitsproblemen führen kann, lässt sich bisher nicht befriedigend beantworten. Eher ist eine Definition von Übergewicht und Adipositas über statistische Erhebungen üblich. Man spricht von sogenannten „Perzentilen". So sagt die 90. Perzentile aus, dass von 100 gleichaltrigen Jungen bzw. Mädchen die 10 Kinder mit dem höchsten BMI als übergewichtig und entsprechend bei der 97. Perzentile die drei Kinder mit dem höchsten BMI als adipös eingestuft werden. Auf diese Weise erhält man für die einzelnen Altersklassen geschlechtsspezifische Referenzkurven, an denen das Gewicht eines Kindes beurteilt werden kann. Programme zur Gewichtsabnahme von Kindern spielen eine immer größere Rolle, denn Kinder sind unsere Zukunft und ihr Aufwachsen in Gesundheit muss der Gesellschaft ein besonderes Anliegen sein.

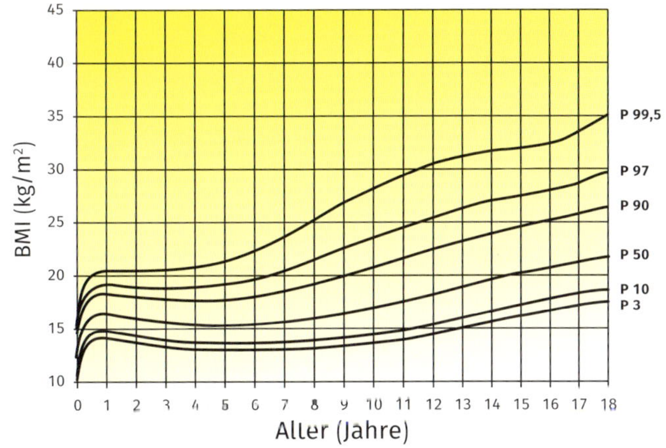

Perzentilkurven für den Body Mass Index Mädchen 0–18 Jahre

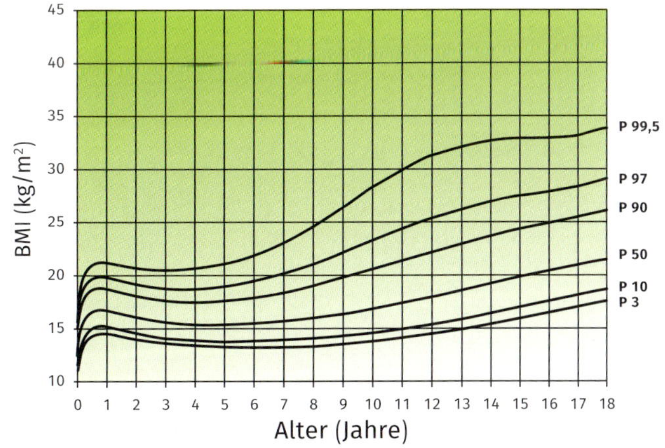

Perzentilkurven für den Body Mass Index Jungen 0–18 Jahre

Kindergesundheit – eine Herausforderung für die Gesellschaft

- Bei vielen Kindern und Jugendlichen entspricht die Nährstoffaufnahme nicht den Empfehlungen: übermäßiger Verzehr von versteckten Fetten in Fleisch und Wurst, zu hoher Verbrauch von Süßigkeiten, gezuckerten Getränken, fettreichen Snacks; zu geringe Aufnahme von komplexen Kohlenhydraten über Brot und Getreide bzw. von Milchprodukten, Obst und Gemüse.
- Lebensmittelproduktwerbung, speziell auf Kinder und Jugendliche zugeschnitten, verlockt zum Kauf.
- Viele Kinder und Jugendliche bewegen sich zu wenig, mit zunehmendem Alter ist dies besonders bei Mädchen festzustellen.
- Weit verbreitet ist ein hoher Fernseh- und Computerkonsum.
- Ca. 17 % der Kinder im Grundschulalter haben einen schlechten Schlaf und leiden unter Konzentrationsstörungen.
- Ungefähr 16 % der Kinder nehmen kein Frühstück zu sich und etwa 25 % bekommen zu Hause kein warmes Essen.
- Tugenden und Wertvorstellungen rund um die Ernährung verlieren an Bedeutung.

Die Fakten sind bekannt, Initiativen auf regionaler, nationaler und internationaler Ebene nehmen sich der Problematik an. Mit zunehmender Zahl von Ganztagsbetreuungsplätzen für Klein- und Schulkinder hat die Gemeinschaftsverpflegung dieser Altersgruppen eine zentrale Bedeutung. Programme wie „FIT KID – Die Gesund-Essen-Aktion für Kitas“ und „Schule + Essen = Note 1“ der DGE sorgen für eine vollwertige Ernährung der Kinder in den besuchten Einrichtungen nach den jeweiligen DGE-Qualitätsstandards.

FIT KID – Die Gesund-Essen-Aktion für Kitas

Schule + Essen = Note 1

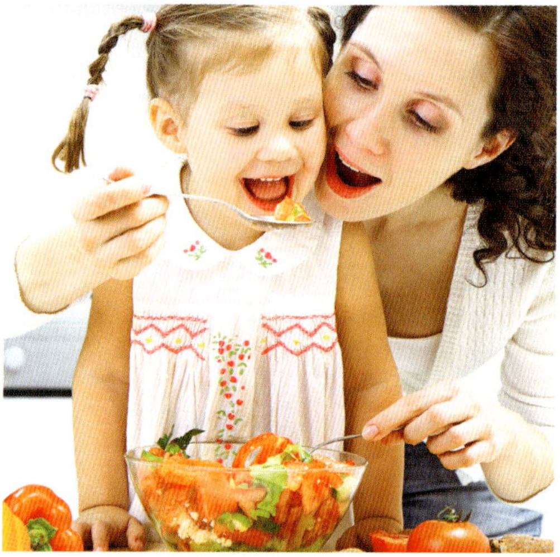

Lernaufgaben:

Sie haben die Aufgabe, in Arbeitsgruppen im Internet zu verschiedenen Themen Informationen zu sammeln und diese so aufzuarbeiten, dass sie im Anschluss den jeweils anderen Gruppen vorgestellt werden können.

1. Geben Sie einen Überblick über die Ziele, Untersuchungsparameter, Untersuchungsmethoden und ausgewählte Ergebnisse zur Ernährungssituation von Kindern und Jugendlichen, die in der groß angelegten KiGGS-Studie gewonnen wurden.
2. Berichten Sie über Initiativen, die sich hinter Programmen wie FIT KID, TigerKids oder DIE RAKUNS verbergen. Suchen Sie nach weiteren derartigen Projekten. Wo liegen Gemeinsamkeiten, wo die Unterschiede?
3. Bewerten Sie ohne Internethilfe einen BMI von 22 kg/m² bei einem 10-jährigen Mädchen bzw. 13- jährigen Jungen sowie bei einer erwachsenen Person und überlegen Sie, wie die Unterschiede zu erklären sind.

TIGER KIDS – KINDERGARTEN AKTIV

FIT KID und Schule + Essen = Note 1 sind Bestandteil von IN FORM – Deutschlands Initiative für gesunde Ernährung und mehr Bewegung. Auch das im September 2015 auf europäischer Ebene gestartete Projekt „Joint Action on Nutrition and Physical Activity – JANPA“ will der besorgniserregenden Zunahme von Übergewicht und Adipositas bei Kindern und Jugendlichen entgegenwirken. Vollwertige Ernährung und die Motivation zu mehr Bewegung stehen im Fokus.

Zur Frage, wie die Empfehlungen für die Energie- und Nährstoffzufuhr von Kindern und Jugendlichen praktisch und altersentsprechend umsetzbar sind, gibt das ehemals vom Forschungsinstitut für Kinderernährung (FKE) Dortmund entwickelte optimierte Mischkost-Konzept eine passende Antwort. Dieses ermöglicht eine vollwertige Ernährung von Kindern ohne besondere Vorlieben beim Essen und die damit verbundene Freude an der Nahrungsaufnahme außer Acht zu lassen. Nach einer Art Baukastenprinzip zielt das Konzept darauf ab, Kinder und Jugendliche mit allen Nährstoffen zu versorgen, die sie für ein altersgemäßes Wachstum und eine gesunde körperliche und geistige Entwicklung benötigen. Auch soll das Risiko gesenkt werden, später an ernährungsmitbedingten Krankheiten zu leiden. Wichtiges Kriterium ist der Aspekt der Ernährungserziehung, denn in der Kindheit werden die Weichen für die Ernährungsgewohnheiten der Erwachsenen gestellt. Muster-Speisepläne gehen von zwei kalten Mahlzeiten (zum Frühstück und meist zum Abendessen), einer warmen Mahlzeit und zwei Zwischenmahlzeiten aus.

FKE

Internethinweis:

***DONALD-Studie:* www.ernaehrungsepidemiologie.uni-bonn.de/forschung/donald-1/buy-2012-bundesgesundheitsbl.pdf abgerufen am 28.4.2017**

***EsKiMo:* www.rki.de/DE/Content/Gesundheitsmonitoring/Studien/Kiggs/kiggs_2/Eskimo_2/eskimo_2_node.html abgerufen am 28.4.2017**

***KiGGS:* http://edoc.rki.de/oa/articles/relz58byOC9Uw/PDF/287ThlM3FQ5SU.pdf**

***KiESEL-Studie:* www.bfr.bund.de/de/kiesel-studie.html abgerufen am 28.4.2017**

www.janpa.eu abgerufen am 09.01.2018

Allgemeine Kriterien für die Energie- und Nährstoffzufuhr bei Kindern und Jugendlichen

- Mit zunehmendem Alter sinkt der Grundumsatz und damit der Energiebedarf pro kg Körpergewicht.
- Der Gesamtenergiebedarf steigt allerdings wegen des Wachstums etwa bis zum 15. bis 18. Lebensjahr an.
- Die Nährstoffrelation sollte bei etwa 55 % Kohlenhydrat-, 30 % Fett- und 15 % Eiweißenergie liegen.
- Die Proteinzufuhr sollte pro kg Körpergewicht von 1,0 g (1–unter 4 Jahre) auf 0,9 g ab (4–unter 19 Jahre) sinken.
- Der Richtwert für die Wasserzufuhr pro kg Körpergewicht nimmt ebenfalls mit dem Alter ab; als Getränke eignen sich Kräuter- und Früchtetees, Malzkaffee, Gemüsesäfte, Fruchtsaftschorlen, Mineralwasser und fettarme Milch.
- Wichtig ist die ausreichende Zufuhr von Calcium für den Knochenaufbau, Eisen für die Bildung des Blutfarbstoffs Hämoglobin, Fluor für die Zahnhärtung, Jod für die körperliche und geistige Entwicklung sowie der Vitamine B_1,B_2, B_6, A und D.

4 Ernährung im Berufsleben – schnell, preiswert und vollwertig

Frau Krüger, 27 Jahre, ist Sekretärin in einem Metall verarbeitenden Betrieb. Ihr Chef erwartet von ihr Pünktlichkeit, eigenverantwortliches Handeln, korrektes Auftreten, schnelle Erledigung der ihr aufgetragenen Aufgaben, gute Teamfähigkeit, organisatorisches Geschick und fachgerechten Umgang mit den modernen Medien, um nur einiges zu nennen. Frau Krüger stellt an sich selbst auch hohe Ansprüche, denn sie möchte beruflich noch weiterkommen. Fast immer erledigt sie ihre Aufgaben unter Zeitdruck. Auch zum Essen in der vorhandenen Betriebskantine reicht meist die Zeit nicht. So bringt sie sich von zu Hause meistens ein belegtes Wurst- oder Käsebrot, Obst und Kekse für zwischendurch mit. Sie trinkt regelmäßig Kaffee. Erst nach Arbeitsschluss kommt sie am Abend vor dem Fernseher etwas zur Ruhe, isst noch eine Pizza aus der Tiefkühltruhe und geht früh schlafen, um am nächsten Tag wieder fit zu sein. Das Aufstehen fällt ihr schwer. So reicht häufig die Zeit für ein Frühstück zu Hause nicht aus.

Herr Seidel, 45 Jahre, arbeitet seit fünf Jahren als Außendienstmitarbeiter eines Versicherungsunternehmens. Er vereinbart seine Besuchstermine bei potenziellen Neukunden bzw. bereits bestehenden Klienten selbst. Um die Mittagszeit kauft er sich im Allgemeinen bei einem auf dem Weg liegenden Schnellimbiss eine Currywurst mit Brötchen oder einen Hamburger mit Pommes. Die Entfernung seines zu betreuenden Gebiets zu seinem Wohnort lässt es zu, dass er abends regelmäßig nach Hause zu seiner Familie fahren kann. Dort erwartet ihn dann seine Frau mit einem schmackhaft zubereiteten frischen Salat oder einem Gemüseeintopf oder einem anderen leichten Gericht. Zum Nachtisch isst er gern noch frisches Obst. Danach geht er meist in Begleitung seiner Frau oder mit einem seiner drei Kinder eine Runde mit Mozart, einem fünfjährigen Collie, spazieren.

Frau Hagen, 38 Jahre, ist als Abteilungsleiterin für 20 Mitarbeiter in einem größeren Textilunternehmen verantwortlich. Sie legt großen Wert auf eine korrekte Einhaltung der Arbeits- und Pausenzeiten. Regelmäßig essen ihre Mitarbeiter und sie in dem vorhandenen Betriebsrestaurant, das zu industriell hergestellten und wieder erwärmten Tiefkühlmenükomponenten frisch zubereitete Salate und Nachspeisen anbietet. Die angenehme, entspannte Essatmosphäre und das abwechslungsreiche Mahlzeitenangebot geben Frau Hagen die nötige Stärkung, ihre Aufgaben zur Zufriedenheit der Unternehmensleitung zu erledigen. Frau Hagen verfügt über ein sehr gutes Zeitmanagement. Zum Ausgleich ihrer verantwortungsvollen Tätigkeit geht sie dreimal in der Woche zusammen mit ihrem Mann eine Stunde joggen.

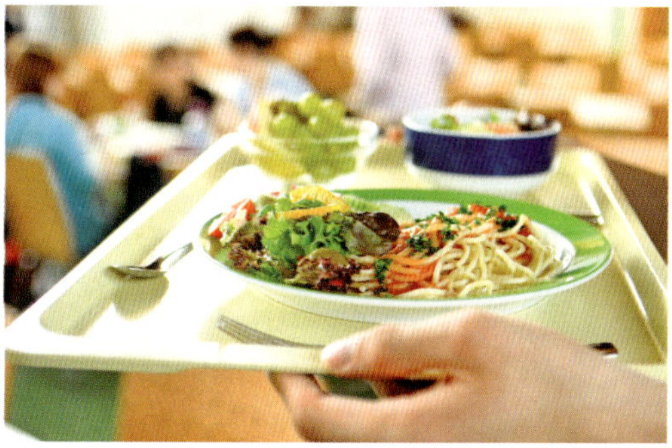

Arbeitspause zur Stärkung und Erholung

Hohe Anforderungen an die Leistungsfähigkeit der Arbeitnehmer, meist verbunden mit einem starken Konkurrenz- und Zeitdruck, prägen das Bild des heutigen Berufslebens. Um die gestellten Aufgaben in sehr guter Qualität zu bewältigen, muss stets hoch konzentriert gearbeitet werden. Dies wiederum bedeutet körperliche und geistige Anstrengung, also Arbeit, bei der Energie verbraucht wird. Somit spielt eine gesunde, vollwertige Ernährung während aktiver Arbeitsphasen eine wichtige Rolle. Eine Mahlzeit darf nicht zu schwer im Magen liegen, denn schon ein lateinisches Sprichwort besagt übersetzt: „Ein voller Bauch studiert nicht gern", was allgemein gesprochen bedeutet, dass es sich nach einer üppigen, vor allem fettreichen Mahlzeit schlecht arbeiten lässt. Somit stellen sich wichtige Fragen: Was, wann und wie viel sollte am Arbeitsplatz gegessen werden?

Lernaufgaben:

1. Analysieren Sie die Ernährungs- und Lebensgewohnheiten der Arbeitnehmer in den drei Fallbeispielen. Machen Sie gegebenenfalls Verbesserungsvorschläge.
2. Recherchieren Sie in Ihrem persönlichen Umfeld, welche Möglichkeiten der Mittagsverpflegung die im Berufsleben stehenden Personen nutzen bzw. nicht nutzen, weil bestimmte Kriterien dies nicht zulassen.
3. Bereiten Sie in der Gruppe vollwertige Snacks zu und laden Sie die Parallelklasse oder zu einer arbeitnehmerfreundlichen Zeit die Eltern zur Verkostung ein.

Vor dem Hintergrund, dass die Zahl der Menschen mit Übergewicht und das Auftreten weiterer ernährungsmitbedingter Erkrankungen, die die Arbeitsfähigkeit beeinträchtigen, steigt, spielt eine vollwertige Ernährung am Arbeitsplatz eine wichtige Rolle. Im Rahmen des nationalen Aktionsprogramms „IN FORM – Deutschlands Initiative für gesunde Ernährung und mehr Bewegung“ zielt die Deutsche Gesellschaft für Ernährung mit „JOB&FIT – Mit Genuss zum Erfolg“ auf die Optimierung der Betriebsverpflegung. Dazu werden unter anderem auf der Basis der D-A-CH- Referenzwerte für die Nährstoffzufuhr laufend aktualisierte Qualitätsstandards formuliert, die den Verantwortlichen helfen sollen, das Mahlzeitenangebot am Arbeitsplatz zu verbessern. Der DGE-Qualitätsstandard für die Betriebsverpflegung formuliert und beinhaltet Empfehlungen für eine gesundheitsfördernde Verpflegung am Arbeitsplatz. Eine werbewirksame Zertifizierung des Betriebsrestaurants ist möglich.

Die Ernährung von Berufstätigen im Schichtdienst, zu denen etwa 20 % aller Arbeitnehmer in den Industriestaaten zählen, ist eine besondere Herausforderung für alle Beteiligten. Das Leben der Schichtarbeiter ist geprägt von wechselnden Arbeitszeiten – mit Ausnahme von Menschen, die regelmäßig nachts arbeiten – und der damit verbundenen Notwendigkeit, häufig oder stets entgegen dem biologischen Tag-Nacht-Rhythmus zu arbeiten. Dies kann die persönliche Leistungsfähigkeit der Arbeitnehmer und ihre Beziehungen zu ihrem sozialen Umfeld wie Familie und Freunde beeinträchtigen. JOB&FIT bietet auch Ernährungsempfehlungen für die Nacht- und Schichtarbeit.

Es lassen sich folgende Empfehlungen für die Ernährung am Arbeitsplatz formulieren:

- Den eigenen Gesamtenergie- und Nährstoffbedarf je nach Arbeitsschwere und -dauer und persönlichen Kriterien, wie Alter, Geschlecht, BMI, beachten.
- Ein vollwertiges Frühstück zu Hause oder am Arbeitsplatz erhöht die Konzentrations- und Leistungsfähigkeit und senkt die Fehlerquote und Unfallgefahr.
- Zwischenmahlzeiten mit Obst, Milchprodukten, kleinen Salatportionen, Müsliriegeln oder sparsam belegten Broten, aufgewertet durch Salatblätter, Gurken- oder Tomatenscheiben verhindern, dass der Blutzuckerspiegel zu sehr absinkt.
- Das Essen sollte als kurze Erholungspause dienen und deshalb nicht während der Arbeit erfolgen. So wird die Arbeitsleistung wieder gesteigert.
- Warme Hauptmahlzeiten sollten je nach PAL-Wert (siehe S. 172) von 3000 – 3800 kJ liefern, fettarm zubereitet sein und magere Fleisch- und Fischkomponenten im Angebot haben. Frische Salate, knackige Gemüse und eine kohlenhydrathaltige Beilage wie Kartoffeln, Reis oder Nudeln ergänzen sinnvoll.
- Milch- und Eiprodukte sowie frisches Obst runden das Angebot ab.
- Regelmäßig kleinere Pausen einlegen und die Hauptmahlzeit möglichst zu einer festen Zeit einnehmen.
- Der Verzehr sehr zuckerhaltiger Lebensmittel wie Kekse oder Schokolade zur kurzfristigen Sättigung ist ungünstig, da ausgeschüttetes Insulin schnell zum Blutzuckerabfall führt, was erneut Hungergefühle verursacht.
- Wichtig ist es, genügend zu trinken.

Internethinweis:

http://www.jobundfit.de/service/medien.html?eID=dam_frontend_push&docID=1400 abgerufen am 16.05.2017

5 Sport und Ernährung – schneller, höher, weiter

Für die einen ist Sport „die schönste Nebensache der Welt", für die anderen der Mittelpunkt ihres Lebens. Auf jeden Fall ist aktive Sportausübung eine schweißtreibende Angelegenheit. Der Sportler verlangt vom Körper Fitness, Ausdauer, Kraft, also Leistung, eventuell sogar Höchstleistung, um bestehende Rekorde zu brechen. Manchen ist dafür jedes Mittel recht, wie in den letzten Jahren die Doping-Enthüllungen im Radsport gezeigt haben.

Je nach Art und Dauer bedeutet sportliche Betätigung mehr oder weniger intensive Muskelarbeit, immer gesteuert durch das Hormon- und Nervensystem. Dieses kontrollierte Zusammenspiel erfordert eine kontinuierliche Energiebereitstellung über die Nahrung, die die Energiespeicher des Körpers füllt. Schnell, aber als direkte Energiequelle des Muskels äußerst begrenzt verfügbar, sind vor allem seine Vorräte an ATP (**A**denosin-**T**ri-**P**hosphat) und die Mengen an **K**reatin-**P**hosphat (KP). Der Phosphatrest des KP sorgt dafür, ATP aus ADP (**A**denosin-**D**i-**P**hosphat) für nur sehr kurze Zeit zu regenerieren. Je länger und intensiver die sportliche Betätigung ist, umso notwendiger wird es, für die beanspruchten Muskeln andere Energiequellen zur Nachlieferung des benötigten ATP anzuzapfen. Hierfür eignet sich, ebenfalls zeitlich begrenzt, die anaerobe, also sauerstoffunabhängige Energiegewinnung aus den Glykogenvorräten der Muskeln. Auf diesem Wege entsteht zwar verhältnismäßig wenig, aber schnell ATP und noch energiereiche Milchsäure (Laktat). Art und Dauer des Trainings beeinflussen, wie schnell die sauerstoffabhängige, aerobe Energiegewinnung aus Kohlenhydrat- und Fettreserven genutzt wird. Die Zellatmung in den Mitochondrien, den Kraftwerken der Zellen, liefert nicht nur ATP für die Kontraktion der Muskeln, sondern auch viel Wärmeenergie. Damit der Körper nicht überhitzt, muss diese Wärme durch vermehrtes Schwitzen abgeführt werden. Dadurch verlieren Sportler zum Teil große Mengen an Wasser (bis zu 1–2l/ Stunde) und Salzen, die über die Nahrung ersetzt werden müssen.

Der Körper reagiert auf Wassermangel (Dehydration) und hohe Elektrolytverluste mit zum Teil fatalen Folgen wie rapidem Leistungsabfall, Schwindelgefühlen, Erbrechen, Krämpfen, Kreislaufkollaps, sogar der Tod kann eintreten.

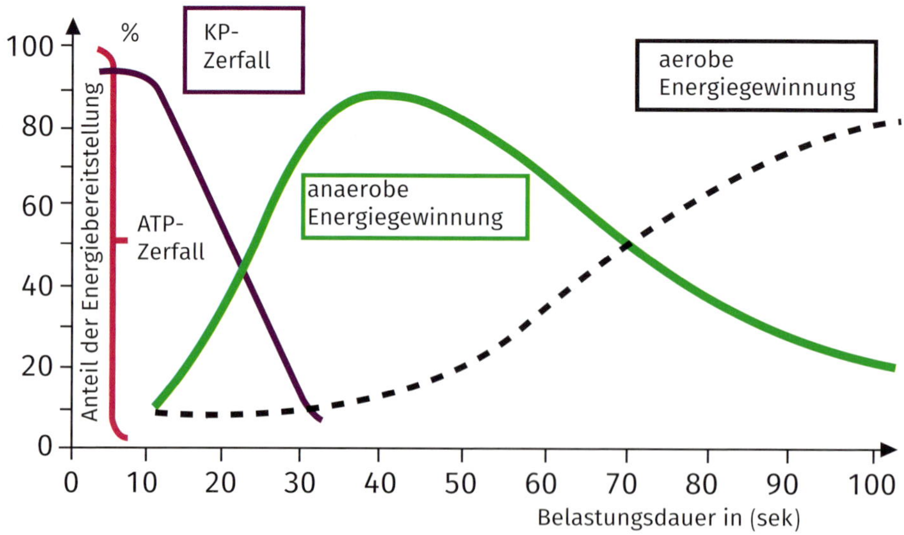

Möglichkeiten der Energiegewinnung

Die Sportlerernährung schlechthin gibt es nicht, da sie von verschiedenen Faktoren abhängig ist. So macht es schon einen Unterschied, ob eine Person Leistungssport mit regelmäßig harten Trainingseinheiten betreibt oder ob jemand in seiner Freizeit sportlich aktiv ist, um Freude und Ausgleich zu haben, um Stress abzubauen oder die eigene Fitness zu erhöhen, um so auch das Risiko für die Entstehung verschiedener Krankheiten zu senken. Auch der körperliche Zustand des Sporttreibenden, z. B. sein BMI, spielt eine Rolle. Ebenso zu berücksichtigen ist, ob ein Kraftsport wie Gewichtheben oder ein Ausdauersport wie Laufen ausgeübt wird. Trotz gewisser Besonderheiten sollen sich Breiten- und Leistungssportler nach den Empfehlungen der DGE vollwertig, d. h. vielseitig und ausgewogen ernähren.

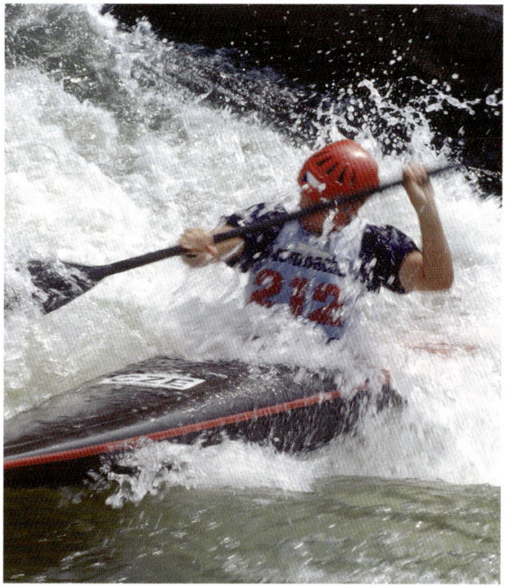

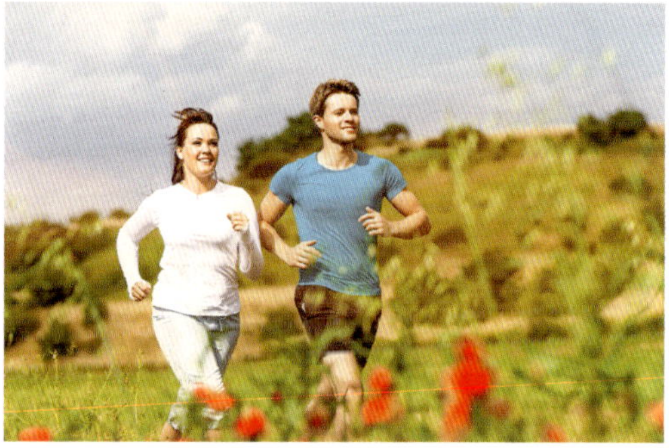

Ernährungsempfehlungen für Breitensportler

Energiebedarf: um ca. 8 400 kJ erhöht
Kohlenhydratanteil: > 50 % der Gesamtenergiezufuhr, da wichtigster Energielieferant für einen Sportler; je nach Aktivitätsphase sind kohlenhydratreiche Nahrungsmittel mit einem unterschiedlich hohen glykämischen Index zu empfehlen; geeignete Lebensmittel: Getreideprodukte (Brot, Nudeln), Reis, Kartoffeln, Obst, Gemüse; liefern neben Kohlenhydraten zum Befüllen der begrenzten Glykogenspeicher von ca. 400 g auch Vitamine, Ballaststoffe, sekundäre Pflanzenstoffe und Mineralstoffe
Fettanteil: ≤ 30 %, da fettreiche Kost die Leistungsfähigkeit mindert
Proteinaufnahme: 0,8 g/kg Körpergewicht sind im Allgemeinen auch für sportlich Aktive ausreichend, zumal die Eiweißzufuhr in Deutschland generell eher zu hoch ist; Nahrungseiweiße mit einer hohen biologischen Wertigkeit sind zu bevorzugen. Für Spitzensportler kann die Proteinaufnahme bis auf ca. 1,6 g/kg Körpergewicht steigen. Bei einer zu hohen Eiweißzufuhr wird dieser Nährstoff verbrannt, wodurch vermehrt gebildeter Harnstoff über die Nieren entgiftet werden muss.
Flüssigkeitszufuhr: wichtig zum Ausgleich der Wasserverluste beim Schwitzen während der Trainings- und Wettkampfphasen; geeignete Getränke: kohlensäurearme Mineralwässer und Trinkwasser, Kräuter- oder Früchtetees, Obstsaftschorlen, Gemüsesäfte; keine nachweisbaren Vorteile bei speziellen Sportlergetränken (iso- bis leicht hypoton)

Lernaufgaben:

1. Ermitteln Sie, für welche Art sportlicher Betätigung die Vorräte an ATP und Kreatin-Phosphat gerade ausreichen könnten.
2. Prüfen Sie, bei welchen Sportarten die Energiegewinnung vor allem aerob erfolgen muss.
3. Klären Sie die Frage, wie viel Energie, beispielsweise ein Radfahrer benötigt, um bei der Tour de France eine Bergetappe zu bestreiten.
4. Empfehlen Sie einem Jogger kohlenhydrathaltige Lebensmittel mit einem unterschiedlichen glykämischen Index, je nachdem, ob er sich:
   - vor einem Trainingslauf
   - direkt danach oder
   - einige Stunden nach diesem befindet.
5. Ermitteln Sie, was man im Sport unter dem „Superkompensationseffekt“ versteht und wie er erreicht werden kann.

6 Das Alter hat ein individuelles Gesicht!

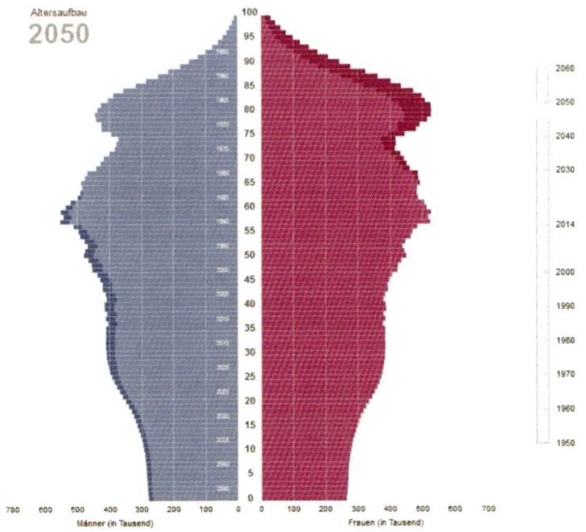

Die Alterspyramide im Jahr 2050 , Quelle: Statistisches Bundesamt

Sie hat die Pyramidenform schon längst verloren – die demografische Entwicklung der Bevölkerung zeigt eher die Form einer Urne. Schon 2030 werden mehr als 26 Millionen Menschen über 65 Jahre sein und davon mindestens 5 Millionen, die älter als 80 Jahre sind. Dabei steigt die Lebenserwartung kontinuierlich an: Aktuell liegt sie im Durchschnitt für Frauen bei 83,1 und für Männer bei 78,2 Jahren. Die Wenigsten erreichen dieses Alter in körperlicher und geistiger Fitness – meist ist der letzte Lebensabschnitt mit gleich mehreren Krankheiten verbunden.

Unterscheidung älterer Menschen nach dem Alter:

- 56 bis 74 Jahre – junge Aktive
- 75 bis 90 Jahre – Hochbetagte
- 90 bis 100 Jahre – Höchstbetagte
- Über 100 Jahre – Langlebige

dem Hilfsbedarf:

- „Go goes" – aktive und fitte Senioren
- „Slow goes" – ältere Menschen mit Krankheiten, die auf Hilfe angewiesen sind
- „No goes" – bettlägerige ältere Menschen, die sich nicht mehr selbstständig in der Wohnung bewegen können.

Im Alter laufen zahlreiche Veränderungen im Körper ab. Sie haben oft auch Auswirkungen auf die Ernährung. Allerdings wird es jenseits der 65 Jahre immer schwieriger, generelle Empfehlungen auszusprechen, denn es gibt weder den typischen alten Menschen noch einen typischen Altersverlauf.
So ist denn nicht nur das Lebensalter, sondern vor allem auch der Funktionserhalt für die Ernährung von Bedeutung.

Die wesentlichen Veränderungen:

Wahrscheinlich schon ab 55 Jahren nimmt die fettfreie Körpermasse ab. Die Folge ist ein Sinken des Grundumsatzes und des Gesamtenergiebedarfs.
Auch die Knochen- und Muskelmasse wird geringer. Die Größenordnung ist hierbei allerdings davon abhängig, inwieweit der ältere Mensch noch körperlich aktiv ist. Mit dem Verlust der Muskelmasse geht auch die Kraft verloren: Ältere Menschen können nicht mehr so schwer tragen.
Frauen nach der Menopause sind von der Veränderung des Knochensystems besonders stark betroffen: Häufig kommt es zur Entstehung einer Osteoporose. Der Stoffwechsel ist insgesamt verlangsamt. Verdauungsenzyme werden mit Verzögerung ausgeschüttet, die Entleerung des Magens dauert länger als in jüngeren Jahren. Die Darmmotilität ist gebremst, ältere Menschen leiden häufig an Verstopfung.
Auch der Wasser- und Elektrolythaushalt ist labil. Gleichzeitig kann sich der Blutdruck stark verändern. Die Niere scheidet nicht mehr so konzentriert harnpflichtige Stoffe aus. Gleichzeitig nimmt das Durstempfinden ab, obwohl auch der ältere Mensch ausreichend Flüssigkeit zu sich nehmen muss.
Geschmacks- und Geruchssinn lassen nach. Viele ältere Menschen nehmen kaum noch Gerüche wahr. Der Kieferknochen verändert sich im Laufe der Zeit. Zähne werden locker und können ausfallen. Auch wenn Zahnprothesen gut angepasst sind, führt das Tragen von diesen doch dazu,

dass die Kraft zum Zubeißen abnimmt und die Geschmackswahrnehmung durch das Abdecken der Gaumenplatte verändert ist. Ältere Menschen haben oft Mühe, herzhaft in einen festen Apfel zu beißen oder zähes Fleisch zu verzehren.

Das Immunsystem ist besonders in hohem Alter geschwächt; dies kann häufigere Krankheiten zur Folge haben. Krankheiten, die das Knochen- und Muskelsystem betreffen, führen häufig zu Immobilität und zum Verlust von Lebensfreude. Dies kann sich auch auf Hunger und Appetit auswirken.

Ähnliches gilt für die Aufnahme von Medikamenten. Sie verändern zum Teil das Milieu der Mundhöhle, zum Teil wirken sie auch direkt auf den Appetit.

Männer
- Bluthochdruck 49 %
- Arthrose 38 %
- Erhöhte Cholesterolwerte 30 %
- Diabetes mellitus 17 %
- Herzinfarkt 12 %
- Krebs 10 %

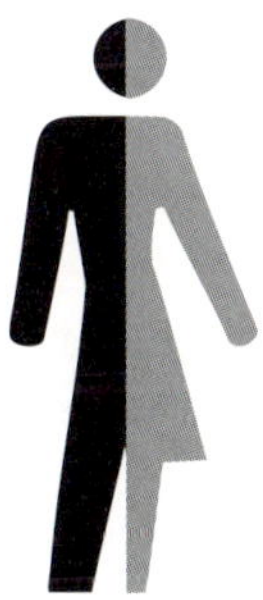

Frauen
- Bluthochdruck 53 %
- Arthrose 49 %
- Erhöhte Cholesterolwerte 34 %
- Osteoporose 19 %
- Diabetes mellitus 17 %
- Glaukom, Makuladegeneration 9 %

Häufigste Diagnosen im Alter – Befragte von 65 Jahren und älter

Eine Reihe von Ereignissen, die eigentlich gar nichts mit der Ernährung zu tun haben, können sich in erheblichem Umfang auf den Nahrungsverzehr auswirken.

So kann der plötzliche Verlust des Partners, die Einweisung in ein Altenheim, das Verlassen der gewohnten Umgebung, vielleicht um bei den Kindern betreut zu werden, zunächst zu einer Veränderung des Essverhaltens führen. Hierbei braucht es viel Geduld, um einen drohenden Gewichtsverlust beim Älteren zu vermeiden.

Es ist nicht verwunderlich, dass in fortgeschrittenem Alter Untergewicht und Mangelernährung viel häufiger anzutreffen sind als Übergewicht.

Untergewicht bei Hochbetagten bedeutet fast immer einen bedrohlichen Zustand, der möglichst vermieden werden sollte. Das Tückische eines Mangels: Es ergibt sich ein gefährlicher Kreislauf, der unter Umständen zum Tode führt. Mit der richtigen Ernährung können ältere Menschen durchaus noch ihre Fitness und vor allem die Lebensqualität beeinflussen. Deshalb sollten sie frühzeitig beginnen, sich auf die Veränderungen im Alter einzustellen.

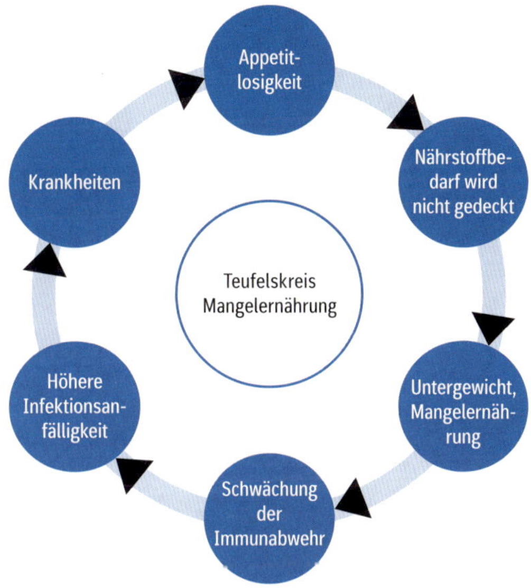
Appetitlosigkeit
Nährstoffbedarf wird nicht gedeckt
Untergewicht, Mangelernährung
Schwächung der Immunabwehr
Höhere Infektionsanfälligkeit
Krankheiten
Teufelskreis Mangelernährung

Quelle: nach Volkert, D. Mangelernährung im Alter, Ein Leitfaden für Angehörige, S. 14

Auch die Volkswirtschaft beschäftigt sich intensiv mit den älteren Menschen. Zum einen sind sie als potenzielle Käufer für viele Konsumgüter von hohem Interesse, zum anderen ergibt sich durch Krankheiten und notwendige Betreuungskosten im Alter eine erhebliche Belastung der Gesundheitsversorgungssysteme. Schon aus diesem Grunde kann das Ziel nur sein, die Eigenständigkeit und Fitness der älteren Menschen möglichst lange zu erhalten und zu fördern.

Viele Krankheiten, die im Alter auftreten, sind ernährungsbedingt und können zum Tode führen. Eine ausgewogene Ernährung schon ab jungen Jahren könnte entsprechenden Krankheiten vorbeugen.

Allerdings ist im Alter eine ungünstige Ernährungsgeschichte nicht mehr rückgängig zu machen, sie kann allenfalls aufgehalten werden.

Empfehlungen für eine ausgewogene Ernährung im Alter

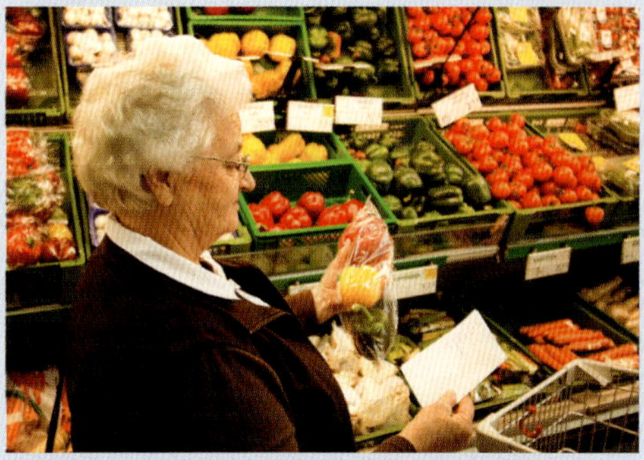

8000 KJ bei einem PAL von 1,4
6800 KJ bei einem PAL von 1,2
wenn die älteren Menschen bettlägerig sind

Richtwerte für die Energieaufnahme pro Tag

Die Ernährungsempfehlungen für aktive ältere Menschen unterscheiden sich nicht wesentlich von denen für jüngere. Wichtig ist aber, dass die Portionen kleiner werden, da der Energiebedarf abnimmt. Übergewicht sollte gerade im Alter vermieden werden, denn es begünstigt die Ausbildung zahlreicher Erkrankungen, wie zum Beispiel Diabetes mellitus Typ 2, Bluthochdruck, Arteriosklerose oder Herzinfarkt.
Ganz besonderes Augenmerk sollte auf einer ausreichenden Flüssigkeitszufuhr liegen. Ausreichende Flüssigkeit ist gerade im Alter notwendig, um den Wassergehalt der Zellen konstant zu halten, die geistige Leistungsfähigkeit zu unterstützen und Abbauprodukte des Stoffwechsels auszuscheiden. Empfohlen werden 1,3 l Getränke über den Tag verteilt. Kaffee und schwarzer Tee sind nicht tabu, sie sollten aber in Maßen getrunken werden. Auch gegen ein Glas Wein oder Bier zum Abendessen ist nichts einzuwenden.

Die Auswirkungen einer zu geringen Wasseraufnahme sind gravierend:
- Verdauungsbeschwerden, Obstipation,
- Störungen des Herz-Kreislauf-Systems, Veränderungen des Blutdrucks,
- Störungen der Nierenfunktion,
- akute Verwirrtheitszustände,
- Gefahr des Austrocknens.

Meeresfisch ist nicht nur fettarm und leichtverdaulich, er enthält auch Omega-3-Fettsäuren, die gerade im Alter von Bedeutung sind. Meeresfisch sollte mindestens einmal pro Woche verzehrt werden. An Fleisch und Wurst reichen drei Portionen pro Woche. Hierbei sollten magere Fleischsorten bevorzugt werden.
Auch für die Älteren gilt: fünf Mal am Tag Obst und Gemüse ist optimal. Hartes Gemüse fein raspeln und Obst möglichst schon in mundgerechte Stücke schneiden.
Milch und Milchprodukte enthalten hochwertiges Eiweiß, Calcium und natürlicherweise Vitamin D. Sie dürfen auf dem täglichen Speiseplan nicht fehlen. Sinnvoll sind vor allem Sauermilchprodukte.
Vollkornprodukte sind ballaststoffreich; sie können einer Verstopfung wirksam vorbeugen. Vollkornbrote sind deshalb Brot aus Auszugsmehl vorzuziehen.
Nahrungsergänzungsmittel sind im im Allgemeinen nicht notwendig. Voraussetzung sind ein ausreichender Verzehr von Obst und Gemüse und ausreichend Bewegung an frischer Luft.

Lernaufgabe:

In einem Altenheim gehören die Mahlzeiten zu den wichtigsten Ereignissen im Tagesablauf. Oft sitzen die älteren Menschen schon etliche Zeit auf den Gängen, bevor sich für sie endlich die Türen in den Speisesaal öffnen. Für diese Gelegenheit haben sie sich sorgfältig angezogen, sie freuen sich darauf, mit anderen reden zu können.
Sie haben die Aufgabe, für ein Altenheim einen Wochenspeiseplan zu entwerfen. Planen Sie hierfür fünf Mahlzeiten ein und berücksichtigen Sie die Empfehlung, fünfmal am Tag Obst und Gemüse zu sich zu nehmen.
Überlegen Sie, wie Sie die älteren Menschen zum Trinken anregen können und geben Sie hierfür Empfehlungen.
Recherchieren Sie im Internet unter www.mds-ev.org, wie die Ergebnisse für Unterkunft und Verpflegung in Altenheimen ausgefallen sind.

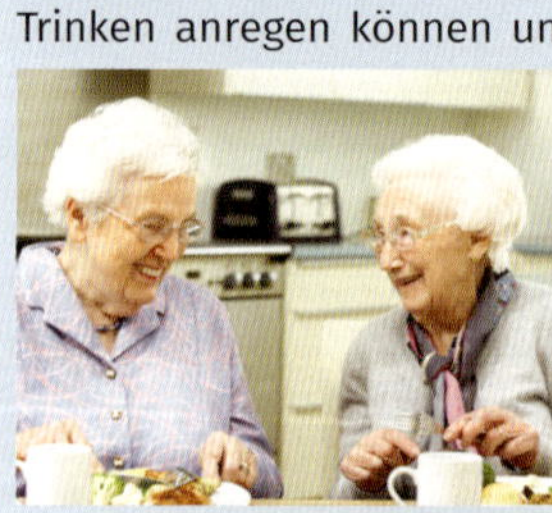

Essen in Gemeinschaft fördert den Appetit!

Exkurs: Die Ernährung von demenziell Erkrankten

In hohem Alter wird die Anzahl von Menschen mit Störungen der geistigen Leistungsfähigkeit immer größer. Schon jetzt dürften etwa 2 Millionen Ältere an Alzheimer und Demenz erkrankt sein. Dabei ist die Übergangszeit, bis auch für Außenstehende Defizite wahrnehmbar sind, zum Teil sehr lang.
Spätestens, wenn sie nicht mehr wissen, wie Fleisch mit einem Messer in kleine Stücke geschnitten wird, oder in welcher Folge sie sich morgens anziehen müssen, sind sie auf eine Rundumbetreuung angewiesen.
Für viele Erkrankte beginnt dann eine auffällige Ruhelosigkeit. Sie laufen auch noch nachts herum und sitzen keine Minute still. Für diese Menschen kehren sich die Ernährungsempfehlungen im Alter geradezu um.
Ihr Energiebedarf ist fast so hoch wie der eines Schwerarbeiters. Untergewicht und Mangelernährung sind häufige Folgen. Für die Altenheime hat sich inzwischen das Konzept **„Eat by walking"** bewährt. Die verwirrten Menschen können bei ihren nächtlichen Wanderungen immer etwas zu sich nehmen und laufen so nicht Gefahr, Unter- und Mangelernährung aufzuweisen. Demenziell Erkrankte zeigen häufig eine große Vorliebe für alles Süße. Es ist nicht ungewöhnlich, wenn sie über Gemüse oder Kartoffeln Honig gießen oder Zucker streuen.

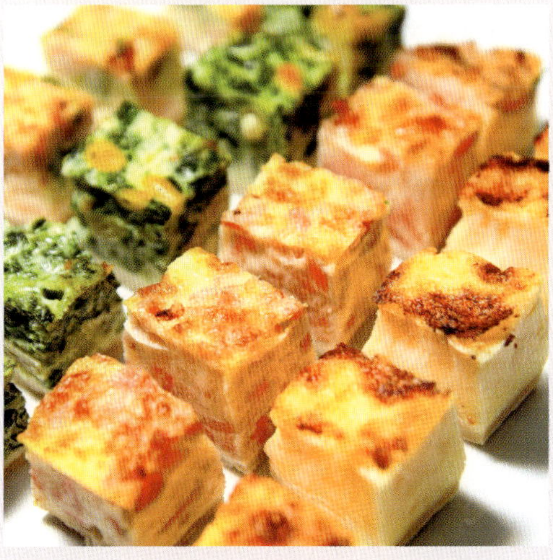

Fingerfood erleichtert das eigenständige Essen

Auch wenn hier scheinbar die Ernährungswissenschaft auf den Kopf gestellt wird, lässt man die Menschen gewähren. Vorrangig ist das Halten des Körpergewichts und dies ist oft nur durch eine entsprechende Anreicherung der Speisen mit Kohlenhydraten oder auch Sahne möglich.
Verwirrte Menschen haben auch große Schwierigkeiten, Teller und Essbesteck richtig zu erkennen. Deshalb ist es notwendig, möglichst Geschirr mit farbigen Kontrasten einzusetzen und auf Tischdekorationen wie Pflanzen ganz zu verzichten.

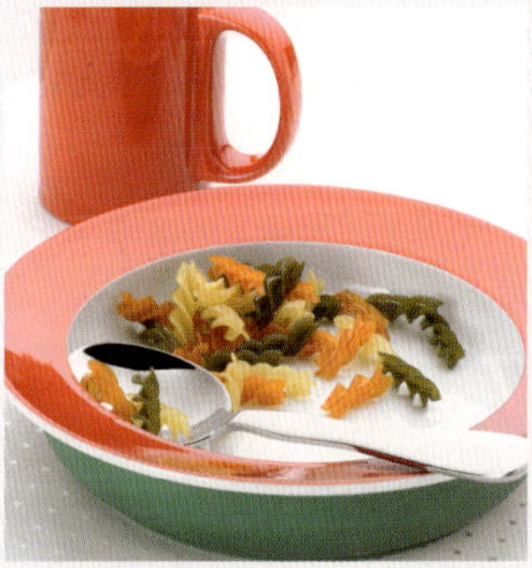

Kontrastreiches Senioren-Geschirr mit unsichtbaren Hilfsfunktionen wie integrierte Schiebekanten im Teller und Trinkbecher mit großem Haltegriff

Essen auf Rädern – eine Versorgung für Pflegebedürftige zu Hause

Ältere Menschen sollen möglichst lange in ihren eigenen vier Wänden leben können. Hierzu ist es aber notwendig, dass sie noch eigenständig für ihre Mahlzeiten sorgen können. Oft ist es dann aber notwendig, dass zumindest für die Mittagsmahlzeiten gesorgt wird. Spezialisierte Mahlzeitendienste liefern in einem solchen Fall „Essen auf Rädern".

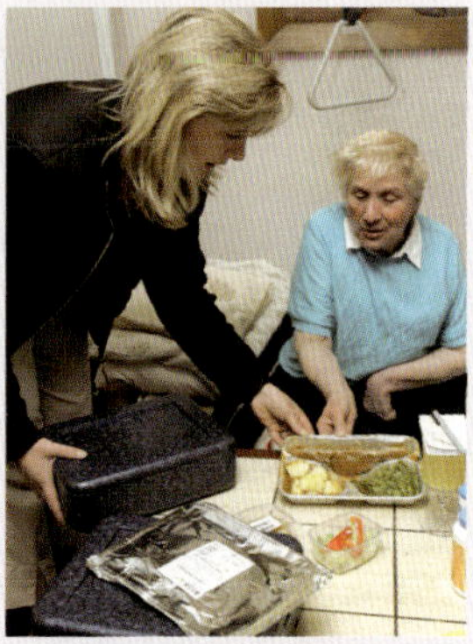

7 Gemeinschaftsverpflegung

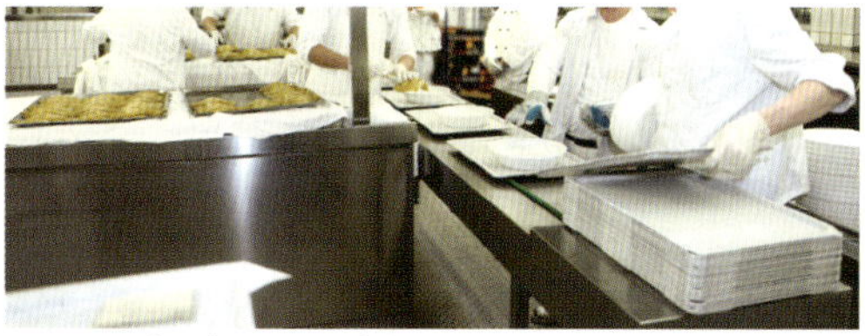

Ausgabe in einem Betriebsrestaurant

Die Gemeinschaftsverpflegung ist ein wichtiger Teil der Außer-Haus-Verpflegung. Nach neueren Studien wird von einer Gesamtzahl von 2,24 Milliarden Gästen pro Jahr ausgegangen. Hierbei sind Krankenhäuser und Altenheime noch nicht mit einberechnet. Noch weitaus größer ist die Anzahl derer, die im Restaurant oder Schnellimbiss ihre Mittagsmahlzeit zu sich nehmen.

Menschen, die im Rahmen einer Gemeinschaftsverpflegung ihre Mahlzeiten einnehmen, haben einen Anspruch auf ein wohlschmeckendes, ernährungsphysiologisch ausgewogenes Essen. Wahlmöglichkeiten bei Hauptkomponenten und Beilagen ermöglichen individuelle Zusammenstellungen. Den Genuss beim Essen fördern eine ansprechende Raumgestaltung, freundliches, hilfsbereites Personal und eine entspannte Atmosphäre.

Untersuchungen in Betriebsrestaurants zeigen, dass die Verpflegungsqualität noch deutlich verbessert werden kann:

- Der Energiegehalt der Speisen ist häufig zu hoch.
- Fett und Eiweiß werden zu viel angeboten, die Fettqualität entspricht nicht der wünschenswerten Zusammensetzung der Fettsäuren.
- Ballaststoffe sind zu wenig enthalten.
- Im Bereich der Zwischenverpflegung werden vielfach Süßwaren angeboten und zu selten Obst oder Gemüse.

Die Deutsche Gesellschaft für Ernährung empfiehlt für die Zusammensetzung der Mittagsmahlzeit die

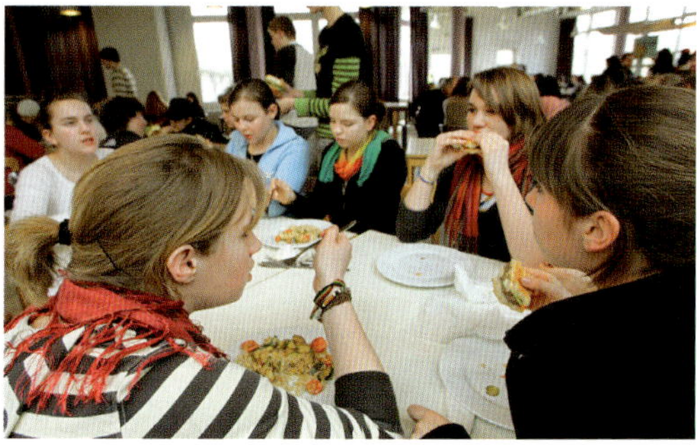

Essen in der Schule

folgende Nährstoffrelation: 20 % Eiweiß, 30 % Fett und 50 % Kohlenhydrate. Mit dieser Relation wird den üblichen Essgewohnheiten Rechnung getragen. Entspricht der Speiseplan über 4 Wochen den Standards für die Betriebsverpflegung und werden bestimmte Anforderungen an das Ambiente erfüllt, so kann der Betrieb mit einem Job&Fit-Zertifikat der DGE ausgezeichnet werden.

Lernaufgabe:

Bereiten Sie eine Diskussionsrunde vor. Themenstellung ist: „Gesunde Ernährung am Arbeitsplatz als Teil der betrieblichen Gesundheitsförderung".

Die Klasse teilt sich hierfür in mehrere Gruppen auf: Eine Gruppe sammelt Argumente für ein ernährungsphysiologisch ausgewogenes Essen am Arbeitsplatz und seine Wirkungen auf die Leistungsfähigkeit. Eine weitere Gruppe recherchiert Ziele der betrieblichen Gesundheitsförderung.

Jede Gruppe wählt einen Sprecher, der die wichtigsten Argumente vorträgt. Die Diskussionsleitung übernimmt ein Moderator/eine Moderatorin. Informieren Sie sich hierzu im Internet unter www.dge.de über die Anforderungen der Deutschen Gesellschaft für Ernährung zur Verleihung dedes Job&Fit Zertifikats. Informieren Sie sich über das Internet, ob weitere Prüfsiegel in der Gemeinschaftsverpflegung vergeben werden.

8 Verpflegungssysteme

In der Gemeinschaftsverpflegung werden vier Verpflegungssysteme unterschieden. Hierzu zählen die Frisch- und Mischküche, das Cook-and-Chill-System, die Verpflegung mit Tiefkühlmenüs und die Warmverpflegung. In der Betriebsverpflegung ist die Frisch- und Mischküche am häufigsten vertreten.

Die Verpflegungssysteme unterscheiden sich hinsichtlich der Anzahl der Prozessstufen und des Ausstattungs- und Arbeitsaufwandes.

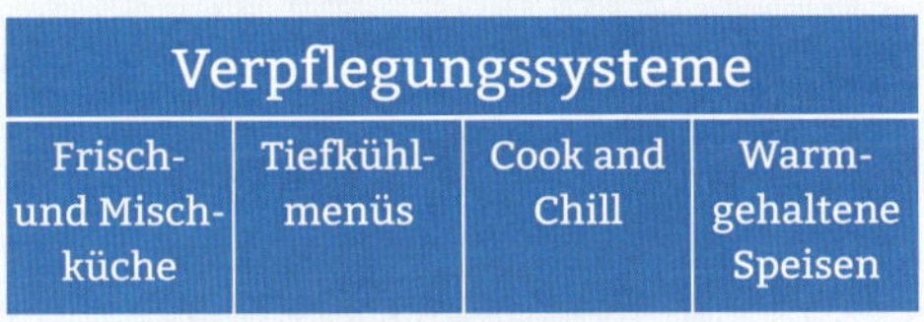

Die vier Verpflegungssysteme

Bei der Frisch- und Mischküche sind die Verarbeitung aller Produkte und alle Verfahren möglich. Infolgedessen muss eine komplette Großküche vorhanden sein, die Anforderungen an Ausstattung und Personal sind hoch. Bei der Anlieferung von gekühlten Speisen (cook and chill) oder tiefgekühlten Speisen wird nur eine Rumpfküche benötigt. Sie dient dazu, die Speisen zu regenerieren und ggf. Salate und Desserts zuzubereiten. Die Anforderungen an Ausstattung und Personal liegen im mittleren Bereich. Bei der Anlieferung von warm gehaltenen Speisen ist oft gar keine Küche mehr notwendig. Es wird lediglich eine Arbeitsfläche benötigt, auf der portioniert werden kann. Die Anforderungen an Ausstattung und Personal sind gering. Prinzipiell können mit allen Verpflegungssystemen ausgewogene Mahlzeiten hergestellt werden, wenn vor allem die Qualität der Rezepturen und die Standzeiten beachtet werden.

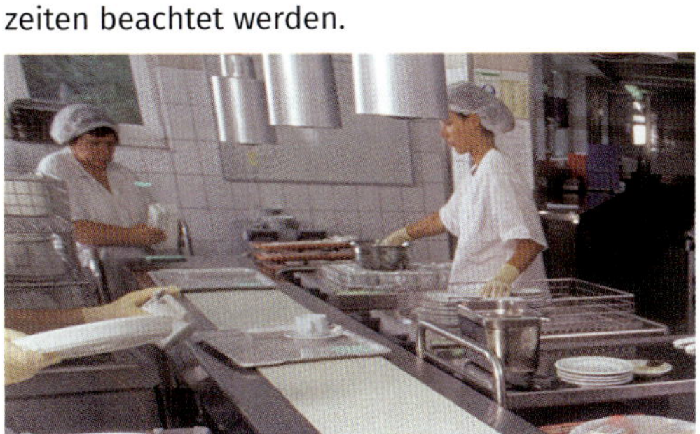

Verpflegungssystem	Qualität
Frisch- und Mischküche	Sehr gut bei qualifiziertem Personal und sorgfältig ausgesuchten Rezepturen
Tiefkühlsystem	Gut bei Ergänzung mit Salaten und Desserts
Cook and chill	Gut bei Ergänzung mit Salaten und Desserts
Verpflegung mit warmgehaltenen Speisen	Akzeptabel, aber abhängig von der Qualität des Anbieters und den Warmhaltezeiten

Bewertung von Verpflegungssystemen

Exkurs: Das Cook-and-Chill-System

Im Vergleich zu anderen europäischen Ländern ist das Cook-and-Chill-System in der Bundesrepublik Deutschland noch wenig verbreitet. Aktuell stellen aber immer mehr Betriebe auf dieses System um. Hierzu gehören vor allem Altenheime und Krankenhäuser sowie Unternehmen, deren Werkshallen weit verstreut über ein großes Gelände liegen. Das Verfahren weist deutlich mehr Prozessstufen auf als die Frisch- und Mischküche und verlangt, wenn die gekühlten Speisen selbst hergestellt werden, eine adäquate Ausstattung und qualifiziertes Personal.

Die Portionierung soll so erfolgen, dass die Füllhöhe der Behälter niedrig bleibt und so anschließend eine schnellere Abkühlung gewährleistet ist.

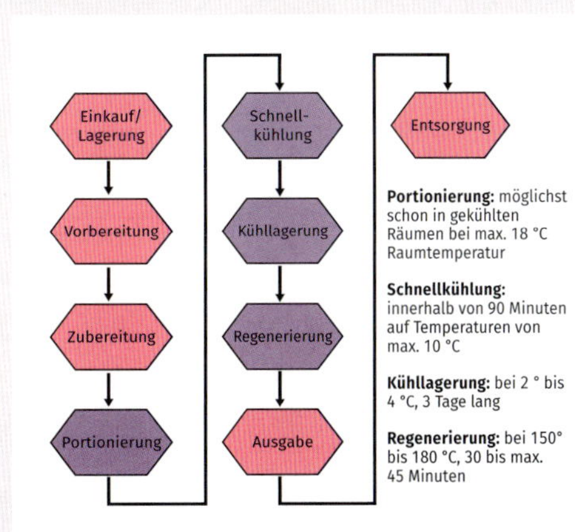

Prozessstufen beim Cook-and-Chill-System

Lernaufgabe:

Ein Krankenhaus mit 80 verschiedenen Stationen überlegt, das Cook-and-Chill-System anstelle der alten Frisch- und Mischküche einzuführen.

Eine Unternehmensberatung wird beauftragt, eine Machbarkeitsanalyse durchzuführen. Die Berater stellen fest, dass sich eine Umstellung in jedem Fall lohnt, wenn das Krankenhaus die Qualität der Mahlzeiten deutlich verbessern möchte. Die Berater empfehlen, die Speisen zentral in der neuen Großküche herzustellen und erst auf dem Wege zu den unterschiedlichen Stationen zu erwärmen. Hierzu müssen spezielle Transportwagen angeschafft werden.

Die Berater zeigen dem Krankenhaus, dass trotz des aufwendigen Verfahrens Personal eingespart werden könnte.

Tragen Sie Vor- und Nachteile des Cook-and-Chill-Systems zusammen. Informieren Sie sich hierüber auch im Internet.

Versuchen Sie herauszufinden, wie bei diesem System Personal eingespart werden könnte.

Vielfach ist die Akzeptanz für gekühlte Speisen bei den Gästen nicht vorhanden.

Stellen Sie Argumente zusammen, die eine Akzeptanz erleichtern könnte.

Ein wesentlicher Aspekt im Verfahren von Cook and Chill ist die Notwendigkeit, sehr sauber zu arbeiten und bei allen Prozessstufen die Temperaturen zu kontrollieren. Überlegen Sie, warum dies so ist. Informieren Sie sich auf Seite 304, welche Mikroorganismen auch bei niedrigen Temperaturen noch wachsen.

Beurteilen Sie die Grafik zur Veränderung des Vitamin-C-Gehaltes. Ist Ihrer Meinung nach hiervon die ernährungsphysiologische Qualität der Speisen abhängig? Begründen Sie Ihre Meinung.

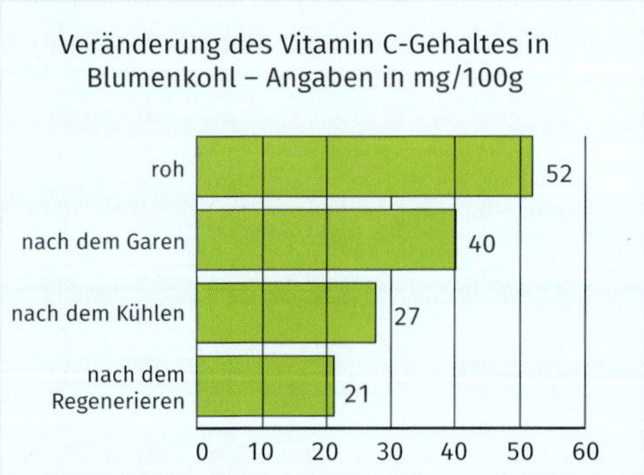

Vitamin-C-Veränderungen beim Cook-and-Chill-Verfahren

1
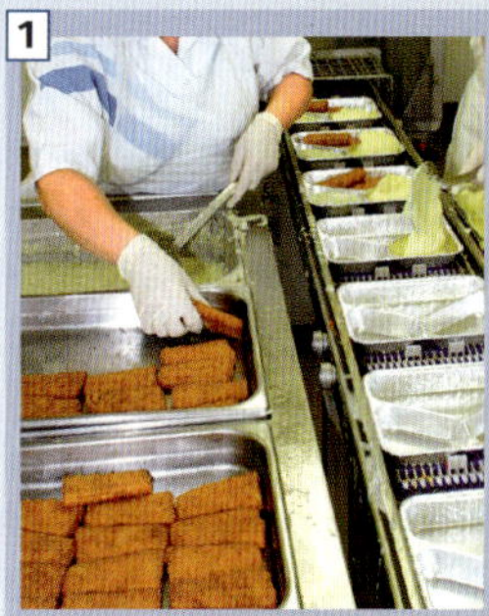
2
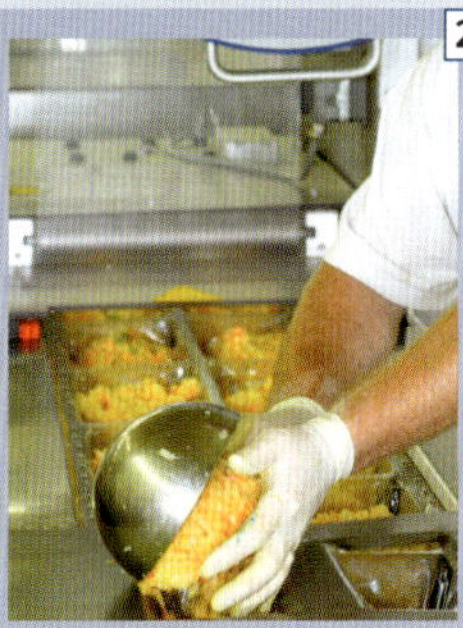
3
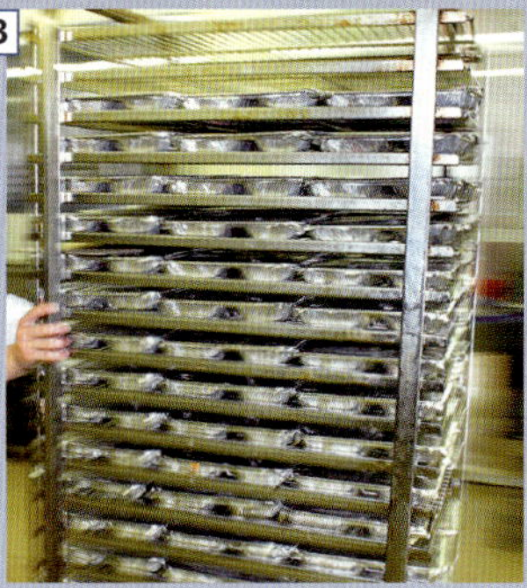

Ablauf Cook-and-Chill

Dies sind die Argumente der Berater:

- Cook and Chill ermöglicht eine gleichförmige Auslastung der Geräte über den ganzen Tag.
- Cook and Chill erleichtert die Arbeitsplanung.
- Durch den Wegfall einer punktgenauen Ausgabezeit ist die Arbeit für die Mitarbeiter stressarm.
- Am Wochenende können die vorproduzierten Speisen verwendet werden, deshalb ist nur noch Personal zum Regenerieren notwendig.

Das sind die Befürchtungen der Mitarbeiter:

- Cook-and-Chill-Speisen schmecken nicht, weil sie sehr viele Prozessstufen durchlaufen.
- Bei diesem Verpflegungssystem können bestimmte Speisen nicht mehr produziert werden: z. B. Kurzgebratenes.
- Der Arbeitsaufwand ist viel höher, da die Kühlkette ständig überwacht werden muss.

9 Ein Speiseplan wird erstellt

Der Speiseplan ist die Visitenkarte einer Gemeinschaftsverpflegung. Er dokumentiert das Speisenangebot und verlockt zum Essen. Bei der Erstellung des Speiseplans sind folgende Voraussetzungen zu beachten:

1. Die Zielgruppe bestimmt die Nährstoffzusammensetzung der Speisen. Wenn eine ernährungsphysiologisch ausgewogene Kost angeboten werden soll, ist Voraussetzung, dass die Rezepturen berechnet und auf die D-A-CH-Referenzwerte abgestimmt werden.
2. Vorlieben und Trends sowie traditionelle Ernährungsmuster sollten bei der Speiseplangestaltung berücksichtigt werden.
3. Die Ausstattung und Einrichtung der Küche ist wesentlich für die Auswahl der Speisen. Da heute eher wenige Geräte in den Küchen zu finden sind, muss eine exakte Auslastung erfolgen.
4. Die personelle Besetzung spielt ebenfalls eine wichtige Rolle. Dabei ist nicht nur die Anzahl von Bedeutung, sondern auch die jeweilige Qualifikation. In vielen Küchen gibt es heute nur wenig gut ausgebildete Köche und Köchinnen, dafür aber eine Reihe von Hilfskräften, die entsprechend angeleitet werden müssen.
5. Der Wareneinsatzwert ist in nahezu allen Fällen begrenzt. Dabei sind Systeme der Mischkalkulation gerade in der Gemeinschaftsverpflegung durchaus üblich. Meist muss sehr genau auf die Kosten der Lebensmittel geachtet werden, damit die Mahlzeiten für die Gäste noch bezahlbar bleiben.
6. Der Speiseplan sollte abwechslungsreich sein. Erstrebenswert ist, dass innerhalb eines Zeitraumes von acht Wochen keine Wiederholungen auftreten. Positiv ist, wenn der Speiseplan die unterschiedlichen Jahreszeiten widerspiegelt und damit das saisonale Angebot einbezieht.
7. Aktionswochen beleben den Verkauf. Sie bieten die Möglichkeit, die Gäste gezielt zu informieren und locken durch spezielle Rezepturen zum Probieren des Angebots.
8. Wird der Speisenplan veröffentlicht, sind die einschlägigen gesetzlichen Verordnungen umzusetzen. Dies betrifft das Lebensmittel- und Futtermittelgesetzbuch (LFGB), die Lebensmittelinformationsverordnung (LMIV) und die Zusatzstoffzulassungsverordnung. Hinsichtlich der Zusatzstoffe reichen auf Speiseplänen die Klassennamen. Hinsichtlich der 14 Hauptallergene ist seit Dezember 2014 eine Deklaration auch in der GV Pflicht. Ferner ist die entsprechende nationale Durchführungsverordnung zu berücksichtigen.

Speisekarte

Hauptgerichte
Hähnchenbrustfilet
Fischstäbchen
***
Stärkebeilage
Klöße
Kartoffelpüree
***
Gemüsebeilagen
Brokkoli in Sahnesoße
Bohnensalat
***
Dessert
Schokoladenpudding
Griesflammeri mit Himbeersaft

Speisekarte für einen Tag

Lernaufgabe:

Bewerten Sie den Speiseplan. Informieren Sie sich, ob er in dieser Form den einschlägigen gesetzlichen Vorgaben entspricht.
Entwerfen Sie einen Wochenspeiseplan für eine Schule mit 200 Mittagessen täglich. Informieren Sie sich über Großküchengeräte und überlegen Sie, welche Geräte notwendig sind, um das Angebot auf dem Speiseplan zu realisieren.

10 Arbeitsplatz Großküche

Die Arbeit in der Großküche ist vielfältig und stellt erhebliche Anforderungen an Kenntnisse und Fertigkeiten des Personals. Bei einer Misch- und Frischküche fallen dabei die folgenden Prozessstufen an:

1. Einkauf und Lagerung

Der Speiseplan bestimmt, welche Rohwaren und Convenience-Produkte eingekauft werden müssen. Bei der Anlieferung werden sie auf die Qualität und Menge hin überprüft. Bei einigen Waren wie Hackfleisch oder Frischfleisch ist auch die Überprüfung der Anlieferungstemperatur notwendig.

2. Vorbereitung

Aus hygienischen Gründen muss eine Trennung der Produktgruppen erfolgen. So dürfen erdbehaftete Waren nicht mit tierischen Produkten in Berührung kommen. Bei kleinen Küchen ist darauf zu achten, dass die Vorbereitung von Gemüse und Salaten zu einer anderen Zeit erfolgt als die von Fleisch oder Fisch. Bei großen Küchen sind getrennte Räume Vorschrift.

3. Zubereitung

Vorbereitete Lebensmittel werden im Zubereitungsbereich gegart. Geeignete Geräte sind Voraussetzung dafür, dass die Speisen eine hohe sensorische Qualität und nur geringe Nährstoffverluste aufweisen. Die Gargeräte sollten möglichst mehrere Garverfahren erlauben und so ausgelegt sein, dass im Betrieb chargenweise gegart werden muss.

Besonders vielseitig einsetzbar und inzwischen ein Standardgerät in Großküchen ist der Heißluftdämpfer. In ihm kann gedämpft, gebacken und gebraten werden. Auch eine Kombination von trockenen und feuchten Garverfahren ist möglich und wird als „Kombinationsgaren" bezeichnet.

Druckgarpfannen sind ebenfalls moderne Geräte, die mehrere Garverfahren zulassen. In ihnen kann unter moderatem Überdruck von 1,3 bar gegart werden. Gleichzeitig eignen sich diese Geräte auch zum drucklosen Braten.

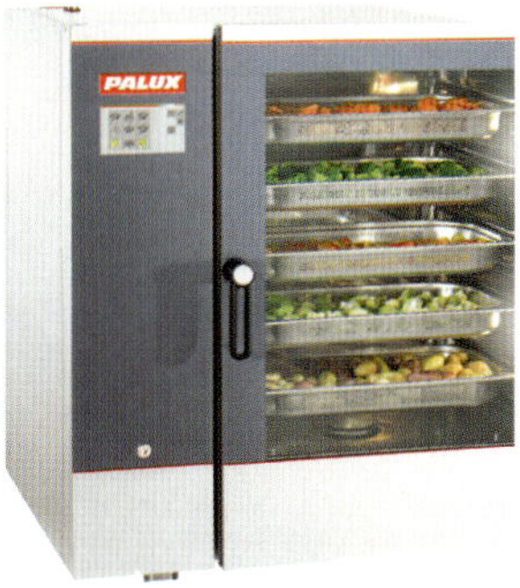

Heißluftdämpfer – Standgerät

Der Vorteil des Garens unter Druck ist die verkürzte Garzeit. Bei der Höhe des Überdrucks werden nur Temperaturen von 108 °C beim Dämpfen erreicht; hierdurch bleiben hitzelabile Vitamine noch gut erhalten.

Neben diesen beiden Multifunktionsgeräten finden sich in Großküchen meistens noch Kessel zum Herstellen von Suppen und Soßen oder Desserts, häufig Kippbratpfannen zum Kurzbraten und Herde. Da Betriebskosten einen hohen Stellenwert haben, sollte beim Kauf auf Anschlusswerte und Energie- und Wasserverbräuche geachtet werden.

4. Ausgabe

Unmittelbar nach der Zubereitung sollten die Speisen ausgegeben werden. In der Betriebsgastronomie ist die Selbstbedienung üblich, Ähnliches gilt auch für Mensen in Schulen oder Hochschulen. In Kindertagesstätten oder Altenheimen wird oft noch in Schüsseln und auf Platten serviert, sodass sich jeder am Tisch seine Portion wählen kann. Selbstbedienungssysteme haben den großen Vorteil, dass mehrere Essen angeboten werden können. Darüber hinaus sind heute Salatbuffets und Dessertbars Standard.

5. Reinigung und Entsorgung

Hygiene spielt eine zentrale Rolle in der Großküche. Deshalb muss das schmutzige Geschirr gereinigt, der Abfall entsorgt werden. Darüber hinaus ist es wichtig, alle Arbeitsgeräte und Ausstattungsgegenstände täglich sorgfältig zu reinigen, ebenso wie Fußböden oder Wandflächen.

Exkurs: Qualitätsstandard in der Schulverpflegung – ein Weg zur Ernährungsbildung?

Die Deutsche Gesellschaft für Ernährung hat Qualitätsstandards für die Schulverpflegung herausgegeben.

Vor dem Hintergrund, dass ausgewogen ernährte Kinder besser lernen, gleichzeitig frühzeitig Handlungskompetenzen erwerben und Ernährungsverhalten geprägt werden kann, kommt der Schulverpflegung in Ganztagsschulen eine besondere Bedeutung zu.

Nicht nur Schülerinnen und Schüler können direkt profitieren. Auch die Schule als Organisation hat einen echten Gewinn. So können das soziale Leben beeinflusst, das Schulprofil geschärft und somit Schulkultur und Schulklima verbessert werden.

Ein Problem stellt immer noch die Akzeptanz der Schulverpflegung dar. So sind im Grundschulalter die Kinder noch bereit, am Mittagstisch teilzunehmen. Später, ganz besonders bei den Jugendlichen, sinkt diese Bereitschaft deutlich.

Es ist schwer zu sagen, ob dies an der Qualität des Angebots liegt. Manchmal sind es auch die wenig einladenden Räumlichkeiten, der Lärm in der Mensa oder die unfreundliche Bedienung, die dazu führen, dass die Schulverpflegung gemieden wird.

Häufig sind es aber auch die Mahlzeiten, die als wenig ansprechend oder verlockend empfunden werden.

Der DGE-Qualitätsstandard für die Verpflegung in Schulen legt fest, welche Lebensmittel und in welcher Häufigkeit sie verzehrt werden sollen. So soll Milch mit einem Fettgehalt von 1,5 % verwendet werden. Rapsöl ist das Standardöl in der Speisenzubereitung. Bei Brot und Brötchen sollten täglich Vollkornprodukte vertreten sein.

Mittagessen

Vorspeise mit Grapefruit
Gegrilltes Hähnchen, grüne Bohnen
Käse, Brot
Dessert: Pudding

Aus dem Speiseplan einer französischen Grundschule

Die Mittagsmahlzeit soll 25 % der empfohlenen Tagesenergie decken. Getränke sind kostenlos zur Verfügung zu stellen. Limonaden sollen nicht angeboten werden. Grundsätzlich sollte die Mittagsmahlzeit frisches Obst oder Gemüse enthalten.

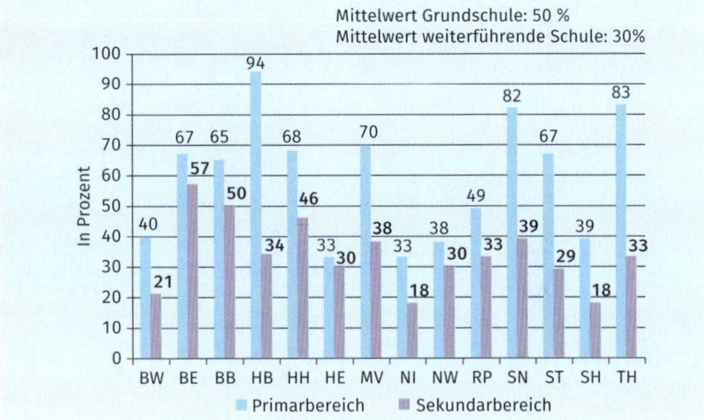

Bundesministerium für Ernährung und Landwirtschaft (BMEL)/Prof. Ulrike Arens-Azevedo

Lernaufgaben:

Sie haben die Aufgabe, die Teilnahme an der Schulverpflegung deutlich zu steigern.

1. Tragen Sie zunächst einmal Gründe dafür zusammen, die Kinder und Jugendliche davon abhalten könnten, am Mittagessen teilzunehmen.
2. Überlegen Sie, unter welchen Bedingungen Sie gerne in eine Schulmensa gehen würden.
3. Machen Sie in der Klasse ein Brainstorming. Tragen Sie hierzu unterschiedliche Ideen zusammen, auf welche Weise die Teilnahme am Mittagstisch verbessert werden könnte. Denken Sie dabei nicht nur an das Verpflegungsangebot, sondern auch das Umfeld.
4. Diskutieren Sie die Ideen und prüfen Sie sie im Hinblick auf eine mögliche Realisierung.
5. Überlegen Sie sich auch, welche Speisen Sie besonders gern in einer Mensa essen würden.
6. Überlegen Sie, ob die aktive Teilnahme von Lehrkräften an der Mittagsmahlzeit Vorbildcharakter haben könnte.
7. Entwickeln Sie anschließend eine Checkliste: Was ist zu tun, um die Akzeptanz entsprechend zu befördern?
8. Bewerten Sie, ob die Anforderungen an eine ausgewogene Mittagsmahlzeit in Ihrer Schule erfüllt sind.

11 Hygiene – ein zentrales Element

Ziel der Gemeinschaftsverpflegung ist es, in jedem Falle sichere Speisen und Getränke zu bieten. Deshalb müssen alle Einflussfaktoren, die ein potenzielles Risiko bieten, sorgfältig berücksichtigt werden. Unreine und reine Arbeitsvorgänge müssen in der Großküche strikt voneinander getrennt werden.

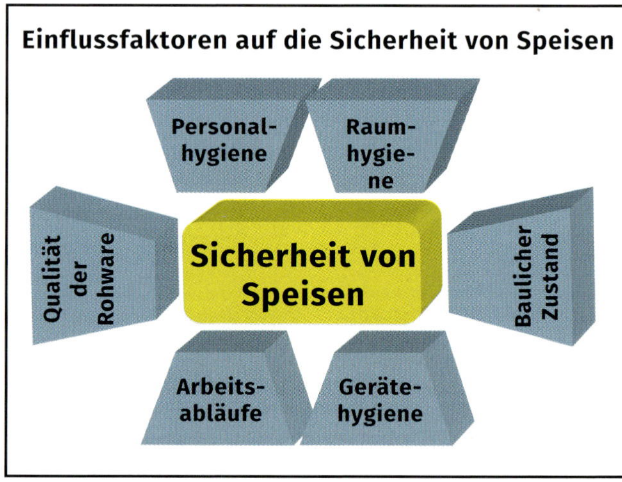

Unreine Arbeitsvorgänge:
- Warenanlieferung,
- Vorbereitung von Gemüse und Salaten,
- Auftauen und Vorbereiten tierischer Lebensmittel,
- Geschirrreinigung und Abfallbeseitigung.

Reine Arbeitsvorgänge:
- Speisenzubereitung,
- Portionieren und Speisenausgabe,
- die kalte Küche,
- Lagerung von fertigen portionierten Speisen,
- Bereitstellung von sauberem Geschirr und Transportmitteln.

Die Gemeinschaftsverpflegung hat eine Fülle von Rechtsvorschriften zu beachten, die darauf abzielen, dass von Speisen und Getränken keinerlei gesundheitliche Gefährdungen ausgehen. Die Verordnung (EG) 852/2004 über Lebensmittelhygiene nimmt hier eine zentrale Stellung ein.

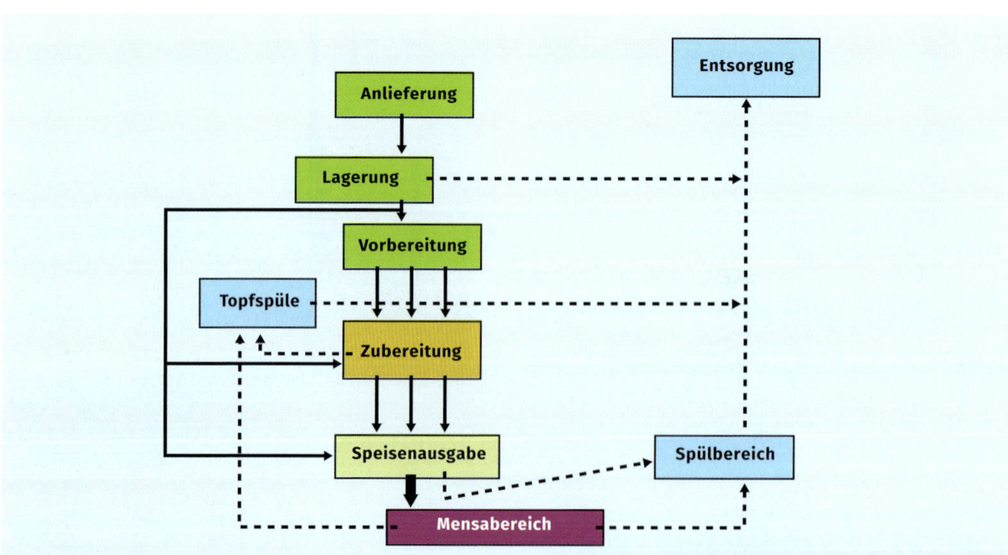

Materialfluss in einer Großküche

Sie fordert die Durchführung eines HACCP-Konzeptes und regelmäßige Schulungen. Darüber hinaus werden bauliche Anforderungen detailliert beschrieben.

Das HACCP-Konzept müssen die Verantwortlichen kennen und in ihrem Betrieb umgesetzt haben. Eine Verwaltungsvorschrift regelt, dass ab 2007 Betriebe in sogenannte Risikoklassen eingestuft werden. Wer ein gutes HACCP-Konzept hat, darüber hinaus auf Arbeitsanweisungen zu einer guten Hygienepraxis zurückgreifen kann, hat die Chance, in eine geringere Risikoklasse eingestuft zu werden. Auch hier spielen Schulungskonzepte eine zentrale Rolle.

Personen, die in der Gemeinschaftsverpflegung und Gastronomie tätig sind, müssen nach § 42 und § 43 Infektionsschutzgesetz vor dem ersten Arbeitstag eine Belehrung durch das zuständige Gesundheitsamt erhalten. Im Rahmen dieser Belehrung werden sie unter anderem auf die Risiken von Durchfallerkrankungen hingewiesen. Die Personen können nur dann ihre Arbeit aufnehmen, wenn Sie keinerlei gesundheitliche Beeinträchtigungen aufweisen, die für andere Menschen gefährlich werden könnten. Die Belehrung gemäß Infektionsschutzgesetz muss vom Arbeitgeber alle zwei Jahre wiederholt werden.

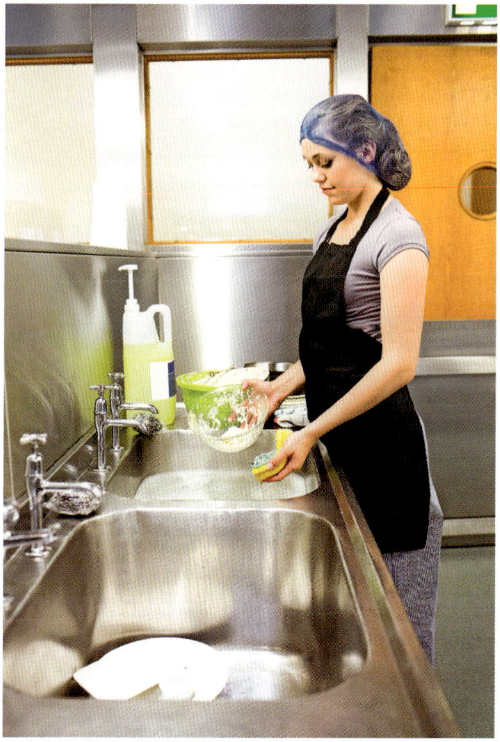

Unreine und reine Arbeitsvorgänge müssen voneinander getrennt werden.

Produziert ein Verpflegungsbetrieb in einer Zentralküche und liefert die Speisen über eine längere Strecke an weitere Einrichtungen wie Seniorenheime oder Kindertageseinrichtungen aus, so muss er gemäß Verordnung (EG) 853/2004 eine europaweite Zulassung beantragen. Grundlage für eine Zulassung ist neben der Zuverlässigkeit des Unternehmers ein plausibles Hygienemanagement, das ein HACCP-Konzept einschließt.

In DIN Normen werden weitere wichtige Informationen für den Verpflegungsbetrieb gegeben. So finden sich hier beispielsweise die vorschriftsmäßigen Temperaturen, bei denen Lebensmittel gegart bzw. gelagert werden müssen.

Für besonders schützenswerte Gruppen wie Schwangere, Kleinkinder und Säuglinge oder geschwächte ältere Menschen finden sich spezielle Verbote wie z. B. bezüglich der Ausgabe von nicht erhitzten Sprossen, Rohmilch und Rohmilchprodukten oder frischer Mettwurst.

Lernaufgaben:

1. Informieren Sie sich auf Seite 278 über das HACCP-Konzept. Stellen Sie mit Ihrer Klasse ein solches Konzept für Ihre Schulküche auf. Überlegen Sie zunächst, welche Risiken hier auftreten können.
   Nehmen Sie sich dann gezielt einige Rezepturen vor, wie die Herstellung von Frikadellen und das Braten von Hähnchenschenkeln, und entwickeln Sie hierfür ein Flussdiagramm, das die kritischen Kontrollpunkte aufzeigt.
   Überlegen Sie, wie viel Sie dokumentieren müssen und wie das HACCP-Handbuch für Ihre Schulküche aussehen müsste. Stellen Sie mit Ihrer Klasse alle notwendigen Unterlagen zusammen und diskutieren Sie die Ergebnisse mit einem zuständigen Lebensmittelkontrolleur.
2. Recherchieren Sie, welche Krankheiten Personen, die in der Gemeinschaftsverpflegung arbeiten, auf keinen Fall aufweisen dürfen. Überlegen Sie, was in einem solchen Fall zu tun ist und wie sich die Betroffenen verhalten müssten.

Krank durch Ernährung?

Diese Frage lässt sich nicht so einfach mit Ja oder Nein beantworten. Dafür sind die Zusammenhänge zwischen Ernährung und individuellen Voraussetzungen viel zu komplex. Fest steht, dass die Ernährung einen großen Einfluss auf das persönliche Wohlbefinden hat, indem sie sich sowohl positiv als auch negativ auf Stoffwechselfunktionen auswirkt. Diese wiederum sind zunächst einmal genetisch festgelegt, werden aber, wie wir heute wissen, auch durch unsere Umwelt, Lebens- und Ernährungsweise modifiziert. Neue Forschungszweige wie z. B. die Epigenetik oder die Nutrigenomik haben sich in den letzten Jahren zunehmend etabliert und liefern Wissenschaftlern sowie den politisch Verantwortlichen viele noch zu klärende Fragestellungen.

Seit 2014 wird in einer groß angelegten deutschen Langzeitgesundheitsstudie an 200 000 Probanden zwischen 20 und 69 Jahren in den nächsten zwei bis drei Jahrzehnten geprüft, welche Wechselwirkungen zwischen dem Erbgut, den Umwelteinflüssen, dem sozialen Gefüge, den Lebensbedingungen von Menschen und dem Risiko für die Entstehung von Diabetes, Demenz, Herz-Kreislauf-Erkrankungen bzw. Krebs als sogenannte Volkskrankheiten bestehen. Diese „nationale Kohorte" soll umfangreiche medizinische und sozioökonomische Daten liefern, um langfristig durch gezielte Aufklärung, Früherkennungsmaßnahmen, Motivation der Bevölkerung und Aktionsprogramme die gesundheitliche Situation in Deutschland nachhaltig zu verbessern.

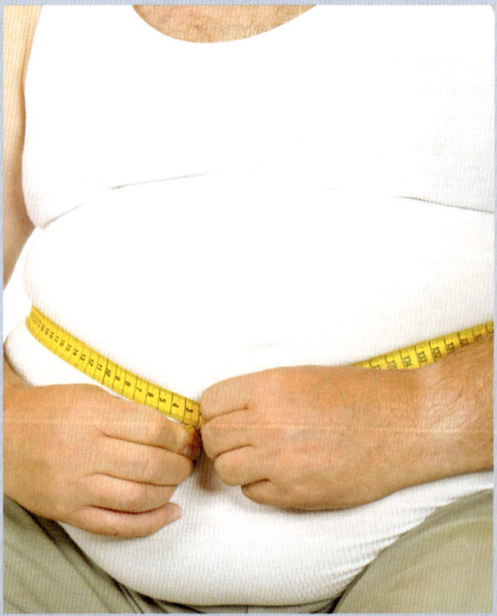

Zudem wurden 2011 vier neue deutsche Zentren der Gesundheitsforschung (DZG) eingerichtet. Durch eine starke Vernetzung untereinander sollen neue Forschungsergebnisse auf den Gebieten der Infektionskrankheiten, Herz-Kreislauf-Erkrankungen, Lungenkrankheiten und Krebs zum Nutzen der Erkrankten im Sinne einer erfolgreichen Therapie, aber auch zum Wohl der Gesunden durch gezielte prophylaktische Maßnahmen besser gebündelt und kommuniziert werden. Seit 2009 existieren bereits die deutschen Zentren für Neurodegenerative Erkrankungen und für die Diabetesforschung. Das Sprichwort „Vorbeugen ist besser als Heilen" ist nicht nur bedeutend für die Betroffenen selbst, sondern macht auch in volkswirtschaftlicher Hinsicht großen Sinn. Die jährlichen Ausgaben für die Behandlung ernährungsmitbedingter Krankheiten verschlingen mit ungefähr 100 Milliarden Euro schätzungsweise ein Drittel aller Gesundheitskosten. Der demografische Wandel nicht nur infolge der vom statistischen Bundesamt für 2014/2016 angegebenen zunehmenden Lebenserwartung von Mädchen (gut 83 Jahre) und Jungen (gut 78 Jahre) bei ihrer Geburt führt zu einer Überalterung der Gesellschaft. Diese Entwicklung bedeutet nicht nur für das Gesundheitssystem der Bundesrepublik eine zunehmend große Herausforderung.

Die hohe Verbreitung von Übergewicht in der Bevölkerung, wobei insbesondere das Bildungsniveau und die soziale Herkunft eine große Rolle spielen, bedarf sinnvoller Gegenmaßnahmen. Es muss gelingen, Risikogruppen im Hinblick auf die Entwicklung ernährungsmitbedingter Krankheiten zu einer Veränderung ihres Lebensstils zu bewegen und die sozialen und bildungspolitischen Gegebenheiten zeitnah zu verbessern.

Internethinweis:
http://nako.de/abgerufen am 17.05.2017
www.bmbf.de/de/deutsche-zentren-der-gesundheitsforschung-394.html abgerufen am 17.05.2017

Erreichbares Durchschnittsalter in Deutschland laut Sterbetafel 2013/2015 nach Geschlecht und Altersgruppen (in Jahren)

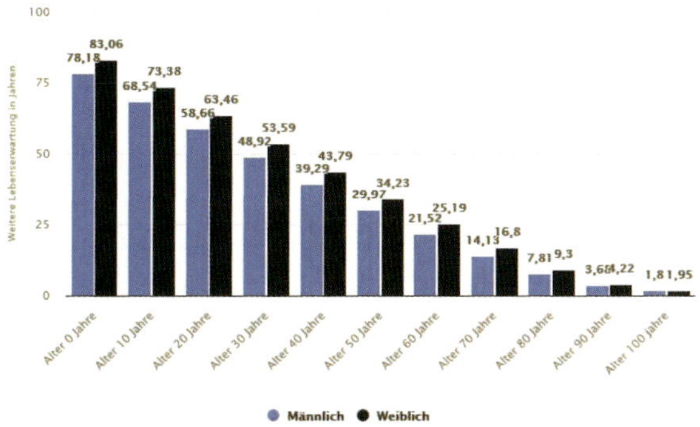

Durchschnittliche weitere Lebenserwartung in Deutschand nach Geschlecht und Altersgruppen laut der Sterbetafel 2013/2015 (in Jahren)
Quelle: https://de.statista.com/statistik/daten/studie/1783/umfrage/durchschnittliche-weitere-lebenserwartung-nach-altersgruppen/, abgerufen am 17.05.2017

Entwicklung der Gesundheitsausgaben in Deutschland je Einwohner im Zeitraum von 1996 bis 2015 (in Euro)

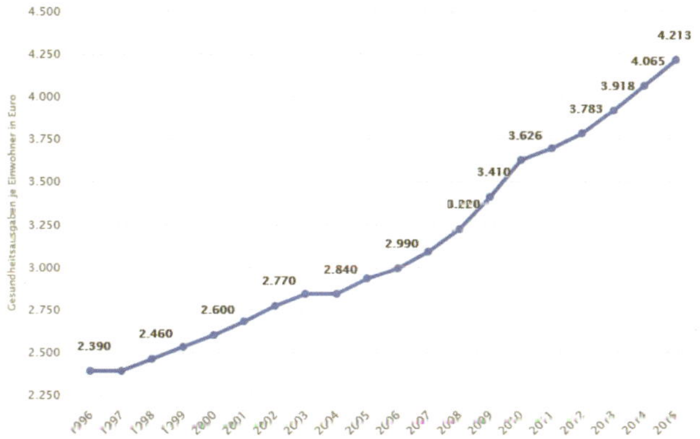

Quelle: https://de.statista.com/statistik/daten/studie/6588/umfrage/gesundheitsausgaben-in-deutschland-je-einwohner-seit-1996/, abgerufen am 17.05.2017

Die Ausgaben im Gesundheitswesen sind seit Jahren ansteigend. Laut statistischem Bundesamt betrugen sie 2015 gut 344 Milliarden Euro. Pro Einwohner und Jahr ergeben sich daraus 4 213 Euro. Damit liegt der Anteil für die Krankheitsausgaben bei 11,3 % des Bruttoinlandsprodukts (BIP). Etwa ein Drittel, also gut 100 Milliarden Euro, werden durch ernährungsmitbedingte Krankheiten verursacht, wobei Herz-Kreislauf-Erkrankungen weiterhin schon mit mehr als 37 Milliarden Euro zu Buche schlagen. Aber auch die Behandlungskosten infolge von Diabetes mellitus belasten das deutsche Gesundheitssystem erheblich. Diabetes mellitus ist mittlerweile die teuerste chronische Krankheit. Neben einem vorrangig persönlichen Wunsch nach einem Leben in Gesundheit und guter Leistungsfähigkeit besteht also auch aus volkswirtschaftlicher Sicht ein hohes Interesse an einer gesunden Lebens- und Ernährungsweise der Bundesbürger. Die politisch Verantwortlichen setzen bei der Verbesserung der gesundheitlichen Situation in Deutschland auf Förderung der Forschungsaktivitäten auf dem Gebiet der Volkskrankheiten. Mit den 2009 und 2011 gegründeten Deutschen Zentren der Gesundheitsforschung (DZG) sollen Forschungsaktivitäten gebündelt werden, um letztlich jedem Erkrankten kompetenter und schneller helfen zu können bzw. durch Präventionsmaßnahmen die Zahl der Erkrankungen zu reduzieren. Die Zusammenhänge zwischen Ernährung, Bewegung, Lebensführung und genetischen Gegebenheiten stellen sich aufgrund verbesserter Forschungsmethoden als immer komplexer heraus. Eine personalisierte Medizin zur Behandlung individueller Beschwerden ist keine Zukunftsmusik mehr. Der demografische Wandel verbunden mit einer weiteren Überalterung unserer Gesellschaft stellt eine Herausforderung zur Lösung der sich daraus ergebenen Probleme dar.

1 Übergewicht – nicht nur eine Frage der Ästhetik

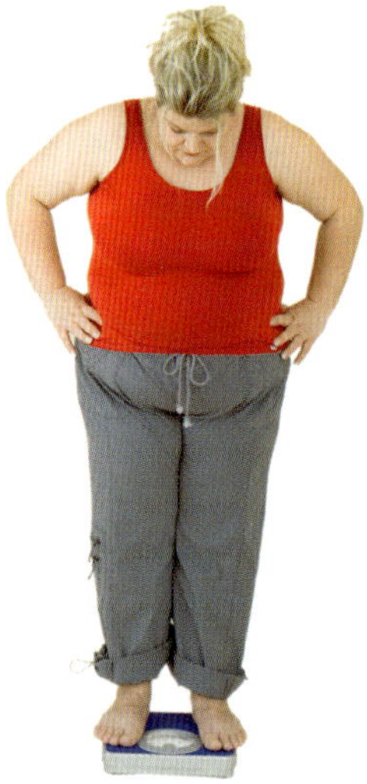

Über Geschmack und modische Trends lässt sich bekanntlich streiten, nicht aber über wissenschaftliche Belege dafür, dass mit einer kontinuierlichen Zunahme des Körpergewichts und Körperfettanteils das Risiko für die Entwicklung ernährungsmitbedingter Krankheiten wie insbesondere der Herz-Kreislauf-Erkrankungen ansteigt. Auch Komplikationen bei Unfällen, Operationen oder Schwangerschaften sowie eine unphysiologische Belastung des Atmungs- und Bewegungssystems sind bei Menschen mit Übergewicht häufiger.
Die Angaben zur Verbreitung von Übergewicht und Fettleibigkeit (Adipositas) in Deutschland und anderen Ländern mit westlichem Lebensstil sind alarmierend. Verschiedene Untersuchungen wie Bundes-Gesundheitssurveys 1998 (BGS98), „Gesundheit in Deutschland aktuell 2010" (GEDA 2010), die „Studie zur Gesundheit Erwachsener in Deutschland" (DEGS1) oder die „Nationale Verzehrsstudie II" (NVS II) ermitteln mit kleineren Abweichungen, dass etwa zwei Drittel der Männer und gut die Hälfte der Frauen zu viel Gewicht auf die Waage bringen. Die Häufigkeit des Übergewichts variiert mit dem Lebensalter, der Lebenssituation und dem Bildungsstand. Im 13. Ernährungsbericht von 2016 wird festgestellt, dass sich bei Kindern zu Beginn ihrer Schulzeit teilweise ein leichter Rückgang beim Auftreten von Übergewicht zeigt.

Als Kriterium für die Einstufung in verschiedene Gewichtsgruppen wird der **Body Mass Index** (BMI) herangezogen. Er wird berechnet als Körpergewicht in kg pro (Körpergröße in m)^2.

Beispiel: Wiegt eine Frau von 1,68 m Körperlänge 70 kg, so beträgt ihr Body Mass Index:

$$\text{BMI} = \frac{70\text{ kg}}{(1{,}68\text{ m})^2} = \mathbf{24{,}8\ kg/m^2}$$

Nach der Gewichtsklassifikation der Weltgesundheitsorganisation (WHO) läge die Person noch knapp im Bereich des Normalgewichts mit einem durchschnittlichen Risiko für Begleiterkrankungen des Übergewichts. Nomogramme erleichtern die Überprüfung des persönlichen Istgewichts. Sie gelten für Erwachsene.

Gewichtsklassifikation bei Erwachsenen anhand des BMI (WHO 2000)

Kategorie	BMI	Risiko für Begleiterkrankungen des Übergewichts
Untergewicht	< 18,5	niedrig
Normalgewicht	18,5–24,9	durchschnittlich
Übergewicht	≥ 25,0	
Präadipositas	25–29,9	gering erhöht
Adipositas Grad I	30–34,9	erhöht
Adipositas Grad II	35–39,9	hoch
Adipositas Grad III	≥ 40	sehr hoch

Übergewicht und Adipositas, nach Alter

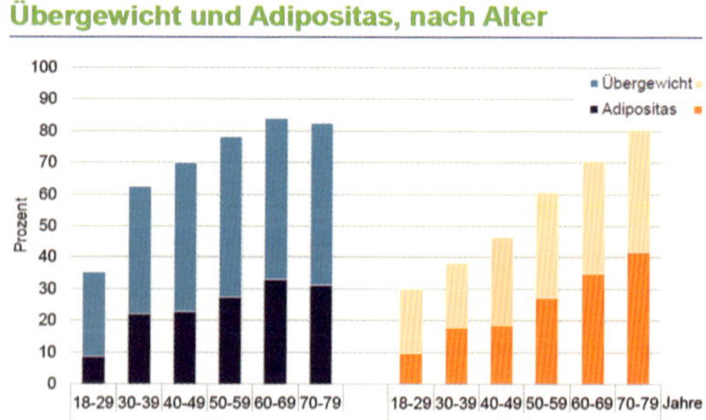

Ursache von Übergewicht ist grundsätzlich eine positive Energiebilanz. Dies bedeutet, dass der Mensch mehr Nahrungsenergie aufnimmt, als sein Körper durch alle Stoffwechselfunktionen und durch körperliche und geistige Arbeit verbraucht. Dieses unausgeglichene Verhältnis kann verschiedene Ursachen haben: Falsche Essgewohnheiten oder ein gestörter Hunger-Sättigungs-Mechanismus führen z. B. zur vermehrten Energieaufnahme. Eine durch familiäre Veranlagung gesteigerte Fettspeicherung des Körpers oder eine verminderte Wärmeabgabe des Organismus bedeuten einen gesenkten Energieverbrauch. Zudem haben viele ihre Essgewohnheiten den veränderten, körperlich weniger anstrengenden Arbeits- und Lebensbedingungen nicht angepasst. Außerdem wird der Energieverbrauch bei körperlichen und geistigen Aktivitäten oft überschätzt. Über die Gewichtung verschiedener Einflussfaktoren auf die Entstehung von Übergewicht wird weiterhin viel geforscht. Welche Rolle spielen die Gene? Studien lassen vermuten, dass das Körpergewicht und die Fettmasse zu gut 50 % durch viele Gene mitbestimmt wird, wobei auch bekannt ist, dass nur ein verändertes Gen zu Übergewicht führen kann. Mit der Entdeckung vieler neuer Botenstoffe, z. B. aus dem Magen und Darm (das appetitanregende Hormon Ghrelin) oder aus dem Fettgewebe selbst (das appetithemmende Hormon Leptin) konnte das Wissen über die komplexen Abläufe der Hunger-Sättigungs-Regulation wesentlich verbessert werden. Diese Tatsache nutzt die Pharmaindustrie, um neue Medikamente zur Beeinflussung von Energiebilanzen zu entwickeln.

Zur Beurteilung des Gesundheitsrisikos bei Übergewicht bzw. Adipositas kommt es neben dem Istgewicht und dem damit verbundenen Körperfettanteil auch auf dessen Verteilungsart an. So müssen Menschen des „Apfel-Typs", deren Fettdepots vorwiegend im Bereich des Bauches und der Eingeweide liegen, also eher zentral, besonders dringend an Gewicht verlieren. Sie haben ansonsten ein höheres Risiko an Typ 2-Diabetes, Bluthochdruck und Fettstoffwechselstörungen zu erkranken als Personen des „Birnen-Typs", bei denen sich das Fett besonders im Bereich des Unterhautfettgewebes, der Hüfte und der Oberschenkel ansammelt, also eher peripher. Mit der Bestimmung des Taillenumfangs und des Quotienten aus Taillen- und Hüftumfang und einem Vergleich mit festgelegten Grenzwerten lässt sich das Risiko für Herz-Kreislauf-Erkrankungen und anderen Stoffwechselstörungen beurteilen.

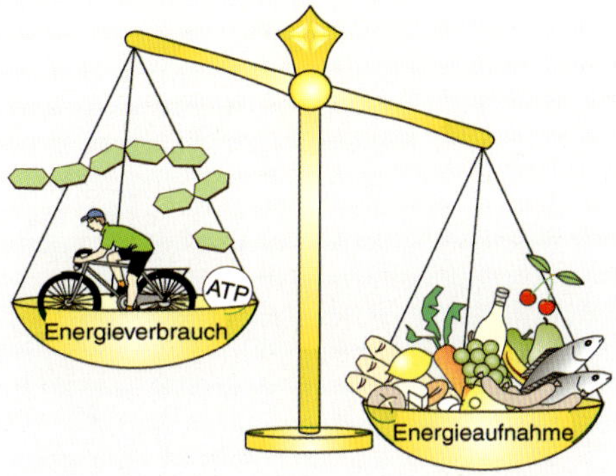

Positive Energiebilanz

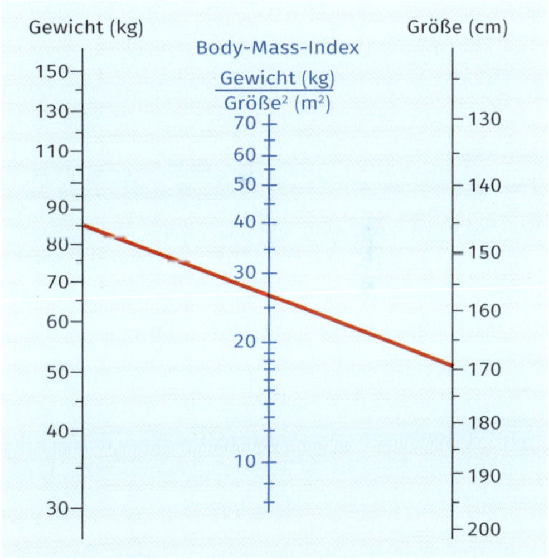

Body Mass Index – Nomogramm

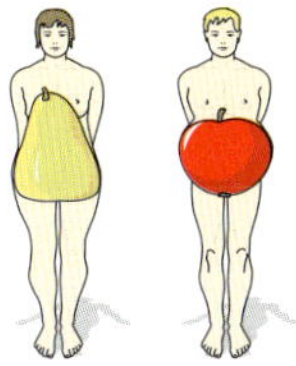

Empfehlung für Taille-/Hüftumfang (waist-hip-ratio)
≤ 1,0 für Männer
≤ 0,85 für Frauen

Risiko für metabolische und kardiovaskuläre Komplikationen	Taillenumfang (in cm)	
	Männer	Frauen
erhöht	≥ 94	≥ 80
deutlich erhöht	≥ 102	≥ 88

Abnehmen, aber wie?

Anja, 22 Jahre, übergewichtig, erzählt:
Ich bin wegen meiner Figur sehr unglücklich. Mit niemandem kann ich mein Problem besprechen. Auch meine ebenfalls übergewichtigen Eltern sind keine Hilfe. Schon mehrfach habe ich Abspeck-Diäten gemacht, aber immer nur mit kurzfristigem Erfolg. Nun will ich es ein letztes Mal versuchen. Meine Hoffnung setze ich auf eine Gruppe, deren Teilnehmer ähnliche Probleme haben wie ich. Beim ersten Kurstreffen wurden von jeder Person wichtige Daten erhoben wie Ist- und Zielgewicht, Body-Mass-Index, Energiebedarf pro Tag berechnet nach Grund- und Leistungsumsatz, anzustrebende tägliche Gewichtsabnahme und erlaubte Energiezufuhr pro Tag. In den nächsten Kursstunden erhalten die Teilnehmer wichtige Ernährungsinformationen, stellen Mahlzeiten zusammen, berechnen diese auf ihren Nährstoff- und Energiegehalt hin und tauschen persönliche Erfahrungen aus. Ich bin zuversichtlich, dass ich dieses Mal langfristig erfolgreich abnehmen werde.
Größe: 1,68 m Gewicht: 85 kg
Täglicher Energiebedarf: 10 000 kJ
Reduzierte Energiezufuhr: 6 300 kJ
Tägliche Gewichtsabnahme: 120–150 g

Sollen Gewichtsabnahmen langfristig erfolgreich sein, müssen sie vor allem aus eigener Motivation heraus und nicht zu schnell erfolgen. Anzustreben sind Gewichtsabnahmen zwischen 0,5–1 kg/Woche, schließlich hat man sich die Pfunde auch nicht von heute auf morgen „angefuttert". Natürlich wäre jeder Mensch mit Übergewicht begeistert, wenn die Kilos förmlich über Nacht dahin- schmölzen, so wie es viele Abspeckdiäten mit immer neuen Werbeslogans versprechen, aber langfristig schadet man sich mit solchen angeblichen „Wunderdiäten" nur. Nicht nur, dass sie vielfach unseriös und teuer sind, auch das Risiko für mögliche gesundheitliche Probleme darf nicht außer Acht gelassen werden. Durch den bekannten Jo-Jo-Effekt kommt es nach Beendigung einer Diät häufig zu einer erneuten schnellen Gewichtszunahme, wobei das Ausgangsgewicht vor der Diät nicht selten noch überschritten wird. Ursache ist, dass der Körper dafür sorgt, bei einer negativen Energiebilanz Energie einzusparen, indem er den Grundumsatz senkt und damit den Gesamtenergiebedarf der Person. Dieses Phänomen hat schon so manchen Abnehmwilligen frustriert und nach weiteren misslungenen Diätversuchen zur endgültigen Resignation geführt.

Langfristig Erfolg versprechend sind nur die Reduktionsdiäten, die zu einer Veränderung der Ernährungs- und Lebensgewohnheiten anleiten. Regelmäßige körperliche Bewegung hilft dabei, das Normalgewicht zu halten. Der ausgeprägte

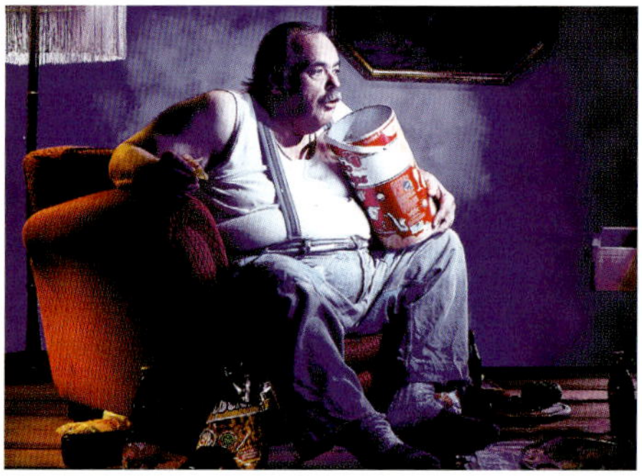

So nicht ...

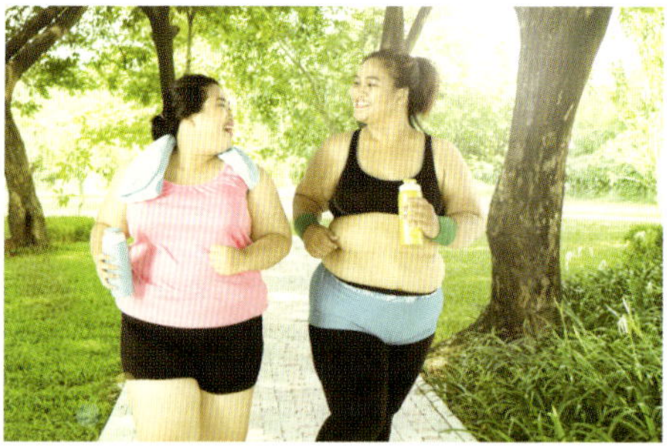

... aber so!

Bewegungsmangel in unserem Fernseh- und Computeralltag mit Verzehr fettreicher Knabbereien ist ein bedeutender Wegbereiter für Übergewicht und Fettleibigkeit. Diese generellen Anmerkungen zur Regulierung des Körpergewichts erfassen die Gesamtproblematik für die Betroffenen nur unbefriedigend.

Aussagen wie „meine Freundin kann essen, was und so viel sie will, ohne zuzunehmen" oder „ich nehme schon beim Anschauen des Essens zu" machen deutlich, dass es individuelle Unterschiede bei der Gewichtsregulierung gibt. Dieser Gesichtspunkt rückt mit dem Wunsch nach einer personalisierten Ernährungsweise immer mehr in den Fokus einer erfolgreichen Ernährungsberatung.

Um langfristig das eigene Ernährungsverhalten zu verbessern, ist es notwendig, zunächst die bestehenden Ernährungsgewohnheiten auf maßgebliche Fehler hin zu analysieren bzw. durch geschultes Fachpersonal überprüfen zu lassen. Häufig bestehen nämlich große Unterschiede zwischen der subjektiven Wahrnehmung und der objektiven Wirklichkeit. Übergewichtige, die abnehmen wollen, sollten nicht das Gefühl haben, ständig auf etwas verzichten zu müssen, sondern die Tatsache, dass sie mit der Gewichtsabnahme durch Veränderung ihres Lebensstils mehr Lebensqualität gewinnen, sollte sie überzeugen.

Bei der Behandlung von Übergewichtigen ist es notwendig, auch psychische Aspekte zu berücksichtigen. Untersuchungen zum Essverhalten Übergewichtiger haben nämlich gezeigt, dass Außenreize wie appetitliches Aussehen von Speisen zur Nahrungsaufnahme mehr anregen, als dies bei Normalgewichtigen der Fall ist. Menschen mit Übergewicht wissen meist nicht, wann sie satt sind, sondern hören erst auf zu essen, wenn von außen Grenzen gesetzt werden, z. B. der Teller leer ist oder andere Tischgäste fertig sind. Häufig spielen psychische Faktoren wie Kummer, Stress, Langeweile, Minderwertigkeitsgefühle oder Liebesentzug eine große Rolle für eine erhöhte Nahrungsaufnahme. Eine falsche Ernährungserziehung in der Kindheit ist vielfach Wegbereiter für ein zu hohes Körpergewicht in den folgenden Lebensjahren.

Wenn man sich also dem Problem Übergewicht im komplexen Spannungsfeld, das in Zukunft weiterhin viele Möglichkeiten der Ursachenforschung bietet, stellt, dann sind Maßnahmen zur Gewichtsreduktion hoffentlich auch langfristig von Erfolg gekrönt. Vor diesem Hintergrund muss die unüberschaubare Anzahl von propagierten und wissenschaftlich kontrovers diskutierten Diäten kritisch beleuchtet werden.

Gewisse Regeln und Fragestellungen sollten beim Abnehmen beachtet werden:

- Das angestrebte Zielgewicht sollte realistisch sein und kein Luftschloss.

Gewichtsabnahmen von 5–10 % des Ausgangsgewichtes in Abnahmeschritten von bis zu 1 kg pro Woche sind wirklichkeitsnah und sinnvoll. 1 kg Fettgewebe speichert die Energie von ca. 25 200 kJ bis 31 500 kJ. Also muss dieser Betrag bei der Energiebilanz eingespart werden, um diese Fettgewebsmenge abzubauen. Bei einer wöchentlichen Abnahme von 1 kg muss der tägliche Energiebedarf um 3 600 kJ bis 4 500 kJ unterschritten werden. Rein rechnerisch ergibt sich die ungefähre Höhe der täglichen Gewichtsabnahme aus der Differenz von Energiebedarf und Energiezufuhr dividiert durch 25,2 kJ bzw. 31,5 kJ. Die tatsächliche Gewichtsabnahme liegt meist unter

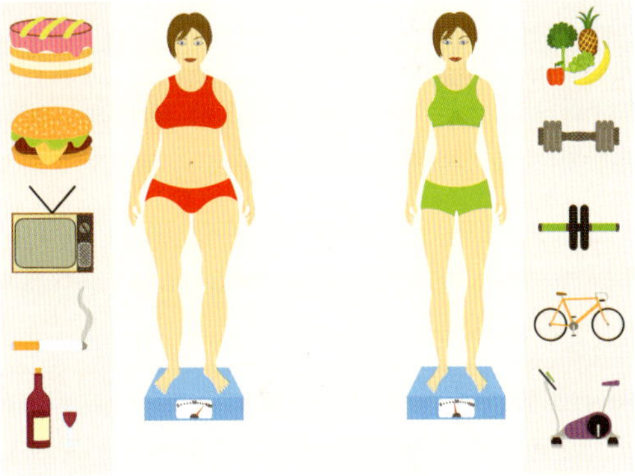

Die Frage lautet: Wo liegt die Wahrheit des richtigen Körpergewichtes?

dem errechneten Wert, was auf eine verminderte, nahrungsbedingte **Thermogenese** zurückzuführen ist. Darunter versteht man die Wärmebildung im Körper und die Wärmeabgabe über die Haut. Bei verminderter Nahrungsaufnahme verringert der Körper diese Energie verbrauchenden Vorgänge. Zu berücksichtigen ist auch, aus welchen Energiespeichern der Körper die benötigte Energie bezieht, da Fett, Eiweiß und Glykogen unterschiedliche Mengen an Wasser binden.

- Eignet sich der eingeschlagene Weg zum Abnehmen langfristig dazu, das reduzierte Gewicht zu halten?
- Dem Körper müssen trotz energetischer Unterversorgung lebensnotwendige Stoffe ausreichend zugeführt werden.
- Nachhaltiges Abnehmen sollte immer die Bereiche Ernährung, Bewegung und Verhalten einbeziehen.

2 Diätdschungel – wer die Wahl hat, hat die Qual

Im Allgemeinen ist es für den uninformierten Verbraucher schwer, zwischen seriösen und unseriösen Vorschlägen zur Gewichtsreduktion zu unterscheiden. Das führt zur Verunsicherung, zumal zu den bereits zahlreich vorhandenen Diätkonzepten ständig neue hinzukommen, die nicht selten genau das Gegenteil von dem propagieren, was lange Zeit Gültigkeit hatte. Häufig schlägt auch die Falle eines vielversprechenden Werbeslogans übel zu. Mit den Nöten anderer lässt sich bekanntlich gut Geld verdienen. Wie sinnvoll abgenommen werden soll, ist auch unter Experten weiterhin umstritten. Argumente für oder gegen ein Ernährungskonzept lassen sich immer finden. Individuell unterschiedliche Reaktionen auf die eine oder andere Diätvorschrift sind ebenfalls möglich, sodass die zahlreich nachzulesenden Studien zu diesem Thema auch kein unbedingt einheitliches Bild ergeben. Bei allen ernst zu nehmenden Diäten geht es auf unterschiedliche Weise darum, letztlich eine Energieeinsparung über die Nahrung zu erreichen, die zu einer negativen Energiebilanz und damit zum Verlust von Körpergewicht führt. Unterschiedlich intensiv wird bei den Diätempfehlungen berücksichtigt, dass eine ernährungsbedingte negative Energiebilanz durch regelmäßig durchzuführende Bewegungsprogramme im Sinne eines Ausgleichssports in der Freizeit sinnvoll unterstützt werden sollte.

In besonders schwerwiegenden Fällen von Adipositas kann auch zumindest kurzfristig der Einsatz von Medikamenten als unterstützende Maßnahme unter strenger ärztlicher Kontrolle empfehlenswert sein. Diese können dem Gewichtsproblem z. B. auf folgende Weisen zu Leibe rücken:

- durch Steigerung des Stoffwechsels (z. B. Gabe von Schilddrüsenhormonen),
- durch Verschlechterung der Verdauung und der Nährstoffaufnahme (z. B. Einnahme von Abführmitteln),
- durch Senkung des Hungergefühls (z. B. Einnahme von Appetitzüglern).

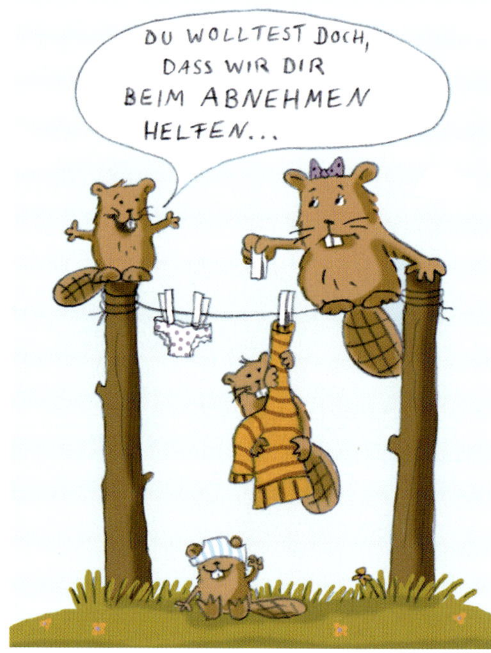

In einer von verschiedenen Fachgesellschaften 2014 aktualisierten Leitlinie zur „Prävention und Therapie der Adipositas" werden wissenschaftlich geprüfte Empfehlungen zur Vermeidung, Problematik und Behandlung dieser ernährungsmitbedingten Krankheit formuliert.

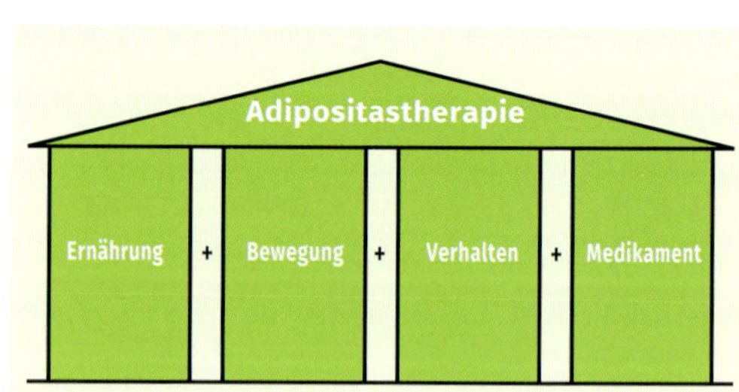

Wie wird Übergewicht behandelt?

Internethinweis:
http://www.adipositas-gesellschaft.de/fileadmin/PDF/Leitlinien/S3_Adipositas_Praevention_Therapie_2014.pdf abgerufen am 28.04.2017

Bei der Frage, wie Nahrungsenergie eingespart werden kann, geht es darum, mit welchen Mengeneinschränkungen bei den energieliefernden Nährstoffen Kohlenhydrate, Fett und Eiweiß dieses Ziel am besten erreicht werden kann. Die Reduktion eines Nährstoffs bei der Energieversorgung führt zwangsläufig zu einem relativen Anstieg der beiden anderen und zu einer veränderten Stoffwechsellage. So konkurrieren in den letzten Jahren verstärkt **„Low-Fat"-** und **„Low-Carb"-Diäten** um die Gunst der Experten und vor allem um die der betroffenen Übergewichtigen selbst. Die Lebensmittelindustrie, Buch- und Zeitschriftenverlage und andere Medien greifen aktuelle Bewegungen gern auf, um zu informieren, aber auch um ihre eigenen Umsätze zu optimieren.

Welche Überlegungen stecken z. B. hinter den „Low-Carb"-Diätempfehlungen? Die Aufnahme von Kohlenhydraten erhöht den Blutzuckerspiegel, was wiederum eine dementsprechende Insulinantwort hervorruft. Insulin aber fördert den Fettaufbau und „Abspeckdiäten" sollen natürlich genau das Gegenteil erreichen. So sollen Kohlenhydrate verzehrt werden, die den Blutzucker- und damit den Insulinspiegel nur mäßig ansteigen lassen. Lebensmittel werden nach ihrem glykämischen Index (GI) oder besser nach ihrer glykämischen Last (GL) beurteilt und in Gruppen von günstigen, mäßig günstigen und nicht günstigen Nahrungsmitteln eingeteilt.

Wenn auch festzustellen ist, dass die Anwendung von Reduktionsdiäten mit verschiedenen, zum Teil extremen Nährstoffrelationen und einem unterschiedlichen Sättigungsvermögen zu einer mehr oder weniger schnellen Gewichtsabnahme führt, so ist letztlich von besonderem Interesse, ob das reduzierte Körpergewicht auch langfristig durch die Eignung der Diätvorschrift als Dauerernährung gehalten werden kann. Dies ist bei der weiterhin von der Deutschen Gesellschaft für Ernährung (DGE) propagierten ausgewogenen **energiereduzierten Mischkost** zur Verringerung des Körpergewichts gegeben.

Es ist davon auszugehen, dass intensive Forschungsarbeit das Wissen um die Entstehung und Behandlung von Übergewicht noch erweitern wird, damit neue Lösungsansätze zum Wohle der Betroffenen genutzt werden können.

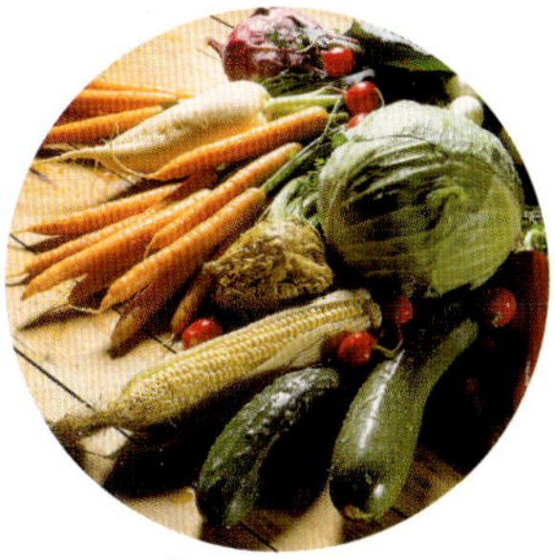

„Low-Fat"

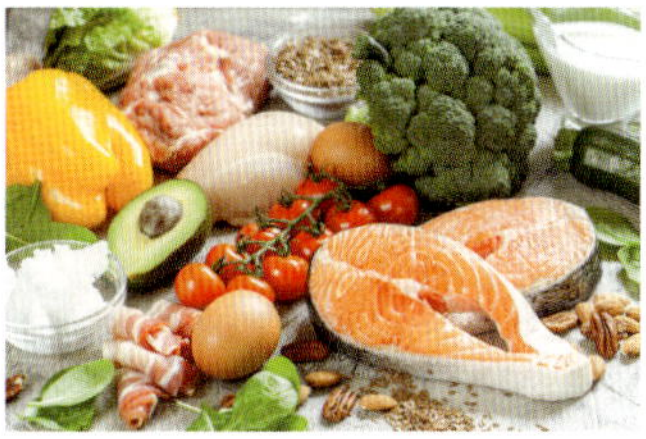

... oder „Low-Carb"?

Lebensmittel	GI (%)	Kategorie
Glucose	100	hoch
Kartoffeln	60–80	
Cola, Limonade	70	
Weißbrot, Knäckebrot	60–70	
Obstsäfte	60–70	
Reis	50–60	mittel
Nudeln, Kuchen	50–60	
Banane	40–50	
Vollkornbrot	40	niedrig
Apfel, Obst	30–40	
Milch	30	
Vollmilchschokolade	25–30	
Gemüse, Salat, Erdnüsse	10–20	

Einteilung ausgewählter Lebensmittel nach ihrem GI

- Verteilung der Gesamtenergiemenge von etwa 5 000 bis 6 300 kJ (1 200 bis 1 500 kcal) auf mehrere kleine Mahlzeiten
- Ersatz der energiereichen Lebensmittel durch energiearme (z.B. Mineralwasser oder Tee statt Saft oder Limonade)
- Bevorzugung ballaststoffreicher Lebensmittel wie Vollkornprodukte, Obst und Gemüse
- Anwendung fettarmer und nährstoffschonender Zubereitungsarten (z. B. Dünsten)
- Verzicht auf alkoholische Getränke
- Einsparung von versteckten und sichtbaren Fetten

Regeln für eine energiereduzierte Mischkost

Überblick: Vergleich ausgewählter Reduktionsdiäten

Diätkonzept	tägliche Gewichtsabnahme	Vorteile	Nachteile	Beurteilung
Nulldiät: totales Fasten bei reichlicher Flüssigkeits-aufnahme (mind. 3 Liter tägl., z. B. Mineralwasser, ungesüßter Tee) Gabe von Vitaminen und Mineralstoffen	bei Frauen ca. 390 g bei Männern ca. 450 g	sehr schnelle Gewichtsabnahme	unter ärztlicher Aufsicht durchzuführen, da eine Umstellung des Stoffwechsels eintritt, die regelmäßige Blutkontrollen erfordert	geeignet für ausgewählte Menschen mit erheblicher Fettsucht, meist schlechte Langzeiterfolge
Modifiziertes Fasten: tägliche Aufnahme von 30 g eines biologisch hochwertigen AS-Gemisches und evtl. 50 g KH	ca. 250–300 g	schnelle Gewichtsabnahme, ausgeglichene Eiweißbilanz	kein Lerneffekt zur Umstellung falscher Ernährungs-gewohnheiten	unbefriedigende Langzeiterfolge
Formuladiäten: industriell hergestellte Nährstoffgemische mit konstantem Nährstoffgehalt unter Beachtung des § 14a und § 21a der Diätverordnung	je nach Höhe der täglichen Energieeinsparung	leichte, zeitsparende Zubereitung ohne Berechnung des Nährwertes	wenig abwechslungs-reich in Geschmack und Konsistenz, relativ teuer, schlechte Compliance	kurzfristig einsetzbar bei starkem Übergewicht und unter ärztlicher Kontrolle, ohne Lernerfolg
Diäten mit extremen Nährstoffrelationen: extrem vermehrte bzw. verminderte Aufnahme eines oder zweier Nährstoffe im Verhältnis zu den übrigen, z. B. kohlenhydratarm, eiweiß- und fettreich	unterschiedlich je nach Ditätform, vergleichsweise höhere Gewichts-abnahme	unterschiedlicher Sättigungseffekt je nach gewählter Nährstoffrelation	teilweise erhebliche Eingriffe in das Stoffwechsel-geschehen mit Belastung des Kreislaufs, kann je nach einseitiger Lebensmittelauswahl zu Compliance-Problemen beim Anwender führen	im Allgemeinen nicht zu empfehlen, da u. a. geringe Langzeiterfolge, zum Teil Form einer Mangelernährung

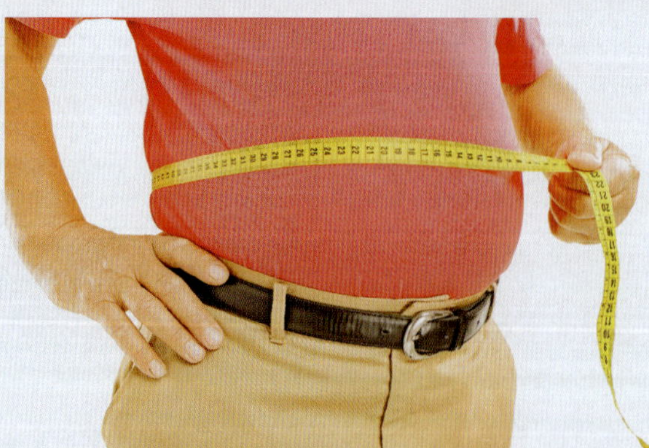

Überblick: Vergleich ausgewählter Reduktionsdiäten

Diätkonzept	tägliche Gewichtsabnahme	Vorteile	Nachteile	Beurteilung
Energiereduzierte Mischkost: stark verminderte Energieaufnahme bei üblicher Nährstoffrelation weit verbreitet: 5 000 kJ (1 200 kcal), Reduktionskost	ca. 140–210 g abhängig von der Höhe der Energieeinsparung	abwechslungsreiche, alltagstaugliche Ernährungsform, auch langfristig einsetzbar, gute Nährstoffversorgung	Wiegen der Lebensmittelmengen und Berechnen der Nährwerte kann zu Beginn als lästig empfunden werden	gut bewährte Diätform zur Gewichtsabnahme mit Langzeiterfolgen aufgrund eines verbesserten Ernährungsverhaltens

Verhaltensregeln zur Gewichtsreduktion:

- Vor einer Diät ist eine Rücksprache mit dem Hausarzt erforderlich!
- Körpergewicht regelmäßig kontrollieren!
- Bewusst essen, langsam kauen!
- Geplant einkaufen, ohne Heißhungergefühle zu haben!
- Geringe Lebensmittelmengen bevorraten!
- Kleine Portionen auf kleine Teller!

Lernaufgaben:

Sie planen in Kürze mit geschultem Fachpersonal eine Ernährungsberatungspraxis zu eröffnen, die sich vornehmlich dem Problem „Übergewicht und Adipositas“ annehmen will. Dazu ist es wichtig, dass Sie sich auf diesem Fachgebiet sehr gut auskennen, denn Fragen von Ratsuchenden zur Entstehung, Gefahr und vor allem zu Therapiemöglichkeiten werden auf Sie zukommen. Deshalb ist eine intensive Schulung der Beratungskräfte erforderlich.

1. Bereiten Sie sich in Gruppen fachlich auf die hypothetisch gestellte Herausforderung vor.
2. Durchforsten Sie mit Ihren „Kolleginnen und Kollegen“ den Diätdschungel im Hinblick auf propagierte Reduktionsvorschriften und ordnen Sie nach entsprechenden Gemeinsamkeiten. Nulldiät, modifiziertes Fasten, Formuladiäten und vieles mehr sind in diesem Zusammenhang nur wenige Stichworte.
3. Notieren Sie Ihre Ergebnisse so, dass diese für Ihre Beratungstätigkeit hilfreich sind.
4. Führen Sie anschließend in Rollenspielen Beratungsgespräche mit „Übergewichtigen“ durch, die unterschiedlich einsichtig sind.

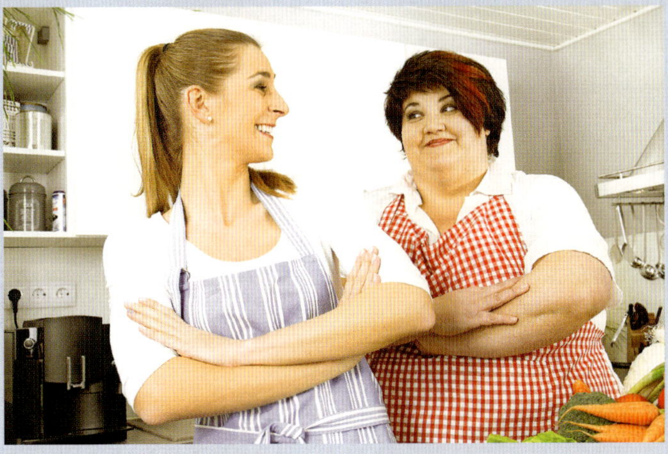

3 Essstörungen – wenn das Essen nicht Lust, sondern Frust bedeutet

Der Begriff „Essstörungen“ fasst krankhafte Verhaltensweisen zusammen. Die Übergänge zwischen den einzelnen Krankheitsformen können in beiden Richtungen fließend sein, was die Diagnose häufig nicht ganz einfach und eindeutig macht. Gefährdet für die Entwicklung einer Magersucht (Anorexia nervosa) bzw. Ess-Brech-Sucht (Bulimia nervosa) sind vorwiegend weibliche Personen zwischen 12–25 Jahren, wobei zunehmend auch Männer erkranken, die mit Muskeltraining und Nahrungsentzug einem fatalen Schönheitsideal entgegen hungern. Vor allem Mädchen in der Pubertät haben zuweilen panische Angst, dick zu werden. Sie hungern zunächst freiwillig, leiden schließlich unter Appetitlosigkeit und verweigern jegliche Nahrungsaufnahme, um eine meist im Bereich des extremen Untergewichts (BMI $\leq$ 17,5 kg/m^2) liegende „Idealfigur“ zu erreichen. Unterstützend werden häufig noch Abführmittel und Appetitzügler eingenommen. Es besteht nicht selten akute Lebensgefahr. In diesem Zusammenhang steht die Fragwürdigkeit von Schlankheitsidealen im Raum, ein Problem, das unter den Models der Modebranche schon häufiger zu Todesfällen geführt hat. Diesem Irrweg muss durch offensive Aufklärung , gesetzliche Vorgaben wie in Frankreich und Israel, durch die 2007 in Deutschland gestartete Kampagne „Leben hat Gewicht – gemeinsam gegen den Schlankheitswahn“ oder durch freiwillige Selbstverpflichtung von Verantwortlichen der Textil-und Modebranche entgegengewirkt werden.

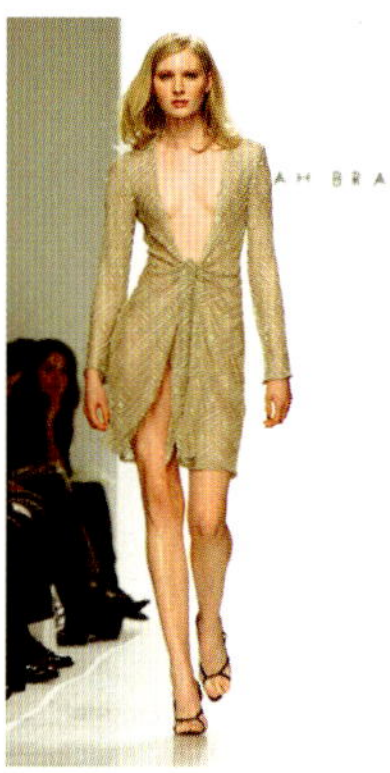

Beim „gewichtsregulierendem Erbrechen“ (Bulimia nervosa) (Bulimia = Ochsenhunger) wechseln sogenannte **Essattacken**, in denen enorme Nahrungsmengen in kurzer Zeit „verdrückt“ werden, mit anschließendem selbst erzeugtem oder spontanem **Erbrechen** einander ab. Auch andere Maßnahmen zur Regulation des Körpergewichts sind üblich, z. B. maßlos übertriebene sportliche Aktivität.

Häufigkeit von Kindern und Jugendlichen mit Hinweisen auf Essstörungen (nach SCOFF)

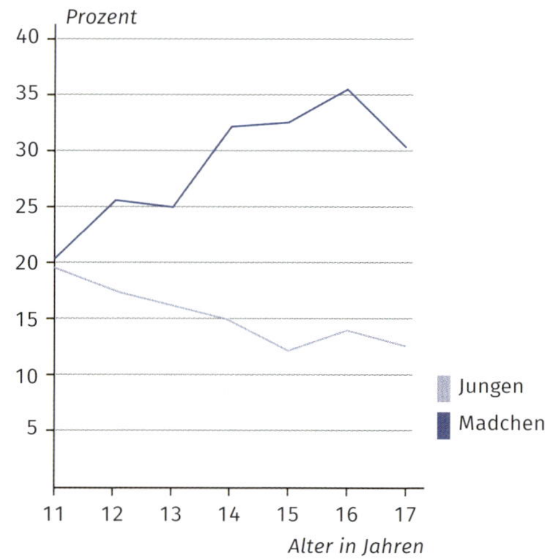

Todesfälle aufgrund von Essstörungen in Deutschland in den Jahren 1998 bis 2015

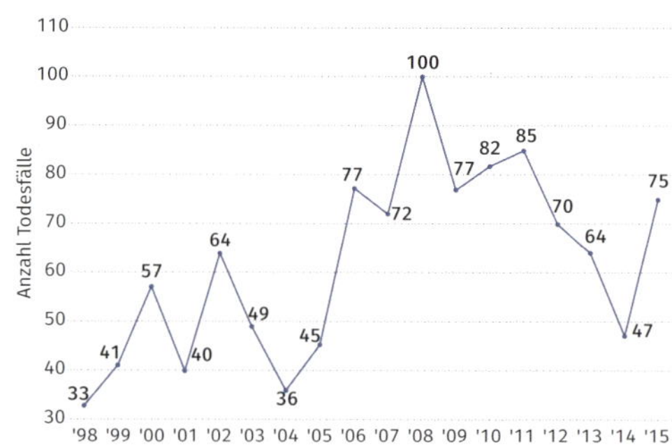

© Statista Gmbh 2017

Bei der **Essanfallsstörung** (Binge-Eating-Disorder = BED) handelt es sich um eine recht neue Form einer Art Bulimie mit Essanfällen, allerdings ohne die Maßnahmen, die hohen Energiemengen wieder loszuwerden. Die Entwicklung von Übergewicht droht. Das Essverhalten bedeutet eine große psychische Belastung für die Betroffenen selbst, da sie vielfach Ekel- und Schuldgefühle entwickeln und depressiv werden.

Menschen mit Orthorexie haben panische Angst, in ihrer Ernährung etwas falsch zu machen. Sie mochten sich übertrieben gesund ernähren und investieren viel Zeit für die Berechnung und Planung von Mahlzeiten. Im fortgeschrittenen Stadium versuchen sie, Personen in ihrem Lebensumfeld „missionarisch“ zu beeinflussen.

Ursachen für das gestörte Essverhalten sind vorwiegend psychischer Natur. Die Betroffenen befinden sich vielfach in einer Selbstfindungskrise, haben Schwierigkeiten mit dem Erwachsenwerden und lehnen jede Hilfestellung von Eltern und anderen ab. Sie verneinen ihre beginnende Sexualität oder leiden unter Depressionen, verbunden mit einem sehr geringen Selbstwertgefühl. Gerade Magersüchtige mit einer „Körperschemastörung“ hoffen durch ihr schlankes Aussehen auf Anerkennung, Liebe, Verständnis und selbst empfundenes Glück. Sie streben in ihren Handlungsweisen nach Perfektion und empfinden ein Gefühl der Stärke und Überlegenheit, nicht den Verlockungen des Essens nachzugeben. Wissenschaftliche Studien belegen auch eine genetische Disposition für manche Formen einer Essstörung. Das Verhalten bulimisch Erkrankter kann ihnen vermeintlich helfen, die Schwierigkeiten des täglichen Lebens zu meistern. Sie gestehen sich heimlich etwas zu, was sich andere nicht gönnen!

Folgen des gestörten Essverhaltens

- dünne Hautfalten und fast fehlendes Unterhautfettgewebe durch eingeschmolzenes Fettgewebe und Abnahme der fettfreien Körpermasse
- betont hervortretende Knochen
- sich kalt anfühlende Haut
- verminderte Immunabwehr und Osteoporosegefahr durch erhöhte Cortisolspiegel
- von der Norm abweichende Blutwerte wie Hämoglobin, Serumproteine, Blutzucker, Fettsäuren, Triglyceride
- stark verringerter Grundumsatz
- geringeres Herzgewicht, gestörte Herzaktionen durch Kaliummangel
- keine Bildung reifer Ei- und Samenzellen sowie von Sexualhormonen
- Schädigung der Speiseröhre und Zähne durch aufsteigende Magensalzsäure bei Bulimieerkrankten

Bei der **Behandlung** von Essstörungen steht eine psychotherapeutische Aufarbeitung der Krankheitsursachen im Vordergrund. Magersüchtige in kritischem Zustand müssen unter klinischen Bedingungen gezielt ernährt werden um ihren lebensbedrohlichen Zustand zu beseitigen.

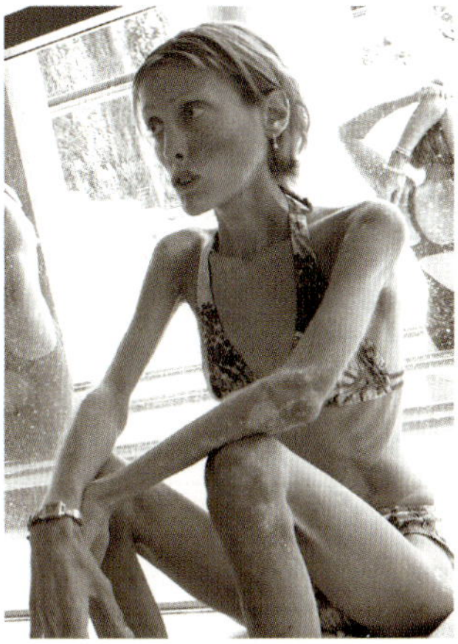

Magersucht bei einer Frau

Ernährungsempfehlungen für Magersüchtige

- Energiereiche Mischkost mit ausgewogener Nährstoffrelation und allen notwendigen Nahrungsbestandteilen.
- Über dem Bedarf liegende Energiezufuhr, um eine positive Energiebilanz zur Gewichtszunahme zu erreichen.
- Schrittweise Erhöhung der Energieversorgung von ca. 105 kJ auf 147 bis 167 kJ je kg, bezogen auf das Normalgewicht.
- Täglich fünf bis sechs kleine Mahlzeiten.
- Auswahl und Zubereitung der Lebensmittel nach den Gesichtspunkten einer leichten Vollkost, um das angegriffene Verdauungssystem nicht zu überlasten.
- Fette mit langkettigen Fettsäuren durch Triglyceride mit überwiegend mittelkettigen Fettsäuren (MCT-Fett) ersetzen, um eine bessere Verdaulichkeit bei Störungen der Bauchspeicheldrüse zu erreichen.
- Im Falle einer Unverträglichkeit von Milchzucker (Lactasemangel) auf Milch und Milchprodukte mit Ausnahme von lactosearmem Quark und Käse verzichten.
- Bei gestörter Insulinproduktion und -abgabe Aufnahme von Kohlenhydraten kontrollieren.

Internethinweis:

www.bundesgesundheitsministerium.de/themen/praevention/gesundheitsgefahren/essstoerungen/leben-hat-gewicht.html abgerufen am 18.05.2017

www.hungrig-online.de/ abgerufen am 18.05.2017

4 Diabetes mellitus – droht eine weltweite Epidemie?

Die Zahl der an Diabetes mellitus („honigsüßer Durchfluss") leidenden Menschen ist weltweit weiter auf dem Vormarsch. Dies muss mit großer Sorge betrachtet werden. Im Deutschen Gesundheitsbericht „Diabetes 2016" wird berichtet, dass die Zahl der Betroffenen, vor allem mit Typ 2-Diabetes, seit der Jahrtausendwende um 40 % zugenommen hat, sodass heute bei mehr als 6 Millionen Menschen in Deutschland diese Krankheit diagnostiziert ist. Frauen sind etwas häufiger als Männer betroffen. Die Erkrankungszahlen sind auch abhängig vom Alter und von der Region. Sie steigen mit abnehmendem Bildungsstand. Man muss zusätzlich von einer beängstigenden Dunkelziffer ausgehen, denn oft dauert es Jahre, bis eine Diabeteserkrankung, meist rein zufällig, erkannt wird. Der rasante Anstieg der Betroffenenzahlen wird sich weiter fortsetzen. Es müssen erhebliche Anstrengungen unternommen werden, dieser Entwicklung entgegenzuwirken.

Nach Schätzung der International Diabetes Federation (IDF) waren 2015 unter den Personen zwischen 20 bis 79 Jahren weltweit etwa 415 Millionen vom Diabetes betroffen, bis 2040 erhöht sich die Zahl wahrscheinlich auf 642 Millionen. Von dieser besorgniserregenden Entwicklung muss man ausgehen, sollten nicht bereits eingeleitete und weiter zu intensivierende nationale und internationale Interventionsmaßnahmen dagegensteuern können. Selbst die UN hat sich auf Drängen der Internationalen Diabetes Föderation (IDF) der Initiative „Unite for Diabetes" in einer Resolution vom Dezember 2006 angenommen, in der erstmalig einer nicht infektiösen Krankheit ein hohes weltweites Bedrohungspotenzial zuerkannt wird.

Einer Diabetes„epidemie" muss weltweit durch geeignete Maßnahmen entgegengewirkt werden. Dazu wurde z. B. ab 2007 der Welt-Diabetes-Tag am 14. November als wahrzunehmender UN-Tag deklariert.

Internethinweis:
www.idf.org/e-library/epidemiology-research/diabetes-atlas.html
abgerufen am 18.05.2017

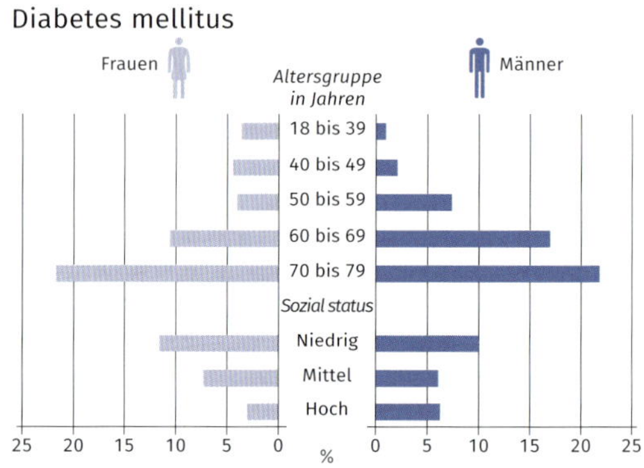

Verbreitung von diagnostiziertem Diabetes mellitus – Anteile an der gleichaltrigen Bevölkerung, aufgeschlüsselt nach Altersgruppen sowie nach Sozialstatus

Nationales Aktionsforum Diabetes mellitus (NAFDM)

Gründung: Ende 2004 auf Initiative des Bundesgesundheitsministeriums und der Deutschen Diabetes-Union (DDU)

beteiligte Partner: über 500 Institutionen und Organisationen aus Medizin, Wissenschaft, Patientenverbänden, Industrie und Politik

Hauptarbeitsziele der Projektgruppen:

1. Prävention:
   - → Zahl der Neuerkrankungen stoppen bzw. senken
   - → Risikopersonen frühzeitig ermitteln
2. Versorgung:
   - → bestmögliche Betreuung der Betroffenen im Hinblick auf Ernährung, Sport, Medizin und Psyche
3. Forschung:
   - → intensivieren, bündeln und vernetzen

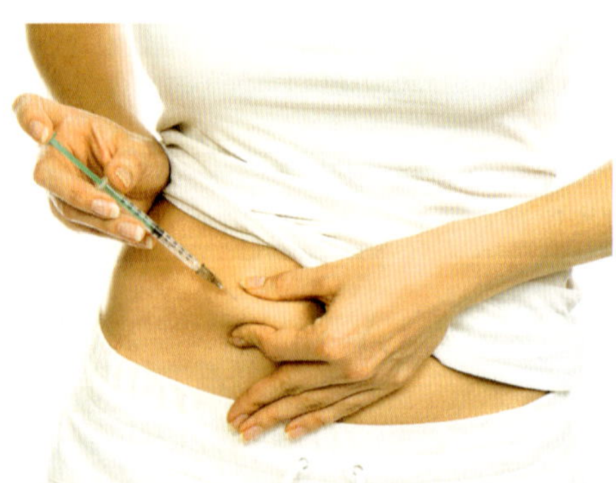

Tägliche Insulinspritzen sind lebensnotwendig

Fallbeispiel:
Die Schulglocke läutet. Caroline hat in der nächsten Stunde Sport, ein Fach, das sie hasst. Am liebsten würde sie gar nicht hingehen! Ihre Mitschülerinnen laufen schon voraus. Sie bleibt noch im Klassenzimmer zurück und zieht ihr Blutzuckermessgerät aus der Schultasche. „Immer diese lästige Piekserei!“, denkt sie. Caroline müsste dringend abnehmen! Sie leidet am Typ 2-Diabetes.

80–90 % der erkrankten Diabetiker weisen den Typ 2-Diabetes auf, der neben einer genetischen Veranlagung vor allem auf ein zu hohes Körpergewicht zurückzuführen ist. Die restlichen Prozente verteilen sich auf weitere Diabetesformen, wobei der Typ 1-Diabetes mit ca. 5 % zu Buche schlägt. Besonders alarmierend ist, dass immer mehr Kinder und Jugendliche mit genetisch bedingtem Risiko aufgrund von Übergewicht am Typ 2-Diabetes leiden, der früher auch als „Altersdiabetes“ bezeichnet wurde. Hauptkennzeichen des Diabetes ist ein erhöhter Blutzuckerspiegel (Hyperglykämie) aufgrund einer gestörten Glucosetoleranz, die sich bei den Betroffenen durch häufiges Wasserlassen, Durstgefühle, Müdigkeit, Abgeschlagenheit, schlechte Wundheilungstendenz und bei Überschreitung der Nierenschwelle bei einem Blutzuckerspiegel über 180 mg/dl durch die Ausscheidung von Zucker im Urin (Glukosurie) bemerkbar macht. Leider werden Symptome in den Anfängen eines latent bestehenden Diabetes gar nicht bemerkt bzw. häufig nicht ernst genug genommen, was dazu führt, dass spät mit der Behandlung begonnen wird. Da der Beginn eines Typ 2-Diabetes meist schleichend und damit fast unbemerkt erfolgt, handelt es sich bei der Diabetesdiagnose häufig um einen Zufallsbefund. Problematisch ist aber, dass eine schlechte Blutzuckereinstellung mit schwerwiegenden Spätschäden vor allem an den kleinen Gefäßen (Mikroangiopathie) verbunden ist, die zu Schädigungen der Netzhaut (Retinopathie), der Nerven (Neuropathie) und der Nieren (Nephropathie) führt. Auch krankhafte Veränderungen an den großen Gefäßen (Makroangiopathie) sind häufig zu beobachten. Damit steigt das Risiko für Diabetiker im Vergleich zu Nichtdiabetikern, einen Herzinfarkt bzw. Schlaganfall zu erleiden, erheblich.

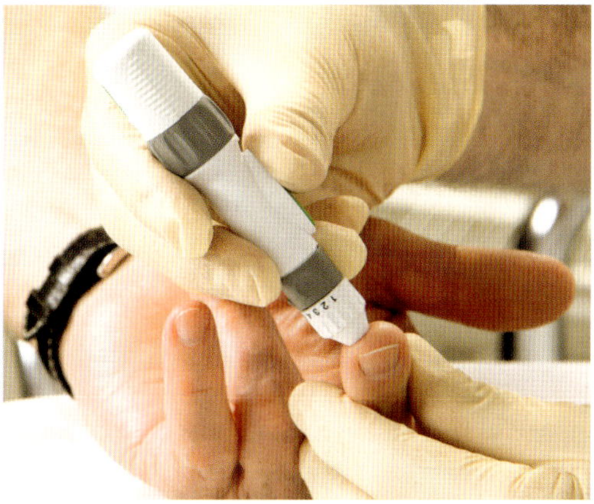

Blutentnahme für Blutzuckertest

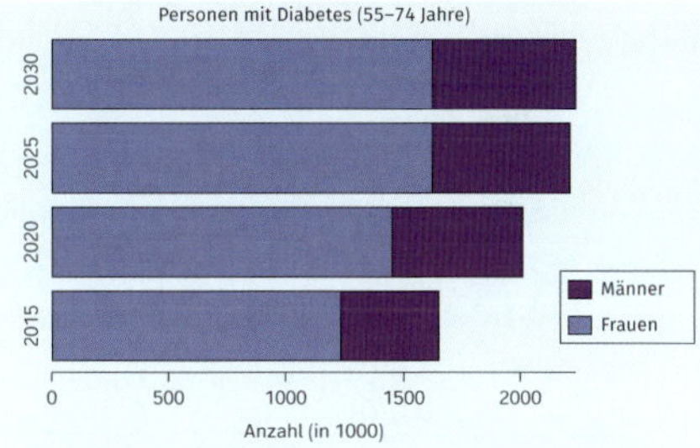

Neuesten Schätzungen des DDZ zufolge werden 2030 insgesamt 3.9 Personen in der Altersgruppe der 55 bis 74-Jährigen an Typ 2 Diabetes erkrankt sein (Männer: 2,3 Mio., Frauen: 1,6 Mio.)

http://ddz.uni-duesseldorf.de/de/startseite/11-pressemitteilungen/9006-entwicklung-des-diabetes-in-deutschland-dramatischer-als-bisher-erwartet abgerufen 08.01.2018

Lernaufgaben:

1. Führen Sie in Arbeitsgruppen eine Internetrecherche zu den nationalen und internationalen Aktionen durch, die der weiteren Verbreitung von Diabetes mellitus entgegenwirken sollen. So stellen auch viele Prominente mit Diabetes ihre Popularität in den Dienst der Diabetesaufklärung.
2. Stellen Sie Ihre Arbeitsergebnisse in geeigneter Weise, z. B. in einer Posterausstellung oder durch Kurzvorträge der Schulgemeinschaft vor.
3. Lesen Sie die von der UN 2006 beschlossene Resolution 61/225 auf der Seite https://weltdiabetestag.de/weltdiabetestag/un-resolution-61225.

Weltdiabetestag
14. November

4.1 Blutzuckerregulation

Besonderes Augenmerk muss bei einem diagnostizierten Diabetes auf die gute Blutzuckereinstellung gelegt werden, unabhängig davon, ob es sich um den Typ 1- oder Typ 2-Diabetes handelt. Während für die Entgleisung der Blutzuckerregulation beim **Typ 1**-Diabetes ein vollkommener (**absoluter Insulinmangel**) aufgrund einer Autoimmunerkrankung mit nachweisbaren Antikörpern im Blut verantwortlich ist, liegt beim **Typ 2**-Diabetes nach anfänglich erhöhten Insulinblutwerten infolge einer abnehmenden Empfindlichkeit der Zielzellen auf Insulin, auch als „Insulinresistenz" bezeichnet, letztlich eine unzureichende Insulinversorgung des Körpers vor (**relativer Insulinmangel**).

Die **Regulierung des Blutzuckerspiegels** durch ein fein aufeinander abgestimmtes hormonelles und nervliches Regelsystem ist Voraussetzung für Wohlbefinden und Leistungsfähigkeit. Im Wesentlichen sind an der Regulation die Hormone **Insulin** und **Glukagon** beteiligt, die beide in speziellen Zellen der Bauchspeicheldrüse gebildet werden.

Aber auch Hormone des Darmes, sogenannte „Inkretine", sind wichtig. Sie fördern kurzfristig die Ausschüttung von Insulin und hemmen gleichzeitig die Abgabe von Glukagon. Somit sind die ähnlich, aber länger wirkenden Verbindungen, wie das aus dem Speichel einer amerikanischen Echsenart gewonnene Produkt, Grundlage für Antidiabetika.

Der Blutzuckerspiegel sinkt, indem Leber- und Muskelzellen aufnahmefähig für Glucose gemacht werden. In diesen Zellen wird Glucose als Glykogen gespeichert. Außerdem fördert Insulin den Aufbau von Fetten und körpereigenen Proteinen.

Glukagon und das Stresshormon Adrenalin aus dem Nebennierenmark verhindern einen unerwünschten Abfall des Blutzuckerspiegels. Steigt bei erhöhter Muskeltätigkeit der Verbrauch des Blutzuckers, veranlassen sie den Abbau des Glykogens in den Leberzellen und die Abgabe der entstehenden Glucose an das Blut. So pendelt sich der Blutglucosegehalt wieder auf den Normalwert von 70 bis 120 mg Glucose in 100 ml Blut ein.

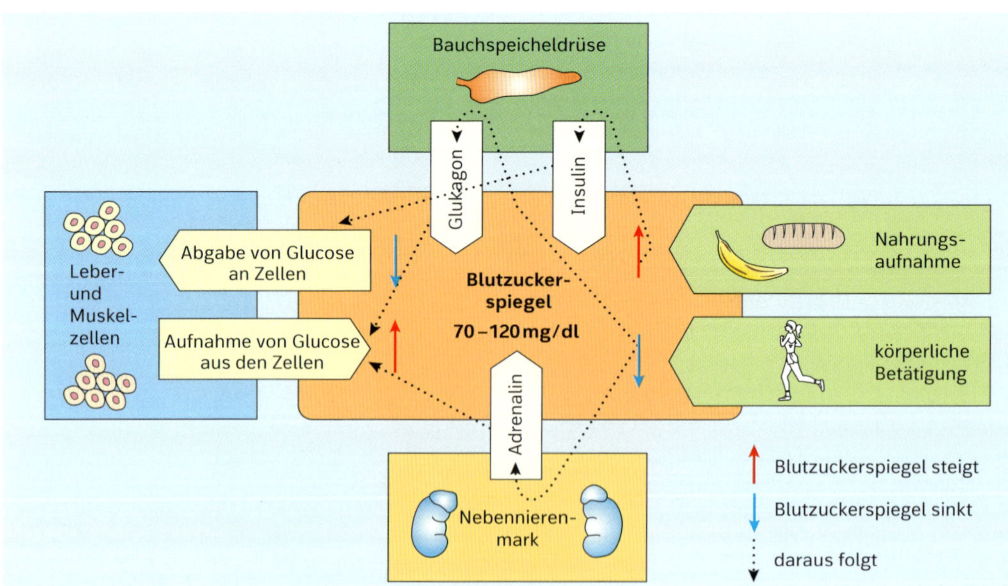

Hauptmechanismen zur Regulation des Blutzuckerspiegels

Unterschiedliche Gründe führen bei Diabetesbetroffenen zu einer Fehlregulation des Blutzuckerspiegels, wobei ein zu hoher Blutzuckerwert (Hyperglykämie) mit den gefürchteten Spätschäden im Mittelpunkt der Krankheitssymptomatik steht. So gehen viele Fälle von Erblindungen, Nierenversagen mit notwendiger Dialyse, Amputationen von Gliedmaßen, Herzinfarkten und Schlaganfällen auf das Konto einer Diabeteserkrankung. Als lebensbedrohliche Komplikationen gelten sowohl das diabetische Koma als auch der hypoglykämische Schock, beides kann durch eine gute Blutzuckereinstellung vermieden werden. Als Maß hierfür wird die Bestimmung des sogenannten **$HbA1_c$-Wertes** herangezogen, der angibt, wie viel Prozent des roten Blutfarbstoffs Hämoglobin mit Glucose besetzt ist. Da die roten Blutkörperchen im Durchschnitt eine Lebensdauer von 120 Tagen haben, kann der $HbA1_c$-Wert Auskunft über die Stoffwechselsituation („Blutzuckerlangzeitgedächtnis") eines Diabetikers in den vergangenen drei Monaten geben. Nach dem Motto einer Diabetesaktion „Gesünder unter 7 PLUS " sollte dieser Wert also unter 7 % liegen. Anzustreben ist sogar ein Wert von ≤ 6,5 %.

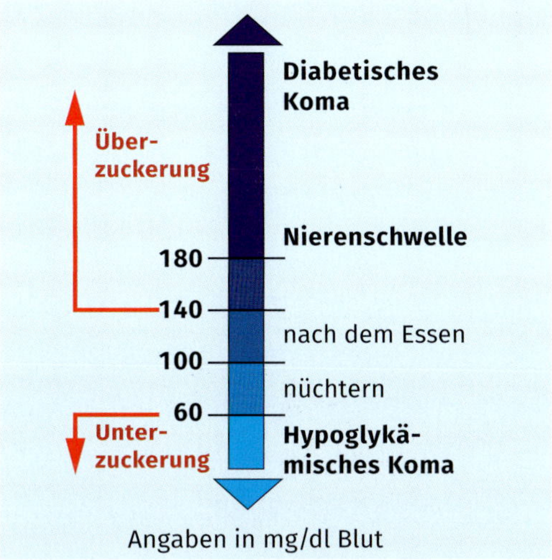

Blutzuckerspiegel, Angaben in mg/dl Blut

Vergleichskriterien	Typ 1-Diabetes	Typ 2-Diabetes
Insulinmangel	absolut	relativ
Insulinbildung in der Bauchspeicheldrüse	gering bis fehlend	oft normal bis erschöpft
Insulinempfindlichkeit der Zielzellen	normal	häufig unempfindlich (insulinresistent)
Alter, in dem die Krankheit vermehrt auftritt	vor dem 40. Lebensjahr, besonders häufig zwischen 10–15 Jahren	meist nach dem 40. Lebensjahr, aber immer häufiger auch schon viel früher
Häufigkeitsverteilung bei Diabeteserkrankten	ca. 5 %[1]	80–90 %[1]
Ursachen/Krankheitsrisiken	bei genetischer Disposition autoimmunbedingter Untergang insulinproduzierender β-Zellen der Bauchspeicheldrüse z. B. nach Viruserkrankungen	genetische Veranlagung, fetale Einflüsse und äußere Faktoren wie erhöhtes relatives Körpergewicht (BMI ≥ 25 kg/m²), Dauer des bestehenden Übergewichts
Schnelligkeit der Krankheitsausprägung	plötzlich auftretend, wenn ca. 80 % der insulinproduzierenden β-Zellen zerstört sind	meist schleichend
Neigung zur Übersäuerung des Blutes	ausgeprägt	gering
Therapiemaßnahmen	Insulingaben (meist intramuskulär über Pen oder Pumpen, neuerdings auch inhalativ möglich)	vorrangig Gewichtsreduktion, körperliche Bewegung, Gabe von Antidiabetika und anderen Medikamenten

Vergleich von Typ 1- und Typ 2-Diabetes

[1] Anmerkung: restliche Prozente betreffen weitere Diabetes-Formen, wie z. B. Schwangerschaftsdiabetes

4.2 Folgen von Diabetes – nicht zu unterschätzen

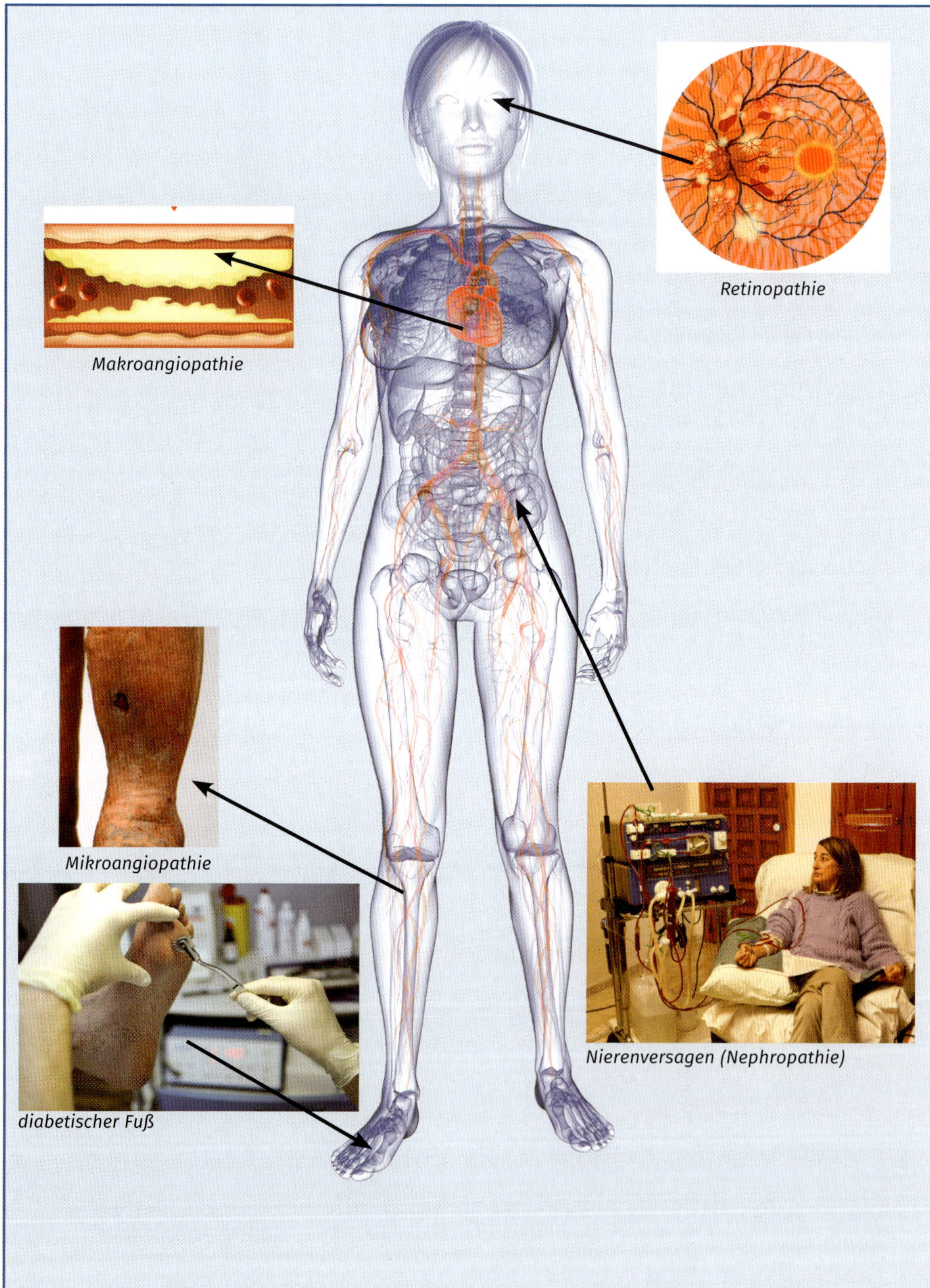

Diabetes, Spätfolgen – Symptomatik

Exkurs: Säure-Basen-Haushalt des Körpers

Der pH-Wert ist wichtig für alle Stoffwechselabläufe. Er beeinflusst die Chemie der Proteine, insbesondere die der Enzyme. So verändert er die Arbeitsleistung von Zellen und die Durchlässigkeit von Membranen. In den Körperflüssigkeiten herrscht entweder ein saures (Werte zwischen 0 und 6,99) oder ein alkalisches Milieu (Werte von 7,01 bis 14) vor, worüber die pH-Wert-Skala Auskunft gibt. Der pH-Wert 7 kennzeichnet ein neutrales Milieu. Das Blut liegt mit einem pH-Wert von 7,3 bis 7,5 im leicht alkalischen Bereich. Bei schwerer körperlicher Arbeit oder entsprechender sportlicher Betätigung werden große Mengen an Kohlensäure und Milchsäure produziert, die eigentlich den pH-Wert des Blutes verschieben müssten. Der Körper verfügt aber über zahlreiche Puffersysteme (Bicarbonat-, Hämoglobin-, Proteinat- und Phosphatpuffer), mit deren Hilfe der pH-Wert relativ stabil gehalten wird. Auch die Lungen und Nieren sowie die Leber beteiligen sich an der Aufrechterhaltung eines gleichmäßigen pH-Wertes. So kann über die Atmungsluft kurzfristig viel oder weniger Kohlenstoffdioxid (CO_2) abgegeben werden. Die Nieren regulieren den pH-Wert mittelfristig der Stoffwechsellage entsprechend über die Abgabe von freien oder gebundenen Protonen (H^+). Die Leber schließlich beteiligt sich an der Aufrechterhaltung eines Säure-Basen-Gleichgewichtes durch die Verstoffwechselung anfallender Säuren. Abweichungen des pH-Wertes in den sauren Bereich bezeichnet man als Azidose, die in den alkalischen als Alkalose. Beide pH-Wert-Verschiebungen sind bei Stoffwechselentgleisungen möglich. Zum Beispiel kann bei einem schlecht eingestellten Diabetes die Produktion von Ketonkörpern wie Aceton so ansteigen, dass die Puffersysteme überfordert sind. Gleiches gilt für Stoffwechsellagen während des totalen Fastens. Durch verstärktes Ausatmen von CO_2 und Aceton versucht der Körper, den Säuregehalt des Blutes zu regulieren. Erst wenn diese und andere Möglichkeiten erschöpft sind, bricht das System zusammen.

Die Zusammensetzung der Nahrung beeinflusst den Säure-Basen-Haushalt des Körpers.

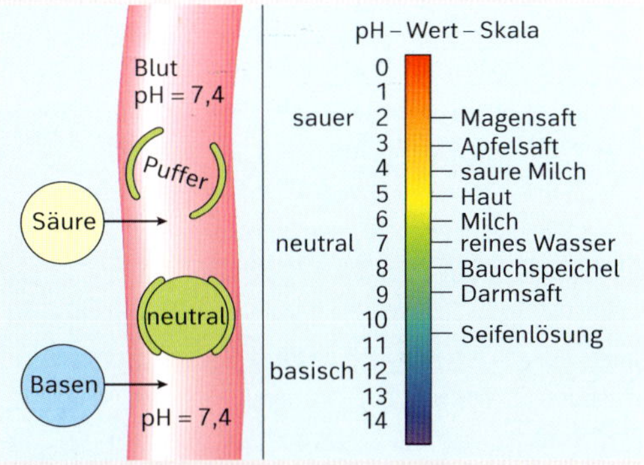

Puffereigenschaften des Blutes

So kann man alkalisierende Lebensmittel wie Gemüse, Obst, Fruchtsäfte von säuernden wie Fleisch, Wurst, Käse, Bier oder phosphathaltigen Getränken unterscheiden. Versuche zeigten, dass eine hohe Proteinaufnahme die Säureproduktion im Körper ansteigen lässt. Dies kann ausgleichend zur erhöhten Freisetzung von Calcium aus den Knochen und zur vermehrten Calciumausscheidung über die Nieren führen. Deshalb wirkt sich eine abwechslungsreiche Kost, wie sie die DGE empfiehlt, positiv auf die Säurebelastung der Nieren aus, da sie eine zu hohe Proteinzufuhr vermeidet und Obst und Gemüse mit einer Verzehrsmenge von täglich ca. 650 g vorsieht. Dies ist umso wichtiger, je mehr die Nierenfunktion im Alter nachlässt.

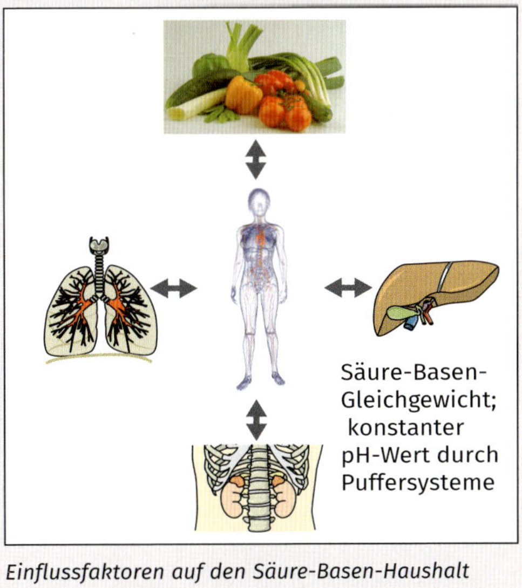

Einflussfaktoren auf den Säure-Basen-Haushalt

4.3 Therapiemaßnahmen

Im Vordergrund aller Therapiemaßnahmen steht das Ziel der guten Blutzuckereinstellung eines an Diabetes erkrankten Menschen. Diese ist nur zu erreichen, wenn die Behandlung auf verschiedene, starke Säulen gestellt wird. Dann kann auch ein Diabetiker heute weiterhin ein möglichst unbeschwertes Leben führen. Information und Motivation durch intensive Schulungsprogramme sind wichtige Schritte, um Diabetikern ihre spezielle Stoffwechsellage zu erklären. Nur so kann ein Diabetiker lernen, auf bestimmte Lebensumstände im richtigen Moment angemessen zu reagieren. Dazu gehören z.B. Maßnahmen, die der drohenden Gefahr einer Unterzuckerung (hypoglykämischer Schock) entgegenwirken oder der Entstehung des diabetischen Komas bei einer Überzuckerung des Blutes bis zu 1 000 mg/100 ml vorbeugen.

Im Vordergrund jeder Diabetesbehandlung stehen also das informative Gespräch zwischen dem Fachpersonal, das nach aktuellen wissenschaftlichen Erkenntnissen geschult sein muss und dem Patienten, sowie die praktische Anleitung zum richtigen Handeln bei der Nahrungsmittelauswahl und -zubereitung und im Umgang mit Geräten zur Blutzuckerselbstkontrolle. Ernährungsempfehlungen zur Behandlung eines Diabetikers werden immer wieder wissenschaftlich diskutiert und korrigiert. Schon länger unterliegen sie nicht mehr strengen Vorschriften, sondern werden je nach diabetischer und allgemeiner Stoffwechsellage individuell angepasst. Gerade bei Typ 2-Diabetikern, die meist übergewichtig sind, muss es in erster Linie um eine Gewichtsabnahme gehen. Auch zu beachten ist das vielfach vorhandene metabolische Syndrom, das das gemeinsame Auftreten von Übergewicht, Bluthochdruck, Fettstoffwechselstörungen und Insulinresistenz beschreibt.

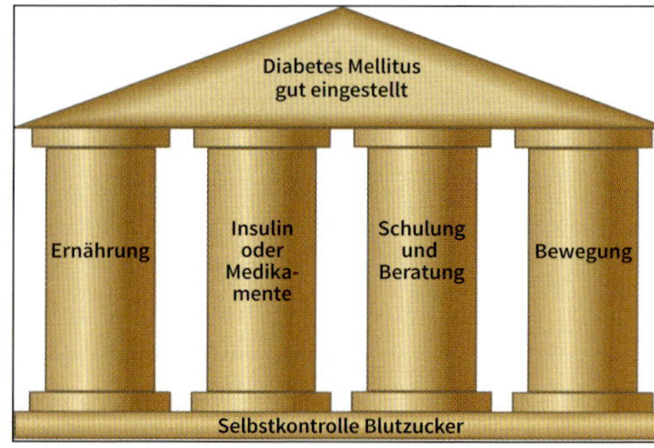

Säulen der Diabetestherapie

Vergleich von hypoglykämischem Schock und diabetischem Koma

Vergleichskriterien	Hypoglykämischer Schock	Diabetisches Koma
Blutzuckersituation	Unterzuckerung ≤ 50 mg/dl (≤ 2,78 mmol/l)	Überzuckerung bis zu 1 000 mg/dl
Auslöser	Insulinüberdosierung, bestimmte Medikamente, Stress, Überanstrengung, z.B. beim Sport, Alkoholmissbrauch	schlechte Insulinversorgung, hohe Kohlenhydratzufuhr ohne Insulinabsicherung, Infektionskrankheiten
Schnelligkeit des Auftretens	plötzlich	langsam
Symptomatische Vorboten	Unruhe, Nervosität, Schwindel, Kopfschmerzen, Sprach- und Sehstörungen, Zittern, Herzklopfen, Kribbelgefühle, Blässe, kalter Schweiß, Panik, Agressivität	Acetongeruch in der Ausatmungsluft, Übelkeit, Erbrechen, Bauchschmerzen, Müdigkeit, Durst, verstärkter Harndrang, angestrengte Atmung
Symptome während des Komas	sehr schneller Puls, feuchte Haut, eventuell Krampfanfälle	starker Acetongeruch, rasender Puls, trockene Haut, Anzeichen von Austrocknung
Behandlungsmaßnahmen	Gabe von Glucose, in schweren Fällen Notruf→ Spritzen von Glucoselösungen i.v., Glukagon i.m., stabile Seitenlage von Bewusstlosen	Stabile Seitenlage, Notruf→ Verabreichung von zuckerfreien Flüssigkeiten, nach Blutzuckerkontrolle Insulingabe

Internethinweis:

https://www.dge.de/fileadmin/public/doc/ws/ll-kh/04-Diabetes-DGE-Leitlinie-KH.pdf

abgerufen am: 18.05.2017

https://www.dge.de/fileadmin/public/doc/ws/EBL-Ernaehrung.pdf

abgerufen am 18.05.2017

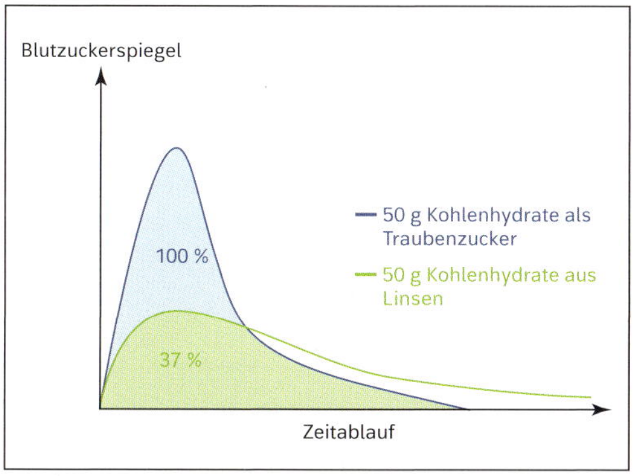

Ermittlung Glykämischer Index (GI)

Quelle: https://www.vis.bayern.de/ernaehrung/ernaehrung/ernaehrung_krankheit/glykaemischer_index_diabetes.htm#gi abgerufen am 18.05.2017

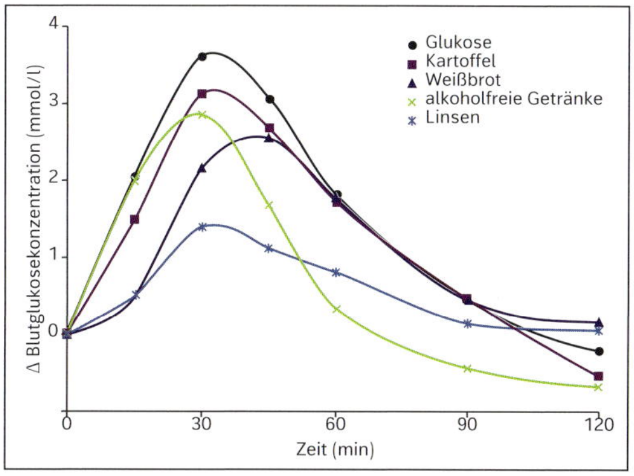

Glykämischer Index von Lebensmitteln im Vergleich Daten auf Basis von Dr. med. Monika Toeller, et al: Ernährung bei Diabetes mellitus, Schulungssystem nach evidenzbasierten Leitlinien und den Empfehlungen der Diabetes and Nutrition Study Group (DNSG) der Europäischen Diabetes-Gesellschaft (EASD)

Die Ernährung eines Diabetikers entspricht keiner kohlenhydratarmen Kostform. Eine Verringerung der Kohlenhydratzufuhr geht zu Lasten eines höheren Fettverzehrs, was sich auf die meist notwendige Gewichtsabnahme negativ auswirkt. Neben der Kohlenhydratmenge ist die Art der aufgenommenen Kohlenhydrate bedeutsam. Beide Aspekte berücksichtigen der glykämische Index (GI) und die glykämische Last (GL) (siehe auch S. 47).

Der **glykämische Index** (GI) wird ermittelt, indem der Verlauf der Blutglucosekurve nach dem Verzehr von 50 g verwertbaren Kohlenhydraten in einem bestimmten Nahrungsmittel mit dem nach der Aufnahme der gleichen Kohlenhydratmenge über Traubenzucker oder Weißbrot (= 100 %) verglichen wird. Die Abweichung in Prozent wird als GI angegeben. Er zeigt, gleiche Kohlenhydratmengen von verschiedenen Lebensmitteln den Blutzucker- und Insulinspiegel unterschiedlich beeinflussen. Unrealistisch ist, jedes Lebensmittel einzeln zu bewerten, da im Alltag meist ein Gemisch von kohlenhydrathaltigen Lebensmitteln verzehrt wird, die sich gegenseitig beeinflussen. Bei der **glykämischen Last** (GL) wird der GI eines Lebensmittels auf dessen Kohlenhydratgehalt in g in einer üblichen Verzehrsportion bezogen. So lassen Lebensmittel mit einem hohen GI, aber einem niedrigen Kohlenhydratgehalt den Blutzuckerspiegel bei üblichen Verbrauchsmengen weniger ansteigen als solche mit niedrigem GI, aber hohem Kohlenhydratgehalt. mit einer entsprechenden Insulinantwort. Die DGE bewertet den Einfluss der Kohlenhydratzufuhr in quantitativer und qualitativer Hinsicht unter anderem auf die Entstehung eines Typ 2-Diabetes in der Veröffentlichung „Evidenz[1]basierte Leitlinie: Kohlenhydratzufuhr und Prävention ausgewählter ernährungsmitbedingter Krankheiten“.

Folgende Ernährungsempfehlungen können sowohl für Typ 1- als auch für Typ 2-Diabetiker nach derzeitigem Wissensstand gegeben werden:

- Energiezufuhr dem Bedarf anpassen oder unterschreiten, um einen Body-Mass-Index (BMI) zwischen 18,5–24,9 kg/m² zu erreichen.
- Energiebedarf über 10–20 % Proteine, 45–60 % Kohlenhydrate, 30–35 % Fett decken.
- Maximal 10 % der Energie über Fette mit gesättigten Fettsäuren (in Wurst und Käse) zuführen, nicht mehr als 10 % der Energie über Lipide mit mehrfach ungesättigten Fettsäuren (in Lachs, Makrele oder Hering) aufnehmen und den Rest auf Fette mit einfach ungesättigten Fettsäuren (in Raps- und Olivenöl, Nüssen) verteilen. Die tägliche Cholesterolaufnahme auf 300 mg begrenzen.
- Lebensmittel mit einem niedrigen GI und einem hohen Ballaststoffgehalt bevorzugen. (Gemüse, Obst, Vollkornbrot, Hülsenfrüchte, Kartoffeln).

1 *„Evidenz = Darstellung der wissenschaftlichen Beweislage“*

5 Herz-Kreislauf-Erkrankungen – wenn der Blutstrom „stottert“

Herz-Kreislauf-Erkrankungen führen mit insgesamt etwa 40 % bei beiden Geschlechtern weiterhin die Statistik der Todesursachen an, obwohl sich die Überlebenschancen verbessert haben und insgesamt die Sterblichkeitsrate etwas rückläufig ist. Die Hälfte aller Kosten für ernährungsmitbedingte Krankheiten geht auf ihr Konto. Unter dem Begriff **koronare Herzkrankheit** (KHK) werden Herzbeschwerden zsammengefasst, die auf eine unzureichende Sauerstoffversorgung des Herzmuskels zurückzuführen sind. Ursachen sind Einengungen bzw. Verschlüsse bestimmter Gefäßbereiche in verschiedenen Schweregraden, die den Blutstrom stark behindern bzw. ganz zum Erliegen bringen. Es ist eindeutig belegt, dass verschiedene Faktoren das Risiko für die Entstehung einer Arteriosklerose (Arterienverkalkung) erhöhen. Diese kann nachfolgend zum **Angina-pectoris**-Leiden (Brustenge) und/oder einem **akuten Herzinfarkt** (Absterben von Herzgewebe) oder dem **Sekundenherztod** führen. Herz-Kreislauf-Untersuchungen belegen, dass neben einer erblichen Veranlagung folgende durch den Lebensstil zu beeinflussende Risikofaktoren eine erhebliche Rolle spielen:

- inhalierendes Rauchen,
- Bewegungsmangel,
- Body-Mass-Index über 30 kg/m^2,
- Bluthochdruck (Hypertonie),
- Fettstoffwechselstörungen,
- Diabetes.

Das gemeinsame Auftreten von Bluthochdruck, Insulinresistenz, Fettstoffwechselstörungen und Übergewicht/Adipositas bei einer Person wird auch als „metabolisches Syndrom“ oder „tödliches Quartett“ bezeichnet. Es zeigt, dass je mehr Risikofaktoren vorhanden sind, die Wahrscheinlichkeit für eine Herz-Kreislauf-Erkrankung größer ist. Männer sind stärker gefährdet als Frauen. Mit zunehmendem Alter steigt das Risiko an.

www.bmbf.de/pub/Herz_in_Gefahr.pdf abgerufen am 20.05.2017

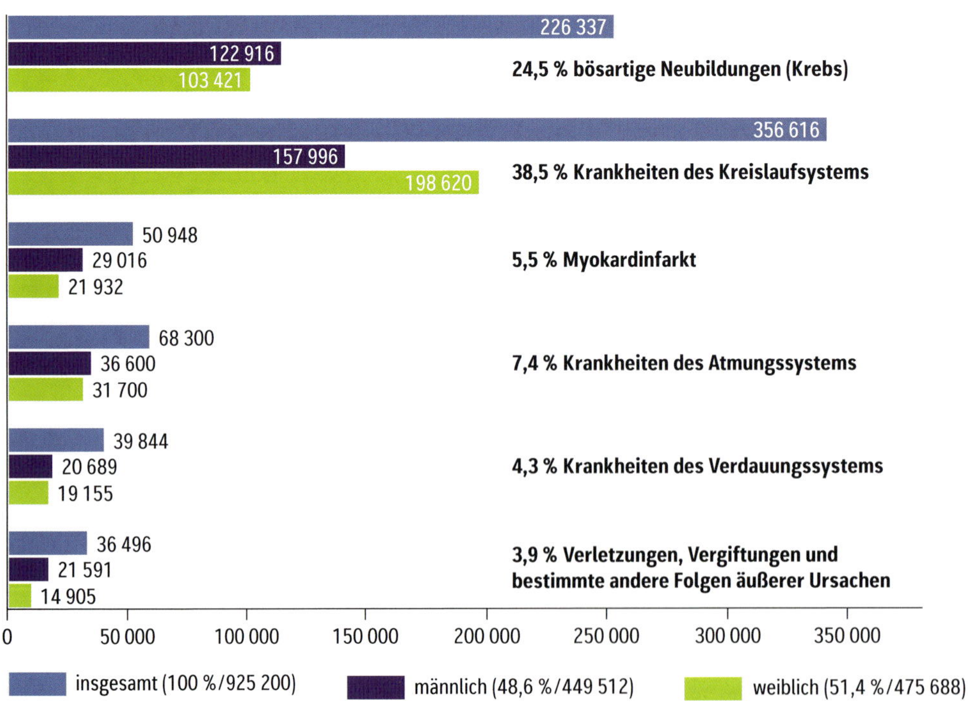

Die häufigsten Todesursachen 2015 in Deutschland Grafik beruht auf den Zalen des statischen Budesamtes.

An **Bluthochdruck**, auch als „arterielle Hypertonie" bezeichnet, sind schätzungsweise rund ein Drittel aller Männer und Frauen in Deutschland erkrankt. Von Bluthochdruck spricht man, wenn die Blutdruckwerte systolisch > 149 mm Hg und/oder diastolisch > 94 mm Hg liegen. Die Höhe des Blutdrucks ist abhängig von Alter, Geschlecht und genetischer Veranlagung, sodass die Angaben als Orientierungsgrößen für die Einteilung von Blutdruckkategorien zu verstehen sind. Die Hypertonie gilt als wichtiger Risikofaktor und damit Wegbereiter für das Auftreten von z. B. Arteriosklerose, Schlaganfall, Herzinfarkt, Nierenversagen und Sehschädigungen. Wichtig ist deshalb eine frühe Diagnose, gute Therapie der Betroffenen und in erster Linie eine die Krankheit vermeidende gesunde Lebens- und Ernährungsweise.

- Nicht Rauchen, Vermeiden von Übergewicht, regelmäßige Bewegung, Abbau von Stress, Mäßigung im Alkoholkonsum und eine Beschränkung der Kochsalzzufuhr auf möglichst 6 g pro Tag (entspricht etwa 2,4 g Natrium). Nach einer DGE-Stellungnahme zur „Speisesalzzufuhr in Deutschland(...)"[1] von 2016 gibt es einen Zusammenhang zwischen der Höhe der Salzaufnahme und der Höhe des Blutdrucks, sodass Salz eingespart werden sollte, zumal „salzsensitive" Menschen besonders empfindlich reagieren.
- Die DGE empfiehlt, auch den Fettverzehr auf 30 % der Gesamtenergiezufuhr einzuschränken, wobei gesättigte Fettsäuren mit 7–10 %, einfach ungesättigte mit 10–15 % und mehrfach ungesättigte Fettsäuren wieder mit 7–10 % zu Buche schlagen sollten.
- Mit über zwei Seefischmahlzeiten – es eignen sich besonders Hering, Lachs und Makrele – kann man dem Körper die sich günstig auf den Blutstrom auswirkenden ω-3-Fettsäuren zuführen.
- Großer Wert sollte auch auf den hohen Verbrauch von Obst und Gemüse gelegt werden. Dieser führt zu einer ausreichenden Versorgung u. a. mit Kalium, Vitaminen und Ballaststoffen.
- Fettarme Milch und Milchprodukte, Vollkornerzeugnisse, Nüsse und Samen sorgen für die Aufnahme von Calcium und anderen wertvollen Mineralstoffen.

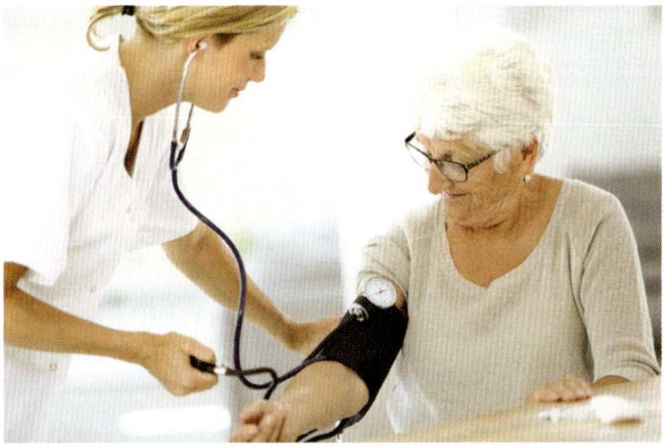

Blutdruckmessung

Klassifikation	systolisch	diastolisch
optimal	< 120	< 80
normal	< 130	< 85
hoch normal	130–139	85–89
leichte Hypertonie (Schweregrad 1)	140–159	90–99
mittelschwere Hypertonie (Schweregrad 2)	160–179	100–109
schwere Hypertonie (Schweregrad 3)	≥ 180	≥ 110
isolierte systolische Hypertonie	≥ 140	< 90

Klassifikation der Hypertonie in mm Hg nach WHO 1999

Lernaufgaben:

1. Überprüfen Sie Ihre persönlichen Risikofaktoren für die Entwicklung einer Herz-Kreislauf-Erkrankung.
2. Organisieren Sie mit anderen eine kleine „epidemiologische" Untersuchung zum Thema „Herzinfarktrisiko".
3. Führen Sie dazu in der Gruppe (z. B. Klassen- und/oder Schulgemeinschaft) Blutdruckmessungen durch und stellen Sie die Ergebnisse je nach Menge der erhobenen Daten in geeigneter Form grafisch dar.
4. Ermitteln Sie auch weitere mögliche Risikofaktoren, z. B. Raucher/Nichtraucher, bei den „Probanden".

[1] *www.ernaehrungs-umschau.de/fileadmin/Ernaehrungs-Umschau/pdfs/pdf_2016/03_16/EU03_2016_M146-M154.pdf abgerufen am 20.05.2017*

Fettstoffwechselstörungen, sogenannte „Dyslipoproteinämien“, fassen Abweichungen im Gehalt und/oder in der Zusammensetzung von einem oder mehreren Lipoproteinen im Blutplasma zusammen. Das sind Moleküle, die dazu dienen, die wasserunlöslichen Fette (Lipide) wie Triglyzeride und Cholesterol über eine Bindung an verschiedene Proteine im Blutplasma transportieren zu können. Je nach ihrer Dichte, Lipidzusammensetzung und ihrem Molekulargewicht unterteilt man **Lipoproteine** in die Gruppen:

- **Chylomikronen,**
- Lipoproteine sehr geringer Dichte = **VLDL** (**v**ery **l**ow **d**ensity **l**ipoproteins),
- Lipoproteine geringer Dichte = **LDL,**
- Lipoproteine hoher Dichte = **HDL.**

	Chylomikronen	VLDL	LDL	HDL
		very low density	low density	high density
		lipoproteins		
Größenvergleich				
Durchmesser in µm	bis 1	bis 0,08	bis 0,02	bis 0,01
Dichte in g/ml	0,9	1,0	1,1	1,2
Aufgabe	Transport der Nahrungsfette aus dem Darm zur Leber	Transport der körpereigenen Fette aus der Leber zu den Körperzellen	Transport von Körpercholesterol aus der Leber zu den Körperzellen	Transport von Cholesterol aus den Körperzellen zur Leber
Zusammensetzung: Protein, Triglyzeride, Cholesterol, Phosphatide				

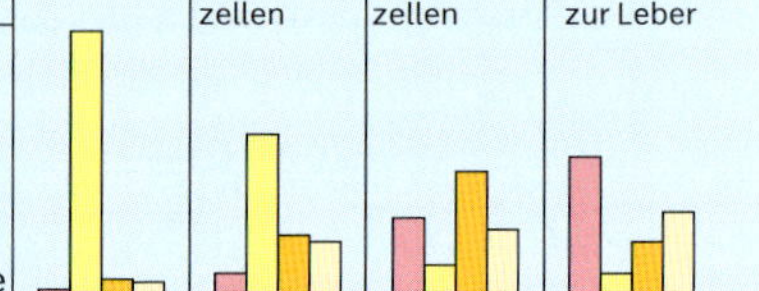

Vergleich der Lipoproteine

Von großem gesundheitlichen Interesse ist der besonders hohe **Cholesterol**anteil im Lipoprotein LDL. Steigt also dieses Lipoprotein ernährungsmitbedingt und aus anderen Gründen, z. B. alters- bzw. geschlechtsabhängig oder genetisch verursacht, im Serum an, erhöht sich automatisch auch der Cholesterolgehalt.

Stadien der Arteriosklerose

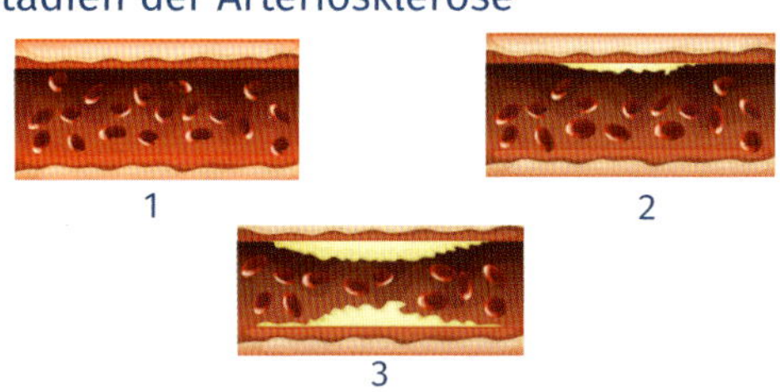

(1) normal (2) mit ersten Veränderungen (3) stark eingeengt

Wie die „Evidenz[1]basierte Leitlinie: Fettzufuhr und Prävention ausgewählter ernährungsmitbedingter Krankheiten“ der DGE in der 2. Version von 2015 auf der Basis der DEGS1 feststellt, ließen sich bei 56,6 % der Männer zwischen 18–79 Jahren und bei 60,5 % der Frauen in derselben Altersspanne Gesamtcholesterolkonzentrationen im Blut messen, die über dem empfohlenen Grenzwert von 190 mg/dl lagen. Bei 17,9 % der Männer bzw. 20,3 % der Frauen konnten sogar Gesamtcholesterolkonzentrationen von 240 mg/dl und höher gefunden werden. Erhöhte Cholesterol- und LDL-Gehalte und erniedrigte HDL-Werte, aber auch eine Hypertriglyzeridämie müssen als Wegbereiter für Herz-Kreislauf-Erkrankungen, insbesondere des koronaren Typs, sehr ernst genommen werden. LDL-Partikel transportieren das Cholesterol mit dem Blut zu den Zellen, die es über LDL-Rezeptoren binden und ins Zellinnere schleusen. Hier dient es unter anderem als Baustoff für Biomembranen. Sind die Zellen ausreichend mit Cholesterol versorgt, das der Körper nicht nur aus der Nahrung bezieht, sondern in der Leber auch selbst bildet, wird das überschüssige Cholesterol von den LDL-Partikeln an den Blutgefäßwänden abgelegt. Zusammen mit anderen Bestandteilen des Blutes behindern diese Ablagerungen den Blutdurchfluss. Es entwickelt sich eine **Arteriosklerose** verbunden mit Elastizitätsverlust und verringertem Durchmesser der Gefäße. Daher werden die LDL-Partikel auch vereinfacht als „negatives“ Blutfett bezeichnet, während die HDL-Fraktion als „positives“ Blutfett gilt. Sie transportiert nämlich das Cholesterol zurück aus den Zellen zur Leber und beugt der Arteriosklerose und dem Herzinfarkt vor, indem es Cholesterol aus den Ablagerungen an den Gefäßwänden wieder herauslösen kann.

(1) „Evidenz = Darstellung der wissenschaftlichen Beweislage“

Internethinweis:
www.dge.de/uploads/media/Gesamt-DGE-Leitlinie-Fett-2015.pdf
abgerufen am 20.05.2017

Ernährungsempfehlungen, insbesondere den Nährstoff Fett betreffend, zielen auf eine bestmögliche Risikominderung zur Entwicklung von Herz-Kreislauf-Erkrankungen bzw. eine Verbesserung bereits bestehender Störungen ab. Aus der Fettleitlinie der DGE lassen sich folgende **Empfehlungen zur Senkung des Risikos, an Herz-Kreislauf-Beschwerden zu erkranken,** ableiten:

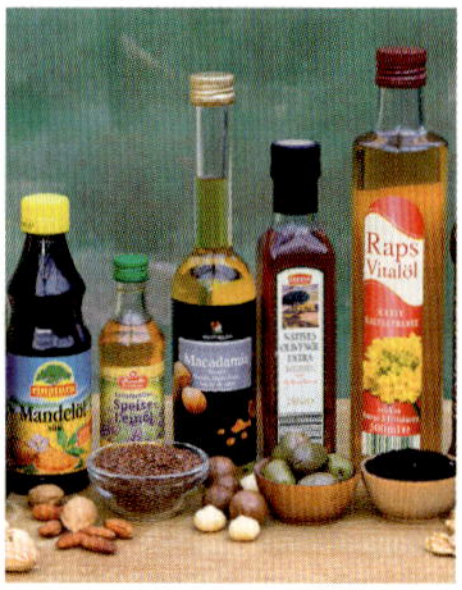

- Nahrungsfette im Hinblick auf ihre prozentualen Anteile von gesättigten Fettsäuren (SFA = **s**aturated **f**atty **a**cids), einfach ungesättigten Fettsäuren (MUFA = **mo**no **u**nsaturated **f**atty **a**cids) und mehrfach ungesättigten Fettsäuren (PUFA = **poly**u**n**saturated **f**atty **a**cids) gezielt auswählen.
- Die Zufuhr von langkettigen SFA begrenzen, weil sie die Bindung der LDL-Moleküle an den entsprechenden Zellrezeptoren verschlechtern. Damit gelangt weniger Cholesterol in die Zellen. Der LDL-Spiegel im Serum steigt an.
- Die Aufnahme von MUFA wie Ölsäure anstelle von SFA erhöhen, da so deren Cholesterol anhebende Wirkung ausbleibt. Zudem aktivieren MUFA die LDL-Rezeptoren. Die LDL-Konzentration im Plasma sinkt.
- Langkettige ω-3-PUFA wie die Docosahexaen- bzw. Eicosapentaensäure in Fischölen bevorzugen, da sie über Zellkernrezeptoren den intrazellulären Fettsäureabbau fördern und die Fettsäuresynthese senken. So nimmt der Triglyzeridgehalt im Plasma ab.
- Eine höhere Aufnahme von ω-6-PUFA wie die Arachidonsäure senkt die Gesamt- und LDL-Cholesterolkonzentration.
- Ein reduzierter Fettanteil in der Nahrung erhöht prozentual die Kohlenhydratzufuhr. Dies steigert die Fettsynthese in der Leber, was die Triglyzeride im Plasma erhöht. Gleichzeitig sinken die Gesamt-, LDL- und HDL-Cholesterolplasmakonzentrationen mit unterschiedlich bewerteter Evidenz.
- Die Aufnahme von Trans-Fettsäuren begrenzen, da größere Mengen die Gesamt- bzw. LDL-Cholesterol-Konzentration erhöhen und die der HDL senken.
- Die Cholesterolzufuhr mit der Nahrung auf ≤ 300 mg/Tag begrenzen, wahrscheinlich besonders wichtig bei sog. Respondern, bei denen genetisch bedingt ein hoher Cholesterolverzehr die LDL-Fraktion deutlich ansteigen lässt.
- Eine Gewichtsreduktion bei vorhandenem Übergewicht erhöht die HDL-Fraktion im Serum und normalisiert andere Kenngrößen von Fettstoffwechselstörungen.

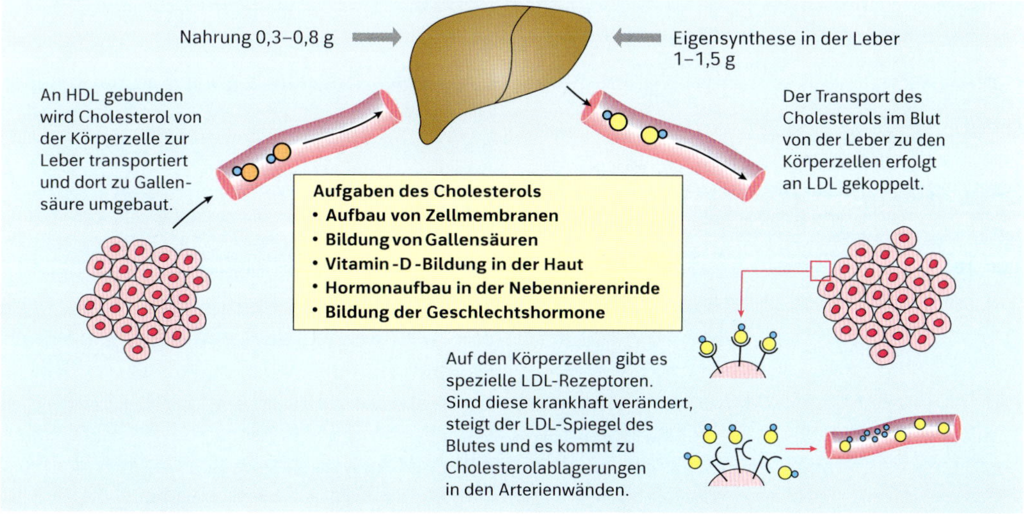

Cholesterolstoffwechsel

6 Hyperurikämie und Gicht – das „Zipperlein" droht

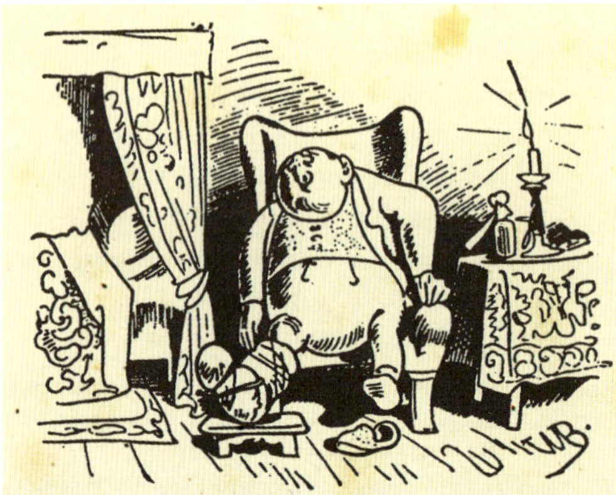

Gichtkarikatur von Wilhelm Busch

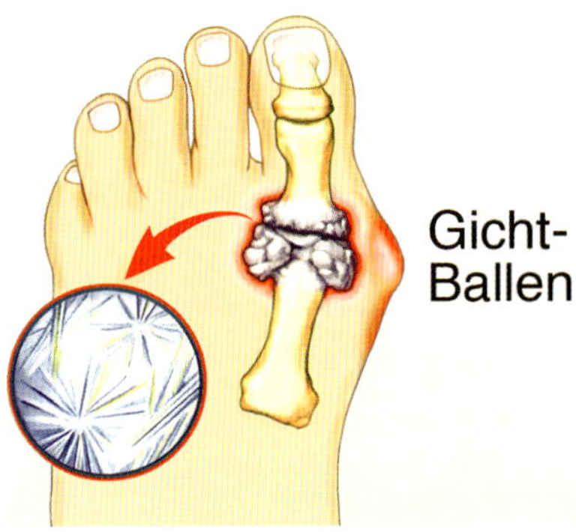

Ablagerungen von Harnsäurekristallen

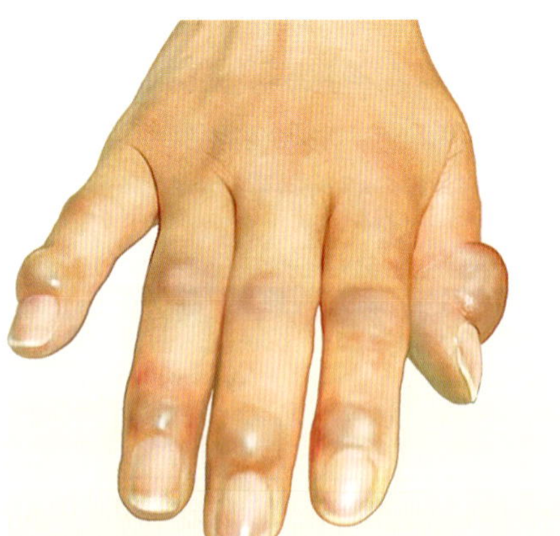

Gichtknoten (Tophi)

Gicht ist eine bereits seit dem Altertum bekannte Stoffwechselerkrankung. Die genauen Zusammenhänge der Krankheitsentstehung konnten jedoch erst im letzten Jahrhundert geklärt werden. Man unterscheidet die **primäre** und **sekundäre Gicht,** wobei der ersten Form eine erbliche Veranlagung (Disposition) zugrunde liegt. Im anderen Fall lösen bestimmte Krankheiten, wie Nierenstörungen, eine Erhöhung des Harnsäurespiegels, speziell eine Anhebung der Blutharnsäurekonzentration **(Hyperurikämie)** aus. Zum Auftreten der primären Gicht und zu ihrer Ausprägung kommt es durch äußere Einflüsse. Früher gehörte die Gicht zu den typischen Krankheiten des Wohlstandes. Überernährung, hoher Alkoholkonsum und Bewegungsmangel begünstigen das Auftreten der Gicht. Mit Anhebung des allgemeinen Lebensstandards in den Industrienationen muss man die Gicht und den Vorläufer der Erkrankung, die Hyperurikämie, als Risikofaktor für die Gesundheit der Bevölkerung sehr ernst nehmen. Während Frauen bis zur Menopause durch die Östrogene relativ gut geschützt sind, sind Männer besonders gefährdet. Von diesen bekommen ca. 3–5 % bis zum Pensionsalter Gicht, verbunden mit ansteigenden Harnsäurewerten im Blut (Hyperurikämie). Diese entsteht durch eine positive Harnsäurebilanz, die zu 99 % auf eine verminderte Ausscheidung der Harnsäure über die Nieren und zu etwa 1 % auf eine vermehrte Harnsäurebildung im Körper zurückzuführen ist.

Die **Harnsäure** ist beim Menschen das Endprodukt des **Purinstoffwechsels**, während der Harnstoff ein Endprodukt des Eiweißstoffwechsels ist. Als Baustein der Nukleinsäuren sowie der wichtigen Coenzyme ATP und NAD spielen die Purinbasen Adenin und Guanin eine entscheidende Rolle im Zellkern-, Protein- und Energiestoffwechsel. Die Löslichkeit der Harnsäure und ihrer Salze, der Ureate (Urate), ist pH-Wert-, temperatur- und konzentrationsabhängig. So führen höhere Harnsäurekonzentrationen oder ein Absinken des pH-Wertes im Urin und im Blut zu einer Ausfällung von Harnsäure. **Harnsäurekristalle** lagern sich in Geweben, in Gelenken und in der Niere ab und verursachen Entzündungen und große Schmerzen.

Die **Behandlung von Hyperurikämie und Gicht** soll vorrangig den erhöhten Harnsäurespiegel senken, um akute Gichtanfälle und die Bildung von Gichtknoten und weiteren Symptomen zu verhindern. Die Gewichtung der beiden Therapiemöglichkeiten, Ernährungsumstellung und Medikamenteneinnahme, ist abhängig vom individuellen Krankheitsbild. Nach der Diagnose einer Hyperurikämie beugt eine Ernährungsumstellung einem akuten Gichtanfall vor. Diesen wird man wahrscheinlich nur medikamentös behandeln können.

Häufig treten Hyperurikämie und Gicht zusammen mit Diabetes, Bluthochdruck, Übergewicht und Fettstoffwechselstörungen auf, dem sogenannten „metabolischen Syndrom". Gemeinsam sind diese Erkrankungen vor allem Folge unseres ungesunden Lebensstils.

Ernährungsempfehlungen:

- Gichtgefährdete bzw. an Gicht erkrankte, übergewichtige Personen müssen eine energiereduzierte Mischkost einhalten, zumindest bis zu einem BMI ≤ 25.
- Totale Fastenkuren sind ungeeignet, da sie zu einer Übersäuerung des Blutes führen, was die Harnsäureausscheidung hemmt und somit einen weiteren Anstieg der Harnsäureplasmakonzentration begünstigt.
- Der Gesamtenergiebedarf sollte nach den Empfehlungen der DGE für eine vollwertige Ernährung gedeckt werden.
- Wegen der Harnsäurebildung ist die Purinaufnahme mit der Nahrung zu begrenzen.
- Als tierische Eiweißquellen sind insbesondere Milch und Milcherzeugnisse sowie Eier zu empfehlen, da sie als Ausscheidungsprodukte keine Purine enthalten.
- Purinreiche Lebensmittel wie Innereien, Krusten- und Schalentiere oder die Haut von Geflügel sind zu meiden. Erlaubt sind Fleisch, Wurstwaren oder Fisch in Mengen von 100 g bis 150 g pro Tag.
- Eine purinarme Ernährung sollte umgerechnet nicht mehr als 500 mg Harnsäure pro Tag bzw. 3 000 mg/Woche enthalten.
- Eine streng purinarme Kost erlaubt eine Harnsäuremenge von 300 mg/Tag bzw. 2 000 mg/Woche.
- Auf Alkohol sollte möglichst ganz verzichtet werden, da er die Harnsäurebildung in der Leber fördert und die Harnsäureausscheidung über die Nieren verringert. Bier selbst liefert Purine.
- Täglich sollten mindestens 2 l Flüssigkeit aufgenommen werden, um die Filtrationsarbeit der Nieren zu begünstigen.

1. Stadium:
• Auftreten von Hyperurikämie Normalbereich (Angaben variieren): – bei Männern 3,5 - 7 mg/ dl Blut – bei Frauen 2,5 - 5,7 mg /dl Blut bei Überschreiten dieser Referenzbereiche kommt es zum Auftreten einer Hyperurikämie mit der Gefahr eines akuten Gichtanfalls
2. Stadium:
• erster akuter Gichtanfall mit – starken Schmerzen – Rötung und Schwellung des betroffenen Gelenkes • symptomfreie Intervalle
3. Stadium = chronische Gicht:
• Ausbildung von Gichtknoten (Tophi) • schwere Gelenkverformungen • Beweglichkeitseinbußen von Gelenken (Arthritis urica) • evtl. Bildung von Harnsäuresteinen in der Niere

Krankheitsstadien

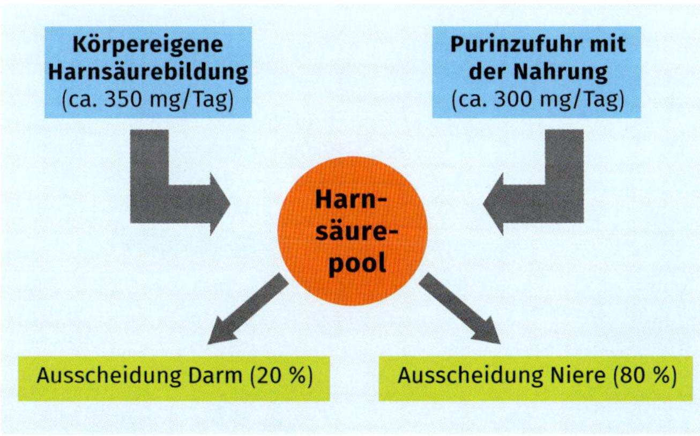

Beeinflussung der Harnsäurebilanz

7 Krebs – wenn die Kontrolle versagt

Krebs ist eine Erkrankung, die sich nicht von heute auf morgen entwickelt, aber urplötzlich in das Leben eines Menschen tritt und dieses förmlich „auf den Kopf stellt". Krebserkrankungen stehen nach den Herz-Kreislauf-Erkrankungen weiterhin mit 25 % bis 26 % an zweiter Stelle aller Todesursachen in Deutschland. Obwohl die Zahl der Neuerkrankungen jährlich zunimmt – die Menschen werden auch immer älter – geht die Krebssterblichkeit zurück. Während vor gut 30 Jahren noch zwei von drei Patienten an ihrer Tumorerkrankung starben, schlagen heute bei mehr als 50 % der Betroffenen die verbesserten Therapiemöglichkeiten langfristig an. Andererseits werden Krebserkrankungen aufgrund genauerer Diagnosetechniken und sogenannter Screeningprogramme immer früher erkannt.

Die Krebsentstehung unterliegt einem hochkomplexen Prozess, bei dem sich viele, sowohl innere als auch äußere Faktoren gegenseitig beeinflussen und letztendlich die Mechanismen, die eine kontrollierte Teilung von Zellen gewährleisten, außer Kraft setzen. Es ist eine Krebszelle entstanden, die fortan durch ständige Teilungen neue Krebszellen, einen Tumor mit möglicherweise nachfolgenden Tochtergeschwülsten (Metastasen), hervorbringt. Für die Entwicklung einer Krebszelle, bei der es zu einem folgenschweren „genetischen Unfall" gekommen ist, müssen viele schädliche Signale von der Außenwelt bzw. aus dem Körper selbst zusammenkommen. Der Faktor Zeit spielt ebenfalls eine wichtige Rolle. Man schätzt, dass etwa 30–40 % aller Krebserkrankungen auf eine falsche Ernährung, auf Übergewicht und Bewegungsmangel, also auf einen ungünstigen Lebensstil zurückzuführen sind. Mit der weiteren Erforschung der genauen Zusammenhänge beschäftigt sich eine groß angelegte europäische Krebsforschungsstudie (EPIC-Studie = European Prospective Investigation into Cancer and Nutrition), die seit 1992 in 10 europäischen Ländern mit mehr als 500 000 Personen durchgeführt wird. Neben dem Einfluss der Ernährung, wobei wahrscheinlich nur in 2 % aller Krebserkrankungen krebserregende (kanzerogene) Stoffe in Lebensmitteln ursächlich beteiligt sind, gehen ungefähr weitere 30 % auf das Konto des Rauchens. Jedem muss klar sein, dass damit etwa zwei Drittel aller Risiken für die Entstehung eines Krebsleidens auf selbst verschuldetes Verhalten zurückzuführen sind. In diesem Zusammenhang dürfen auch die Risiken durch ein zu ausgedehntes Sonnenbaden in der Natur und/oder im Sonnenstudio nicht unerwähnt bleiben.

Der jährliche Weltkrebstag am 4. Februar soll die Krebsproblematik in den Fokus des Bewusstseins rücken.

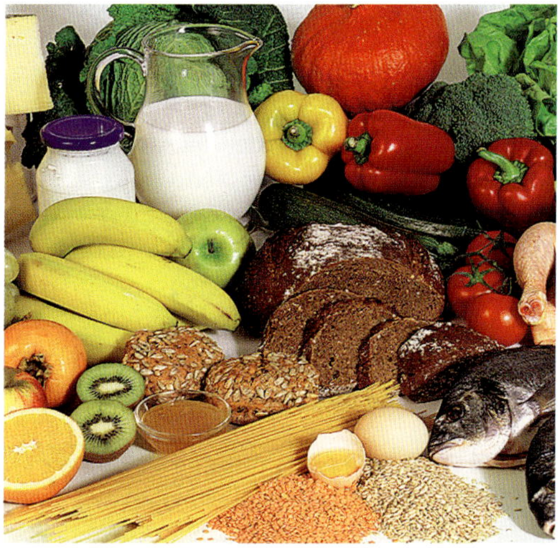

Empfohlene Lebensmittel für die Krebsprophylaxe

Internethinweise:

www.krebsinformationsdienst.de
www.bfr.bund.de/de/start.html
www.bvl.bund.de/DE/Home/homepage_node.html
www.bzfe.de/inhalt/was-wir-essen-blog-70.php
www.who.int/mediacentre/factsheets/fs297/en/
http://epic.iarc.fr/
www.dkfz.de/de/index.html
www.dife.de
www.krebsdaten.de/Krebs/DE/Home/homepage_node.html
www.rki.de/DE/Home/homepage_node.html

Je nach Zusammensetzung und Zubereitung der Nahrung kann diese vermehrt Substanzen enthalten, die das Risiko für ein Krebsgeschehen senken oder erhöhen. Günstig wirken sich z. B. die Vitamine A, C, E und Folsäure, die Mineralstoffe Selen und Calcium sowie eine Vielzahl sekundärer Pflanzenstoffe aus. Die einen beeinflussen Enzymwirkungen, andere erweisen sich als sogenannte Radikalfänger. Radikale, als Atome oder Moleküle auftretend, besitzen freie, ungepaarte Elektronen. Das macht sie sehr reaktionsfreudig. So können sie die Erbsubstanz DNA leicht verändern, also mutagen wirken, es sei denn, sie werden zuvor von Radikalfängern entfernt. Als schädliche Substanzen mit unterschiedlich hohem Krebsrisikopotenzial gelten insbesondere die polycyklischen aromatischen Kohlenwasserstoffe (PAK), z. B. das Benzpyren, die Gifte von bestimmten Schimmelpilzen (Mykotoxine) und die Nitrosamine. Auch dem Acrylamid, das durch sehr starkes Erhitzen von stärkehaltigen Lebensmitteln mit einem hohen Gehalt des Eiweißbausteins Asparagin entsteht, wird mittlerweile vom Bundesinstitut für Risikobewertung (BfR) beim Menschen eine kanzerogene Wirkung zugeschrieben. Zu den kritischen, möglicherweise acrylamidbelasteten Lebensmitteln zählen Pommes frites, Bratkartoffeln, Kartoffelchips, aber auch Toastbrot, gerösteter Kaffee und manche Kekse. Auch beim Rauchen entsteht bei der Tabakverbrennung Acrylamid.

Das Risiko, an bestimmten Krebsarten zu erkranken, kann durch die Beachtung folgender **Ernährungs- und Verhaltensempfehlungen** gesenkt werden:

- Übergewicht vermeiden bzw. abbauen.
- Regelmäßig viel frisches Obst und Gemüse bis zu einer Menge von 650–700 g/Tag verzehren.
- Ballaststoffreiche Lebensmittel bevorzugen.
- Fettverzehr auf weniger als 30 % der Energiezufuhr beschränken, pflanzliche Fette mit einem hohen Anteil einfach ungesättigter Fettsäuren, z. B. Olivenöl und Omega-3 Fettsäuren, z. B. in Rapsöl, bevorzugen.
- Nicht mehr als ca. 30 g Fleischwaren/Tag essen und helles Fleisch von Geflügel und Fisch dem roten von Schwein, Rind und Schaf vorziehen, vor allem um das Magen- und Dickdarmkrebsrisiko zu senken.
- Alkoholkonsum auf 20 g/Tag bei Männern (entspricht 0,5 l Bier oder 0,25 l Wein) und auf 10 g/Tag bei Frauen begrenzen.
- Höchstens 5–6 g Kochsalz/Tag aufnehmen.
- Gepökelte, geräucherte Lebensmittel meiden.
- Lebensmittel sachgerecht bevorraten und verschimmelte Nahrung entsorgen.
- Gartechniken nach der Regel „Vergolden statt Verkohlen" bevorzugen.
- Regelmäßige Bewegung in den Tagesablauf einplanen.

Mit diesen Empfehlungen kann das Krebsrisiko nach heutigen Erkenntnissen gesenkt werden. Allerdings heißt das nicht, dass ihre Befolgung ein Nichterkranken garantiert. Genauso gibt es Menschen, die ungesund leben, aber nie an Krebs erkranken.

	Benzpyren	Aflatoxine	Nitrosamine
Entstehungsweise	durch unvollständige Verbrennung von Erdölprodukten in Öfen und Automotoren, beim Grillen und Räuchern fetthaltiger Fleischwaren	unter günstigen Lebensbedingungen u. a. vom Schimmelpilz Aspergillus flavus gebildet	durch starkes Erhitzen gepökelter Fleischprodukte und endogene Bildung im Magen-Darm-Trakt aus bestimmten Aminen und Nitrit
Kritische Lebensmittel	pflanzliche Lebensmittel durch Luftverunreinigung in der Nähe der Schadstoffquelle, z. B. Industrieanlagen, geräucherte und gegrillte Produkte, Zigarettenrauch	Getreide (außer Roggen), Mais, Reis, Nüsse (besonders Erdnüsse), Futtermittel -> Milch, Leber, Eier	gepökelte Fleischwaren, Schinken, nitratreiche Lebensmittel wie Blattgemüse, z. B. Kopfsalat, Rucola, bestimmte Kohl- und Wurzelgemüse
Vorsichtsmaßnahmen	fettes Fleisch nicht offen grillen bzw. Aluschalen zum Auffangen der Grillgutflüssigkeit verwenden	richtige Lebensmittelbevorratung, verschimmelte Lebensmittel entsorgen	gepökelte Fleischwaren nicht stark erhitzen, gute Vitamin-C-Versorgung sichern
Krebsrisiko	Lungenkrebs	Leber-, Magen- und Nierenkrebs	Bösartige Tumore in vermutlich allen menschlichen Organen

8 Allergien – wenn Lebensmittel krank machen

Sophies böse Überraschung

Die Sonne lacht, die Natur erwacht, eigentlich eine Riesenfreude für die meisten Menschen. Nicht so für Sophie, die schon seit ihrer Kindheit alljährlich von unterschiedlich schwerem Heuschnupfen geplagt wird. Ihr machen die Birkenpollen am meisten zu schaffen. Wenn die Luft durch den Pollenflug bei herrlichem Wetter stark belastet ist, verkriecht sich Sophie in ihr Zimmer, verschließt die Fenster und lässt ihre Freundinnen allein ausgehen. Das ist bitter! Doch dieses Jahr kam im Sommer eine neue böse Überraschung hinzu. Sie biss herzhaft in einen Apfel und es dauerte nicht lange, bis die gleichen Symptome wie zur Blütezeit der Birken auftraten: starker Schnupfen, angeschwollene Lippen und tränende Augen. Was war passiert?

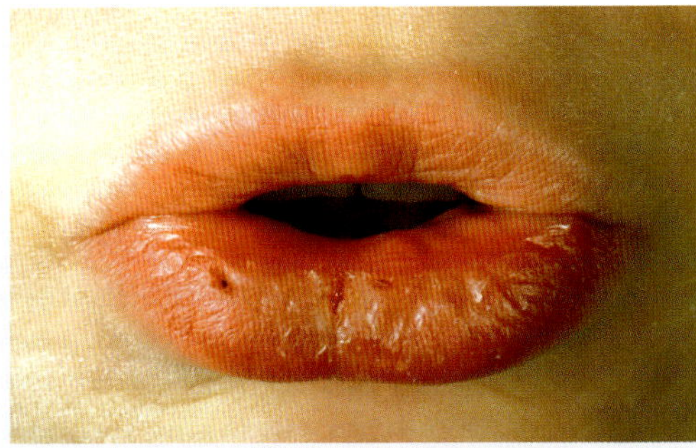

Angeschwollene Lippen als Symptom einer Lebensmittelallergie

Exkurs: *Wie funktionieren Allergietests?*

Zum Nachweis, ob ein Stoff bei einer Person als Allergen wirkt, eignen sich **Haut-** und **Bluttests.** Im ersten Fall, z. B. beim sogenannten **Prick-Test,** werden verschiedene Prüfsubstanzen an markierten Stellen auf die Haut aufgetragen und diese darunter vorsichtig angeritzt. Nach kurzer Zeit erscheint eine Pustel verbunden mit Juckreiz an der Stelle, wo die aufgetragene Substanz bei der betreffenden Person ein Allergiepotenzial besitzt. Beim sogenannten **RAST-Test** werden in einer Blutprobe des Patienten spezifische Antikörper des Typs E bestimmt.

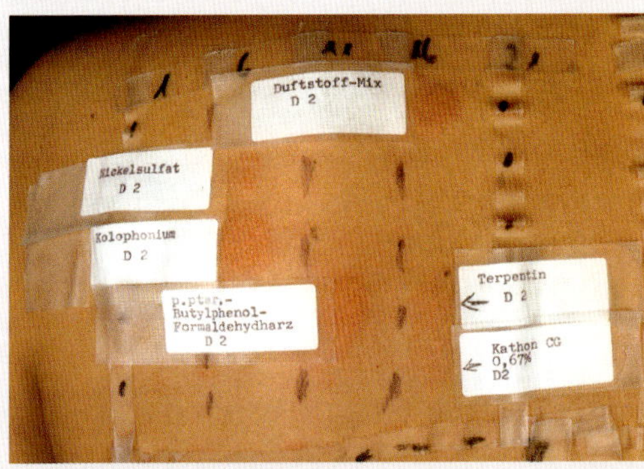

Positiver Hautallergietest

Nach den Ergebnissen der Studie zur Gesundheit in Deutschland (DEGS1) hat das Allergievorkommen unterschiedlichen Ursprungs von 32,7 % auf 28,7 % leicht abgenommen. Häufigkeitsunterschiede ließen sich bei den Geschlechtern, dem Lebensalter und innerhalb der alten und neuen Bundesländer feststellen. Lebensmittelallergien schlagen mit 4,7 % zu Buche. Eine genetische Veranlagung erhöht das Risiko auf eine Allergie. Diese muss aber nicht zwingend auftreten. Die zunehmende Lebensmittelproduktvielfalt erhöht die Gefahr, mit einer möglicherweise Allergie auslösenden Substanz **(Allergen)** in Kontakt zu kommen. Zu den seit 2005 auf verpackten Lebensmitteln kennzeichnungspflichtigen vierzehn Hauptallergenen gehören glutenhaltiges Getreide, Eier, Milch, Fisch, Erdnüsse, Soja, Nüsse, Sellerie, Senf und die hieraus jeweils hergestellten Erzeugnisse. Seit Ende 2014 schreibt die EU-Verordnung Nr. 1169/2011 deren Angabe auch für „lose Ware" vor. Immer häufiger reagieren Pollenallergiker auch auf bestimmte Nahrungsmittel allergisch, da sich die Allergene strukturell ähneln. Man spricht von „Kreuzallergien".

Die ersten Allergiesymptome treten meist urplötzlich auf und dann regelmäßig nach dem Genuss eines zum Allergen gewordenen Lebensmittels. Allergiker können verschieden auf Allergene reagieren. Juckreiz, Schwellungen, Rötungen und Hautausschlag sowie allergische Reaktionen der oberen und unteren Atemwege, wie Asthma, Schnupfen oder Husten sind weit verbreitet. Erbrechen, Durchfälle und Bauchkrämpfe sind ebenfalls möglich. In schweren Fällen treten sogar als allergische Reaktion des Herz-Kreislauf-Systems Schockzustände auf.

Allergien muss man von **pseudoallergischen Reaktionen abgrenzen,** die ebenfalls nach dem Verzehr bestimmter Lebensmittel auftreten können. Ohne dass Antikörper im Spiel sind, zeigen sich allergieähnliche Symptome. Diese werden dosisabhängig von der Lebensmittelsubstanz selbst ausgelöst bzw. diese setzt andere Botenstoffe im Körper frei, die die Symptome verursachen. Als Pseudoallergene kommen infrage: Farb- und Aromastoffe, Konservierungsstoffe wie Benzoesäure, Sulfit, Glutamat in vielen Gewürzmischungen sowie biogene Amine, z. B. Histamin in Sauerkraut und Wein, Tyramin in manchen Käsen und in Schokolade und Serotonin in Bananen. Auch können Acetylsalicylsäure und ihre Salze, die besonders in Beerenfrüchten, Ananas, Oliven, Weintrauben und Wein vorkommen, eine pseudoallergische Reaktion auslösen.

Lebensmittelunverträglichkeiten beruhen meist auf Enzymdefekten. So ist bei manchen Menschen die schlechte Verträglichkeit von Milch aufgrund eines Laktasemangels bekannt.

Die Bildung von Antikörpern gegen eigentlich für die Person harmlose Allergene ist Ausdruck eines entgleisten Immunsystems. Vor jeder ersten allergischen Reaktion gibt es eine Sensibilisierungsphase, in der das Immunsystem auf das eingedrungene Allergen Antikörper vom Typ E (IgE-Antikörper) bildet, die wie ein Schlüssel zum Schloss, zum Allergen passen. Mastzellen, spezielle Zellen der körpereigenen Abwehr, werden mit diesen Antikörpern gespickt. Eine Sensibilisierung hat stattgefunden. Jeder erneute Allergenkontakt setzt Histamin aus den präparierten Mastzellen frei. Dieser Botenstoff löst in den verschiedenen Organsystemen die charakteristischen Allergiesymptome aus.

Ernährungsempfehlungen beim Auftreten von Lebensmittelallergien:

- Ist das nach teils zeitaufwendiger „Fahndung" schuldige Allergen gefunden, sollte darauf ganz verzichtet werden.
- Selbst zubereitete Mahlzeiten mit bekannten Zutaten Lebensmittelfertigprodukten vorziehen.
- Die Zutatenliste verpackter Ware genau prüfen, gegebenenfalls den Hersteller fragen.
- Da manche Allergene beim Erhitzen ihr allergisches Potenzial verlieren, kritische Lebensmittel, z. B. Obst und Gemüse möglichst garen.
- Den Alkoholkonsum einschränken bzw. ganz vermeiden, da Alkohol aufgrund der geförderten Durchblutung die Allergenaufnahme im Verdauungstrakt verbessern kann.
- Trockenkräuter sind allergenärmer als frische.
- Kern- und Steinobst lösen häufiger allergische Reaktionen aus als Beerenobst.
- Pflanzenöle mit einem hohen Gehalt an ungesättigten Fettsäuren bevorzugen.

Zusammenarbeit von IgE, Mastzelle und Allergen für die Auslösung allergischer Reaktionen vom Typ I.

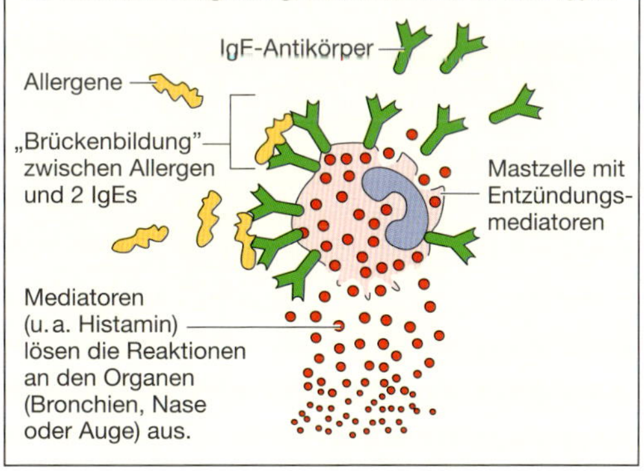

Internethinweis:
http://edoc.rki.de/oa/articles/reSp8JYqnpVo/PDF/20xkoi9E0FU4w.pdf
www.bmel.de/DE/Ernaehrung/Kennzeichnung/VerpflichtendeKennzeichnung/Allgemeine_Kennzeichnungsvorschriften/_Texte/Allergenkennzeichnung.html
abgerufen am 21.05.2017

9 Quecksilber, Cadmium und Blei – die Umweltgifte

Gesundheitsgefahr durch Schwermetalle. In den 1950er-Jahren wurde die Weltöffentlichkeit erstmals mit einer Gefahr konfrontiert, die zuvor von vielen unterschätzt worden war: mit der Gefahr, die in Schwermetallen lauert. Im Jahre 1953 kam es in den Fischerorten an der Bucht von Minimata (Japan) zu einem zunächst unerklärlichen Massensterben von Seevögeln und Katzen. Im Jahr darauf erkrankten auch die Menschen. Sie litten an schmerzhaften Muskelkrämpfen, hatten Sinnesstörungen und zitterten. Mütter brachten blinde und gelähmte Kinder zur Welt. Nach Schätzungen sollen 15 000 Menschen betroffen gewesen sein. Die Ursache: An der Bucht von Minimata gab es eine chemische Fabrik, die bereits seit 1932 das hochgiftige Methylquecksilber ins Meer einleitete. In den Meerestieren reicherte sich die Quecksilberverbindung an. Über die Nahrungskette kam es in großen Fischen zu ganz erheblichen Werten. Mit dem Fisch nahmen die Menschen über Jahre hohe Mengen der Quecksilberverbindung auf.

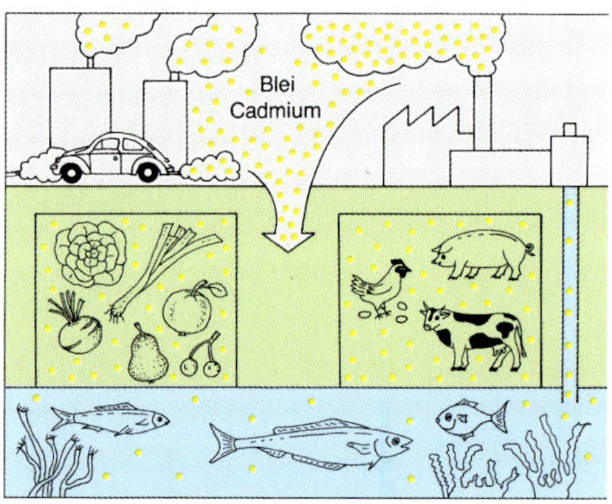

Blei und Cadmium in der Nahrungskette

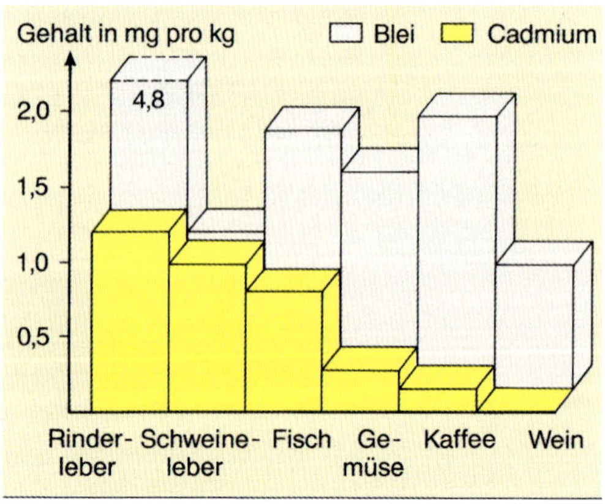

Blei- und Cadmiumgehalte in Lebensmitteln

Quecksilber ist ein flüssiges Metall, es dient zur Herstellung von Batterien und Thermometern. Über Abgase von Müllverbrennungsanlagen und Kraftwerken und über Abwässer kommt es in die Umwelt und so auch in die Lebensmittel.
Fetthaltige und langlebige Fischarten wie Heilbutt, Hecht, Thunfisch und Hai (Schillerlocken) können bis zu 3 mg je kg aufweisen. Kaum belastet sind Hering, Seelachs und Kabeljau, ebenso pflanzliche Lebensmittel. Für Fische und andere Wassertiere ist bei uns als Höchstmenge 1,0 mg Quecksilber pro kg vorgeschrieben. Nach einer Empfehlung der Weltgesundheitsorganisation (WHO) darf ein Erwachsener pro Woche nicht mehr als 0,5 mg Quecksilber aufnehmen.
Quecksilber, in kleinen Mengen über längere Zeit aufgenommen, kann schleichend zu Gehirn- und Nervenschädigungen führen.

Lernaufgabe:

Eine Mindmap erstellen
Stellen Sie das Thema „Schwermetallbelastung von Lebensmitteln“ als Mindmap übersichtlich dar. Eine Mindmap ist eine Gedankenlandkarte. Das Thema selbst schreiben Sie auf einem quer genommenen Blatt in die Mitte. Davon ausgehend zeichnen Sie rundherum einzelne Äste, an die Sie jeweils einen zum Thema gehörenden untergeordneten Begriff oder Gedanken schreiben. Die Hauptäste können Sie in Äste untergliedern, die Sie jeweils mit untergeordneten Begriffen oder Gedanken beschriften.

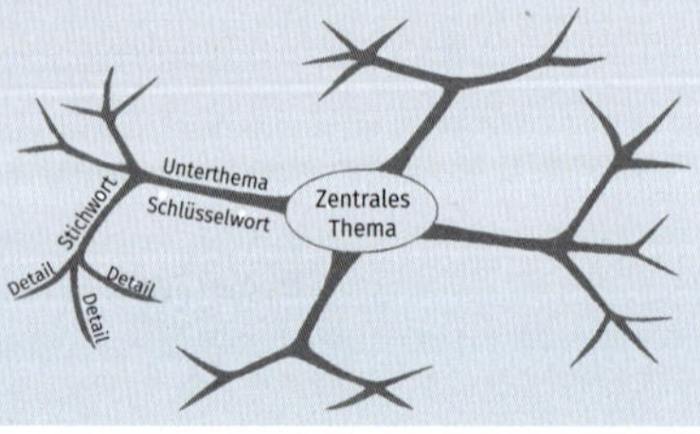

Blei gelangt als Umweltgift durch Auto- und Industrieabgase in die Luft und lagert sich auf Pflanzen ab. Deshalb sind in erster Linie pflanzliche Lebensmittel verunreinigt. Besonders belastet sind Gemüse, Salat, Obst und Getreide, die an Fahrbahnrändern angebaut werden. Durch Putzen, Waschen und Schälen lassen sich von glatten Oberflächen bis zu 90 % des Bleis entfernen. Beerenobst, Grünkohl und Petersilie mit ihren behaarten bzw. gekräuselten Oberflächen sollten sehr gründlich gewaschen, Karotten, Gurken, Äpfel und Birnen geschabt bzw. geschält werden. Durch die Umstellung auf bleifreies Benzin kam es inzwischen zu einem starken Rückgang des Bleiausstoßes.

Tiere nehmen Blei über pflanzliche Nahrung auf und reichern es in den Entgiftungsorganen Leber und Niere an. Deshalb sind vor allem Leber und Nieren, außer vom Kalb, belastet. Kondensmilch und Fisch aus Konservendosen können bis zu viermal mehr Blei aufweisen als das frische Produkt, weil die Lötnähte mancher Dosen Blei abgeben.

Die WHO gibt 3 mg Blei als duldbare Wochendosis an. Wird über längere Zeit zu viel aufgenommen, kann es zu Mattigkeit, Appetitlosigkeit und langfristig zu **Nierenschäden** kommen.

Cadmium wird als giftiges Metall bei der Eisen- und Stahlerzeugung und der Kohleverbrennung frei. Über Abwässer oder Staubemissionen von Industrie, Müllverbrennung und Heizanlagen gelangt es in die Umwelt, auf Felder kommt es durch Klärschlamm und Dünger. Pflanzen, die in der Nähe von Industrieanlagen wachsen, nehmen es über die Wurzeln auf und sammeln es an. Deshalb lässt es sich durch Putzen, Schälen oder Waschen nicht entfernen. Sellerie, Spinat, Roggen, Weizen und vor allem Wildpilze können sehr hohe Cadmiumwerte aufweisen. An tierischen Lebensmitteln sind Nieren und Leber, Muscheln, Krabben besonders belastet. Tintenfisch kann bis zu 2 mg/kg enthalten.

Wie Quecksilber und Blei reichert sich Cadmium in der Nahrungskette und im menschlichen Körper an. Dieser scheidet die Gifte kaum aus, sodass selbst bei Zufuhr kleiner Mengen mit der Zeit chronische Vergiftungen auftreten. Cadmium schädigt die Nieren, steigert den Blutdruck, führt zu Knochenerkrankungen und kann Krebs verursachen.

Ein Erwachsener nimmt in der Woche durchschnittlich 0,2 mg Cadmium auf. Als duldbare Wochendosis nennt die WHO 0,5 mg. Für Tintenfisch wurde der Richtwert 0,5 mg/kg festgelegt.

Exkurs: *Wie die zulässige Höchstmenge für einen Schadstoff festgelegt wird*

1. Zunächst führt man Tierversuche durch. Mit jedem kg Futter gibt man eine bestimmte Menge des Schadstoffs in mg. Die Dosis, bei der das Tier langfristig keine Schäden zeigt, gilt als Grenzwert. Angenommen, das Tier wog 100 g, es nahm pro Tag 20 g Futter zu sich, und der Tierversuch ergab den Grenzwert 3 mg. Dieser Grenzwert wird für die Schadstoffmenge umgerechnet, die dem Tier je 1 kg seines Körpergewichts mit jedem kg Futter pro Tag zugeführt wurde:
$$\frac{3\text{ mg Schadstoff} \cdot 20\text{ g Futter}}{100\text{ <g> Tiergewicht}} = 0{,}6\text{ mg} = \text{GRENZWERT/kg}$$
2. Weil der Mensch möglicherweise empfindlicher reagiert, wird der ermittelte Grenzwert durch den Sicherheitsfaktor 100 geteilt. So erhält man den ADI-Wert (Acceptable Daily Intake), deutsch: DTA-Wert (Duldbare Tägliche Aufnahmemenge). Das gilt als die Menge, die ein Mensch je 1 kg seines Körpergewichts ein Leben lang ohne Gesundheitsschäden aufnehmen kann:
$$\frac{0{,}6\text{ mg}}{100} = 0{,}006\text{ mg (ADI-WERT)}$$
3. Um zu ermitteln, wie viel Schadstoff 1 kg eines Lebensmittels enthalten darf, legt man den ADI-Wert zugrunde. Angenommen wird, dass der Mensch 60 kg Durchschnittsgewicht hat und von jedem kg Lebensmittel nur 0,4 kg verzehrt werden:
$$\frac{0{,}006\text{ mg} \cdot 60\text{ kg}}{0{,}4\text{kg}} = 0{,}9\text{ mg/kg Lebensmittel}$$
4. Die errechnete duldbare Schadstoffmenge in 1 kg eines Lebensmittels wird als Grundlage genommen, um die gesetzliche Höchstmenge eines Schadstoffes in 1 kg eines Lebensmittels festzulegen.

10 Pestizide – Gefahr noch nach Jahren

Belastung von Lebensmitteln mit Pestiziden 2015

Die wenigsten Beanstandungen		
	Obst	**Gemüse**
Keine Proben mit Rückständen über dem zulässigen Höchstgehalt	Bananen, Himbeeren, Kirschen, Melonen, Pfirsiche, Pflaumen	Erbsen, Karotten, Kartoffeln, Kopfkohl, Porree, Spargel
	Sonnenblumenkerne	
Proben mit wenigen Beanstandungen über dem Rückstandshöchstgehalt	Äpfel, Aprikosen, Birnen, Erdbeeren, Heidelbeeren, Orangen, Zitronen	Blumenkohl, Brokkoli, Gurken, Grüner Salat, Salatrauke (Rucola), Zucchini, Tomaten

Die meisten Beanstandungen		
	Obst	**Gemüse**
Proben mit Rückständen über dem Rückstandshöchstgehalt	Johannisbeeren, Mandarinen, Mangos, Tafeltrauben	Auberginen, Bohnen (mit Hülsen), Feldsalat, frische Kräuter, Knollensellerie, Kulturpilze, Paprika, Rettich, Radieschen, Spinat
	Tee	

Quelle: Bundesamt für Verbraucherschutz

Im Gartenbau, in der Land- und in der Forstwirtschaft werden chemische Giftstoffe verwendet, um unerwünschte Insekten zu vernichten. Sie wirken aber auch auf Nutzinsekten, z.B. auf Bienen. Die bekanntesten Insektizide sind **DDT** und **Lindan**.

Chlorierte Kohlenwasserstoffe sind extrem gut fettlöslich und chemisch sehr beständig. Erst nach drei bis 10 Jahren ist Lindan zu 95 % wieder abgebaut, denn Lindanrückstände, die Tiere mit dem Futter aufnehmen, werden im Fettgewebe gespeichert. Dadurch reichern sich diese Rückstände in Nahrungsketten immer mehr an. In der Natur entstehen solche Nahrungsketten, weil sich größere Tiere von kleineren ernähren.

Haben Tiere am Anfang einer Nahrungskette chlorierte Kohlenwasserstoffe aufgenommen und gespeichert, nimmt die Konzentration dieser Stoffe mit jeder Stufe in dieser Kette immer weiter zu. So kommt es, dass größere Fische weit höher mit Pestiziden belastet sind als Plankton, die Nahrung von Jungfischen und Krebsen. Am Ende einiger dieser Nahrungsketten steht der Mensch. Deshalb kann sich auch im menschlichen Körper Lindan anreichern. So erklärt es sich, dass selbst in Muttermilch Lindan und noch immer auch DDE, ein Abbauprodukt von DDT, nachgewiesen werden, obwohl DDT bei uns schon seit 1974 ist und auch Lindan inzwischen nicht mehr als Pestizid verwendet werden darf.

Lernaufgabe: Die Kopfstandmethode

Frage: Wie lässt sich Pestizidbelastung vermeiden?
Die Kopfstandmethode ist eine Kreativitätstechnik, die zur Lösung eines schwierigen Problems angewandt wird. So wie der Kopfstand die Körperhaltung umkehrt, wird bei dieser Methode die Frage, mit der ein Problem gelöst werden soll, in ihr Gegenteil verkehrt. So kann z. B. bei der Suche nach einem guten Werbekonzept die Frage heißen „Wie bekommen wir es hin, dass unsere Kunden zur Konkurrenz gehen?“

Wie geht es praktisch?
- In der Klasse gemeinsam die Frage suchen, die auf das Gegenteil dessen hinausläuft, was man will.
- In Partnerarbeit die Antworten suchen und aufschreiben. Dann die Frage wieder vom Kopf auf die Füße stellen. Das Gleiche gilt für die Antworten.
- Zeitbedarf: Frage finden: 10 Min.; Partnerarbeit: 20 Min.; Vorstellung in der Klasse: 20 Min.

Im Mai 2001 wurde im Rahmen des Umweltprogramms der Vereinten Nationen ein internationales Übereinkommen, die sogenannte POP-Konvention, geschlossen. Darin haben sich die Staaten darauf verständigt, einen Prozess in Gang zu setzen, der das weltweite Verbot besonders gefährlicher Chemikalien („dreckiges Dutzend – dirty dozen") zum Ziel hat.

Dabei handelt es sich um acht Pflanzenschutzmittel wie DDT sowie Dioxine, Furane, polychlorierte Biphenyle (PCB) und Hexachlorbenzol. POP ist die Abkürzung von Persistent Organic Pollutants (Beständige organische Schadstoffe). Die POP-Konvention, die das weltweite Verbot dieser Stoffe vorsieht, ist im Mai 2004 in Kraft getreten.

Pestizide können über die Kanalisation in die Kläranlagen und so in die Gewässer gelangen. Im Trinkwasser sollen im Allgemeinen keine Pestizide enthalten sein. In der Trinkwasserverordnung hat der Gesetzgeber als Grenzwert 0,0001 mg/l für das einzelne Pestizid festgelegt. Tierische Lebensmittel, vor allem Fettfische, können mit Pestiziden belastet sein.

Schadwirkungen von Lindan. Beim Menschen führt Lindan zu nervösen Störungen. Es beeinträchtigt die Leberfunktion und das Immunsystem. Pestizide können Krebs auslösen und Kinderlosigkeit verursachen. Nervenschädigungen treten vor allem bei Kindern auf. Verschiedene Pestizide verstärken sich in ihrer Schadwirkung gegenseitig.

Mehr als 900 Pestizidpräparate mit über 800 verschiedenen Wirkstoffen sind auf dem Markt. In Lebensmitteln konnten seither 80 verschiedene Pestizide nachgewiesen werden. Zu ihnen gehören außer den Insektiziden auch die Fungizide zur Pilzbekämpfung und die Herbizide zur Unkrautbekämpfung.

Phosphorsäureester. Wenn zwischen der letzten Ausbringung und der Ernte keine Wartezeit lag, können sie in pflanzlichen Lebensmitteln vorkommen. Diese Gruppe von Pestiziden kann sich im Körper nicht anreichern.

Durchschnittlich wurden in 57 % der Obst- und in 35 % der Gemüseproben Rückstände gefunden. Die Höchstmenge wurde bei Obst in 2,7 % und bei Gemüse in 2,4 % der Proben überschritten.

Exkurs: Pestizide – mehr Schaden als Nutzen?

Wissenschaftler nehmen an, dass Pestizide zum Rückgang bestimmter Raubvögel geführt haben. Chlorierte Kohlenwasserstoffe, die im Tierkörper gespeichert werden, reichern sich in der Nahrungskette von Stufe zu Stufe immer mehr an. Eine solche Kette bilden z.B. Kleininsekt, Raubinsekt, Kleinvogel, Raubvogel. Die Belastung erhöht sich bis zum Raubvogel immer mehr, wenn das kleinste Beutetier pestizidbelastet war. Werden Beuteinsekten mit Pestiziden massenhaft vernichtet, gehen nach kurzer Zeit auch die Raubinsekten wegen Nahrungsmangel und durch Pestizide zugrunde. Sind die Raubinsekten vernichtet, vermehren sich Schadinsekten, die deren Beutetiere sind, umso stärker. Die ursprünglich mit dem Insektizid bekämpfte Art vermehrt sich erneut, sobald sie sich erholt hat. Der Pestizideinsatz kann auch dazu führen, dass bekämpfte Tierarten gegenüber dem Pestizid resistent, d.h. unempfindlich werden. Das kommt dadurch, dass einzelne zufällig weniger empfindliche Tiere überleben, sich vermehren und so im Laufe der Generationen einen immer weniger empfindlichen Stamm hervorbringen.

Nach der Bekämpfung von „Un"kräutern mit Herbiziden kann man beobachten, dass auf behandelten Äckern Insekten und Mäuse stark zurückgehen. Das liegt daran, dass mit der Vernichtung der bekämpften Wildpflanzen auch die Insekten zurückgehen, die sich von diesen Pflanzen ernähren, und schließlich auch die Mäuse, deren Beutetiere diese Insekten sind.

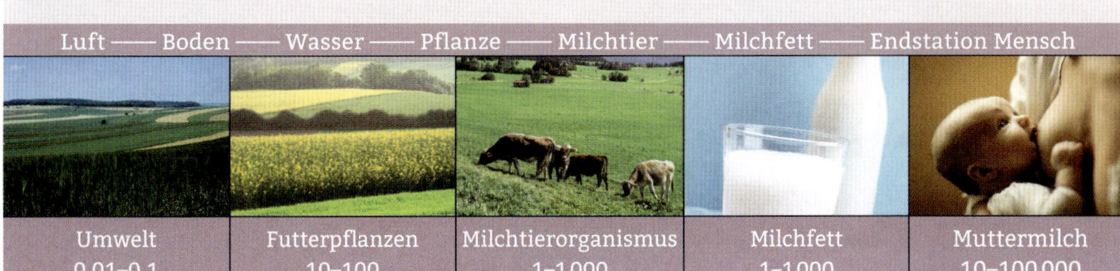
Luft — Boden — Wasser — Pflanze — Milchtier — Milchfett — Endstation Mensch
Umwelt
0,01–0,1
Futterpflanzen
10–100
Milchtierorganismus
1–1000
Milchfett
1–1000
Muttermilch
10–100 000

11 Tierdoping – muss das sein?

Nutztierhaltung ist heutzutage oft Intensiv- und Massentierhaltung: Um aus Nutztieren größeren Nutzen herauszuholen, müssen sie ihr Dasein oft sehr wenig artgerecht fristen, Rinder stehen in den Ställen dicht zusammengepfercht, und auch der Schweinemast steht in den Ställen je Tier nur wenig Raum zur Verfügung. So ist für Mastschweine mit einem Körpergewicht von 50 bis 110 kg eine Mindestbodenfläche von lediglich 0,75 m^2 pro Schwein vorgesehen.

Um in den Mastställen Tierkrankheiten zu bekämpfen, steht ein ganzes Arsenal an Tiermedikamenten zu Verfügung.

Antibiotika
- Auslösung von Allergien
- Bildung widerstandsfähigerer Mikrobenstämme im Körper; dadurch nachlassende Wirkung von Antibiotika bei Krankheiten

Anabolika
- Verdacht: Krebserregung, Erbschädigung
- Wachstumsstörungen und Missbildungen bei Kleinkindern

Thyreostatika
- Auslösung von Allergien
- Schilddrüsenstörungen und Kropf

Beta-Blocker
- Gefahr für herzkranke und kreislaufschwache Menschen

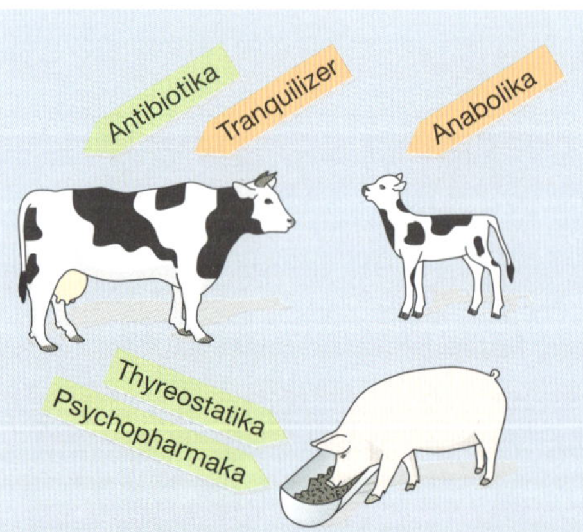

Tierarzneimittel: gespritzt und mit dem Futter verabreicht

Antibiotika werden in der Tiermedizin wie in der Humanmedizin zur Behandlung bakteriell verursachter Krankheiten eingesetzt. Obwohl mit Schutzimpfungen auch bei Nutztieren vorgebeugt wird, sind Krankheiten nie auszuschließen. In großen Tierbeständen übernimmt der Tierhalter nach Einweisung durch den Tierarzt die Behandlung, für die es gesetzliche Vorgaben gibt. Bei Antibiotika handelt es sich um Stoffwechselprodukte von Mikroorganismen, die andere Keime hemmen und abtöten. Rückstände dieser Stoffe können sowohl in Fleisch als auch in Innereien Vorkommen. In Milch konnten sie bei Untersuchungen in bis zu 16 % der Proben nachgewiesen werden. Milch enthält Antibiotika, wenn diese Mittel einer Kuh kurze Zeit vor dem Melken verabreicht werden. Deshalb ist eine Wartezeit von fünf Tagen nach der Behandlung des Tieres vorgeschrieben. Antibiotika werden auch als Futterzusatzstoffe zur Masthilfe verwendet.

Psychopharmaka werden Tieren verabreicht, um sie gegen den Stress in den Massentierställen und beim Transport zu beruhigen. Zu diesen Stoffen gehören die Beta-Blocker, die dem stressbedingten Herztod vor allem der Schweine Vorbeugen sollen, und die Tranquiliizer (Beruhigungsmittel).

Verbotene „Masthilfen“. Skrupellose Tierhalter versuchen, ohne Rücksicht auf die Gesundheit der Verbraucher ihren Gewinn zu steigern. Sie verabreichen Schlachttieren Medikamente in Überdosis, damit sie mehr und schneller Fleisch ansetzen. Das Sexualhormon Östrogen wird zur Masthilfe gespritzt und fördert wie die Anabolika den Eiweißaufbau. „Masthilfen“ wurden in Kalb- und in Rindfleisch gefunden.

Thyreostatika werden ebenfalls zur Beschleunigung der Mast gegeben. Während Anabolika die Fleischentwicklung direkt beeinflussen, wirken Thyreostatika indirekt. Sie hemmen die Funktion der Schilddrüse, das Tier wird ruhiger und nimmt schneller an Gewicht zu. Rückstände von Thyreostatika wurden seither meist in Bullenfleisch gefunden.

Die Verbrauchererwartung für Fleisch hat sich seit den 1960er Jahren deutlich verändert. Seitdem stieg die Nachfrage nach magerem Fleisch. Darauf haben Tierzüchter reagiert und züchteten Nutztierrassen mit weniger Fett und höherem Fleischansatz. Doch das kann unerwünschte Folgen haben.

PSE-Fleisch, das fast ausschließlich beim Schwein vorkommt, hat die Eigenschaften blass (**P**ale), weich (**S**oft) und wässrig (**E**xudative). Der Mangel tritt bei mageren Tieren auf, die vor und während der Schlachtung erhöhtem Stress ausgesetzt waren. PSE-Fleisch hat eine weiße bis gelbe Oberfläche und ein so schlechtes Wasserbindevermögen, dass es in drei Tagen bis zu 15 % an Tropfsaft verlieren kann gegenüber bis ca. 4 % im Normalfall. Bei der Zubereitung verliert PSE-Fleisch enorm an Gewicht. Es wird trocken und schmeckt fade.

DFD-Fleisch ist dunkel (**D**ark), fest (**F**irm) und trocken (**D**ry). Der Effekt tritt besonders bei Tieren auf, die während der Schlachtung starker körperlicher Belastung ausgesetzt waren. Dadurch sinkt der pH-Wert während der Fleischreifung nur unzureichend, sodass das Fleisch feste Konsistenz und trockene, bisweilen schmierige und klebrige Oberfläche aufweist. Andererseits hat DFD-Fleisch ein gutes Wasserbindungsvermögen, wodurch es sich zur Brühwurstherstellung eignet. Allerdings ist es wegen der unzureichenden Senkung des pH-Wertes sehr anfällig für mikrobiellen Verderb. Das hat eingeschränkte Haltbarkeit und eignet sich wenig für die Verarbeitung.

In Schweinefleisch tritt der DFD-Effekt auf, wenn die Tiere längere Zeit Belastungen ausgesetzt waren, die bei nüchternen Tieren zu hohem Glycogenverbrauch führen. Ihr Fleisch gilt als so mangelbehaftet, dass es sich nur noch für die Verarbeitung eignet.

Lernaufgabe:

In Gruppen diskutieren.

Diskutieren Sie die Frage: „Sollten Tierarzneimittel bei Schlachttieren verboten werden?"

In einer Diskussion werden Meinungen vorgetragen, begründet und bewertet. Eine Meinung zu haben, reicht nicht aus, man muss sie auch begründen.

Sieben Regeln für eine gute Diskussion:

- Lassen Sie andere immer ausreden!
- Hören Sie ihnen aufmerksam zu!
- Melden Sie sich, bevor Sie etwas sagen!
- Begründen Sie Ihre Meinung!
- Streiten Sie fair und greifen Sie sich nicht an!
- Bleiben Sie beim Thema!
- Seien Sie nicht besserwisserisch!

Exkurs: Wie werden Antibiotika nachgewiesen?

Antibiotikarückstände können bis auf sehr wenige Ausnahmen rasch und sicher mithilfe von Hemmstofftests nachgewiesen werden.

Dazu wird zunächst die ganze Agrarfläche eines Nährbodens gleichmäßig mit einer bestimmten Bakterienart beimpft, meistens mit Bacillus subtilis. Auf den so vorbereiteten Nährboden werden in Abständen von ca. 4 cm **erbsengroße Proben** der zu prüfenden Lebensmittel aufgebracht. Zur Untersuchung von Milch oder anderen flüssigen Proben sind aus dem beimpften Nährboden kleine Löcher ausgestanzt, in die die Probe vorsichtig hineingefüllt wird. Der Nährboden wird im Brutschrank bei 37°C 24 Stunden bebrütet und dann ausgewertet. Während des Bebrütens wachsen auf der ganzen Agrarplatte dicht an dicht zahlreiche Bakterienkolonien. Enthält eine Probe Antibiotikarückstände, bildet sich rund um die Probe ein mindestens 2 mm breiter Hemmhof, in dem sich keine Kolonien bilden. Entsteht kein **Hemmhof**, gilt das Testergebnis als negativ. Antibiotika und Sulfonamide sind Stoffe, die Mikroben in ihrem Wachstum hemmen und sie abtöten. Deshalb können rund um die Proben die Testbakterien nicht wachsen, es entsteht der Hemmhof.

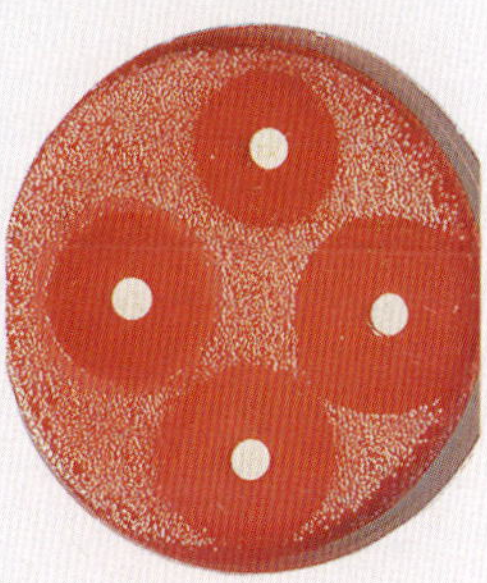

Hemmstofftest

12 Nitrat, Nitrit und Nitrosamine – immer eine Gefahr

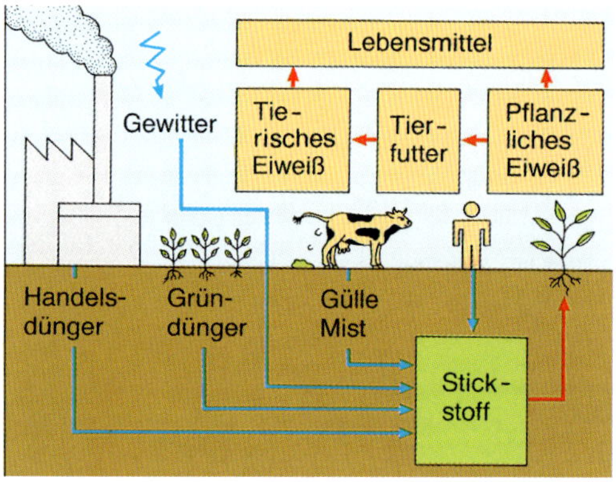

Stickstoffkreislauf

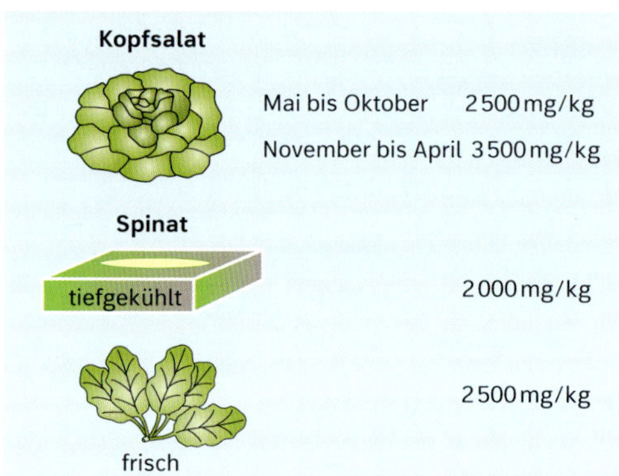

Nitrathöchstmengen in mg pro kg Lebensmittel

In der Massentierhaltung fallen mehr Stallmist und Gülle an, als zur Düngung gebraucht wird. Wird zusätzlich noch Kunstdünger ausgebracht, entsteht in dem so überdüngten Boden durch bakteriellen Abbau in großen Mengen Nitrat. Sehr nitratreiche Gemüse und Feldfrüchte sowie deutlich nitratbelastetes Trinkwasser sind die Folge. Organischer Dünger wird langsamer zersetzt und führt zu geringeren Nitratgehalten als Mineraldünger. Ökologisch angebaute Produkte sind oft um ein Drittel nitratärmer als herkömmlich angebaute.

Belastete Lebensmittel. Pflanzen nehmen je nach Sorte, Lichtmenge, Klima und Bodenart sehr unterschiedliche Mengen an Nitrat auf. Manche speichern in ihren Zellen Nitrat und sind deshalb stark nitratbelastet. Zu ihnen gehören vor allem Salat, Spinat, Rettich, Radieschen und Rote Bete. Gemüse aus Unterglaskulturen, das in den lichtarmen Wintermonaten geerntet wird, weist besonders hohe Nitratwerte auf. Durch Putzen, Schälen und Entfernen der Hüllblätter lässt sich der Nitratgehalt vermindern. Der Nitratgehalt von Gemüse ist nicht nur von der Düngung, sondern auch von der Sorte abhängig.

Exkurs: Wie entstehen Nitrosamine?

Nitrosamine bilden sich aus Nitrit und Aminen, Stoffen, die beim Eiweißabbau entstehen.
Nitrat, das wir mit Lebensmitteln oder mit Trinkwasser aufnehmen, gelangt in den Blutkreislauf, von dort in den Speichel. Mit dem Speichel wird es erneut in die Mundhöhle ausgeschieden und dort von Bakterien zu Nitrit abgebaut. Dieses Nitrit gelangt dann in den Magen, wo es sich im sauren Milieu mit dort befindlichen Aminen zu Nitrosamin verbindet.
Auch bei der Herstellung und Zubereitung von Lebensmitteln können sich Nitrosamine bilden.

Im Fleisch entstehen die Amine aus Eiweißstoffen während der Reifung. In Schinken und Wurst bleiben stets Spuren von Nitrit zurück. Diese können sich unter bestimmten Voraussetzungen mit den Aminen verbinden. Temperaturen zwischen 80 °C und 150 °C begünstigen die Nitrosaminbildung.
Nitrosamine können also gerade beim (An-)Braten von durchwachsenem Speck, beim Überbacken von Schinken mit Käse oder beim Heißräuchern von Kochpökelerzeugnissen, z. B. Kasseler Rippenspeer, entstehen. Nitrosamine sind überaus gefährliche Krebserreger.

Bakterien bauen Nitrate ab → Nitrit + Amin = Nitrosamin

Feldsalat, Kopfsalat, Spinat, Mangold sowie Rettich können sehr hohe Nitratkonzentrationen mit 1 000 mg/kg aufweisen, ebenso wie Radieschen und Rote Beete. In Tomaten, Gurken, Bohnen und Erbsen werden Nitratgehalte von weniger als 500 mg pro kg nachgewiesen.

Rucola gehört zu den Gemüsesorten, in denen sich Nitrat nach Informationen des Bundesinstituts für Risikobewertung in besonderem Maße anreichert. Die Nitratmengen in Rucola sind häufig noch höher als in anderen Salatsorten und Blattgemüse, wie das Bundesinstitut warnt.

Großen Einfluss auf den Nitratgehalt von Gemüse hat die Belichtung. Im Winter, wenn die Sonne wenig scheint, ist mit deutlich höheren Nitratgehalten in Salat zu rechnen als im Sommer. Bei Tagesanbruch geernteter Salat kann deutlich mehr Nitrat enthalten als am Spätnachmittag nach reichlicher Sonneneinstrahlung geernteter.

Nitrat, Gefahr für Säuglinge. Bei Säuglingen kann es nach dem Genuss nitrathaltiger Nahrung, vor allem von Spinat, zu Sauerstoffmangel kommen, der zu einer Methämoglobinvergiftung und innerem Ersticken führt.
Im Säuglingsmagen wird in den ersten Monaten noch wenig Magensäure gebildet. Dort finden Bakterien günstige Wachstumsbedingungen. Sie bauen das an sich wenig gefährliche Nitrat in das überaus giftige Nitrit ab. Nach Aufnahme in das Blut verbindet sich das Nitrit mit Hämoglobin zu Methämoglobin. Dadurch können die roten Blutkörperchen nicht mehr Sauerstoff aufnehmen und transportieren, es kommt zu „innerem Ersticken“. Die Lippen laufen blau an, daher der Name Blausucht.

Nitritreste in Fleischprodukten. Die meisten Schinken und Wurstwaren werden mit Nitritpökelsalz hergestellt. Dabei handelt es sich um Kochsalz, dem je kg 5 g Nitrit zugesetzt sind. Nitrit bewirkt, dass die Produkte bei der Herstellung die rote Farbe behalten, haltbarer werden und das typische Pökelaroma annehmen. In der Ware ist immer ein kleiner Nitritrest enthalten. Lebensmitteluntersuchungen ergaben, dass dieser Wert in Würsten im Allgemeinen eingehalten wird. Bei Rohschinken wurde aber in fast 60 % der Proben die zulässige Höchstmenge überschritten.

Praktikum:

Nitrat in Gemüse nachweisen
Der Nitratgehalt in Gemüse lässt sich mit Nitrat-Teststäbchen nachweisen.
Bestimmen und vergleichen Sie den Nitratgehalt von je 20 g Kopfsalat, Spinat, Rettich, Kartoffeln, Tomaten, jeweils in rohem Zustand.
Prüfen Sie den Nitratgehalt von Freiland- und Treibhaussalat.

Materialien:
Nitratteststäbchen, Knoblauchpresse

Zur Durchführung:
Zerkleinern Sie die einzelnen Proben, pressen Sie den Zellsaft aus, halten Sie je ein Teststäbchen in den Saft, bestimmen Sie den Nitratgehalt durch Farbvergleich an der Farbskala.
Beachten Sie: Bei einigen Proben dürfte der Nitratgehalt so hoch sein, dass eine Verdünnung notwendig wird. Fügen Sie immer, wenn der dunkelste Farbwert erscheint, die 10-fache Probenmenge an Wasser zu.

Beispielrechnung für verdünnte Proben:
Angenommen, die Probe hat laut Farbskala einen Nitratgehalt von 200 mg/1. Das untersuchte Gemüse enthält laut Nährwerttabelle 95 % Wasser, das sind in 1 kg 950 ml Wasser. 1 000 ml des unverdünnten Zellsaftes enthalten 2 000 mg Nitrat. Die 950 ml Zellsaft in 1 kg Gemüse enthalten dann 1 900 mg (1,9 mg) Nitrat.

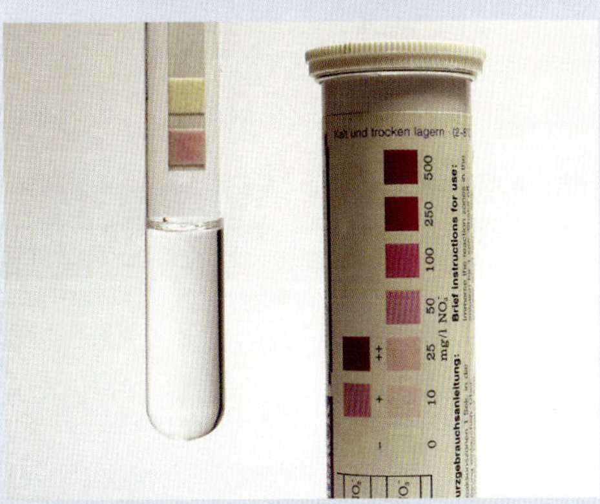

Teststäbchen zum Nitratnachweis

13 Strahlende Lebensmittel

Mehr als 25 Jahre sind nun schon seit der Reaktorkatastrophe von Tschernobyl Ende April 1986 vergangen. Die Katastrophe hat uns drastisch vor Augen geführt, welche Gefahr in der Atomkraft liegt. Vier Tage nach dem Unfall erreichte die „radioaktive Wolke" die Bundesrepublik. Mehr als 2 000 km von dem Unfallort in der Ukraine entfernt wurden vor allem in Süddeutschland deutlich erhöhte Strahlenwerte gemessen.

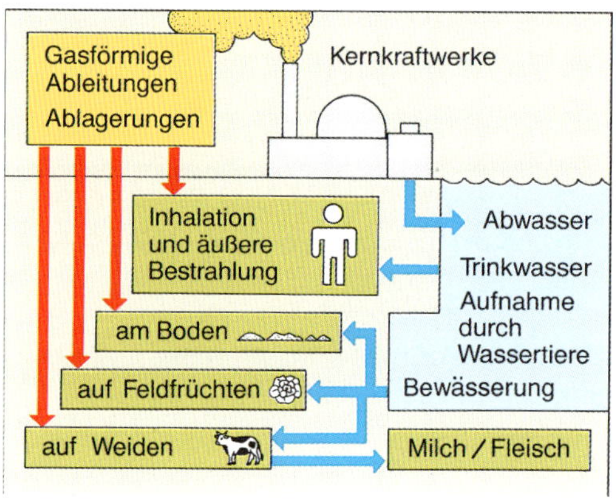

Wege der Radioaktivität

Alpha-Strahlung besteht aus zwei positiv und zwei nicht geladenen Teilchen, die beim radioaktiven Zerfall aus dem Atomkern frei werden und sich nur wenige Zentimeter verbreiten.
Beta-Strahlung hat weniger Energie als Alpha-Strahlung, aber eine größere Reichweite.
Gamma-Strahlung ist den Röntgenstrahlen ähnlich, kann unterschiedliche Energien und Reichweiten haben und den Körper und Beton ungehindert durchdringen.
Die **Halbwertszeit** gibt an, wie lange ein radioaktiver Stoff braucht, bis er zur Hälfte zerfallen ist. Beispiele: Caesium-137 30 Jahre, Strontium-70 28 Jahre, Jod-131 8 Tage.
Becquerel (Bq) gibt an, wie viele Atome eines radioaktiven Stoffes in einer Sekunde zerfallen und dabei Strahlen aussenden. Beispiel: In Milch mit 500 Bq Caesium pro Liter zerfallen pro Sekunde 500 Atomkerne.

Glossar zur Radioaktivität

Radioaktivität in Lebensmitteln. Regen brachte die radioaktiven Stoffe auf die Erde. Pflanzen nahmen sie über die Blätter und Wurzeln auf. Weil einige dieser Stoffe sehr langlebig sind, wurde der Boden für viele Jahre kontaminiert, d. h. mit radioaktiven Stoffen verunreinigt.

Ernährungsverhalten nach der Katastrophe. Zwei Jahre danach war die Belastung der Lebensmittel durch natürlich vorkommende radioaktive Stoffe zwar immer noch doppelt so hoch wie die durch die Katastrophe. Aber eine Belastung kam zu der anderen hinzu. Die öffentliche Diskussion und eine Empfehlung der Strahlenschutzkommission führten dazu, dass sich das Ernährungsverhalten veränderte. Der Verzehr von Milch und Freilandgemüse ging so deutlich zurück, dass auf mögliche gesundheitliche Schäden durch langfristig veränderte Verzehrsgewohnheiten hingewiesen wurde.

Wirkung der Radioaktivität im Körper. Gelangen langlebige radioaktive Stoffe über kontaminierte Nahrung in unseren Körper, ist der Körper über Jahre belastet. In dieser Zeit werden Beta- und Gamma-Strahlen ausgesendet. Die biologische *Halbwertszeit* ist die Zeit, nach der der Körper den radioaktiven Stoff zur Hälfte ausgeschieden hat.

Lernaufgabe:

Argumente suchen
Suchen Sie Argumente zum Thema „Bestrahlung von Lebensmitteln".
Wie sollten Sie praktisch vorgehen?
- Legen Sie eine Tabelle mit zwei Spalten an.
- In die linke Spalte schreiben Sie die wichtigsten Aussagen zu dem Thema.
- In der rechten Spalte ist Platz für Ihre eigenen Gegenargumente.
- Systematisieren Sie diese Gegenargumente. Durch sie können Ihre Argumente anschließend auf ihre Stichhaltigkeit geprüft werden.
- Die gefundenen Argumente werden in Gruppenarbeit diskutiert und ergänzt.

Bei radioaktivem Caesium-137 sind es 100 Tage, bei Jod-131 120 Tage und bei Strontium-89 11 Jahre. Radioaktives Strontium kann innerhalb eines Menschenlebens also nur zum Teil wieder ausgeschieden werden.

Langzeitwirkung der Radioaktivität. Wie sich schwache radioaktive Strahlung über einen längeren Zeitraum auf den menschlichen Organismus auswirkt, konnte noch nicht untersucht werden. Radioaktives Jod steht im Verdacht, an der Schilddrüse Krebs auszulösen, weil es dort gespeichert wird. Strontium, das in den Knochen abgelagert wird, soll Leukämie verursachen. Von radioaktiven Strahlen hervorgerufene Zellschädigungen und Funktionsstörungen können von einer Tochterzelle zur anderen weitergegeben werden. Durch Strahlen verursachte Krankheiten treten deshalb erst nach vielen Jahren auf. Die Latenzzeit, das ist die Zeit bis zum Ausbruch der Erkrankung, kann 20 Jahre und mehr dauern. Radioaktives Caesium kann Keimzellen, d.h. Ei- und Samenzellen, verändern und dadurch genetische Schäden verursachen, die erst Generationen später auftreten.

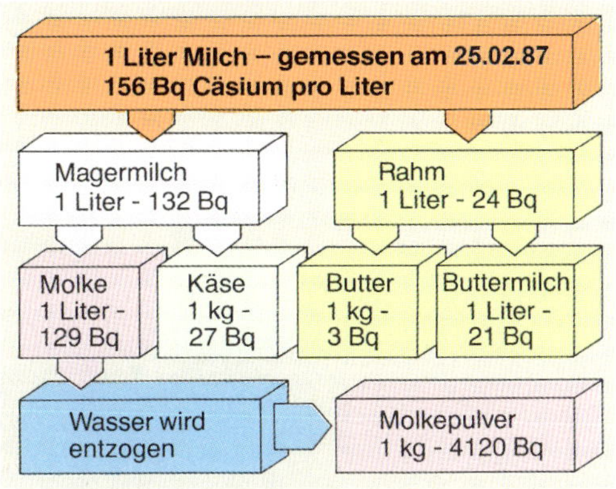

Von der Milch zum Molkepulver: Anreicherung der Radioaktivität

Strahlenbelastung während der Schwangerschaft kann beim Kind zu Missbildungen, Organfunktionsstörungen und geistiger Behinderung führen.

Nach einer EG-Verordnung dürfen Säuglingsnahrung, Milch und Milchprodukte höchstens 370 Bq/l bzw. kg aufweisen, die übrigen Lebensmittel 600 Bq/kg. Über die radioaktive Belastung einzelner Lebensmittel gibt die Verbraucherberatung Auskunft.

Exkurs: Lebensmittel – frisch bestrahlt

Seit einigen Jahren wird diskutiert, ob Lebensmittel zur Konservierung radioaktiv bestrahlt werden sollten. In anderen Ländern, auch in Europa, ist die Bestrahlung zulässig. Bestrahlt werden z.B. Zwiebeln, Kartoffeln, Paprika, Erdbeeren, Gewürze.

Das Lebensmittel- und Futtermittelgesetzbuch verbietet in § 8 die Bestrahlung grundsätzlich. Das gilt auch für den Verkauf im Ausland bestrahlter Lebensmittel.

Die Bestrahlung soll unerwünschte Mikroben abtöten und so die Haltbarkeit verlängern.

Bei der Bestrahlung werden die Lebensmittel bis zu einigen Stunden den Strahlen aus radioaktivem Kobalt oder Caesium ausgesetzt.

Das hat **unerwünschte Folgen:**

- Die Vitamine B_1, B_{12}, C, E werden zerstört.
- Ungesättigte Fettsäuren werden in gesättigte Fettsäuren umgewandelt.
- Durch größere Bestrahlungsdosen können Eiweißstoffe zersetzt werden.

Bei der Spaltung wasserhaltiger Lebensmittel wird Wasserstoffperoxid gebildet, ein Stoff, der wegen seiner Gesundheitsschädlichkeit seit Langem als Konservierungsstoff verboten ist.

Die Lebensmittelbestrahlungsverordnung erlaubt in Deutschland die Bestrahlung von getrockneten Kräutern und Gewürzen. Die Lebensmittel müssen gekennzeichnet sein.

Die Befürworter verweisen auf salmonellenverseuchtes Geflügel und verkeimte Gewürze und rechtfertigen damit die Bestrahlung.

Auf europäischer Ebene sind Regelungen in Vorbereitung, nach denen auch bei uns eine radioaktive Lebensmittelbestrahlung erlaubt sein soll. Es ist zu befürchten, dass sich das europäische gegenüber dem nationalen Recht durchsetzen wird.

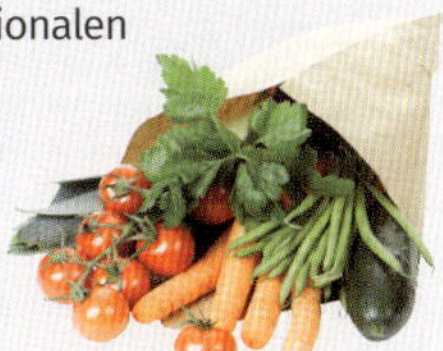

Sollen Lebensmittel bestrahlt werden?

14 Natürliche Gifte in Lebensmitteln

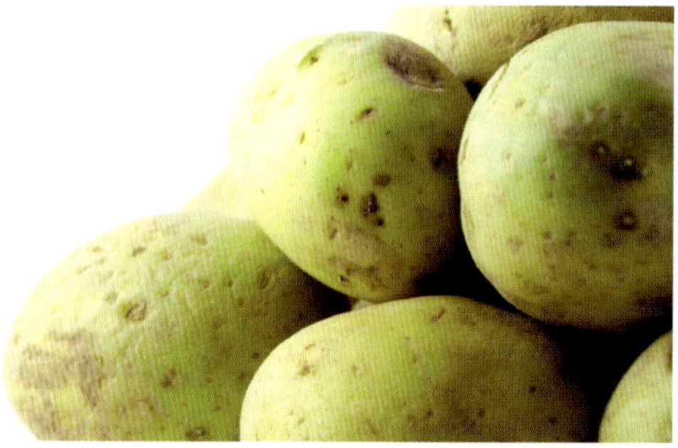

Solaninhaltige Kartoffeln

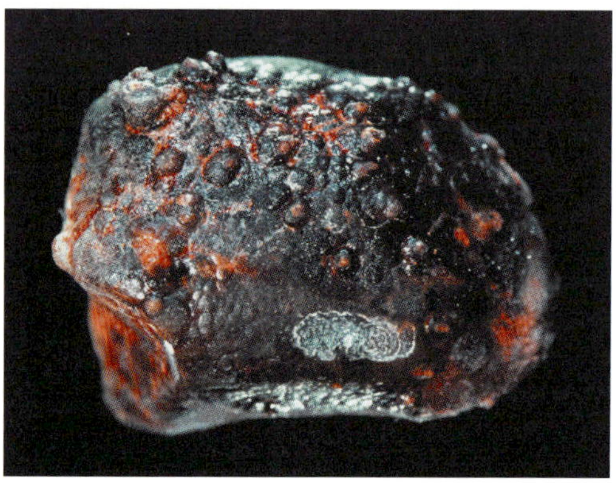

Oxalatstein

Lernaufgabe:

10 Wörter zu einem Thema finden und begründen

Nach Ihrer Beschäftigung mit den Giftstoffen natürlichen Ursprungs ist es Ihre Aufgabe, in einer Arbeitsgruppe aus vier Mitgliedern 10 Wörter aufzuschreiben, die Sie bei diesem Thema für am wichtigsten halten, und dies zu begründen.

Vorschlag zum Vorgehen:

- Einer leitet das Gespräch, ein anderer schreibt die gefundenen Wörter auf ein Blatt.
- Bevor ein Wort aufgeschrieben wird, muss nach einer Diskussion begründet werden, warum es eines der 10 Wörter ist.
- Wenn die Liste steht, suchen Sie daraus das Wort, das nach Ihrer Auffassung für das Thema „Hygiene" am treffendsten ist.
- Vergleichen Sie Ihre Liste mit denen der anderen Gruppen und diskutieren Sie die Ergebnisse.

Viele Lebensmittel enthalten kleine Mengen an Giftstoffen natürlichen Ursprungs.

Solanin kommt in grünen, unreifen Teilen von Kartoffeln, vor allem in der Schale vor. Länger gelagerte und unreife Kartoffeln weisen hohe Solaninwerte auf. Den größten Solaningehalt hat die Schale. Beschädigte und ergrünte Kartoffeln sollten aussortiert werden.

Solanin ist hitzestabil, übersteht also Kochen und Backen. Beim Kochen löst es sich zum Teil im Wasser, besonders nach Essigzusatz. Kochwasser sollte daher weggeschüttet werden.

In leichten Fällen verursacht Solanin Durchfall, Erbrechen, Mattigkeit, Kopfschmerz; Symptome, die häufig auf andere Ursachen zurückgeführt werden. Schwere Symptome sind Benommenheit, Krämpfe und Atemnot.

Oxalsäure und Oxalate. Einige Gemüsearten enthalten Oxalsäure und ihre Salze, die Oxalate. Besonders hohe Werte weisen Rhabarber, Spinat, Mangold, Rote Beete und Sauerampfer auf. Oxalsäure bildet im Körper mit Calcium das nicht resorbierbare Calciumoxalat. Dadurch wird Nahrungscalcium entzogen. Blanchieren verringert das Oxalat. Oxalat kann sich in der Niere und in den Harnkanälen ablagern, Harnsteine bilden und Nierenschäden verursachen. Nierenkranke sollten oxalsäurehaltige Lebensmittel möglichst meiden.

Blausäurehaltige Glucoside. In bitteren Mandeln und in Kernen von Kirschen, Aprikosen, Pfirsichen, Pflaumen, in Bohnen, Bambussprossen und Leinsamen kommen blausäurehaltige Glucoside vor. Das sind ungiftige Verbindungen von Blausäure mit Kohlenhydraten. Erst im Darmtrakt wird die Blausäure durch Bakterienenzyme freigesetzt. Blausäure hemmt die Zellatmung, verursacht Schwindel, Erbrechen, Atemkrämpfe und Angstzustände. Bei kleinen Kindern können fünf bis zehn bittere Mandeln zu einer tödlichen Vergiftung führen. Durch Zerkleinern, mehrstündiges Einweichen und Weggießen des Kochwassers lässt sich die Blausäure zum Teil entfernen.

Biogene Amine sind organische Basen, die beim Stoffwechsel aus Aminosäuren entstehen. Auch beim Lebensmittelverderb und bei Reifungsverfahren werden biogene Amine gebildet. Sie kommen in fast allen Lebensmitteln in kleinen Mengen vor. In den Körper aufgenommen, werden sie resorbiert und in der Leber entgiftet. Sie können allergieähnliche Reaktionen auslösen und zu Kreislaufproblemen führen.
Zu den biogenen Aminen gehören Histamin, Tyramin und Serotonin. Sie kommen in größeren Mengen in langsam reifenden Käsesorten wie Roquefort und Gruyère vor. Auch in Wurst, in luftgetrockneter Salami und in rohem Schinken können sie vorkommen.
Bei Verarbeitung, Reifung und Lagerung von Lebensmitteln treten biochemische und mikrobiologische Veränderungen im Eiweiß auf. Dabei können biogene Amine gebildet werden.
Auch in Avocados, Bananen, Ananas, Erdbeeren, Himbeeren, Tomaten sowie in Walnüssen und Steinpilzen werden sie gefunden.

Mykotoxine. Einige auf Lebensmitteln wachsende Schimmelpilze bilden Gifte. Etwa 300 dieser Mykotoxine, d.h. Pilzgifte, sind bisher bekannt. Sie sind weit verbreitet und kommen vor allem in pflanzlichen Lebensmitteln, aber auch in Milch vor.

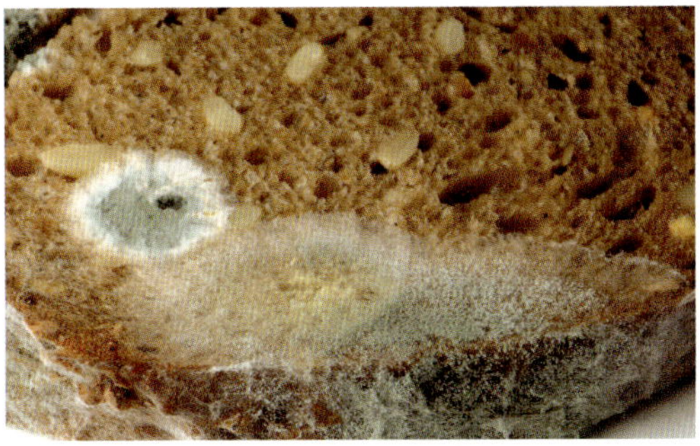

Verschimmeltes Brot kann Mykotoxine enthalten.

Eine Verunreinigung mit Mykotoxinen lässt sich nicht völlig vermeiden. Bereits beim Hantieren mit angeschimmelten Produkten werden große Mengen von Schimmelpilzsporen aufgewirbelt, die ebenfalls Mykotoxine enthalten. Mykotoxine rufen Leberkrebs und Störungen des Immunsystems hervor.
Der Verbraucher kann Mykotoxine in den Konzentrationen, die normalerweise in Lebensmitteln vorkommen, nicht wahrnehmen. Bei sichtbarem Schimmelbefall, abweichendem Geruch und bei Überlagerung ist Vorsicht geboten. Durch Erhitzen ist Mykotoxin kaum zu entfernen.
Am bekanntesten ist das Aflatoxin. Es konnte in Nüssen, Mischbrot, Hülsenfrüchten, Getreide und Käse nachgewiesen werden.

Exkurs: Was ist ein Gift?

Am Beispiel der Blausäure lässt sich zeigen, wovon es abhängt, ob ein Stoff als Gift wirkt. Die meisten Stoffe sind *bis zu einer bestimmten Menge unschädlich.*
Zum einen kommt es also darauf an, wie viel von dem Stoff einwirkt. Der Arzt Paracelsus hat schon vor fast 500 Jahren die These aufgestellt: „Allein die Dosis macht, dass ein Ding kein Gift ist."
Zum anderen spielt es eine Rolle, *wie lange* und *über welches Organ* der Stoff einwirkt. So wird Blausäure z. B. über Magen und Darm aufgenommen.
Unser Organismus ist in der Lage, viele Stoffe abzuwehren. Oft nehmen wir z. B. mit Pfirsichen Spuren von Blausäure auf. Diese Dosis schadet uns nicht, weil sie so klein ist, dass unser Stoffwechsel sie unschädlich machen kann.

Als Gift wirkt Blausäure erst, wenn die Menge ausreicht, um die *Abwehr des Körpers* zu überwinden. Der Grenzwert, bei dem erste Vergiftungserscheinungen ausgelöst werden, ist von Alter, Geschlecht, Gesundheitszustand und Körpergewicht abhängig. Es gibt Stoffe, die bereits in der kleinsten Menge im Organismus irreversible, d. h. bleibende Schäden verursachen, z. B. das Gift des Clostridium botulinum, das stärkste Gift überhaupt, von dem 0,1 bis 1,0 µg (1/10 000 000 bis 1/1 000 000 g) einen Menschen tötet.
Neben diesen *akut giftigen* Stoffen gibt es *langfristig wirksame* Gifte. Oft sind es Stoffe, die in die Umwelt abgegeben wurden und die über die Nahrungskette in den Körper des Menschen gelangen. Der Organismus kann sie nicht oder nur schwer abbauen.

15 Zusatzstoffe – brauchen wir die?

Fleischsalat

Zutaten: Pflanzliches Öl, Gurken, Wasser, Schweinefleisch, Speck, modifizierte Stärke, Branntweinessig, Weinessig, Eigelb, Rindfleisch, Senf mit künstlichem Süßstoff Saccharin, Nitrit-Pökelsalz, Salz, Worcestersauce, Säureregulator, Stabilisator, Gewürze, Konservierungsstoffe Sorbinsäure und Benzoesäure.

Bei + 2 °C bis + 8 °C mindestens haltbar bis: siehe Becherboden

Inhalt: 250 g
Fleischbräteinwaage: 62,5 g

Etikett von Fleischsalat mit Zutatenliste

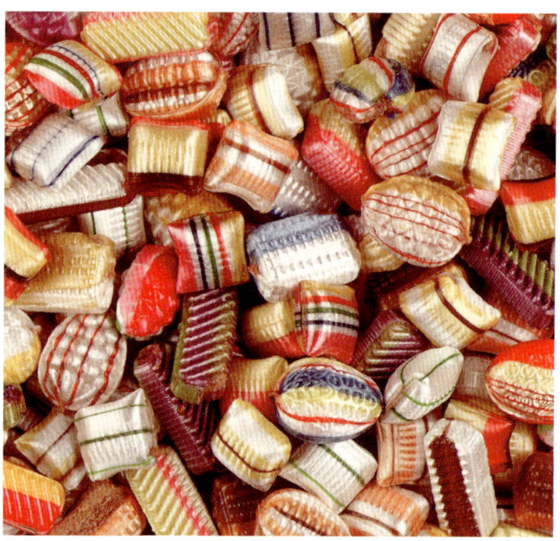

Süßigkeiten mit künstlichen Farbstoffen

Zutatenlisten müssen ausweisen, was bei der Herstellung eines Lebensmittels zugesetzt wurde. Zutatenliste eines Cola-Getränks: *Wasser, Zucker, Kohlensäure, Farbstoff E 150, Säuerungsmittel E 338, Koffein und natürliche Aromastoffe*. Das streng gehütete Geheimrezept ist das natürlich nicht, aber u.a. der Hinweis auf zwei Zusatzstoffe. Bei dem Farbstoff handelt es sich um Zuckercouleur, bei dem Säuerungsmittel um Orthophosphorsäure.

Für einen Teil der Zusatzstoffe ist auch die Angabe der Verkehrsbezeichnung des Stoffes oder die E-Nummer vorgeschrieben. Die E-Nummern sind für alle EU-Staaten einheitlich festgelegt.

Strenge Vorschriften. Während die übrigen Zutaten im Rahmen der lebensmittelrechtlichen Vorschriften verwendet werden dürfen, müssen verwendete Zusatzstoffe zugelassen sein. Zusatzstoffe sind laut Lebensmittel- und Futtermittelgesetzbuch Stoffe, die zugesetzt werden, um im Lebensmittel eine bestimmte Wirkung zu erzielen und/oder um dessen Eigenschaften zu verändern oder zu beeinflussen, z. B.

- Eigenschaften wie Streichfähigkeit,
- Verhalten einzelner Zutaten zueinander in Emulsionen,
- Farbe, Konsistenz, Aussehen,
- ernährungsphysiologische Eigenschaften.

Verwendung von Zusatzstoffen bei der Lebensmittelherstellung

Verwendungsgrund	Zusatzstoffe	Aufgaben im Lebensmittel	Betroffene Lebensmittel
Aussehen und Geschmack verändern/verbessern	Farbstoffe, Geschmacks-/Aromastoffe, Süßstoffe, Geschmacksverstärker	Lebensmittel färben; Geschmack und Aroma geben;(ohne Zucker) süßen; Geschmack intensivieren	Eis, Süßwaren, Margarine; Backwaren, Füllungen, Pudding, Geleespeisen; Diabetiker- und Süßwaren; Fertiggerichte, Fertigsuppen, Backwaren
Zusatz ist aus herstellungstechnischen Gründen erforderlich	Emulgatoren, Schaumstabilisatoren, Verdickungs-/Geliermittel, Schmelzsalz, Backtriebmittel	Wasser und Fett stabil miteinander vermischen; schaumartige Produkte stabiler machen; Wasser binden, dadurch gelieren und verdicken; Fett, Eiweiß, Wasser gleichmäßig vermischen;Teige und Massen lockern	Margarine, Mayonnaise, Backwaren, Speiseeis; Süßwaren, Backwaren; Cremes, Pudding, Joghurt, Marmelade, Backwaren, Schmelzkäse, Gebäck
Haltbarkeit verlängern	Oberflächenbehandlungsstoffe, Konservierungsstoffe, Antioxidanzien	Oberflächenverderb verhindern; Lebensmittel haltbar machen; Sauerstoffeinwirkung verhindern – haltbar machen	Zitrusfrüchte, Bananen; Käse, Margarine, Wurst, Schinken, Marmelade; Öle, Margarine, Suppen, Schmelzkäse

Synthetisch hergestellte Substanzen. Viele Zusatzstoffe werden synthetisch erzeugt. Zu ihnen gehören die zwölf zugelassenen Azofarbstoffe. Sie sind die am häufigsten verwendeten Zusatzstoffe. Sie sollen dem Lebensmittel ein appetitanregendes und verkaufsförderliches Aussehen geben, können aber auch nicht vorhandene Inhaltsstoffe vortäuschen.

Farbstoffe aus natürlichen Stoffen. Manche Farbstoffe werden aus natürlichen Stoffen gewonnen, z. B. Zuckercouleur durch Karamellisieren von Zucker (E 200) und der Geschmacksverstärker Glutaminsäure.

Erdbeer- und Kirschjoghurts können Betanin (E 162) enthalten, ein aus Roter Beete gewonnener Farbstoff, der hohen Fruchtanteil vorgibt.

Gesundheitliche Bedenken. Einige der künstlichen Farbstoffe können pseudoallergische Reaktionen auslösen:

Die synthetischen roten Azofarbstoffe Amaranth (E 123), Erythrosin (E 127) und das gelbe Tartrazin (E 102) rufen Nesselsucht und Asthmaanfälle hervor. Als Allergieauslöser gelten auch die Konservierungsstoffe Benzoesäure (E 210) und Sorbinsäure.

Gesundheitliche Bedenken bestehen auch gegen das Natriumnitrit (E 250), das in Wurst und Schinken die Pökelröte hervorruft. Nitritreste können zur Bildung des krebsauslösenden Nitrosamins führen. Kritik gibt es auch an dem Zusatz von Phosphorverbindungen.

Im Durchschnitt nehmen wir dadurch doppelt so viel Phosphat zu uns, als von Ernährungswissenschaftlern empfohlen wird. Bei Erwachsenen beeinflusst dies den Mineralumsatz im Skelett. Ob Symptome der Hyperaktivität bei Kindern auf zu hohe Phosphatzufuhr zurückgehen, ist wissenschaftlich nicht bewiesen.

Fast alle Zusatzstoffe gelten als gesundheitlich unbedenklich. Einige sind völlig harmlos, z. B. E 300 L-Ascorbinsäure (Vitamin C) und E 307 Alpha-Tocopherol (Vitamin E). Zusatzstoffe unterliegen strengen Kontrollen. Bestimmte Konzentrationsgrenzwerte dürfen nicht überschritten werden. Es gibt ADI-Werte. Langfristige Wirkungen sind oft noch unerforscht.

Klassenname	Zusatzstoff	kann enthalten sein in
Farbstoff	E 101 Riboflavin*	Teigwaren, Mayonnaise
	E 102 Tartrazin	Süßwaren, Puddingpulver
	E 123 Amaranth	Pudding, Eis, Likör
	E 150 Zuckercouleur*	Essig, Pudding, Gebäck
	E 160a Beta-Carotin*	Butter, Margarine, Käse
Konservierungsstoff	E 200 Sorbinsäure	Margarine, Mayonnaise
	E 210 Benzoesäure	Mayonnaise Salate
	E 214 PHB-Ester	Fischmarinaden, Süßwaren
	E 220 Schwefeldioxid	Wein, Trockenfrüchten
	E 230 Biphenyl	Oberfläche von Früchten
	E 231 Orthophenylphenol	Schale von Zitrusfrüchten und Bananen
	E 250 Natriumnitrit	Wurst, Schinken, Käse
Emulgator	E 322 Lecithin	Margarine, Schokolade
	E 471 Mono- und Diglyceride	Margarine, Wurst, Eiscreme, Backwaren
Stabilisator	E 450 Diphosphate	Brühwurst, Kochkäse
	E 451 Triphosphat	Schmelzkäse
Gelier-/Verdickungsmittel	E 400 Alginsäure	Gelees, Puddings, Joghurt
	E 406 Agar-Agar	Joghurt, Speiseeis
	E 414 Gummiarabicum	Gummibonbons
Geschmacksverstärker	E 620 Glutaminsäure	Wurst, Schinken, Fleisch
	E 621 Na-Glutamat	Wurst, Schinken, Fleisch

* sind allgemein zugelassen und gelten nur nach EG-Recht, nicht nach LMBG als Zusatzstoffe

Lernaufgabe:

Inhaltslisten checken

Sehen Sie sich die Inhaltslisten auf Lebensmitteletiketten genau an und stellen Sie fest, welche Zusatzstoffe das jeweilige Lebensmittel enthält.

Schauen Sie in der Tabelle oben nach, welchen Zusatzstoffen die angegebenen E-Nummern entsprechen.

Mikroorganismen in der Ernährung – zwei Seiten einer Medaille

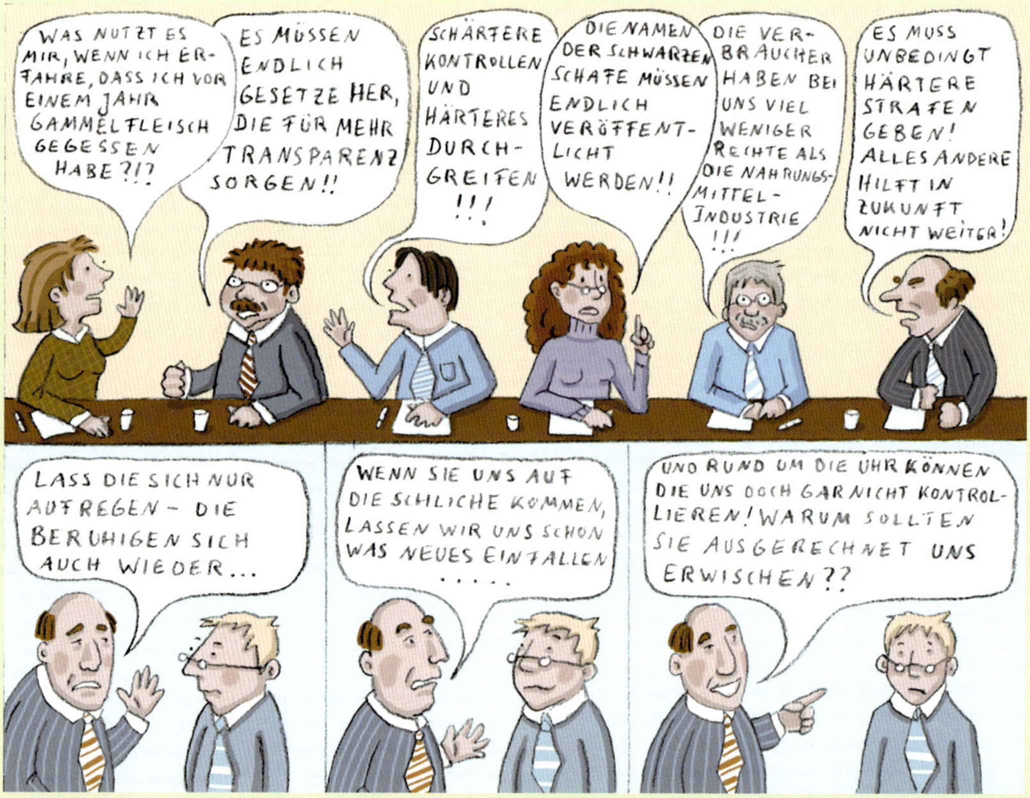
WAS NUTZT ES MIR, WENN ICH ERFAHRE, DASS ICH VOR EINEM JAHR GAMMELFLEISCH GEGESSEN HABE?!?
ES MÜSSEN ENDLICH GESETZE HER, DIE FÜR MEHR TRANSPARENZ SORGEN!!
SCHÄRFERE KONTROLLEN UND HÄRTERES DURCHGREIFEN !!!
DIE NAMEN DER SCHWARZEN SCHAFE MÜSSEN ENDLICH VERÖFFENTLICHT WERDEN!!
DIE VERBRAUCHER HABEN BEI UNS VIEL WENIGER RECHTE ALS DIE NAHRUNGSMITTELINDUSTRIE !!!
ES MUSS UNBEDINGT HÄRTERE STRAFEN GEBEN! ALLES ANDERE HILFT IN ZUKUNFT NICHT WEITER!
LASS DIE SICH NUR AUFREGEN – DIE BERUHIGEN SICH AUCH WIEDER...
WENN SIE UNS AUF DIE SCHLICHE KOMMEN, LASSEN WIR UNS SCHON WAS NEUES EINFALLEN.....
UND RUND UM DIE UHR KÖNNEN DIE UNS DOCH GAR NICHT KONTROLLIEREN! WARUM SOLLTEN SIE AUSGERECHNET UNS ERWISCHEN??

Zur Situation

Angefangen hat es im Jahr 2005. Im Jahr darauf häuften sich die Meldungen in Presse und Fernsehen, nach denen bei Fleischhändlern in Norddeutschland und in Bayern illegale Machenschaften mit verdorbenem Fleisch bekannt wurden. Bei einem Münchener Fleisch-Großhändler wurden mehr als zehn Tonnen Fleisch entdeckt, bei dem die Haltbarkeit zum Teil mehr als vier Jahre überschritten war. Es dauerte nicht lange, da war die Begriff „Gammelfleischskandal“ in aller Munde.

Sofort sind Verbraucherschützer auf den Plan gerufen. Politiker geben Statements ab. Manche versuchen zu beruhigen, indem sie auf die im Großen und Ganzen funktionierende Lebensmittelüberwachung verweisen. Andere halten den Verbraucherschutz für nicht ausreichend, sonst kämen solche Skandale nicht vor.

Lernaufgaben:

1. Welche Meinung haben Sie zu dem Comic?
2. Informieren Sie sich darüber, wie die staatliche Lebensmittelüberwachung in der Bundesrepublik organisiert ist. Schauen Sie dazu in das erste Kapitel dieses Buches.
3. Begründen Sie die Notwendigkeit von Lebensmittelhygiene und Lebensmittelkontrollen.
4. Informieren Sie sich darüber, welche Behörde in Ihrem Bundesland für die Lebensmittelüberwachung zuständig ist und wo das für Ihren Wohnort zuständige Amt seinen Sitz hat.
5. Bilden Sie sich eine Meinung darüber, ob der Verbraucherschutz bei uns ausreicht.

Gammelfleisch aus Brasilien

Mehr als zehn Jahre waren seit dem Gammelfleischskandal in Deutschland vergangen, als im März 2017 uns bestürzende Nachrichten aus dem fernen Brasilien erreichten. Dort, wo die Produktion von Fleisch ein überaus lukratives Geschäft in Milliardenhöhe ist, erschüttert ein Gammelfleischskandal das südamerikanische Land.

Noch im März 2017 wurden fast 20 in den Skandal verwickelte Personen festgenommen, die den Verkauf von Gammelfleisch, das mit einwandfreiem Fleisch vermischt war, organisiert haben. Berührt von dem Skandal ist auch der weltgrößte brasilianische Fleischproduzent JBS.

Drei Produktionsstätten wurden geschlossen, 21 Betriebe unter die staatliche Aufsicht gestellt und mehr als 30 Lebensmittelkontrolleure entlassen. Gegen die betroffenen Unternehmen verhängte das Land ein Exportverbot.

Fleisch, das die Haltbarkeitsgrenze überschritten hatte, und Gammelfleisch wurden mithilfe von Chemikalien so behandelt, dass der Mangel nicht auffiel, und dem Verkauf zugeführt.

Als berichtet wurde, dass sogar Schweineköpfe zu Wurst verarbeitet worden seien, baten die EU, die USA und China Brasilien um genauere Informationen.

Die EU verfügte einen Importstopp gegen Fleisch, das aus Brasilien schon auf dem Weg nach Europa war. Der Ratsvorsitzende der EU für das 1. Halbjahr 2017 forderte Brasilien auf, durchgreifende Gegenmaßnahmen zu ergreifen. Die EU plane verschärfte Kontrollen und werde zwischen den EU-Staaten eine einheitliche Linie abstimmen. Die Gesundheit der Verbraucher sei das oberste Interesse der EU. Je nachdem wie die brasilianischen Kontrollen ausfielen und wie es gelinge, die Zuverlässigkeit der Kontrollbehörden wieder herzustellen, behalte sich die EU weitere Maßnahmen vor. Danach wurde zudem ein Importstopp verhängt, der für die von dem Skandal betroffenen Betriebe gilt.

Das Bundes-Landwirtschaftsministerium teilte mit, aus Brasilien sei kein Gammelfleisch nach Deutschland verkauft worden, jedenfalls, so das Ministerium, gebe es „keine Informationen, dass Sendungen aus den betroffenen brasilianischen Firmen nach Deutschland gelangt seien." Auch aus anderen EU-Staaten gebe es keine Meldungen über dorthin gelangtes gesundheitsschädliches Fleisch.

Brasilien ist der größte Rindfleischexporteur mit einem jährlichen Ausfuhrumfang von 11 Milliarden Euro. Deutschland importierte 2016 rund 114.000 Tonnen.

Schlachtfleisch: Der Zustand von Fleisch lässt sich anhand von Geruch und Farbe überprüfen. Einwandfreies Fleisch riecht angenehm säuerlich. Die Oberfläche ist leicht klebrig, fühlt sich aber eher trocken an. Die Farbe hängt von der Tierart ab. Rindfleisch ist dunkelrot und leicht bräunlich, Kalbfleisch blassrot bis rosa und Schweinefleisch hellrot.

Gammelfleisch: Fleisch wird dann als verdorben bezeichnet, wenn es durch Mikroorganismen verunreinigt ist. Dadurch verändern sich sein Geschmack und sein Geruch. Wenn die Veränderungen weiter fortschreiten, wird sein Geruch ekelerregend süßlich. Auf seiner Oberfläche bildet sich eine klebrige Schmierschicht und seine Farbe wird grünlich.

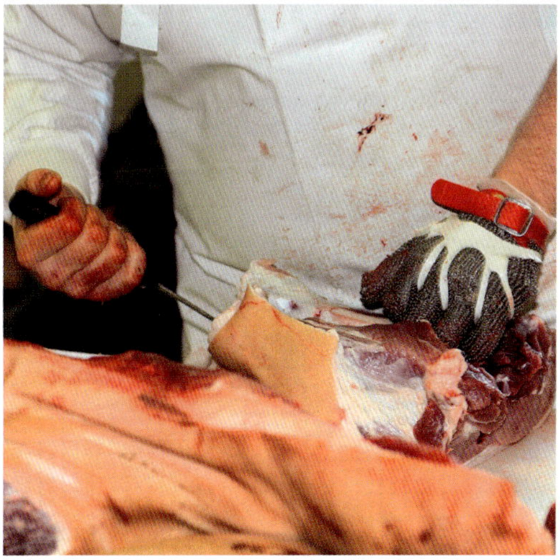

Fleisch und Fleischprodukte aus Brasilien

1 Durch Hygiene kein Verderb

Hygiene contra Lebensmittelverderb. Alle Lebensmittel mit einem Mindestwasseranteil sind für Verderb anfällig. Das gilt insbesondere für Fleisch, Fische, Milch und daraus hergestellte Produkte, aber auch für Obst und Gemüse. Der Verderb wird von Kleinlebewesen verursacht, d. h. von Mikroorganismen, die auch als Keime bezeichnet werden. Es gibt drei Gruppen: *Bakterien*, *Hefen* und *Schimmelpilze*. Die meisten von ihnen sind mit bloßem Auge nicht zu erkennen.

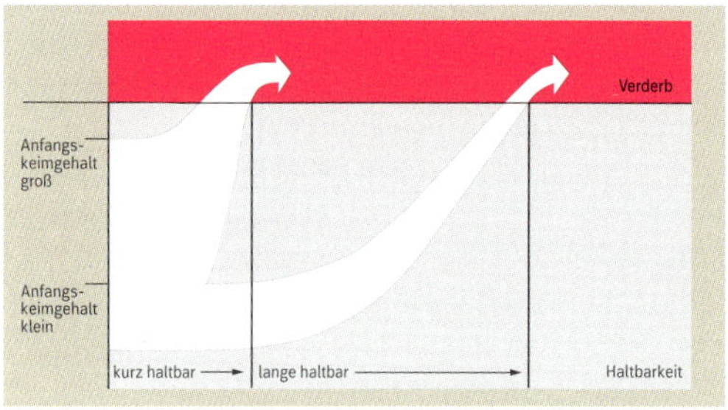

Anfangskeimgehalt und Verderb

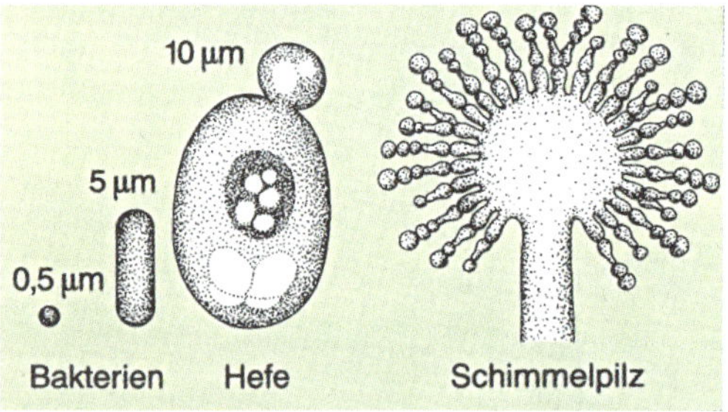

Mikroorganismen: Bakterien, Hefen, Schimmelpilze (1 µm ist 1/1 000 mm)

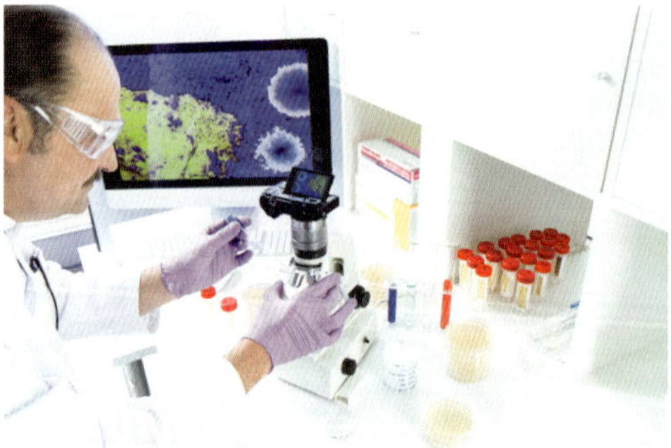

Laboruntersuchung

Lebensmittel verderben, weil die Mikroorganismen sich von deren Inhaltsstoffen ernähren. Bei ihrem Stoffwechsel scheiden Mikroorganismen unangenehm riechende und schmeckende Stoffe aus. Manche von ihnen produzieren Gifte und rufen Krankheiten hervor – Grund genug, dem Lebensmittelverderb Einhalt zu gebieten. Hygiene bedeutet Schutz vor Verderbserregern und deren Bekämpfung.

Anfangskeimgehalt. Fleisch und Fleischprodukte verderben umso schneller, je mehr Keime bereits am Anfang auf die meist klebrige Oberfläche gelangt und in die obersten Schichten des Fleisches eingedrungen sind. Für die Keimvermehrung ist dieser Anfangskeimgehalt entscheidend.

Mikroorganismenübertragung einschränken. Mikroorganismen kommen fast überall vor. Schon die Luft enthält Keime. Die Übertragung von Keimen auf Lebensmittel ist also kaum ganz zu verhindern, denn keimfrei ist es bei der Lebensmittelherstellung nirgends. Die Keimübertragung lässt sich aber durch hygienisches Arbeiten weitgehend einschränken.

Keimübertragung. Keime werden mit den Händen leicht übertragen, denn wer mit Lebensmitteln arbeitet, überträgt mit seinen Händen ständig Keime. Richtig kritisch kann es aber erst werden, wenn zwischendrin etwas anderes angefasst wird. Dann müssen die Hände besonders sorgfältig gewaschen werden. Werkzeuge und Maschinen sind ebenfalls typische Keimüberträger. Griffe von Messern, Paletten und Töpfen, die häufig mit den Händen berührt werden, können besonders keimhaltig sein.

Andererseits gibt es auch **erwünschte Bakterien**. Als Bestandteile des Organismus gehören sie zum Körper von Mensch und Tier und werden bei der Verdauung im Magen und im Darm unbedingt gebraucht, denn die aufgenommenen Speisen können nur mit ihrer Hilfe verarbeitet, zersetzt und gefiltert werden. Erwünschte Bakterien sind auch an der **Abwehr** unerwünschter Bakterien beteiligt.

Exkurs: Mikroorganismen – meistens fast unsichtbar, aber äußerst wirksam

Bakterien sind weit verbreitet und haben im Stoffkreislauf der Natur die wichtige Aufgabe, abgestorbene Stoffe abzubauen. Die meisten heute bekannten ca. 6 000 Bakterienarten sind harmlos. Nur einige verursachen Lebensmittelverderb und können uns gefährlich werden.

Bakterien werden u. a. nach ihrer **äußeren Form** unterschieden. So sind Kokken kugel- bis fast eiförmig. Mikrokokken liegen einzeln, Streptokokken sind kettenartig, Staphylokokken unregelmäßig traubenartig angeordnet. Unter den stäbchenförmigen Bakterien gibt es lange, kurze, gerade, kommaförmige und spiralig gedrehte Arten. Einige Arten wie die Coli-, Proteus- und Pseudomonas-Bakterien sowie die Salmonellen haben Geißeln als Fortbewegungsorgane.

Bakterien sind Einzeller, d. h., sie bestehen nur aus einer Zelle, die sich bei der Vermehrung in zwei selbständige Zellen teilt. Zunächst wächst die Bakterienzelle zu ihrer normalen Größe, die je nach Art unterschiedlich ist Dann teilen sich in der Zelle der Zellkern und die übrigen Zellbestandteile und wandern jeweils auf eine Seite. Danach teilt sich die Zelle in der Breite, sodass zwei selbstständige Zellen entstehen. Diese wachsen wieder heran und teilen sich. Bei günstigen Temperaturbedingungen können sich Bakterien alle 20 Minuten einmal teilen.

Vermehrung – rasend schnell. Wie schnell sich Mikroorganismen vermehren, hängt von ihren Wachstumsbedingungen ab. Wichtig für das Wachstum ist die *Temperatur*. Jede Art hat ihr eigenes Wachstumsoptimum. Bei vielen Bakterien, Hefen und Schimmelpilzen liegt dieser Bereich, in dem sie am besten wachsen, bei 36 bis 37 °C. Je näher die Temperatur bei dem Wachstumsoptimum liegt, desto schneller ist die Vermehrung. Je weiter sich sie sich davon entfernt, desto langsamer wird diese.

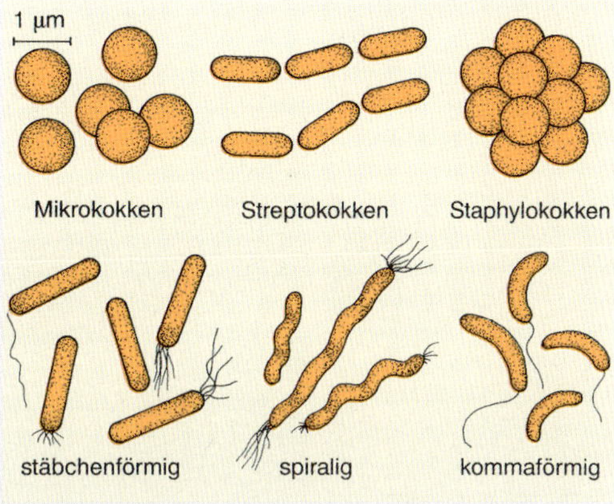

Bakterienarten

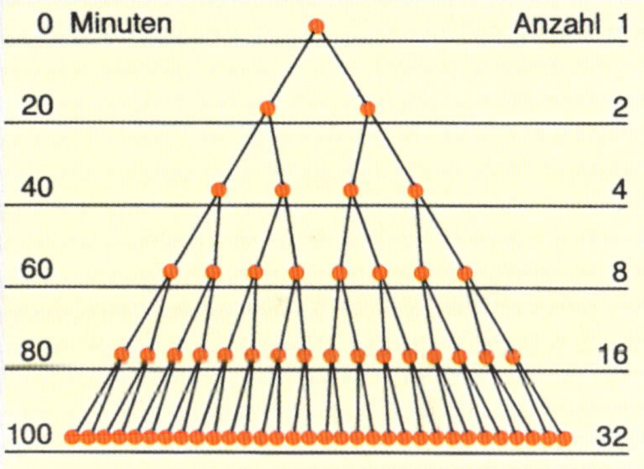

Bakterienvermehrung: in diesem Beispiel alle 20 Minuten

Wachstumsfaktor Temperatur. Mikroorganismen wachsen nicht bei jeder Umgebungstemperatur gleich schnell. Sie vermehren sich umso langsamer, je niedriger die Temperatur sinkt. Ab einer bestimmten Temperatur hört das Wachstum auf. Auch bei zu hoher Temperatur stellen sie ihr Wachstum ein. Von einer bestimmten Temperatur an werden sie abgetötet. Nur innerhalb dieser Temperaturgrenzen können sie wachsen. Jede Art hat in diesen Grenzen Temperaturoptimum. Bakterien, Hefen und Schimmelpilze werden nach ihrer Wachstumstemperatur in drei Gruppen eingeteilt: *Kälte liebende Arten, mittlere Temperaturen bevorzugende Arten* und *Wärme bevorzugende Arten.*

2 Reinigungsmittel – porentief wirksam?

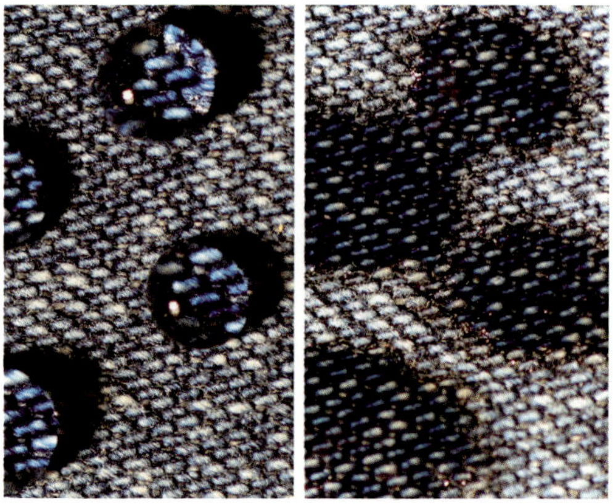

Wasser perlt ab, Reinigungslösung dringt ein

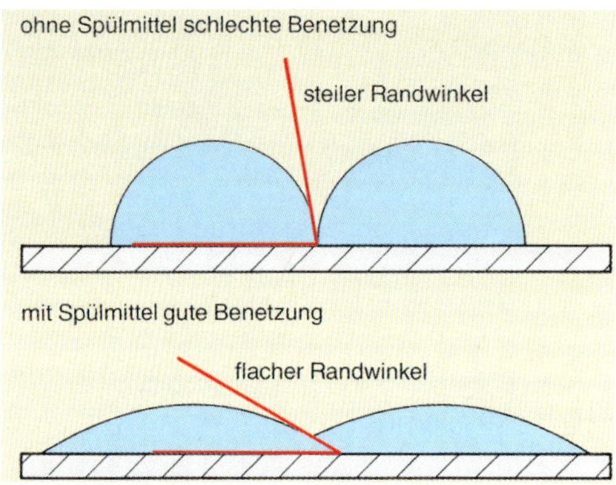

Je flacher der Randwinkel, desto besser die Reinigungswirkung

Die Waschmittelwerbung redet uns ein, oberflächliche Sauberkeit genüge nicht, „porentief rein" müsse gewaschen werden. Ist dies bei Wäsche durchaus zweifelhaft, so gilt es aber überall da, wo Lebensmittel im Spiel sind. Denn mit dem Schmutz werden auch die Keime und ihr Nährboden entfernt. Niedriger Anfangskeimgehalt schränkt Verderb ein und verhindert Lebensmittelvergiftungen.

In Küche und Großküche fallen Geschirr, Besteck, Gerät und Werkzeug als Reinigungsgüter an. Sie müssen sorgfältig und vor allem hygienisch einwandfrei gereinigt werden.

Wasser, das wichtigste Reinigungsmittel, reinigt, indem es wasserlösliche Schmutzrückstände löst und mit sich hinweg trägt. Manche Rückstände haften sehr fest an der Oberfläche des Reinigungsgutes. Sie enthalten Eiweiß und/oder Stärke. 30 °C bis 40 °C warmes Wasser dringt in sie ein, bringt sie zum Quellen, lockert sie und löst sie schließlich ab. Je höher die Temperatur, desto stärker sind die Wassermoleküle in Bewegung und desto besser können sie eindringen. Enthalten die Rückstände hitzegerinnendes Eiweiß, darf das Wasser nicht wärmer als 50 °C sein. Sonst gerinnt das Eiweiß, und die Rückstände kleben dann umso fester an der Oberfläche.

Fett lässt sich von Kunststoffgefäßen schwerer entfernen als von Glas und Porzellan. Deshalb ist es kaum zu vermeiden, dass dort Fettspuren zurückbleiben.

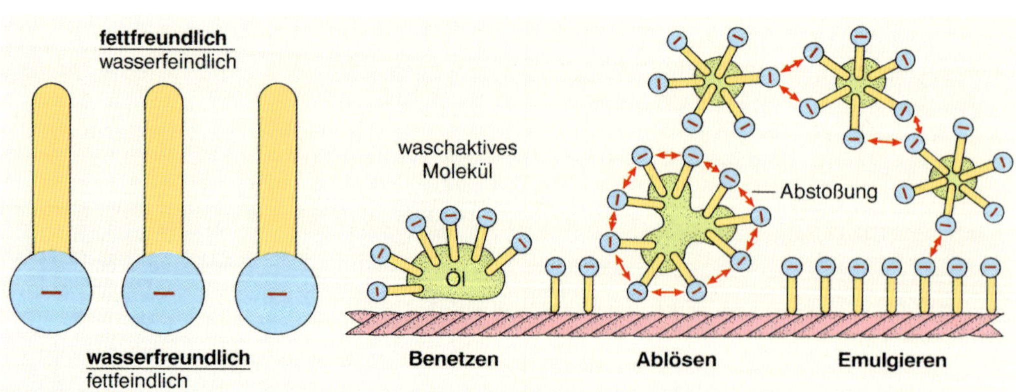

Vorgänge beim Reinigen – schematisch

Chemische Reinigungsmittel erhöhen die Reinigungskraft des Wassers gegenüber fetthaltigem Schmutz. Tropft Wasser auf eine fettige Glasoberfläche, so bilden sich ausgeprägte Tropfen, weil Wasser **Oberflächenspannung** hat. Sie führt dazu, dass Wasser die jeweils kleinste Oberfläche einzunehmen trachtet. Tropft auf dieselbe Oberfläche Wasser, das Reinigungsmittel enthält, werden die Tropfen breiter und zerfließen. Das Reinigungsmittel setzt die Oberflächenspannung des Wassers herab, sodass es besser benetzen kann. Reinigungsmittel sind ähnlich aufgebaut wie Emulgatoren. Ihre Moleküle haben einen hydrophilen, d. h. wasserfreundlichen Teil und einen lipophilen, d. h. fettfreundlichen Teil. Der wasserfreundliche Teil ist immer zugleich auch fettfeindlich, der fettfreundliche ist wasserfeindlich. Treffen die Moleküle eines Reinigungsmittels auf fetthaltigen Schmutz, tauchen sie mit ihrer fettfreundlichen Seite in die fetthaltigen Schmutzteilchen. Die wasserfreundlichen Enden ragen in das Reinigungswasser und bilden so um die Schmutzteilchen eine negativ geladene Hülle. Auch zwischen die Oberfläche des Reinigungsgutes und den Schmutz dringen die Moleküle des Reinigungsmittels, lösen ihn nach und nach ab und „igeln" ihn ein. Dadurch bleiben Schmutzteilchen in Reinigungslösung in der Schwebe.

Lernaufgabe:

Einen Reinigungs- und Hygieneplan für die Lehrküche aufstellen

In Lebensmittelbetrieben ist es notwendig, einen Reinigungs- und Hygieneplan aufzustellen. Darin ist verzeichnet, was in welchen Abständen (täglich, wöchentlich oder länger) zu reinigen und ggf. auch zu desinfizieren ist. Um nichts zu vergessen, gibt es einen Prüfbogen, auf dem wie in einer Checkliste angekreuzt wird.
Stellen Sie für eine Lehrküche Ihrer Schule einen Reinigungs- und Hygieneplan mit Checkliste auf.
Tipps zum Vorgehen:

- Machen Sie sich in der Lehrküche ein Bild von den nötigen Reinigungsarbeiten.
- Diskutieren Sie die Arbeiten in Gruppen und stellen Sie eine Checkliste auf
- Stellen Sie Ihre Ergebnisse in der Klasse vor.

Exkurs: Desinfektionsmittel – immer erforderlich?

Durch Desinfektion sollen Krankheitserreger möglichst vollständig abgetötet werden. Ältestes und umweltfreundlichstes Verfahren ist die Desinfektion durch Hitze. Chemische Desinfektionsmittel wirken auf Mikroorganismen wie Gift und können auch andere Lebewesen schädigen. So reicht bereits eine einprozentige, 70 °C heiße Lösung eines Desinfektionsmittels, um selbst Bazillensporen in wenigen Minuten abzutöten. Dabei lässt das Desinfektionsmittel das Zelleiweiß der Mikroorganismen teilweise gerinnen. Dadurch werden auch die aus Eiweiß bestehenden Enzyme, die die Lebensvorgänge steuern, unwirksam. Zellwand und Zellmembran werden zerstört. Die Zelle löst sich auf.

Die Notwendigkeit in Altenheimen und Kindergärten Desinfektionsmittel anzuwenden, ist unbestritten. Fraglich ist es aber, ob dies auch in öffentlichen Bädern, sanitären Anlagen, in Großküchen und im Haushalt erforderlich ist. Denn einige Wirkstoffe der Desinfektionsmittel können die Umwelt erheblich belasten.

So kann Formaldehyd Allergien auslösen und steht im Verdacht, Krebs zu verursachen. Phenole und Halogene beeinträchtigen die Tätigkeit der Mikroorganismen in biologischen Kläranlagen, sodass deren Reinigungswirkung verringert wird und größere Schadstoffmengen in die Gewässer gelangen. Phenole und Halogene schädigen zudem die Wasserlebewesen, führen zu Problemen bei der Trinkwasseraufbereitung und können Allergien verursachen.

Wirkstoffe wie **Alkohole** und Peressigsäure sind ökologisch unbedenklich. Deshalb sollte, wenn überhaupt, auf Mittel mit diesen Wirkstoffen zurückgegriffen werden. Weitgehend keimfreie Wohnungen sind sogar eher schädlich, weil sich unser Körper ständig mit Mikroorganismen auseinandersetzen muss, um sein Immunsystem zu stabilisieren.

3 Hygiene muss bei jedem selbst beginnen

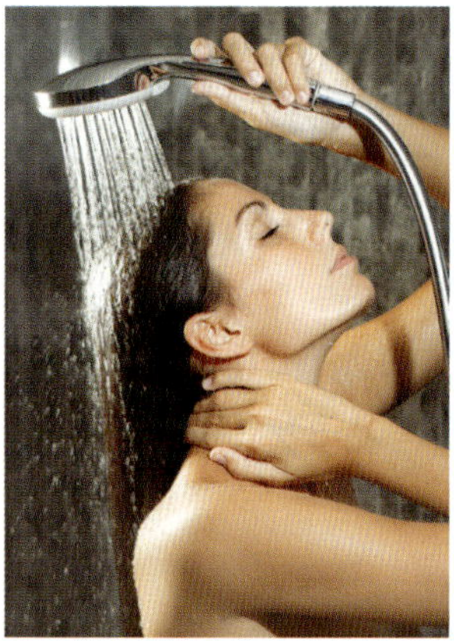

Tägliches Duschen oder Baden sollte selbstverständlich sein.

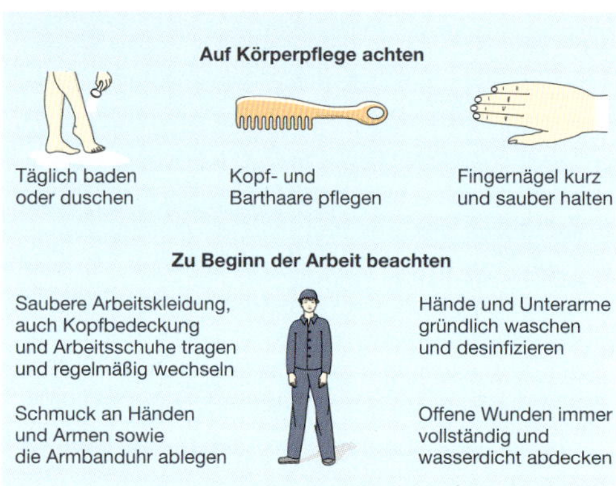

Was zur Personalhygiene gehört

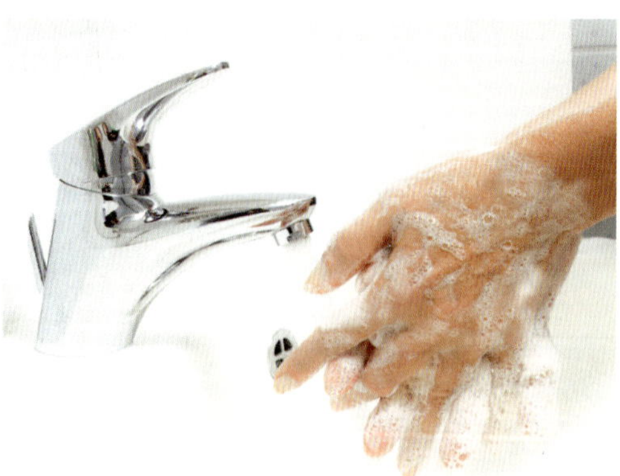

Die Hände müssen regelmäßig mit Wasser und Seife gewaschen werden.

Wenn es nach dem Verbrauch an Seife, Reinigungsmitteln und Waschpulver ginge, dann wären die Bundesbürger Europameister in Sachen Reinlichkeit. Denn rd. 2 Mio. Tonnen dieser Mittel verbrauchen wir pro Jahr. Noch etwa 500 000 Tonnen Reste davon gelangen jährlich in die Abwässer; Stoffe, die zum Teil für die Umwelt sehr bedenklich sind. In dieser Hinsicht tun wir also eher zu viel für die Sauberkeit.

Aber andererseits: Wo Lebensmittel verarbeitet werden, ist es unverantwortlich, die Hygiene zu vernachlässigen. Denn die Gesundheit von Menschen steht auf dem Spiel.

Persönliche Sauberkeit. Wer mit Lebensmitteln zu tun hat, muss es mit der persönlichen Sauberkeit und Hygiene besonders genau nehmen. Regelmäßiges und gründliches Duschen oder Baden ist unbedingt erforderlich, denn auf unserer Haut kommen zahlreiche Mikroorganismen vor, die sich dank der Körperwärme rasch vermehren können. Wenn wir schwitzen, wachsen sie in der feuchten Umgebung besonders gut. Dicht mit Mikroorganismen besiedelt ist vor allem unsere Kopfhaut. An den Haaren haften stets besonders viele Keime. Die meisten sind harmlos. Es kann aber auch der Eitererreger Staphylococcus aureus darunter sein. Die Haare müssen mindestens alle zwei Tage gewaschen werden.

Keimüberträger schlechthin sind unsere Hände. Sie sind vor Beginn der Arbeit und nach jeder Toilettenbenutzung sorgfältig unter fließendem Wasser mit Seife zu waschen. Aus hygienischen Gründen ist das Händewaschen im Abwaschbecken unzulässig. In Lebensmittelbetrieben sind deshalb gesonderte Handwaschbecken zwingend vorgeschrieben. Seifenspender mit Flüssigseife erleichtern das Händewaschen. Genauso wichtig wie das Waschen ist das hygienisch einwandfreie Abtrocknen der Hände. Doch darum ist es oft schlecht bestellt. Die üblichen Stoffhandtücher sind wenig geeignet. Sie können nämlich zu gefährlichen Keimsammlern und -überträgern werden und müssen deshalb täglich gewechselt werden. Besser geeignet sind Einmalhandtücher aus Papier.

Arbeitskleidung. Im Laufe eines Arbeitstages können sich Millionen Keime in der Kleidung ansammeln. Oft tragen wir selbst unbewusst dazu bei, indem wir uns z. B. die Hände an der Schürze abwischen. Diese Keime werden leicht auf Lebensmittel übertragen. Kittel, Schürze und Kopfbedeckung sollen hell und kochfest sein und sind möglichst jeden Tag zu wechseln. Auch Jacke, Hose bzw. Rock und Schuhe gehören zur Arbeitskleidung. Eine Kopfbedeckung ist sehr wichtig, denn die Haare sind sehr keimhaltig.

Gesundheit. Wer mit der Zubereitung von Speisen beschäftigt ist, muss wissen, dass er eigene Krankheiten über Lebensmittel auf andere Menschen übertragen kann. Das Infektionsschutzgesetz schreibt vor, dass Personen, die an Typhus, Salmonellose, Tuberkulose oder ansteckenden Hautkrankheiten leiden, beruflich nichts mit Lebensmitteln zu tun haben dürfen. Alle in Lebensmittelbetrieben Beschäftigten müssen sich amtsärztlich untersuchen lassen. Durchfall kann ein Anzeichen für Salmonellose sein. Eine Stuhluntersuchung kann Zweifel ausräumen.

Aus eiternden Wunden und über Nasenschleim können Staphylokokken auf Lebensmittel übertragen werden und eine Lebensmittelvergiftung hervorrufen. Wer an Entzündungen der Haut oder des Nasen-Rachen-Raumes leidet, darf deshalb nicht bei der Herstellung von Lebensmitteln mitarbeiten.

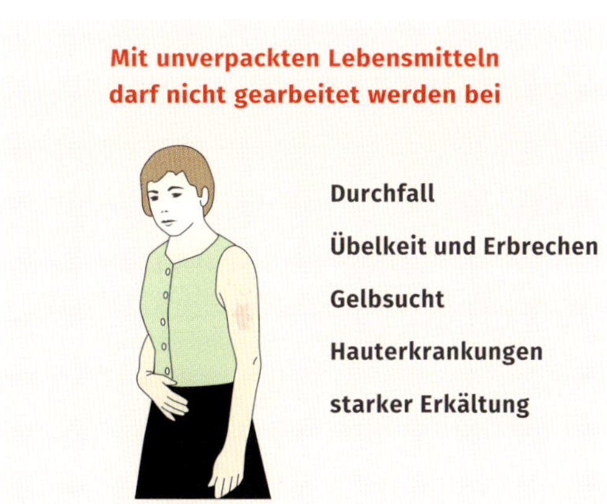
Mit unverpackten Lebensmitteln darf nicht gearbeitet werden bei
Durchfall
Übelkeit und Erbrechen
Gelbsucht
Hauterkrankungen
starker Erkältung

Arbeitsverbot

Checkliste Personalhygiene

Personalhygiene ist eine Grundvoraussetzung für Lebensmittelsicherheit. Deshalb

- den ganzen Körper regelmäßig gründlich reinigen: täglich duschen oder baden,
- die Kopf- und Barthaare pflegen und regelmäßig waschen,
- das Barthaar möglichst kurz tragen,
- Fingernägel stets kurz und sauber halten,
- auf Nagellack ganz verzichten,
- auf gute Mundhygiene achten,
- Hände und Unterarme mehrmals am Tag mit Flüssigseife und warmen Wasser waschen,
- die Hände in jedem Fall vor Arbeitsbeginn, nach den Pausen, nach jedem Toilettenbesuch gründlich reinigen,
- saubere Wäsche tragen,
- die Straßenkleidung und Schuhe durch saubere Arbeitskleidung austauschen,
- bei der Arbeit stets Kopfbedeckung tragen,
- Finger- und Armschmuck sowie Armbanduhr vor Arbeitsbeginn ablegen,
- offene Wunden und erkrankte Stellen auf der Haut vollständig und vor allem wasserdicht abdecken, evtl. Einmalhandschuhe tragen,
- Krankheiten wie Durchfall, Übelkeit und Erbrechen, Hauterkrankungen, stärkere Erkältungen sowie Verdacht auf Gelbsucht beim Arbeitgeber melden,
- bei Durchfallerkrankung Arzt aufsuchen, um das Ausscheiden krankmachender Keime auszuschließen.

Lernaufgabe:

10 Wörter zum Thema „Personalhygiene" finden

Ihre Aufgabe ist es, in einer Arbeitsgruppe zu dritt oder viert die 10 Wörter aufzuschreiben, die Sie beim Thema „Personalhygiene" für am wichtigsten halten.

Vorschlag zum Vorgehen:

- Einer leitet das Gespräch, ein anderer schreibt die gefundenen Wörter auf ein Blatt.
- Bevor ein Wort aufgeschrieben wird, muss bei einer Diskussion begründet werden, warum es eines der 10 Wörter ist.
- Wenn die Liste steht, suchen Sie daraus das Wort, das nach Ihrer Auffassung für das Thema „Hygiene" am treffendsten ist.
- Vergleichen Sie Ihre Liste mit denen der anderen Gruppen und diskutieren Sie sie.

4 HACCP – mit Sicherheit ans Ziel

HACCP

Hazard
= Gefährdung, Gesundheitsgefahr

Analysis
= Analyse, Untersuchung der Gefahr

Critical
= kritisch, entscheidend für die Lösung

Control
= Steuerung, Lenkung

Point
= Abschnitt im Verfahren

HACCP-Glossar

Kritische Kontrollpunkte
sind Punkte bzw. Vorgänge, die entscheidend sind, damit ein sicheres Lebensmittel entsteht. An diesem Punkt muss geprüft werden, ob die vorher für die Lebensmittelsicherheit festgelegten Grenzwerte (z. B. pH-Wert, Gartemperatur oder Trocknungsgrad) eingehalten wurden.

Kritische Grenzwerte
sind die für eine effektive Kontrolle festzulegenden Werte, mit deren Hilfe das Risiko einer Gesundheitsgefährdung ausgeschlossen werden soll. Diese Werte dürfen nicht über- bzw. unterschritten werden.

Zwei wichtige Begriffe des Konzepts

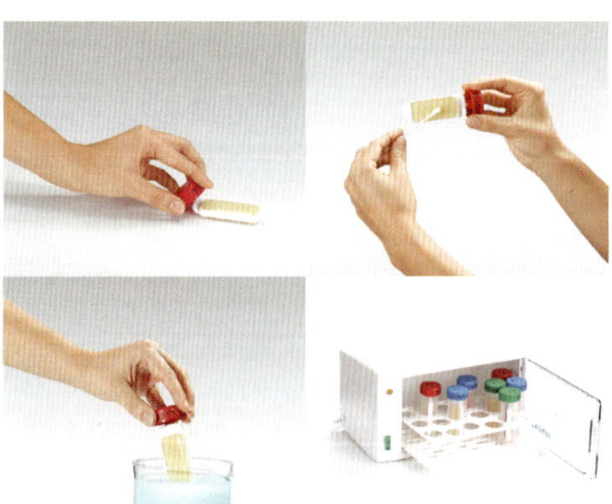

Abklatsch-, Abstrich-, Eintauchmethode
Brutschrank

Entstehung des HACCP-Konzepts. Das Konzept wurde in den USA ursprünglich für die Weltraumfahrt entwickelt. Im Jahr 1959 beauftragte die Raumfahrtbehörde NASA einen Lebensmittelhersteller, für die Verpflegung im Weltraum geeignete Lebensmittel zu erzeugen, die höchstmögliche Sicherheit bieten. Zusammen mit der NASA wurde das vorbeugende Konzept dann weiterentwickelt und im Jahre 1971 in den USA veröffentlicht. Seit den 1970er-Jahren arbeitete auch eine Kommission der Welternährungsorganisation Empfehlungen zur Lebensmittelhygiene aus.

EG-Verordnung über Lebensmittelhygiene. Die Verordnung Nr. 852 wurde 2004 vom Europäischen Parlament und der EU-Kommission verabschiedet. Sie trat am 01.01.2006 EU-einheitlich in Kraft und ist seitdem in der Bundesrepublik Deutschland geltendes Recht. Nach ihr sind alle Lebensmittelbetriebe verpflichtet, regelmäßig betriebshygienische Kontrollen entsprechend dem HACCP-System durchzuführen und die erforderlichen Maßnahmen zu ergreifen. Die Unternehmen sind verpflichtet, ihre Mitarbeiter zu schulen und alle betrieblichen Abläufe, die die Hygiene betreffen, schriftlich festzuhalten. Auf diese Weise soll sicher gestellt werden, dass die Lebensmittelproduktion auf allen Stufen zurückverfolgt werden kann, wenn der Genuss eines Lebensmittels einen Gesundheitsschaden verursacht hat.

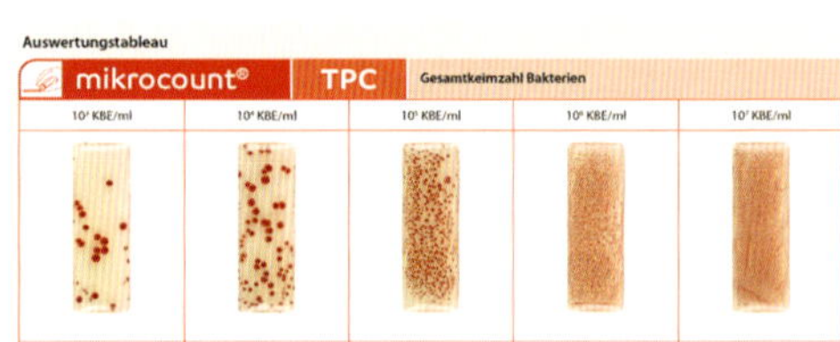

Bebrüteter Nährboden vor Vergleichstabelle

Betriebseigene Kontrollen. Nach der Lebensmittelhygieneverordnung ist jeder, der Lebensmittel herstellt, behandelt oder in Verkehr bringt, verpflichtet festzustellen, wo es im Prozessablauf für die Lebensmittelsicherheit kritische Punkte gibt.

Diese kritischen Kontrollpunkte müssen erfasst, ständig überwacht, und die Kontrolle muss dokumentiert werden.

Phasen des HACCP-Konzepts. Im 1. Schritt werden zunächst die Gefahren für den Produktions- und Arbeitsablauf analysiert.

Dann sind im 2. Schritt alle Punkte, an denen Gefahren auftreten können, als kritische Kontrollpunkte (Abkürzung CCP) zu identifizieren.

An diesen Punkten kann das Lebensmittel so beeinträchtigt werden, dass es zur Gefahr für Menschen wird. Ein typisches Beispiel für einen kritischen Kontrollpunkt in der Küche ist die Kerntemperatur beim Garen von Fleisch, Geflügel und Fisch. Um Keime sicher abzutöten, muss im Kern des Gargutes für eine bestimmte Zeit eine bestimmte Temperatur herrschen. Werden bei der Herstellung oder Behandlung eines Lebensmittels nicht auf jeder Stufe bestimmte hygienische Standards eingehalten, besteht ein Hygienerisiko.

Deshalb kommt es im 3. Schritt darauf an, dafür die hygienischen Anforderungen als kritische Grenzwerte festzulegen.

Im 4. Schritt wird festgelegt, was an den kritischen Punkten getan werden muss, um diese Gefahr wirksam zu vermeiden, und wie diese Sicherung zu überwachen ist.

Der 5. Schritt besteht darin, Korrekturmaßnahmen festzulegen, die zum Zuge kommen, wenn sich bei der Überwachung herausstellt, dass ein bestimmter CCP nicht mehr beherrscht wird.

Der 6. Schritt legt fest, wie die Wirksamkeit des Kontrollsystems überprüft wird.

Der 7. Schritt besteht in der Dokumentation aller zuvor festgelegten Anweisungen und Aufzeichnungen.

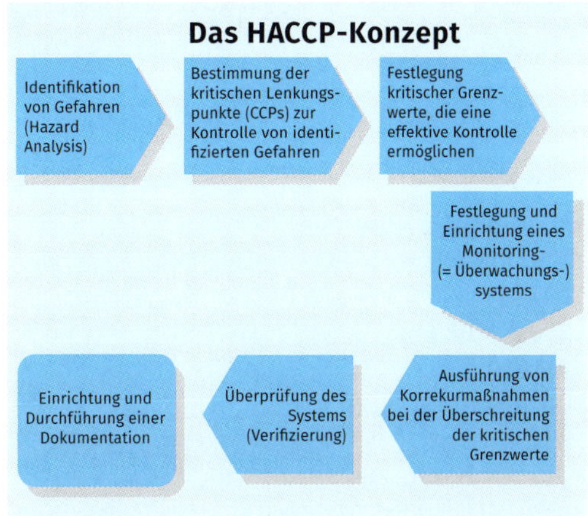

Die Phasen des HACCP-Konzepts im Überblick

Beispiele für kritische Kontrollpunkte:

- Kühltemperatur für Hackfleisch zur Vermeidung u. a. von Salmonellenwachstum
- Zeit-/Temperaturbedingungen bei Erhitzungsprozessen
- Verweilzeiten bzw. Standzeiten von empfindlichen Zwischenprodukten
- Gefrier- und Kühlgeschwindigkeit nach Erhitzungsprozessen

Messungen/Kontrollen an CCP in der Küche

Lernaufgabe:

Eine Fragerunde zum Thema „HACCP-Konzept“ in Gruppen

Vertiefen Sie das Gelernte in einer Fragerunde, nachdem Sie sich mit dem Thema „HACCP-Konzept“ beschäftigt haben. Regeln:

- Bücher und Hefte sind geschlossen.
- Jeder überlegt sich Fragen und schreibt jede jeweils auf eine Moderationskarte.
- Die Karten werden gemischt.
- Ziehen Sie reihum jeweils eine Karte und lesen Sie die Fragen vor. Wer vorliest, bestimmt, wer die Frage beantworten soll.
- Besprechen Sie nach jeder Antwort, ob sie richtig und vollständig war.
- Wenn Sie sich nicht einigen können, darf nachgeschlagen werden.

Praktikum:

Die Wirkung von Reinigungsmitteln erproben

Versuchsreihe 1:

Mikroorganismen in Wasser

Materialien: 1 Nährboden, Leitungswasser, Regenwasser, Flusswasser

Durchführung: Unterteilen Sie die Petrischale auf der Unterseite mit einem Filzstift in 3 Sektoren, kennzeichnen Sie die Sektoren. Geben Sie in Sektor (1) einige Tropfen Leitungswasser, in Sektor (2) Regenwasser und in Sektor (3) Flusswasser. Lassen Sie den Nährboden 3 Tage bei 28 °C bebrüten, danach noch einmal 5 Tage.

Beobachtung: Betrachten Sie nach 3 Tagen und dann nach 5 Tagen die 3 Sektoren auf dem Nährboden genau. Beschreiben Sie sie, protokollieren und zeichnen Sie, was Sie sehen. Versuchen Sie durch Vergleich mit den unten abgebildeten Kolonien festzustellen, welche Gruppen der Mikroorganismen auf Ihren Nährböden gewachsen sind.

Ergebnis: Überlegen Sie, wie das, was Sie beobachten, zu erklären ist. Welche Folgerungen ziehen Sie für die Betriebshygiene und Ihr eigenes Verhalten?

Versuchsreihe 2:

Reinigungs- und Desinfektionsmittel und Wachstum der Mikroorganismen

Materialien: 1 Nährboden, Gartenerde, Desinfektionslösung, Spülmittel, Essig

Durchführung: Unterteilen Sie die Petrischale auf der Unterseite mit einem Filzstift in 5 Sektoren und bezeichnen Sie sie mit (1), (2), (3), (4), (5). Lösen Sie die Gartenerde in Wasser, filtrieren Sie sie. Befeuchten Sie ein Stück Fließpapier mit dem Filtrat, bestreichen Sie damit den ganzen Nährboden gleichmäßig. Geben Sie dann je zwei Tropfen

- auf Sektor (1): 1%ige Desinfektionslösung,
- auf Sektor (2): Reinigungsmittellösung,
- auf Sektor (3): Essig,
- auf Sektor (4): Seifenlösung.
- Sektor (5): bleibt unbehandelt

Markieren und bezeichnen Sie die behandelten Stellen in den einzelnen Sektoren. Lassen Sie den Nährboden 3 Tage bei 28 °C bebrüten.

Beobachtung: Betrachten Sie dann die 5 Sektoren auf dem Nährboden genau. Protokollieren und zeichnen Sie, was Sie sehen.

Ergebnis: Überlegen Sie, wie Ihre Beobachtungen zu erklären sind. Ziehen Sie Folgerungen für die Betriebshygiene und Ihr eigenes Verhalten.

Versuchsreihe 3:

Abklatschversuche zur Untersuchung der Übertragung von Keimen

Materialien: 5 Nährböden in Petrischalen, gebrauchter Spüllappen, Geldschein, 10-Cent-Münze, Messer-, Topf- und Schubladengriff, Türklinke

Durchführung: Unterteilen Sie die Petrischalen mit einem Filzstift auf der Glasunterseite jeweils in zwei Hälften. Beimpfen Sie die Hälften A und B der Nährböden durch Abklatsch, d.h. durch vorsichtiges Auftupfen:

Nährboden (jeweils mit den Hälften A und B)

(1) A: mit einem Finger, ungewaschen,
B: mit einem Finger, mit Seife gewaschen;

(2) A: mit einem Spüllappen nach Gebrauch,
B: mit einem Spüllappen, 20-mal unter fließendem Wasser ausgewaschen;

(3) A: mit Münze,
B: mit Geldschein;

(4) A: mit Messergriff,
B: mit Topfgriff;

(5) A: mit Türklinke,
B: mit Schubladengriff.

Beschriften Sie die Hälften der Nährböden jeweils, und bebrüten Sie sie 3 Tage bei 28 °C.

Beobachtung: Betrachten Sie dann die Abklatschstellen auf den 5 Nährböden genau. Beschreiben Sie sie, protokollieren und zeichnen Sie, was Sie sehen.

Ergebnis: Überlegen Sie, wie sich Ihre Beobachtungen erklären lassen. Welche Folgerungen ziehen Sie für die Betriebshygiene und Ihr eigenes Verhalten?

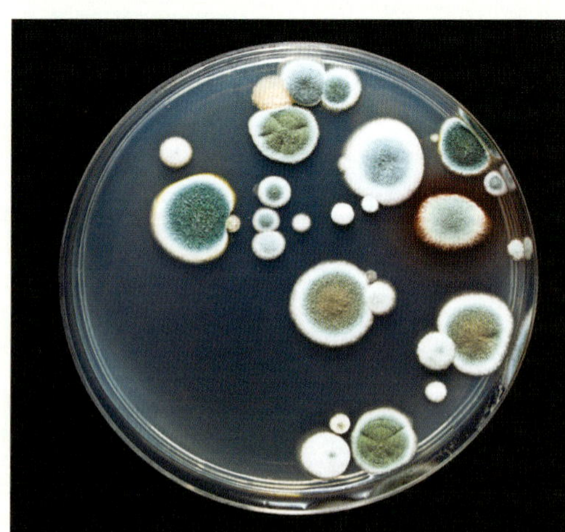

Kolonien von Schimmelpilzen und Hefen

Versuchsreihe 4:

Oberflächenspannung des Wassers

Materialien: Kaffeesieb, Leitungswasser, pulverförmiges Reinigungsmittel

Durchführung: Setzen Sie auf das Kaffeesieb einige Tropfen Wasser. Streuen Sie dann einige Körnchen Reinigungsmittel darüber.

Beobachtung: Beobachten Sie, wie sich das Wasser auf dem Kaffeesieb zunächst verhält und was geschieht, sobald das Reinigungsmittel darüber gestäubt wird. Protokollieren Sie, was Sie sehen.

Ergebnis: Überlegen Sie, wie Ihre Beobachtungen zu erklären sind. Versuchen Sie, sich klarzumachen, wie sich das Reinigungsmittel auf das Wasser auswirkt.

Versuchsreihe 5:

Benetzen der Oberflächen von Reinigungsgut

Materialien: Oberflächen von Glasplatte, Porzellanteller, Edelstahlplatte, Kunststoffplatte, Leitungswasser, Spülmittellösung

Durchführung: Achten Sie darauf, dass die 4 Oberflächen fettfrei sind. Setzen Sie je einen Tropfen Wasser und einen Tropfen Spülmittellösung auf

(1) die Glasplatte,
(2) den Porzellanteller,
(3) die Edelstahlplatte,
(4) die Kunststoffplatte.

Beobachtung: Betrachten Sie die vier Oberflächen. Beschreiben Sie, welche Tropfen die beiden Flüssigkeiten auf den einzelnen Oberflächen bilden und wie sie darauf fließen. Protokollieren Sie Ihre Beobachtungen.

Ergebnis: Überlegen Sie, wie Ihre Beobachtungen zu erklären sind und was das für die Reinigung der jeweiligen Oberfläche bedeutet.

Versuchsreihe 6:

Dispergieren von Schmutz

Materialien: 2 Untertassen, Stearinkerze, Leitungswasser, Reinigungsmittellösung

Durchführung: Berußen Sie die Untertassen, indem Sie sie über eine Kerzenflamme halten. Geben Sie auf jeweils eine Untertasse

(1) Wasser bzw.
(2) Reinigungsmittellösung.

Beobachtung: Beobachten Sie, was auf den beiden Untertassen geschieht. Protokollieren Sie, was Sie sehen.

Ergebnis: Überlegen Sie, wie Ihre Beobachtungen zu erklären sind. Versuchen Sie, sich klarzumachen, wie Reinigungsmittellösung auf fetthaltigen Schmutz wie Ruß einwirkt.

Versuchsreihe 7:

Emulgieren von fetthaltigem Schmutz

Materialien: 2 schmale Reagenzgläser, 2-mal 2 cm^3 Speiseöl, Rosenpaprikapulver, Leitungswasser, Reinigungsmittellösung

Durchführung: Färben Sie das Speiseöl mit Rosenpaprikapulver, filtrieren Sie es. Füllen Sie beide Reagenzgläser halbvoll

(1) mit Wasser bzw.
(2) mit Reinigungsmittellösung

Geben Sie je 2 cm^3 von dem angefärbten Öl in die Reagenzgläser, und schütteln Sie jedes 20-mal kräftig um.

Beobachtung. Beobachten Sie, was in den beiden Reagenzgläsern geschieht. Protokollieren Sie, was Sie sehen.

Ergebnis: Überlegen Sie und versuchen Sie sich anhand Ihrer Beobachtungen zu erklären, was beim Reinigen fetthaltigen Schmutzes geschieht.

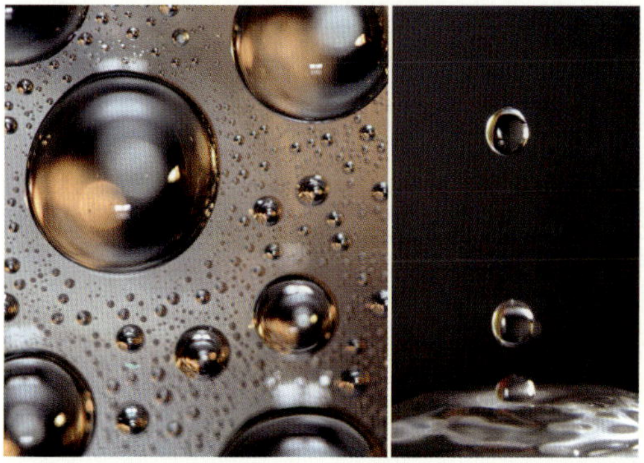

Wasser bildet Tropfen

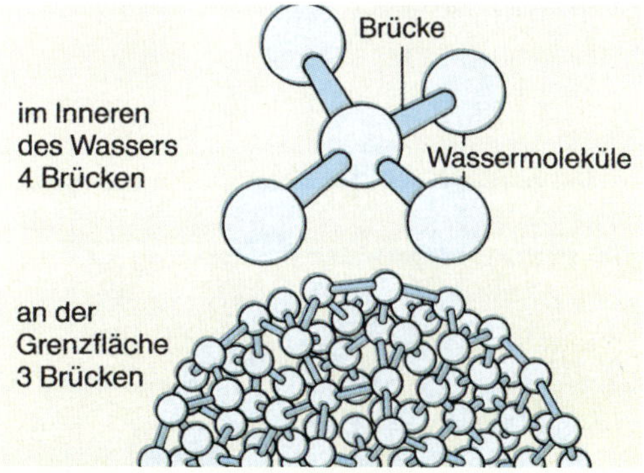

Oberflächenspannung des Wassers

5 Schimmel – manchmal wichtig, sonst unerwünscht

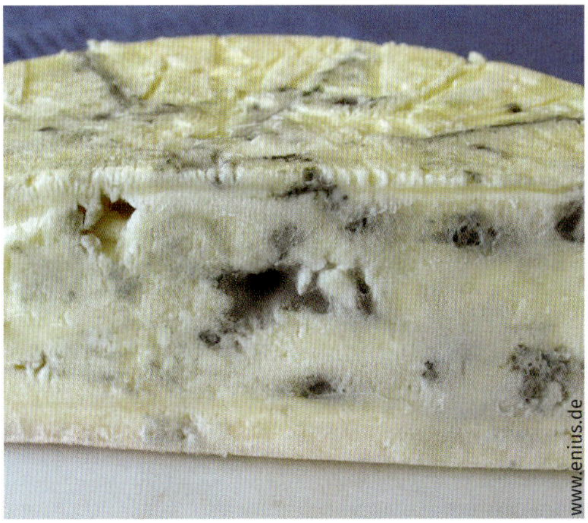

Blauschimmelkäse (Quelle: enius Ag, Nürnberg)

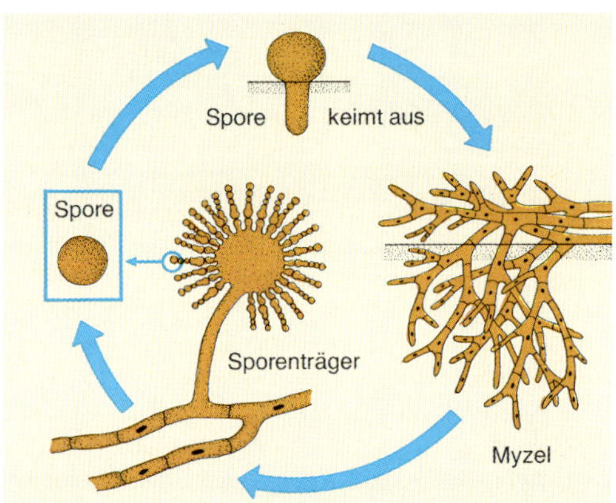

Vermehrung von Schimmelpilzen

Lernaufgabe:

Recherchieren Sie zum Thema „Schimmel".

Welche Hilfsmittel habe ich?

Für die Suche im Internet stehen Ihnen einige Suchmaschinen zur Verfügung. Die leistungsstärksten deutschsprachigen sind die Stichwortsuchmaschinen mit den Adressen: *www.google.de* und *www.bing.com* sowie *www.fireball.de.*

Wie gehe ich vor?

Das Thema eingrenzen, Suchfrage formulieren.
Die Informationsquelle direkt eingeben oder unter Stichwort mit Suchmaschine suchen.
Das Gefundene bearbeiten.
Das bearbeitete Material drucken.

Weißschimmelkäse ist ein Edelpilzkäse mit weißem Schimmelbelag. Die bekanntesten Sorten sind Camembert und Brie. Sie haben einen weißen bis rahmgelben Teig und geschmeidige Konsistenz, schmecken mild aromatisch und leicht champignonartig. Der Belag an der Oberfläche ist ein Luftmyzel des Pilzes. Camembert hat seinen Namen nach einem Dorf in der Normandie, wo Marie Fontaine ihn 1791 zum ersten Mal hergestellt haben soll. Die bekanntesten Sorten kommen aus Frankreich. Sie sind von der Doppelrahmstufe an (mind. 60 % Fett i. Tr.) bis zur Dreiviertelrahmstufe (mind. 30 % Fett i. Tr.) im Handel.

Bei der **Herstellung** wird der Käse von außen mit Sporen des Pinselschimmels Penicillium camemberti beimpft. Zum Wachstum braucht der Edelschimmel hohe Luftfeuchtigkeit und Sauerstoff und überzieht als weißer Pilzrasen die ganze Oberfläche. Nach sieben Tagen bilden sich die ersten weißen bis leicht gelblichen Sporen. Das Aroma des Camenberts entwickelt sich, weil die Enzyme des Schimmelpilzes Eiweiß in Bruchstücke spalten.

Blauschimmelkäse ist ein Edelpilzkäse mit Innenschimmel. Er hat pastenartige oder leicht krümelige Konsistenz und wird von blauen, blaugrünen oder graugrünen Schimmelpilzadern durchwuchert. Bekannte Sorten sind der französische Roquefort aus Schafsmilch, der italienische Gorgonzola, und der deutsche Bavariablu.

Zur **Herstellung** des Käses werden Sporen des blauen Edelschimmelpilzes Penicilium roqueforti verwendet, die auf feuchtem Weizenmischbrot als Reinkulturen gezüchtet und dann dem Käsebruch untergemischt werden. Zum Wachstum braucht der Schimmel hohe Luftfeuchtigkeit und Sauerstoff. Deshalb bohrt man Löcher in den Rohkäse und lässt ihn in feuchten Räumen oder Felshöhlen reifen. Damit sich keine unerwünschten Mikroorganismen vermehren können, muss die Temperatur unter 9 °C liegen. Dabei scheidet er fettspaltende Enzyme aus, die das Fett zum Teil in Glycerin und Fettsäuren spalten.

Wachstumsbedingungen der Schimmelpilze. Fast alle bevorzugten Temperaturen zwischen 20 °C und 25 °C, können aber noch bei 0 °C wachsen. Gegen höhere Temperaturen sind sie empfindlich. Bei mehr als über 40 °C sterben sie zusammen mit ihren Sporen ab.

Auch können sie niedrige pH-Werte nicht ertragen. Einige Säuren wirken sogar als Gift, so z. B. die **Sorbinsäure**, die in Schnittbrot bei Kennzeichnung als Konservierungsstoff zugesetzt werden darf. Im Haushalt wird **Essigsäure** zum Schutz vor Schimmelwachstum genutzt. Schimmelpilze haben eine besondere Fähigkeit: Einige spezielle Arten tolerieren sehr **geringen Wassergehalt,** können noch in Lebensmitteln mit sehr wenig verfügbarem Wasser wachsen und selbst trockene Lebensmittel verderben.

Lebensmittelverderb durch Schimmelpilze. Der Verderb ist abhängig von den Eigenschaften des jeweiligen Lebensmittels: von der Konsistenz, dem Wassergehalt und seinem Nährstoffgehalt. Sind sie für den Schimmelpilz geeignet, dann besiedelt er das Lebensmittel und beginnt zu wachsen.

Im Wesentlichen sind es drei Schimmelarten, die Lebensmittelverderb verursachen können: Aspergillus, Penicillium und Mucor. In der Regel sind meist nur 1 bis 3 Arten für den Verderb charakteristisch. Soweit heute bekannt, sind etwa 120 der rund 100 000 bekannten Schimmelarten in der Lage, Mykotoxine, d. h. Schimmelgifte, zu bilden. Am bekanntesten ist das krebsfördernde **Aflatoxin.**

Exkurs: Vermehrung von Schimmelpilzen

Fallen Schimmelsporen auf einen geeigneten Nährboden, keimen sie aus und wachsen zu einem Fadengeflecht, dem Myzel, heran. Dieses reicht unsichtbar oft weit in das Lebensmittel hinein. Aus ihm wachsen dann sehr viele, meist 1 bis 2 mm lange weißliche **Sporenträger.** An ihren Enden bilden sich bald sehr viele je nach Schimmelart gelbe, grünliche oder schwarze Sporen, die dem Schimmel die Farbe geben. Bei günstigen Bedingungen kann eine Spore so in vier Tagen bis zu 50 Millionen neue Sporen hervorbringen.

Der Schimmel entzieht dem Nährboden über das Myzel Nährstoffe und ernährt sich so. Dabei entstehen Stoffwechselprodukte, die dem Lebensmittel einen unangenehmen muffigen, modrigen, stickigen Geruch geben und es ungenießbar machen. Einige Stoffwechselprodukte sind sogar giftig. Die Schimmelpilze werden nach der Form des Sporenträgers benannt. Gießkannenschimmel (Aspergillus) und Pinselschimmel (Penicillium) kommen in verschiedenen Arten auf Backwaren, Konfitüren, Gelees, gekochtem Obst, Fleisch und Wurst vor. Köpfchenschimmel (Mucor) siedelt sich vor allem auf frischem Obst an.

Schimmelsporen. Schimmel wird durch Sporen übertragen, die überall vorkommen, Sie haben einen Durchmesser von 1/100 mm und werden schon durch den leisesten Lufthauch verbreitet. Über Hände, Arbeitskleidung und Werkzeug gelangen sie auf Lebensmittel. Schnittbrot kann in der Brotschneidemaschine infiziert werden.

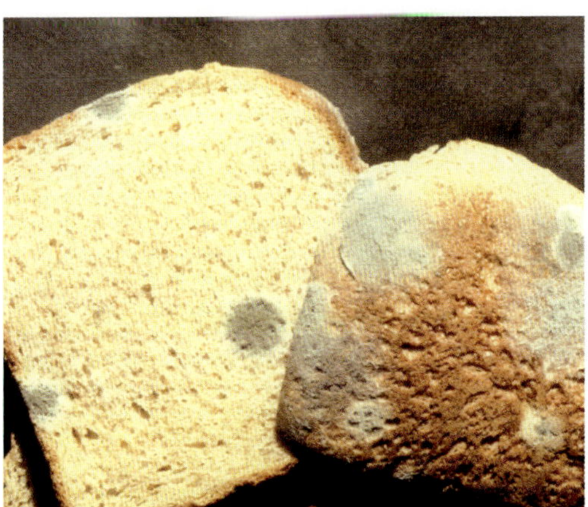

Schimmel auf Weißbrot

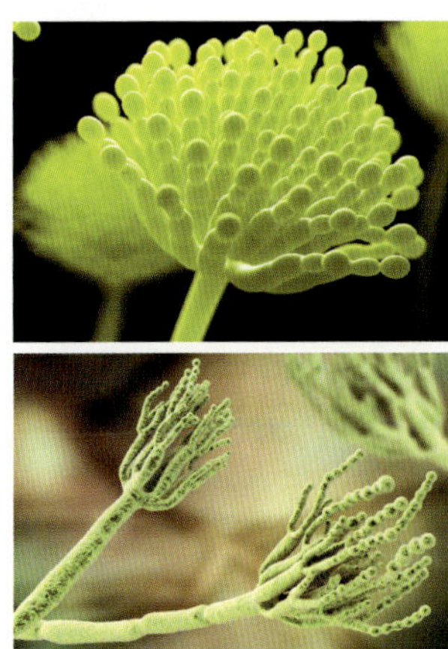

Aspergillus und Penicillium

6 Locker und luftig durch Hefegärung

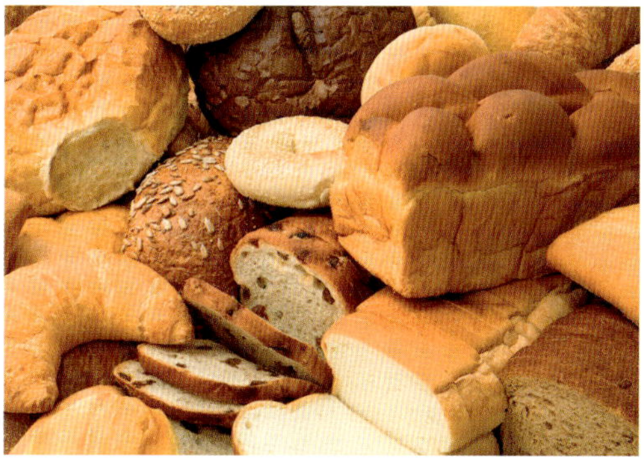

Weizenteig, Weißbrot und Weizenkleingebäck

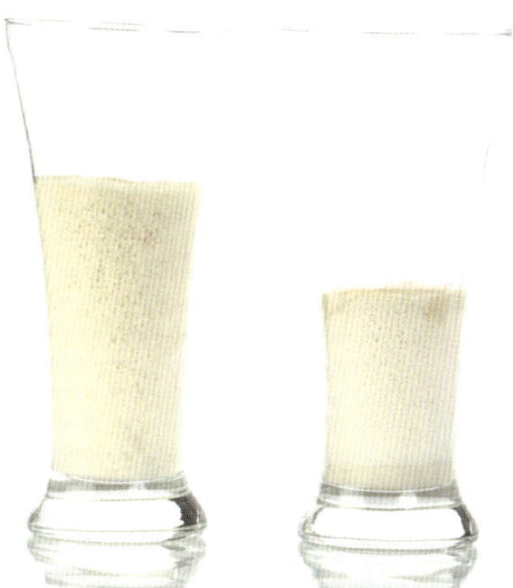

Gärversuche mit einfacher Backhefe und mit Starktriebhefe

Weizenbrote und Weizenkleingebäcke enthalten mindestens 90 % Weizenmehl. Das Gebäck soll gut gelockert, die Kruste rösch, d. h. knusprig, und das Innere, die Krume, je nach Gebäckart zart und feinporig oder großporig sein. Damit das Gebäck diese Eigenschaften erhält, wird dem Teig **Hefe** zugesetzt. Backhefe, die mit der Bierhefe nah verwandt ist, hat die Fähigkeit, zu gären und dabei Kohlendioxidgas zu entwickeln. Ziel ist es, so viel Gas entstehen zu lassen, dass der Teig gelockert wird. Auch die Luft, die mit dem Mehl und beim Kneten in den Teig gelangt, trägt zur Teiglockerung ein wenig bei. Im Teig wird das Gas zwischen den Strängen des Klebereiweißes festgehalten. Beim Backen gerinnt das Klebereiweiß. Wo die Gasbläschen waren, bilden sich die Gebäckporen.

Wachstumsbedingungen der Hefe. Bei der Teigbereitung und beim Gären des Teiges, kommt es darauf an, der Hefe günstige Lebensbedingungen zu geben. Im Teig findet die Hefe **Maltose** und **Glucose** als Nährstoffe, die beim enzymatischen Abbau der Mehlstärke entstehen. Hefefeinteigen wird zudem **Saccharose** als Nährstoff zugesetzt. Im Teig steht der Hefe außerdem ausreichend freies Wasser zur Verfügung. Weil die Hefe erst bei Temperaturen zwischen 30 °C und 35 °C optimal gärt, muss der Teig während der Gare im Gärschrank entsprechend warm gehalten werden.

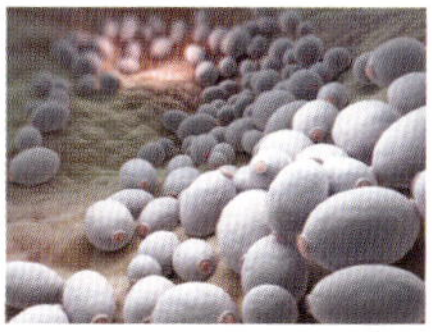

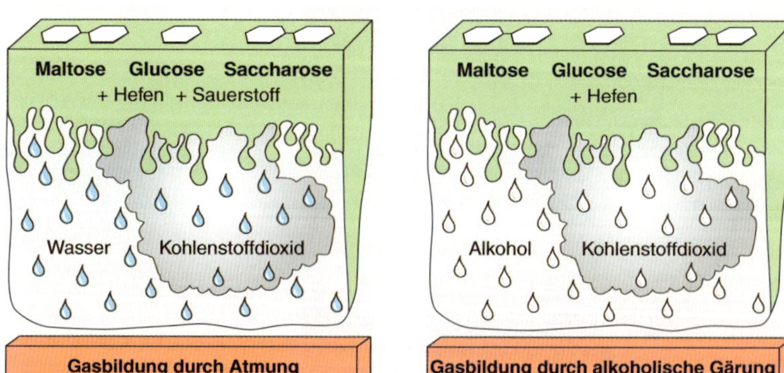

Was bei der Hefegärung geschieht

Teiggare. Während der Teiggare ist es möglich, mithilfe der Temperatur entweder die Vermehrung oder die Gärung stärker zu fördern. Um 26 °C vermehren sich die Hefen am besten. Zwischen 30 °C und 35 °C können sie am intensivsten gären. Bei Temperaturen um 10 °C wachsen und gären Hefen nur noch äußerst langsam. Dies wird beim **Gärverzögern** genutzt, indem die Stückgare bei Temperaturen zwischen +8 °C und –5 °C so verlangsamt wird, dass sie fast ruht. Unter –7 °C kommen alle Lebenstätigkeiten der Hefe zum Erliegen. Beim **Gärunterbrechen** werden Teigstücke deshalb bei Temperaturen zwischen –7 °C und –18 °C gelagert. Gärunterbrechen und Gärverzögern sind Verfahren, die es dem Bäcker dank der Kühltechnik ermöglichen, geformte Teigstücke vorzufertigen, um jederzeit backfrische Gebäcke anbieten zu können.

Backhefe. Irgendwann müssen unsere Vorfahren entdeckt haben, dass sich in einer Mischung von Mehl und Wasser, die eine Zeit lang warm stand, Gasbläschen bildeten. Als man feststellte, dass das Gebäck besser genießbar wurde, machte man sich dies bei der Gebäckherstellung zunutze. Inzwischen wissen wir, dass das Gären, ein biologischer Prozess in der Hefezelle, uns hilft, Teige auf biologische Weise zu lockern. Heute wird Hefe in Hefefabriken gezüchtet und als Presshefe in zwei Züchtungsformen angeboten: als einfache und als Starktriebhefe.

Einfache Backhefe wurde bei der Züchtung auf die Ernährung mit Saccharose eingestellt. Findet sie, wie z. B. in Teigen für Weizenbrot und -kleingebäck, keine Saccharose vor, muss sie ihre Ernährung zuerst umstellen. Deshalb vergärt sie Maltose erst nach einiger Verzögerung. **Starktriebhefe** ist so gezüchtet, dass sie sich gleichzeitig und sofort sowohl von Saccharose als auch von Maltose ernähren kann.

Trockenhefe findet in erster Linie beim Backen im Haushalt Verwendung. Zu ihrer Gewinnung wird Presshefe bei Temperaturen zwischen 30 °C und 40 °C unter Vakuum so lange trocknet, bis ihr Wassergehalt auf 7 % gesunken ist.

Exkurs:

Aus Wildhefen wurden Kulturhefen

Kulturhefen sind vor Jahrtausenden aus wilden Hefen entstanden. Als ihre Gärfähigkeit entdeckt wurde, dürfte, wie heute noch beim Sauerteig, immer ein Stück des Teiges aufgehoben worden sein, um so die Hefen weiterzuzüchten.

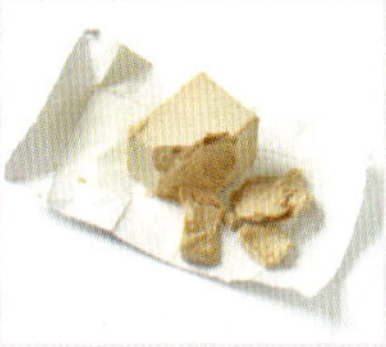

Presshefe

Unsere Backhefe wird in Hefefabriken großtechnisch aus Reinkulturen des Hefepilzes Saccharomyces cerevisiae gezüchtet. Zunächst kommt es darauf an, durch Auswahl und Züchtung den sogenannten „Betriebsstamm“ heranzuzüchten und als Reinzuchthefe zu vermehren. Aus dieser Reinzuchthefe wird dann in Nährflüssigkeit aus Melasse, einem Abfallprodukt der Zuckerindustrien, in riesigen Gärbottichen die Backhefe gewonnen. Die Hefe wird bei 20 °C bis 26 °C durch Einblasen von Luft zum Atmen und zu starker Vermehrung angeregt. Auf diese Weise wird verhindert, dass sie den Zucker aus der Melasse zum Gären nutzt und sich dabei nicht vermehrt.

Nach 8 bis 14 Stunden werden die Hefezellen von Resten der Nährflüssigkeit getrennt, gepresst, geformt und in 500 g-Blöcke verpackt.

Lernaufgabe:

Beschaffen Sie sich Informationen über die Vorgänge bei der Hefegärung im Teig sowie bei der Weinherstellung und vergleichen Sie sie.

Tipps zum Vorgehen:
Klären Sie in Gruppen, wo Sie nach den Informationen suchen möchten, und teilen Sie diese als (Haus-)Aufgaben untereinander auf.
Stellen Sie am nächsten Schultag Ihre Informationen in der Gruppe vor und beantworten Sie ggf. Rückfragen Ihrer Mitschüler. Vergleichen Sie die Informationen mit denen zur unerwünschten Gärung auf diesen Seiten. Stellen Sie die Vorgänge bei der erwünschten und der unerwünschten Gärung gegenüber.

7 Sauer und gesund durch Milchsäuregärung

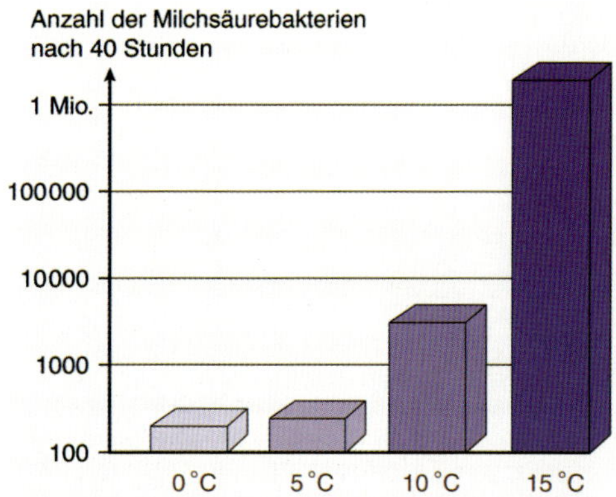

Wachstum von Milchsäurebakterien bei unterschiedlichen Temperaturen

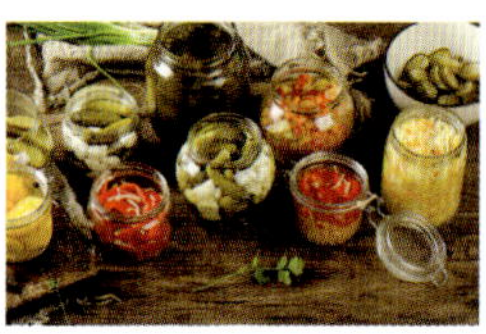

Mit Milchsäuregärung hergestellte Gemüse

Bei der Joghurtherstellung nutzt man die Fähigkeit der Milchsäurebakterien, Milch zu säuern. Zunächst wird die Milch pasteurisiert, um unerwünschte Keime abzutöten, dann auf 50 °C abgekühlt und mit Reinkulturen aus Milchsäurestäbchen (Lactobacillus bulgaricus) und Milchsäurestreptokokken (Streptococcus thermophilus) geimpft. Diese Bakterienstämme wurden speziell für Joghurt gezüchtet. Sie vermehren sich bei 40 °C bis 50 °C am besten, gehören also zu den **thermophilen,** d. h. wärmeliebenden Mikroorganismen. Sie spalten den Milchzucker in Milchsäure und in kleine Mengen anderer erwünschter Genusssäuren. In der beimpften Milch ist bei 40 °C bis 45 °C nach drei Stunden so viel Säure entstanden, dass das Kasein gerinnt und die Milch dick wird.

Die Herstellung von Dickmilch, Kefir, Crème fraîche und Quark beruht zum Teil ebenfalls auf der bakteriellen Säuerung. Joghurt soll frisch und angenehm säuerlich schmecken und ein feines Aroma haben. Anders als die unerwünscht säuernden Milchsäurebakterien produzieren gezüchtete Arten ausschließlich Säuren, die den erwünschten Geschmack ergeben. Bei der Säuerung sinkt der pH-Wert von 6,8 auf 4,5. Gekühlter Joghurt ist begrenzt haltbar.

Auf manchen Joghurtbechern steht: „Hoher Anteil an rechtsdrehender Milchsäure". Im Joghurt können tatsächlich zwei Formen von Milchsäure entstehen: Rechtsdrehende L(+)-Milchsäure, kommt in unseren Muskeln vor und kann vom Körper schnell abgebaut werden. Linksdrehende D(-)-Milchsäure wird nur sehr langsam abgebaut.

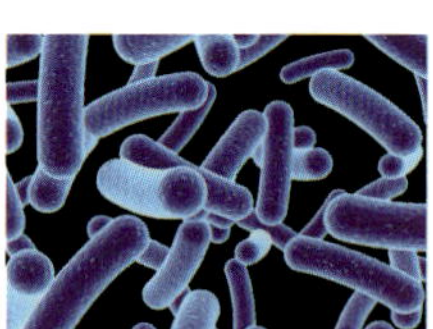

Milchsäurestäbchen

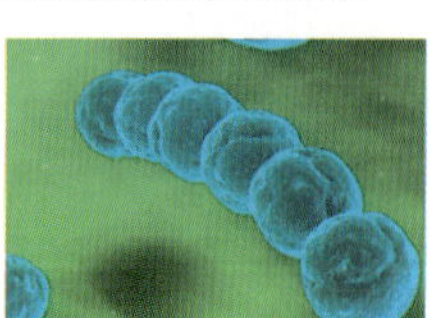

Milchsäure-streptokokken

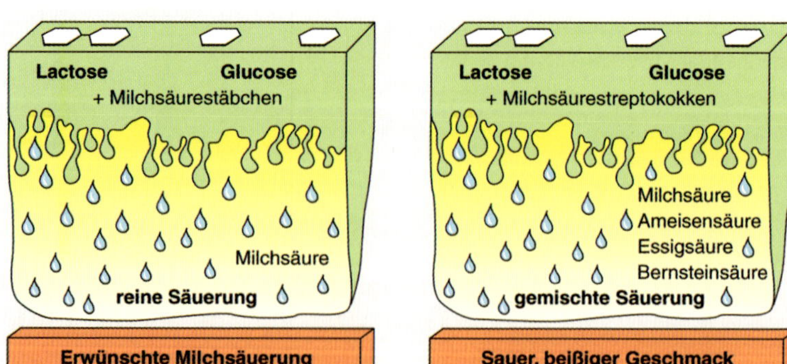

Was bei der Milchsäuregärung geschieht

Arten der Milchsäuregärung. Milchsäurebakterien gewinnen die lebensnotwendige Energie bevorzugt aus löslichen Kohlenhydraten, die sie über mehrere Stufen in Milchsäure abbauen. Je nach Bakterienart können auch noch Ameisen-, Essig- und Bernsteinsäure entstehen. So erzeugen Milchsäurestreptokokken neben der Milchsäure auch kleine Mengen an Zitronen-, Essig- und Ameisensäure. Diese gemischte Milchsäuregärung kann dazu führen, dass ein beißender Beigeschmack entsteht. Die meisten Milchsäurestäbchen rufen eine reine Milchsäuregärung hervor, denn sie produzieren fast ausschließlich Milchsäure. Milchsäurebakterien vermehren sich besonders schnell, wenn Milch oder Sahne bei Raumtemperatur aufbewahrt werden. Je mehr Bakterien entstehen, desto mehr Säure wird produziert.

Lebensbedingungen der Milchsäurebakterien. Säureerreger sind hitzeempfindlich. Durch Erhitzen der Milch auf 80 °C werden sie nach fünf Minuten abgetötet. Je höher die Temperatur, desto kürzer kann erhitzt werden.
Außer der Vorzugsmilch wird jede Milch, die an die Verbraucher abgegeben oder weiterverarbeitet wird, pasteurisiert. H-Milch ist ultrahocherhitzt und besonders lange haltbar.
Früher, als Milch noch nicht pasteurisiert wurde, gelangte Rohmilch zum Verbraucher. Um das Sauerwerden zu verhindern, wurde sie im Haushalt aufgekocht und dadurch zwei Tage lang haltbar.

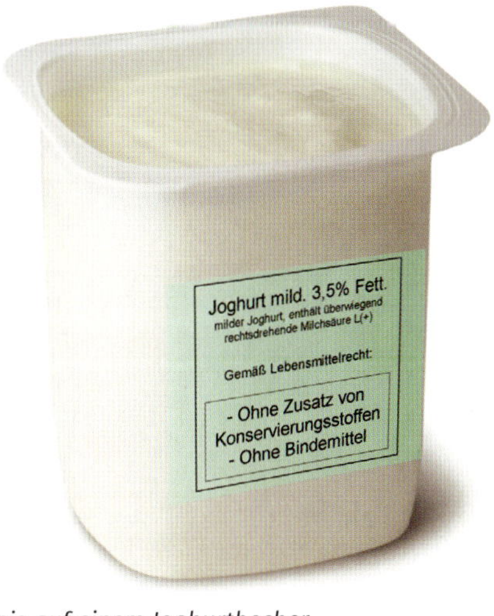
Joghurt mild. 3,5% Fett.
milder Joghurt, enthält überwiegend rechtsdrehende Milchsäure L(+)
Gemäß Lebensmittelrecht:
- Ohne Zusatz von Konservierungsstoffen
- Ohne Bindemittel

Hinweis auf einem Joghurtbecher

Exkurs: Unerwünschte Säuerung

Rohmilch ist nie keimfrei. Selbst bei noch so großer Sorgfalt gelangen bereits beim Melken zahlreiche Mikroorganismen in die Milch. So enthält ein Liter maschinell gemolkener Frischmilch bis zu 10 Millionen Keime. Dabei handelt es sich überwiegend um Streptokokken. Das sind kugelförmige Milchsäurebakterien von ca. 1 µm (= 1/1 000 mm) Durchmesser. Sie kommen in großer Zahl in den Verdauungsorganen der Rinder vor. Die Milch kann über die Behälter und Transportgefäße mit Milchsäurestäbchen verunreinigt werden. Diese Art von Milchsäurebakterien ist stäbchenförmig, daher der Name. Alle Bakterien, die Milchsäure produzieren, werden Milchsäurebakterien genannt.
Milchsäurebakterien finden in der Milch sehr gute Wachstumsbedingungen. Milchzucker (Lactose), ihr bevorzugter Nährstoff, den sie zu Milchsäure abbauen, ist reichlich vorhanden. Wie alle Mikroorganismen sind sie auf bestimmte Nährstoffe spezialisiert und befallen Lebensmittel, die diese Nährstoffe enthalten, und verderben sie. Milchsäurebakterien vermehren sich besonders schnell bei Zimmertemperatur. Je mehr Bakterien dabei entstehen, desto mehr Milchsäure wird produziert und desto intensiver ist der Geschmack. Ein Liter sauer gewordene Milch kann bis zu 10 Billionen Keime enthalten. Säuerungserreger werden bewusst genutzt bei der Herstellung von Joghurt und Käse, aber auch von Sauerkraut und anderem Sauergemüse.

Lernaufgabe:

Sie haben die Aufgabe, Informationen über Gemüse, die mit Milchsäuregärung hergestellt werden, zu recherchieren.

Tipps zum Vorgehen

Informieren Sie sich über folgende Punkte:

- mit Milchsäure gegorene Gemüsearten.
- Herstellungsverfahren für diese Gemüse.
- Aufgabe des Salzes bei der Gärung.
- Gründe für die Haltbarkeit der so hergestellten Gemüse.

Stellen Sie die Informationen in einem Text zusammen, in dem Sie die drei Punkte behandeln. Ergänzen Sie Ihre Informationen durch Bilder der jeweiligen Produkte. Messen Sie den pH-Wert der Sauergemüse und begründen Sie die Haltbarkeit der Produkts.

8 Verderb durch Fäulniserreger

- Kaufen Sie immer nur so viel Frischwurst, wie Sie innerhalb von zwei Tagen verbrauchen. Das gilt besonders für Aufschnittware, wie Bierschinken und Mortadella.
- Bewahren Sie die Wurst eingepackt im Kühlschrank nahe dem Kühlaggregat auf, mindestens bei 4 °C.
- Lagern Sie Frischwurst höchstens 1 bis 2 Tage da, wo es im Haushaltskühlschrank am kältesten ist.
- Achten Sie streng darauf, dass Sie Hackfleisch stets nur zum sofortigen Verzehr kaufen. Unter keinen Umständen sollten Sie es länger als einen Tag aufbewahren, auch wenn es sehr gut gekühlt werden kann.

Verbrauchertipps aus der Fleischerei

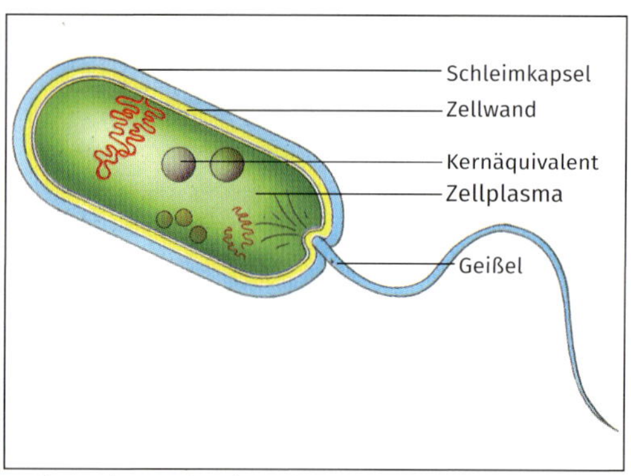

Aufbau einer Bakterienzelle – schematisch

Eiweißreiche Lebensmittel, vor allem Eier, Fleisch, Wurst und Fisch, können von Bakterien befallen werden, die Fäulnis hervorrufen. Wie alle Mikroorganismen kommen Fäulniserreger fast überall vor. Ihr natürlicher Standort ist der Erdboden, aber auch der Darmtrakt von Tier und Mensch. Selbst bei sehr sorgfältiger Hygiene kann nicht vermieden werden, dass sie auf Lebensmittel gelangen. Meist geschieht das über die Luft oder über die Hände. Typische Fäulniserreger sind Bakterien der Arten Pseudomonas, Proteus und Coli.

Lebensbedingungen der Fäulniserreger. Fleisch und Wurst bieten fäulniserregenden Keimen sehr günstige Wachstumsbedingungen: Eiweiß, von dem sie sich bevorzugt ernähren, ist ausreichend vorhanden, außerdem reichlich frei verfügbares Wasser und nur ganz schwach saures pH-Milieu. Selbst bei den niedrigen Temperaturen, bei denen Fleischwaren gelagert werden, können sie noch wachsen, wenn auch nur sehr langsam, denn sie zählen zu den psychrophilen, d. h. kälteliebenden Mikroorganismen. Bei 10 °C teilen sie sich zwar nur alle fünf Stunden; wenn sich aber bereits von Anfang an Tausende Keime auf einem Lebensmittel befinden, können auch bei Kühllagerung nach wenigen Tagen so viele Keime entstehen, dass Fäulnis eintritt.

Anzeichen von Fäulnis. Wurst wird unappetitlich und kann sich grau-grünlich verfärben. Sie riecht muffig-stickig.

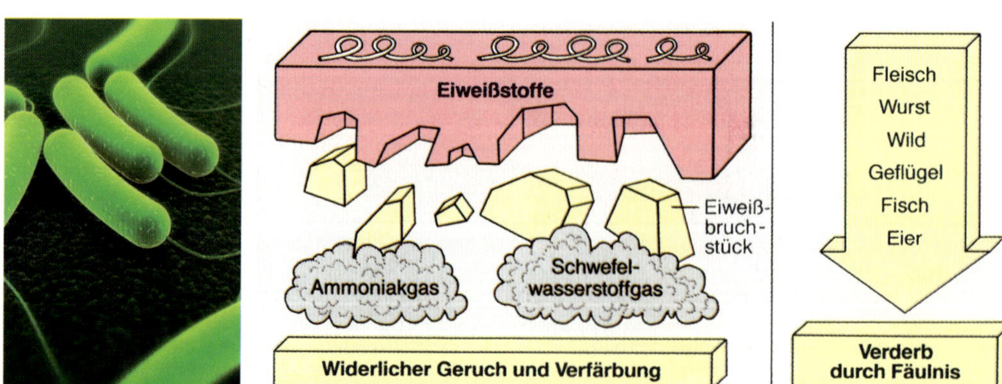

Was beim Verderb durch Fäulnis geschieht

Bei ihrem Stoffwechsel produzieren Fäulniserreger die übel riechenden Stoffe Ammoniak und Schwefelwasserstoff. Sind an der Fäulnis von Fleisch Coli-Bakterien beteiligt, können biogene Amine entstehen. Das sind giftige Produkte des Eiweißabbaus, die Übelkeit und Magenkrämpfe hervorrufen.

Fäulnisbakterien verbreiten sich mithilfe ihrer Geißeln auf der gesamten Oberfläche des Nährbodens. Auf Fleisch und Wurst entsteht eine Schmierschicht aus Bakterienzellen und dem von ihnen abgesonderten Schleim. Fleisch zum Kurzbraten soll abgehangen sein, damit es zart wird. Es wird bis zu sechs Wochen lang vakuumverpackt gelagert. Dann reift es, wird mürbe und Fäulniserreger vermehren sich nur sehr schwach.

Verderb von Hackfleisch. Besonders anfällig für Verderb durch Fäulniserreger und vor allem durch die gefährlichen Salmonellen sind Hackfleisch und Schabefleisch. Denn beim Zerkleinern mit dem Wolf werden die Fleischfasern zerschnitten. Dadurch vergrößert sich die Angriffsfläche für Verderbniserreger erheblich. Der frei werdende eiweißhaltige Fleischsaft bietet zudem einen guten Nährboden für die in das Hackfleisch gelangten Mikroorganismen. Deshalb beinhaltet die Hackfleischverordnung äußerst strenge Vorschriften. So schreibt sie vor, dass Hackfleisch vor dem Verkauf nur kurze Zeit bei maximal 7 °C gelagert und nur am Herstellungstag verkauft werden darf.

Fäulnis von Obst, Gemüse und Kartoffeln. Wenn pflanzliche Lebensmittel faul werden, handelt es sich um eine ganz andere Art von Fäulnis. Sie wird von Hefen und Schimmelpilzen hervorgerufen, die sich von Pektin und Gewebssäften ernähren. Pektin ist neben der Zellulose die Gerüstsubstanz der pflanzlichen Zelle und zählt zu den Ballaststoffen. Die Sporen dieser Fäulniserreger kommen in der Natur auf Obst und Gemüse vor. Wenn die Schale eine kleine Verletzung hat, können sie Fäulnis hervorrufen. Die Erreger nehmen das Gewebepektin auf, zersetzen es und scheiden übel riechende Produkte aus.

12 Regeln zum hygienischen Umgang mit Lebensmitteln

1. Erhitzte (meist keimarme) und rohe (oft keimhaltige) Lebensmittel stets getrennt aufbewahren.
2. Abfälle und verdorbene Lebensmittel so beseitigen, dass sie nicht mit frischen Lebensmitteln und fertigen Speisen in Berührung kommen können.
3. Arbeitsvorgänge nicht überkreuzen: Werden z. B. schmutzige Kartoffeln und Gemüse oder rohes Fleisch bearbeitet, nie gleichzeitig mit fertigen Speisen hantieren.
4. Schmutzige und saubere Gerätschaften/Werkzeuge immer voneinander trennen.
5. Vor und während der Speisenzubereitung die Hände waschen, insbesondere nach jedem Toilettengang.
6. Nie auf Lebensmittel husten oder niesen.
7. Handverletzungen, auch kleine, bei der Küchenarbeit sorgfältig mit wasserdichtem Verband abdecken.
8. Saubere Lebensmittel nur dann mit bloßen Händen berühren, wenn es unbedingt nötig ist. Möglichst Zangen, Gabeln etc. benutzen oder saubere Schutzhandschuhe tragen.
9. Immer darauf achten, dass die notwendige Kühltemperatur eingehalten wird.
10. Fertige Speisen, die aufbewahrt werden sollen, so rasch wie möglich ab- und durchkühlen lassen.
11. Auftauflüssigkeit von Geflügel und Fleisch nie mit anderen Lebensmitteln in Berührung bringen.
12. Temperatur in heiß gehaltenen Speisen nicht unter 70 °C fallen lassen.

Lernaufgabe:

Die 12 Regeln zum hygienischen Umgang mit Lebensmitteln begründen

Tipps zum Vorgehen

- Tauschen Sie sich in Gruppen über die einzelnen 12 Regeln der Reihe nach aus und begründen Sie sie jeweils.
- Sollten Sie einmal nicht weiterwissen, so schlagen Sie im Kapitel „Durch Hygiene kontra kein Lebensmittelvkein Verderb“ nach.

9 Ranzig durch Mikroorganismen

Ranzigkeit ist grobsinnlich am Geruch und Geschmack zu erkennen. Wir nehmen sie intensiv wahr, empfinden sie als sehr unangenehm. Schon geringe Anteile an ranzigem Fett können ein Lebensmittel genussuntauglich machen. Oft tritt ein seifenartiger Geschmack auf. Manchmal entstehen an ranzigen Lebensmitteln fleckige Farbveränderungen.

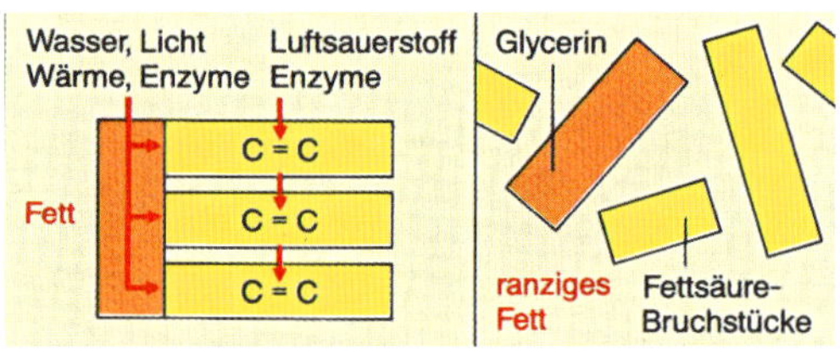

Fettspaltung beim Ranzigwerden

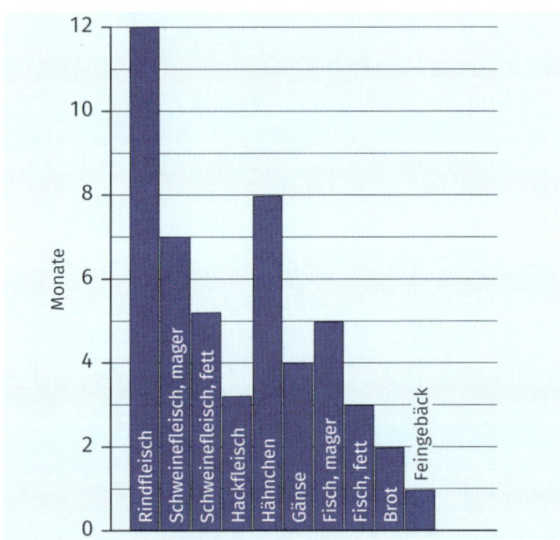

Maximale Lagerfähigkeit gefrorener fetthaltiger Lebensmittel

Ursachen des Fettverderbs. Ranzigkeit kann verursacht werden durch die Tätigkeit von Mikroorganismen, aber auch durch die Aktivität lebensmitteleigener Enzyme und infolge chemischer Reaktionen.

Fetthaltige Lebensmittel werden unabhängig vom Fettanteil ranzig. Enthalten sie zudem Wasser, sind sie für den Verderb durch Ranzigwerden besonders anfällig. Das gilt für Butter, Margarine, Speck, Mayonnaise, Cremes, Kokosgebäck und Waffelfüllungen.

Mikrobielle Ranzigkeit beruht auf der Oxidation lebensmitteleigener Lipide, verursacht von Bakterien, Hefen und Schimmelpilzen. Häufig sind Schimmel der Gattungen Aspergillus und Penicillium beteiligt. Deren Wachstum und entsprechend auch das Ranzigwerden verlaufen bei Raumtemperatur noch langsam, mit zunehmender Temperatur aber immer schneller. Einige Schimmelpilze wachsen sogar bei Temperaturen unter 0 °C. Zudem kommen sie mit wenig frei verfügbarem Wasser aus, können sich also im niedrigen Wassergehalt fettreicher Lebensmittel noch gut ernähren. Ranzigwerden lässt sich durch Kühlen hinauszögern.

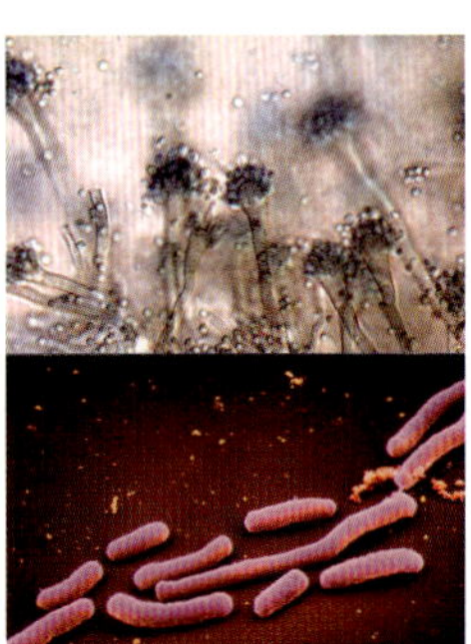

Gießkannenschimmel und Pseudomonas

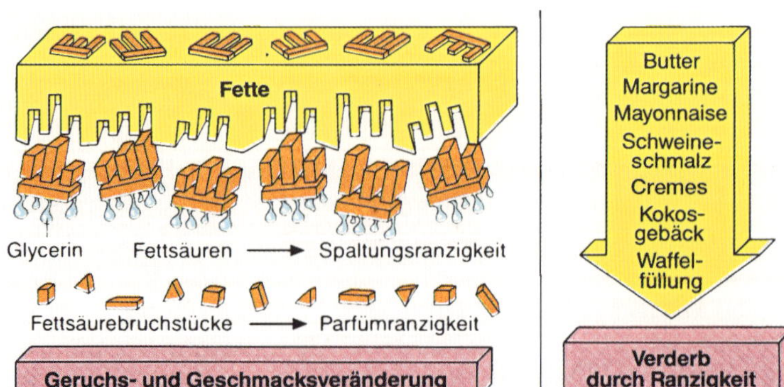

Was beim Ranzigwerden geschieht

Die Enzyme der Mikroorganismen sind es genau genommen, die die Ranzigkeit auslösen. Die mikrobiellen Enzyme werden in den Zellen der Mikroorganismen gebildet. Beim Keimwachstum werden sie in das Lebensmittel ausgeschieden und verrichten dort ihre Arbeit, indem sie die Fettsäuren zerlegen.
Fetthaltige Lebensmittel enthalten selbst auch eigene fettspaltende Enzyme, sodass sie auch auf diese Weise ranzig werden können.

Arten der Ranzigkeit. Bei der Ranzigkeit werden zwei Arten unterschieden:
Bei der **Spaltungsranzigkeit** wird das Fett durch die fettspaltenden Enzyme in seine Bestandteile Glyzerin und Fettsäuren gespalten. Dabei entstehen übel riechende Fettsäuren, wie z. B. Buttersäure, Capronsäure und Caprinsäure. Sie sind maßgeblich für den ranzigen Geschmack.
Bei der sogenannten **Parfümranzigkeit** werden die Fettsäuren durch Enzyme der Mikroorganismen in Bruchstücke zerlegt. Auch hier werden z. T. besonders übel riechende und unangenehm schmeckende Stoffe frei. Einer dieser Stoffe entsteht in Spuren auch in Camembert und Roquefort. Dort trägt er zum erwünschten Geschmack dieser Käsesorten bei. Er wird durch die Enzyme der Edelschimmelpilze gebildet.
Oft treten beide Arten der Ranzigkeit beim Fettverderb nacheinander auf. Zunächst kommt es zur Spaltungsranzigkeit, dann erst zur Parfümranzigkeit.

Fettverderb durch Oxidation. Gleichzeitig mit den anderen Vorgängen beim Ranzigwerden kommt es bei ungesättigten Fettsäuren oft noch zur **Oxidation,** d. h. zur Verbindung mit Sauerstoff. Dies kann durch sogenannte „Antioxidanzien" verzögert werden. Einige dürfen als Zusatzstoffe verwendet werden, z. B. Vitamin E.
Der Fettverderb wird durch Licht, Sauerstoff, Feuchtigkeit und durch bestimmte Metalle, wie z. B. Kupfer, beschleunigt. Ranzigkeit kann nicht einmal durch Gefrieren verhütet werden, weil die Enzymaktivität durch niedrige Temperaturen nur verlangsamt wird.
Vermeidung des Ranzigwerdens. Ranzigkeit durch Mikroorganismen lässt sich nur verhüten, wenn das Lebensmittel erhitzt wird. Schimmelpilze sowie Hefen sterben nämlich über 60 °C ab und die meisten Bakterien über 80 °C. Vorsorglich lässt sich Ranzigwerden durch Hygiene bei der Herstellung und bei der Lagerung von Lebensmitteln verhüten. Weil viele Mikroorganismen, insbesondere Schimmelpilzsporen, mit der Luft verbreitet werden, kann man bei der Herstellung von Lebensmitteln Infektionen mit ranzig machenden Keimen nicht vollkommen ausschließen. Deshalb empfiehlt es sich, gefährdete Lebensmittel nach Möglichkeit so zu erhitzen, dass ranzig machende Keime abgetötet werden. Einem Keimbefall während der Lagerung kann durch sorgfältige Verpackung vorgebeugt werden.
Bei Wurstwaren kann Ranzigkeit dadurch vermieden werden, dass der Restsauerstoffgehalt möglichst gering gehalten wird. Durch Begasen mit Stickstoff als Schutzgas werden Veränderungen des Produktes durch den Sauerstoff verhindert und freies Fett wird nicht ranzig.
Wird frisches Fett auch nur mit kleinsten Mengen ranzigen Fettes vermischt, so führt dies zu einer typischen Kettenreaktion, die in kürzester Zeit die Ranzigkeit einer großen Fettmenge verursachen kann. Deshalb altes nicht mit frischem Fett in Kontakt bringen.

Lernaufgabe:

10 Wörter zum Thema „Ranzigwerden" finden
Ihre Aufgabe ist es, in einer Arbeitsgruppe aus drei bis vier Mitgliedern die 10 Wörter aufzuschreiben, die Sie nach Ihrer Beschäftigung mit dem Thema „Ranzigwerden" für am wichtigsten halten.

Vorschlag zum Vorgehen:
- Einer leitet das Gespräch, ein anderer schreibt die gefundenen Wörter auf ein Blatt.
- Bevor ein Wort aufgeschrieben wird, muss bei einer Diskussion begründet werden, warum es eines der 10 Wörter ist.
- Wenn die Liste steht, suchen Sie daraus das Wort, das nach Ihrer Auffassung für das Thema „Ranzigwerden" am treffendsten ist.
- Vergleichen Sie Ihre Liste mit denen der anderen Gruppen und diskutieren Sie sie.

10 Leicht verderbliche Lebensmittel schützen

Fleisch- und Wurstwaren gehören zu den verderblichsten Lebensmitteln. Kühlen kann den Verderb von Lebensmitteln verhindern, denn je niedriger die Temperatur ist, desto langsamer wachsen und vermehren sich die Mikroorganismen.

Ausreichende Kühlung aller rohen Fleischprodukte ist die Voraussetzung für die hygienische Lagerung. Doch auch gekühlte Fleischprodukte verändern sich mit der Zeit. Dafür gibt es zwei Ursachen:

1. Mikroorganismen, die überall vorkommen und schon beim Schlachten oder während der Verarbeitung unbemerkt auf das Fleisch gelangen und Veränderungen hervorrufen,
2. fleischeigene Enzyme, die die Inhaltsstoffe, in erster Linie das Fleischeiweiß, abbauen.

Erst wenn die Veränderungen bereits in Gang gekommen sind, können sie wahrgenommen werden: als Abweichungen in Farbe und Geruch, Säuerung, Gärung und Fäulnis.

Verderb durch **unzureichende Kühlung steht an** der Spitze der Ursachen lebensmittelbedingter Erkrankungen. Besonders tückisch ist, dass sich die Vermehrung der Erreger von Lebensmittelinfektionen weder durch Farbveränderungen noch durch Geruch oder Geschmack erkennen lassen. Die einzige Chance, dies zu verhindern ist sind strenge Hygiene und ausreichende Kühlung. Für die Lagerung von Fleisch- und Fleischwaren gibt es empfohlene Höchsttemperaturen.

Lernaufgabe:

Stellen Sie sich vor, Sie gehörten zu einem Team, das prüfen soll, wie der Verderb von Hackfleisch verhindert werden kann.

Informationen in einem Steckbrief sammeln

Informieren Sie sich in diesem Buch und im Internet über die Keime, die den Verderb von Hackfleisch hervorrufen können.

Eine Checkliste anlegen

Checklisten dienen dazu, Sachverhalte möglichst vollständig zu erfassen, um ihre Vollständigkeit überprüfen zu können. Gehen Sie den Weg des Hackfleisches vom Kauf bzw. der Lieferung über die Lagerung bis zur Verarbeitung durch und legen Sie eine Checkliste an. Bewerten Sie die jeweilige Infektionsgefahr durch die Keime.

Checkliste Hackfleisch	**Infektionsgefahr**			
Schritte	+2	+1	-2	-2

In einen Grundrissplan eintragen

Legen Sie den Grundrissplan Ihrer Schulküche zugrunde und markieren Sie gemeinsam die möglichen Infektionsstellen mit der jeweiligen Farbe, je nachdem wie Sie die Infektionsgefahr in der Checkliste bewertet haben.

Ideen entwickeln und planen

Gehen Sie die möglichen Infektionsstellen durch und überlegen Sie, wo etwas zu ändern ist.

Regeln für den Umgang mit leicht verderblichen Lebensmitteln

- Rohes Fleisch und Fleischerzeugnisse immer gekühlt transportieren. Bei Tiefkühlkost Kühlkette strikt einhalten.
- Nur einwandfreie Ware verarbeiten.
- Bei rohem Fleisch, Fleischprodukten und anderen leichtverderblichen Lebensmitteln immer auf besondere Sorgfalt achten.
- Zum Waschen, Kochen und Spülen immer Trinkwasser verwenden.
- Schneidebretter, Messer und andere Küchenutensilien, die mit rohem Fleisch, Geflügel und rohen Eiern Kontakt hatten, mit heißer Reinigungslösung spülen.
- Schneidbretter oder Unterlagen mit glatter Oberfläche verwenden und möglichst in der Spülmaschine reinigen.
- Küchentücher regelmäßig wechseln und gründlich waschen (auskochen) oder Einmalpapiertücher verwenden.

Praktikum:

Den Verderb von Lebensmitteln untersuchen

Hinweis: Alle Proben nach den Versuchen durch 5-minütiges Erhitzen bei 80 °C entsorgen!

Versuchsreihe 1:

Verderb von Hackfleisch

Materialien: 20 g Schabefleisch, 2 breite Reagenzgläser, Wasser, 2 Gummistopfen

Durchführung: Formen Sie aus Schabefleisch erbsengroße Kügelchen, geben Sie je 2 in 2 Reagenzgläser, und füllen Sie mit Wasser auf. Verschließen Sie die Proben mit Stopfen.
Bewahren Sie die Proben 2 Tage auf, und zwar
- die Probe 1 bei Zimmertemperatur,
- die Probe 2 im Kühlschrank.

Beobachtung: Betrachten Sie die beiden Proben nach dieser Zeit genau. Öffnen Sie die Reagenzgläser ein wenig und riechen Sie sehr vorsichtig daran. Vergleichen Sie Ihre Wahrnehmungen bei den beiden Proben miteinander. Beschreiben und protokollieren Sie sie.

Ergebnis: Überlegen Sie, wie Ihre unterschiedlichen Wahrnehmungen zu erklären sind. Wie erklären Sie sich den Geruch? Welchen Einfluss hatte die Temperatur auf die eingetretenen Veränderungen? Welchen Einfluss hatte das zugesetzte Wasser?

Versuchsreihe 2:

Gärendes Apfelkompott

Materialien: zweimal 40 g Apfelkompott, zwei 100-ml-Bechergläser, zwei kleine Teller

Durchführung: Füllen Sie je einen Teil des Apfelkompotts in die Bechergläser.
Lassen Sie die Proben 5 Stunden offen stehen. Bewahren Sie sie 3 Tage zugedeckt auf, und zwar
- die Probe 1 bei Zimmertemperatur,
- die Probe 2 im Kühlschrank.

Beobachtung: Betrachten Sie die beiden Proben nach dieser Zeit genau, riechen Sie auch daran und vergleichen Sie Ihre Wahrnehmungen miteinander.
Beschreiben und protokollieren Sie die Versuchsergebnisse.

Ergebnis: Überlegen Sie, wie das, was Sie wahrgenommen haben, zu erklären ist.
Wie erklären Sie sich die Unterschiede zwischen den beiden Proben?
Welchen Einfluss hatte die Temperatur auf die eingetretenen Veränderungen?

Versuchsreihe 3:

Verschimmeln von Brot

Materialien: 2 Scheiben Mischbrot, Petrischalendeckel (breit), 100-ml-Bechergläser, flacher Teller, Wasser

Durchführung: Füllen Sie ein Becherglas 1 cm hoch mit Wasser. Legen Sie eine Scheibe Brot auf den Petrischalendeckel, stellen Sie das Ganze in das Becherglas und decken es mit dem Teller fest ab. Legen Sie die andere Scheibe in ein Becherglas ohne Wasser.
Bewahren Sie beide Proben 5 Tage bei Zimmertemperatur auf.

Beobachtung: Betrachten Sie die beiden Brotscheiben nach dieser Zeit genau und vergleichen Sie sie miteinander. Beschreiben, protokollieren und zeichnen Sie, was Sie sehen.

Ergebnis: Überlegen Sie, wie das, was Sie beobachtet haben, zu erklären ist. Wie erklären Sie sich die Unterschiede zwischen den beiden Brotscheiben? Wie wirkt sich hohe Luftfeuchtigkeit, also viel Wasserdampf in der Luft, auf das Schimmelwachstum aus?

Versuchsreihe 4:

Sauerwerden von Milch

Materialien: zweimal 40 ml Rohmilch, zwei 100-ml-Bechergläser, pH-Papier (Bereich 4,0 8,0)

Durchführung: Messen Sie den pH-Wert der Milch. Füllen Sie je einen Teil der Milch in die Bechergläser.
Lassen Sie sie 4 Tage stehen
- die Probe 1 bei Zimmertemperatur,
- die Probe 2 im Kühlschrank.

Beobachtung: Messen Sie den pH-Wert der beiden Proben nach dieser Zeit.
Riechen Sie an den Proben und beurteilen Sie ihre Konsistenz. Vergleichen Sie Ihre Wahrnehmungen miteinander. Beschreiben und protokollieren Sie sie.

Ergebnis: Überlegen Sie, wie Ihre Wahrnehmungen zu erklären sind. Wie erklären Sie sich die Unterschiede im pH-Wert zwischen der frischen und der aufbewahrten Milch und die Unterschiede zwischen den beiden Proben nach den 4 Tagen? Welchen Einfluss hatte dabei die Temperatur?

11 Salmonellosen – noch immer ein großes Problem

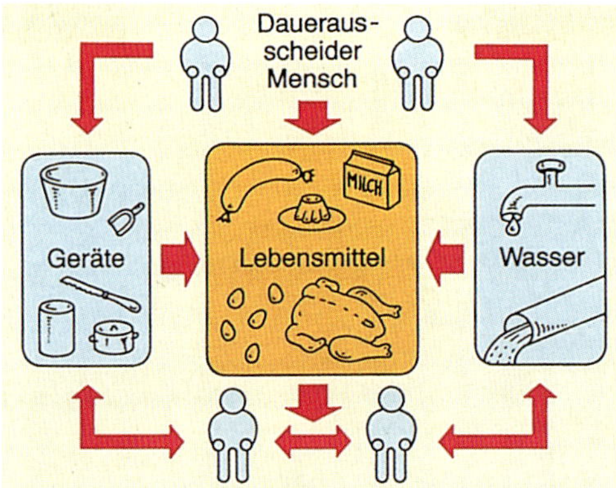

Übertragungswege der Salmonellen

Erreger: Salmonellen
Wachstum: gut bei 20 bis 37 °C, bei < 7 °C nicht
Gift: in der Zellhaut; bei Verdauung frei
Krankheitssymptome: Fieber, Kopf- und Gliederschmerzen, Erbrechen, Durchfall
Inkubationszeit: meist 12 bis 36 Stunden, in Ausnahmen bereits nach 8 Stunden
Krankheitsdauer: ca. 1 Woche
Übertragung: durch infizierte Rohstoffe und „Dauerausscheider", über Werkzeug, Gerät, Handtücher
Gefährdete Lebensmittel: rohe und nicht durchgegarte Lebensmittel: Fleisch, Hackfleisch (!); Wurst, Geflügel; Eier, Milch und Speisen daraus
Besondere Gefahr: Aufbewahren bei 10 bis 20 °C über 4 bis 6 Stunden; Warmhalten von Speisen
Verhütung: sorgsame persönliche und betriebliche Hygiene; Erhitzen auf 70 °C über 10 Min

Steckbrief: Salmonellose

Salmonellosen waren in der Bundesrepublik die häufigsten Lebensmittelvergiftungen. 1990 wurden noch 90 000 Fälle gemeldet, inzwischen (2013) sind es nur noch knapp 19 000. Bis zu 60 Erkrankungen enden jährlich mit dem Tod.

Hervorgerufen wird die Erkrankung von der Bakterienart der **Salmonellen,** die als typische Darmbewohner oft bei Schlachtvieh und Geflügel vorkommen. Die Erreger werden mit dem Futter aufgenommen und können auch die Eier im Inneren infizieren. Sie werden mit dem Kot in großen Mengen ausgeschieden und verbreitet. Über 50% der Tiefkühlhähnchen sind salmonelleninfiziert.

Vorkommen und Verbreitung. Salmonellen können, meist unbemerkt, auch im Darm des Menschen vorkommen und werden dann ständig ausgeschieden. Haben diese Dauerausscheider beruflich mit Lebensmitteln zu tun, sind Übertragungen kaum zu vermeiden.

Oft werden die Erreger durch Berührung eines verseuchten Lebensmittels mit den bloßen Händen übertragen. Dadurch werden Gegenstände, andere Personen und Lebensmittel infiziert. Diese sekundären, d.h. nachträglichen Infektionen sind am häufigsten. Bei den selteneren primären Infektionen wird bereits der Körper des lebenden Tiers oder ein Ei direkt infiziert. Diese Infektion kann auftreten, wenn Tiere verseuchtes Futter aufnehmen.

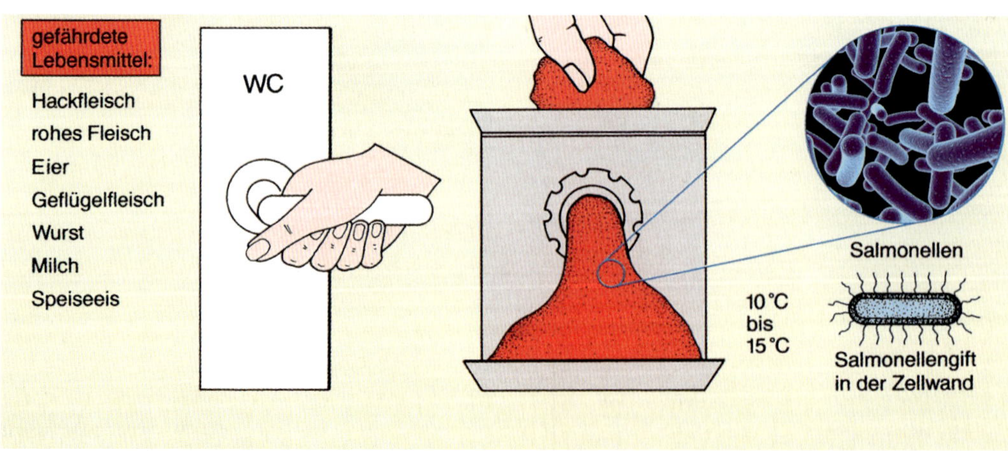

Wie Salmonellose entstehen kann

12 Campylobacter – sogar häufiger als Salmonellen

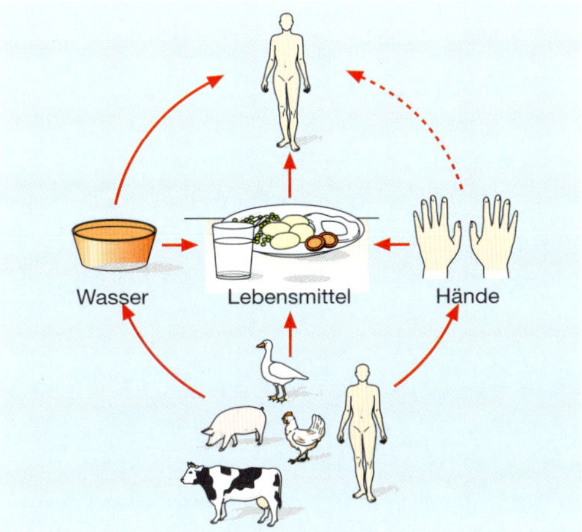

Übertragungswege der Campylobacter

Erreger: meistens Campylobacter jejuni
Wachstum: optimal bei 37 °C, gut 20 °C bis 45 °C
Krankheitssymptome: Durchfall, aber auch Fieber, Übelkeit, Kopf- und Bauchschmerzen
Inkubationszeit: meist 3 bis 5 Tage, in Ausnahmen erst nach 10 Tagen
Krankheitsdauer: ca. 10 Tage
Übertragung: direkt durch Lebensmittel und Wasser, durch Schmierinfektionen („Dauerausscheider") und über Tiere
Gefährdete Lebensmittel: rohe und nicht durchgegarte Lebensmittel: Milch, Fleisch und Fische und daraus hergestellte Erzeugnisse, Feinkost-, Rohkost- und Kartoffelsalate, Speiseeis und Eiprodukte
Tätigkeitsverbot: An Campylobacter-Infektionen Erkrankte dürfen Lebensmittel nicht herstellen, behandeln oder in den Verkehr bringen.
Verhütung: sorgsame persönliche und betriebliche Hygiene

Steckbrief Campylobacter-Infektionen

Erst in den 1970er-Jahren wurde erkannt, dass **Campylobacter**-Bakterien wahrscheinlich doppelt so viele Magen-Darminfektionen wie die viel bekannteren Salmonellen auslösen. Meist kommt es zu einer Darmentzündung (Enteritis) mit wässrigem Durchfall. Campylobacter-Infektionen haben in den letzten zwanzig Jahren in den Industrieländern stark zugenommen und gehören heute zu den weltweit häufigsten bakteriellen Lebensmittelinfektionen neben den durch Salmonellen verursachten, in Europa treten sie verstärkt im Sommer auf.

Wie bei vielen Infektionen sind Kinder unter sechs Jahren sehr häufig betroffen. In Deutschland sind die Infektionen besonders häufig bei Menschen zwischen 20 und 29 Jahren.

Campylobacterinfektionen sind nach § 4 Infektionsschutzgesetz meldepflichtig. In Deutschland wurden bis zum Jahre 2003 rund 48.000 Fällen durch Campylobacter verursacht. Inzwischen werden mehr als 63 000 jährlich gemeldet. Auch in Europa hat Campylobacter die Zahl der Salmonellosen überholt.

Erreger. In den meisten Fällen sind Campylobacter jejuni die Verursacher. Er wächst sehr gut bei 37 °C, gut zwischen 20 °C bis 45 °C. Es handelt sich um Stäbchen mit spiral- oder S-förmigem Aussehen, die an beiden Polen je eine einzige Geißel tragen. Nach heutigem Forschungsstand verursachen nur drei von 20 Campylobacterarten Lebensmittelinfektionen.

gefährdete Lebensmittel

Milch, Fleisch, Fisch und daraus hergestellte Produkte, Feinkost-, Rohkost- und Kartoffelsalat, Speiseeis, Eiprodukte

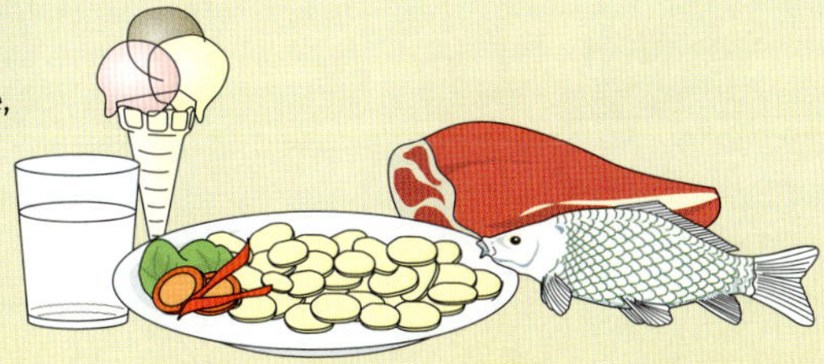

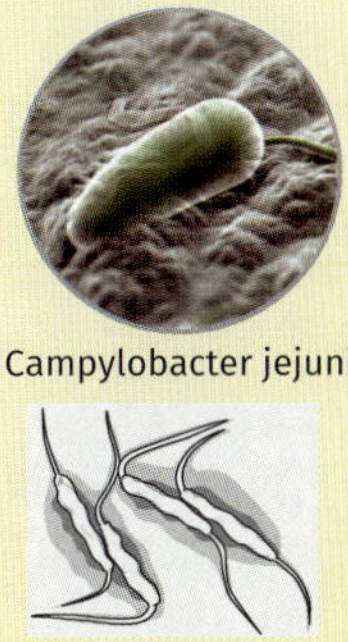

Campylobacter jejuni

Campylobactergift in der Zellwand

Wie eine Campylobacter-Infektion entstehen kann

13 EHEC – ein Forschungskeim wird gefährlich

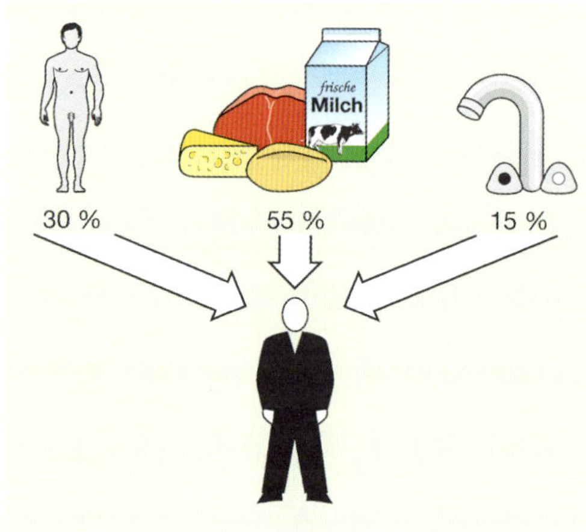

Übertragungswege der EHEC-Stämme

Im Mai 2011 kam es in Deutschland zu einer durch kontaminierte Sprossen ausgelöste EHEC-Epidemie. Verursacher waren nicht die seither bekannten EHEC-Bakterien, sondern eine überaus aggressive Variante.

Viele der annähernd 4000 Erkrankten mussten in der Intensivmedizin behandelt werden, denn es kam durch diesen Erreger erstmals zu dem hämolytisch-urämischen Syndrom (HUS), das Nierenversagen auslösen und zum Tod führen kann. Tatsächlich starben damals 53 infizierte Personen.

EHEC gehört seit 2001 in Deutschland zu den meldepflichtigen übertragbaren Krankheiten. 2013 wurden 1 621 Erkrankungen an EHEC-Infektionen gemeldet.

Erreger: EHEC-Variante des Colibakteriums
Wachstum: gut bei 30 bis 37 °C, unter 7 °C nicht, Gift: in der Zelle
Krankheitssymptome: Durchfall, Bauchschmerzen, Krämpfe, Erbrechen; schwere Nierenschäden (hämolytisch-urämisches Syndrom - HUS)
Inkubationszeit: HUS nach 3 bis 12 Tagen
Krankheitsdauer: ca. eine Woche
Übertragung: direkt durch infizierte Rohstoffe und Personen, die die Keime ausscheiden; Schmierinfektion über Werkzeug, Gerät, Handtücher usw.
Infizierte Lebensmittel: nicht durchgegartes Rindfleisch sowie rohe Milch und Produkte daraus
Besondere Gefahr: Aufbewahren bei 10 bis 20 °C über 4 bis 6 Stunden; Warmhalten von Speisen
Verhütung: sorgsame persönliche und betriebliche Hygiene; Erhitzen auf 70 °C über 10 Min.

Steckbrief: EHEC-Infektion

Vorkommen und Verbreitung der Erreger. Es wird angenommen, dass etwa 50 % der deutschen Rinder mit EHEC infiziert sind. Auch Menschen können mit EHEC infiziert sein, ohne dass Krankheitssymptome auftreten. Die so infizierten Personen scheiden die Erreger aus und können bei mangelhafter Hygiene eine Gefahr für ihre Umgebung werden. 1 g Kot enthält ca. 1 Milliarde EHEC. Der E. coli gilt traditionell als Indikator für fäkale Verunreinigungen. Deshalb werden Trinkwasser, Milch und aus Milch hergestellte Produkte, insbesondere Speiseeis, auf E. coli hin untersucht. Sie dürfen höchstens 100 Kolikeime je 1 Kubikzentimeter enthalten. Da EHEC Geißeln tragen, können sie sich sehr gut bewegen.

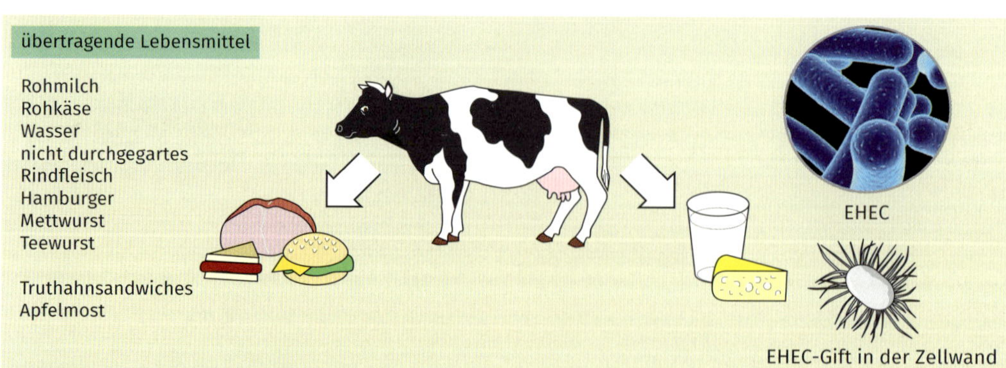

Wie eine EHEC-Infektion entstehen kann

Gefährdete Lebensmittel. Das größte Risiko an einer EHEC Infektion zu erkranken, ag seither bei rohem Hackfleisch und Rohmilch. 2011 kam dann das in der EHEC-Epidemie zutage getretene Risiko durch roh genossene Sprossen hinzu. Identifiziert wurde nach fieberhafter Suche der Serotyp EHEC 0104:H4, die Infektionsquelle war aller Wahrscheinlichkeit nach Bockshornkleesamen aus Ägypten. Bisher bekannt geworden waren Infektionen von nicht durchgegartem Rindfleisch und nicht erhitzter Milch sowie daraus hergestellten Produkten, insbesondere Hackprodukte vom Rind, Mortadella, Rohwurst und Rohmilch.

Wie die nicht infektiöse Form der E.coli ist EHEC ein Darmbewohner bei Mensch und Säugetier und wird durch Fäkalien verbreitet. Deshalb können auch Wasser und pflanzliche Lebensmittel gefährdet sein.

Ein Liter Frischmilch enthält ca. 10 Milliarden meist koliforme Keime, die beim Melken sehr leicht in die Milch gelangen. Beim Schlachten werden die Erreger über das Messer, Schürzen und Hände auf das Fleisch übertragen.

Infektionen treten bei der Gemeinschaftsverpflegung auf: in Kindergärten, Pflegeheimen, Kantinen und Restaurants.

Vermeidung von Infektionen. Verunreinigungen mit EHEC sind mit den Sinnen nicht festzustellen. Die größte Sicherheit bietet ausreichende Erhitzung. Bei 70 °C werden die Erreger abgetötet und das von ihnen gebildete Gift, ein Endotoxin, wird unschädlich. Unzureichend gegartes Fleisch und Rohmilch sollten deshalb in jedem Fall gemieden werden. Im Restaurant und im Schnellimbiss empfiehlt es sich, nur ganz durchgegarte Fleisch-, Geflügel- und Fischspeisen zu akzeptieren. Hamburger und andere Hackfleischprodukte müssen im Kern braun oder grau gefärbt sein.

Krankheitssymptome. Von den besonders gefährlichen EHEC-Stämmen reichen zehn Keime aus, um über Fleisch oder Milch eine Infektion auszulösen. Es kommt zu schweren Bauchkrämpfen und oft auch wässrig-blutigen Durchfällen. Manchmal treten auch Übelkeit, Erbrechen und leichtes Fieber auf.

Sehr gefährdet sind Kinder unter sechs Jahren und ältere abwehrgeschwächte Menschen. Bei bis zu 10 % der Infektionen kommt es nach drei bis zwölf Tagen nach der Ansteckung zum sog. Hämolytisch-urämischen Syndrom (HUS). Etwa 10 % der Fälle enden tödlich, bei weiteren 10 % treten dauerhafte Nierenschäden auf.

Lernaufgabe:

Lebensmittelvergiftungen vergleichen

Vergleichen Sie zusammen die EHEC-Vergiftung und die Salmonellose und stellen Sie Ihre Ergebnisse in einer Übersicht dar.

- Was sind die jeweiligen Risikolebensmittel?
- Wie kann EHEC übertragen werden?
- Welche Gesundheitsrisiken gibt es?

Exkurs: Escherichia coli – der Forschungskeim

Die Bakterienart Escherichia coli kommt in der normalen Darmflora von Mensch und Tier vor.

Bei dieser Art gibt es aber auch viele Formen, die Krankheiten auslösen können. Sie können Durchfallerkrankungen, Blutvergiftungen, Wundinfektionen, Infektionen der Harnwege und sogar Hirnhautentzündungen hervorrufen.

Die krank machenden Colibakterien unterscheiden sich von den harmlosen Vertretern ihrer Art nur dadurch, dass sie die krank machenden Eigenschaften haben. Diese werden als Pathogenitätsfaktoren bezeichnet.

Um zu ermitteln, welche krank machenden Eigenschaften eine bestimmte Art hat, werden ihre Chromosomen, die die Erbeigenschaften enthalten, systematisch untersucht (systematische Genomanalyse). Bei Genomanalysen können durch Vergleich und Wirksamkeit Gruppen bestimmt werden, um über die Entwicklung der krank machenden Eigenschaften Aufschluss zu gewinnen. In diesem Rahmen werden auch EHEC-Keime hinsichtlich der Verschiedenartigkeit ihrer Erbeigenschaften untersucht.

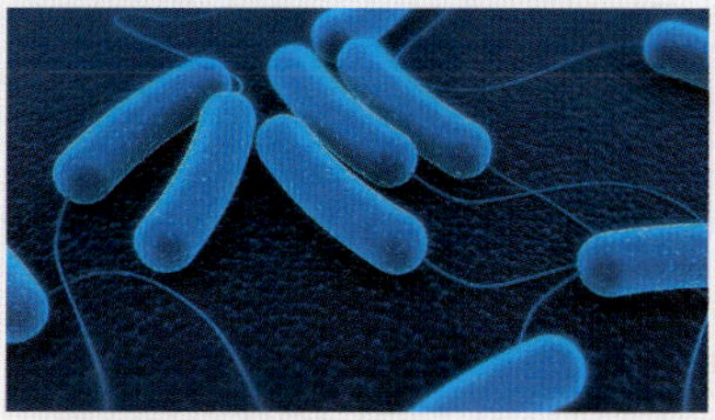

Escherichia coli

14 Staphylokokken – immer von Menschen übertragen

120 Personen nach Betriebsfeier krank

Wie jedes Jahr sollte die Betriebsfeier ein Erfolg werden. Nach den Reden kam der gemütliche Teil. Es wurde getanzt und gelacht. Zu essen gab es Schweinekotelett mit Kartoffelsalat. Doch kaum waren drei Stunden vergangen, da schlug die fröhliche Stimmung jäh um. Immer mehr Personen klagten über Übelkeit, Schwindelgefühl, hatten Magenkrämpfe und mussten sich erbrechen. Zuletzt waren über 120 erkrankt. Bei der bakteriologischen Untersuchung wies der Kartoffelsalat einen hohen Keimgehalt auf. Es waren dieselben Keime, die auch bei einer Frau festgestellt wurden, die die Pellkartoffeln geschält hatte. Der Kartoffelsalat war am Vortag zubereitet worden und im Vorratsraum stehen geblieben.

Eine Pressemeldung im Sommer

Erreger: Staphylococcus aureus
Wachstum: gut bei 20 °C bis 37 °C, < 18 °C langsamer, ab < 6 °C nicht mehr; gut um pH 7
Gift: bei 100 °C nach 60 Min. unwirksam
Krankheitssymptome: Übelkeit, Erbrechen, Leibschmerzen, Durchfall, kein Fieber
Inkubationszeit: 2 bis 6 Stunden
Krankheitsdauer: 1 bis 2 Tage
Übertragung: aus eitrigen Wunden an Händen oder Armen, durch Schnupfen und Niesen, indirekt über Werkzeug und Handtuch
Gefährdete Lebensmittel: Milch, Milchprodukte, Speiseeis/Eiscreme, Cremefüllung, Wurst-, Ei- und Kartoffelsalat, Wurst, Aspik
Gefahr: Aufbewahrung der Lebensmittel bei 20 °C über 10 bis 20 Stunden
Verhütung: Fernhalten von Küchenpersonal mit Hautwunden und Hals-/Nasenentzündungen; keine Warmhaltezeiten bei < 65 °C

Steckbrief Staphylokokken-Vergiftung

Acht von zehn Staphylokokkenvergiftungen werden von Menschen verursacht. Hervorgerufen wird die Vergiftung von einer weitverbreiteten, Eiter erregenden Kokkenart mit dem Namen Staphylococcus aureus.

Der Erreger kommt auf der Haut des Menschen immer nur vereinzelt, in eiternden Wunden aber in großen Massen vor. Ist eine solche Wunde, z. B. an einer Hand, nur unzureichend oder gar nicht verbunden, kann er direkt auf Lebensmittel übertragen werden. Bei jedem zweiten Menschen kommt er auch im Nasen- und Rachenschleim vor. Obwohl er dort keine Krankheitssymptome auslöst, kann er durch Niesen, Schnupfen und Husten auf Lebensmittel gelangen. Auch auf indirektem Weg, z. B. über Handtücher, Geräte und Werkzeug, wird er übertragen. Sorgfältige persönliche und betriebliche Hygiene sind also wichtig, um Infektionen weitgehend zu vermeiden.

Wachstumsbedingungen der Erreger. Auf Lebensmitteln vermehren sich die Eitererreger bei Temperaturen zwischen 18 °C und 37 °C sehr rasch, darunter langsamer. Unter 6 °C und über 46 °C stellen sie ihr Wachstum ein. Bei 75 °C werden sie nach zehn Minuten abgetötet. Sie bevorzugen Nährböden mit pH-Werten in der Nähe des Neutralpunktes. In reichlich mit Essig oder Zitronensaft gesäuerten Lebensmitteln wachsen sie nicht.

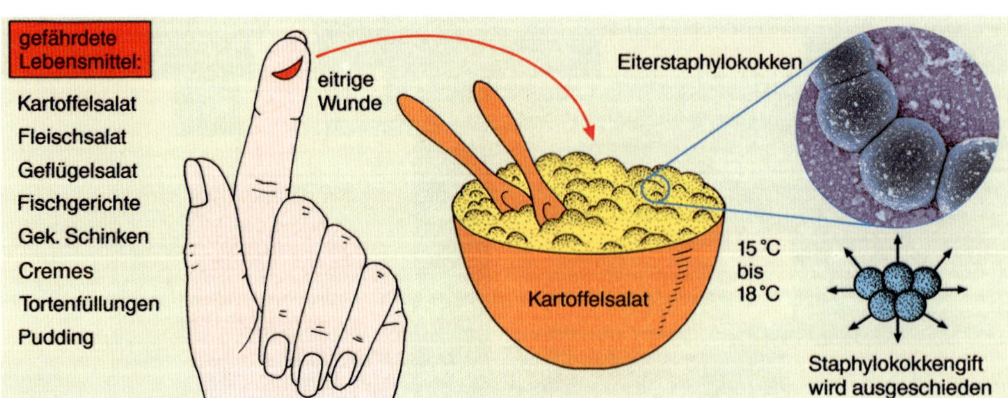

Wie eine Staphylokokkenvergiftung entstehen kann

Tückisch sind Staphylokokkenvergiftungen, denn es gibt weder Geschmacks- noch Geruchsabweichungen. Das Stapylokokken-Gift ist sehr hitzebeständig. Es wird erst durch 90 Minuten langes intensives Kochen unschädlich. Langsames Aufwärmen kann im Gegenteil zu noch größeren Giftmengen führen.
Wird der Temperaturbereich von 30 °C bis 45 °C nur langsam durchlaufen, vermehren sich die Keime noch zusätzlich. Das gilt vor allem, wenn infizierte Speisen längere Zeit unter 55 °C warm gehalten werden.

Gefährdete Lebensmittel. Staphylokokken-Vergiftungen wurden seither in erster Linie nach Genuss von Gemüse, Geflügel, Kartoffel- und Fleischsalaten festgestellt, in einigen Fällen waren auch Geflügelfüllungen, Pasteten, Speiseeis/Eiscreme, Tortenfüllungen, Puddings und Mayonnaise beteiligt. Gefährdet sind eiweiß- und kohlenhydrathaltige Lebensmittel mit hohem Wassergehalt. Werden infizierte Speisen 20 bis 24 Stunden bei 15 °C bis 18 °C aufbewahrt, kann sich der Eitererreger stark vermehren. Dabei erzeugt er so viel Gift, dass bei Menschen, die von diesen Speisen essen, Krankheitserscheinungen auftreten.

Krankheitssymptome. Bei Personen, die von Staphylokokken vergiftete Speisen zu sich genommen haben, kommt es nach zwei bis sechs Stunden, selten schon nach einer Stunde, zu Krankheitssymptomen. Es tritt Übelkeit auf, verbunden mit Erbrechen, Leibschmerzen, Magenkrämpfen, Durchfall und Schüttelfrost, bis hin zu einem Kreislaufkollaps, aber kein Fieber. Die Symptome klingen nach ein bis zwei Tagen wieder ab.

Lernaufgabe:

„Staphylokokkenvergiftung“: eine Wandzeitung gestalten

Tipps zum Vorgehen in den Gruppen:

- Gliedern Sie das Thema in Einzelgebiete auf.
- Wählen Sie aus dem Gesamtmaterial aus.
- Gliedern Sie übersichtlich und wählen Sie ansprechende Überschriften.
- Formulieren Sie klar und deutlich, aber eher sparsam kurze und prägnante Texte.
- Verwenden Sie keine fotokopierten Texte.
- Veranschaulichen Sie mit Bildern/Fotos/Zeichnungen.
- Achten Sie auf ein ausgewogenes Verhältnis von Text und Bild und informieren Sie eher sparsam.
- Gehen Sie mit Farben sparsam um.

Exkurs: Sauer, neutral oder alkalisch – Mikroorganismen brauchen das richtige Milieu

Für Mikroorganismen ist es wichtig, welche Umgebung sie vorfinden. Wie sauer bzw. alkalisch ein Stoff ist, hängt davon ab, wie viele Wasserstoffionen er enthält. Dies wird in der Maßeinheit pH-Wert ausgedrückt. Die pH-Skala reicht von 0 bis 14, wobei pH 7 der Neutral punkt ist. Der saure Bereich liegt unter pH 7, der alkalische Bereich darüber.
Die meisten Mikroorganismen wachsen sehr gut bei pH-Werten um 7. Zu ihnen gehören die Eiter erregenden Staphylokokken. Sie vermehren sich zwischen pH 6,5 (schwach sauer) und pH 7,3 (schwach alkalisch) am besten, während sie unter pH 4,4 ihr Wachstum einstellen. Deshalb können stärker gesäuerte Lebensmittel, z.B. Salate mit viel Essig, nie zu Stapylokokkenvergiftungen führen. Fäulniserreger bevorzugen pH-Werte zwischen 7,0 und 8,5. Stoffwechselprodukte, die sie ausscheiden, vor allem der Ammoniak und andere Stoffe des Eiweißabbaues, lassen den pH-Wert ansteigen. Milchsäure- und Essigsäurebakterien hingegen ziehen Werte zwischen 7,0 und 4,5 vor. Sie erzeugen Milch- bzw. Essigsäure und andere Säuren, die den pH-Wert senken.
Sinkt der pH-Wert dadurch aber auf <4,0, können selbst die Säurebakterien nicht mehr wachsen und gehen zugrunde. Sie haben sich also ihre eigene Umwelt zerstört. Entsprechendes gilt für die Fäulniserreger im alkalischen Bereich.
Hefen und Schimmelpilze lieben saures Milieu. Einige Schimmelarten ertragen pH-Werte bis 3,0.

pH-Wert-Skala mit Wachstumsbereichen von Mikroorganismen

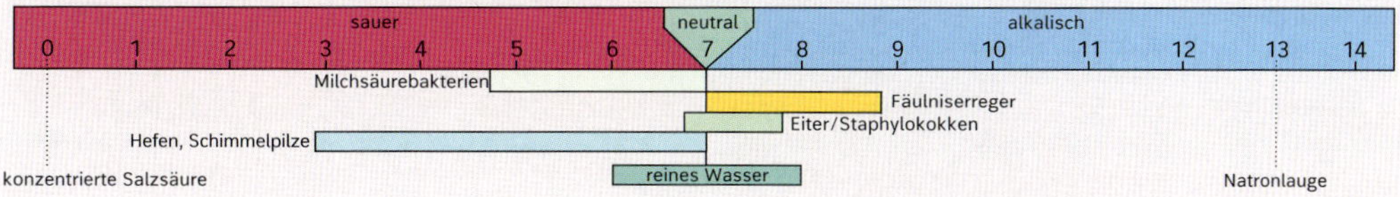

15 Botulismus – immer lebensbedrohlich

Tod durch Dosenwurst: Fleischer angeklagt

Die Staatsanwaltschaft hat gegen einen Fleischermeister aus K. Anklage erhoben.
Ihm wird die fahrlässige Tötung eines Kindes und die Körperverletzung eines zweiten vorgeworfen. Er hatte Dosenblutwurst als Halbkonserve hergestellt und in seinem Geschäft mehrere Tage bei einer Temperatur von 18 °C angeboten. Die Mutter der Kinder hatte eine Dose gekauft und zunächst im Kühlschrank aufbewahrt. Die beiden Kinder aßen von der Wurst. In der folgenden Nacht mussten beide heftig erbrechen. Am nächsten Morgen lag das eine Kind bewegungsunfähig vor seinem Bett. Der Arzt konnte den Tod nicht mehr verhindern.

Pressenotiz

Erreger: Clostridium botulinum
Wachstum: gut bei 25 bis 37 °C, bei < 10 °C nicht mehr; saurer pH-Wert; nur ohne Sauerstoff
Gift: starkes Nervengift; hitzeempfindlich
Krankheitssymptome: Benommenheit, Sinnestäuschungen, Schluck-Atembeschwerden, Muskellähmung; Tod durch Atemlähmung
Inkubationszeit: meist 12 bis 36 Stunden
Krankheitsdauer: 6 Tage
Übertragung: in Sporenform durch die Luft oder Verunreinigungen mit Erde
Gefährdete Lebensmittel: Gemüse, Wurst, Fleisch, Fisch, Rohschinken, Räucherfisch, aber nur vakuumverpackt oder in Konserven
Gefahr: Aufbewahrung dieser Lebensmittel bei 20 °C > 12 bis 24 Stunden
Verhütung: Vollkonserven 3 Min. auf 121 °C Kerntemperatur erhitzen, Halbkonserven kühlen

Steckbrief: Botulismus

Der Botulismus ist eine äußerst gefährliche Lebensmittelvergiftung, die allerdings nicht oft vorkommt. Sie wird von einem Keim mit dem Namen **Clostridium botulinum** hervorgerufen, der nur unter Sauerstoffabschluss wächst. Deshalb befällt er nur Lebensmittel, die konserviert oder luftdicht verpackt sind. Er ist zudem in der Lage, sehr widerstandsfähige **Sporen** zu bilden. In der Natur kommt er im Boden vor. Auf Lebensmittel gelangt er meist durch die Luft.
Die meisten Botulinusvergiftungen werden von unzureichend erhitzten Konserven verursacht, die im Haushalt oder in Betrieben mit unzulänglicher Ausstattung hergestellt wurden.

Sporenbildende Bakterien. Bakterienarten, die in der Lage sind, Sporen zu bilden, heißen **Bazillen.** Bei Sauerstoffabschluss wachsende Bazillen werden Clostridien genannt.
Sporen sind Überlebensformen der Bazillen. Sie sind in der Zelle angelegt und werden frei, wenn diese bei Nährstoff- oder Wassermangel oder bei Temperaturen >80 °C abstirbt.
Sporen sind sehr widerstandsfähig gegen Hitze, Trockenheit, Desinfektionsmittel und Säuren. Die Sporen des Clostridium botulinum vertragen sogar stundenlanges Kochen.
Fallen Sporen auf einen geeigneten Nährboden, dann keimen sie bei günstigen Bedingungen aus. Sporen der Clostridien können nur dort auskeimen, wo es keinen Sauerstoff gibt.

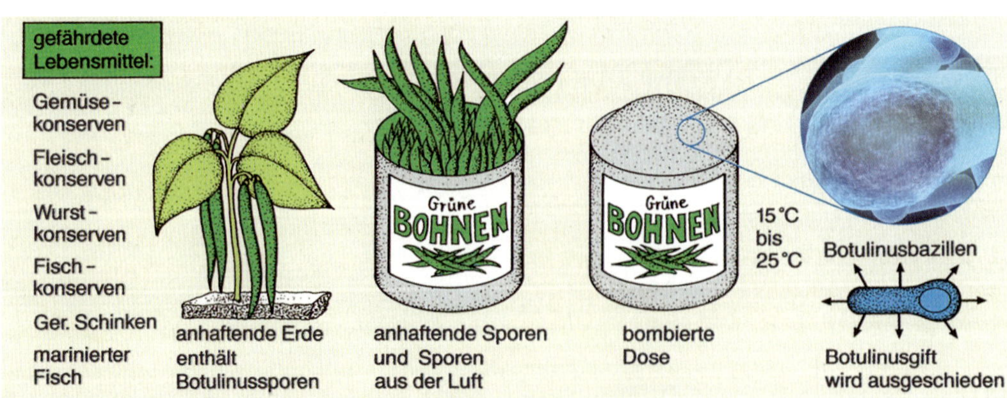
gefährdete Lebensmittel:
Gemüse-konserven
Fleisch-konserven
Wurst-konserven
Fisch-konserven
Ger. Schinken
marinierter Fisch
Grüne BOHNEN
Grüne BOHNEN
15 °C bis 25 °C
Botulinusbazillen
anhaftende Erde enthält Botulinussporen
anhaftende Sporen und Sporen aus der Luft
bombierte Dose
Botulinusgift wird ausgeschieden

Wie Botulismus entstehen kann

Clostridium botulinum bevorzugt eine sauerstofffreie Umgebung. In vakuumverpackten Lebensmitteln vermehrt sich der Keim deshalb gut. Es ist strikt darauf zu achten, dass vakuumverpackte Lebensmittel konsequent gekühlt werden, denn Temperaturen zwischen 1 °C und 7 °C können die Keimvermehrung verhindern.

Gefährdete Lebensmittel. Botulinusvergiftungen sind bisher am häufigsten durch Fleisch-, Wurst- und Gemüsekonserven vorgekommen. Der Verderb ist an Geruchsabweichungen und Gasbildung erkennbar. Die Konservendosen sind dann oft zu **Bombagen** aufgebläht, Einmachgläser offen. Tückisch sind Lebensmittel, die sich noch nicht so stark verändert haben, aber schon Giftspuren enthalten.

Das Botulinusgift zählt zu den stärksten Nervengiften überhaupt. Bereits ein Tausendstel Gramm des Giftes kann einen Menschen töten. So sind schon Menschen beim Abschmecken vergifteter Speisen zu Tode gekommen.

Entstehung des Botulismus. Im sauerstofffreien Milieu von Konserven keimen die Sporen zu vermehrungsfähigen Zellen aus und bilden in ihrem Innern wieder Sporen. Wird dann auf < 100 °C erhitzt, sterben nur die Zellen ab. Die Sporen aber überleben und können kurze Zeit sogar Temperaturen > 115 °C überstehen.

Werden diese nicht ausreichend sterilisierten Konserven dann bei Temperaturen zwischen 10 °C und 32 °C gelagert, keimen diese Sporen aus. Die Erreger vermehren sich und produzieren das Gift.

Konserven werden normalerweise nicht kühl gelagert. Darin liegt ein Risiko. Vollkonserven müssen bei Zimmertemperatur haltbar sein und deshalb im Dampfdruckkessel auf 121 °C Kerntemperatur erhitzt werden. Dabei sterben die Sporen binnen 4 bis 5 Minuten ab. Das Gift ist hitzeempfindlich; 10-minütiges Erhitzen bei 80 °C macht es unschädlich.

Krankheitssymptome. Hat eine Person das Botulinusgift mit der Nahrung zu sich genommen, treten nach ungefähr 12 bis 36 Stunden die ersten Krankheitsanzeichen auf, anfangs Benommenheit, dann Sinnestäuschungen, Schluckbeschwerden und Muskellähmungen. Die Symptome können sechs Tage anhalten. Etwa 5 % der Fälle enden tödlich, meist durch Atemlähmung.

Exkurs: Keimwachstum – mit und ohne Sauerstoff

Mikroorganismen können nicht in jeder Umgebung wachsen. So sind alle Schimmelpilze und viele Bakterienarten unbedingt auf Sauerstoff angewiesen. Sie wachsen an der Oberfläche von Lebensmitteln und in tieferen Schichten nur dort, wo es noch Sauerstoff gibt, und heißen **obligate Aerobier.** Zu ihnen gehören die Fäulniserreger.

Andere Arten können nur da leben, wo es überhaupt keinen Sauerstoff gibt. Man nennt sie **obligate Anaerobier.** Zu ihnen zählen die Sporen bildenden Clostridien, die nur im Kern von Lebensmitteln oder in Konserven gedeihen.

Die Hefen und einige Bakterienarten können sowohl mit als auch ohne Sauerstoff wachsen. Sie sind **fakultative Anaerobier.** Bei Sauerstoff atmen, unter Sauerstoffabschluss gären sie und gewinnen auf beiden Wegen die zum Leben notwendige Energie, durch Atmung übrigens etwa zwanzigmal so viel wie durch Gärung.

In Lebensmittelhandwerk und -industrie werden Halb- und Fertigprodukte in 50 µm dicke PE-Folien eingeschweist, um unerwünschtes Wachstum sauerstoffbedürftiger Mikroben zu verhindern, um ihnen den Sauerstoff zu entziehen.

Lernaufgabe:

Mindmap zum Thema „Botulismus" gestalten

In einer Mindmap stellen Sie die Gedanken zu einem Thema wie in einer Landkarte dar.

Wie gestalten Sie eine Mindmap? Das Thema selbst schreiben Sie in die Mitte eines quer genommenen Blattes. Davon gehen rundherum Äste aus, an die Sie die jeweils zum Thema gehörenden untergeordneten Begriffe und Gedanken schreiben. Jeden Hauptast können Sie ebenfalls jeweils in Äste untergliedern, die diesem Hauptast untergeordnete Begriffe und Gedanken bezeichnen.

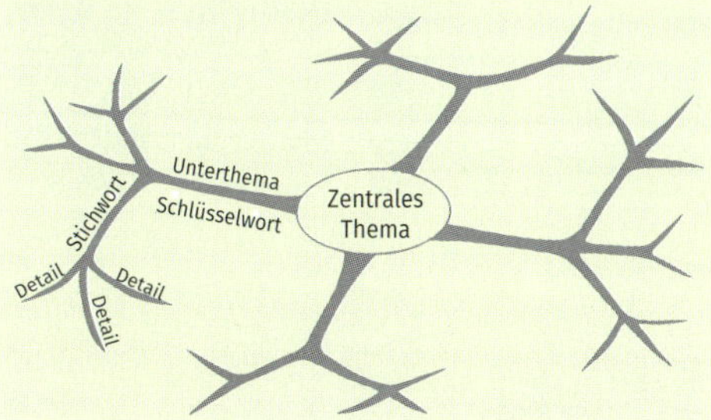

16 Lebensmittel-Infektionen mit Noroviren

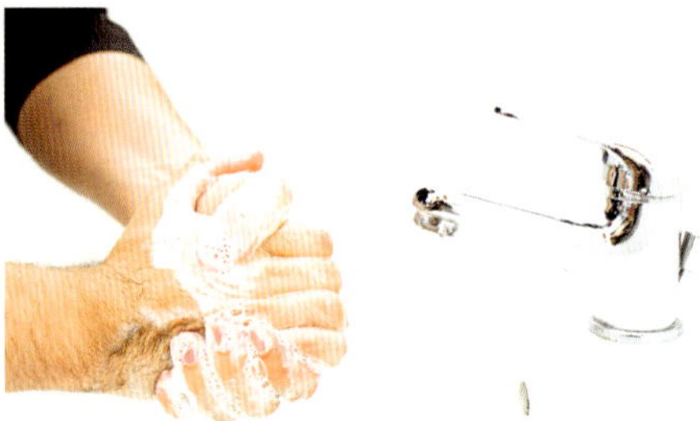

Infektion vorbeugen: Hände waschen

Erreger: Norovirus
Krankheitssymptome: Übelkeit, Durchfall, Bauchschmerzen, Krämpfe, heftiges Erbrechen
Inkubationszeit: ein halber Tag bis zwei Tage bei der Übertragung von Mensch zu Mensch
Krankheitsdauer: ca. einen bis drei Tage
Übertragung: von Mensch zu Mensch; über Türknauf und -griff, denn Noroviren können auf solchen Oberflächen längere Zeit überleben
Infizierte Lebensmittel: Salate, Beeren und rohes Gemüse, roh verzehrte Muscheln;
In Lebensmitteln können die Viren – selbst gekühlt oder sauer eingelegt – gut überdauern.
Temperaturen: bis +60 °C überstehen die Viren mehrere Minuten lang; können gekühlt überdauern
Verhütung: häufiges Händewaschen, Abkochen von Wäsche und Geschirr, eingeschränkter Kontakt mit anderen Menschen.

Steckbrief Norovirus

Noroviren gehören zu den häufigsten Erregern ansteckender Magen-Darm-Erkrankungen. Die ersten Infektionen traten im Jahr 2000 auf. Inzwischen werden in einem Jahr bis zu 100 000 Infektionen gemeldet und Fachleute warnen bereits vor neuen Varianten des Norovirus-Erregers, die schwere Infektionen auslösen könnten.
Die erste Infektion ist in der Stadt Norwalk, Bundesstaat Ohio/USA, bekannt geworden. Deshalb wurde das Virus anfangs Norwalk-Virus genannt.

Infektionswege. Das Virus ist extrem ansteckend. Schon weniger als 10 Noroviren können den Ausbruch einer Infektion zur Folge haben. Am häufigsten ist die Übertragung des Erregers beim direkten Kontakt von Mensch zu Mensch beim Händeschütteln oder über Gegenstände, die oft berührt werden, wie Türdrücker und Türknaufe.
Kurze Entfernungen können Noroviren auch über die Luft überwinden, wenn sie in feine Tröpfchen eingebettet sind, die beim Erbrechen in die Umgebung gelangen.
Auch über verunreinigte Speisen werden die Erreger zum nächsten Opfer weitergegeben.
Betroffene können noch bis zu 14 Tage nach ihrer Erkrankung andere Menschen anstecken. Wer einmal erkrankt war, ist nicht immun und kann sich jederzeit erneut infizieren. Die Viren sind so ansteckend, dass in Kliniken Erkrankte isoliert werden, um zu verhindern, dass sich die Viren ausbreiten.

Krankheitssymptome. Die Erkrankung beginnt einige Stunden bis zu zwei Tage nach der Infektion mit den Noroviren. Es kommt zu starker

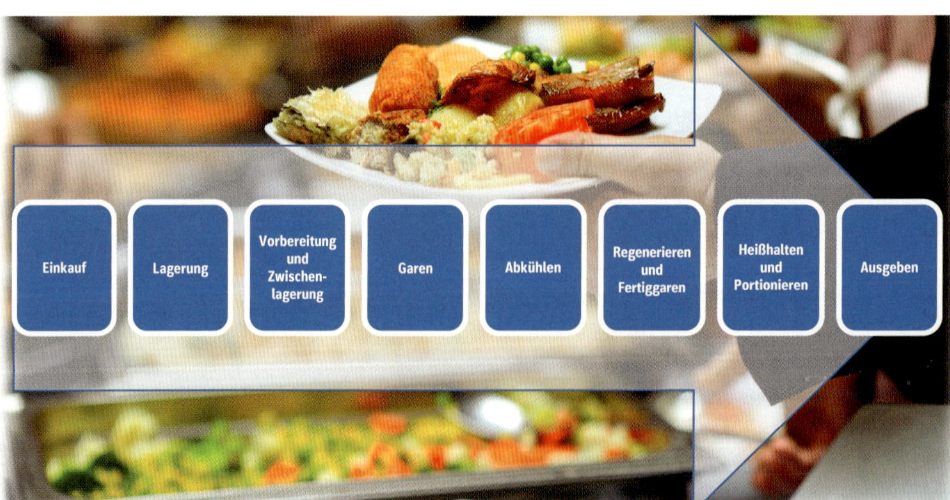

Möglichkeiten der Noroviren-Kontamination in der Gemeinschaftsverpflegung

Übelkeit, die meistens sehr plötzlich auftritt und verbunden ist mit starkem Erbrechen, Bauchkrämpfen und wässrigen Durchfällen. Die Erkrankten fühlen sich matt, elend und schwindelig, haben leichtes Fieber, häufig verbunden mit Kopf- und Gliederschmerzen.
Die Infektion kann unterschiedlich verlaufen. In der Regel klingt die akute Phase bereits nach zwei bis drei Tagen wieder ab. Je nach körperlicher Verfassung des Patienten kann sie sich auch länger hinziehen oder auch nur sehr leichte Beschwerden verursachen. In der Regel heilt die Erkrankung wieder vollkommen aus.

Vermeidung von Infektionen. Um der Ausbreitung der Krankheit in Gemeinschaftseinrichtungen vorzubeugen, müssen strenge Hygienevorschriften eingehalten werden:

- Wer beruflich mit Lebensmitteln zu tun hat, muss noch bis mindestens zwei Tage nach Abklingen der Symptome von der Arbeit freigestellt werden, sonst können Nahrungsmittel verunreinigt werden, was zu erneutem Krankheitsausbruch führen kann.
- Kinder unter sechs Jahren dürfen erst dann wieder in den Kindergarten oder die Kinderkrippe, wenn sie zwei Tage beschwerdefrei waren.
- Wer in Gesundheits- oder Gemeinschaftseinrichtungen beschäftigt ist, soll frühestens zwei Tage nach Abklingen der Beschwerden wieder an ihren Arbeitsplatz zurückkehren. Danach ist zwei Wochen lang auf sorgfältige Händehygiene zu achten.

Nach einem Kontakt mit Noroviren baut das Immunsystem noch keinen ausreichenden Schutz auf, sodass eine erneute Ansteckung möglich ist.

Meldepflicht. Von Noroviren geht eine hohe Ansteckungsgefahr aus. Wenn sich bei einem Arztbesuch herausstellt, dass die Erkrankung von einem Norovirus verursacht wurde, muss das Labor, das dies nachgewiesen hat, die Infektion beim Gesundheitsamt melden. Die Meldepflicht gilt insbesondere, wenn eine Person betroffen ist, die eine Tätigkeit im Sinne des § 42 Abs. 1 Infektionsschutzgesetz im Lebensmittelbereich ausübt.

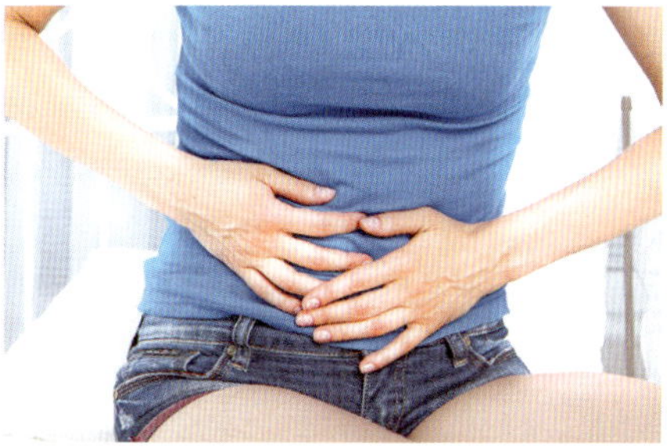

Erkrankungssymptom Übelkeit

Lernaufgabe:

Ein Lernplakat erstellen
In einem Lernplakat werden Informationen zu einem Thema übersichtlich und einprägsam dargestellt. Dabei sind folgende Schritte sinnvoll:

1. Möglichst viele Informationen zu dem Thema sammeln, auswählen, ordnen und auf das Wesentliche zusammenfassen.
2. Entscheiden, welche Kerninformationen das Lernplakat wiedergeben soll.
3. Überlegen und entscheiden, wie diese Informationen anschaulich dargestellt werden sollen.

Möglichkeiten für die Gestaltung:
- kurze Texte, Frage – Antwort
- Einzelbegriffe/Stichworte
- verschiedene Farben
- verschiedene Formen (Kreise, Kästen, Sprechblasen), Pfeile und Verbindungslinien
- Zeichnungen, Fotos, Diagramme, Karten ...

Gestalten Sie **Lernplakate zum Thema „Noroviren".**
Hinweise und Tipps für das Vorgehen:
1. Arbeiten Sie in Kleingruppen.
2. Sammeln Sie Informationen zum Thema (aus diesem Buch, aus dem Internet ...).
3. Ordnen Sie die Informationen und klären Sie, was auf Ihr Lernplakat kommen soll.
4. Sammeln/kopieren Sie Bilder, schreiben Sie kurze Texte auf helles DIN-A4-Tonpapier. Ordnen Sie diese auf dem Plakat an und entscheiden über die Gestaltung.
5. Setzen Sie Ihren Entwurf für das Lernplakat im DIN-A1- oder DIN-A2-Format um.
6. Hängen Sie das Plakat auf und erläutern Sie es in der Klasse.

17 Listeriose – gefährlich für Kleinkinder und Schwangere

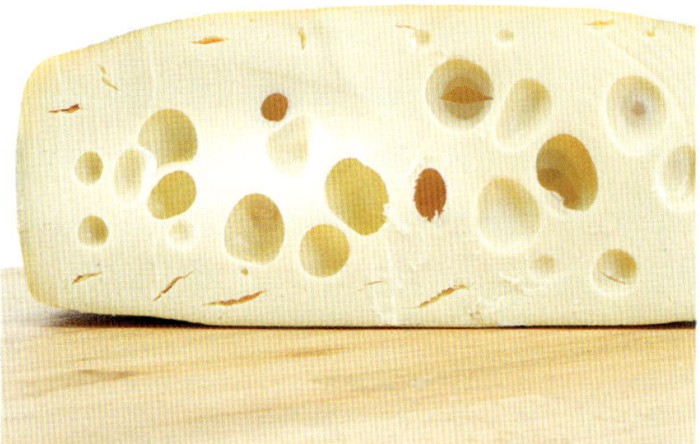

Käse – listeriengefährdet

Steckbrief Listeriose

Erreger: Listeria monocytogenes
Wachstum: bereits ab 0 °C; gut ab 4 °C, Abtötung bei über 70 °C; pH-Wert 5.0 und 9.0
Krankheitssymptome: grippeähnliche Anzeichen
Inkubationszeit: bis zu 8 Wochen
Übertragung: direkt durch infizierte Rohstoffe, indirekt über Werkzeuge und Geräte: Schneidemaschinen für Wurst oder Schneidbretter, Handtücher
Gefährdete Lebensmittel: rohe oder nicht durchgegarte Lebensmittel: Fleischwaren und Geflügel, Hackfleisch (!); Wurst; Milch und Käse
Besonderer Hinweis: Vakuumverpackte Lebensmittel im Kühlschrank sind nicht geschützt.
Verhütung: sorgsame persönliche und betriebliche Hygiene; Fleisch und Geflügel durchgaren

Listeriose wird durch eine Bakterienart namens Listeria monocytogenes hervorgerufen und ist eine meldepflichtige Krankheit. In den letzten 20 Jahren gab es eine ganze Reihe größerer Krankheitsausbrüche. Ein großer Ausbruch in Frankreich wurde durch vakuumverpackte Schweinezunge in Aspik ausgelöst. In Süddeutschland mussten schon einmal 80 Tonnen Schmierkäse vernichtet werden. Bei uns gab es anders als in Frankreich und in der Schweiz noch keine größere Epidemie. Dort sind bereits mehrere schwere Infektionen vorgekommen, die jedes Mal auch Todesfälle zur Folge hatten.

Erreger. Listerien sind stäbchenförmige Bakterien. Sie sind gegen Umwelteinflüsse ziemlich widerstandsfähig und deshalb in der Natur weit verbreitet. Sie können beim Verzehr von Lebensmitteln auf den Menschen übertragen werden. Listerien vermehren sich sogar noch bei Kühlschranktemperaturen, denn sie sind kältetolerant. Optimal vermehren sie sich zwischen 30 und 37 °C und zwischen pH 5.0 und 9.0.
Da Listerien auch ohne Sauerstoff lebens- und wachstumsfähig sind, können sie auch in vakuumverpackten Fleischwaren vorkommen. Selbst vakuumverpackte Lebensmittel, die im Kühlschrank liegen, sind gefährdet. Auf den Menschen werden Listerien durch den Verzehr nicht sachgerecht hergestellter Lebensmittel übertragen, vor allem von Fleisch-, Fisch- und Milchprodukten.

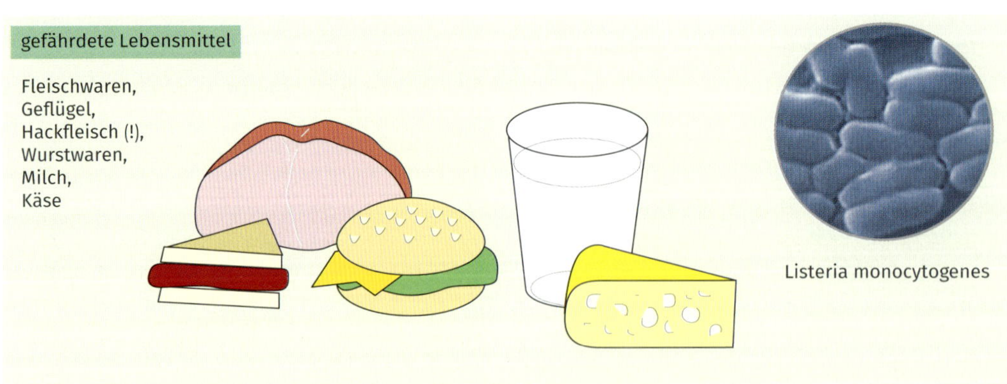

Wie eine Listerioseinfektion entstehen kann

Gefährdete Lebensmittel. Listerien können vor allem in rohen und nicht durcherhitzten tierischen Lebensmitteln vorkommen, insbesondere

- schimmelgereifte Rohmilchkäsesorten wie Roquefort, Gorgonzola, Stilton,
- Weichkäsesorten aus Rohmilch wie Brie, Camembert, Limburger, Romadur,
- unpasteurisierte Kuhmilch,
- Schafs- oder Ziegenkäse,
- Produkte aus rohem Fleisch: Hackfleisch, Tartar, Brühwurst, Kochschinken,
- nicht durchgegartes Fleisch und Geflügel,
- roher oder geräucherter Fisch, auch Sushi,
- fertige Feinkostsalate, auch Kartoffelsalat.

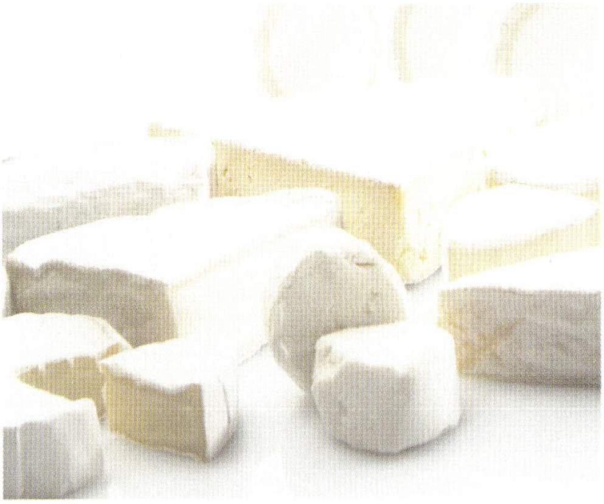

Gefährdet: Weichschimmelkäse

Lebensmittelsicherheit. Trotz der sehr starken Verbreitung der Listerien ist die Zahl der Erkrankungen erstaunlich niedrig. Die Kontaminationsmöglichkeiten erhöhen sich aber durch die zunehmende industrielle Produktion von Lebensmitteln mit ihren vielen Zwischenstufen. Dies versucht man durch entsprechende Hygienemaßnahmen in den Griff zu bekommen.

Listerien sind äußerst widerstandsfähig. Selbst im Kühlschrank können sie sich bei Temperaturen ab 0 °C vermehren und in tiefgefrorenen Lebensmitteln überleben. Bei 4 °C können sich Listerien noch gut vermehren, aber sie sind hitzeempfindlich. Bei 70 °C werden sie sicher abgetötet.

Eine luftdichte Verpackung schützt nicht, denn Listerien können sich auch unter sauerstoffarmen Bedingungen vermehren.

Krankheitssymptome. Für gesunde Menschen ist der Erreger meist harmlos oder wird sogar kaum bemerkt. Wenn überhaupt, treten grippeähnliche Symptome auf. Werden aber viele Erreger aufgenommen, kann es zu Fieber und Durchfällen kommen. Ca. 10 % der Menschen sollen Listerien im Darm tragen und ausscheiden.

Kleinkinder oder Menschen mit geschwächter Immunabwehr (Diabetiker, Aids- und Krebspatienten) können an Listeriose schwer erkranken. Bei Schwangeren ist Listeriose besonders gefährlich, denn die Infektion kann das ungeborene Kind schwer schädigen. Listerien lösen auch Blutvergiftungen oder Hirnhautentzündungen aus.

Es kann bis zu acht Wochen nach Aufnahme der Bakterien dauern, bis die Erkrankung ausbricht.

Lernaufgabe: Gruppenarbeit: Vertiefen – eine Fragerunde machen

Nachdem Sie sich mit dem Thema „Listeriose“ beschäftigt haben, sollten Sie das Gelernte vertiefen. Machen Sie dazu eine Fragerunde, in der Sie sich gegenseitig befragen. Dadurch werden Ihnen die Sachverhalte klarer und Sie lernen, eigene Fragen zu einem Thema zu formulieren.

Jeder überlegt sich zunächst Fragen zum Thema und schreibt jeweils eine auf eine Moderationskarte.

Die Karten mischen.

Reihum Karten ziehen und die Fragen vorlesen. Wer vorliest, bestimmt, wer die Frage beantwortet. Nach jeder Antwort gemeinsam entscheiden, ob die Frage richtig und vollständig beantwortet wurde.

Was falsch war, wird korrigiert, was gefehlt hat, wird von den anderen ergänzt.

Bücher und Hefte sind während der Fragerunde geschlossen. Nur wenn Sie sich nicht einigen können, darf nachgeschlagen werden.

Fragen, die nicht beantwortet werden können, werden später im Klassenplenum gestellt.

Benötigtes Material: Moderationskarten oder Karteikarten möglichst in einer Farbe, Filzstifte

Lernaufgabe: Einen Fall analysieren und bearbeiten

Sechs Schülerinnen auf Klassenfahrt erkrankt

Die Nachricht, dass am Donnerstag sechs Schülerinnen einer Berufsfachschulklasse aus Trier mit Symptomen einer schweren Magen-Darm-Erkrankung in das Kreiskrankenhaus eingeliefert werden mussten, hat die Lebensmittelüberwachung zum Einschreiten veranlasst. Wie uns die begleitende Klassenlehrerin berichtet, befindet sich die Berufsfachschulklasse auf einer Klassenfahrt in der Jugendherberge Weißental. Von ihren 18 Schülerinnen und vier Schülern seien sechs Mädchen ins Krankenhaus eingeliefert worden. Der zur Hilfe gerufene Arzt habe Anzeichen einer Lebensmittelvergiftung gesehen, wahrscheinlich liege eine Darminfektion vor.
Die Lehrerin ist sehr beunruhigt und möchte weitere Erkrankungen vermeiden. Die zuständige Lebensmittelüberwachungsbehörde müsse von Amts wegen den Ursachen nachgehen und eine Untersuchung anstellen.
Pressenotiz

Lebensmittelkontrolle untersucht Erkrankungen

Wie uns die Lebensmittelüberwachungsbehörde mitteilt, wurden gestern Untersuchungen aufgenommen. Ein Bediensteter des Amts habe gestern in der Jugendbildungsstätte die Hauswirtschaftsleiterin befragt und sich in der Küche und den Vorratsräumen des Heims umgesehen. Nach einer Rücksprache mit der Lehrerin und den nicht erkrankten Schülerinnen und Schülern habe er das Kreiskrankenhaus aufgesucht, um auch die sechs erkrankten Schülerinnen zu befragen. Lebensmittelproben werden zurzeit analysiert. Das Ergebnis der Untersuchung steht gegenwärtig noch aus.
Pressenotiz

Tipps zur Lösung des Falls

Beschäftigen Sie sich zunächst mit den Steckbriefen der Lebensmittelvergiftungen, die Sie auf den Seiten 302 bis 313 finden.
Prüfen Sie dabei anhand der Informationen aus den Zeitungsnotizen und dem Protokoll, ob es sich tatsächlich um eine Lebensmittelvergiftung gehandelt haben kann, und wenn ja, um welche. Begründen Sie Ihr Ergebnis, indem Sie die Ursachen und den Infektionsweg beschreiben.

Aktennotiz über die Untersuchung des Falls:

Am Mittwoch, 4.6.20.., 11.00 Uhr, wurden sechs Schülerinnen aus Trier, die sich zz. in der Jugendherberge in Weißental aufhalten, in das Kreiskrankenhaus eingeliefert. Sie klagten über **Fieber, Kopf- und Gliederschmerzen, schweres Erbrechen und Durchfall.** Zwei Mädchen hatten sogar hohes Fieber. Inzwischen sind alle sechs wieder auf dem Weg der Besserung.
Die ersten Krankheitssymptome traten am Mittwoch, 4.6., gegen 8.30 Uhr beim Frühstück auf. Um den Ursachen der Erkrankungen im Einzelnen nachgehen zu können, hier der Tagesablauf des Dienstags, 3.6.:
7.30 Uhr: Gemeinsames Frühstück im Heim: Haferflocken, Quark, Rosinen für Müsli, Brötchen, Butter, Konfitüre.
9.00 Uhr: Die Gruppe der sechs später erkrankten Mädchen nimmt an einem Volleyballturnier teil und gewinnt als Trostpreis einen großen Karton Schokoküsse, die nach der Anstrengung sofort aufgegessen werden.
12.00 Uhr: Gemeinsames Mittagessen im Heim: Grünkernbratlinge, gemischter Salat mit Sahnedressing – nachmittags frei.
12:45 Uhr: Die Sechser-Gruppe macht sich auf den Weg zum nahen Waldsee.
13:30 Uhr: Die sechs Mädchen kaufen sich an einem Kiosk Brötchen mit Fleischsalat.
16:00 Uhr: Die Gruppe tritt den Heimweg an. Im Dorf nahe der Unterkunft kaufen sie sich Softeis. Es reicht gerade noch für eine Portion für jede.
18:00 Uhr: Gemeinsames Abendessen: Vollkornbrot, Käse, Bierschinken, Butter, Kartoffelsalat.
Am Mittwoch, 4.6., klagten die Mädchen bereits um 8:30 Uhr über Übelkeit. Eine Stunde später verstärkten sich die Symptome bei allen erheblich. Der herbeigerufene Arzt wies alle sechs sofort ins Krankenhaus ein.
Bakteriologische Proben wurden genommen in der Küche der Jugendbildungsstätte, am Kiosk sowie am Softeisbereiter und an das zuständige Staatliche Untersuchungsamt zur bakteriologischen Untersuchung weitergeleitet.

B., 5. Juni 20.. Bernhard L.

Tipp

Und hier einige spezielle Hilfen:
Achten Sie in den Steckbriefen besonders auf
- die hervorgerufenen Symptome,
- die Lebensmittel, die sie infizieren,
- die Inkubationszeit,
- die Wachstumstemperaturen der Erreger
- und vergleichen Sie diese Informationen mit den Angaben zum Fall.

Lernaufgabe:

Gemeinsam einen Fall analysieren und lösen. Milch für Joghurt unbrauchbar - ein Fall für die Lebensmittelüberwachung?

Prüfen Sie anhand der Angaben des folgenden Berichtes, ob die Beschwerde berechtigt war. Wenn ja. nennen Sie den Untersuchungsbefund. Begründen Sie Ihr Ergebnis.

„Jetzt müssen mir die Herren von der Lebensmittelüberwachung weiterhelfen und die Milch untersuchen", ruft Frau Böttcher ihrer Nachbarin zu, als sie das Haus verlässt. Wenig später erscheint sie bei der Lebensmittelüberwachung, dem Ordnungsamt der Stadt Solingen, um ihre Beschwerde vorzutragen.

Dem netten, anfangs etwas erstaunten Herrn im Ordnungsamt, bei dem sie vorspricht, überreicht sie zwei angebrochene Packungen Vollmilch. „Stellen Sie sich vor: Seit sieben Jahren bereite ich nun schon unseren Joghurt selbst. All die Jahre hat es geklappt, bis auf heute. Wie immer habe ich der pasteurisierten Vollmilch aus der Tüte den Becher gekauften Joghurt untergemischt, sie in die Gläser gefüllt und die Gläser in den Joghurtbereiter gestellt. Wie immer wurde die Milch bei 45 °C warm gehalten. Nach drei Stunden hätte der Joghurt fertig sein müssen. Doch er wollte und wollte nicht sauer und dick werden. Weil ich es wissen wollte, habe ich dann noch eine zweite Tüte Milch von derselben Molkerei gekauft. Und wieder das gleiche Spiel! Wieder wurde der Joghurt nichts. Nun ist es genug. Mit der Milch muss irgendetwas nicht in Ordnung sein!"

Der Bedienstete der Ordnungsbehörde hat dem Bericht von Frau Böttcher aufmerksam zugehört. Jetzt holt er ein Formular hervor und nimmt die Beschwerde zu Protokoll.

In 14 Tagen könne er ihr den Untersuchungsbefund mitteilen, meint erzürn Schlusszu Frau Böttcher. Die Milch werde an das Untersuchungs-Institut zur Prüfung weitergeleitet.

Das Untersuchungsinstitut untersucht die Milch auf ihre Zusammensetzung und auf mögliche Rückstände. Unter anderem wird auch ein Hemmstofftest durchgeführt.

Tipps für die Bearbeitung des Falles in der Gruppe

- Lesen Sie den Text Llnkszunächst jeder für sich und streichen Sie sich an, was Ihnen wichtig erscheint.
- Tauschen Sie dann untereinander aus, was Ihnen beim Lesen des Textes wichtig erschienen Ist.
- Wenn Ihnen dabei eine Idee gekommen Ist, weshalb der Joghurt nicht sauer und dick geworden ist, suchen Sie Im Stichwortverzeichnis unter „Joghurt" und lesen Sie dort nach, wie es kommt, dass Joghurt dick wird.
- Prüfen Sie, was mit der Milch nicht In Ordnung gewesen Ist. Ein Tipp dazu: Suchen Sie Im Stichwortverzeichnis unter „Rückstände" und lesen Sie dort nach.

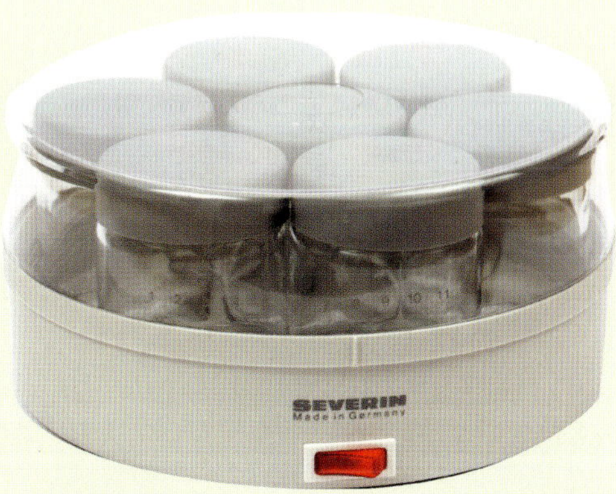

Joghurtbereiter

18 Durch Kälte länger frisch

Lebensmittel	Haltbarkeit normal		(max.)
rohes Hackfleisch	–		12 Stunden
Fischfilet, Spinat	1	bis	(2) Tage
frische Salate, offen Fleisch in Scheiben	2	bis	(3) Tag
Milch, Sahne, Quark Fleisch, Geflügel, roh	2	bis	(5) Tage
Beerenobst	2	bis	(10) Tage
Sellerie, Karotten	8	bis	(14) Tage
Eier	3	bis	(4) Wochen
Mayonnaise	4	bis	(6) Wochen

Haltbarkeit im Kühlschrank bei 3 °C bis 6 °C

Regeln für sachgemäßes Kühlen

- Kühltemperatur entsprechend dem Kühlgut einstellen, Höchstlagerzeiten einhalten.
- Temperaturschwankungen vermeiden, sonst Wasserniederschlag und kürzere Haltbarkeit.
- Aromaempfindliche und stark riechende Kühlgüter verschlossen lagern, sonst Aroma- und Geschmacksbeeinträchtigung.
- Wasserhaltige Kühlgüter dicht verschließen, sonst höhere Luftfeuchtigkeit und günstige Lebensbedingungen für Mikroorganismen.
- Leicht austrocknende Kühlgüter wasserdicht verpackt oder in einem Behälter lagern, sonst Austrocknungsschäden.

Lebensmittel	Lagerdauer in Monaten
Rindfleisch	9–18
Erbsen	10–12
Erdbeeren, Himbeeren	10–12
Hähnchen, roh	7–12
Fertiggerichte	6–12
Schweinefleisch, mager	6–9
Butter	6–8
Pommes frites	6–8
Wildfleisch, mager	5–7
Brot	4–6
Schweinefleisch, fett	4–5
Magerfisch	4–5
Hähnchen, gebraten	3–4
Fettfisch	2–4
Hackfleisch	max. 3
Feingebäck	max. 1

Lagerdauer tiefgekühlter Lebensmittel

Kühllagerung und Tiefgefrieren sind in den Industrieländern die gängigsten Methoden, verderbliche Lebensmittel aufzubewahren. Dort hat fast jeder Haushalt einen Kühlschrank, einen Gefrierschrank mehr als die Hälfte.
Kühlen soll den Verderb von Lebensmitteln verhindern, denn je niedriger die Temperatur, desto langsamer wachsen die Mikroorganismen, wodurch der Verderb herausgezögert wird.

Kühllagerung. Im Kühlschrank herrschen je nach Einstellung und Zone Temperaturen zwischen +2 °C und +10 °C. Die Temperatur sollte einerseits möglichst niedrig gehalten werden, um Verderbnisvorgänge zu verlangsamen. Andererseits darf sie nicht unter –0,5 °C bis –3 °C sinken, weil die dabei gebildeten Eiskristalle die Zellstruktur einiger Lebensmittel stark verändern würden. Bei Temperaturschwankungen schlägt sich Kondenswasser nieder und begünstigt das Keimwachstum.
Fleisch, Wurst und Fisch werden an der kühlsten Stelle gelagert, also in der Nähe des Verdampfers. Für Butter, Eier und Getränke, die nicht so viel Kälte brauchen, sind in der Kühlschranktür Fächer vorgesehen. Höhere Temperatur herrscht auch im Gemüsefach.

Aroma- und Geschmacksbeeinflussung. In dem nach außen luftdicht abgeschlossenen Kühlschrank nehmen aromaempfindliche Lebensmittel wie Milch, Quark und Butter leicht fremde Gerüche anderer gekühlter Produkte an. Dadurch verändern sie ihr Eigenaroma und ihren -geschmack oft ganz erheblich. Empfindliche Kühlgüter müssen deshalb dicht verschlossen gelagert werden. Geruchabgebende Lebensmittel, insbesondere Gemüse (Kohl, Zwiebeln), Fisch, Wurst und Speisereste, sind abgedeckt oder verschlossen aufzubewahren, um Kühlschrankgeruch zu verhindern. Die Geruchsstoffe dringen auch in den Reif am Verdampfer ein und werden dann langsam wieder an die Raumluft abgegeben. Es empfiehlt sich, den Verdampfer in kurzen Abständen abzutauen.

Tiefgefrieren ist eine schonende Methode, Lebensmittel langfristig zu lagern. Um Qualitätsverluste zu verhindern, ist es allerdings erforderlich, bei möglichst niedriger Temperatur und somit schnell einzufrieren. Wird nämlich der kritische Temperaturbereich zwischen 0 °C und –5 °C zu langsam durchlaufen, bilden sich große, dolchartige Eiskristalle, die die Zellmembranen durchbohren, sodass Zellsaft in die Zellzwischenräume dringen kann. Beim Auftauen läuft dann ein großer Teil des Zellsaftes aus. Obst und Gemüse werden matschig, Fleisch, Geflügel und Fisch beim Garen trocken.
Liegt die Gefriertemperatur deutlich unter –18 °C, wird die kritische Zone schnell durchlaufen. Dann entstehen kleinere Eiskristalle, die die Zellstruktur nicht so stark verletzen.
Industriell hergestellte Tiefkühlkost wird mit –30 °C bis –40 °C eingefroren. Nach den Leitsätzen für tiefgefrorene Lebensmittel darf die Temperatur der Tiefkühlkost auf allen Stationen der Tiefkühlkette vom Hersteller über den Transport und den Händler bis zum Verbraucher nicht über –18 °C ansteigen.

Sachgemäßes Auftauen. Wenn nicht richtig aufgetaut wird, treten Schäden auf. Bratenfleisch und Geflügel müssen im Kühlschrank bei +4 °C langsam auftauen. Fleischscheiben und Fischfilets können nach kurzem Antauen zubereitet werden. Gemüse ist sofort weiterzuverarbeiten.

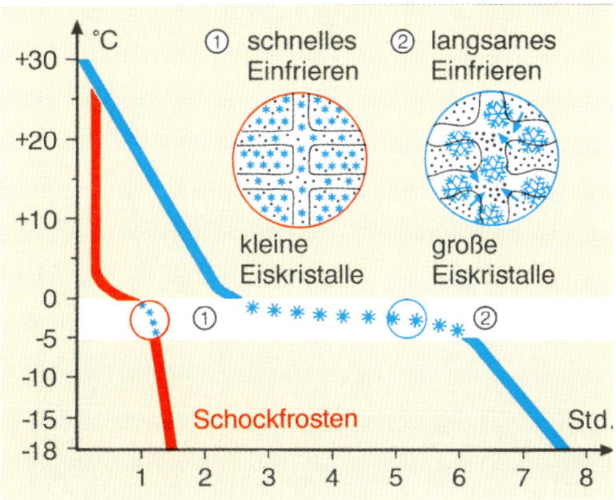

Langsames und schnelles Einfrieren

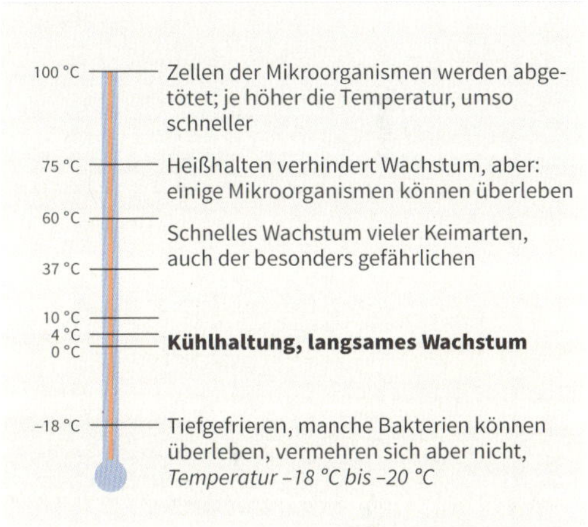

Temperatur und Keimwachstum

Exkurs: Haltbar durch niedrige Temperaturen

Gekühlt halten sich Lebensmittel länger, weil Mikroben langsamer wachsen und die Lebensmittel weniger stark angreifen. Denn mit sinkender Temperatur verlangsamt sich die Enzymtätigkeit. Je tiefer die Temperatur, desto länger die Haltbarkeit.
Unterhalb 0 °C gefriert mit sinkender Temperatur zudem immer mehr freies Wasser aus, sodass Mikroorganismen und Enzymen immer weniger freies Wasser zur Verfügung steht und deren Aktivitäten zusätzlich eingeschränkt werden. Nur Lipasen sind noch bei –25 °C aktiv, wenn auch sehr langsam. Deshalb werden fettreiche Lebensmittel selbst im Gefrierschrank ranzig. Unterhalb –15 °C stellen auch die gegen Kälte unempfindlichsten Mikroorganismen ihr Wachstum ein. Durch Einfrieren, Lagern und Auftauen wird aber nur ein Teil von ihnen abgetötet, was beim Auftauen von Hähnchen zu beachten ist. Beim Verderb steuern Enzyme (bio)chemische Reaktionen.
Für sie gilt das **van-'t-hoffsche Gesetz:** Sinkt die Temperatur um 10 °C, verlangsamen sich diese Reaktionen um das 2- bis 3-Fache, entsprechend verlängert sich die Haltbarkeit.

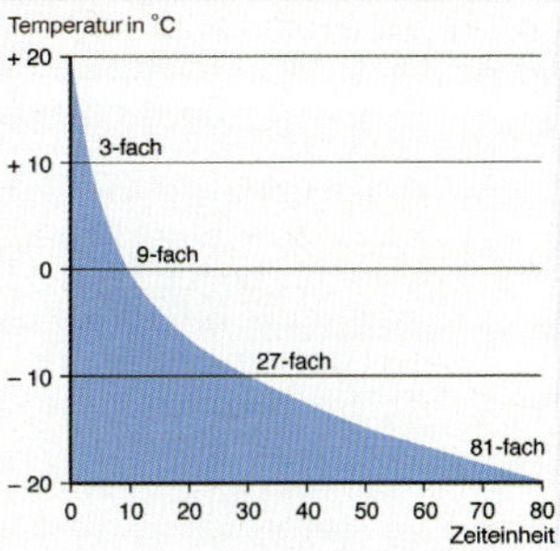

19 Durch Hitze länger haltbar

	Verfahren	Temperatur	Erhitzungszeit
Pasteurisieren	Kurzzeit-erhitzung	71 bis 74 °C	Milch: 40 Sek sonst: 5–10 Min.
	Hoch erhitzung	85 bis 90 °C	Milch: 2–4 Sek. Säfte: 20 Sek.
Konservieren	Ultrahoch-erhitzung	135 bis 140 °C	6–10 Sek.
	Milch- sterilisation	110 bis 115 °C	20–40 Min.
	Konserven-sterilisation	121 °C im Kern	Kerntemperatur mind. 5 Min.

Hitzebehandlungsverfahren

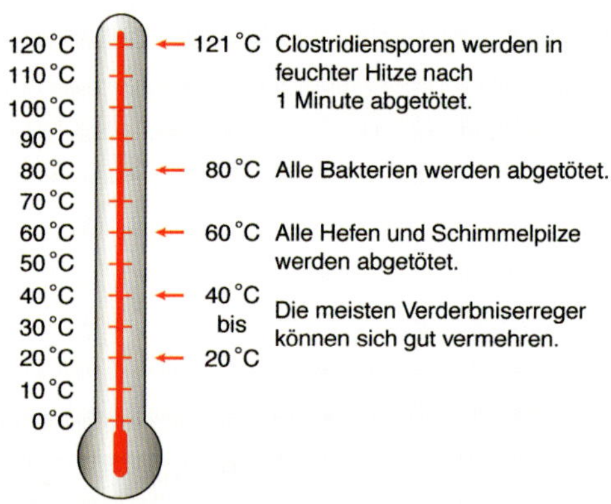

Temperaturwirkung beim Konservieren

Pasteurisieren 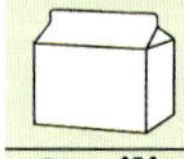	• Eiweißstoffe werden denaturiert, • Fette können verderben, • Kohlenhydrate sind unverändert, • hitze- und sauerstoffempfindliche Vitamine gehen verloren
Sterilisieren 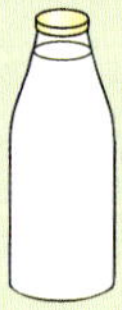	• Melanoidinbildung aus Eiweiß und Kohlenhydraten, • Fette sind unverändert, • Stärke verkleistert, • Mineralstoffe können aufgrund des vorangehenden Blanchierens auslaugen, • hitze- und sauerstoffempfindliche sowie wasserlösliche Vitamine gehen zum größten Teil verloren, • Veränderungen in Aussehen, Aroma, Konsistenz und Textur möglich

Auswirkungen der Hitzekonservierung

Wer sich einen Lebensmittelvorrat für unerwarteten Bedarf anlegen will, kauft am ehesten Konserven. Zwar kann sich deren Inhalt in der Qualität nicht mit frischer Ware messen, doch in der Haltbarkeit allemal.

Pasteurisieren. Das Verfahren geht auf den französischen Chemiker Louis Pasteur zurück, der im Jahre 1868 die konservierende Wirkung des kurzzeitigen Erhitzens entdeckte. Es ist ein schonendes, aber nur bedingt haltbar machendes Verfahren. Heute gibt es mehrere Pasteurisierungsverfahren: die Kurzzeiterhitzung, die Hocherhitzung und die Ultrahocherhitzung. Sie unterscheiden sich in der angewendeten Temperatur und der Erhitzungszeit. Die Pasteurisation hat bei Milch und Fruchtsäften große Bedeutung erlangt.

Konservieren durch Hitze. Die meisten Verderbniserreger vermehren sich zwischen 20 °C und 40 °C sehr rasch, also gerade auch bei Zimmertemperatur. Unschädlich werden Hefen und Schimmelpilze in feuchter Hitze ab 60 °C, Bakterien ab 80 °C und lebensmitteleigene Enzyme ab 100 °C. Die Sporen von Clostridium botulinum sind sehr hitzeresistent und werden erst bei 121,1 °C nach 1 Minute sicher abgetötet. Geschieht dies nicht, keimen sie im sauerstofffreien Milieu der Dose aus und produzieren das gefährliche Gift.

Vollkonserven. Produkte, die bei Raumtemperatur haltbar bleiben sollen, werden sterilisiert. Dabei muss die Temperatur so hoch sein, dass alle Keime abgetötet werden. Um sicherzugehen, muss bei der Herstellung von Vollkonserven im Kern des Produkts mindestens 5 Minuten lang 121,1 °C herrschen. Um Konservierungstemperaturen über 100 °C zu erreichen, wird im Überdruck eines Autoklaven erhitzt. Die starke Hitzeeinwirkung hat Qualitätsminderungen als unerwünschte Nebeneffekte zur Folge. Es kann zu Veränderungen in Aroma, Aussehen, Konsistenz und Textur sowie zu größeren Vitaminverlusten kommen.

Für alle Verfahren zur Konservierung durch Hitze gilt prinzipiell die Regel: Je höher die Temperatur ist, desto kürzer kann die Einwirkungszeit sein.

Lernaufgabe:

Erarbeiten Sie das Thema „Konservierung von Lebensmitteln" in Ihrer Gruppe, sodass Sie die Informationen aus dem Text in der Klasse präsentieren können.

Regeln für eine gute Präsentation:

1. Sich gut vorbereiten.
2. Sich einen Spickzettel als Merkhilfe machen.
3. (Möglichst) frei sprechen.
4. Für Aufmerksamkeit sorgen.
5. Wichtige Informationen besonders hervorheben.

Bei einer Präsentation kommt es darauf an, andere über das zu informieren, was man sich erarbeitet hat.

Präsentationen haben Vorteile:

1. Wer etwas vorträgt, prägt es sich selbst besser ein.
2. Wer oft vorträgt, wird zunehmend selbstsicher.
3. Wer zuhört, hat einen Nutzen von dem vorgestellten Arbeitsergebnis der anderen.

Wer gut präsentieren will, muss

- inhaltlich verständlich und klar vortragen und
- eine ansprechende und möglichst unterhaltsame Art und Weise des Vortrags wählen.

Bezeichnung	Hitzebehandlung	Lagerfähigkeit
Halb- konserven	65 bis 75 °C Kerntemperatur 6,5 bis 8 Min.	6 Monate bei < 5 °C
Dreiviertel konserven	111,1 °C Kerntemperatur 6,5 bis 8 Min.	6 bis 12 Mon. bei < 15 °C
Vollkonserven	121,1 °C Kerntemperatur 5 Min.	4 Jahre bei < 25 °C
Tropenkonserven	121,1 °C Kerntemperatur 15 bis 20 Min.	1 Jahr bei > 40 °C

Einteilung der Fleischwarenkonserven

Exkurs: Erfindung der Hitzekonservierung

Die Konservierung von Lebensmitteln ist ein Beispiel dafür, wie bestimmte Bedarfssituationen im Laufe der Geschichte technische Entwicklungen ausgelöst und zu Erfindungen und Entdeckungen geführt haben. Meist waren die Anlässe kriegerische Auseinandersetzungen.

Während der Napoleonischen Kriege führten ständige Schwierigkeiten beim Verpflegungsnachschub dazu, dass ein Verfahren zur Haltbarmachung erfunden wurde, um das Verpflegungsproblem zumindest teilweise zu lösen. Rund vierzig Jahre zuvor hatte bereits der italienische Naturwissenschaftler Lazzaro Spalanzani ebenfalls Versuche angestellt. Dabei fand er heraus, dass in Gemüse, das bakteriell verunreinigt war, die Entwicklung der Keime durch längeres Erhitzen verhindert werden konnte. Der Dampfüberdruckkochtopf, mit dem die Versuche durchgeführt werden konnten, war erst 50 Jahre zuvor erfunden worden.

Obwohl die Grundlagen bereits seit Langem bekannt waren, bedurfte es erst eines entscheidenden Anstoßes zur Entwicklung eines brauchbaren Verfahrens. Der französische Kaiser Napoleon I. setzte einen Preis aus für ein praxistaugliches Verfahren zur Haltbarmachung von Lebensmitteln. Zu denjenigen, die daraufhin Versuche zur Haltbarmachung anstellten, gehörte auch der französische Koch Nicolas François Appert. Er erfand ein aus vier Schritten bestehendes Verfahren, das er im Jahre 1809 in einer Schrift vorstellte.

Auf ihm basiert noch heute die Hitzekonservierung:

1. Er füllte die Lebensmittel in größere Flaschen oder andere Glasgefäße,
2. verschloss die Behältnisse sorgfältig,
3. erhitzte sie im Wasserbad so lange wie nach Art des Inhalts und Gefäßgröße erforderlich und
4. nahm die Gefäße nach der voregesehenen Zeit aus dem Wasserbad.

20 Durch Trocknen länger lagern

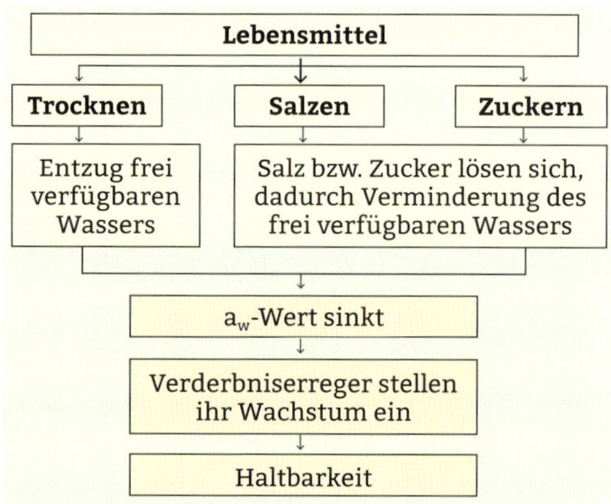

Haltbarkeit durch Senkung des a_w-Wertes

Lebensmittel	Durchschnittlicher Wassergehalt in % vorher	nachher
Weintrauben (Rosinen)	85	18
Feigen	79	17
Erbsen	74	7
Bohnen	80	6
Gemüse	88	18
Pilze	89	12
Kartoffeln (Kartoffelmehl)	75	8
Vollmilch(-pulver)	87	4

Wassergehalte vor und nach dem Trocknen

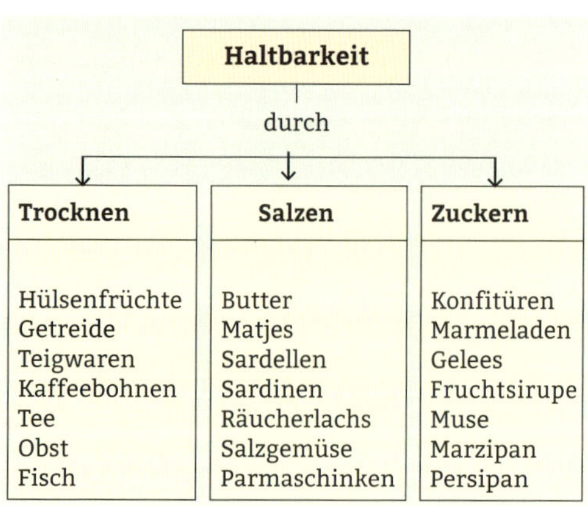

Konservierung – drei Methoden

Die Hülsenfrüchte Bohnen, Erbsen und Linsen werden getrocknet, um sie das ganze Jahr über zur Verfügung zu haben. Auch wenn es heute andere, schonen-dere Methoden zur Haltbarmachung gibt, ist gerade hier das Trocknen noch immer ein sehr gebräuchliches, weil kostensparendes Verfahren. Große Bedeutung hat das Trocknen auch bei Getreide, Teigwaren und Kaffeebohnen, geringere hingegen bei Obst, Fisch und Fleisch.

Haltbarkeit durch Trocknen. Trocknen macht Lebensmittel haltbar, weil es den größten Teil des Wassers entzieht, der Mikroorganismen normalerweise frei verfügbar ist. Wenn so die Wasseraktivität sinkt, können Verderbniserreger schlechter oder überhaupt nicht mehr wachsen. Der Wasserentzug tötet Mikroorganismen nicht ab. Sie können also erneut aktiv werden, wenn das Lebensmittel wieder Wasser aufnimmt.

Die traditionelle Trocknung von Getreide, Obst, Rohkaffee und Gewürzen durch Sonne und Luft spart Energie, dauert aber lange. Heute wird je nach Zweck die Sprüh-, Wirbelschicht- und Walzentrocknung angewandt.

Beim Gefriertrocken, z. B. von Instantkaffee, wird das Wasser bei 30 °C im Vakuum entzogen. Dabei sublimiert das Eis, d. h., es geht unmittelbar in Wasserdampf über.

Lernaufgabe:

Stellen Sie das Thema „Wasserentzug kontra Lebensmittelverderb“ in einer Mindmap (s. Seite 309) übersichtlich dar.

- Eine Mindmap ist eine Landkarte der Gedanken zu einem Thema.
- Ein Blatt wird quer genommen und das Thema in die Mitte geschrieben.
- Von dem Thema gehen rundherum Äste aus, an die die jeweils zum Thema gehörenden untergeordneten Begriffe und Gedanken geschrieben werden.
- Jeder Hauptast kann ebenfalls jeweils in Äste untergliedert werden. Sie bezeichnen Gedanken und Begriffe, die dem Hauptast untergeordnet sind.

Haltbarkeit durch Zucker. Hohe Zuckerkonzentrationen hemmen das Keimwachstum, weil sich der Zucker in dem frei verfügbaren Wasser des Lebensmittels löst und so die Wasseraktivität herabsetzt. Die Lebensmittelindustrie verwendet neben Saccharose vor allem Flüssigzucker. Er besteht zu 67 % aus Invertzucker, der die Wasseraktivität stärker senkt als Kristallzucker. Mit Zucker werden Konfitüren, Marmeladen, Gelees, Fruchtsirupe und Fruchtmuse konserviert. Konfitüren enthalten 60 % Zucker. Trotzdem kann es durch sekundäre Infektionen zum Verderb durch Aspergillus- und Penicillinumpilze kommen. Fruchtsirupen wird bis zu 68 % Zucker zugesetzt.

Auch Marzipan und Persipan enthalten 60 % und mehr Zucker. Selbst bei so hohen Zuckerkonzentrationen können besonders widerstandsfähige Hefen noch schwach gären.

Haltbarkeit durch Einlegen in Salz. Bereits in vorgeschichtlicher Zeit wurde Kochsalz verwendet, um Lebensmittel haltbar zu machen. Auch beim Salzen beruht die Konservierung auf der Senkung der Wasseraktivität. Das Salz löst sich in einem Teil des lebensmitteleigenen Wassers und bindet es an sich. Dadurch haben Verderbniserreger weniger freies Wasser und stellen ihr Wachstum ein.

Die Konservierung durch Salzen spielt bei Fischen eine große Rolle. Heringe, Kabeljau, Seelachs, Sardellen, Sardinen, aber auch Thunfisch und Lachs werden gesalzen. Auch fettem Speck, Butter und Käse wird zur Haltbarkeit Salz zugesetzt. Reifer Käse hat bis zu 3 % Salzgehalt. Vom Salzen zu unterscheiden ist das Pökeln. Gepökelt wird mit Nitritpökelsalz Das ist eine Mischung aus Kochsalz, der 0,4 bis 0,5 % Natriumnitrit zusetzt wurde.

Exkurs: Der a_w-Wert – Wasseraktivität und die Haltbarkeit von Lebensmitteln

Mikroben brauchen neben ausreichend Nahrung und günstiger Temperatur auch Feuchtigkeit, um zu wachsen und sich vermehren zu können. In Lebensmitteln steht ihnen nur der Anteil des Wassers zur Verfügung, der nicht gebunden ist. Dieses freie Wasser wird als Wasseraktivität bezeichnet. Die Maßeinheit ist der a_w-Wert. Um ihn zu bestimmen, wird eine Lebensmittelprobe in eine fest verschlossene Dose gelegt, an deren Deckel sich ein Hygrometer befindet. Je höher die Wasseraktivität der Probe ist, desto feuchter wird die Luft in der Dose. Der a_w-Wert eines Lebensmittels gibt Auskunft über seine Haltbarkeit. Stoffe ohne freies Wasser haben einen aw-Wert von 0. Reines Wasser hat einen a_w-Wert von 1.

Keime, insbesondere Verderb erregende, können sich nur bei der jeweils für sie ausreichenden Wasseraktivität vermehren. Fäulniserreger z. B. stellen ihr Wachstum bei einem a_w-Wert < 0,95 ein. Hat ein Lebensmittel einen niedrigeren a_w-Wert, so kann es nicht faulen.

Die meisten Haltbarmachungsmethoden beruhen auf der Senkung des a_w-Wertes: Beim Trocknen wird die Wasseraktivität durch Wasserentzug gesenkt.

Salz oder Zucker senken den a_w-Wert, weil sie hygroskopisch sind, d. h. Wasser anziehend, und freies Wasser binden.

Beim Gefrieren erstarrt das freie Wasser und die Wasseraktivität sinkt.

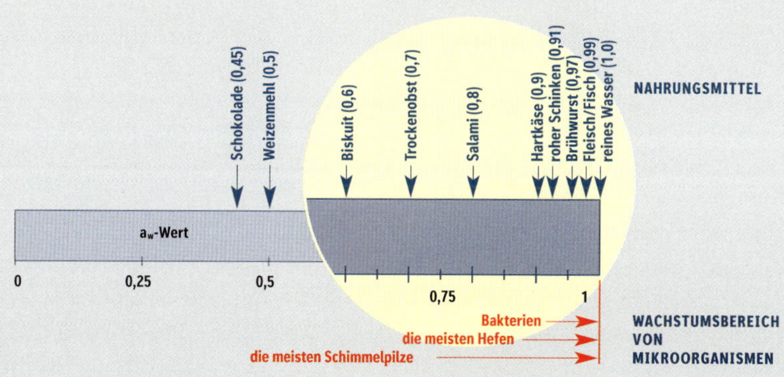

a_w-Wert-Skala

21 Risiken von Lebensmitteln bewerten

Der Schutz der Verbraucher vor Gefahren, die von Lebensmitteln ausgehen, ist eine wichtige öffentliche Aufgabe. Um dies zu erreichen, muss ermittelt werden, welche Gefahren ein Lebensmittel in sich birgt, um so das Risiko für den Verbraucher zu bewerten.

Bundesinstitut für Risikobewertung (BfR). Um den gesundheitlichen Verbraucherschutz zu stärken, wurde 2002 das Bundesinstitut für Risikobewertung errichtet. Es gehört als Anstalt des öffentlichen Rechts zum Geschäftsbereich des Bundesministeriums für Ernährung und, Landwirtschaft (BMEL), ist aber bei seiner Forschungsarbeit weisungsunabhängig. Entsprechend seinem Namen hat das BfR die Aufgabe, über Risiken für den Verbraucher umfassend, vollständig und nachvollziehbar zu informieren.

Durch die Arbeit des BfR sollen Lebensmittel, Stoffe und Produkte sicherer werden.

Wissenschaftliche Risikobewertung. Die Arbeit des BfR besteht darin, durch wissenschaftliche Forschung die Risiken, die von Lebensmitteln ausgehen, zu bewerten und die Verbraucher darüber zu informieren.

Da es darauf ankommt, die Verbraucher vor aktuellen Risiken zu schützen, ist das BfR ständig darauf bedacht, mögliche Risiken zu bewerten. Unterschieden werden

- **stoffliche Risiken** durch Schwermetalle, Pestizidrückstände, giftige Inhaltsstoffe und Ähnliches,
- **mikrobielle Risiken** durch Bakterien, Viren oder Pilze und
- Risiken, die von **neuartigen Technologien** der Lebensmittelherstellung ausgehen.

Die BSE-Erkrankungen zählen für das BfR zu den mikrobiellen Risiken, auch wenn deren Ursache noch immer nicht sicher geklärt ist.

Neben der Bewertung hinsichtlich stofflicher und mikrobieller Risiken beurteilt das BfR Lebensmittel auch nach ernährungsmedizinischen Kriterien. In diesem Zusammenhang liegt ein Schwerpunkt der Bewertung auf der Säuglingsernährung.

Das mögliche Risiko durch Lebensmittel betrachtet das Bundesinstitut sehr umfassend.

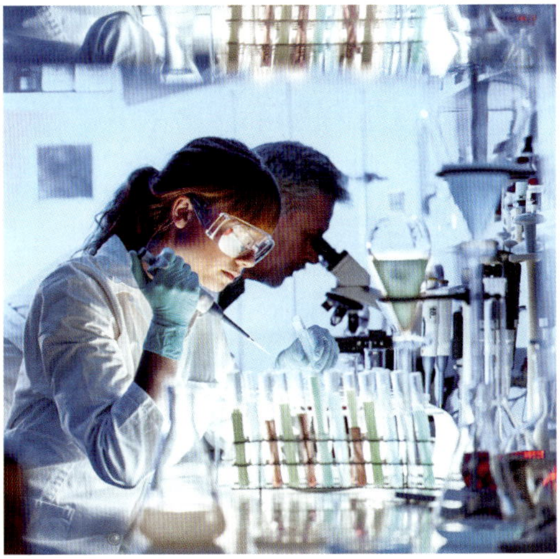

Wissenschaftliche Forschung – Voraussetzung der Risikobewertung

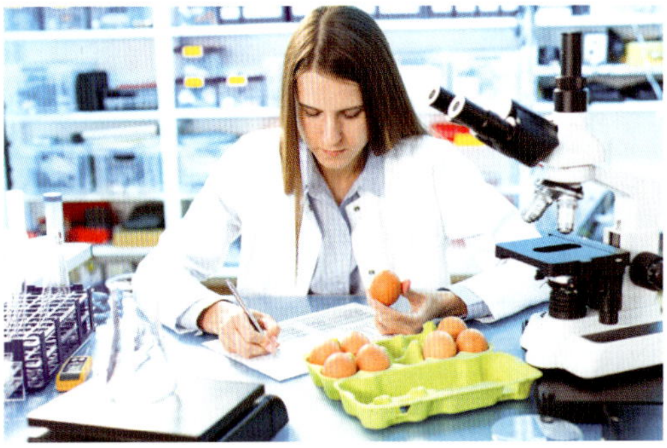

Lebensmitteluntersuchung

Gefahren für die Gesundheit des Verbrauchers können für das BfR

- aus der Umwelt stammen,
- durch Mikroorganismen entstehen,
- über Futtermittel für Lebensmittel liefernde Tiere in die Lebensmittelkette gelangen,
- bei Herstellung, Lagerung oder Behandlung in das Lebensmittel übergehen,
- bei der Behandlung von Lebensmitteln (Räuchern, Pökeln) oder
- bei der Zubereitung (Grillen, Braten, Backen) entstehen.

Lernaufgabe:

Hygienemängel in einem Biergarten aufklären

Ein schöner Sommerabend, es hat kaum abgekühlt. Da ist ein kühles Bier genau das Richtige. Andreas Dietrich ruft seine Freunde an. Er fragt, ob sie nicht mit ihm in einen Biergarten gehen wollen. Er sei zwar noch nicht dort gewesen, wisse aber, dass da viel los sei. Keine Frage, auch seine Freunde sind durstig und so treffen sie sich dort. Andreas freut sich, dass fast alle, die er gefragt hat, dabei sind. Voller Erwartung bestellen sie ihr Bier und gleich auch eine Bratwurst dazu. Als die Kellnerin das Bestellte bringt, machen die Freunde eine äußerst unerfreuliche Erfahrung.

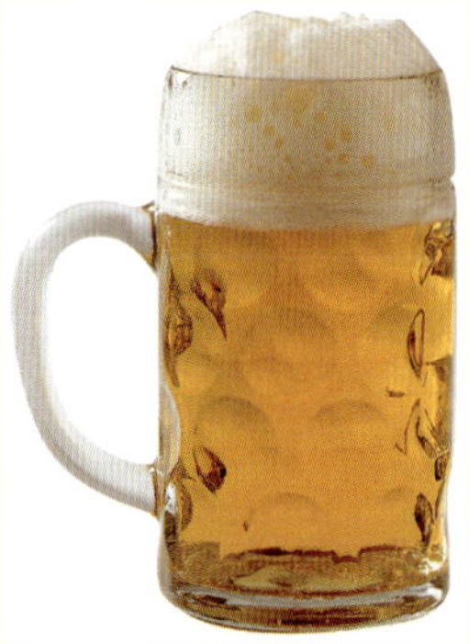

Die Biergläser sind stark verschmutzt. So als wären sie lange nicht richtig gereinigt worden. Und die Bratwurst müssen sie direkt zurückweisen, denn sie riecht, als wäre sie verdorben. Sie ist jedenfalls ungenießbar. Andreas stellt die Kellnerin zur Rede. Sie entschuldigt sich, meint aber, bei einem solchen Betrieb wie heute Abend könne das mit den Biergläsern schon mal vorkommen.

Die Kritik an den Bratwürsten will sie aber nicht gelten lassen: „Das kann einfach nicht sein. Die ist ganz frisch, heute früh vom Metzger geliefert, sagen die in der Küche!", gibt sie Andreas zur Antwort, als sie neues Bier bringt. Doch auch die angeblich „frischen" Gläser sind ähnlich verdreckt wie die ersten.

Andreas ist auf „180". Am nächsten Tag ruft er bei der Verbraucherberatung an und erkundigt sich nach der staatlichen Lebensmittelüberwachung. Er erfährt, dass in seinem Bundesland das Veterinäruntersuchungsamt zuständig ist.

Daraufhin ruft Andreas dort an und trägt seine Beschwerde vor.

Der Biergarten scheint dort „ein alter Bekannter" zu sein, denn am nächsten Tag erscheint ein Lebensmittelkontrolleur in dem Biergarten. Der Mitarbeiter des Amts macht eine Verdachtskontrolle. Sein besonderes Augenmerk gilt dabei den Biergläsern, aber auch dem Geschirr und dem Besteck. Die Kontrolle ergibt, dass an den Gläsern alte, fest sitzende Schmutzrückstände haften, die darauf schließen lassen, dass seit Langem nicht mehr richtig gespült worden ist.

Bei seinem Rundgang durch die Küche bemerkt der Kontrolleur, dass die gesamte Einrichtung in einem hygienisch heruntergekommenen Zustand ist. Mit einer Kamera macht er mehrere Fotos, um den Zustand zu dokumentieren.

Der Kühlraum weist sofort erkennbare Hygienemängel auf. Es riecht unangenehm, Boden und Wände scheinen lange nicht gereinigt worden zu sein. Von der dort hängenden Bratwurst und von einigen Fleischteilen nimmt er jeweils eine Probe und eine Gegenprobe. Die Gegenproben versiegelt er in dafür vorgesehenen Beuteln, beschriftet sie mit dem Entnahmedatum und übergibt sie der Wirtin. Sie kann sie zu ihrem Schutz von einem vereidigten Sachverständigen untersuchen lassen. Der kann vor Gericht als neutraler Sachverständiger auftreten und die Interessen der Wirtin vertreten.

Der Kontrolleur füllt Probenbegleitscheine aus und fertigt über seinen Besuch einen Mängelbericht an. Die genommenen Proben leitet das Veterinäruntersuchungsamt an das Staatliche Untersuchungsamt zur sensorischen Prüfung und zur mikrobiologischen Untersuchung weiter.

Tipps zur Bearbeitung des Falls

Informieren Sie sich bei der Behörde, die für die Lebensmittelüberwachung in Ihrer Stadt bzw. Ihrem Landkreis zuständig ist, wie dort in einem solchen Fall verfahren wird.

Prüfen Sie anhand der Angaben des Berichts, zu welchem Ergebnis das Staatliche Untersuchungsamt kommen dürfte und begründen Sie dies.

Erfragen Sie, ob und ggf. mit welcher Strafe die Biergartenwirtin rechnen müsste, wenn das Ergebnis des Untersuchungsamts die Beschwerde des Gastes bestätigen würde. Fragen Sie nach der Häufigkeit derartiger Fälle.

Stellen Sie sich vor, Sie wären in der Situation von Andreas gewesen. Überlegen Sie, ob Sie sich wie er verhalten hätten.

Überblick: Konservierung von Lebensmitteln

Verfahren	Lebensmittelbeispiele	Konservierungsbedingungen Begründung der Wirkung	Nährstoffveränderungen	Bewertung der Veränderungen
Trocknen	Getreide, Gewürze, Rohkaffee, Tee, Obst, Weintrauben, Teigwaren, Milchpulver, Fertigsuppen	Wasserentzug durch Sonne/Luft bzw. durch maschinelle Verfahren; Verderbniserregern wird das frei verfügbare Wasser entzogen, sie können sich nicht mehr vermehren	Melanoidbildung aus Eiweiß; Fett kann verderben; Mineralstoffe unverändert; hitze-/sauerstoffempfindl. Vitamine werden zerstört	Qualitätsminderung: Nährstoffverluste, Veränderungen in Aussehen und Aroma
Gefriertrocknen	Instantkaffee, Instanttee, Pilze, Gewürzkräuter	Wasserentzug im Vakuum bei –30 °C; Verderbniserregern wird das frei verfügbare Wasser entzogen	Eiweiß denaturiert; hitzeempfindl. Vitamine werden geschont, sonst wie beim Trocknen	Nährstoffe werden geschont, Aussehen und Aroma erhalten
Salzen	Matjes, Sardellen, Räucherlachs, Käse, Butter, Salzgemüse	Einlegen in Kochsalzlösung; Verderbniserregern wird frei verfügbares Wasser entzogen, weil sich das Salz in ihm löst	Eiweiß denaturiert; Fett kann verderben; Kohlenhydrate, Mineralstoffe laugen aus; starke Verluste an wasserlösl. und sauerstoffempfindl. Vitaminen	Qualitätsminderung: Nährstoffverluste
Pökeln	Fleischwaren, Schinken	Einlegen in Nitritpökelsalzlösung; Nitrit wirkt zusätzlich bakterizid		Beim Pökeln: Nitritrückstände
Zuckern	Konfitüren, Gelee, Marmeladen, Muse, Fruchtsirupe, Marzipan, Persipan	Verwendung hoher Zuckeranteile; Verderbniserregern wird frei verfügbares Wasser entzogen, weil sich der Zucker in ihm löst	Eiweiß, Fett, Kohlenhydrate, Mineralstoffe unverändert; hitze-/sauerstoffempfindliche. Vitamine werden zerstört	Qualitätsminderung; Nährstoffverluste, Veränderungen im Aussehen und Aroma
Säuern	Gurken, Paprika, Mixed Pickles, Kürbis, Sauerbraten, Fischprodukte	Einlegen in Essig/Essiglösung; in saurem Milieu (pH <5) können Fäulniserreger und andere Verderbniserreger nicht mehr wachsen	Eiweiß wird denaturiert, es kann ausgelaugt werden; Fett kann verderben; Kohlenhydrate und Mineralstoffe laugen aus; starke Verluste an sauerstoffempfindlichen und wasserlöslichen Vitaminen	Qualitätsminderung; Nährstoffverluste
	Sauerkraut, Sauergemüse (z. B. Bohnen), Salzgurken, Joghurt	Steuerung einer Milchsäuregärung; im sauren Milieu (pH < 5) können Fäulniserreger nicht mehr wachsen		
Kühlen	Butter, Milch, Joghurt, Quark, Sahne, Käse, Eier, Obst, Gemüse, Fisch, Fleisch, Speisen,	Kühllagern bei 0 °C bis +10 °C; thermophile Keime wachsen nicht mehr, mesophile nur noch sehr langsam, psychrophile können noch schwach wachsen	Eiweiß, Kohlenhydrate, Mineralstoffe unverändert; Fett kann verderben; keine Vitaminverluste.	Nährstoffe werden geschont, Aussehen und Aroma erhalten; Lebensmittel kurzfristig haltbar
Tiefgefrieren	Fleisch, Fisch, Geflügel, Obst, Gemüse, Backwaren, Fertiggerichte	Einfrieren bei mind. –25 °C, Gefrierlagerung bei mind. –18 °C; Verderbniserreger stellen ihr Wachstum ein, u. a. weil das gefrorene Wasser nicht verfügbar ist	Eiweiß wird denaturiert; Fett kann verderben; Mineralstoffe unverändert; Verluste an sauerstoffempfindl. Vitaminen.	Nährstoffe werden geschont, Aussehen und Aroma erhalten; Textur verändert, Fleisch wird zarter
Pasteurisieren	Milch, Sahne, Fruchtsäfte, Fruchtnektare, Fruchtsaftgetränke, Essiggurken, Bier	Dauererhitzen: 30 Min. 62 bis 65 °C, Kurzzeiterhitzen: 40 Sek. 71 bis 75 °C, Ultrahocherhitzen 10 Sek. 135 bis 140 °C; bei 60 °C werden viele, bei 90 °C alle vegetativen Keime abgetötet	Eiweiß wird denaturiert; Fett kann verderben; Kohlenhydrate unverändert; Mineralstoffe laugen aus; hitze- und sauerstoffempf. Vitamine gehen verloren.	Nährstoffe werden geschont, Lebensmittel kurzfristig haltbar
Sterilisieren	Fleischwaren, Fischprodukte, Fertigsuppen, Fertiggerichte, Gemüse, Obst	Erhitzen auf 115 °C bis 135 °C, die Dauer richtet sich nach dem Produktdurchmesser. Herrscht im Kern des Produktes 5 Min. 121 °C, werden alle Keime, einschließlich der Clostridiensporen, abgetötet	Melanoidbildung aus Eiweiß; Fett verdirbt nicht; Stärke quillt/verkleistert: Mineralstoffe laugen aus; starke Verluste an hitze- und sauerstoffempfindlichen wasserlöslichen Vitaminen	Qualitätsminderung; Nährstoffverluste, Veränderungen in Aussehen, Konsistenz und Aroma
Konservierungsmittelzusatz	z. B. Benzoesäure in Feinkostsalaten, Sorbinsäure in Schnittbrot, Margarine, Mayonnaise	Zusatz des Konservierungsstoffes bei der Herstellung; Konservierungsstoffe wirken als Gift auf verderbniserregende Mikroorganismen und töten sie ab	Eiweiß kann denaturiert werden; Fett kann verderben; Kohlenhydrate und Mineralstoffe unverändert; sauerstoffempfindliche Vitamine gehen verloren	Qualitätsminderung; Konservierungsstoffe können Allergien auslösen

Überblick: Garverfahren

Garziehen/ Pochieren	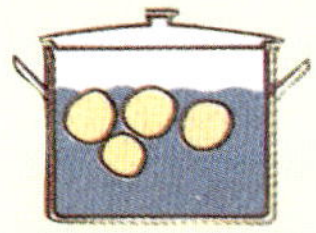	• Garen in viel Flüssigkeit • ca. 90 bis 95 °C, nicht kochen • Topf locker abgedeckt	• fettarmes Verfahren • Mineralstoffe und Vitamine werden z. T. ausgelaugt • für formempfindliche Lebensmittel geeignet
Kochen	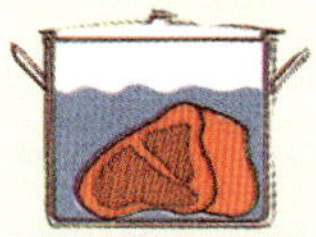	• Garen in viel Flüssigkeit • ca. 100 °C • Topf abgedeckt	• Verluste an wasserlöslichen Nährstoffen durch Auslaugen • Nährwertverlust bei Nichtverwendung des Kochwassers • Eiweiß und Stärke werden besser verdaulich
Dämpfen/ Dampf-Druck-garen	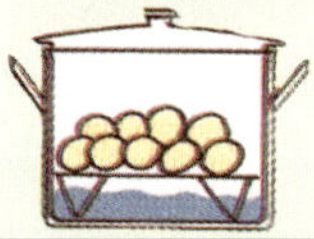	• Garen in Wasserdampf • wenig Wasser zum Verdampfen auf 100 °C erhitzt • Topf fest verschlossen	• Nährstoffe werden geschont • formschonendes Verfahren • Geschmack bleibt weitgehend erhalten • Aussehen der Lebensmittel wird wenig beeinträchtigt
Dünsten im Topf oder in Folie	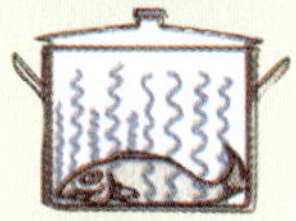	• Garen im eigenen Saft • keine oder geringe Zugabe von Flüssigkeit • ca. 100 °C • Topf abgedeckt	• schonendstes Verfahren für Nährstoffe und Wirkstoffe • nur geringe Verluste • Aroma bleibt weitgehend erhalten
Schmoren	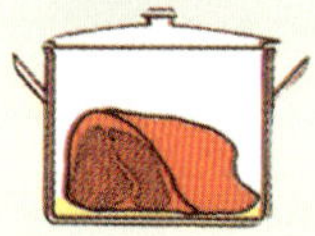	• Anbraten in wenig Fett, dann Garen nach Zugabe von Flüssigkeit • Anbraten bei 180 °C, dann 100 °C • mehrmals ablöschen	• Nährstoffe bleiben weitgehend erhalten • hitzeempfindliche Vitamine werden zerstört • entstehende Röststoffe verleihen Geschmack
Mikro-wellen-garen	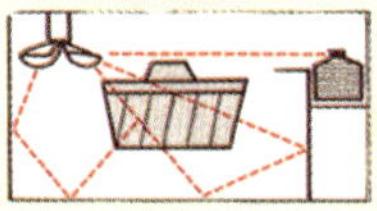	• Garen durch Erhitzen der Zellflüssigkeit wasserhaltiger Lebensmittel • Mikrowellen treffen die Wassermoleküle, dadurch entsteht Wärme	• sehr schonendes Verfahren • Nähr- und Wirkstoffe bleiben weitgehend erhalten • zum schnellen Erhitzen von Tiefkühlkost und Portionen besonders geeignet
Braten/Kurz-braten in der Pfanne	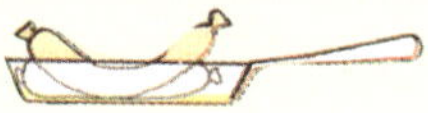	• Garen in wenig Fett/Öl • ca. 180 °C • ohne Deckel	• Nährstoffe bleiben weitgehend erhalten • hitzeempfindliche Vitamine werden zerstört • entstehende Röststoffe verleihen Geschmack
Langzeit-braten im Ofen	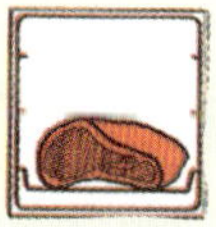	• Garen in heißer Luft mit wenig Fett, evtl. Wasser • Anbraten bei 220 °C, dann 200 °C	• Nährstoffe bleiben weitgehend erhalten • hitzeempfindliche Vitamine werden zerstört • entstehende Röststoffe verleihen Geschmack
Backen im Ofen	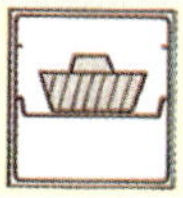	• Garen in heißer Luft • 180 bis 220 °C	• Nährstoffe bleiben weitgehend erhalten • hitzeempfindliche Vitamine werden zerstört
Frittieren/ Backen im Fettbad	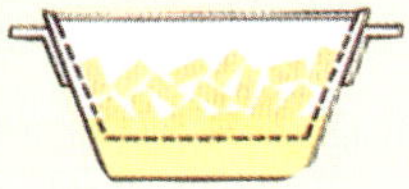	• Garen in heißem Fett • 160 °C bei dickem Gargut • 180 °C bei dünnem Gargut	• Lebensmittel nehmen viel Fett auf und werden dadurch energiereicher und schwerer verdaulich
Grillen	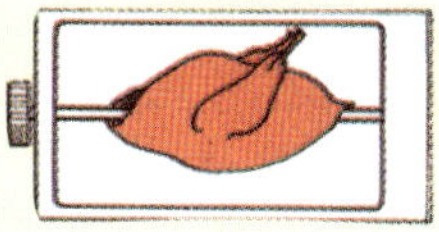	• Garen durch Wärmestrahlung ohne Fettzusatz • 175 bis 220 °C	• hitzeempfindliche Vitamine werden zerstört • sonst schonendes Verfahren • entstehende Röststoffe verleihen Geschmack • energiearm, weil ohne Fett

Ernährung heute – was bringt die Zukunft?

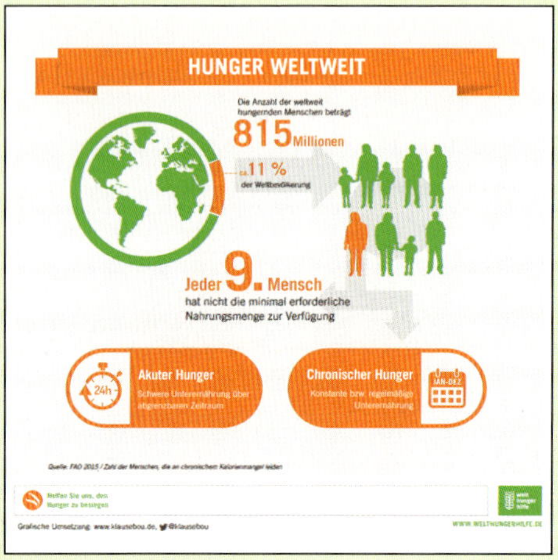
HUNGER WELTWEIT
Die Anzahl der weltweit hungernden Menschen beträgt
815 Millionen
ca. 11 %
der Weltbevölkerung
Jeder 9. Mensch
hat nicht die minimal erforderliche Nahrungsmenge zur Verfügung
Akuter Hunger
Schwere Unterernährung über abgrenzbaren Zeitraum
24h
Chronischer Hunger
Konstante bzw. regelmäßige Unterernährung
JAN-DEZ
Quelle: FAO 2015 / Zahl der Menschen, die an chronischem Kalorienmangel leiden
Helfen Sie uns, den Hunger zu besiegen
Grafische Umsetzung: www.klausebou.de, @klausebou
WWW.WELTHUNGERHILFE.DE

Hunger – ein weltweites Problem

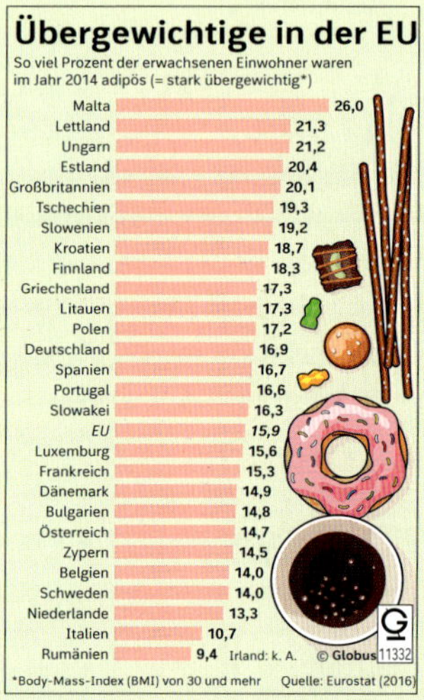

Weltweiter Anstieg fettleibiger Kinder

Zur Situation:

Hunger. Die Ernährungs- und Landwirtschaftsorganisation der Vereinten Nationen FAO, die größte Sonderorganisation der Vereinten Nationen, untersucht regelmäßig die Ernährungsentwicklung auf der Welt. Ziel ist es, weltweit die Ernährungssituation zu verbessern und zur Überwindung von Hunger beizutragen.

1950 lebten auf der Welt 2,5 Milliarden Menschen, 2011 wurde bereits die Sieben-Milliarden-Marke überschritten. Das hat dramatische Auswirkungen, denn 11% der Weltbevölkerung hungert weltweit. Besonders kritisch ist die Entwicklung in Afrika südlich der Sahara, wo die Bevölkerung nach wie vor sehr stark wächst und sich keine Änderung abzeichnet.

Überfluss. Gleichzeitig nimmt die Zahl der Übergewichtigen insbesondere der Kinder und Jugendlichen ständig zu, und dies nicht nur in den Industrieländern, sondern auch in den Schwellenländern.

Die Weltgesundheitsorganisation (WHO) spricht von einer weltweiten Fettsuchtepidemie. Ihren Prognosen zufolge wird die Zahl stark Übergewichtiger und Fettleibiger bis zum Jahr 2030 in fast allen europäischen Ländern stark ansteigen, nachdem es bereits im Jahr 2000 weltweit mehr als eine Milliarde übergewichtiger und mehr als 300 Millionen fettsüchtiger Erwachsener gab. Seitdem ist der Trend zum Übergewicht kontinuierlich angestiegen.

Lernaufgabe:

- Beschäftigen Sie sich mit den beiden Grafiken und vergleichen Sie die Weltgegenden, in denen Hunger herrscht, mit denen, wo der Anteil an Übergewichtigen angestiegen ist.
- Informieren Sie sich über Prognosen, wie sich die Versorgungslage mit Lebensmitteln auf der Welt in den nächsten 20 Jahren entwickeln wird. Sie können danach z. B. in der freien Internet-Enzyklopädie Wikipedia unter den Stichwort „Welthunger“ suchen.
- Wie erklären Sie es sich, dass die Zahl der Hungernden auf der Welt trotz erheblich gesteigerter Lebensmittelproduktion wieder angestiegen ist?
- Wie erklären Sie sich den extremen Anstieg an Übergewichtigen in den Industrieländern und dem Schwellenland Brasilien?
- Welchen Beitrag können die Menschen in den Industrieländern dazu leisten?

Die Weltbevölkerung wächst. Großen Einfluss auf die Entwicklung der ökonomischen Situation in den Schwellen- und in den Entwicklungsländern hat deren Bevölkerungswachstum.

Die UNO rechnet für die Jahre 2015 bis 2020 mit einem Wachstum der Weltbevölkerung von ca. 78 Millionen im Jahr. Danach kämen jedes Jahr fast so viele Erdenbürger dazu, wie Deutschland Einwohner hat.

Bis ins 19. Jahrhundert gab es fast ausschließlich in den Industrieländern Bevölkerungswachstum. Doch bereits seit Mitte des 20. Jahrhunderts wächst die Weltbevölkerung sehr weitgehend nur in den Entwicklungsländern.

Dort haben die Bekämpfung von Krankheiten und die bessere Versorgungslage der Menschen dazu geführt, dass die Sterberaten sehr stark zurückgegangen sind. Das gilt in gleicher Weise für Asien, Südamerika, Nordafrika und inzwischen auch für das südlichere Afrika. In den meisten Industriestaaten ist die Situation schon heute anders, denn deren Bevölkerung hat bereits zu schrumpfen begonnen.

Bevölkerungswissenschaftler nehmen an, dass sich die Weltbevölkerung erst in den Jahren 2075 bis 2100 auf dem dann erreichten Niveau bleiben und es danach sogar, selbst in Afrika, einen leichten Rückgang geben wird. Die Entwicklung ist davon abhängig, ob und wenn ja wie sich in den Ländern moderne Gesellschaften entwickeln werden.

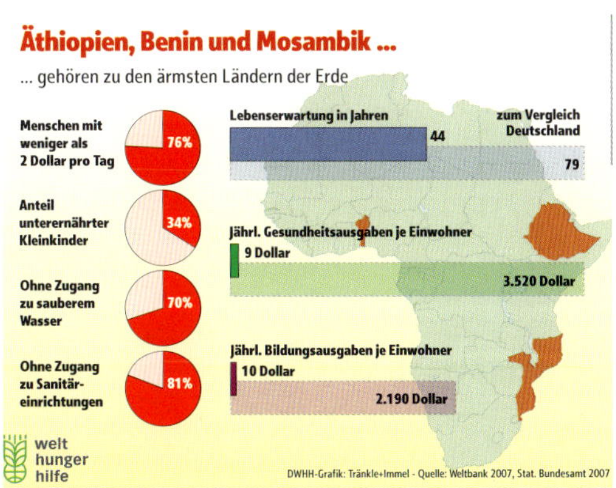

Lebenssituation in den ärmsten Ländern Afrikas (Quelle: DWHH)

Einteilung der Länder Nach dem Entwicklungsstand

Industriestaaten (well developed States) werden die reicheren Staaten auf der Welt genannt, die ein hohes Bruttoinlandsprodukt und ein hohes Pro-Kopf-Einkommen haben. Die Mitgliedstaaten der Organisation für wirtschaftliche Zusammenarbeit und Entwicklung gelten als Industriestaaten. Sie sind u.a. gekennzeichnet durch gute Infrastruktur und vergleichsweise geringe Auslandsverschuldung. Heute kommen noch Finanzstandorte, Dienstleistungen und Tourismus als weitere Faktoren hinzu.

Schwellenländer (newly industrializing economies) sind die Staaten, die noch zu den Entwicklungsländern gezählt werden, aber schon nicht mehr deren typischen Merkmale aufweisen. Sie befinden sich auf dem Weg zur Industrialisierung mit einem Umbau der Wirtschaftsstrukturen von Agrarwirtschaft zur Industrialisierung. Zu ihnen werden die bevölkerungsstärksten asiatischen Länder Indien und China sowie in Südamerika Brasilien gezählt. Ihre Volkswirtschaften sind geprägt von den hohen Einwohnerzahlen und einem niedrigen Pro-Kopf-Einkommen, das eine Folge des Bevölkerungsreichtums ist.

Entwicklungsländer sind nach allgemeinem Verständnis Länder, die sich in wirtschaftlicher, sozialer und politischer Hinsicht noch auf einem niedrigen Stand befinden. Kennzeichen sind niedriges Pro-Kopf-Einkommen, Unterernährung, geringe Lebenserwartung und hohe Säuglingssterblichkeit. Manchmal ist in diesem Zusammenhang auch von der „Dritten" oder auch von der „Vierten Welt" die Rede. Alle Entwicklungsländer haben entscheidende Probleme mit der Ernährungsversorgung des Landes, die wiederum große Auswirkungen auf die Lebenserwartung der Menschen und die Säuglingssterblichkeit hat.

Entwicklungspolitik umfasst die politischen, wirtschaftlichen und sozialen Aktivitäten von Staaten sowie von internationalen und zivilgesellschaftlichen Organisationen, die eine Verbesserung der Lebensbedingungen zum Ziel haben.

1 Die aktuelle Welternährungssituation

Hunger auf der Welt. Die Welthungerhilfe zeigt in ihrem jährlich veröffentlichten Welthungerindex (WHI) die weltweite Ernährungssituation auf. Laut dem Bericht für 2017, in dem die Situation für 119 Länder bewertet wurde, ist der Hunger in der Welt seit dem Jahr 2000 zwar um 27 Prozent gesunken. Obwohl dies insgesamt gesehen eine deutliche Verbesserung darstellt, hat sich die Zahl hungernder Menschen weltweit auf 815 Millionen erhöht.

In der Zentralafrikanischen Republik ist die Situation besonders kritisch. Dort hat es seit 2000 keinerlei Verbesserung gegeben. Das Land steht in dem Welthungerindex an letzter Stelle. Die Situation wird als „gravierend" bewertet.
In den Ländern Somalia, Südsudan, Jemen und Nigeria sind Hungersnöte zu befürchten, weshalb die Lage dort als „sehr ernst" gilt und zu großer Besorgnis Anlass gibt.

In der Zeitspanne zwischen 2000 und 2017 haben sich in 14 der genauer betrachteten Länder die Werte immerhin um mindestens 50 Prozent verbessert. Doch lediglich in 43 der 119 bewerteten Länder werden die Werte als „niedrig" eingestuft.

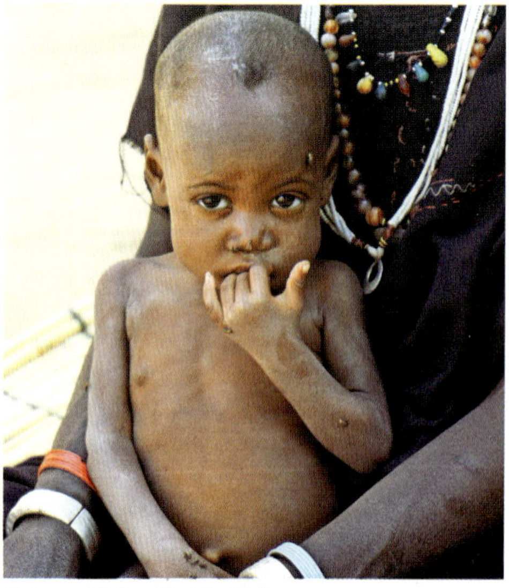
Unterernährtes Kind in Afrika

Obwohl im Kampf gegen den Hunger große Fortschritte zu verzeichnen sind, gelten weltweit noch immer annähernd 800 Millionen Menschen als unterernährt. Immerhin hat sich der Hunger zwischen 2000 und 2016 weltweit um 29 Prozent verringert.
Die wichtigsten Ursachen für die Situation, in der sich die hungernden Menschen befinden, sind bewaffnete Kämpfe wie in Syrien, im Jemen und im Südsudan.
Besonders bedenklich ist die Versorgungslage in den afrikanischen Ländern auch aufgrund der Dürre durch ausbleibenden Regen, Mangel an Saatgut und Dünger, ausgelaugten Böden, schlechten Verkehrsverbindungen und ungleicher Eigentumsverteilung.

Die Ernährungssituation auf der Welt. Von den 800 Millionen hungernden Menschen leben zurzeit fast alle in den ländlichen Regionen und den Armensiedlungen der Metropolen der Entwicklungsländer. Ihnen steht ein großer Teil körperlich wenig aktiver übergewichtiger Erwachsenen und Kinder in den Wohlstandsländern gegenüber, zunehmend aber auch in den städtischen Gegenden der Entwicklungsländer. Auf der ganzen Welt haben wir es also gegenwärtig mit einer überaus gegensätzlichen Ernährungslage zu tun. Sie ist auf zwei Ursachen zurückzuführen, auf die dynamische Bevölkerungsentwicklung und auf Armut bzw. Wohlstand.

Über 800 Millionen Menschen, meistens Kinder, haben weltweit zu wenig zu essen. In jedem Jahr sterben 3,1 Millionen Kinder, bevor sie fünf Jahre alt werden, weil sie dramatisch unterernährt sind. Zu unterscheiden ist zwischen einer Protein- Energiemangelernährung (PEM), die zum Krankheitsbild des **Marasmus** führt, und einer besonders schweren Form der Unterversorgung an Eiweiß, speziell an unentbehrlichen Aminosäuren. Wird viel zu wenig Eiweiß verzehrt, kommt es bei Kleinkindern häufiger zu schweren Eiweißmangelsymptomen, die als **Kwaschiorkor** zusammengefasst werden.

Eiweiß hat im Körper vielfältige Aufgaben zu erfüllen. Gerade im wachsenden Organismus kommt den Proteinen eine zentrale Rolle zu. Deshalb ist bei einem schweren Eiweißmangel der Gesamtstoffwechsel des Kleinkindes gestört. Die geistige Aufnahmefähigkeit ist vermindert. Infektionskrankheiten, die der geschwächte Körper nicht mehr abwehren kann, verlaufen meist tödlich. Die Folge ist eine hohe Kinder- und Säuglingssterblichkeit.

Dazu kann es kommen, weil gerade tierische Eiweißträger für die ärmere Bevölkerung zu teuer sind bzw. weil die Mutter ein Baby zugunsten eines Neugeborenen vom Stillen auf einen wässrigen Getreide- oder Maisbrei umgestellt hat. Charakteristisch sind die Hungerbäuche, die auf eine Wasseransammlung im Gewebe und eine Lebervergrößerung zurückzuführen sind, verursacht durch den Mangel an bestimmten Eiweißstoffen (Albuminen) im Blut. Dadurch ist der Wasserrücktransport aus den Geweben über das venöse System gestört.

Lernaufgabe:

Eine Karikatur interpretieren

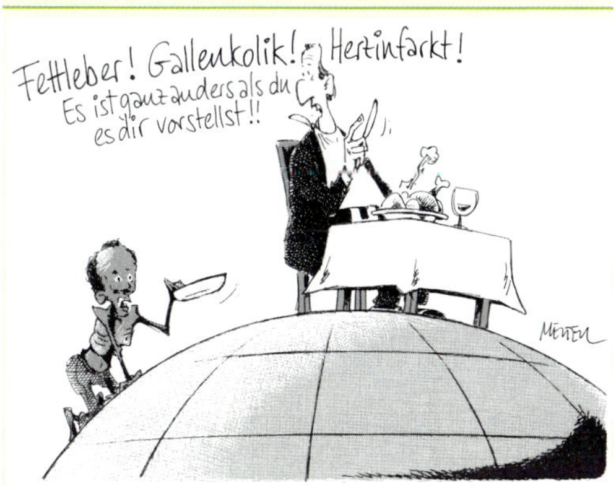
Fettleber! Gallenkolik! Herzinfarkt!
Es ist ganz anders als du es dir vorstellst!!

- Beschäftigen Sie sich mit der Karikatur.
- Welche Meinung wird darin zum Ausdruck gebracht?
- Wie stehen Sie dazu? Begründen Sie Ihre Meinung.

UNICEF zur Ernährungssituation der Kinder

In einer Studie kommt die UNICEF zu erschreckenden Feststellungen:

- Jedes vierte Kind unter fünf Jahren in den Entwicklungsländern ist untergewichtig, viele sogar in lebensbedrohlichem Ausmaß. Das sind schätzungsweise 146 Millionen Kinder.
- Der Anteil der untergewichtigen Kinder sank bei großen regionalen Unterschieden seit 1990 im Weltdurchschnitt nur um fünf Prozent.
- Das Ernährungsproblem bei Kindern ist in Asien am größten. Überall auf der Welt ist der Anteil der betroffenen Kinder in ländlichen Gebieten fast doppelt so hoch wie in den Städten.
- Unter den 10,6 Millionen jährlichen Todesfällen von Kindern spielt Unterernährung bei mehr als der Hälfte eine entscheidende Rolle.
- Kritisiert werden die unzureichenden Fortschritte im weltweiten Kampf gegen Unterernährung.
- Auf jedes sichtbar untergewichtige Kind kommen noch viele andere Kinder, die an chronischem Mangel an Vitaminen, Mineralien und Spurenelementen leiden.
- Durch Jodmangel sind allein 37 Millionen Neugeborene jedes Jahrvon geistiger Behinderung bedroht.
- „Ernährung", so heißt es in dem Bericht, „entscheidet maßgeblich darüber, ob ein Kind überlebt, erfolgreich lernen und vielleicht einmal der Armut entkommen kann." Der Stillstand sei bei der Bekämpfung des Hungers tödlich.

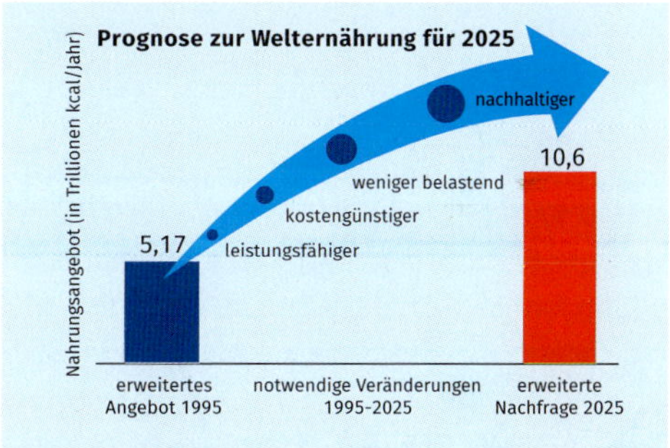

Die prognostizierte Entwicklung der Welternährung Nach Bundesministerium für Ernährung, Landwirtschaft und Forsten (Hrsg.): Die Grüne Gentechnik. Bonn 1997, S. 49

2 Wohlstand macht dick

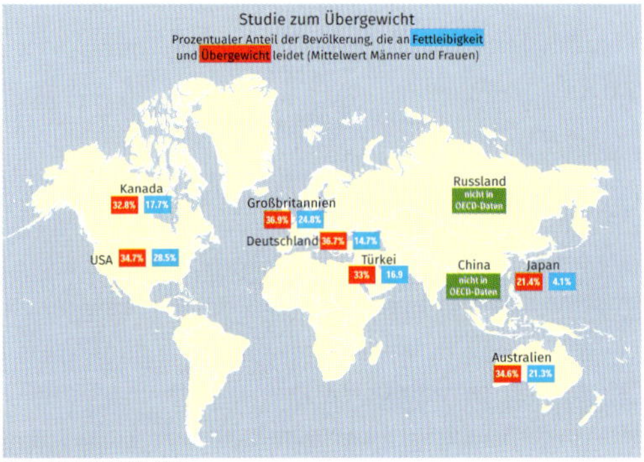

Quelle: Daten OECD 2006-2012

Fettleibigkeit und Übergewicht

Schwellenländer Im Schwellenland China sind 60 Millionen Menschen fettleibig. Wie sich ihr Essverhalten verändert, kann man an den Neueröffnungen von Restaurants erkennen. Dort eröffnet fast täglich ein neues Kentucky-Fried-Chicken-Restaurant, was auf dem riesigen chinesischen Markt zu einem jährlichen Zuwachs von 13% pro Jahr führt. Im Vergleich dazu sind es in den USA, wo die Fast-Food-Kette zuhause ist, nur weniger als 3%.

Wohlstand und seine Folgen. Die Regierungen der so genannten „Brics-Staaten" Brasilien, Russland, Indien, China und Südafrika scheinen den Herausforderungen, die sich aus dem zunehmenden Wohlstand im Hinblick auf die Gesundheit der Bevölkerung ergeben, noch ziemlich abwartend gegenüber zu stehen.

In **China** ist die Lage besonders bedrohlich. Während dort 1980 ca. 1% der Bevölkerung an Diabetes litt, waren 2008 bereits annähernd 10% zu verzeichnen. Das sind in absoluten Zahlen mehr als 90 Millionen Menschen, darunter 90% des Typ-2-Diabetes. Zunehmender Reichtum und Verstädterung führten zu veränderten Essgewohnheiten. Anstelle herkömmlicher Reisgerichte mit Fleisch und Gemüse werden nun verstärkt Süßigkeiten sowie zucker- und fetthaltige Lebensmittel verzehrt mit der Folge, dass es immer mehr Fettleibige gibt. Gab es 1992 noch 30 Millionen, waren es bis 2008 auf 90 Millionen.

In **Brasilien** ist das Bild ähnlich wie in China. Eine 2011 veröffentlichte Studie des Ministeriums für Gesundheit ergab, dass dort fast die Hälfte der Brasilianer übergewichtig ist, und das in einem Land, wo die Menschen stark auf ihren Körper achten. Seit 2006 ist der Anteil Fettleibiger von 11,4% auf 16% im Jahr 2011 angestiegen, sodass der brasilianische Gesundheitsminister eine Tendenz zur Gewichtszunahme und Fettleibigkeit konstatiert, ein Trend, den er umkehren möchte.
Trotzdem hat die Regierung in Brasilien noch nichts unternommen, um dem Problem entgegenzuwirken, denn man hält noch immer Hunger und Unterernährung für die größten gesundheitlichen Probleme.
Fast-Food-Ketten und Ernährungsprogramme, mit denen der Unterernährung begegnet werden sollte, haben das Gegenteil bewirkt und zu mehr Fettleibigkeit geführt. Etwa ein Drittel der Bevölkerung verzehrt mindestens fünfmal in der Woche fettreiche Nahrung oder zuckerhaltige Getränke. So wundert es nicht, dass in Brasilien 2011 12,4 Mio. Diabetiker gab.

In den **USA** ist die Situation besonders erschreckend. Dort wird befürchtet, dass, sofern der aktuelle Trend anhält, 2030 etwa die Hälfte der Bevölkerung fettleibig sein wird. Die Rate an Fettleibigen unter den Kindern hat sich binnen einer Generation verdreifacht.
Auch in **Europa** haben sich die Zahlen Übergewichtiger und Fettleibiger im vergangenen Jahrzehnt alarmierend erhöht. Inzwischen ist

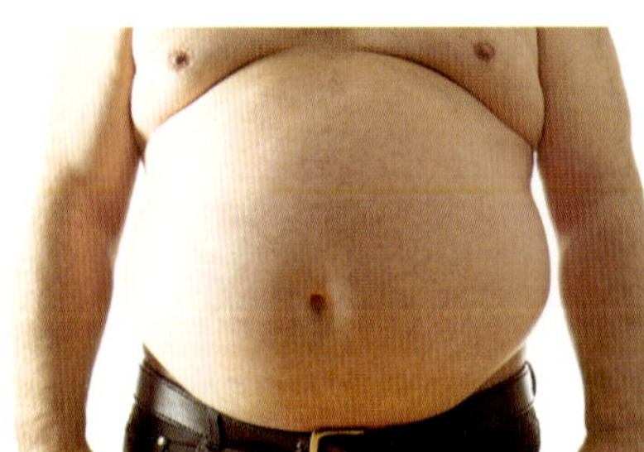

Fettleibiger

jeder zweite EU-Bürger übergewichtig oder fett leibig, wobei Deutschland und England im europäischen Vergleich die meisten Übergewichtigen und Fettleibigen haben.

In Deutschland sind es 45 Prozent der Frauen, 60 Prozent der Männer und 15 Prozent der Kinder und Jugendlichen. Fettleibigkeit ist ein Risikofaktor für viele Erkrankungen, der vorbeugend bekämpft werden kann.

Übergewichtige verursachen dem Gesundheitssystemen enorme Ausgaben, die im Schnitt mindestens 25% über denen liegen, die für Normalgewichtige erforderlich sind.

Zudem geraten Übergewichtige in einen Teufelskreis. Sie bewegen sich weniger, werden schneller dick und bewegen sich dann noch weniger.

Mitbestimmend sind für den enormen Anstieg der Übergewichtigenrate sind das individuelle Essverhalten und die Bewegungsgewohnheiten und generell die veränderten Lebensverhältnisse. Für das Übergewicht sind im Wesentlichen zwei Veränderungen gesellschaftlicher Lebensumstände verantwortlich:

- das immer gegebene und kostengünstige Angebot hochkalorischer Nahrungsmittel und
- verringerte körperliche Arbeit mit entsprechend reduziertem Energiebedarf.

Lernaufgabe:

Sich mit Untersuchungsergebnissen der OECD auseinandersetzen

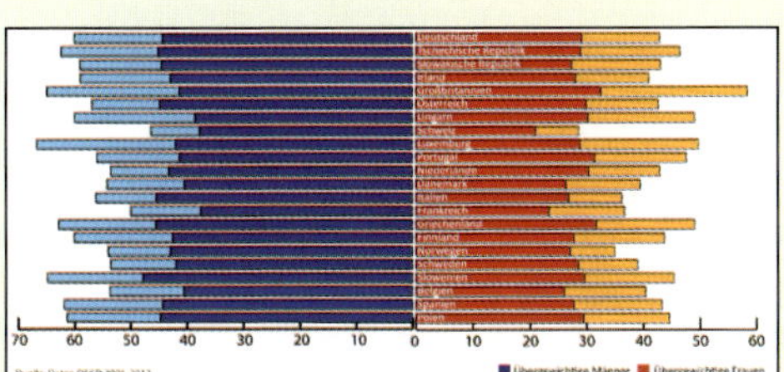

- Setzen Sie sich mit dem Diagramm auseinander.
- Wie interpretieren Sie die Ergebnisse der OECD?
- Bilden Sie sich eine Meinung zu den Ergebnissen.

Ursachen für Übergewicht

- Generell betrachtet, gibt es heutzutage durchaus Lebensmittel im Überfluss. Zudem ist der Energiegehalt der Nahrung heute viel höher ist als früher.
- Ein weiterer Faktor für die Gewichtzunahme ist, dass es den Menschen heute im Allgemeinen an Bewegung mangelt. Die Bilanz aus Energiebedarf durch Bewegung und Energieaufnahme durch die Ernährung ist aus dem Lot geraten, sodass das Gewicht zunimmt.
- Zudem kann die Veranlagung zu Übergewicht vererbt werden, sodass Essstörungen bei vielen Menschen sind genetisch bedingt sein können. Wer weiß, dass er genetisch belastet ist, kann dieses Manko durch die richtige Lebensweise überlisten, indem er auf gesunde Ernährung und ausreichende körperliche Aktivität achtet.
- Auch Umweltfaktoren können zu Übergewicht verursachen. So spielen bei Kindern lange Zeiten vor dem Fernseher und daraus resultierende fehlende Bewegung bei der Gewichtszunahme eine Rolle.
- Selbst ununterbrochener Stress, eine psychische Erkrankung oder zu wenig Schlaf erhöhen das Risiko für Übergewicht. Bei Schichtarbeitern ist Schlafmangel als Ursache ermittelt worden.
- Ursache für Übergewicht kann auch das „Binge-Eating“ sein. Dieses „Essgelage“ ist eine Art Esssucht. Menschen, die an dieser Essstörung leiden, nehmen bei regelrechten unkontrollierbaren Essanfällen oft riesige Mengen Nahrungsmittel zu sich.

Folgen von Übergewicht

- Übergewicht kann Herz-Kreislauf-Erkrankungen, auch Herzinfarkt und Fettstoffwechselstörungen fördern, außerdem Zuckerkrankheit sowie Nierenkrebs.
- Auch Erkrankungen der Leber wie eine Fettleber„ der Speiseröhre (Rückfluss bzw. Reflux von Magensaft mit Beschwerden wie Sodbrennen) und der Atemwege (Schlafapnoe, das heißt Atemstillstände während des Schlafs)
- Auslöser von Diabetes mellitus Typ 2 ist sehr oft Übergewicht. Neben der genetischen Veranlagung, Bewegungsmangel und der Vorliebe für eine kohlenhydratreiche Ernährung löst Übergewicht häufig Typ-2-Diabetes aus. 90 Prozent aller Diabetiker leiden unter Übergewichts-Diabetes.

3 Nutrigenomik – wie beeinflusst Ernährung unsere Gene?

Die Nutrigenomik (engl. nutrigenomics) hat in den letzten gut zehn Jahren zunehmend an Bedeutung gewonnen. Es handelt sich hierbei um ein interdisziplinäres Forschungsgebiet, d. h., es arbeiten Wissenschaftler aus verschiedenen Bereichen zusammen.

Auch wenn viele Fragestellungen noch weiter im Detail zu klären sind, versprechen sich die beteiligten Wissenschaftler und die politisch Verantwortlichen von den Forschungsergebnissen in relativ naher Zukunft u. a. das Aufzeigen von Möglichkeiten, wie mit einer personenbezogenen Ernährungsweise die derzeit – nicht nur in Deutschland – gesundheitlich als sehr bedenklich zu bewertende Situation verbessert werden kann.

Bei der **Nutrigenomik** geht es um den Einfluss der Ernährungsweise auf die Aktivität von Genen im Hinblick auf ihre Expression, womit die Umsetzung in ein Genprodukt wie z. B. in ein bestimmtes Struktur-, Signal- oder Transportprotein bezeichnet wird. Solche Proteine haben dann ihrerseits eine große Bedeutung für nachgeschaltete Reaktionen im Stoffwechsel, die den Gesundheitszustand einer Person sowohl positiv als auch negativ beeinflussen.

Die Nutrigenomik befasst sich also mit den „Spuren", die einzelne Nahrungsbestandteile selbst oder in ihrem Zusammenwirken als sogenannte epigenetische Faktoren auf unserem Erbgut hinterlassen.

Im Vergleich dazu geht die **Nutrigenetik** davon aus, dass die genetische Ausstattung eines Menschen dafür wichtig ist, wie dieser auf bestimmte Inhaltsstoffe in Lebensmitteln reagiert. Beispielhaft kann die unterschiedliche Stoffwechselantwort von Menschen auf den Milchzucker (Laktose) oder mehrfach ungesättigte Fettsäuren genannt werden.

Wenn auch die genetische Ausstattung des Menschen, das 2003 entschlüsselte Genom, mit ca. 20 000 bis 25 000 Genen zu ca. 99,9 % übereinstimmt, so ist der restliche kleine Prozentsatz doch entscheidend für individuelle Unterschiede. Dies macht verständlich, dass allgemein formulierte Ernährungsempfehlungen nicht bei allen Personen zu den gleichen Ergebnissen führen, sondern dass der Einfluss der Ernährung auf gesundheitliche Aspekte, z. B. auf die Senkung des Risikos für Herz-Kreislauf-Erkrankungen, ebenfalls uneinheitlich ausfällt.

Somit ist das **Ziel der Nutrigenomik,** unter Berücksichtigung charakteristischer körperlicher Merkmale und genetischer Voraussetzungen zu einer individualisierten Ernährungsberatung und Ernährungsweise zu kommen. In der seit 2011 gelaufenen EU – Studie, Food4Me, sollten die fachlichen, ethischen und rechtlichen Grundlagen sowie die Akzeptanz für solche personalisierten Ernährungsempfehlungen untersucht werden. Man verspricht sich von personenbezogenen Maßnahmen zur Verhütung und Behandlung von Krankheitssymptomen in naher Zukunft die Gesundheitssituation in der Bevölkerung insgesamt wesentlich verbessern zu können.
Die hohe und weiterhin zunehmende Verbreitung von z. B. Übergewicht, Diabetes mellitus, Herz-Kreislauf-Problemen, Darmkrebs und Allergien ist nicht nur für jeden Betroffenen selbst, sondern auch volkswirtschaftlich betrachtet eine belastende Herausforderung.

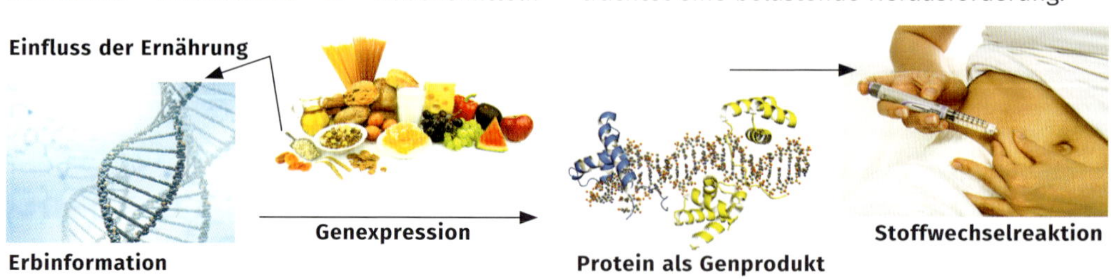

Wie beeinflusst die Ernährungsweise Stoffwechselreaktionen über die Aktivität von Genen?

4 Global versus lokal – Lebensmittel kommen aus allen Regionen

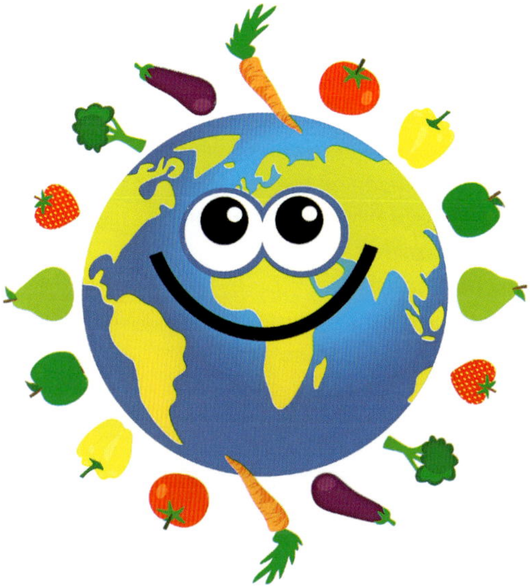

45 461 km stecken in einem ganz normalen Einkaufswagen, steht in einer Hamburger Zeitung zu lesen. Die Autoren haben hierbei die Kilometer zusammengerechnet, die die Lebensmittel vom Ort der Produktion bis zum Verzehr nach Hamburg benötigen. Manche Lebensmittel werden regional erzeugt, andere wie Kaffee, Bananen, Tee oder Reis haben bereits einen weiten Weg hinter sich gelassen.

Für den Verbraucher ist es schwierig zu erkennen, woher das Lebensmittel eigentlich kommt. Zwar verfügen verpackte Lebensmittel über einen Strichcode, der – über entsprechende Geräte eingelesen – die Herkunft des Lebensmittels verrät. Dann ist aber auch noch nicht klar, woher bei zusammengesetzten Lebensmitteln die einzelnen Zutaten stammen.

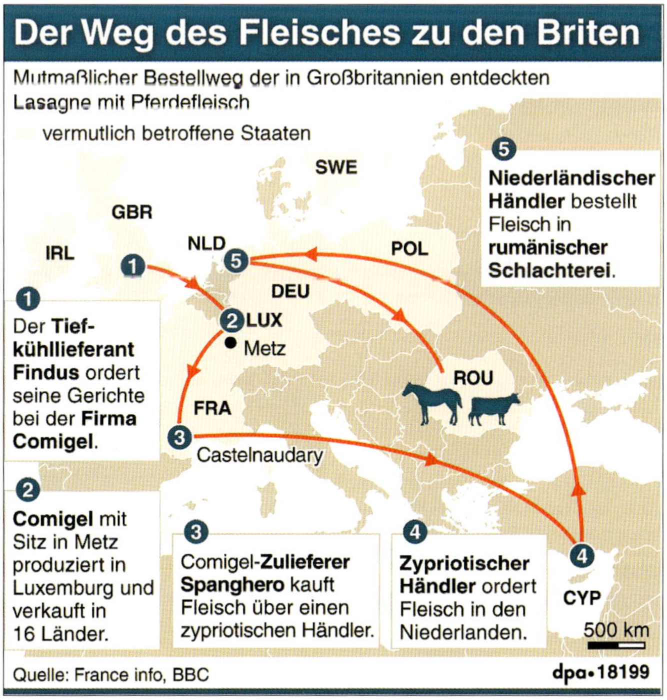

Der Weg des Pferdefleisches in die Fertiggerichte

Laut Statistischem Bundesamt gab es 2011 in 34 Nahrungsmittelbereichen Importe aus China: 862 Tonnen Milchprodukte, 1 647 Tonnen Reiserzeugnisse und 10 277 Tonnen frisches Gemüse. Selbst Backwaren und Getreideerzeugnisse sind hierbei vertreten, u. a. gefrorene Teiglinge, die in Selbstbedienungsbäckereien zu Brot bzw. Brötchen aufgebacken werden können.

Die Globalisierung hat ihren Preis. So erkrankten im Jahr 2012 mehr als 10 000 Kinder an Noroviren. Die Recherche der Lebensmittelüberwachung ergab, dass diese durch tiefgefrorene Erdbeeren aus China in die nicht ausreichend erhitzten Nachspeisen gelangt waren.

Auch der sogenannte Pferdefleischskandal hat gezeigt, dass selbst innerhalb Europas verschlungene Absatzwege üblich sind, die den Herkunftsnachweis von Lebensmitteln erschweren. Dies gilt ungeachtet der Tatsache, dass innerhalb der Europäischen Union die Rückverfolgbarkeit von Lebensmitteln und Zutaten gesetzlich vorgeschrieben ist.
Regionale Lebensmittel sind dann eine gute Alternative, wenn sie hinsichtlich ihrer Herkunft glaubwürdig sind. Um dem Verbraucher Klarheit zu geben, welche Lebensmittel wirklich aus der Region kommen, wurde das Regionalfenster eingeführt. Es kann vor allem bei zusammengesetzten Produkten eine entsprechende Hilfestellung geben.

EU-weit ist laut Verordnung nur das Siegel „Geschützte Ursprungsbezeichnung“ gebräuchlich. Die Produkte mit dem Label der geschützten Ursprungsbezeichnung sind darüber hinaus in einer entsprechenden Liste eingetragen. Erhält ein Lebensmittel eine solche Kennzeichnung, so laufen alle Produktionsstufen wie Erzeugung, Verarbeitung und Herstellung im Herkunftsgebiet ab. Typische Produkte mit einem entsprechenden Label sind der Allgäuer Emmentaler oder Parmaschinken.

Auf der anderen Seite sind Lebensmittel ohne Gewürze aus aller Welt nicht realistisch. Und ohne Schokolade, Kaffee oder Tee ist der Lebensmittelhandel kaum denkbar. Umso wichtiger ist es, dass die bei uns geltenden Qualitätsansprüche auch von den exportierenden Ländern erfüllt werden und die Erzeuger dort vor Ort ein angemessenes Entgelt erhalten.

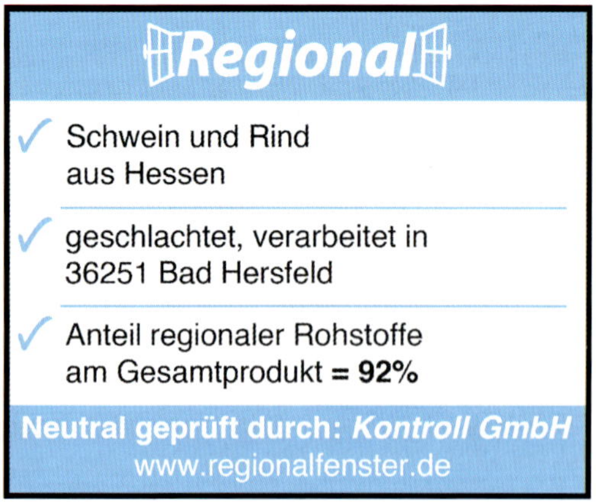
Regional
Schwein und Rind aus Hessen
geschlachtet, verarbeitet in 36251 Bad Hersfeld
Anteil regionaler Rohstoffe am Gesamtprodukt = 92%
Neutral geprüft durch: Kontroll GmbH
www.regionalfenster.de

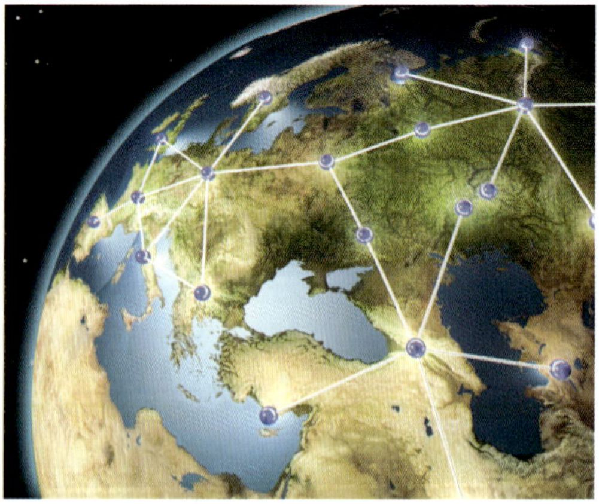

Wer global einkauft, sollte die Nachhaltigkeit im Auge behalten. Auch hier können bestimmte Label den Einkauf erleichtern. Das Fairtrade-Label steht dafür, dass die Erzeuger einen angemessenen Preis für ihre Produkte erhalten sowie umweltfreundlich und ohne ausbeuterische Kinderarbeit produzieren. Die Betriebe werden jährlich kontrolliert.

Das MSC-Siegel des Marine Stewardship Council steht für nachhaltige Fischereiwirtschaft. Diese soll gewährleisten, dass Fischbestände nachhaltig erhalten bleiben und eine Überfischung verhindert wird. Wer hierauf achtet, nimmt bewusst in Kauf, dass die Auswahl der Meeresfische auf dem Speiseplan stark eingeschränkt ist, da viele Arten ein solches Label nicht erhalten können.

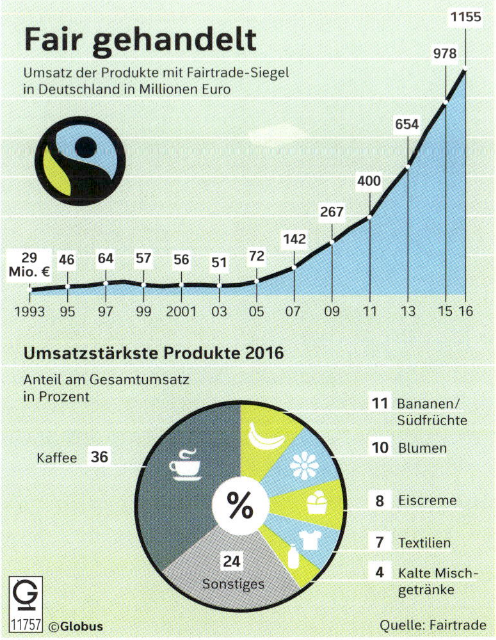

Lernaufgaben:

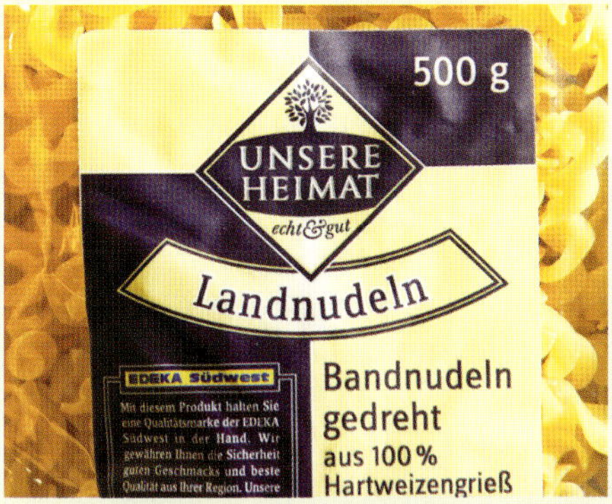

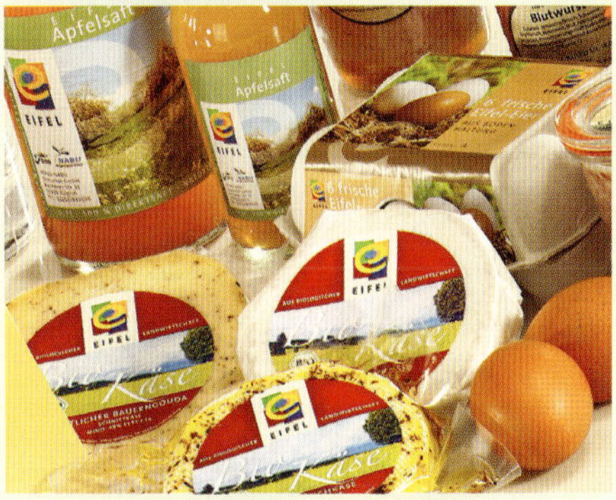

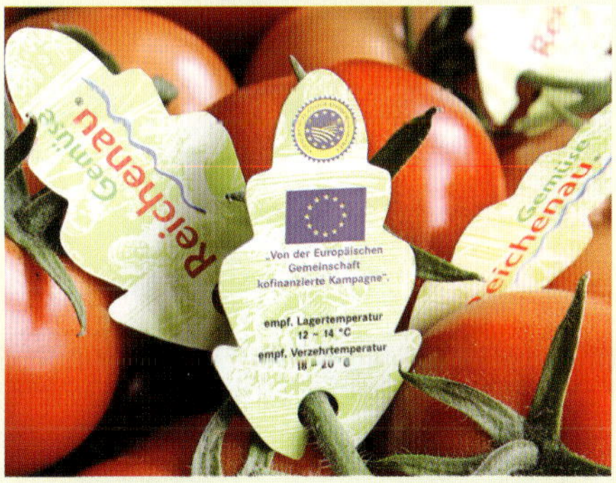

1. Welches der aufgeführten Siegel zeigt Ihnen, dass es sich bei dem Lebensmittel um ein glaubwürdiges regionales Produkt handelt?
2. Recherchieren Sie den Weg der Nordseekrabbe vom Fanggebiet bis zur Tiefkühltheke. Versuchen Sie herauszufinden, wie viele Kilometer das Produkt zurückgelegt hat, bevor es in den Handel kommt.
3. Ein Teil des tiefgefrorenen Obstes und Gemüses kommt heute aus China. Stellen Sie Gründe zusammen, warum es für einzelne Hersteller interessant sein kann, auf solche Produkte zurückzugreifen.

5 Hilft Gentechnik weiter?

Grüne Gentechnik. Der Anwendungsbereich der Gentechnik in Landwirtschaft und Ernährung wird als „Grüne Gentechnik" bezeichnet. Zwischen deren Befürwortern und Gegnern tobt noch immer eine heftige Auseinandersetzung.

Gentech kontra Biolandwirtschaft. Die Biobauern wehren sich schon seit Jahren, wenn auf dem Nachbarfeld gentechnisch veränderte Pflanzen angebaut werden, weil dann die Biopflanzen mit gentechnisch veränderten Pflanzen überkreuzt werden können. Befürchtet wird, dass der Gentech-Raps sich mit anderen Wildpflanzen vermischt und es so zu einer starken unkontrollierten Ausbreitung kommt. In Kanada, wo sich solcher Raps bereits wie Unkraut vermehrt hat, gibt es große Schwierigkeiten, ihn zu bekämpfen. Einige Biobauern versuchen, sich gegen den Anbau von Gentech-Pflanzen zu wehren – ein beinah aussichtsloser Kampf: Am 18. April 2004 endete der europäische Einfuhr- und Anbaustopp für gentechnisch veränderte Pflanzen.

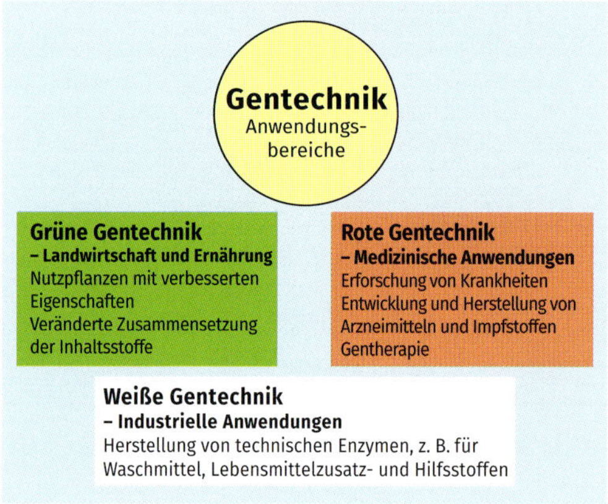

Anwendungsbereiche der Gentechnik

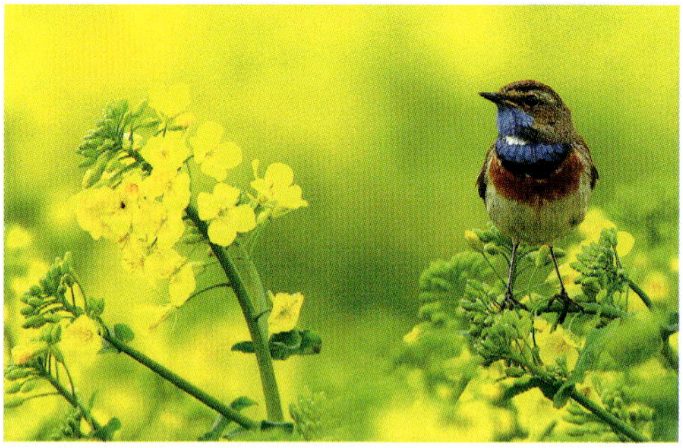

Raps

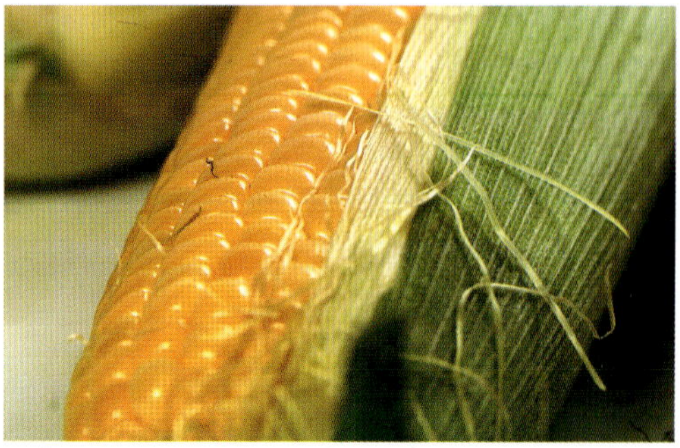

Mais

Gentech-Landwirtschaft breitet sich aus. Der Anbau gentechnisch veränderter Pflanzen boomt weltweit, und die Zahl der Bauern, die genmanipulierten Mais und Raps hierzulande anbauen wollen, steigt. Biobauern, deren Existenz von gentechnikfreiem Anbau abhängt, wehren sich zunehmend dagegen. Sie befürchten, dass ihre biolandwirtschaftlich genutzten Felder von den gentechnisch veränderten Pflanzen beeinträchtigt werden. Deshalb wird ein gesetzlich geregelter Mindestabstand zu Feldern mit Gentech-Anbau gefordert. Künftig wird deshalb beim Anbau von Mais ein Abstand von 150 Metern zwischen Feldern mit gentechnisch veränderten und konventionellen Pflanzen gesetzlich vorgeschrieben. Allerdings kritisieren einige Biobauern an einer Vorschrift über den Abstand, sie nutze nichts, denn gentechnisch veränderte Rapspollen z. B. breiteten sich über 30 bis 40 Kilometer aus. Landwirte, die gentechnisch veränderte Pflanzen anbauen, müssen künftig bestimmte Regeln einhalten. Sie haften dann für wirtschaftliche Schäden, die entstehen, wenn gegen diese Regeln verstoßen wird. Zudem haften alle Landwirte einer Region, die solche Pflanzen nutzen, gemeinschaftlich, auch wenn sie persönlich kein konkretes Verschulden trifft.

Gentechnik – Pro und Kontra. Wissenschaftler in Deutschland können nicht nachvollziehen, warum die grüne Gentechnik eine solche Aufregung auslöst. Keine Untersuchung habe bislang bestätigen können, dass Lebensmittel aus gentechnisch veränderten Organismen gesundheitsschädigend seien.

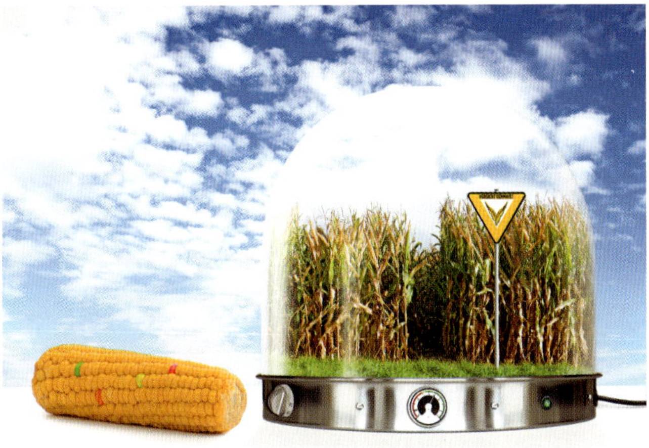

Skeptiker berufen sich auf Versuche der Bundesforschungsanstalt für Landwirtschaft. In ihnen wird nachgewiesen, dass mit der Nahrung aufgenommene DNA beim Verdauen ins Blut von Säugetieren gelangt. Demnach nimmt der Mensch mit dem Essen täglich bis zu drei Gramm Erbgut auf. Befürworter der Gentechnik erklären, es sei möglich, Pflanzen zu züchten, die mit weniger Wasser auskommen oder in Gegenden wachsen können, in denen bislang keine Pflanzen gedeihen können. Auf diese Weise lasse sich das Hungerproblem in der Welt lösen. Dem halten Kritiker entgegen, das sei bis jetzt nur eine Wunschvorstellung. Die Menschen in den Hungergebieten der Welt brauchten eine gerechtere Landverteilung. Keineswegs dürften sie auch noch von Produzenten von Gentech-Saatgut abhängig werden, die ihnen die Preise diktierten. In den USA, so Kritiker, habe Starling-Mais nur als Futtermittel zugelassen werden können, weil er beim Menschen eine Allergie auslöst. Trotz aller Kontrollen sei er dann doch zur Herstellung von Lebensmitteln verwendet worden.

Lernaufgabe:

Eine Pro-Kontra-Diskussion zum Thema „Gentechnik" vorbereiten

In einer Diskussion werden Meinungen vorgetragen, begründet und bewertet. Nur eine Meinung zu haben, reicht nicht aus, man muss sie auch begründen können. Das geschieht mit Argumenten, die als Beweis oder als Bekräftigung der eigenen Aussage vorgebracht werden.

Sieben Regeln für eine gute Diskussion:

- Lassen Sie andere immer ausreden!
- Hören Sie ihnen aufmerksam zu!
- Melden Sie sich zu Wort!
- Begründen Sie Ihre Meinung und geben Sie ein Beispiel an!
- Rufen Sie nie dazwischen!
- Streiten Sie fair und greifen Sie nicht persönlich an!
- Bleiben Sie beim Thema!
- Seien Sie nicht besserwisserisch!

Worterklärungen

Desoxyribonukleinsäure (DNA). Sie kommt in allen Lebewesen und in DNA-Viren vor und ist die Trägerin der Erbinformationen. Ihren strukturellen Aufbau im Modell der DNA-Doppelhelix haben der US-Amerikaner James Watson und der Brite Francis Crick erstmals am 28. Februar 1953 erstellt und am 25. April 1953 in einem berühmt gewordenen Artikel in der wissenschaftlichen Zeitschrift Nature veröffentlicht.

Gentechnologie. Im Laufe der Evolution ändern sich auf natürliche Weise ständig die Erbgutträger (also die Gene) der Organismen von Pflanzen, Tieren und Mikroorganismen. Auf diese Weise entwickeln und verändern sich die Lebewesen. Mithilfe der Gentechnologie vollziehen Wissenschaftler diesen Vorgang durch einen gezielten Eingriff in den Aufbau der Gene einer bestimmten Art nach, um eine gewünschte Eigenschaft im Organismus, z. B. der Pflanze, zu erzielen. Was in der Evolution auf natürliche Weise geschieht, bewirkt hier der Eingriff der Menschen. Neben der Entwicklung gentechnologischer Verfahren erforschen Wissenschaftler auch die Möglichkeiten gezielter Veränderungen von Organismen und mögliche unerwünschte Nebenwirkungen.

Gentechnisch veränderte Organismen (GVO), auch transgene Organismen. Die sogenannte grüne Gentechnik wird bei Lebewesen angewandt. Sie hat das Ziel, das Erbgut in der DNA so zu verändern, dass sich der neue Organismus in mindestens einer Eigenschaft vom ursprünglichen Organismus unterscheidet.

6 Gentechnisch veränderte Lebensmittel und Futtermittel

Kennzeichnungspflicht In der EU gelten seit 2004 verschärfte Vorschriften bei der Kennzeichnung für gentechnisch veränderte Lebensmittel und Futtermittel. Danach muss es auf dem Etikett angegeben werden, wenn ein Produkt mehr als 0,9% genveränderte Rohstoffe enthält, gleichgültig, ob dies im Endprodukt nachweisbar ist oder nicht. Der Hinweis **„gentechnisch verändert"** muss dann in der Zutatenliste stehen, allerdings nicht besonders hervorgehoben. Für tierische Endprodukte wie Milch, Fleisch und Eier gibt es noch keine Kennzeichnungspflicht, sodass nicht erkennbar ist, ob die Tiere mit gentechnisch verändertem Soja oder Raps gefüttert wurden. Die Bioverbände lehnen den von der EU vorgeschriebenen Grenzwert von 0,9% für Lebensmittel mit gentechnisch veränderten Rohstoffen ab, denn darunter ist keine Kennzeichnung erforderlich. Sie fordern die uneingeschränkte Information der Verbraucher, damit sie die absolute Wahlfreiheit haben. Da gentechnische Bestandteile heute bis auf 0,01% nachzuweisen seien, müsse das der Richtwert sein.

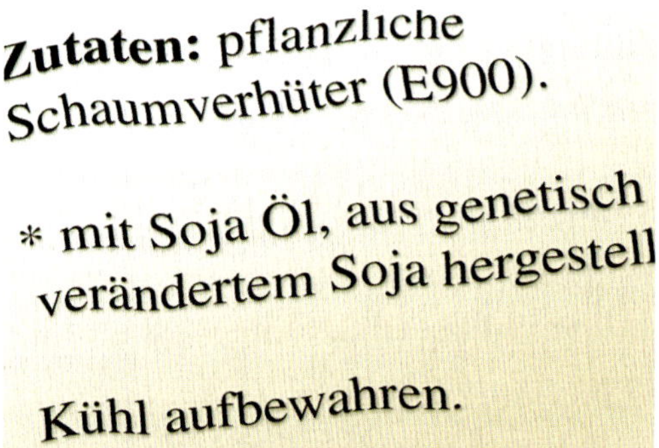

Etikett eines mit gentechnisch veränderten Rohstoffen erzeugten Lebensmittels

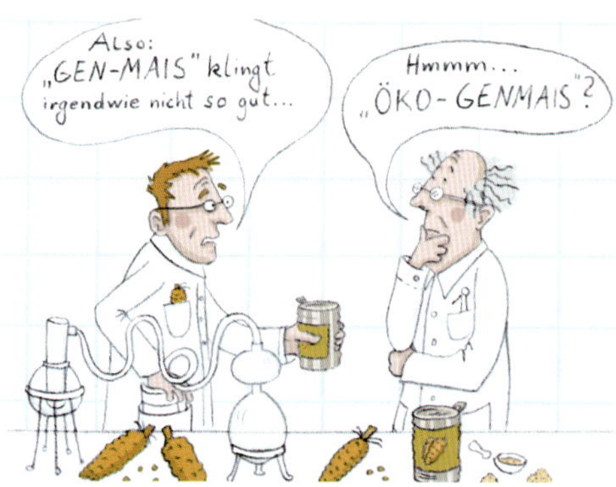

Genmais oder Öko-Genmais?

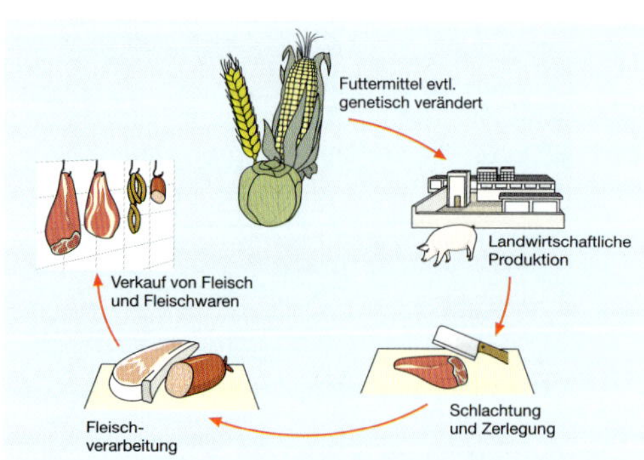

Kette von der Futtermittelerzeugung bis zur Vermarktung von Fleisch und Fleischwaren

Kennzeichnung gilt nicht für Fleisch. Auch wenn es sich um Fleisch von Tieren handelt, die gentechnisch verändertes Futter gefressen haben: Eine Kennzeichnungspflicht gibt es für Fleisch nicht. Sie ist aber in der Diskussion.

Wer sicher sein möchte, dass er tierische Produkte ohne Gentechnik kauft, der muss bei Biolebensmitteln zugreifen, denn bei ihnen ist es grundsätzlich verboten, transgene Stoffe zu verwenden. Seit dem 1. Mai 2008 können Lebensmittelhersteller in Deutschland ihre Produkte mit dem freiwilligen Hinweis „ohne Gentechnik" versehen.

Kein Einfuhrstopp für Gentech-Produkte. Obwohl die Verbraucher gentechnisch veränderte Lebensmittel massiv ablehnen, darf die Europäische Union ihre Einfuhr nicht stoppen.

Grund ist eine Intervention der Welthandelsorganisation (WTO), die in Genf erklärt hat, die EU müsse ihre Vorschriften mit den internationalen Handelsverpflichtungen in Einklang bringen. Damit gab das Schiedsgericht der WTO einer Klage der USA, Kanadas und Argentiniens zum Teil vorläufig Recht. Eine endgültige Entscheidung des Schiedsgerichts steht allerdings noch aus.

In den **USA** spielt in der Landwirtschaft Langem der Ertrag die wichtigste Rolle. Konsequenterweise ist dort seit Jahrzehnten alles auf Ertrag hin ausgerichtet und deswegen machte man sich auch schon sehr bald die Forschungsergebnisse der grünen Gentechnik zunutze. Während in den USA Gen-Soja und Gen-Mais bereits in großem Umfang angebaut wurde, sorgte man sich in **Europa** vor der möglichen Gefahr.

In **Europa** stehen sich Befürworter und Gegner der grünen Gentechnik unversöhnlich gegenüber. In den Augen der Befürworter ist die grüne Gentechnik nur eine andere Züchtungstechnik. Die Gegner hingegen halten sie für eine gänzlich andere Methode, deren Ergebnisse noch keineswegs so gesichert seien. Zwischen den USA und Europa besteht der wesentliche gesellschaftliche Unterschied im Hinblick auf die grüne Gentechnik darin, dass der Umweltschutz in Europa generell kritischer diskutiert wird und Umweltthemen schon immer eine größere Rolle spielen. So wundert es auch nicht, dass Greenpeace ein viel größeres Gewicht hat als in den USA.

In der **EU** gibt es viel strengere Richtlinien für gentechnisch manipulierte Lebensmittel als in den USA. Sollten in Europa gentechnisch veränderte Lebensmittel einmal kennzeichnungspflichtig werden, wäre dies das Aus für die grune Gentechnik. Laut Umfragen wollen mehr als 70 % der Befragten solche Lebensmittel nicht kaufen.

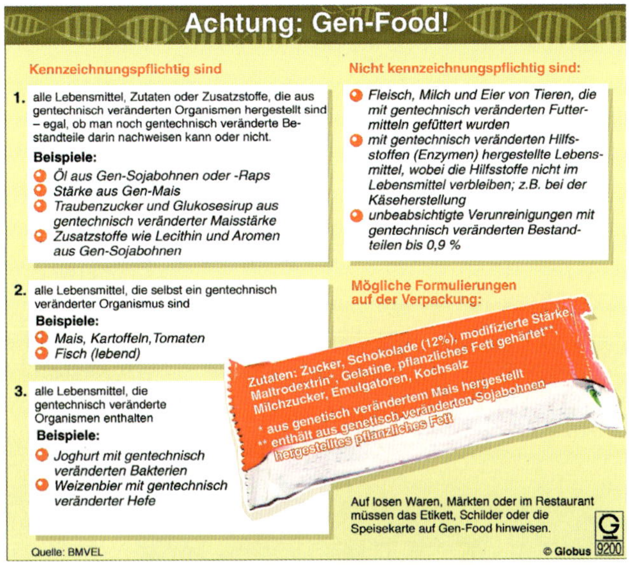
Achtung: Gen-Food!
Kennzeichnungspflichtig sind
1. alle Lebensmittel, Zutaten oder Zusatzstoffe, die aus gentechnisch veränderten Organismen hergestellt sind – egal, ob man noch gentechnisch veränderte Bestandteile darin nachweisen kann oder nicht.
Beispiele:
Öl aus Gen-Sojabohnen oder -Raps
Stärke aus Gen-Mais
Traubenzucker und Glukosesirup aus gentechnisch veränderter Maisstärke
Zusatzstoffe wie Lecithin und Aromen aus Gen-Sojabohnen
2. alle Lebensmittel, die selbst ein gentechnisch veränderter Organismus sind
Beispiele:
Mais, Kartoffeln, Tomaten
Fisch (lebend)
3. alle Lebensmittel, die gentechnisch veränderte Organismen enthalten
Beispiele:
Joghurt mit gentechnisch veränderten Bakterien
Weizenbier mit gentechnisch veränderter Hefe
Nicht kennzeichnungspflichtig sind:
Fleisch, Milch und Eier von Tieren, die mit gentechnisch veränderten Futtermitteln gefüttert wurden
mit gentechnisch veränderten Hilfsstoffen (Enzymen) hergestellte Lebensmittel, wobei die Hilfsstoffe nicht im Lebensmittel verbleiben; z.B. bei der Käseherstellung
unbeabsichtigte Verunreinigungen mit gentechnisch veränderten Bestandteilen bis 0,9 %
Mögliche Formulierungen auf der Verpackung:
Zutaten: Zucker, Schokolade (12%), modifizierte Stärke*, Maltrodextrin*, Gelatine, pflanzliches Fett gehärtet**, Milchzucker, Emulgatoren, Kochsalz
* aus genetisch verändertem Mais hergestellt
** enthält aus genetisch veränderten Sojabohnen hergestelltes pflanzliches Fett
Auf losen Waren, Märkten oder im Restaurant müssen das Etikett, Schilder oder die Speisekarte auf Gen-Food hinweisen.
Quelle: BMVEL
© Globus 9200

Lernaufgabe:

In Gruppen diskutieren

Diskutieren Sie die Frage: „Können die gegensätzlichen Auffassungen zur Gentechnik zwischen Europa und den USA überwunden werden?"

In einer Diskussion werden Meinungen vorgetragen, begründet und bewertet. Eine Meinung zu haben, reicht nicht aus, man muss sie auch mit Argumenten begründen können, um die eigene Aussage zu bekräftigen oder zu beweisen, und möglichst durch ein anschauliches Beispiel unterlegen. Beachten Sie dabei die sieben Regeln der guten Kommunikation (siehe S. 329).

Produktgruppen	Genveränderte Rohstoffe	im Handel	Kennzeichnung
Tomate, Apfel, Kartoffel		**nein**	
Backwaren (Keks, Brötchen, Knabbergebäck)	**Mehl** aus genverändertem (gv)-Soja **Fett oder Öl** aus gv-Soja oder gv-Raps **Ascorbinsäure bzw. Vitamin C** (aus gv-Mikroorganismen MO) **Glutamat** (Geschmacksverstärker) **Enzyme und andere Hilfsstoffe** (aus gv-MO)	 **nein** **nein** **nein**	 **ja** **ja** **ja**
Süßwaren (Schokolade, Bonbons, Eis etc.)	**Lecithin** aus gv-Soja **Glucose oder Glucosesirup** aus gv-Mais dabei verwendete Enzyme **Zutaten und Zusatzstoffe** aus gv-Mais **Süßstoff** Aspartam oder Zitronensäure (aus gv-MO)	 **nein** **nein**	 **ja** **ja** **ja**
Käse	**Milch von Tieren,** die GVO-Futtermittel erhalten haben **Enzym Chymosin,** hergestellt mithilfe von gv-MO	**nein** **nein**	
Fleisch- und Wurstwaren	**von Tieren,** die GVO-Futtermittel erhalten haben **Ascorbinsäure** (Vitamin C), hergestellt mithilfe von gv-MO **Glutamat** (Geschmacksverstärker), hergestellt mithilfe von gv-MO	**nein** **nein** **nein**	

Produkte, bei denen die Gentechnik indirekt beteiligt gewesen sein könnte

7 Nachhaltig ernährt für zukünftige Generationen

Für die weltweite Klimaveränderung und die Umweltzerstörung sind die riesige, umweltbelastende Lebensmittelproduktion sowie die globale Lebensmittelversorgung mitverantwortlich.

Konsequent nachhaltig? Brauchen wir wirklich überall in Deutschland Lebensmittel aus aller Herren Länder, wie z. B. Äpfel aus Südafrika oder Chile, oder brauchen wir überall frische Vollmilch aus dem Allgäu? Warum spielen Produkte aus der Region oft nur eine untergeordnete Rolle?

Da die meisten Lebensmittel verderblich sind, werden bei Lagerung und Transport entsprechende Vorkehrungen getroffen, die zu hohem Energieverbrauch mit klimaschädlichen Folgen führen.

Die Herstellung von Lebensmitteln ist ohnedies mit einem großen Verbrauch von Wasser und Energie verbunden. Zudem werden Abgase und problematische Abfälle frei – alles Bedingungen, die zulasten der Umwelt gehen.

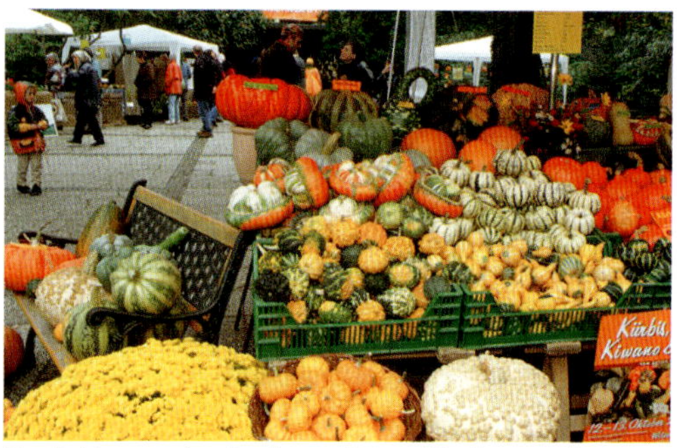

Produkte aus der Region auf dem Wochenmarkt

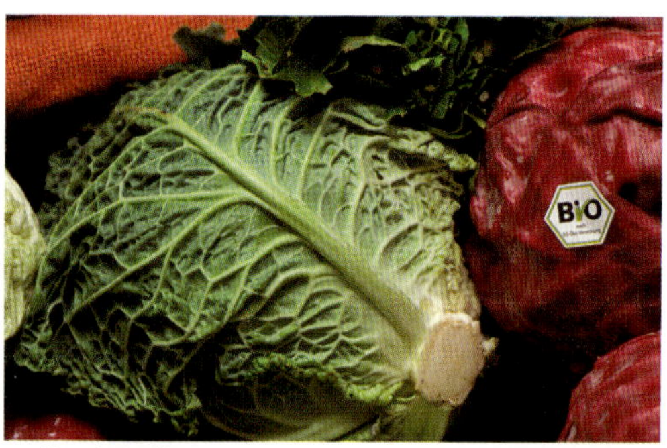

Freilandgemüse

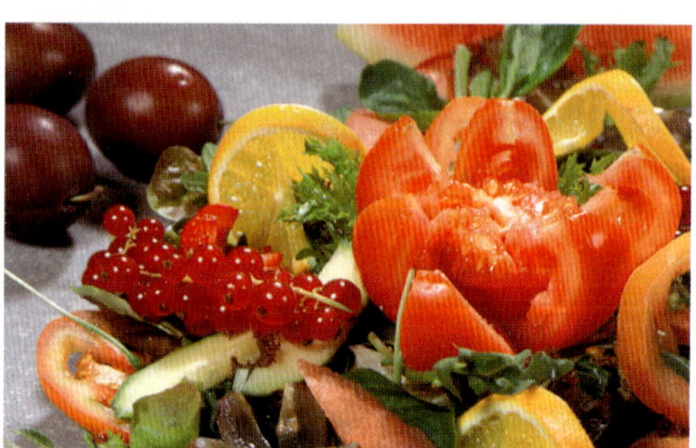

Rohkost aus Biogemüse

Merkmale nachhaltiger Ernährung

Die repräsentative Untersuchung hatte das Ziel, Empfehlungen und Strategien für eine nachhaltige Ernährung zu entwickeln. Das ist eine

- umweltverträgliche,
- gesundheitsfördernde,
- auf den Alltag zugeschnittene (alltagsadäquate),
- soziokulturell vielfältige Ernährung.

Handlungsempfehlungen an die Konsumenten

- Nach genauen Produktinformationen (Herkunft, Inhaltsstoffe u. a.) fragen.
- Die Ernährungsweise unter Berücksichtigung der Gesundheits- und Umweltschädlichkeit schrittweise umstellen.
- Dem Lebensmittelhersteller zum nachhaltigen Produkt ein Feedback geben.
- Nachfrage nach regionalen/saisonalen Produkten verstärken.
- Sich an der Organisierung und Mobilisierung von Konsumenten beteiligen.
- In Verbraucherbeiräten mitarbeiten.
- In Kantinen und Cafeterien nachhaltigere Gerichte anfordern.

Andere Vorstellungen von einem umweltverträglichen Lebensstil raten in Bezug auf die Ernährung zu einer überwiegend pflanzlichen Kost. Jeder Konsumverzicht wird als Beitrag zum Umweltschutz verstanden und die häusliche Eigenproduktion wird empfohlen.

Auswirkungen der Ernährung auf die Umwelt. Wenn Lebensmittel angebaut, be- und verarbeitet oder transportiert werden, wenn sie gelagert, gekühlt oder wenn Speisen zubereitet werden: Immer ist die Umwelt im Spiel, denn es hat Auswirkungen auf die Ressourcen.

Ein Blick in die USA. Der Energieverbrauch lasse sich um rund 10% senken durch gesündere Lebensmittel, umweltfreundlichere Herstellungsverfahren und vor allem durch Reduzierung von Fast Food, so Forscher der Cornell-Universität im Staat New York.
Gesunde Ernährung sei also nicht nur für den eigenen Körper gut, sie nutze auch dem Klima. Wenn US-Bürger auf überflüssiges Essen verzichteten, schonten sie das Klima. Im Durchschnitt führten sie heute pro Tag fast 3 750 Kilokalorien zu sich. Das seien 1 200 bis 1 500 Kilokalorien mehr als empfohlen.
So lasse sich der Verbrauch an fossiler Energie in der Nahrungsmittelkette um bis zu 50% senken durch die Herstellung gesünderer Lebensmittel, durch umweltfreundliche Methoden sowie durch den Verzehr von weniger Fast Food.
Amerikaner bevorzugen in größerem Umfang als hierzulande Fast Food und Fertigprodukte, die mit höherem Energieverbrauch hergestellt werden als die Grundnahrungsmittel Kartoffeln, Reis, Obst oder Gemüse.

Ökobilanzierung der Ernährung. Für eine nachhaltige Ernährung wurden hierzulande aus ökologischer Sicht Empfehlungen aufgestellt, aus denen sich zusammengefasst eine Reihe von Einkaufsempfehlungen für die Konsumenten ergeben:

- Verzicht auf Frischprodukte aus Übersee, die eingeflogen werden,
- Vorzug von Produkten aus der Region,
- Verzicht auf Gemüse aus dem Gewächshaus,
- Wahl von frischen und gekühlten statt tiefgefrorenen Produkten,
- Einkauf von Bioprodukten (unsichere Empfehlung),
- Vermeidung von konservierten Produkten im Einwegglas, das auch nicht recycelt wird (unsichere Empfehlung).

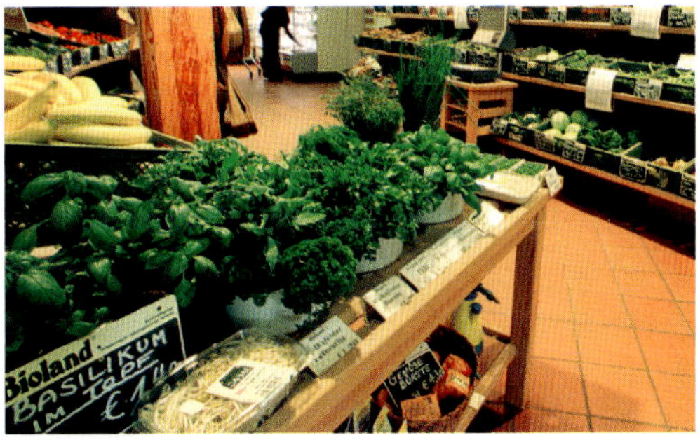

Naturkostladen

Was kann ich tun?

- Obst und Gemüse entsprechend der Jahres- und Anbauzeit wählen.
- Regional angebaute Produkte bevorzugen, für die kein weiter Transport erforderlich ist.
- Bioprodukte kaufen, die umweltschonend und ohne schädliche Zusatzstoffe produziert sind.
- Weitgehend unverarbeitete Lebensmittel kaufen und diese selbst zubereiten.
- Auf Wochenmärkten, in Hofläden und in Einzelhandelsgeschäften in der Nähe kaufen.
- Bei Tee, Kaffee oder auch Gewürzen fair gehandelte Waren wählen.
- Auf Gütesiegel achten.
- Möglichst frische Waren der Saison kaufen; für die Herstellung und Lagerung von Tiefkühlkost wird viel Energie verbraucht.

Lernaufgabe:

Fragerunde zum Thema „Nachhaltige Ernährung“

In einer Fragerunde befragen Sie sich in der Gruppe gegenseitig und üben so, eigene Fragen zu einem Thema zu formulieren.

1. Jeder überlegt sich zunächst Fragen zum Thema und schreibt sie jeweils auf eine Moderationskarte.
2. Die Karten werden gemischt.
3. Reihum die Karten ziehen und die Fragen lesen. Wer liest, bestimmt, wer antworten soll.
4. Nach jeder Antwort wird besprochen, ob die Frage richtig und vollständig beantwortet wurde.
5. Was falsch war, wird korrigiert, was gefehlt hat, wird von den anderen ergänzt.
6. Bücher und Hefte sind während der Fragerunde geschlossen.
7. Fragen, die nicht beantwortet werden können, werden später im Klassenplenum gestellt.

Material: farbige Moderationskarten, Filzstifte

8 Vollwert-Ernährung und vegetarische Kost

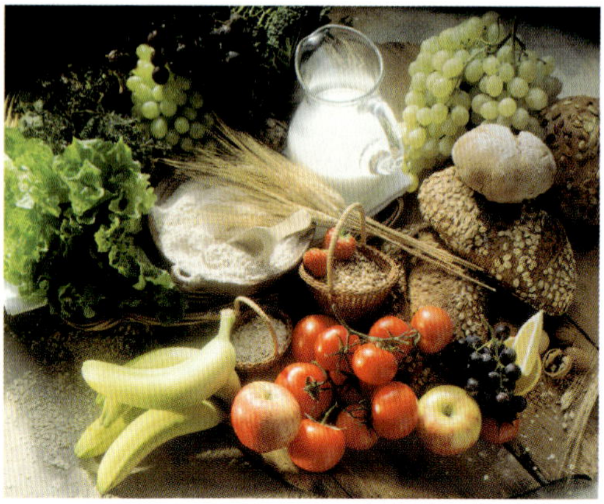

Vollwertiges für zwischendurch

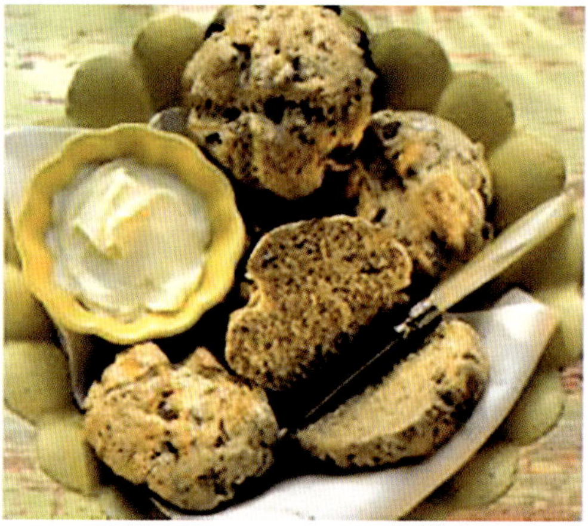

Vollwertige Produkte

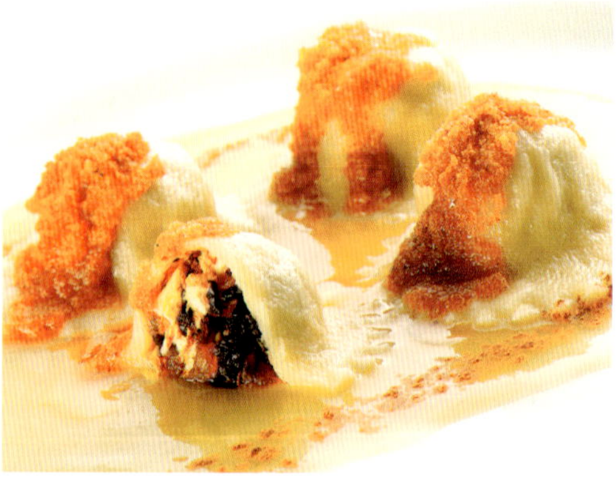

Buchweizenknödel

Ein ganzheitliches Ernährungskonzept. Die Vollwert-Ernährung geht auf Erkenntnisse von Professor Kollath zurück. Die Gießener Wissenschaftler Leitzmann, v. Kürten und Männle haben das Konzept auf der Grundlage neuerer Forschungsergebnisse ergänzt und nennen es „Gießener Konzeption".

Die sechs Merkmale der Vollwert-Ernährung:

- Ernährungsphysiologisch wertvolle Lebensmittel werden schmackhaft und abwechslungsreich zubereitet.
- Verwendet werden in erster Linie pflanzliche Lebensmittel – Vollgetreide, Gemüse und Obst, möglichst aus kontrolliertem Anbau – sowie Milch und Milchprodukte.
- Etwa die Hälfte der Lebensmittel wird als Frischkost verzehrt.
- Fleisch und Eier spielen eine Nebenrolle.
- Im Unterschied zur üblichen Mischkost werden die Lebensmittel nicht in übertriebener Weise be- und verarbeitet.
- Zusatzstoffe werden vermieden.

Demnach handelt es sich bei der Vollwert-Ernährung um eine überwiegend pflanzliche (lakto-vegetabile) Ernährung, wobei gering verarbeiteten Lebensmitteln der Vorzug gilt. Hauptsächlich verwendet werden **Gemüse und Obst, Vollkornprodukte, Kartoffeln, Hülsenfrüchte, Milch und Milchprodukte**, auch geringe Mengen an Fleisch, Fisch und Eiern. Nicht erhitzte Lebensmittel sollen zur Hälfte Frischkost sein.

Neben Ernährung auch andere Aspekte. Neben gesundheitlichen Aspekten berücksichtigt das Konzept der Vollwert-Ernährung im Sinne der Nachhaltigkeit auch **ökologische, soziale** und **ökonomische** Gesichtspunkte. So wird darauf geachtet, dass die Erzeugnisse aus ökologischer Landwirtschaft stammen und dass regionale sowie saisonale Produkte Verwendung finden. Außerdem wird darauf Wert gelegt, dass die verwendeten Produkte umweltverträglich verpackt sind. Empfohlen werden Lebensmittel aus fairem Handel mit sogenannten Entwicklungsländern.

Vegetarisch – von streng bis moderat. Das Wort vegetarisch kommt vom dem lateinischen Wort vegetare, was so viel wie wachsen oder leben heißt. Vegetarier verzehren außer pflanzlichen Lebensmitteln nur tierische Lebensmittel, die von lebenden Tieren stammen. Fleisch und Geflügel, Wurst und Fisch, aber auch Schlachtfette und Gelatine meiden sie in der Regel.

Vegetarier ist nicht gleich Vegetarier. Vegetarier unterscheiden sich, je nachdem wie streng sie es mit der Lebensmittelauswahl halten:

Veganer sind die Strengsten, denn sie entsagen allen vom Tier stammenden Lebensmitteln, d. h. nicht nur Fleisch und Fisch, sondern auch Milch und Milchprodukten, Käse und Eiern, ja sogar Honig.

Laktovegetarier („Milch-Vegetarier") ernähren sich neben pflanzlichen Lebensmitteln auch von Milch, Milchprodukten und Käse.

Ovo-Lakto-Vegetarier („Ei-Milch-Vegetarier") essen zusätzlich zu Milch und Milchprodukten noch Eier.

Nährstoff- und Vitaminversorgung. Viele Menschen werden von der vegetarischen Ernährung abgeschreckt, weil sie befürchten, dass eine rein pflanzliche Ernährung Vitamine und Nährstoffe nicht in der für eine gesunde Lebensweise erforderlichen Menge liefern. Um Mangelerscheinungen zu vermeiden, sind einige Ernährungsregeln zu beachten.

Veganer müssen sehr gut über Ernährung informiert sein, damit sie ihre Kost so zusammenzustellen, dass keine Mangelerscheinungen auftreten. So ist insbesondere auf ausreichende Versorgung mit Vitamin B12, Kalzium, Eisen, Jod und Zink zu achten. Die Deutsche Gesellschaft für Ernährung (DGE) hält vegane Ernährung auf Dauer für ungeeignet. Von einer veganen Kost ist Menschen mit einem erhöhten Nährstoffbedarf dringend abzuraten. Das gilt für schwangere und stillende Frauen, ältere Menschen und Kinder. Für Säuglinge und Kleinkinder ist diese Kost sogar gefährlich. Moderate Vegetarier, also solche, die gelegentlich eine kleine Menge Fleisch oder Fisch essen, schneiden in Bezug auf ihre Gesundheit am besten ab. Dieses Ergebnis einer Vegetarierstudie veröffentlichte 2003 das Deutsche Krebsforschungszentrum in einem Zwischenbericht.

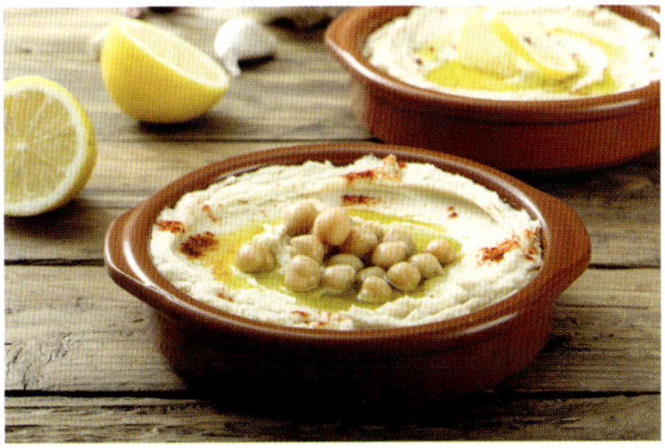

Vegetarisches aus dem Nahen Osten

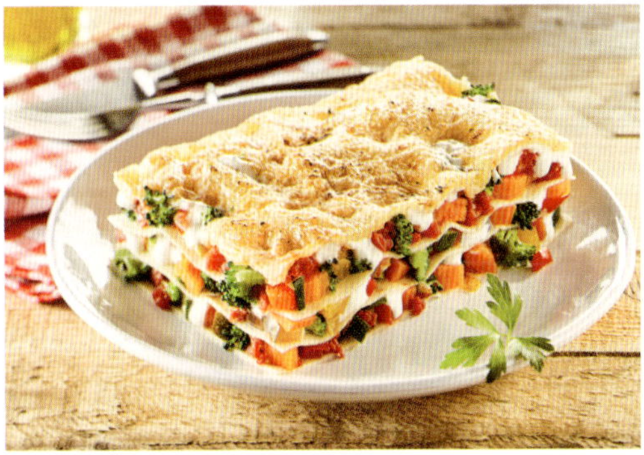

Offene Lasagne mit Wildkräutern

Lernaufgabe:

Befragung zum Thema „Vollwert-Ernährung"

Eine **Miniumfrage** braucht wenig Vorbereitung:

- Man beginnt die Befragung mit der Formulierung: „Was halten Sie von ..."
- Oder man gibt eine Aussage vor und bittet hierzu um eine Stellungnahme.
- Die Antworten bitte sofort zu protokollieren.

Ein **Interview** wird als gezieltes Gespräch geführt. Es gibt drei Fragemöglichkeiten:

- Fragen mit vorgegebenen Antworten, aus denen ausgewählt werden kann,
- Fragen mit Ja-Nein-Antworten,
- offene Fragen, die mit eigenen Worten beantwortet werden sollen.

Eine genaue Terminvereinbarung für das Interview ist unerlässlich.

9 Nanotechnologie bei Lebensmitteln

Auch wenn einige Verbraucher schon etwas von Nanotechnologie gehört haben – z. B., dass sie auch in Lebensmitteln eine Rolle spielen kann – wissen viele kaum etwas über diese Technologie.

Mithilfe der **Nanotechnologie** ist es möglich, natürliche Stoffe auf atomarer und molekularer Ebene zu zerlegen und wieder zusammenzufügen. Auf diese Weise lässt sich Materie so verändern, dass man sie in neue Rohstoffe und Geräte umwandeln kann.
Das alles vollzieht sich im Nanobereich, d. h. bis zu einer Dimension von 100 Nanometer (nm). „Nano" bedeutet auf Altgriechisch Zwerg.

Ein **Nanometer** ist ein milliardstel Meter. Zum Vergleich: Ein Eiweißmolekül hat einen Durchmesser von 5 nm, ein DNS-Strang von 2,5 nm, ein rotes Blutkörperchen von 7 000 nm und ein menschliches von Haar 80 000 nm.
Die Nanotechnologie und die Nanowissenschaften beschäftigen sich mit Materialien und Phänomen sowie Strukturen, Geräten und Systemen auf Nanoebene.
Nanopartikeln liegen die physikalischen Gesetze der Quantenmechanik zugrunde, also andere Gesetze als größeren Teilchen. Deshalb können sie gegenüber größeren Teilchen aus demselben Material stark abweichende physikalische und chemische Eigenschaften haben, z. B. in Farbe, Löslichkeit, Festigkeit, chemischer Reaktionsfähigkeit und Toxizität.

In der vom EU-Parlament verabschiedeten, seit 2014 geltenden Lebensmittelinformations-Verordnung (LMIV) ist festgelegt, dass Zutaten in zusammengesetzten Lebensmitteln, die als solche „technisches" bzw. „absichtlich hergestelltes Nanomaterial" sind, entsprechend gekennzeichnet werden müssen, wobei der Name der Zutat durch die Silbe „nano" zu ergänzen ist.

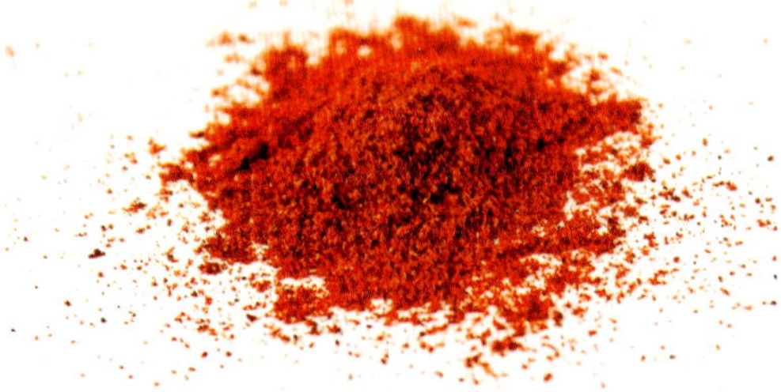

Paprikapulver, dem Nano-Siliziumdioxid als Rieselhilfe beigefügt wurde

Alles Nano – oder was? Befürworter der neuen Technologie sagen voraus, dass die Nanotechnologie die Nahrungsmittel vom atomaren Niveau aufwärts völlig verwandeln wird. Sie sind so begeistert, dass sie voraussagen, Nanotechnologie werde helfen,

- die Nahrung der Zukunft zu kreieren,
- Produkte in Farbton, Geschmack oder Nährwert an die Wünsche oder gesundheitlichen Bedürfnisse jedes einzelnen Konsumenten anzupassen,
- „intelligente" Sicherheitsverpackungen der Lebensmittel zu entwickeln, die selbstständig feststellen können, ob das Produkt verdorben oder schadstoffverseucht ist,
- den Einsatz von Pestiziden in der Landwirtschaft zu reduzieren,
- die Pflanzen- und die Viehzucht zu verbessern und neue Produkte hervorbringen.

Schöne neue Nanowelt! Was steckt dahinter? Die Lebensmittel- und die Agrarindustrie haben bereits Milliarden Euro in Forschungsvorhaben der Nanotechnologie investiert. Da es bislang keine Kennzeichnungspflicht gab, kann nicht gesagt werden, ob und wie viele Lebensmittel mit Nanopartikel auf dem Markt sind. Dies wird sich mit Einführung der Kennzeichnungspflicht ändern. Obwohl sehr viel Geld in die Forschung gesteckt wird, hält sich die Lebensmittelindustrie mit neuen Produkten zurück. Nur rund 40 Lebensmittel sind offiziell gelistet, die Hälfte davon enthält die Rieselhilfe Siliciumdioxid. Nach Zahlen des Eurobarometers 2013 kennen in Europa über 53 % der Verbraucher die Nanotechnologie nicht, in Deutschland gaben immerhin 65 % an, schon einmal etwas von Nanotechnologie gehört zu haben. 40 % der befragten europäischen Verbraucher erwarten positive Effekte, nur 12 % sehen die neue Technologie negativ. Ein Beratungsunternehmen, das der Nanotechnologie positiv gegenübersteht, behauptet, dass es auf den Lebensmittelmärkten weltweit bereits mehr als 300 Nanoprodukte gibt, dass im Jahr 2005 5,3 Milliarden US-Dollar in die Entwicklung der Nanotechnologie in der Ernährung investiert wurden und dass für 2010 eine Steigerung auf das Vierfache erwartet wird.

Als „**Nano-Food**" werden künstlich hergestellte oder veränderte Lebensmittel bezeichnet, denen mithilfe der Nanotechnologie bestimmte Eigenschaften zugewiesen werden, indem ihnen Nanopartikel beigefügt werden. Auf diese Weise sollen sie bestimmte Konsistenzen, Geschmacksrichtungen oder Farben erhalten.

Lebensmitteln in Pulverform wie Salz, Fertigsuppen und Kaffeeweißer wird **Siliziumdioxid in Nanogröße** als „Rieselhilfe" beigemischt, damit das Pulver nicht verklumpt und gut aus der Verpackung rieselt.

Nicht wasserlösliche Vitamine werden in **Nanokapseln** „verpackt", um sie Sportgetränken beigefügen zu können. Dadurch kann eine Limonade als Gesundheitsgetränk angeboten werden. Konservierungsstoffe und Farbstoffe werden in ähnlicher Weise verkapselt, um einen unerwünschten Geschmack abzuschirmen.

Über **Wirkungen von Nanomaterialien im Körper**, insbesondere von solchen, die über die Nahrung aufgenommen werden, ist noch ziemlich wenig bekannt, doch gibt es die Vermutung, dass auf diese Weise aufgenommene Nanopartikel im Körper Entzündungen auslösen und Zellen schädigen können.

Nanopartikel sind so winzig, dass sie im Körper die **Blut-Hirn-Schranke** überwinden und an Orte gelangen können, die normalerweise durch eine natürliche Barriere geschützt sind. Nach einer Studie sollen bei Fischen, deren Nahrung Nanopartikel zugefügt wurde, Schädigungen im Gehirn aufgetreten sein.

Beispiele für Nano-Food. Getränken wird Nano-Betacarotin beigefügt, um das wasserunlösliche Betacarotin zu lösen und Farbeigenschaften zu beeinflussen. Das Betacarotin wird in einer Nano-Verkapselung dem Getränk zugesetzt. Noch ist keineswegs geklärt, welche Auswirkungen solche Nanokapseln auf die menschliche Gesundheit haben. Befürchtet wird, dass Stoffe, die in geringer Dosis gesundheitsförderlich oder harmlos sind, zu hoch dosiert werden. Dies trifft beispielsweise für Vitamine zu, die in Nanokapseln Lebensmitteln oder Getränken zugesetzt werden und in überhöhten Mengen gesundheitsschädlich sind.

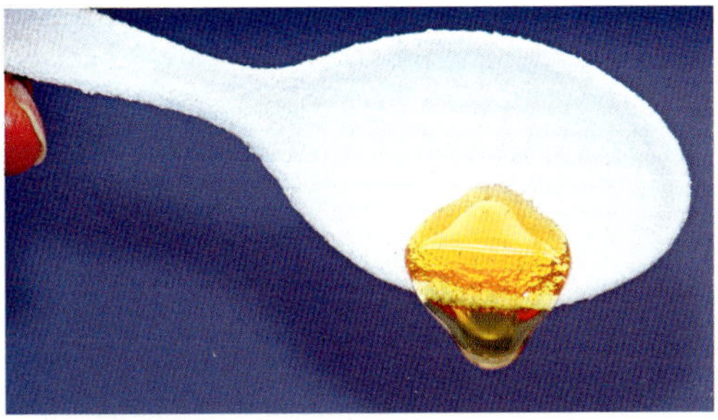

Nanobeschichteter Löffel, von dem Honig wie Wasser abläuft © dpa

Lernaufgabe:

Im Internet recherchieren

Recherchieren Sie zum Thema „Nanotechnologie in Lebensmitteln".

Welche Hilfsmittel habe ich?

Für die Suche im Internet stehen Ihnen einige Suchmaschinen zur Verfügung. Die leistungsstärksten deutschsprachigen sind die Stichwort-Suchmaschinen mit den Adressen www.google.de und www.fireball.de. Sie werden durch Eingabe der Adresse in das Adressfeld aufgerufen.

Wie gehe ich vor?

1. Das Thema eingrenzen, Suchfrage formulieren.
2. Die Informationsquelle direkt eingeben oder unter Stichwort mit Suchmaschine suchen.
3. Das Gefundene bearbeiten.
4. Das bearbeitete Material drucken.

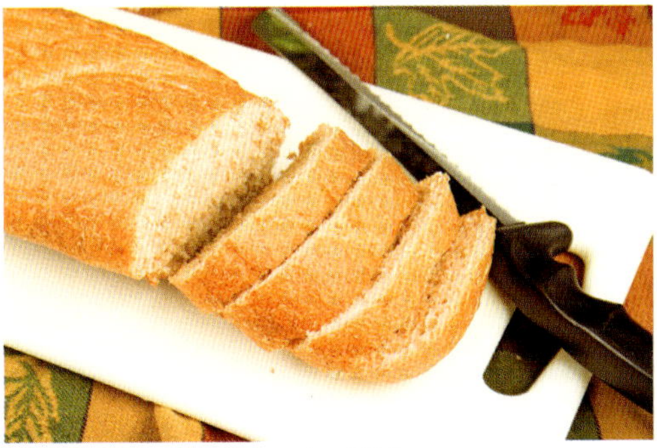

Schneidebrett mit Nanooberfläche

10 Besser essen – mehr bewegen

Fit und leistungsfähig sind wir nur, wenn unsere Nahrung die notwendigen Nährstoffe in ausreichender Menge, im richtigen Verhältnis und in der richtigen Form enthält.
Für seine vielfältigen Lebensvorgänge müssen wir ihm mit der Nahrung die Energie zuführen, die er für alle Lebensvorgänge braucht. Ganz offensichtlich ist der Energiebedarf bei jeder Bewegung, die vom Gehirn über die Nerven mithilfe spezieller Botenstoffe, den Hormonen, gesteuert wird. Aber auch wenn wir uns nicht bewegen, wird Energie verbraucht, damit unser Blutkreislauf, die Verdauung und der Stoffwechsel mit ihren mannigfaltigen unwillkürlichen Funktionen möglich sind.
Der weitaus größte Teil der zugeführten Energie, nämlich 70 % wird in Wärme umgesetzt, erhält die Körpertemperatur, geht aber zum größten Teil verloren.

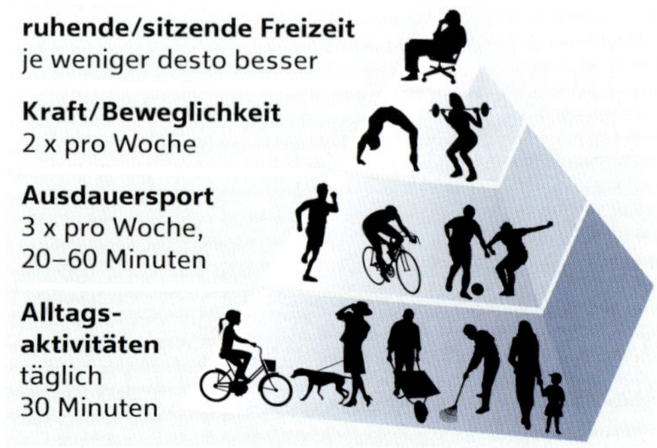
ruhende/sitzende Freizeit
je weniger desto besser
Kraft/Beweglichkeit
2 x pro Woche
Ausdauersport
3 x pro Woche,
20–60 Minuten
Alltags-
aktivitäten
täglich
30 Minuten
Die Bewegungspyramide – Gegenstück zur Ernährungspyramide

Nationale Verzehrstudie II

Wie sich die Bundesbürger ernähren ist in einer zweiten großen Studie bei etwa 20 000 Personen im Alter von 14 bis 80 Jahren zwischen 2006 und 2007 untersucht worden. Die Ergebnisse liegen inzwischen vor. Hiernach überschreiten ein Drittel der Männer und Frauen den Richtwert für die Energiezufuhr bei mittlerer körperlicher Aktivität.
Etwa 80 % der Männer und 76 % der Frauen überschreiten den Richtwert für Fett. Umgekehrt werden die Richtwerte für Kohlenhydrate und ganz besonders für Ballaststoffe nicht erreicht. Insgesamt sind 66 % der Männer und 50,6 % der Frauen übergewichtig oder sogar adipös. Dabei liegt der Anteil der Adipösen ab dem Alter von 40 Jahren bei ca. 20 %.
Bei der Vitamin- und Mineralstoffversorgung gibt es deutlich weniger Probleme, allerdings liegt die Zufuhr von Folsäure und Vitamin D deutlich unter den empfohlenen Werten. Deutlich unterhalb der Referenzwerte liegt die Zufuhr in allen Altersgruppen beim Jod und in einigen Altersgruppen bei den Mineralstoffen Calcium und Eisen. Auffällig ist auch der sehr hohe Verzehr von Kochsalz, er liegt deutlich über den empfohlenen Werten.
Die Ergebnisse signalisieren auch einen großen Unterschied zwischen Männern und Frauen. Frauen achten offensichtlich mehr auf gesunde Ernährungsformen und sind an Ernährungsinformationen interessierter als Männer. Sie essen mehr Obst und Gemüse und trinken weniger Alkohol.

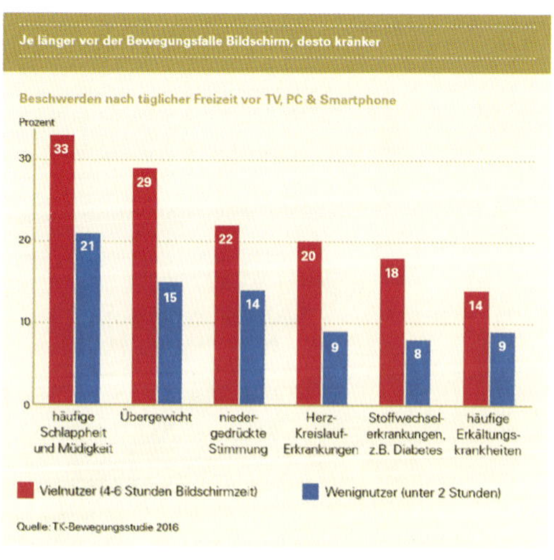

Wie viel Energie verbrauche ich in 30 Minuten?

Gesund und leistungsfähig. Die Zusammenhänge zwischen Ernährung und Gesundheit sind bei Weitem noch nicht aufgeklärt. So viel aber ist sicher: Wer ständig zu viel isst, lebt ungesund. Überernährung führt zu stark erhöhter Krankheitsanfälligkeit. Es ist gefährlich, dem Körper lange Zeit zu viele Nährstoffe, vor allem Fett, und damit verbunden zu viel Energie zuzuführen. Die Folgen können sein:

- Arteriosklerose: durch Ablagerungen verursachte krankhafte Veränderungen der Blutgefäße. Sie kann entstehen, wenn bei überhöhter Fettzufuhr die Fettkonzentration im Blut zunimmt.
- Bluthochdruck ist Folge der Arteriosklerose, wird aber zudem durch erhöhte Ausschüttung des Hormons Insulin verursacht, die ebenfalls von zu hoher Energiezufuhr hervorgerufen wird.
- Für Zuckerkrankheit (Diabetes mellitus) ist Übergewicht ein wichtiger Risikofaktor, der die Krankheit frühzeitig auslöst.
- 40 % bis 60 % aller Krebserkrankungen werden als ernährungsbedingt angesehen. Wissenschaftliche Untersuchungen haben beispielsweise Zusammenhänge zwischen bestimmten Lebensgewohnheiten und bestimmten Krebsarten festgestellt. Bestimmte Lebensmittel und Nährstoffe im Übermaß, z. B. Fett, Eiweiß, Alkohol, Kaffee, Salz haben neben Überernährung und Übergewicht Einfluss auf die Entstehung von Krebserkrankungen.

Neben diesen mittelbaren Folgen der falschen Ernährung gibt es Gesundheitsschäden, die direkt durch Gift- und Schadstoffe verursacht werden, die wir mit der Nahrung aufnehmen.

- Lebensmittelallergien, die in den letzten Jahren stark zugenommen haben, können durch fast alle Lebensmittel verursacht werden. Symptome sind u. a. Unwohlsein, Müdigkeit, Migräne, Übelkeit, Juckreiz und Asthma.
- Zahnkaries, die wohl am weitesten verbreitete Zivilisationskrankheit, entsteht, wenn Kinder viele Süßigkeiten essen. Der darin enthaltene Rohr- bzw. Rübenzucker wird im Mund von Bakterien in Milchsäure abgebaut, die die Zähne angreift, sodass Löcher entstehen.

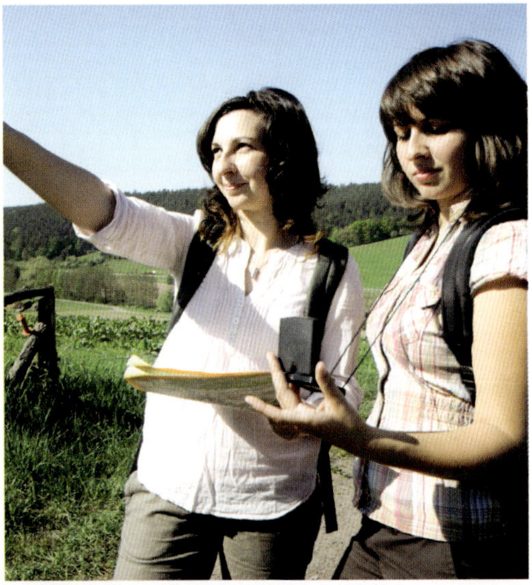

Traditionelles Wandern

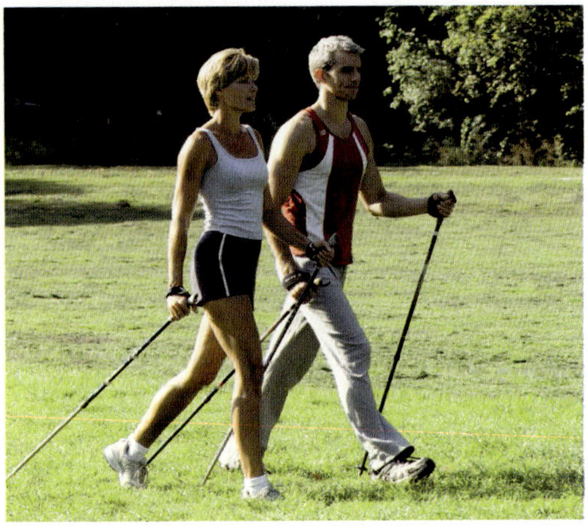

Nordic Walking

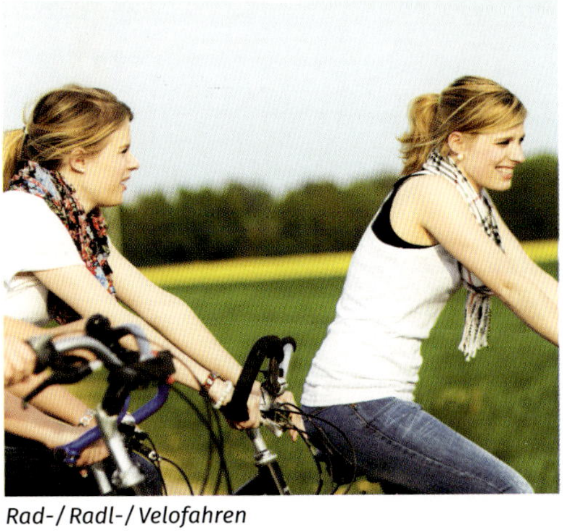

Rad-/Radl-/Velofahren

Sachwortverzeichnis

Symbols

A

B

C

D

H

I

J

K

L

M

N

O

P

Q

R

S

T

U

V

W

X

Z

Bildquellenverzeichnis

Cover: Getty Images.com (David Malan)

Fotos:

5 am Tag e.V., Mannheim: S. 140.1, 140.2

Agrarmarkt Informations-Gesellschaft mbH, Bonn: S. 89.1

Arbeitskreises Jodmangel e.V., Frankfurt: S. 124.3, 125.1

Bergmoser + Höller Verlag AG, Aachen: S. 141.3

Bildredaktion1.de, G. Schneider-Albert, Troisdorf: S. 23.2, 31.2, 32.1, 62.3, 70.3, 133.1, 134.1, 134.2

Bundesanstalt für Landwirtschaft (BLE), Bonn: S. 8.1, 34.2, 83.2, 85.2, 144.1, 219.1, 332.2, 332.3 (Dominic Menzler); 8.1, 35.3, 65.2, 73.4, 77.1, 79.1, 82.1, 82.2, 83.1, 83.3, 85.4, 86.3, 87.1, 87.3, 92.1 126.1, 126.2, 141.4, 218.2, 332.1, 333.1 (Thomas Stephan)

Bundesministerium für Ernährung und Landwirtschaft (BMEL), Berlin: S. 11.1, 85.1

Bundesministerium für Ernährung Landwirtschaft (BMEL)/Prof. Ulrike Arens-Azevedo: S. 223.1

Bundeszentrum für Ernährung (BZfE), Bonn: S. 17.2

Deutsches Diabetes-Zentrum (DDZ), Leibniz-Zentrum für Diabetes-Forschung, an der Heinrich-Heine-Universität, Düsseldorf: S. 239.2

Deutsche Gesellschaft für Ernährung e. V (DGE), Bonn: S. 13.1; 15.1, 15.2, 15.3, 15.4, 15.5, 29.3, 70.1, 208.2, 211.1

Deutsche Gesellschaft für Ernährungsmedizin e.V., Berlin: S. 111.1

Deutsche Seniorenliga e.V., Bonn: S. 215.2

Deutsches Tiefkühlinstitut e.V., Berlin: S. 139.1

Deutsche Welthungerhilfe e.V., Bonn: S. 318.1, 319.1

dieKLEINERT.de: S. 288.1 (Wolfgang Privitze)

enius Ag, Nürnberg: S. 282.1

Europäische Union, Luxemburg: S. 326.1

Fessmann GmbH und Co. KG, Winnenden: S. 95.1

Fisch-Informationszentrum (FIZ) e.V., Hamburg: S. 96.1, 96.2, 97.1, 97.2, 97.3, 97.4, 97.5, 97.6, 97.7, 97.8, 97.9, 97.10, 97.11, 97.12

Forschungsinstitut für Kinderernährung e. V., Dortmund: S. 204.3, 209.1

Forum Trinkwasser, Frankfurt: S. 108.2

fotolia.com, New York: S. 9.1 (Peter Atkins), 9.2 (PhotoSG); 10.1 (Natika), 10.2 (Africa Studio), 10.3 (NilsZ); 14.1 (Glamy), 14.2 (Ihar Ulashchyk), 14.3 (quipu); 17.1 (SADEQ) 17.3 (Minerva Studio); 21.2 (ZTS), 21.4 (richard villalon); 24.14 (monticellllo); 28.1 (Hannes Eichinger); 29.1 (Thomas Stephan); 30.1 (Birgit Reitz-Hofmann); 30.2 (Monkey Business); 34.1 (johannespreter); 35.1 (Yvonne. Bogdanski); 36.1 (Natalia Leskina); 36.2 (Adrian Hillmann); 37.1 (andriigorulko); 38.1 (Barbara Pheby); 40.1 (Florin Capilnean); 40.2 (vannphoto); 41.1 (Sandra Brunsch); 41,2 (greenpapillon; 41.3 (Sandra Brunsch); 43.2 (Daniel P Martin); 43.3 (Joss); 43.4 (Monika Adamczyk); 45.1 (monamakela.com); 49.2 (afl); 49.3 (Kalle Kolodziej); 51.1 (Eve); 51.3 (Frofoto); 53.3 (Guy Beyrouti); 62.2 (pgm/Luis Bras); 63.1 (Christian Ollivier); 63.2 (Alex Bramwell); 71.2 (Xenia1972); 80.1 (cook_inspire); 86.1 (bit24); 86.2 (Kerioak); 86.4 (Melanie Vollmert), 86.6 (Kati Neudert), 87.2 (Elena Elisseeva); 87.4 (iam4travel); 88.1 (Bernd Schmidt); 90.2 (Jacek Chabraszewski); 90.3 (ExQuisine); 90.4 (blankstock); 90.5, 90.6, 90.7 (Joerger); 91.2 (Jacek Chabraszewski); 91.3 (ExQuisine); 91.1 (blankstock); 98.1 (contrastwerkstatt); 98.3 (contrastwerkstatt); 99.3 (photocrew); 103.2 (Richard Oechsner); 103.3 (sima); 104.2 (sima); 117.1 (Jita); 117.3 (Photodo51); 117.4 (Photodo51); 119.3 (Foto-Ruhrgebiet); 127.1 (maho); 127.2 (Thomas@Oswald.to); 127.3 (Jeffrey Banke); 127.4 (sorcerer11); 127.7 (vipman4); 129.2 (Feng Yu); 130.1 (ExQuisine); 131.2 (Jacek Chabraszewski); 131.3 (ExQuisine); 134.6 (Perry); 134.7 (moonrun); 135.1 (Marius Graf); 139.2 (Christian Jung); 146.1 (Taffi); 147.1 (emmi); 174.3 (dkimages); 148.1, 148.2, 148.3, 148.4, 148.5, 148.6, 148.7, 148.8, 148.9 (Joss); 150.3 (reallie-fotos); 153.1 (danimages/Brian Weed); 153.2 (Brian Weed); 158.1 (chalabala); 158.2 (Joost Bakker); 159.1 (Anabellebee); 159.2 (Ale 1969); 167.1 (Rosetta T.); 167.2 (victoriap); 167.4 (PhilMorley); 168.2 (spinetta); 168.3 (Marina Lohrbach); 168.4 (Prill Mediendesign & Fotografie); 171.3 (annie1961); 171.4 (Marco2811); 171.5 (contrastwerkstatt); 171.6 (Natika); 176.1 (benjaminnolte); 176.2 (pure.passion.photo); 177.1 (Dino O.); 178.2 (Gabriele Schmid); 179.1 (PhotoSG); 179.2 (CYNOCLUB); 179.3 (Josef Müllek); 181.1 (eakn5409); 183.2 (Daniel Käsler); 194.1 (myFood); 195.3 (Hetizia); 200.2 (Darren Brode); 202.2 (eliasbilly); 202.4 (photocrew); 202.5 (Superhasi); 203.1 (Monika 3 Steps Ahead); 203.2 (Teamarbeit); 203.3 (ExQuisine); 208.3 (yanlev); 210.1 (Gerhard Seybert); 213.2 (Kzenon); 215.1 (TheGame); 216.1 (Erwin Wodicka - www.bilderbox.com); 216.2 (Monkey Business); 217.2 (illustrez-vous); 225.1 WavebreakmediaMicro); 234.1 (Ljupco Smokovski); 235.1 (Jeanette Dietl); 238.2 (Lobanov Dmitry); 239.1 (Gina Sanders); 267.1 (Rebel); 271.1 (Dominique Vernier); 281.1 (Rainer Schmittchen); 281.2 (fotofrank); 284.1 (Denis Pepin); 286.3 (Sebastian Kaulitzki); 286.4 (Sebastian Kaulitzki); 287.1 (TrudiDesign); 288.2 (Sebastian Kaulitzki); 290.3 (Sebastian Kaulitzki); 290.4 (Sebastian Kaulitzki); 294.4 (Sebastian Kaulitzki); 296.3 (Sebastian Kaulitzki); 297.1

(Sebastian Kaulitzki); 302.1 (Sandor Jackal); 302.2 (.shock); 303.1 (lusielia); 322.2 (courtyardpix); 324.1 (Serg Nvns); 324.2 (Hayati Kayhan); 324.3 (petarg); 324.4 (Dmitry Lobanov); 325.1 (Prawny); 326.3 (Stefan Rajewski); 328.2 (AGphotographer); 329.1 (artfocus); 334.3 (Tomo Jesenicnik); 336.1 (Daniel Etzold); 337.2 (Robert Nystrom); 339.1 (Kitty); 339.2 (Patrizia Tilly); 339.3 (Christian Schwier)

Fotoservice Bernhard Marks, Köln: S. 48.1, 48.2, 56.3, 100.1, 105.1, 110.4, 284.2, 307.1

Gesellschaft für Ernährungsmedizin und Diätetik e.V., Aachen: S. 118.2, 130.3

Getty Images.com: S. 132.1 (Visuals Unlimited, Inc./ Carol & Mike Werner)

Gerhard Mester, Betzdorf: S. 321.1

HBSC-Studienverbund Deutschland, Halle (Saale): S. 163.1

iStockphoto.com, Calgary: S. 276.1 (4FR); 284.3 (iLexx)

Marine Stewardship Council, (GB) London: S. 327.3

Marion Venus, Regensburg: S. 84.2

mauritius images GmbH, Mittenwald: 52.1 (Andre Pöhlmann); 66.1 (Foodpix); 72.1 (Rosenfeld); 73.2 (imagebroker.net); 102.1; 131.1 (Edward Lettau); 154.2 Botanica); 155.1 (Photo Resource); 160.1 (Photononstop); 161.1 (FreshFood); 161.3 (Gastrofotos); 230.1 (Bernhard Lehn); 266.1 (AGE/Mauritius); 283.1 (Biophoto Associates/Photo Researchers, Inc.)

Max Rubner-Institut, Bundesforschungsinstitut für Ernährung und Lebensmittel, Karlsruhe: S. 174.1, 174.2, 175.1

MEV Verlag GmbH, Augsburg: S. 12.1 (Creativstudio); 16.1 (Photodesign Mueller); 20.1; 24.1, 24.2, 24.3, 24.4, 24.5, 24.6, 24.7, 24.8, 24.9, 24.10, .24.11, 24.12, 24.13, 33.2, 35.2, 36.3, 40.3, 46.2, 47.1, 53.1, 55.3, 59.1, 59.3, 59.4, 73.1, 78.1, 94.1, 94.2, 95.2, 96.3, 96.4, 96.5, 106.1, 106.2, 112.2, 118.3, 121.2; 128.1, 129.1 (Nicholson Graeme); 134.3, 134.4, 134.5; 135.2 (GW20Foto); 135.3, 136.1, 136.2, 138.1, 138.3, 138.4, 149.2, 164.1, 167.3, 168.1; 169.2, (Bernd Mueller); 170.1, 171,1, 171,2, 172.1; 172.2 (Bernd Mueller); 172.3, 195.1; 201.1 (Christian Albert); 202.3 (Thomas Karl); 204.1 (Bernd Mueller); 213.1 (Eggstein Rainer); 228.1, 233.1, 243.2, 252.1, 259.1, 259.2, 259.3, 259.4, 259.5, 265.2, 268.1, 304.1, 305.1, 315.1

OECD, Berlin: S. 322.1, 323.1

OMIRA GmbH, Ravensburg: S. 81.2 (1.dm/2.Omira)

Palux AG, Bad Mergentheim: S.222.1

Picture-Alliance GmbH, Frankfurt a. M.: S. 23.1 (OKAPIA/ Karl Gottfried Vock); 42.2 (dpa/ Harry Melcher); 42.3 (dpazentralbild:9021822/ Stefan Sauer); 44.1 (OKAPIA/ Manfred P. Kage); 92.3 (dpa Picture-Alliance GmbH, Frankfurt/Globus Infografik); 98.5 (picture-alliance / ZB/3062283/ Tom Maelsa); 98.7 (bernd.wüstneck); 135.5 (picture-alliance / akg/3273347); 156.2 (B&W/Helga Lade); 200.1 (dpa - Report/8320934/Jürgen Effner); 217.4 (6687938/Ingo Wagner); 220.1 (Mediennummer: 4492249/dpa bildarchive / ZB-Fotoreport/Andreas Lander); 220.2 (Mediennummer: 4468645/dpa bild-archive / ZB-Fotoreport/Andreas Lander); 220.3 (Mediennummer: 4468648/ZB - Fotoreport); 236.1 (pa/dpa); 237.1 (pa/dpa); 242.4 (JUZO/OKAPIA), 242.5 (OKAPIA/ Welsh/LADE); 242.6 (OKAPIA/ Klaus Rose); 249.1 (pa/OKAPIA KG); 254.1 (OKAPIA/ Neufried); 254.2 (OKAPIA/ Neufried); 266.2 (pa/OKAPIA KG); 318.2 (dpa Picture-Alliance GmbH, Frankfurt/Globus Infografik); 320.1 (dpa 43344387/Tim Graham;); 325.2 (picture-alliance/dpa-infografik); 327.2 (dpa 9034751/Rolf Haid); 327.4 (dpa 33143797/Admin); 327.5 (picture-alliance/ dpa-infografik); 327.6 (dpa/11883217/Marijan Murat); 331.1 (dpa Picture-Alliance GmbH, Frankfurt); 334.1 (dpa/3558342/Molly Hunter;); 334.2 (dpa/3558189/ FoodPhotography Eising); 337.1 (dpa8183736 /Nees-Istitut Bonn)

Publications Office of the European Union, Luxembourg: S. 326.1

Regionalfenster e.V., Friedberg: S. 326.2

Roche Deutschland Holding GmbH, Grenzach-Wyhlen: S. 193.1

Robert Koch-Institut, Berlin: S. 206.1, 228.2, 236.2, 236.3, 238.1

Schülke & Mayr GmbH, Norderstedt: S. 278.1, 278.2, 278.3, 278.4, 278.5

shutterstock.com, New York: S. 58.2, 58.4, 58.5, 58.6 (BlueRingMedia); 66.2 (carlosdelacalle); 91.5 (Baishev); 127.5 (Jan Martin Will); 127.6 (Durch LianeM); 127.8 (Durch bouzou); 127.9 (Crepesoles); 180.1 (Durch Alexilusmedical); 242.1 (BlueRingMedia); 248.2a-c (BlueRingMedia), 280.1 (grebcha)

Staatliche Museen preußischer Kulturbesitz/Museum für deutsche Volkskunde: S. 198.1

Statista GmbH, Hamburg: S. 227.1, 227.2

Statistisches Bundesamt (destatis), Wiesbaden: S. 163.1, 206.2, 214.1

Stiftung Kindergesundheit c/o Dr. von Haunersches Kinderspital, München: S. 208.1, 208.4

stock.adobe.com, Dublin: S. 8 (industrieblick); 19.1 (industrieblick); 28.3 (Natalia Klenova); 28.4 (Jiri Hera); 31.1 (yevgeniy11); 31.3 (Elenathewise); 33.1 (photo-crew); 33.3 (Natika); 54.2 (pia pictures); 58.7 (ralwel); 62.1 (CPN); 68.1 (Christian Jung); 75.1 (pict rider); 86.5 (littlebell); 91.6 (silencefoto); 92.2 (molekuul.be); 93.1 (Cesar Machado); 100.2 (Viktor); 103.1 (fotografc); 104.1 (Nitr); 116.2 (crevis); 116.3 (crevis); 117.2 (nito); 120.3 (mapoli-photo); 133.2 (PhotoSG); 133.3 (photka); 133.4 (bilderzwerg);

138.2 (jennre); 138.5 (Siegi); 138.6 (fotografermen); 149.1 (PhotoSG); 156.3 (Torsten); 157.1 (edi-master); 169.1 (Photographee.eu); 178.1 (photocrew); 178.3 (larik_malasha); 202.1 (picsfive); 204.2 (pierluigipalazzi); 218.1 (Gerhard Seybert); 226.1 (Pejo); 230.2 (Creativa Images); 231.1 (ikuvshinov); 233.2, 233.3, 233.4, 233.5 (azurite); 242.3 (Sebastian Kaulitzki); 243.4 (Sebastian Kaulitzki); 247.1 (goodluz); 250.2 (Henrie); 250.3 (Henrie); 272.3 (Gerhard Seybert); 276.3 (Gina Sanders); 283.2 (Sebastian Kaulitzki); 283.3 (Kateryna_Kon); 285.1 (Viktor); 286.2 (bit24); 314.1 (kasto); 314.2 (science photo); 328.3 (Kravetsky Gennady); 335.1 (denio109); 335.2 (exclusive-design)

StockFood GmbH, München: S. 21.1 (Jean-Paul Boyer); 21.3 (Dave King)

Techniker Krankenkasse, Hamburg: S. 338.2

Thomas Seilnacht Chemiefotos, (CH) Bern: S. 26.1, 26.2, 26.3, 27.1, 27.2, 27.3, 27.4, 60.1, 60.2, 60.3, 60.4, 76.1, 76.2, 263.1, 274.1, 274.2

TransFair Verein zur Förderung des Fairen Handels mit der „Dritten Welt" e. V., Köln-Sülz: S. 327.1

VIS, Bayerisches Staatsministerium für Umwelt und Verbraucherschutz, München: S. 245.1

WGP Produktdesign, Ellerau: S. 217.1

Wikipedia/gemeinfrei/User:BMK: S. 53.2

Xucker GmbH, Berlin: S. 46.1

Zeichnungen:

Adja Schwietring, Köln/Bildungsverlag EINS GmbH: S. 45.2, 65.3, 73.3, 118.1, 232.1, 270.1, 330.2

A. Brauner, Hohenpeißenberg/Bildungsverlag EINS GmbH, Köln: S. 44.2, 70.2, 80.2, 93.2, 109.2, 122.3, 150.2, 151.1, 161.2, 165.1, 168.5, 173.1, 229.3, 260.1, 295.1, 295.2, 330.3

BS.GRAFIKDESIGN, Birgitt Biermann-Schickling, Hannover/Bildungsverlag Eins GmbH Köln: S. 23.3, 29.2, 32.2, 37.2, 37.3, 37.4, 37.5, 37.6, 37.7, 37.8, 37.9, 39.1, 43.1, 49.1, 51.2, 78.2, 79.2, 84.1, 88.2, 98.2, 98.4, 98.6, 99.1, 99.2, 105.2, 107.1, 110.1, 110.2, 110.3, 111.2, 112.1, 113.1, 116.1, 122.2, 124.2, 130.2, 142.1, 143.1, 143.2, 143.3, 145.1, 147.2, 151.2, 156.1, 156.4, 162.1, 162.2, 166.2, 180.2, 181.2, 184.1, 187.2, 188.1, 190.1, 192.1, 193.2, 195.2, 212.1, 224.1, 224.2, 229.1, 229.2, 240.1, 243.1, 244.1, 248.1, 249.2, 256.1, 256.2, 262.1, 262.2, 264.1, 265.1, 273.1, 273.2, 274.3, 274.4, 282.2, 284.4, 284.5, 286.1, 288.3, 288.4, 290.1, 290.5, 290.6, 294.1, 294.2, 298.1, 300.1, 309.1, 309.2, 310.1, 310.2

Galas, Elisabeth, Bad Breisig/Bildungsverlag Eins GmbH, Köln: S. 296.1, 296.2, 304.2

Eva Lamberty, Düsseldorf/Bildungsverlag EINS GmbH: S. 22.1, 22.2

Hild, Claudia, Angelburg/Bildungsverlag EINS GmbH: S. 102.2, 123.1, 123.2, 132.2, 187.3, 242.2, 338.1